PATHOLOGIE GÉNÉRALE ET EXPÉRIMENTALE

LES

PROCESSUS GÉNÉRAUX

TOME SECOND

HYPERTROPHIES — RÉGÉNÉRATIONS — TUMEURS
PATHOLOGIE DE LA CIRCULATION SANGUINE
PATHOLOGIE DU SANG
PATHOLOGIE DE LA LYMPHE ET DE LA CIRCULATION LYMPHATIQUE
INFLAMMATION
HYPOTHERMIE — HYPERTHERMIE — FIÈVRE

PAR MM.

A. CHANTEMESSE & W. W. PODWYSSOTSKY

Professeur à la Faculté de médecine de l'Université de Paris, Membre de l'Académie de Médecine.

Doyen de la Faculté Impériale de médecine d'Odessa, Professeur de Pathologie générale à la même Faculté.

Avec 57 figures en couleurs et 37 figures en noir

PARIS
MASSON ET Cie, ÉDITEURS
LIBRAIRES DE L'ACADÉMIE DE MÉDECINE
120, BOULEVARD SAINT-GERMAIN (VIe)

1905

LES

PROCESSUS GÉNÉRAUX

II

LES PROCESSUS GÉNÉRAUX

FORMENT DEUX VOLUMES

TOME I. — *Histoire naturelle de la maladie. — Hérédité. — Atrophies. — Dégénérescences. — Concrétions. — Gangrènes.*

1 volume grand in-8°, avec 107 figures en couleurs et 55 figures en noir, dessinées par A. KARMANSKI. Broché . . . . **22** fr.

TOME II. — *Hypertrophies. — Régénérations. — Tumeurs. — Pathologie de la circulation sanguine. — Pathologie du sang. — Pathologie de la lymphe et de la circulation lymphatique. — Inflammation. — Hypothermie. — Hyperthermie. — Fièvre.*

1 volume grand in-8°, avec 57 figures en couleurs et 37 figures en noir. . . . . **22** fr.

Chaque volume est vendu séparément.

PATHOLOGIE GÉNÉRALE ET EXPÉRIMENTALE

LES PROCESSUS GÉNÉRAUX

TOME SECOND

HYPERTROPHIES — RÉGÉNÉRATIONS — TUMEURS
PATHOLOGIE DE LA CIRCULATION SANGUINE
PATHOLOGIE DU SANG
PATHOLOGIE DE LA LYMPHE ET DE LA CIRCULATION LYMPHATIQUE
INFLAMMATION
HYPOTHERMIE — HYPERTHERMIE — FIÈVRE

PAR MM.

A. CHANTEMESSE & **W. W. PODWYSSOTSKY**

Professeur
à la Faculté de médecine de l'Université de Paris,
Membre de l'Académie de Médecine.

Doyen de la Faculté Impériale de médecine d'Odessa,
Professeur de Pathologie générale
à la même Faculté.

PARIS
MASSON ET Cie, ÉDITEURS
LIBRAIRES DE L'ACADÉMIE DE MÉDECINE
120, BOULEVARD SAINT-GERMAIN (VIe)

1905

PROCESSUS GÉNÉRAUX

LIVRE PREMIER

TROUBLES HYPERTROPHIQUES DE LA NUTRITION CELLULAIRE

CHAPITRE PREMIER

HYPERTROPHIES. HYPERPLASIES.

Dans l'étude précédente des processus atrophiques, nous avons vu que le tissu vivant exposé à une injure réagissait immédiatement par des modifications diverses. A côté d'altérations régressives des cellules et des tissus, on peut constater souvent des réactions d'une autre essence, aboutissant au développement exagéré, dans la forme ou dans le nombre, des cellules, c'est-à-dire à des *processus hypertrophiques*. Ceux-ci n'ont pas toujours un caractère d'utilité providentielle ; trop souvent ils s'accompagnent d'un vice d'édification et entraînent un changement de la configuration normale des organes (tumeurs). Ces modifications de la forme revêtent deux types : le premier est caractérisé par une simple augmentation de volume des cellules et de leurs dérivés (fibres, etc.), c'est l'hypertrophie simple; le second laisse apparaître des multiplications et divisions cellulaires, c'est l'hypertrophie quantitative ou hyperplasie (ὑπέρ, *à l'excès* et πλάσσω, *je crée, je forme*). Dans les deux cas, on constate un accroissement évident du volume de la colonie cellulaire, c'est-à-dire du tissu ou de l'organe. Le plus souvent, les deux processus, hypertrophie simple volumétrique et hyperplasie numérique, marchent de pair, avec prédominance de l'un d'eux, et il est difficile d'établir une ligne de démarcation bien précise qui les sépare. L'hyperplasie cellulaire précède d'ordinaire l'hypertrophie, c'est-à-dire l'augmentation de volume, sinon de toute la cellule, du moins de son noyau. Dans la période d'accroissement physiologique, les deux formes de la faculté créatrice du protoplasma se manifestent avec exubérance jusqu'à l'atteinte d'un volume préfixé, particulier à chaque organe. Dès que le pouvoir d'édification du protoplasma s'élève au-dessus des dépenses qu'exigent l'accroissement physiologique des tissus et les frais de l'usure quotidienne, il entre dans le domaine pathologique.

Les *variétés* des processus hypertrophiques sont très nombreuses. Pour tenter une classification, on ne peut avoir recours à l'anatomie pathologique qui constate indifféremment dans tous les cas l'hypertrophie et l'hyperplasie. Une méthode préférable doit s'appuyer sur l'étiologie. Celle-ci permet d'envisager deux *groupes* assez distincts dans ces phénomènes progressifs. Le *premier* comprend les actes de réaction des tissus vivants contre les actions nocives venues de l'extérieur. C'est, à proprement parler, une manifestation de l'énergie curatrice de l'albumine organisée, énergie qui s'exerce dans le sens d'un but défini : la compensation des pertes de substance subies par l'organisme sous l'influence des agents extérieurs. Elle comprend les *hypertrophies compensatrices*, les *régénérations* des tissus et même certaines *néo-formations* chroniques inflammatoires.

Les phénomènes progressifs du *second groupe* correspondent parfois, il est vrai, à une réaction de tissu contre des excitations extérieures, mais, le plus souvent, ils sont déterminés par des causes internes, au nombre desquelles se trouve l'*hérédité*. Ici le processus de multiplication et de développement cellulaire n'implique pas un effort vers un but d'évolution physiologique. Inutile à l'organisme, le tissu proliféré ne fait qu'exercer une influence nocive, soit qu'il comprime les parties voisines, soit qu'il prélève à son profit une part excessive de subsistance. Le groupe comprend les *tumeurs*, les *malformations* et, en général, toutes les *néoformations pathologiques* déterminées par une anomalie dans l'accroissement.

Entre ces deux groupes de processus hypertrophiques existent des formes de transition, et les cas ne sont point rares où des réactions qui affichaient au début un caractère exclusivement défensif (inflammatoire ou régénératif) dépassent peu à peu les limites physiologiques et aboutissent à une prolifération atypique du tissu, à une néoformation.

Pour bien saisir l'évolution de ces diverses formes d'hypertrophie, il faut se reporter à la description que nous avons faite (t. I, p. 5) de l'histologie fine de la cellule et des processus de division et de multiplication cellulaires. Leur connaissance a été nécessaire pour saisir les lois de l'hérédité; elle est non moins utile pour comprendre les actes de néoformation pathologique. Renvoyant le lecteur au tome I de cet ouvrage, nous nous contenterons d'insister ici sur les *phénomènes de multiplication cellulaire* qui s'éloignent du type normal, et qui se rencontrent fréquemment dans les conditions pathologiques.

La karyokinèse n'est pas un processus de division réservé aux *organismes multicellulaires* (métazoaires) ; on l'observe aussi chez quelques êtres monocellulaires (protozoaires). On l'a signalée dernièrement à l'état d'ébauche, chez quelques grégarines, coccidies, myxosporidies (Roboz, Henneguy, A. Schneider, Podwyssotsky, Eysmonth, Korotneff, Laveran, Schaudinn et Sedlecki, Mesnil, etc.). Des faits ont été rassemblés qui laissent soupçonner l'*existence de la karyokinèse chez quelques bactéries*, *chez certains champignons* (Navachine) et même chez les *diatomées* (Lauterborn). Quelques auteurs, séduits par la théorie de la karyokinèse, ont nié tout autre mode de multiplication cellulaire ; ils rejetaient l'existence de la division directe, la seule que Remack et Virchow aient décrite. Il n'est plus permis aujourd'hui de méconnaître l'existence de la *division directe amitosique* dans le règne végétal (Jockow, Smitz, Strassburger), ni dans le règne animal (Ranvier, Arnold, Blochmann, Lavdovsky, Carnoy, Flemming, Platner, Loewit, Mingazzini, M. Nussbaum, Doguel, Peremejko, Podwyssotsky, Fraenzel, Stroebe, Poliakoff, Méves, Nedsielsky, etc.). Elle a été constatée su les préparations fraîches et sur les êtres vivants (Ranvier, Arnold, Lavdovsky, etc.). Le processus de la division nucléaire peut donc s'exercer, sans formation préalable d'un filament, au dépens de la chromatine, par simple voie d'étranglement du noyau vers la ligne des pôles, entraînant la rupture de la partie amincie (leucocytes), ou bien encore par voie d'étranglement au niveau de la plaque équatoriale, dans le noyau effilé et enrichi en chromatine, c'est-à-dire par voie de fragmentation (fig. 37, t. I). Le résultat final est la création de deux ou de plusieurs noyaux-fils.

L'un quelconque de ces modes de division n'implique pas l'exclusion de l'autre, comme le démontre l'étude des fibres musculaires striées, des leucocytes, et de quelques autres éléments cellulaires. On peut observer aussi des formes de transition où l'on distingue une ébauche imparfaite de filaments chromatiques (Platner, Balbiani, Flemming, Guerassimoff, etc.), par exemple dans la multiplication de quelques infusoires ciliés.

La division amitosique est rare, d'une façon générale, et, bien qu'il soit difficile d'établir des lois précises au sujet des conditions qui régissent les partages nucléaires, on peut supposer que la division directe est le résultat d'une incitation plus faible que celle qui donne naissance à la transformation mitosique de la chromatine, ou bien qu'elle est l'effet d'un acte de la vie cellulaire moins énergique que celui qui engendre la division indirecte. L'activité des centrosomes et des sphères attractives du protoplasma, prédominante dans la division indirecte, occupe ici le second rang. La division directe des noyaux est beaucoup plus rarement suivie de la division du corps cellulaire que l'autre mode mitosique de multiplication. Il s'ensuit que les cellules soumises au processus de division directe renferment souvent deux ou plusieurs noyaux. Cette constatation a fait émettre l'hypothèse injustifiée que la division était un acte dégénératif et que la karyokinèse représentait la seule forme physiologique de multiplication cellulaire.

Au nombre des éléments qui manifestent une tendance particulière à la division amitosique comptent les cellules du mésoderme, celles de la membrane granuleuse, au début du développement de la vésicule de de Graaf, les cellules de la glande thyroïde, en particulier dans le goitre en formation, et enfin les éléments de quelques tumeurs, surtout des sarcomes à cellules géantes.

Nous avons vu plus haut (t. I, p. 8) qu'à la division du noyau proprement dit, qui précède celle du protoplasma cellulaire, prennent part des forces nées au sein de ce protoplasma. Il faut bien reconnaître que dans la division directe du noyau cette participation est insignifiante et qu'elle est au contraire très active dans la division indirecte. Les dernières recherches (Flemming, M. Heidenhain, Meves, Kobbelt, Eysmond, Trambusti, etc.), sur les sphères attractives du protoplasma et sur les transformations que subissent les centrosomes au cours des deux variétés de division cellulaire, en fournissent de beaux exemples.

A l'état physiologique, on observe déjà, au cours de l'accroissement des tissus et des organes, certaines déviations de la forme typique de la division cellulaire, par exemple la petitesse extrême des segments chromatiques, la durée excessive de quelques stades, la rétention de deux segments chromatiques qui semblent préalablement s'être accrochés l'un à l'autre et ne peuvent se diriger vers les pôles, la division du noyau-mère, non en deux, mais en trois, quatre, cinq et même en un plus grand nombre de segments, la formation des figures-filles inégales, et enfin la division du noyau-mère, non dans le plan équatorial ou segmentaire, mais en dehors de ce plan, en plusieurs parties reliées entre elles par des tractus (fragmentation d'Arnold). *Toutes ces déviations du type ordinaire de la division, ainsi que les mitoses atypiques décrites par nombre d'auteurs dans les processus normaux de l'accroissement, se rencontrent avec le plus de fréquence et de netteté dans les processus d'hypertrophie et d'hyperplasie pathologiques.*

Les principales déviations du type ordinaire de la division mitosique observées chez les vertébrés supérieurs et chez l'homme peuvent être divisées en deux groupes : la *division nucléaire asymétrique* et la *division nucléaire abortive*.

Sous le nom de mitoses asymétriques on comprend toutes les exceptions aux lois formulées par Van Beneden, Rabe, Roux, Guignard, etc., suivant lesquelles la substance chromatique du noyau se divise toujours, avec une précision mathématique, en deux parties absolument égales. Ces déviations comprennent principalement : 1° la division de l'aster chromatique maternel en deux (ou plus) asters-fils plus ou moins inégaux, qui se transforment en noyaux-fils et cellules-filles inégaux (voir fig. 1) ; 2° l'inégalité dans la rapidité des transformations des deux asters-fils, d'où résulte qu'une des figures se trouve dans le stade de l'hypertrophie de la chromatine, tandis que l'autre est déjà dans le stade de la formation du filament, etc. (fig. 2).

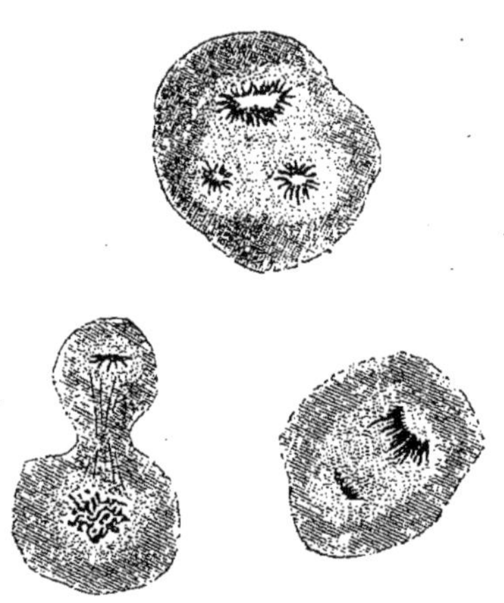

Fig. 1. — Mitoses asymétriques. Des néoplasmes cancéreux. — Agrandissement 750 fois.

Dans le groupe des déviations du type abortif se rangent tous les cas où le processus de division subit des modifications par suite de l'extrême abondance de la substance chromatique dans le noyau (hyperchromatose). La quantité de chromatine dans le noyau hypertrophié peut être si abondante et les processus de la transformation filamenteuse et des déplacements internes de cette chromatine dans le noyau peuvent être si particuliers, qu'on voit des amas de chromatine se séparer des segments ordinaires et rester en dehors de la sphère du noyau. Ils constituent déjà dans la cellule de nouveaux petits noyaux, tandis que la masse principale de la substance nucléaire se trouve encore à l'état de transformation mitosique.

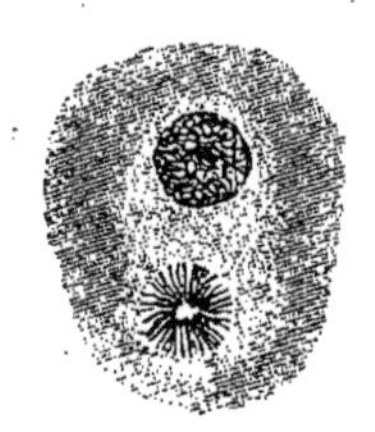

Fig. 2. — Cellule cancéreuse en état de division asymétrique du noyau.

Ailleurs la déviation est différente : la transformation s'arrête brusquement au stade du peloton-mère ou de l'aster chromatique mère ; par suite, la division des segments suivant leur longueur fait défaut ; les granulations chromatiques de chaque rayon de l'aster se fusionnent en un amas sphérique qui devient un noyau ; ainsi naissent simultanément dans le protoplasma cellulaire un grand nombre de noyaux. Ce dernier phénomène n'est point rare dans la multiplication du mésoderme en voie d'hypertrophie pathologique, dans les sarcomes ostéoïdes et, d'une manière générale, dans la formation des cellules géantes multinucléaires. On l'observe également dans les altérations inflammatoires d'origine bactérienne, par exemple dans le granulome tuberculeux de la marmotte (Metchnikoff). La multiplication abortive du noyau détermine très souvent l'apparition de cellules géantes, de mégacaryocytes, chargés d'un grand nombre de noyaux.

On observe quelquefois une sorte de multiplication endogène du noyau, comparable à celle qui a été décrite par R. Hertwig, C. Brandt, chez quelques radiolaires et ascidies, et par Golgi, A. Schneider,

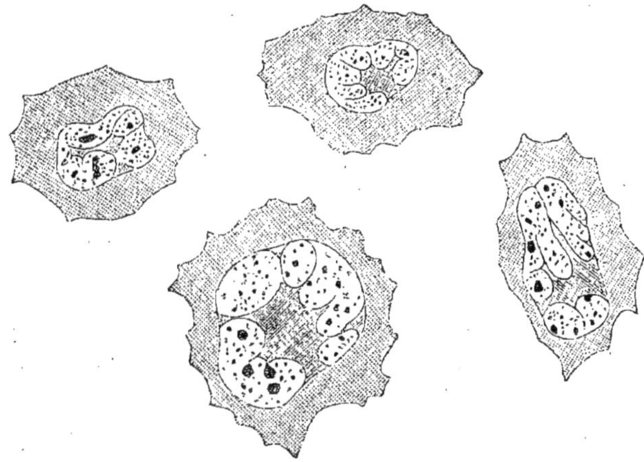

Fig. 3. — Cellules de sarcome à cellules géantes. Éclatement du noyau consécutivement à la formation, dans son intérieur, d'une masse homogène qui le distend. Agrandissement 750 fois. Durci à l'état frais.

R. Pfeiffer, Wolters, Podwyssotsky, etc., chez quelques sporidies (hématozaire de Laveran, coccidium oviforme du foie du lapin, etc.).

Les mitoses asymétriques et abortives se rencontrent le plus souvent dans les cancers et les sarcomes à évolution rapide (Cornil, Klebs, Podwyssotsky, Hansemann, Stroebe, Galeotti, Trambusti, Nedzielsky, etc.). A côté de la multiplication mitosique abortive ou interrompue, on observe quelquefois une ou plusieurs petites végétations qui se séparent de la masse nucléaire principale, comme si elles étaient expulsées du noyau maternel, et qui se transforment en petits noyaux. Il s'agit d'un processus qui correspond en grande partie à ce qu'Arnold a appelé fragmentation indirecte et qui peut se montrer sans qu'il y ait nécessairement transformation filamenteuse apparente de la chromatine (t. I, fig. 33 et 34).

Dans la multiplication du noyau par voie de bourgeonnement

(tumeurs humaines, cellules hépatiques), la liquéfaction d'une partie de la substance nucléaire et la formation dans le noyau d'une cavité remplie de liquide (dégénérescence vacuolaire du noyau) joue un rôle important. En même temps que cette cavité s'agrandit, des fragments de la substance nucléaire, en forme de festons, se séparent de la masse du noyau; la cavité se rompt en un point quelconque, le noyau s'étale et les parties festonnées se transforment en de nouveaux noyaux-fils (Podwyssotsky) (fig. 3). Ainsi naissent quelquefois les cellules polynucléées des sarcomes et d'autres tumeurs. Ailleurs, le noyau se rompt simplement en deux ou plusieurs parties par le fait de l'augmentation du volume de la vésicule qu'il renferme, vésicule remplie d'une substance de nature inconnue.

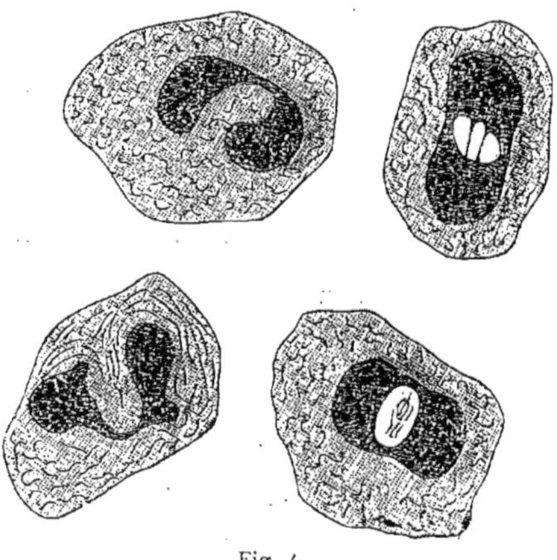

Fig. 4.

En dehors de la formation de la vacuole dans le noyau, on observe quelquefois dans l'intérieur de cet élément l'apparition d'un orifice (noyaux arqués ou annulaires); l'excavation en s'accroissant amène la division du noyau en deux ou plusieurs parties (fig. 4). Ces noyaux annulaires ont été signalés par plusieurs auteurs (Arnold, Bellonci, Costanetsky, Denys, Flemming, Henneguy, etc.) dans les tissus normaux aussi bien que dans les tissus pathologiques.

Dans le bourgeonnement du noyau et dans sa rupture, on ne constate que la division nucléaire; le protoplasma cellulaire lui-même reste sans modification.

Les déviations de la forme ordinaire de division se rencontrent principalement dans les tumeurs à marche rapide (sarcomes à cellules géantes et cancers). On ne peut cependant attribuer à ces déviations une importance exclusive dans les processus pathologiques hypertrophiques, comme l'ont voulu Klebs et surtout Hansemann, qui attribuent à la présence de ces déviations un caractère presque spécifique, particulier aux tumeurs. Dans celles-ci les déviations sus-indiquées sont certainement plus fréquentes, mais cette particularité ne marque qu'une différence quantitative. Dans les conditions normales de l'accroissement des tissus, les mitoses atypiques ne sont pas exceptionnelles, pas plus que la multiplication des noyaux par bourgeonnement. On peut les observer chez les vertébrés supérieurs et chez les invertébrés, notamment lors de la formation des cellules géantes dans la rate, dans la moelle des os, dans le placenta, etc.

L'étude des déviations de la forme ordinaire de division ne permet pas de confondre les altérations *post mortem* des mitoses normales, avec les mitoses atypiques développées pendant la vie. Si le tissu n'est pas, après la mort, fixé par une méthode technique parfaite, les mitoses normales apparaissent défigurées et peuvent être prises pour des formes atypiques de division. L'apport de tissus frais sur la lame porte-objet, pratiqué sans précaution, peut déterminer artificiellement des modifications des noyaux et leur donner l'aspect de formes anormales (Baranetzky, Carnoy, Bambecke, etc.).

La cause immédiate de la multiplication des cellules est entourée d'obscurité. Dans l'ovule fécondé, la multiplication est le résultat de l'action de la substance nucléaire mâle sur la substance femelle, par où se révèle la propriété idioplastique couvant dans le germe. Il faut bien admettre que l'accroissement ultérieur de l'embryon est la continuation de la manifestation de cette propriété idioplastique une fois mise en activité. Toutes les théories tendant à ramener aux lois physico-chimiques la propriété de multiplication des cellules n'ont pas encore donné d'explications décisives. Nous savons seulement que la faculté dont nous constatons les effets est héréditaire et qu'elle représente une des propriétés du tissu vivant.

L'accroissement des tissus et des organes se manifeste jusqu'à ce que les diverses régions du corps aient atteint des dimensions prédéterminées, particulières à chaque genre d'organismes, jusqu'à ce qu'un certain équilibre intérieur se soit établi entre toutes les parties du corps et, probablement aussi, jusqu'à l'intervention d'une action pondératrice de centres corticaux. La limite préfixée atteinte, la propriété de multiplication sommeille dans les éléments de l'organisme, jusqu'à la mort. Dans les cellules dont l'idioplasma n'est pas utilisé pour un fonctionnement spécifique, cette faculté s'obscurcit parce que sa manifestation, nécessairement liée à l'augmentation du volume de la partie, est réprimée par les cellules voisines. La pression réciproque des éléments et aussi l'influence dynamique, inconnue dans son essence, exercée par les cellules les unes sur les autres, maintient sous le joug et comme à l'état potentiel cette tendance à la multiplication.

Le détachement physiologique normal ou la mort des éléments cellulaires, en rompant l'équilibre dans une région donnée, rend possible la manifestation de la puissance de pullulation conservée en réserve dans les cellules intactes. L'obstacle est levé : aussitôt entre en action la régénération physiologique, c'est-à-dire le remplacement des cellules mortes par des éléments nouveaux formés par la multiplication des anciens.

La cause de la multiplication cellulaire dans les processus pathologiques trouve sa raison d'être dans la rupture de l'équilibre intérieur du tissu, provoquée par des modifications régressives des cellules ou des régions entières du tissu (dégénérescences, mortifications, lésions ou solutions de continuité). Parfois, la faculté de pullulation, inutilisée et latente, commence à se manifester brusquement sous l'influence de causes extérieures en apparence insignifiantes. Parmi ces dernières, l'excès de matière nutritive et, probablement aussi, la puissance d'irritation apportée par quelque substance chimique inconnue exercent une influence prépondérante. L'excès de sucs alimentaires trouve sa source dans l'hyperémie, compagne fréquente des processus hypertrophiques, et aussi dans la désintégration des cellules mortes, surtout des leucocytes. Les produits de cette désagrégation cellulaire et en particulier les granulations de chromatine sont résorbés par les cellules du tissu et contribuent à leur multiplication. Le rôle de l'hyperémie dans le processus qui nous occupe est démontré par la rapidité de la cicatrisation des plaies dans les tissus soumis à l'énervation (section des rameaux du sympathique) et qui sont, de par ce fait, congestionnés (Cl. Bernard, Morpurgo, Samuel, Foinitzky, Bier, etc.).

Parfois, dans les tumeurs à marche rapide, on constate la présence de leucocytes polynucléaires parmi les éléments de la tumeur et même à l'intérieur des cellules des cancers et des sarcomes. Parfois aussi, on réussit à distinguer, dans le corps même de la cellule, les différents stades de la formation d'une nouvelle substance sous l'aspect de granulations, de pelotons disposés autour du noyau. Cette matière extranucléaire, d'apparence chromatique, est peu à peu absorbée par le noyau et joue un certain rôle dans son hypertrophie ou son enrichissement chromatinien, c'est-à-dire dans les modifications de la vie qui précèdent les stades de multiplication.

L'hypothèse qui invoque l'action d'une substance chimique, incitatrice de la multiplication, repose sur un certain nombre de faits précis. Le badigeonnage de la peau avec de l'iode suffit pour déterminer, au bout de huit heures, la prolifération de l'endothélium des capillaires cutanés (Coen) ; l'ingestion de petites doses de phosphore et d'arsenic, est suivie de la multiplication de l'endothélium des capillaires hépatiques (Ziegler et Obolonsky). Il est probable que l'absorption d'une minime quantité de fer, de phosphate de chaux, d'arsenic, possède le même pouvoir de stimulation à l'égard des organes hématopoiétiques. Le même procédé pathogénique est mis en jeu par les préparations iodées à l'égard des cellules du mésoderme, dans leur action locale pour la cicatrisation des plaies. Une démonstration du même genre est fournie par l'action d'une culture de certains microbes sur une plaie, arrêtant la multiplication des éléments parenchymateux (cellules épithéliales, glandulaires, musculaires), en dépit de la présence de toutes les autres conditions favorables à cette multiplication, tandis que les cultures d'autres bactéries (tuberculose, lèpre, rhino-sclérome, etc.) provoquent avec tant d'intensité l'hyperplasie des éléments des tissus et l'apparition de néoformations infectieuses. J. Jakimovitch a constaté que, sous l'influence des rayons violets (rayons chimiques) du spectre, la division cellulaire et l'accroissement du corps (larve de triton) s'exerçaient avec une intensité et une rapidité bien plus grandes que sous l'action des rayons rouges ou de la lumière blanche.

La lécithine manifeste sur l'accroissement et la multiplication des tissus végétaux et animaux une influence éprouvée. C'est ce qu'ont établi les observations de V. Danilevsky qui introduisait la lécithine dans l'alimentation des végétaux et des animaux. Cette graisse phosphorée témoigne du même pouvoir excitateur sur la multiplication des bactéries : d'après les recherches faites par l'un de nous et par M. Taranoukhine, la culture des bactéries sur un milieu de lécithine ou de jaune d'œuf est beaucoup plus active que sur tout autre terrain. Desgrez et Balthazard ont aussi constaté les bons effets de la lécithine dans le traitement de certaines maladies infectieuses.

Il est probable qu'une des causes de la multiplication exagérée de certaines tumeurs, surtout des tumeurs malignes (cancers, sarcomes), consiste dans la production par les cellules ou par les parasites inclus, de substances chimiques capables de donner une impulsion à la multiplication du noyau et de la cellule. Cette question est encore à l'étude ; elle promet d'apporter plus d'un rayon de lumière. L'action réside dans une excitation hypernutritive communiquée au noyau cellulaire.

Le pouvoir que possèdent divers excitants (chimiques, mécaniques et physiques) de favoriser la multiplication des cellules, détermine une série de déviations du processus de la division normale des noyaux et des cellules. Chabry a constaté qu'avec une excitation mécanique faible du protoplasma cellulaire (pression avec une aiguille sur l'œuf de certains animaux inférieurs), on donne artificiellement naissance à des divisions irrégulières de la cellule, tandis qu'une pression plus forte provoque la division des noyaux seuls et la formation de cellules géantes. Une solution faible de quinine placée au contact de l'œuf fécondé, détermine la formation d'un triaster et d'un tétraster. Hertwig a réussi à obtenir diverses formes atypiques de division du noyau dans les œufs, en voie de segmentation, des étoiles de mer et des oursins, soumis à l'action du froid et à d'autres conditions anormales. Galeotti a poursuivi récemment dans la même direction des recherches multiples. Il a étudié expérimentalement les effets de l'action prolongée de solutions très faibles de peptone, de cocaïne, de quinine, d'antipyrine, d'acide chromique, etc., sur l'épithélium en voie d'accroissement de la salamandre ; il a réussi à provoquer au cours des mitoses de l'épithélium, diverses irrégularités et monstruosités. Féré a fait naître des désordres tératologiques chez les embryons de poule en faisant agir sur l'œuf fécondé et couvé des agents toxiques, des vapeurs d'alcool, de mercure, etc.

Parmi les substances alimentaires, l'alcool, même à faible dose, exerce l'action la plus nocive sur la multiplication et l'accroissement des tissus. En ajoutant tous les jours un peu d'alcool à l'eau où vivent les axolotls on peut obtenir, à côté des cultures normales de contrôle, des développements d'animaux nains. L'action dépressive de l'alcool sur le processus de régénération et de multiplication des cellules a fait l'objet de recherches récentes de R. Kiparsky. Soumettant des lapins à l'intoxication alcoolique chronique et aiguë, cet auteur a étudié comparativement chez les animaux sains et chez les intoxiqués le processus de cicatrisation des plaies cutanées. L'intoxication alcoolique aiguë amène un retard de deux jours dans la cicatrisation des plaies, et la cause principale de ce retard se traduit anatomiquement par la diminution générale de la chromatine contenue dans les cellules épithéliales.

Certains phénomènes hypertrophiques se rattachent à une cause inflammatoire, telles sont les hypertrophies locales et partielles connues sous le nom d'éléphantiasis. L'un de nous a observé, dans son service du Bastion 29, une femme qui, après avoir subi 144 érysipèles de la face en douze ans, avait acquis une hypertrophie générale de tous les téguments de la face et surtout des paupières. L'éléphantiasis se rattache souvent à la présence dans les vaisseaux lymphatiques et veineux de la *filaria sanguinis*. Le lymphangiome de la langue peut également provoquer la macroglossie.

Les hypertrophies qui portent sur le squelette méritent une attention particulière. A côté d'hyperostoses plus ou moins généralisées, de nature rhumatismale ou arthritique, on observe d'autres hypertrophies osseuses qui se montrent encore rebelles à une classification nosologique précise. La forme de gigantisme partiel qui porte de préférence sur « les os des extrémités et les extrémités des os » a été isolée par P. Marie, sous le nom d'*acromégalie*. Cette maladie commence parfois dans l'enfance, le plus souvent au moment de la puberté ; elle apparaît d'abord sous forme d'hypertrophie des mains et des pieds : les doigts s'épaississent et se renflent. L'hypertrophie frappe aussi le maxillaire inférieur, elle intéresse les parties molles, le nez, les lèvres, les oreilles, la langue, la verge, les organes internes (*splanchnomégalie*). Elle s'accompagne d'un affaiblissement dans la sphère psychique, d'une diminution de la vue, de céphalalgie, de fatigue musculaire excessive. A l'autopsie des acromégaliques, on constate une augmentation du volume des os en longueur et en largeur ; l'hypertrophie prédomine au niveau des parties spongieuses du squelette. La lésion la plus curieuse porte sur l'hypophyse du cerveau qui apparaît tuméfiée et parfois envahie par une tumeur (sarcome, kyste). Les nerfs et les ganglions sympathiques sont également épaissis. Des hypothèses émises touchant la pathogénie de cette affection (Freund, Klebs), la plus probable est celle de Marie, qui regarde l'acromégalie comme une dystrophie provoquée par l'altération fonctionnelle de l'hypophyse, de même que le myxœdème est produit par l'altération fonctionnelle du corps thyroïde. Au congrès de Bruxelles de 1897, Tamburini a donné la relation de trente autopsies d'acromégaliques, dans lesquelles l'hypertrophie de la glande pituitaire n'avait jamais fait défaut. Dans quelques cas rares d'acromégalie avec hypertrophie du thymus et des ganglions lymphatiques (Sternberg), l'augmentation de volume de l'hypophyse n'a pas été constatée. Le diagnostic d'acromégalie était-il certain ? L'un de nous a publié l'observation d'un malade du service de G. Sée, qui était atteint de syringomyélie à forme acromégalique avec cyphose. L'hypertrophie si remarquable des extrémités pouvait, à un examen superficiel, conduire à une erreur de diagnostic.

A côté de ces deux maladies à hypertrophie osseuse prennent place, l'*ostéite déformante* décrite par Paget, portant sur le crâne et la diaphyse des os longs qui s'épaississent et s'incurvent et que A. Fournier rattache à la syphilis héréditaire ; le *leontiasis ossea* de Virchow, caractérisé par une hypertrophie limitée des os du crâne et de volumineuses hyperostoses ; l'*ostéo-arthropathie hypertrophiante pneumique* (P. Marie), dans laquelle les mains sont hypertrophiées, la colonne vertébrale incurvée en cyphose vers la région dorso-lombaire, le maxillaire supérieur déformé. Analogue à la déformation hippocratique des doigts, compagne de la tuberculose pulmonaire, cette ostéo-arthrite hypertrophiante se montre de préférence chez des individus qui ont souffert pendant longtemps d'une maladie infectieuse pleuro-pulmonaire.

Dans l'enfance ou plus tardivement, apparaissent des hypertrophies d'une partie du corps portant sur les os et les parties molles, dont la cause, grâce à la présence de manifestations concomitantes, peut être rattachée à un trouble du système nerveux. En pareil cas, l'étude attentive de l'état du corps thyroïde et des glandes génitales s'impose, car on sait le rôle que joue le défaut de développement et d'intégrité de ces deux grands appareils dans la manifestation du nanisme et de l'infantilisme.

A. — Hypertrophie compensatrice

Soumis à un travail excessif, un organe ou une partie d'organe augmentent de volume.

Le travail exagéré résulte de deux causes : l'obligation de surmonter pendant un laps de temps assez long une résistance anormale, ou bien la nécessité de suppléer à la fonction d'autres organes atteints dans leur puissance. La première cause se manifeste dans les viscères musculeux (cœur, vessie, estomac, intestin, ainsi que dans des groupes musculaires striés, etc.); la seconde dans les organes pairs ou multiples, conjugués au point de vue de leur structure et de leurs fonctions (poumons, glandes salivaires et lymphatiques), quand l'un d'eux est lésé. L'hypertrophie est vicariante.

A l'état physiologique, les excitations et les impulsions ordinaires qui agissent sur la cellule, ne font apparaître qu'une partie de son énergie fonctionnelle ; l'autre reste en réserve, latente jusqu'à sa mise au jour, sous la forme kinétique, par de nouvelles et plus fortes excitations. Ces dernières deviennent-elles plus énergiques et plus durables, l'énergie de réserve, propre à la quantité déterminée de protoplasma vivant, se dépense très vite ; pour qu'elle se manifeste de nouveau, il faut que la masse de matière organisée acquière un volume plus considérable. Telle est la conséquence de la loi de proportion entre la force et la matière. Dans la cellule l'augmentation se manifeste, avant tout, par l'accroissement de son volume. Telle est l'origine de l'hypertrophie quantitative.

Obligée à un travail excessif et d'assez longue durée, la cellule absorbe une plus grande somme d'aliments et accumule des matériaux de construction sous forme d'albumine organisée ; le noyau, puis le protoplasma acquièrent alors de grandes dimensions. Si la substance néoformée est trop volumineuse pour être contenue dans une seule cellule, et si la quantité d'énergie accumulée est trop considérable pour être dégagée par l'activité vitale d'un seul noyau et d'une seule cellule, l'un et l'autre de ces deux éléments s'accroissent au delà des limites de l'individualité. Une division en est la conséquence, qui forme deux ou plusieurs unités fonctionnelles. L'hypertrophie quantitative se transforme en hypertrophie numérique, c'est-à-dire en hyperplasie. La fonction compensatrice de la cellule devant se manifester par une modification morphologique, l'augmentation de volume du noyau et celle de la cellule précèdent l'acte de leur multiplication.

A l'état adulte, la faculté de multiplication de certains éléments (cellules nerveuses) est très limitée ; en cas de fonctionnement exagéré, ceux-ci sont réduits à dépenser leur énergie fonctionnelle latente, peut-être à augmenter de volume, mais ici l'hypertrophie compensatrice ne semble guère capable de se traduire par une multiplication cellulaire.

Quand l'hypertrophie se fait lentement, le processus de la multiplication, surtout lorsqu'il s'agit d'éléments très différenciés, ne s'exerce qu'à peine. Ainsi dans l'hypertrophie cardiaque consécutive à des lésions valvulaires, Letulle, Goldenberg, Tangl, etc., n'ont pu constater une véritable multiplication des noyaux musculaires ; ils n'ont vu qu'une augmentation de volume des cellules préexistantes. Combien est différente la lésion anatomique de l'hypertrophie cardiaque, de celle de l'hypertrophie compensatrice des organes glandulaires, dont les cellules épithéliales conservent jusqu'à la vieillesse la faculté de se multiplier !

Ces données anatomo-pathologiques trouvent une confirmation dans les récentes recherches expérimentales de Morpurgo sur l'hypertrophie par surcroît de travail des muscles volontaires. Comparant, à l'aide de mensurations précises, l'épaisseur des faisceaux musculaires du couturier chez un chien qui avait séjourné un mois dans un local étroit, avec les mêmes faisceaux du couturier du même chien, après que celui-ci eut couru dans un cercle pendant 80 jours et fait 3 218 kilomètres, le savant italien a constaté que les faisceaux musculaires étaient devenus sept fois et demie plus volumineux, le diamètre transversal des fibres huit fois plus grand, tandis que le nombre de ces mêmes fibres était resté invariable. Les mensurations de Morpurgo prouvent que l'hypertrophie par le travail n'est pas déterminée par l'hyperplasie, mais exclusivement par l'augmentation du volume des éléments déjà existants.

La multiplication cellulaire dans l'hypertrophie compensatrice est d'autant plus intense, que l'organe hypertrophié appartient à un individu plus jeune. Tous les auteurs qui ont étudié l'hypertrophie vicariante des organes pairs, comme les reins et les glandes salivaires, ont constaté que chez les jeunes animaux en voie de croissance, l'augmentation fonctionnelle ou pathologique du volume d'une glande, après l'ablation de l'autre, portait et sur le volume et sur le nombre des cellules.

Le rétrécissement, quelle qu'en soit la cause, à travers lequel un contenu liquide doit être expulsé, par l'effort d'une contraction musculaire, a toujours pour conséquence l'augmentation de volume de la tunique musculaire située en amont. Ainsi se produisent, après des rétrécissements situés en aval, l'hypertrophie du ventricule gauche, l'hypertrophie de la vessie, l'hypertrophie de l'estomac, celle d'un segment de l'intestin, etc. La lésion se montre dans le ventricule gauche quand la résistance dans la grande circulation est accrue par une cause quelconque (néphrite, artériosclérose, athérome, etc.), dans le ventricule droit quand surgit un obstacle à la circulation dans le trajet de l'artère pulmonaire (emphysème, pleurésie, tuberculose chronique, etc.). L'hypertrophie de la prostate chez le vieillard se fait peut-être aussi sous l'influence de la résistance plus grande à l'écoulement des sécrétions muqueuses.

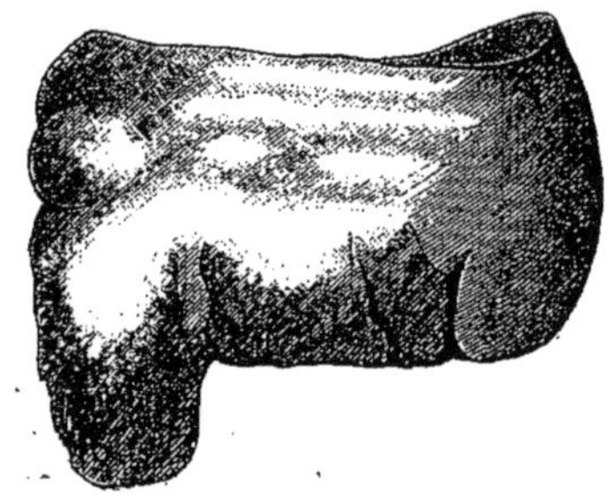

Fig. 5. — Face inférieure et postérieure du lobe droit d'un foie de lapin (grandeur naturelle).

Les dimensions que les parties musculaires hypertrophiées peuvent atteindre (cœur, vessie, estomac) sont quelquefois de cinq à six fois le volume normal : le *cor bovinum* des artério-scléreux, l'hypertrophie de la vessie de certains urinaires et calculeux en fournissent des exemples probants.

L'augmentation compensatrice d'un des organes pairs ou multiples a lieu quand l'autre organe, morphologiquement et fonctionnellement semblable, est supprimé. Telle est l'origine de l'hypertrophie vicariante d'un rein, quand l'autre a été détruit par la suppuration (pyélo-néphrite) ou l'extirpation; de l'hypertrophie des grandes glandes salivaires d'un côté de la face, dans les lésions et atrophies des mêmes glandes du côté opposé; de l'hypertrophie de l'hypophyse, ainsi que des glandes parathyroïdiennes, lors de l'extirpation de la glande thyroïde; de l'augmentation de volume des ganglions lymphatiques et de l'apparition de nouvelles rates embryonnaires après l'ablation de la rate; de l'hypertrophie vicariante d'un poumon dans les lésions tuberculeuses ou la compression de l'autre poumon; du développement d'une des capsules surrénales quand l'autre est détruite ou lésée.

Quand deux organes pairs existent dans l'économie, l'ablation de l'un d'eux n'entraîne l'hypertrophie de l'autre que lorsqu'une irritation permanente ne cesse d'agir sur l'organe laissé en place. La suppression d'un testicule ne provoque pas toujours l'hypertrophie compensatrice du second.

Dans les organes impairs, composés de plusieurs parties distinctes et plus ou moins indépendantes, l'une d'elles peut subir l'hypertrophie compensatrice quand les autres sont détruites. Ce fait s'observe surtout dans le foie, dont les lobes peuvent être considérés comme des organes multiples intimement liés entre eux. L'extirpation de deux, trois lobes et même des trois quarts de la masse totale du foie peut permettre la survie d'un animal et les lobes qui restent s'hypertrophient au bout de un, deux mois jusqu'à atteindre un volume énorme et un poids égal à la masse première du tissu hépatique. Ce fait extraordinaire, signalé

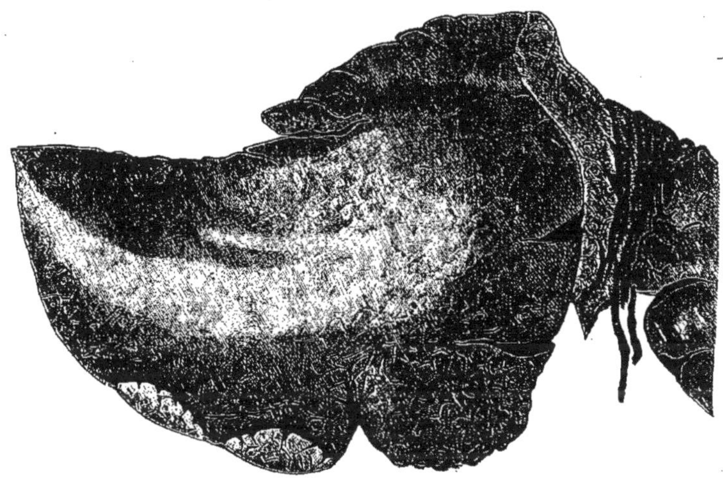

Fig. 6. — Même lobe quarante jours après l'extirpation des trois quarts de l'organe hépatique. — Les lobules sont hypertrophiés au point d'être très visibles à la surface et surtout sur les bords du foie (grandeur naturelle). Cas de v. Meister.

d'abord par Ponfick en 1890 a été confirmé et vérifié dans le laboratoire de l'un de nous (Podwyssotsky) par B. von Meister. Cet auteur a constaté que la réapparition du volume du foie était surtout la conséquence d'un processus d'hypertrophie vicariante. On ne découvre au microscope aucune néoformation de lobules, mais ceux qui persistent augmentent deux et trois fois de volume au point de devenir visibles à l'œil nu à la surface du foie (Voy. fig. 6). L'hypertrophie lobulaire s'exerce, dès les premiers jours, par la tuméfaction des cellules hépatiques ; les noyaux augmentés de volume commencent bientôt à se diviser, de sorte que l'hypertrophie s'accompagne d'hyperplasie. Dès le cinquième, septième, quinzième, vingtième jour un grand nombre de noyaux cellulaires hépatiques du lobe persistant se trouvent en état de division karyokinétique ; la plupart des éléments sont devenus binucléaires. Le processus d'hypertrophie se poursuit jusqu'à ce que la quantité de cellules néoformées, ou, ce qui revient au même, la masse totale du tissu hépatique atteigne le poids que possédait le foie primitif, masse qui semble nécessaire au fonctionnement de l'organisme. Il est intéressant de noter que la sécrétion de l'urée, diminuée notablement aussitôt après l'extirpation, augmente progressivement au fur et à mesure que le parenchyme se rapproche de son volume primitif.

Ces constatations sur le processus de l'hypertrophie compensatrice ont été confirmées par des recherches ultérieures (Flœck, Kahn, etc.). Cornil et Carnot ont étudié récemment dans leur détail les modifications qui surviennent dans le parenchyme hépatique, après la résection d'une partie plus ou moins considérable de l'organe. Quelques jours après l'opération, le foie a repris ses dimensions primitives, sans que la partie réséquée se soit régénérée. La preuve est fournie par l'expérience suivante : un cylindre emporte-pièce est enfoncé tout près du bord de la section pour constituer un point de repère ; on constate, une fois l'organe revenu à son volume normal, que le cylindre est à la même distance du bord. L'augmentation du volume se fait donc d'une façon diffuse et généralisée, par hyperplasie et non point par régénération locale. La guérison de toute plaie hépatique assez large est réalisée par une cicatrisation fibreuse, et la perte de substance est compensée par des phénomènes d'hyperplasie diffuse et généralisée siégeant à la périphérie des divers lobules. La prolifération s'exerce avec plus d'intensité au niveau des canalicules biliaires que dans les trabécules, ce qui témoigne de la résistance plus grande de l'appareil biliaire. Que l'on détache à l'aide d'un emporte-pièce et qu'on laisse en place un cylindre de substance hépatique, celui-ci subira le plus souvent la mortification et il en résultera une cicatrice fibreuse. Parfois cependant des îlots hépatiques et des canaux biliaires subsistent indemnes, nourris par imbibition et présentent des cellules volumineuses à plusieurs noyaux, en multiplication active (Cornil et Carnot). Appliquant ce procédé de recherche expérimentale au rein, René Marie a obtenu un résultat curieux : la production artificielle d'un adénome.

Des faits empruntés au domaine pathologique humain montrent que la destruction de parties d'organes provoque en d'autres points du même organe, des phénomènes d'hyperplasie, de néoformation compensatrice. Déjà, en 1889, Lapeyre, pratiquant aseptiquement dans le foie des injections d'acide phénique, obtenait une multiplication des cellules hépatiques par karyokinèse et une prolifération de l'épithélium des conduits biliaires. Les bulletins de la Société anatomique de Paris contiennent beaucoup d'observations où l'on a constaté, accompagnant les kystes hydatiques ou la cirrhose hypertrophique, l'existence de phénomènes d'hyperplasie. (Kahn, Josias, Reboul, Vaquez, Poulaillon, Tissier, Hanot, Chauffard, etc.).

Aujourd'hui, les pathologistes français tendent à considérer comme un processus de compensation des lésions hépatiques et rénales, les hyperplasies observées dans *l'hépatite parenchymateuse nodulaire* des paludéens, des tuberculeux, des syphilitiques (Kelsch et Kiener, Sabourin), dans *la cirrhose hypertrophique biliaire* de Hanot, dans les *grosses granulations* de Bright (Chauffard).

La propriété régénératrice (dans le foie surtout) a ceci de remarquable qu'elle se manifeste même chez le vieillard, notamment dans les cas de Ponfick, chez des individus âgés de cinquante-cinq, de cinquante-sept et même soixante-treize ans. Les petites saillies de tissu hépatique, en forme de lobules complémentaires ou de néoformations qu'on observe assez souvent au cours des autopsies, ne sont autre chose que la manifestation d'une hypertrophie vicariante des parties saines du tissu hépatique restées intactes quand les autres ont été lésées (fig. 7).

Les causes essentielles des processus hypertrophiques sont d'ordre bio-mécanique (hypertrophie du cœur par lésion valvulaire) et bio-chimique (hypertrophie du rein). L'expérience de Sacerdotti (1897) est suggestive à ce point de vue : l'auteur enlève un seul rein à une série d'animaux ; quelques-uns d'entre eux sont gardés comme témoins, les autres reçoivent des injections d'urée et d'autres produits urinaires. Ce sont ces derniers chez lesquels l'hypertrophie et l'hyperplasie du rein laissé en place, acquièrent le plus grand développement. P. Carnot a confirmé ces résultats. La question mérite d'être envisagée à un point de vue plus général qui intéresse même la thérapeutique. Caussade, par des injections d'extrait capsulaire, a fait naître l'hyperplasie des capsules surrénales. Il est possible que ce soit à la faculté de favoriser la régénération glandulaire que l'opothérapie doive certains de ses succès.

B. — Régénération

La régénération est un acte de la matière vivante remplaçant par une néoformation morphologiquement et physiologiquement semblable une partie de l'organisme disparue. Lorsque la similitude morphologique et physiologique fait défaut, on a affaire à la cicatrisation qui est une néoformation purement conjonctive.

Pourquoi et comment s'exerce la régénération ? On sait que par hérédité et par sélection, se sont lentement élaborées les dimensions moyennes de chaque espèce et de chaque genre. Une fois atteintes, ces dimensions sont maintenues par un phénomène d'équilibre et de corrélation entre les diverses parties de l'organisme. L'accroissement du jeune âge est le résultat des efforts vers un équilibre qui n'est pas encore atteint. Quand il est réalisé, la faculté créatrice des cellules, qui s'était affaiblie peu à peu depuis la naissance, cesse de se manifester ; elle devient latente et se conserve à l'état d'énergie potentielle. Elle n'apparaîtra au jour que lorsque l'équilibre sera momentanément rompu, par suite de la mort de cellules ou de parcelles de cellules, ou encore lorsque les éléments qui la tiennent en bride seront modifiés par une excitation anormale.

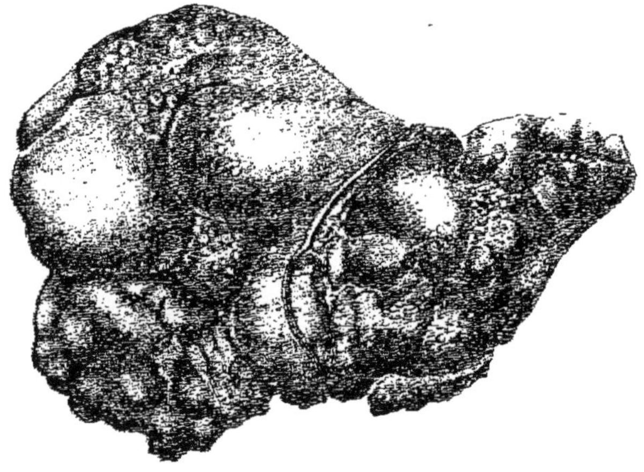

Fig. 7. — Hyperplasie nodulaire dans la cirrhose hépatique ; dans les îlots de tissu néoformé se voient beaucoup de figures de division karyokinétique. — Réduction à 1/10 de la grandeur naturelle (cas de Zador-Kahn).

Manifestation par à-coups d'une des formes de la propriété d'accroissement cellulaire, le processus de la régénération n'est que la copie du développement embryologique, mais il n'en est pas une copie servile. Si, en effet, la régénération de certains vers se fait suivant le développement embryologique, il est des exceptions nombreuses à cette règle, surtout chez les animaux supérieurs. La vessie réséquée se complète au moyen du grand épiploon qui adhère aux bords de l'organe et se tapisse rapidement d'épithélium dans la portion qui regarde la cavité vésicale, par glissement, greffe et multiplication cellulaire (Cornil et Carnot). Le mécanisme de la régénération ne suit donc pas ici la loi de l'ontogénèse.

Giard a réuni sous le nom de *régénération hypotypique* un certain nombre de faits dans lesquels la modification des parties régénérées est en rapport avec la phylogenèse : ainsi la polydactilie provoquée par mutilation chez les axolotls et chez certains pleurodèles peut être, dans certains cas, considérée comme un retour atavique. On a même cité des exemples tirés du règne végétal (Giard).

Mais un très grand nombre de faits (Vulpian) ne permettent pas de généraliser et de rattacher les phénomènes de régénération hétéromorphique soit au développement embryonnaire, soit à un état ancestral. La régénération est déterminée, dans la plupart des cas, par les propriétés de chaque cellule, propriétés qui portent elles-mêmes l'empreinte héréditaire et qui sont modifiées par les influences extérieures, physiques, chimiques ou mécaniques. Par exemple sur un fragment de polype hydroïde on peut faire naître à volonté soit deux têtes libres, soit une tête libre et une autre extrémité radicale enfoncée dans le sable (Loeb).

Parmi les diverses conditions qui déterminent les résultats de la régénération tératologique, il faut citer l'influence de la pesanteur et du géotropisme, celle de l'héliotropisme, la nature des aliments (les phénomènes régénératifs s'arrêtent dans un milieu additionné d'une certaine dose de chlorure de sodium) et aussi, comme nous l'avons vu pour l'hypertrophie compensatrice, l'activité fonctionnelle de l'organe. Des conditions physico-chimiques interviennent donc puissamment, d'abord pour exciter, puis pour arrêter la prolifération cellulaire et la faire aboutir ainsi à telle ou telle forme.

La régénération s'observe à l'état physiologique, ainsi qu'à la suite de traumatisme ou d'accidents, c'est-à-dire à l'état pathologique.

A l'état physiologique, elle se manifeste dans une foule de conditions qui intéressent l'essence même de la vie : le développement par scissiparité des bactéries n'est qu'un phénomène de régénération ; la division cellulaire directe ou indirecte et, d'une manière générale, toutes les reproductions asexuées sont des exemples de régénération. La rénovation cellulaire, une fois l'équilibre des dimensions corporelles établi, par laquelle de nouvelles cellules se substituent constamment aux anciennes, la nutrition même, qui a pour but de restaurer l'intégrité cellulaire, ne sont que des phénomènes régénératifs qui démontrent que la vie d'un être est une perpétuelle régénération. La poussée des poils et des ongles, la mue des plumes des oiseaux et des carapaces des crustacés, l'élimination de la muqueuse utérine à chaque ovulation, etc., appartiennent aussi au domaine de la régénération physiologique. Certains éléments se détachent et meurent complètement (épiderme, etc.) ; d'autres, au contraire, ne subissent qu'une destruction limitée à la partie paraplasmique du corps cellulaire. Ranvier, en 1870, avait démontré que les cellules glandulaires ne se détruisent pas entièrement en sécrétant. Les recherches plus récentes (Stöhr, Bizzozero et Vassale, Levacheff,

Massanori, Ogata, Podwyssotsky, Platner, Curt, Müller, Maximoff, Mankovski, etc.) ont établi que, dans l'immense majorité des cas, les cellules des principales glandes ne périssent pas pendant leur fonctionnement normal et qu'il ne saurait être question ici de néoformation ultérieure de cellules ni de karyokinèse.

La multiplication des noyaux, lorsqu'elle existe, se fait par la division directe ou par formation de noyaux secondaires aux dépens de fragments de la substance nucléaire détachés du noyau. Cependant le problème du mode histologique de la régénération à l'état normal n'est pas encore définitivement résolu. La lenteur de la marche des phénomènes est un obstacle important à leur étude.

S'il est des tissus et des organes dont les cellules n'ont à subir après fonctionnement que la régénération de quelques molécules (système nerveux, foie, rein, pancréas, os, tissu conjonctif fixe, muscles), d'autres sont pourvus de cellules qui se détachent régulièrement et périssent, laissant aux éléments qui restent une impulsion multiplicatrice capable d'assurer la réparation des pertes (épiderme, épithélium des muqueuses et des glandes, éléments organisés du sang et des organes hématopoiétiques).

L'étude méthodique des phénomènes régénératifs dans la série animale permet de dégager un certain nombre de notions dont la réunion peut aboutir à des formules de loi. Celles-ci constatent que si la faculté de régénération chez les êtres est en raison inverse de leur complication organique, il est toutefois impossible de conclure du voisinage zoölogique de deux espèces à l'égalité de leurs pouvoirs régénérateurs.

Nous avons signalé (t. I, p. 15) les curieux phénomènes de *mérotomie*, observés chez les protozoaires (Nussbaum, Gruber, Balbiani, Verworn, etc.) et en particulier chez le *Stentor*. Quand on sectionne cet infusoire en deux segments, l'un muni et l'autre dépourvu du noyau, celui des deux segments qui possède la substance nucléaire se régénère entièrement, tandis que l'autre se développe mal et disparaît bientôt. Les expériences de Trembley sur les hydres d'eau douce, ont déjà montré, au milieu du siècle dernier, que les fragments de cet animal coupé en morceaux se développaient et arrivaient tous à reproduire un animal entier. L'étoile de mer refait ses bras coupés. La régénération des vers a été déjà signalée par Linné (1743); le ver de terre régénère sa queue coupée, plus rapidement en été qu'en hiver, plus vite quand il est jeune que lorsqu'il est vieux; mais la queue n'est capable de régénérer une tête que si l'organe enlevé n'a emporté avec lui qu'un petit nombre d'anneaux seulement. Herscheler a suivi pas à pas, à l'aide de coupes histologiques, la marche des phénomènes qui aboutissent à la régénération de l'extrémité céphalique chez le lombric; il a pu se convaincre que les nouveaux organes tiraient leur origine aussi bien de l'épiderme néoformé que des parties conservées du corps de l'animal, et qu'il était impossible de constater dans la restitution morphologique et physiologique qui s'opérait, la marche du développement embryologique.

Les vers d'espèces différentes, mais voisines les unes des autres, ont des pouvoirs régénérateurs très variables. Les hirudinées (sangsues) se régénèrent très difficilement. Chez les arthropodes, certaines espèces se régénèrent mal, d'autres le font avec activité; la régénération des pattes d'écrevisses et des crabes est connue depuis longtemps. Chez les mollusques, l'escargot et la limace sont capables de régénérer une partie de leur tête (Spallanzani), à condition que la destruction n'intéresse pas le système nerveux.

A mesure qu'on s'élève dans l'échelle animale, les régénérations, très manifestes au point de vue fonctionnel, sont moins parfaites en ce qui concerne la morphologie. On voit de plus en plus l'idioplasme d'accroissement (selon l'hypothèse de Weissman) se limiter, en ce sens que les cellules de chaque organe ne peuvent reproduire que l'organe correspondant. Chez le triton, l'œil ne peut se refaire que s'il est resté après l'extraction quelques éléments du globe oculaire ; chez l'araignée, l'écrevisse, le poisson, le lézard, etc., une nouvelle patte, une nouvelle queue, une nouvelle nageoire, etc., ne peuvent reparaître que si, au niveau de la lésion, quelques traces des organes détruits ont persisté (Philipeaux). Chez les poissons auxquels on sectionne les nageoires, on constate que l'ordre de précocité de la régénération est le même que celui du développement embryonnaire et que la rapidité de cette reconstitution est en raison directe de l'utilité fonctionnelle ; par exemple la nageoire caudale se reproduit plus vite que les nageoires pectorales (Broussonet).

Les oiseaux régénèrent difficilement leurs parties enlevées ; les mammifères ne jouissent que d'un pouvoir encore plus limité. Ici les cellules organiques renferment bien une provision d'idioplasme corporel, et avec lui la propriété de reproduire une cellule semblable; mais la provision d'idioplasme d'accroissement paraît être confiée tout entière aux cellules spécifiques des glandes sexuelles. Les tissus particuliers peuvent à la rigueur se régénérer, à la condition que le terrain primitif persiste, c'est-à-dire que la lésion ait laissé intactes des cellules semblables à celles qui composeront le tissu de régénération. Les ongles, les cornes, les cheveux qui se reproduisent facilement ne sont que des dérivés de l'épiderme cutané. Les glandes subissent, après l'extirpation d'une partie de leur parenchyme, une hyperplasie totale qui leur restitue entièrement la fonction sinon la forme.

Parmi les conditions qui interviennent pour favoriser le processus de la régénération, il en est beaucoup qui se rattachent, comme nous l'avons vu, à l'ontogénèse : la régénération se fait d'autant mieux que l'animal est plus jeune et moins complexe. Les larves d'insectes, mais non les insectes adultes, sont capables de régénérer leurs pattes. On peut, en définitive, résumer par la phrase de Barfurth la loi très générale qui régit ce processus; « la régénération est d'autant plus facile que l'individu est plus près de l'état unicellulaire soit au point de vue phylogénétique, soit au point de vue ontogénique. » Chez le vieillard la cicatrisation des plaies est toujours lente et imparfaite; ce sont, chez lui, les tissus les moins différenciés (tissus épithélial et conjonctif) qui conservent avec le plus d'énergie la propriété de réparation. La manifestation de cette propriété subit, dans une certaine mesure, l'influence de l'état de nutrition de l'organisme, par l'afflux plus ou moins considérable du sang, par l'excitabilité du système nerveux. La salamandre régénère ses pattes, excepté quand on a sectionné les nerfs du moignon (Tood).

Les conditions défavorables à la régénération (hémorrhagies, stases veineuses, troubles de la nutrition, perturbations vaso-motrices, présence d'agents pyogènes et surtout des ferments protéolytiques qu'ils sécrètent) se font sentir sur le développement du tissu conjonctif, mais avec le minimum de puissance.

La question de l'origine du tissu néoformé a fait l'objet dans ces dix dernières années de très nombreuses recherches qui ont abouti à faire adopter cette opinion que tout nouvel organisme cellulaire provient de la division d'une cellule homonyme ou d'une cellule histogéniquement identique à lui. Aux premiers stades de l'état embryonnaire, les cellules manquent encore de l'aptitude de prolifération spécifique. Avec la formation des trois feuillets blastodermiques apparaît une certaine spécificité, c'est-à-dire une certaine différenciation du protoplasma cellulaire; de nouvelles fonctions s'élaborent. Les tissus sortis des divers feuillets du blastoderme conservent l'aptitude de ne reproduire que des tissus identiques à eux-mêmes; ainsi s'établit une constance cellulaire de genre et d'espèce. Les éléments de certains tissus peuvent, il est vrai, subir des modifications, se transformer en éléments d'autres tissus, mais cette métaplasie ne porte que sur des cellules qui ont entre elles une identité histogénétique. Prenons par exemple le tissu conjonctif, ou le tissu épithélial : le tissu muqueux peut se transformer en tissu adipeux, le cartilagineux en muqueux et en osseux, le conjonctif fibrillaire en tissu osseux, etc. ; de même l'épithélium cylindrique de la muqueuse utérine, des voies respiratoires et digestives, modifié par l'inflammation chronique de ces membranes deviendra pavimenteux, voire même kératinisé. Il est à remarquer toutefois que ces transformations ne peuvent s'exercer qu'après un retour préalable, par voie de multiplication, à l'état embryonnaire primitif.

Le chapitre des tumeurs offre de nombreux documents pour l'étude des transformations réciproques des cellules reliées entre elles par des analogies histogénétiques. Ces transformations ou cette métaplasie ont des limites étroites. Jamais la cellule musculaire ne donnera une cellule épithéliale et réciproquement. Les cellules du mésoderme ne se transforment jamais en cellules dont l'origine se rattache à l'endo ou à l'ectoderme.

Les idées actuelles sur la reproduction spécifique des cellules sont de date récente. Aux cellules conjonctives et aux globules blancs seuls, les auteurs réservaient autrefois le pouvoir de régénérer les éléments des tissus dans le cours de la prolifération. De 1850 à 1860 et plus tard encore, l'opinion de Virchow, considérant les cellules conjonctives comme la matrice commune de tous les autres tissus, ralliait tous les suffrages. La découverte faite par Recklinghausen (1862) des mouvements amiboïdes des cellules du pus et surtout les recherches classiques de Cohnheim (1867) sur la diapédèse et l'inflammation mirent au jour une autre théorie ; on admit que les leucocytes émigrés pouvaient subir des modifications progressives diverses. L'engouement des élèves de Cohnheim atteignit de 1870 à 1880 de telles proportions qu'on vint à considérer tous les tissus comme des dérivés leucocytaires (tissu glandulaire, musculaire et même nerveux) et qu'on attribua aux globules blancs une faculté plastique générale.

Cette théorie reposait sur une base d'apparence solide, tant que l'imperfection des méthodes techniques ne permettait pas de fixer d'une manière parfaite les éléments des tissus et par conséquent d'étudier les divers stades de la division et de la multiplication des cellules musculaires, épithéliales, glandulaires et conjonctives.

Aujourd'hui la discussion ne porte plus que sur le problème suivant : les leucocytes peuvent-ils se transformer en cellules conjonctives ? Ziegler, qui soutenait en 1874-1876 de la manière la plus affirmative la réalité de cette transformation a renoncé à sa première doctrine. Les recherches de Krafft, Podwyssotsky, Pfitzner, Stilling, Simanovsky, Ribbert, Petroff, Bizzozero, Cornil, Toupet, Bard, Tizzoni, Canalis, Beneke, Coen, Nikiforoff, Zahn, Nauwerck, Volkmann, Stroebe, Barfurth, Kahlden, Morpurgo, Tchistovitch, Baumgarten, Maximoff, etc., ont établi, grâce à la constatation des figures de karyokinèse, que dans les processus régénératifs, ce sont les cellules propres des parenchymes qui se multiplient.

Les uns n'accordent, dans cet ordre d'idées, aux globules blancs qu'un seul pouvoir, celui de pénétrer en grand nombre entre les éléments du foyer d'inflammation, de prolifération ou de néoformation, et là, de se désagréger pour servir de matériaux nutritifs destinés à l'édification plastique intensive du tissu en voie de formation. Quant à la présence des cellules, corpuscules incolores semblables en tous points aux globules blancs mononucléaires, et qui se transforment en cellules fixes du tissu conjonctif, les partisans de cette théorie l'attribuent à la mobilisation d'un certain nombre d'éléments endothéliaux vasculaires que le courant sanguin a apportés jusque dans les tissus lésés. Cependant cette explication ne rallie pas tous les suffrages. L'hypothèse qui regarde les cellules fixes du tissu conjonctif comme des dérivés possibles des leucocytes modifiés par leur fixation même, a pour elle la grande autorité de Metchnikoff. Dominici adopte cette théorie, en considérant que certains globules blancs mononucléaires du sang ne sont que des cellules conjonctives momentanément mobilisées et devenues apparemment des leucocytes. Dans une étude récente sur les processus inflammatoires, Maximoff affirme que les mononucléaires et les lymphocytes peuvent se transformer en cellules conjonctives et en Plasmazellen.

La prolifération des cellules du tissu conjonctif vivace et doué d'un pouvoir de régénération rapide, joue un rôle important dans la cicatrisation de tout organe atteint d'une vaste perte de substance. La majeure partie de la solution de continuité ne peut être remplacée par la régénération des cellules propres du parenchyme, parce que le tissu conjonctif, par sa prolifération et son organisation rapides, oblitère les vaisseaux, anémie les tissus, étouffe les éléments parenchymateux. C'est moins la provision d'énergie histogénétique qui manque à ces derniers pour se multiplier abondamment, que la possibilité de mettre en action cette énergie de réserve, arrêtés qu'ils sont par l'exubérance proliférative du tissu conjonctif.

L'abondance des matériaux alimentaires fournis par l'hyperémie favorise certainement la régénération ; elle n'en est pas cependant la cause essentielle; cette dernière réside, comme nous l'avons vu, dans la rupture de l'équilibre interstitiel. Dans les régions où le sang afflue abondamment les figures de division karyokinétique sont, il est vrai, plus volumineuses, plus riches en chromatine que celles des tissus anémiés; toutefois le jeûne, même prolongé plusieurs jours, n'amène ni l'arrêt complet de la prolifération régénérative ni celui de l'accroissement physiologique des tissus. Le nombre des cellules subissant le karyokinèse est moindre, voilà tout.

La régénération du tissu conjonctif s'explique, suivant deux théories adverses, soit uniquement par la prolifération des cellules voisines, soit par l'addition à ce premier processus d'une invasion leucocytaire qui se fixerait dans la néoformation. Ce résultat n'aboutit qu'avec peine à restituer aux tissus l'intégrité première de leur forme, car la conservation morphologique appartient aux éléments différenciés de l'épithélium, bien plus qu'à ceux du tissu conjonctif, représentés surtout par des cellules de remplissage.

Une perte de substance conjonctive s'accompagne d'ordinaire d'une hémorrhagie; le sang se coagule et la fibrine emprisonne dans ses mailles les hématies et les globules blancs. Rapidement, dans ce bloc fibrineux s'insinuent les prolongements des cellules voisines et les éléments nouveaux, venus par migration ou par prolifération des cellules conjonctives anciennes. Les prolongements émis par ces diverses cellules s'anastomosent, fouillent le bloc fibrineux dont les leucocytes (Ranvier) et la fibrine (Cornil) dégénèrent et servent de soutien et d'aliment aux nouveau-venus. Les longs prolongements cellulaires jouiraient, d'après Ranvier, d'un pouvoir de contractilité capable de rapprocher les lèvres de la plaie (fibres synoptiques de Ranvier). Vers le troisième ou quatrième jour apparaissent les vaisseaux; les cellules conjonctives deviennent alors nombreuses, la fibrine disparaît, la cicatrisation est faite et ce n'est qu'à mesure que le tissu conjonctif néoformé deviendra adulte qu'il s'appauvrira en cellules. La fibrine joue donc dans le processus de la cicatrisation un rôle d'excitant et d'aliment nutritif. Cornil et Carnot ont pu s'en convaincre par des expériences directes; la fibrine préparée artificiellement et mise au contact d'une plaie accélère le travail de néoformation.

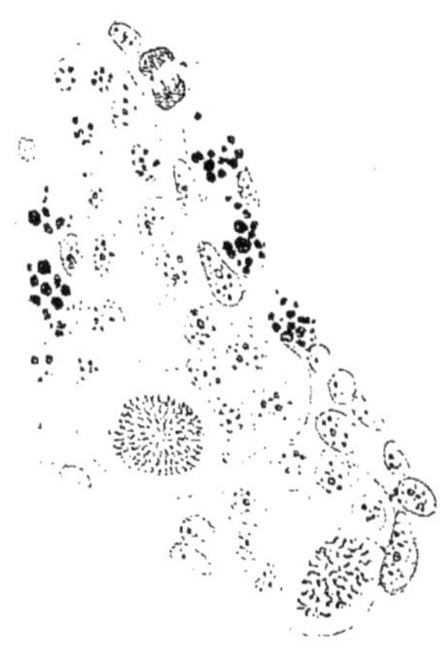

Fig. 8. — Multiplication des canalicules biliaires chez le cobaye, trois jours après une blessure du foie. Coloration par la safranine et l'acide picrique. Grossissement 750.

La *régénération des os* fut découverte en 1789 par Duhamel, qui constata que le périoste pouvait reproduire l'os. Elle fut étudiée ensuite par Bichat, Haller, Henle, Flourens et surtout par Ollier (1858). La constatation de l'identité histologique des cellules du périoste, des myéloblastes (Ranvier) et même des ostéoblastes (Cornil) a confirmé l'opinion de Haller, de Bichat qui refusaient au périoste la propriété exclusive de former, d'accroître ou de régénérer l'os. La méthode des greffes d'Ollier a montré qu'au point de vue chirurgical, le périoste seul était doué de conditions mécaniques de soutien et de vascularisation lui permettant, à l'aide de sa couche interne, de régénérer l'os. On peut toutefois obtenir par l'expérimentation des régénérations osseuses avec des cellules médullaires et des ostéoblastes. Les beaux travaux d'Ollier ont fait entrer dans le domaine de la chirurgie courante l'application régulière de la méthode des résections sous-périostées.

La *régénération des cartilages* est toujours faible; on peut cependant l'observer dans les articulations et dans certaines lésions du larynx. Le périchondre joue un rôle analogue à celui du périoste dans la régénération osseuse ; c'est lui qui fournit les chondroblastes. La cicatrisation cartilagineuse peut également se faire par prolifération du tissu préexistant. Souvent la néoformation cartilagineuse s'imprègne de sels calcaires ou se transforme en tissu osseux.

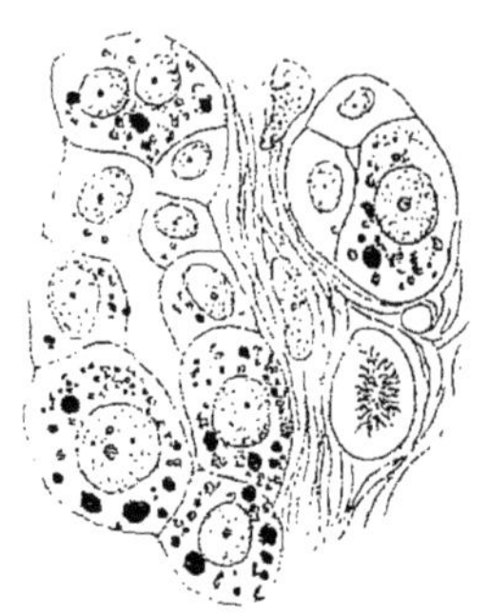

Fig. 9. — Transformation de l'épithélium des néo-canalicules biliaires en cellules hépatiques (lapin). Le tissu a été fixé cinq jours après la blessure du foie. Grossissement 650.

La *régénération musculaire* a été bien étudiée dans ces derniers temps et elle a été suivie pas à pas dans la réparation des fibres musculaires à la suite de dégénérescences diverses provoquées par des toxines microbiennes, — la fièvre typhoïde en particulier — (Zenker, Hayem, Volkmann). Grâce aux procédés de la technique histologique moderne, on a pu reconnaître (Volkmann) dans la résorption de la substance contractile le rôle des éléments sarcolemmiques constitués par le protoplasme et le noyau. Les noyaux des fibres musculaires dégénérées se multiplient, s'entourent d'une couche protoplasmique dans laquelle se formeront les striations.

Nous verrons plus loin, dans le chapitre réservé à l'étude du *sang*, les phénomènes régénératifs qui intéressent les vaisseaux, les hématies et les globules blancs.

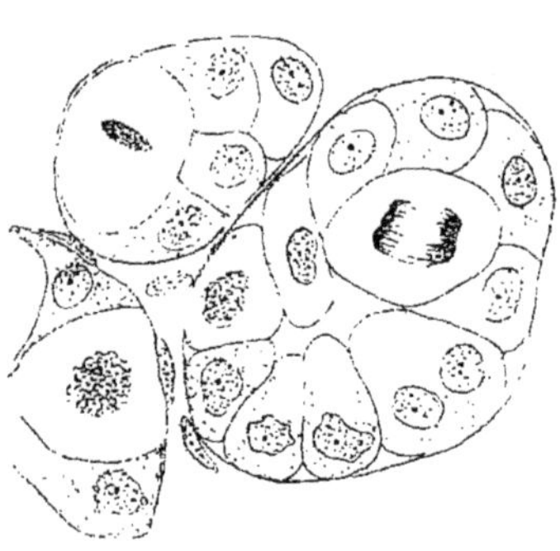

Fig. 10. — Multiplication de l'épithélium de la glande sous-orbitaire deux jours après une blessure. Grossissement 750.

La *régénération des centres nerveux*, constitués par un tissu très fragile et très différencié, est extrêmement rare. Quelques auteurs en ont cité des exemples peu démonstratifs. La *régénération des nerfs* est au contraire bien connue depuis les travaux de Ranvier. Elle commence presque aussitôt après la section nerveuse et se poursuit pendant plusieurs mois. Les cylindres-axes s'hypertrophient, poussent des prolongements multiples dans tous les sens ; la plupart disparaissent mais quelques-uns atteignant le bout renflé du segment périphérique pénètrent au milieu des anciens tubes dégénérés. Bientôt ces fibres se revêtent d'une gaine de myéline, d'éléments cellulaires qui soutiennent cette gaine et de la membrane de Schwann. D'après Marinesco, au moment de la régénération des prolongements cylindraxiles, on constaterait dans la cellule nerveuse centrale une hypertrophie et une multiplication passagère des éléments chromatophiles.

Les *régénérations d'organes creux*, canaux et cavités, et en particulier celles de l'uretère ont fait l'objet des recherches de Cornil et Carnot. Ces auteurs ont constaté que la régénération se faisait avec une rapidité très grande ; la cavité était reconstituée d'une part par la paroi

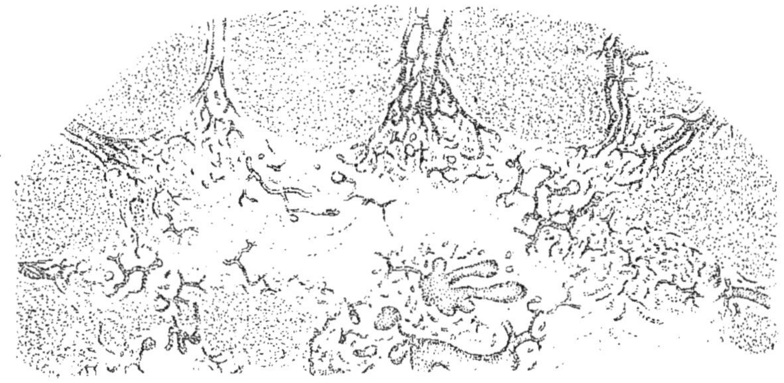

Fig. 11. — Cicatrice du foie cinquante-deux jours avec l'excision d'un morceau de l'organe. Apparition de néo-canalicules biliaires dont quelques-uns se sont transformés en trabécules de cellules hépatiques. Certains conduits ont pris une apparence sacciforme. Grossissement 40. Coloration par l'hématoxyline et l'éosine.

de l'organe et d'autre part par une charpente formée de fibrine ou d'épiploon sur laquelle ont glissé des cellules épithéliales venues de l'ancienne muqueuse, cellules qui présentent parfois une multiplication exubérante pour tapisser entièrement la charpente fibrino-épiploïque. Quand la surface à reconstituer est considérable, il se fait de véritables greffes par décalque de l'ancienne muqueuse sur la fibrine ou sur l'épiploon, de telle sorte que le mode de greffe épithéliale découvert par Reverdin n'est qu'une imitation de ce processus. Les phénomènes de régénération des cavités au point de vue des organes creux présentent de l'analogie (glissement de l'épithélium), avec ceux qui ont été observés par Ranvier à la suite d'une plaie linéaire de la cornée.

La *régénération du tissu glandulaire*, démontrée par Podwyssotsky et indépendamment de lui par Canalis, a été plus tard étudiée par Ponfick, von Meister, Floeck, Cornil et Carnot, etc.. Ces auteurs ont constaté que la guérison des plaies du foie, du rein et d'autres glandes se faisait par une cicatrice fibreuse, mais que la compensation fonctionnelle était créée par une hyperplasie diffuse du parenchyme hépatique, particulièrement développée à la périphérie des lobules. La prolifération se fait avec plus d'activité au niveau de l'épithélium des canalicules biliaires que vers les trabécules hépatiques. Nous avons

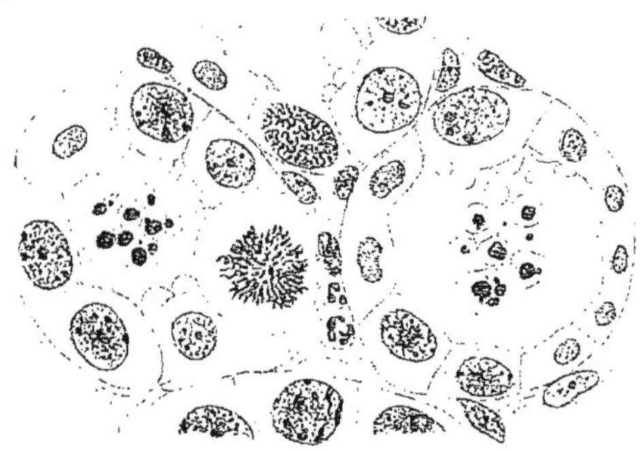

Fig. 12. — Régénération de l'épithélium rénal chez le cobaye, deux jours après une blessure du rein. Multiplication d'un certain nombre de cellules et mortification des autres. A l'intérieur des canalicules on constate la présence de cellules isolées. Grossissement 750.

insisté sur ce processus de restitution du volume de l'organe hépatique dans le chapitre de l'hypertrophie compensatrice.

Dans les régénérations traumatiques des parenchymes, on ne constate, en somme, que des phénomènes de compensation fonctionnelle basée sur une hyperplasie diffuse.

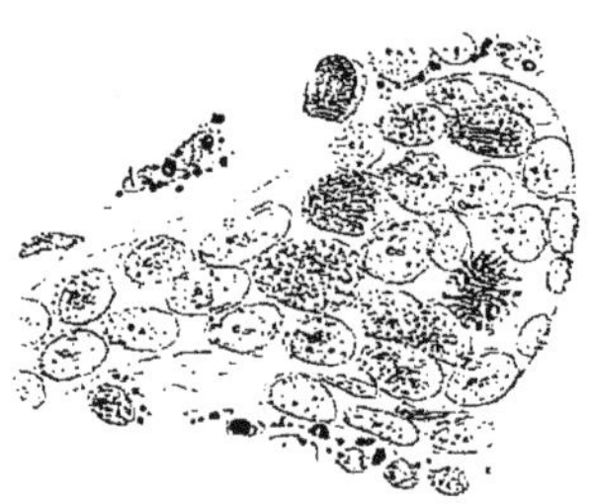

Fig. 13. — Régénération du tissu de la glande parotide (lapin). Les néo-canalicules salivaires présentent des renflements à leurs extrémités. Ils sont formés de cellules jeunes dont quelques-unes sont en voie de multiplication. Grossissement 550.

L'étude des *régénérations pathologiques* conduit aux mêmes résultats. Le processus hypertrophique se développe par la voie de segmentation karyokinétique non seulement dans les parenchymes munis de canaux excréteurs (foie, rein, glandes salivaires, mammaires, etc.), mais aussi dans les glandes à sécrétion interne (corps thyroïde, capsules surrénales, ovaire).

Les phénomènes de régénération des organes obéissent à deux lois principales : ils visent la restitution de la forme, qui ne s'observe le plus souvent que chez les animaux inférieurs, et la restitution de la fonction, qui se montre jusqu'aux degrés les plus élevés de l'échelle animale.

Chez les vertébrés supérieurs et chez l'homme, la forme n'est régénérée que lorsque la conservation de la fonction exige le retour de la forme. Dans le cas contraire, celle-ci n'est pas conservée d'une manière parfaite, et la régénération locale fait place à des phénomènes d'hyperplasie capables d'assurer la restitution fonctionnelle.

Beaucoup de modifications anatomiques des organes, regardées naguère comme des lésions dans le cours de processus pathologiques, nous apparaissent aujourd'hui sous un aspect différent. La tendance actuelle est de les considérer comme des hyperplasies compensatrices et de rechercher les moyens d'activer leur production. La thérapeutique future ne peut se désintéresser de cette étude.

INDEX BIBLIOGRAPHIQUE

Hypertrophie compensatrice.— PERL : Virch. Arch. Bd. 56, 1872 (Reins).— BEUMER : Ibid., Bd. 72 (Reins).— ROSENSTEIN : Ibid., Bd. 53 (Reins).— GRAWITZ und ISRAEL : Ibid., Bd. 77 (Reins).— GUDDEN : Ibid., Bd. 66 (Reins).— ZIELENKO : Ibid. (Cœur).— LEICHTENSTERN : Berl. Kl. Woch. 1881 (Reins). —GOLGI : Arch. p. le Scienze med, 1882 (Reins, première constatation de la mitose).— RIBBERT : Virch. Arch., Bd. 88 (Reins).— Bd. 120, 1890 (Testicules).— H. FORTLAGE : *Comp. Hyp. d. Glomer. bei Nephr. interst.* Diss. Bonn. 1884. — H. KEMPFE : *Einfluss Niere auf d. Verhält.* Diss. Halle, 1885. — NOTHNAGEL : *Ueb. Anpassungen und Ausgleichungen bei pathol. Zustand* (Zeit. f. Kl. Med. 1885, Bd. X ; 1886, Bd. XI ; 1888, Bd. XV). — SCHOUSCHARDT : Virch. Arch. (Poumons). — HACKENBRUCH, *Comp. Hypert. d. Testikel,* Diss. Bonn. 1888.— PASEWALDT : *Comp. Hypert. d. Ovarien.* Diss. Bonn. 1888.— KRAHE : *Comp. Hypert d. Speicheldrüse.* Diss. Bonn. 1898.— TANGL : Virch. Arch. Bd. 116, 1889 (Cœur).— STILLING : Virch. Arch., Bd. 118, 1889 (Capsules surrénales). — ROGOVITCH : Beit. Ziegler, 1889, Bd. IV (Glande pituitaire et corps thyroïde). — STIEDA : Ibid., Bd. VII, 1890 (Glande pituitaire).— BOYCE : Journal of Path. and Bacter, 1892 (corps thyroïde et glande pituitaire).— PONFICK : Virch. Arch., Bd. 118, 119, 1889 ; Festschrift. Virch. 1891 (Foie). — M. DURING : *Vicariende Hypertrophie d. Leber bei Echinoc.* München, 1892. — BEREZOVSKI : *Compensat. Hypertrophie der Schilddrüse* (1893. Beiträge Ziegler, Bd. XII).— MARCHAND : *Ausgang acüt Leberatrophie in knotige Hyperplasie* (Ibid., Bd. XVII). — MEDER : (Ibid., sur la même question). — H. RIBBERT und PEIPERS *Beiträge z. compens. Hypertrophie und Regeneration.* Leipzig, 1894. — V. VON MEISTER : *Reconstitution du tissu hépatique après l'ablation de lobes entiers jusqu'aux 4/5.* Kieff, 1894 ; et aussi dans Beiträge Ziegler, 1894. — FLOECK : *Hypertrophie des Lebergewebes* (Deu. Arch. f. klin. Med. 1895, Bd. 55). — MANICATIDE : *Hyperplasie des cellules hépatiques,* 1895 (Annales de l'Institut de Bucarest). — V. JOUKOVSKY : *Un cas d'hypertrophie unilatérale chez un garçon de 11 ans* (Arch. de psychologie et de neurologie, 1895). — DELAUNAY : *Des hypertrophies compensatrices qui peuvent se produire après la destruction partielle des organes, d'après des travaux récents* (Poitou médical, 1895, IX). — H. RIBBERT : *Ueber d. Endothel. in d. patholog. Histologie.* Zürich, 1896.— ISRAEL : *Compensat Hypertrophie der Niere* (Virch. Arch., Bd. 146) ; et HOLLEFELD : *Beitr. zur Kenntniss der compensatorischen Leberhypertrophie beim Menschen.* Götting Diss. 1896.— HANOT : *De l'hypertrophie compensatrice dans la cirrhose alcoolique* (Société méd. des hôpitaux, 1896). — STROEBE : *Aküte Leberatrophie...* (Beiträge Ziegler, Bd. XXI, 1897).— B. MORPURGO : *Ueber Activitäts Hypertrophie der willkürlichen Muskeln* (Virch. Arch.), 1897. — SACERDOTTI : *Ueb. Compens. Hypertr. der Nieren* (Virch. Arch. 1897, Bd. 146). — DUPLAY : *Hémihypertrophie partielle.* (Gaz. hebd. de Méd., 1897, II). — LEBLANC : *Contribution à l'étude de l'hypertrophie congénitale unilatérale partielle ou complète* (Paris, 1897). — MORAT et DOYON : *Troubles trophiques consécutifs à la section du sympathique cervical* (C. r. Acad. d. Sc., 1897). —REINECKE : *Compensator Leberhypertrophie bei Syphilis und Echinoc* (Beiträge Ziegler, 1898, Bd. 23). —COMBY : *Deux observations d'hypertrophie congénitale* (Arch. de Méd. d. Enf. Paris,

1899). — Gily Casarès : *Un cas d'hypertrophie unilatérale de la face et de la langue* (Arch. d. Med. d. Enfants, Paris, 1900, III). — Merklen (Pierre) et Rabé : *Hypertrophie compensatrice de la tunique musculaire des artères dans l'insuffisance aortique* (XIIIe Cong. intern. de méd. Sect. d'anat. pathol., Paris, 1901). — Gilbert et Garnier : *Nouvelle note sur l'hypertrophie simple du foie dans l'anémie pernicieuse* (C. r. hebd. Soc. de Biol. Paris, 1902, LIV).

Hypertrophies osseuses. — Friedreich : *Hyperostose d. gesammt. Skeletes*, Virch. Bd. 43. — Langer : *Ueb. d. Wachst. d. Menschlich. Skeletes in Bezug a. d. Riesen*, Wiener Acad., 1872.—Klebs und Frietsche : *Zur Pathol. d. Riesenwuchses*, Leipz. 1884. — Pozzi, Congrès de chirurgie, 1885.— P. Marie : *Sur deux cas d'acromégalie*... Rev. de méd. 1886, VI ; *De l'acromégalie*, leç. à la Salpêtrière, Bull. méd. 1889, déc. — O. Minkowski, Ber. kl. Woch. 1887, n° 21. — Erb : Deutch. Arch. f. kl. Méd. 1888, Bd. 42. — Verstraeten : *L'acromégalie*, Rev. de méd. 1889, n° 5.— R. Virchow : *Ein Fall und ein Skelet von Acrom*, Berl. kl. W., 1889, n° 5. — Schapochnikoff : Méd. Oboz (russe), 1889.— Souza-Leite : *De l'acromégalie*, Paris, 1890. — Recklinghausen : *Ueber die Acromeg.* Virch. Arch., Bd. 119, 1890. — Thibierge : Arch. génér. de médec. 1890. — J. Arnold : *Acromégalie*, Beiträge Ziegler's 1891, Bd. X. — Paltauf : *Der Zwergwuchs*, 1891. — P. Marie et Marinesco : *Anat. path. de l'acromégalie*, Arch. de méd. expér., 1891. — Mosler : *Ueber d. Sogenant. Acromégalie*. Intern. Virch. Festschr. 1891, Bd. II. — I. Castera : *Rapports de l'éléphant. des Arabes avec la filaire du sang*, 1892, th. de Paris. — G. Duchesneau : *Contrib. à l'étude anat. et clin. de l'acromég., en particulier de la forme amyotroph.*, Paris, 1892. — P. Minakoff : *Elephantiasis*, Moscou, 1898. — Kojevnikoff : *Cas d'acromégalie*, Wratch (russe), 1892. — Minor : Wratch (russe), 1893. — S. Hornstein : *Halbseitigs Riesenwuchs*. Virch. Arch., 1893, Bd. 133. — J. Arnold : *Weitere Beiträge zur Acrom.*, Ibid. 1894, Bd. 135. — I. Kravtchenko : *Macroglossie*, Chir. Liétop. (russe), 1894. — Chantemesse : *Syringomyélie à forme acromégalique*. Progrès médic. 1894. — Dallemagne : *Trois cas d'acrom. avec autopsie*, Arch. génér. de méd., 1895. — Koppal : *Halbseit. Hypertrophie mit macroglossie*, Prag. med. Woch., 1895. — M. Sternberg : *Acrom.*, Zeitsch. f. kl. Méd. 1895, Bd. 27. — C. Doebbelin : *Pseudoacromeg. u. Acrom.* Diss., Königsberg, 1895. — J. Ribalkine : *Casd'acromég.*, Saint-Pétersb. 1896. — Tamburini : Congrès de Bruxelles, 1897. — Herthoge, *Nouv. rech. sur les arrêts de crois. et l'infantil.*, Bruxelles, 1897. — J. Matignon, Méd. mod., 1897.— M. Sternberg : *Die Acromeg.*, 1897, Wien.— J. Valdés : *Acromég. chez un nègre*, Presse méd., 1897, n° 78. — W. Hutchinson : *The pituitary gland and Acromeg.*, New York med. jour., 1898, n° 13-15. — S. Ciechanowski : *Anat. Unters. üb. Prostathypertrophie und verwandte Processe*. Iena, 1900.

Régénération. — On trouve de très nombreuses indications bibliographiques sur la segmentation des cellules dans le travail de W. Flemming : « *Zellsubstanz, Kern, und Zeltheilung* » de 1882 ; dans le travail de Peremejko, publié dans l' « Anatomie microscopique » d'Orsiannikoff et Lavdovsky, de 1887 ; et aussi dans le travail de Hertwig « *Die Zelle und die Gewebe* », Iena 1892 ; dans les ouvrages de Delage, de Henneguy, de Wilson, etc., Pour les travaux concernant la régénération physiologique et pathologique, voir : Ollier : *Traité des résections*. — Ranvier : *Leçons sur le système nerveux*. — M. Rachmaninoff : *Régénération des muscles striés*, Thèse Moscou, 1881. — S. Giovannini : *Lesioni inflamatorie e. neoplastiche della pelle* (Arch. per le scienze med., 1886). — F. Filbry : *Ueb. indir. Zelltheil, in pathol. Neubildungen*, Diss. Bonn., 1886. — Cornil : Arch. de Phys. norm. et path., 1886 n° 7 (segmentation des cellules dans les tumeurs). — Kraft : Beitr. Ziegler, Bd. I., 1886 (Régénération du tissu osseux). — Rietschl : Virch. Arch., Bd. 109, 1887 (Régénération des muscles lisses). — Friedmann : Arch. f. Psychiatr., 1889 (Prolifération des cellules nerveuses du cerveau). — V. Podwyssotsky : *Experiment. Unter. über die Regenerat. d. Lebergewebes d. Nierenepithels, der Speicheldrüsen* (Beiträge Ziegler, Bd. I., 1886) ; également thèse Kieff, 1886 (toute la bibliographie concernant la régénération des glandes y est réunie) ; dans le même Vratch., 1886 nos 13, 34 ; 1888, n° 2 ; Bulletin de la Société anatomique de Paris, 1895 ; Du même auteur : La Médecine russe, 1887, n° 4 et n° 5 ; Fortschrifte d. Med., 1897 ; aussi compte rendu du IIIe congrès des médecins russes, 1898. — Coen, Edm : Beiträge Ziegler, Bd. II, 1886-87 (Régénération des glandes mammaires et des cellules nerveuses). — Stendel, Beiträge Ziegler, Bd. 1888 (Régénération des muscles striés). — Leven, Arch. f. klin. Med., 1883 (Régénération des muscles striés). — W. Flemming : Arch. f. mik. Anat., 1887, Bd. 29 ; Ibid., 1890, Bd. 34-35. — M. Lavdovsky : *Karyokinese* (La médecine russe, 1887).— Bambecke : *Déformat. du noyau* (Arch. de Biologie, 1887). — Schottlaender : Arch. f. mik. Anatomie, Bd. 31, 1888 ; ce travail renferme toute la bibliographie relative à la segmentation cellulaire, depuis l'année 1884).— O. FISCHER : *Heilung d. Schnittwund d. Haut.* Diss. Tübingen, 1888.— J. ARNOLD : Arch. f. mik. anatom. Bd. 30, 31, 1888.— Aussi Virch. Arch., Bd. 27, 98.—V. PIANKOFF : *Régénération hypertrophique des muscles lisses*, thèse de Saint-Pétersbourg. — CHANTEMESSE : *Régénération des muscles dans la fièvre typhoïde*, Traité de médecine, tome II, 1899. —NEUMEISTER : *Regeneration d. Thyreoidea.* Diss. Bonn, 1888.— GRIFFINI und VASSALE : Beiträge Ziegler, Bd. III, 1888 (Régénération de la muqueuse stomacale). — BIZZOZERO und VASSALE : Virch. Arch., Bd. 110, 1888 (Régénération physiologique des glandes).— J. SCHMITZ : *Exp. Untersuch. über die Regenerat. d. Ovarien.* Diss. Bonn, 1889.— R. SOMYA : *Regenerat. d. Epith. d. Cornea*, Diss. Bonn, 1889. A. SEMENOFF : *Formation et structure du tissu de granulation*, Thèse de Saint-Pétersbourg, 1889.— BUSACHI : Beitr. Ziegler, Bd. IV, 1888 (Régénération des fibres lisses). — B. MORPURGO : Ibid. (prolifération des cellules pendant le jeûne) ; aussi Arch. ital. de biologie. Tome XIII, 1860 (Régénération pendant l'hyperémie artérielle d'origine neuroparalytique).— D. STUCKMANN : *Untersu. über die Regenerat. d. weibl.* Org. Diss. Bonn, 1889. — RIBBERT : Beitr. Ziegler, Bd. VI, 1889 (Régénération des ganglions lymphatiques). — ZIEGLER und OBOLONSKY : Ibid., Bd. II, 1888 (Action de l'arsenic et du phosphore sur les cellules hépatiques).— ZABOROVSKY : Arch. f. exp. path., 1889, Bd. 25 (Régén. des muscles striés). — BACQUIS : Beitr. Zieg., Bd. IV, 1888 (Régén. des cellules rétiniennes).— CAPORASO, Ibid., Bd. V, 1889 (Régénération de la moelle).—W. FÉLIX : *Wachsthium d. quer Muskulatur bei Menschen.* Diss. Leipzig, 1889. — TUFFIER : *Etudes expérim. sur la chirurgie du rein*, Paris, 1889. — HILLEMAND : *Spécificité cellulaire chez l'homme*, Paris, 1889. —E. KLEBS : Allgem. Path. Bd. II, 1889.— M. LÖWIT : *Ueber Amitose.* Centrabl. f. allgem. Pathol. 1890, n° 9-10. C. MÜLLER : *Die Secretionsvorgänge in Pancreas bei Salamandra macul.* Diss. Halle, 1890 (étude critique de tous les travaux antérieurs concernant les noyaux accessoires (Nebenkern) pendant l'activité glandulaire). — C. PECKELHARING : *Ueb. Endothelwucherungen in Arterien* (Beiträge Ziegler, 1890, Bd. VIII). — STRÖEBE ; *Ibid.*, Bd. VII, 1890 (Segmentation des cellules des tumeurs et formation des cellules géantes).— O. HERTWIG : *Exper. Studien an thierisch. Ei*, Iena, 1890. — E. ZIEGLER : Verhandl. d. X internat. med. Congres, 1890 ; Voir son travail antérieur, *Ueber path. Bindegewebsneubild und Gefässbildung.* Würzburg 1876.— K. HESS : *Vermehrung und Zerfallsvorgänge in d. acut. hyperplast. Milz* (Beitr. Ziegler, Bd. VIII, 1890) ; *Heilung der Leberrupturen* (Virch. Arch., Bd. 121).— HANSEMANN : Virch. Arch. 119, 1890 (Segmentation cellulaire dans les tumeurs). — BARD : *La Spécificité cellulaire...* (Congrès X, inter. méd., 1890) ; aussi Arch. de Physiologie norm. et path., 1885-1887. — MARTINOTTI : *Ueber Hyperplasie und Regeneration des drüsigen Elemente in Beziehung auf ihre Functions Fähigkeit* (Centralb. f. allg. Path., 1890, n° 20).— M. NIKIFOROFF : *Bau und Entwickel. d. Granulations Gewebe* (Beiträge Ziegler, Bd. VIII), 1890. —C. NAUWERCK : *Ueber Musekelregenerat. nach Verletzungen*, 1890. — F. TCHOUDNOVSKY : *Cicatrisation des plaies cutanées pendant le jeûne et pendant la saignée.* Thèse Saint-Pétersbourg, 1890. — MORPURGO : *Rapport de la régén. cellul. avec les paralysies vasomotrices* (Arch. ital. de Biologie, 1890. Vol. XIII).— SANARELLI : *Le processus de réparation dans le cerveau et dans le cervelet.* Ibid. — KRAPOL : *Regen. d. Mammil.* Diss. Bonn, 1890. — B. VERCHOVSKY : *Processus de réparation dans la glande sous-maxillaire.* Thèse Saint-Pétersbourg, 1898. — VAN BAMBECKE und VAN DER STRICHT : *Karyomitose et division directe des cellules à noyau bourgeonnant* (Mégacaryocytes à l'état physiologique). Ann. de la Société de méd. de Gand, 1891.— O. HERTWIG : *Ueber path. Veränd. d. Kerntheil, in Folge exper. Eingriff* (Intern. Festschrift Virchow. Bd. I, 1891). — BARFURTH : *Ueb. Regener. d. Geweb* (Arch. f. mik. Anat. Bd., 37, 1891. Bibliographie très étendue). — PENZO : *Einfluss d. Temperatur auf d. Regener. d. Zellen* (Centralb. f. allg. Path., 1891). — ZEHNDER : *Regener. Neubild von Lymphdrüsen* (Virch. Arch., 1891, Bd. 120). — HANSEMANN : *Ueb. pathol. Mitosen* (Virch. Arch., Bd. 123).— B. SOKOLOFF : *Action de la quinine sur la formation du tissu de granulation.* Thèse Saint-Pétersbourg, 1891. — P. SOKOLOVSKY : *Cicatrisation des plaies cutanées pendant l'anémie provoquée.* Thèse de Saint-Pétersbourg, 1891. — E. ZIEGLER : *Ursach. d. path. Gewebneubild* (Intern. Festschr. Virch., 1891). — ASKANAZY : *Regen. glat. Muskelfas.* Thèse Konigsb., 1891. — ROBERT : *Wiederbild. quergestr. Muskulatur.* (Beit. Ziegler 1891, Bd. X). — N. SELESNEFF : *Histologie normale et pathologique des ovaires ; cicatrisation des ovaires.* Thèse Saint-Pétersbourg, 1891. — IAKIMOVITCH : *Division indirecte des cellules*, 1891.— ERASMO DE PAOLI , *Della resegione del. rev.* Perugia, 1891. — RIBBERT : *Regener. d. Mammil.* (Arch. f. mik. Anat., 1891, Bd. 37). — VOLKOFF : Virch., Bd. 127, 1892.— A. BARTH : *Ueber histol. Vorgänge bei d. Heilung von Nierenwunden und über die Frage d. Wiederersatzes von Nierengewebe* (Arch. f. kl. Chir., 1892, Bd. 45). N. Talisine : *Réparation dans l'intestin grêle ulcéré à la suite de la fièvre typhoïde*. Thèse Saint-Pétersbourg, 1892.— Roemer : *Die Chem. Reizbarkeit thierischer Zelle*. (Virch. Arch., Bd. 128, 1892). — Fraenzel I. : *Die nucleoläre Kern*. (Arch. für mik. Anat., 1892, Bd. 39). — D. Gerhardt : *Leberveränd. nach Gallengangsunterbindung*. (Arch. f. exp. Path., 1892, Bd. 30). — R. Volkmann : *Regener. d. quergestr. Muskelgeweb* (Beitr. Ziegler, 1893, Bd. XII). — A. Tepliaschine : *Les altérations de la rétine après les blessures*. Thèse Kazan, 1893.— Strœbe : *Exp. Unt. über Regener. und Degenerat. periph. Nerv. nach. Verletzung* (Beitr. Ziegler, 1893, Bd. XIII).—Strœbe : *Vorkommen der asymmetr. Karyokinèse in der verletz. Cornea* (Ibid., Bd. XIV, 1893). — Lustig und Galeotti : *Cytologische Studien über patholog. menschl. Gewebe* (description des centres d'attraction des centrosomes et des figures achromatiques dans les cellules cancéreuses segmentées. Ibid.).— Galeotti und Levi : *Regener. quergestr. Muskels* (Ibid.). — Galeotti : *Exper. Erzeug. von Unregelmassigk. d. Karyokinèse* (Ibid.). — O. Busse : *Heilung aseptisch. Schnittwunden d. menschl. Haut* (Virch. Arch , Bd. 134, 1893). — Enderlen : *Ueb. Sehnenregener.* (Arch. f. klin. Chir., 1893, Bd. 44). — Rindfleisch : *Exp. Unt. über Heilung d. Darmes nach Resection* (Ibid.). — Ch. Richet : *Les procédés de défense de l'organisme*, Paris, 1894. — M. Tikhanoff : *De l'énergie de croissance des membres et de la colonne vertébrale jusqu'à l'âge de quatorze ans*. Thèse Saint-Pétersbourg. — Féré : Bulletin de la Société de Biologie, Paris, 1893 (l'action des conditions défavorables sur l'accroissement du fœtus).— Galeotti und Levi : *Regener. d. querg. Muskeln* (Beiträge Ziegler, 1893, Bd. XIV). — H. Stroebe : *Exp. Unters. über degen. und regenerat. Vorgänge bei Verletz d. Ruckenmarkes* (Ibid., Bd. XVII, 1894). — A. Voznessensky : *Régénération du rein partiellement réséqué*. Thèse de Saint-Pétersbourg, 1894. — Schakh-Paronian : *Régénér. de l'épith. vibrat. des voies respirat.* Thèse de Saint-Pétersbourg, 1894. — Ackermann : *Path. Bindegewebsneubild. in d. Leber.*, Berlin, 1894. — V. Nikolssky : *Des influences bienfaisantes de la nature sur l'organisme de l'homme*... Varsovie, 1895. — W. Podwyssotsky : *Les forces de réserve de l'organisme et leur valeur dans la lutte de l'économie contre les maladies*. Traduit par S. Broïdo et E. Eliacheff, Paris, 1895. — Jolly : *Cicatrisation de la peau chez les Batraciens* (Soc. Anat., 1895-1898). — Marinesco : *Sur la régénérat. d. cent. nerv.* (Société de Biol., 1894).— A. Robert : *Mitose und amitose. Ein Erklärungs Versuch. d. Theilung Phänomen*. Bâle, 1895. — N. Foïnitzky : *Action des nerfs dans la cicatrisation des plaies musculaires d'origine traumatique*. Thèse de Saint-Pétersbourg, 1895. — Eternod : *Régénération de la rate*. Revue suisse romande, 1895. — Cerisole : *Régénération de la rate chez le lapin* (Beitr. Ziegler. Bd. XVII, 1895). — K. Parsarge : *Schwund und Regener. d. elast. geweb. des Haut*. Hambourg, 1894.— G. Galeotti und L. Giuseppe : *Neubild. nervösen Element. d. regenerir. Muskelgewebe* (Beitr. Ziegler, 1895, Bd. XVII). — H. Rabl : *Nebenkerne. Ein Beitrag zur Lehre der Amitose* (Arch. mikros. anatom., Bd. 45). — G. Galeotti : *Exper. Erzeugung von Unregelmässigkeiten d. Karyokinese* (Beit. Ziegler, 1896, Bd. XX). — W. Danilewsky : *Action de la lécithine sur la croissance et sur la prolifération des organismes animaux et végétaux* (Viestnik Meditzini, russe, 1896). — G. Kviatnovsky : *Cicatrisation des plaies des os du crâne*. Thèse de Saint-Pétersbourg, 1896. — T. Donin : *Régénér. du cristallin* (Beiträge Ziegler, 1896, Bd. 19). — V. Karpoff : *De noyaux secondaires et de l'amitose* (Archives de Podwyssotsky, t. II, 1896.— Marinesco : Semaine médic., 1896. — Henneguy : *La cellule*, Paris, 1896.— Michel : C. R. 1896. — Kouznetzoff et Pensky : *Résection du foie* (Revue de chirurgie, 1894). — Chr. Dvenz : *Beziehung. neugebildet. Gallengängen zu der Leberzellen bei intra acinos. Lebercirrhose*. Diss. Zürich, 1896.— E. Muller : *Regener. d. Augenlinse bei Triton* (Arch. f. mik. anat. Bd., 47, 1896).— Ziegler : *Regener. d. Axencylinder* (Arch. f. klin. chir., 1894). — Vanverts : *Les ruptures du foie et leur traitement* (Arch. génér. de méd., 1897, vol. 179). — M. Kelber : *Régénérat. des fibres musculaires utérines à la suite de la blessure de l'organe*. Thèse de Saint-Pétersbourg, 1897. — Giard : *Sur les régénérations hypo-typiques* (C. R. Soc. de Biologie, 1897, IV). — Terrier et Auvray : *Résection du foie* (Rev. de Chirur., 1897).— R. Model : *Ueber Gallengänge bei Lebercirrhose*, Berlin, 1897. — A. De Barry : *Zur Kenntniss. d. Wundheilung in der Leber*. Freyburg Diss., 1897.— Leon Zadoc-Kahn : *De la régénérat. du foie dans les états patholog.* (Arch. génér. de méd., 1897, vol. 179). — Duplay et Lamy : Arch. génér. d. méd., 1897.— A. Steiner : *Formativ. Einfluss. d. Epithels auf d. Bindegewebe*... Berlin Diss., 1897. — A. Tedeschi : *Regener. d. Gewebes d. Centralnervensystem* (Beit. Zieg., 1897, Bd. XX). — Trambusti : *Bau und Theilung der Sarcomzellen* (Ibid. Bd. XXII, 1897). — Marwedel : *Morphol. Ve-*

ränder. d. Knochenmarkzellen bei einig. Entzündung (Ibid.). — Ch. Hargitt : *Neue Regeneration Versuche an Medusen* (Zooligical Bulletin, Boston, 1897, vol. I). — Ch. Turel : *Ueb. typische und pseudoregener. der Niereninfarkte* (Virch. Arch., Bd. 146). — A. Pugliese : *Physiol. Bedeutung der Riesenzellen* (Fortschr. d. Medecin., 1897). — Langlois : Th. de Doctorat ès sciences, 1897. — Vitzou : *Néoform. des cellules nerveuses* (Arch. de physiol., 1897, t. IX). — Giard : Soc. de Biolog., 1897. — L. Philbert : *Restaurat. du canal de l'urèthre chez la femme*. Thèse Nancy, 1897. — A. Labbé : *Hétéromorphose*. Revue génér. des sciences, 1897. — V. Hacker : *Uebereinstimmung zwischen den Fortpflanzungsvorgänge der Thiere und Pflanzen* (Biolog. centralb., 1897, nº 189). — R. v. Erlanger : *Zur Kenntniss der Zell-Kerntheilung* (Ibid.). — S. Loukianoff : *De la spermatogénèse* (Arch. russes des Sciences biologiques, 1898). — A. Arapoff : *Des cellules hépatiques binucléaires* Thèse Saint-Pétersbourg, 1898. — Maximoff : *Régénération du testicule* Saint-Pétersbourg, 1898. — Herscheler (Revue scientifique, 1898). — Th. Olmetchenko : *Rôle du nucléole dans la segmentation indirecte du noyau cellulaire* (Vratch. 1898, nº 7) — *Spermatogénèse et ses bases biologiques*. Th. Saint-Pétersbourg, 1898. — Carnot : *Recherches expériment. et cliniq. sur les pancréatites*. Th. Paris, 1898. — F. Tchistovitch : *Heilung sept. Gehirnverletz* (Beitr. Ziegler, 1898, Bd. 23). — Y. Delage : *C. R.*, 1898. — Cornil et Carnot : *Régénération des organes creux* — Arch. d. médec. expérim. 1898. — Marinesco : Presse médic., 1898. — Chauffard : in Traité de médec. de Brouardel-Gilbert, 1898. — Wolff : *Die Nierenresection*. Berlin, 1900. — Kanel : *Régénération des ovaires*. Dorpat, 1901. — F. Marchand : *Der Process der Wundheilung mit Einschluy d. Transplantation*, 1901. — H. Bardleben : *Die Heilung d. Epidermis* (Virchow Arch., 1901.) — Félizet et Branca : *Phénomènes de dégénérescence et de régénération dans l'épithélium épididymaire* (C. r. heb. Soc. de Biol., 1902, LIV). — R. Rubin : Archiv. f. Entwickel. von Roux, 1903 (influence du système nerveux sur la régénération).

APPENDICE

GREFFES

Le transport d'un fragment vivant, détaché de son terrain maternel, et sa greffe sur une région mise à vif, appartiennent à l'étude des processus génétiques. La transplantation réussit, lorsque le fragment contracte des adhérences avec le tissu sur lequel il a été implanté, et que, s'unissant à lui par ses vaisseaux, il devient accessible au sang de la circulation générale.

La question des greffes ne se sépare pas de l'étude de la guérison des plaies et rentre dans le domaine de la pathologie chirurgicale. La méthode, depuis longtemps introduite en chirurgie, a souvent donné de beaux résultats. Elle vise un but de réparation de tissus et de restitution d'organes, là où l'effort spontané de l'organisme est insuffisant.

Nous nous limiterons à un court aperçu des bases sur lesquelles repose cette méthode et des résultats qu'elle a fournis. La greffe de parcelles de peau sur des régions cutanées mises à vif, quoique pratiquée dès la plus haute antiquité, n'a fait l'objet d'une étude vraiment scientifique qu'à partir de 1869-1870, quand Reverdin, interne des hôpitaux de Paris et actuellement chirurgien à Genève, réussit à faire vivre chez l'homme, sur des surfaces granuleuses, des greffes de peau transplantée. Le succès des expériences de Reverdin a provoqué de nombreuses recherches. Des modifications de la méthode opératoire de Reverdin ne tardèrent pas à être proposées par Thiersch, par Wolfe, etc.

Les travaux que ces expériences suscitèrent se rattachent logiquement aux études faites antérieurement sur la transplantation d'autres tissus de l'organisme et en particulier à celles d'Ollier. Les résultats les plus favorables ont été obtenus par la transplantation du périoste, puis par celle des os, des dents, de la peau, des troncs nerveux et des muqueuses (Duhamel, Troja, Bichat, Béclard, Cruveilhier, Heine, Flourens, Ranvier, Wolf, Radzimovski, Roudneff, Barth, Diatchenko, Marchand, Saltikow, etc.). La transplantation de la conjonctive est pratiquée depuis longtemps en ophtalmologie ; on connaît aussi des résultats heureux obtenus avec celle de la cornée (kératoplastie). Les expériences de Wolfler (1888) en Allemagne, et de Sapiejko en Russie (1892) ont particulièrement attiré l'attention sur la greffe de lambeaux de muqueuses. Le processus histologique de cette réparation a été étudié par Diatchenko. On a réussi à faire vivre des parcelles de glande thyroïde et de pancréas dans le tissu cellulaire sous-cutané, des fragments d'ovaires dans diverses régions des ligaments larges. Une greffe ovarienne se comporte comme l'organe intact : on voit s'accomplir toutes les phases du développement des follicules de de Graaf et l'évolution normale de la grossesse. Il existe des faits indiscutables de greffes et d'adhérences de parties entières du corps (nez coupé, pulpe du doigt arrachée, etc.).

Il n'est même pas nécessaire que le fragment transplanté provienne du même animal ou d'un animal de même espèce; la seule condition indispensable est que la partie greffée soit vivante. On cite des cas de transplantation de la peau du chien, de celle de la grenouille sur la poule, le veau et même l'homme. On a réalisé aussi la greffe d'un segment de tronc nerveux du lapin à un nerf sectionné de l'homme; celle de dents nouvellement arrachées et introduites dans des alvéoles dentaires étrangères. On a même tenté avec succès sur l'homme des greffes de peau provenant d'un cadavre humain dont la mort remontait à cinq ou dix minutes. Dans le fait rapporté par Mme Ivanoff, la greffe prise sur un cadavre de nouveau-né réussit, quoique l'opération n'ait été pratiquée qu'une heure et demie après la mort de l'enfant. Les parcelles cutanées avaient été conservées dans une solution physiologique de chlorure de sodium à la température du corps humain. Les fragments détachés du terrain porte-greffe peuvent donc se conserver longtemps à l'état vivant, à la condition expresse d'être maintenus dans un milieu humide et aseptique, à la température de 10 à 15° Cent. L'épithélium vibratile des muqueuses des voies respiratoires est doué d'une incroyable vitalité. Busse a pu constater les vibrations de cils d'une portion de muqueuse enlevée avec des polypes du nez, neuf à dix-huit jours après l'opération.

Le processus histologique qui se déroule pendant le cours de l'accolement, de l'adhérence et de la vivification du lambeau greffé mérite l'attention. Les observations précises ont porté jusqu'ici sur les phénomènes observés dans des cas de transplantation du tissu périostique et osseux, de la peau et des muqueuses. Dans une opération couronnée de succès, tout au début et jusqu'au commencement du second jour, la parcelle transplantée se nourrit par imbibition de sucs plasmatiques exsudés de la plaie. A partir du second jour, on constate la prolifération de l'endothélium des capillaires et des petites veines contiguës à l'exsudat fibrineux épanché entre la parcelle transplantée et la plaie. Au troisième jour, des ramuscules capillaires de nouvelle formation traversent la fibrine; ils mettent en communication les vaisseaux de la plaie sous-jacente avec les vaisseaux préexistants de la parcelle greffée. Pendant le second et le troisième jour, on observe aussi la prolifération de l'endothélium des vaisseaux de la greffe situés dans le voisinage immédiat de l'exsudat agglutinatif et, dès le troisième ou quatrième jour, de nouveaux ramuscules capillaires naissent des vaisseaux de la parcelle greffée; ils se dirigent à travers l'exsudat à la rencontre des capillaires néoformés du tissu sous-jacent. Ainsi s'établit la communication vasculaire entre la plaie et le lambeau greffé. Cependant la pénétration des cellules conjonctives tirant leur origine d'une émigration leucocytaire ou développées par prolifération des cellules locales, s'accentue, et l'organisation progressive d'un tissu fibro-conjonctif se déroule.

Le succès des opérations autoplastiques dépend de la rapidité avec laquelle s'établit la circulation dans le tissu implanté. L'abondance des coagulations dans les canaux sanguins de la greffe entrave la pénétration du sang et constitue un obstacle sérieux au succès de l'opération. Un second élément intervient : la faible épaisseur de l'exsudat fibrineux épanché entre la plaie et le lambeau étranger. La pénétration par les capillaires et les cellules conjonctives se trouve facilitée quand la circulation dans le lambeau greffé s'établit rapidement. Alors, en effet, les altérations dégénératives initiales et inévitables (gonflement, trouble, dégénérescence graisseuse et hyaline) des éléments parenchymateux et des cellules du tissu conjonctif ne s'étendent pas bien loin. Une partie de l'épithélium (les zones superficielles) se détache, tandis que les cellules de la couche de Malpighi commencent à se multiplier et servent de point de départ à la prolifération épithéliale dans toutes les directions.

Nous n'insistons pas davantage sur les greffes périostiques d'Ollier dont la chirurgie a tiré de si merveilleux bénéfices.

INDEX BIBLIOGRAPHIQUE

On trouve dans la Monographie de Marchand : *Der Processus der Wundheilung mit Einschluss der Transplantation* — Stuttgart, 1901 — une bibliographie très complète de cette question. — Zeiss : *Geschichte und Litteratur d. plast. Chirurg.* Leipzig, 1862. — J. Wolf : *Die Osteoplastik.* (Arch. f. Klin. Chir. Bd. IV, 1863.) — P. Bert : *Recherches exp. sur la vitalité propre des tissus anim.* Paris, 1866. — Ollier : *Traité exp. de la régénération des os*, 1866. — Goujon : Journal de l'Anatomie, 1867. — J. Reverdin : *La greffe épidermique.* (Gaz. des Hôp., 1870, n° 4. Comptes rendus, 1871. Arch. gén., 1872, vol. XIX.) — Yatzenko : *Contribution à l'étude de la transplantation des parcelles de peau.* Thèse de Saint-Pétersbourg, 1871. — Weiss : *Ueber Transplantation gänz. abgetr. Hautstücken.* Diss. Tübingen, 1872. — C. Thiersch : *Ueber d. fein. anat. Veränder beim Aufheil von Haut auf Granul.* (Arch. f. Kl. Chir. Bd. XVII, 1874.) — J. Wolff : Med. Times and Gaz., 1876. — A. Becker : *Ueber Einheilung von Kaninchenbindehaut.* (Wien. Med. Wochenschr., 1874.) — M. Rudneff : *De la replantation et de la transplantation des os tubulaires*, Kieff. (Thèse Saint-Pétersbourg, 1880.) — J. Radsimovsky : *De la replantation et de la transplantation des os.* Thèse Kieff, 1881. — E. Bock : *Die Propfung von Haut und Schleimhaut auf oculistischen Gebiete.* Wien, 1884. — Czerny : Centr. f. die Wiss., 1871, n° 17. (Premier cas de transplantation d'une muqueuse.) — Wölfer : Arch. Langenbeck, 1888, Bd. XXXVII. — Garré : Beiträge Bruns, 1889, Bd. IV. — Schendrikovsky : Vratch, 1899. (Transplantation de muqueuse.) — Schalita : Vratch, 1889. (Transplantation d'un fragment de peau pour la formation du vagin.) — E. Diatchenko : *De la transplantation des muqueuses.* (Central. f. d. Med. Wiss., 1890.) — Mme S. Ivanoff : *Transplantation de la peau du cadavre sur les surfaces granuleuses.* (Khirurg. Vietsnik (russe), 1890, juin.) — M. Jungengel : *Die Transplantation nach Thiersch.* (Würzbourg, 1891.) — Buseaklet : *La greffe osseuse et l'implantation d'os décalcifiés.* (Thèse de Paris, 1891.) — Fomine : *De la transplantation de la peau d'après Thiersch.* Vratch, 1890. — N. Znamensky : *Implantation künstl. Zähne.* (Central. f. Med. Wiss., 1891.) — K. Sapiechko : *Matériaux cliniques relatifs à la transplantation de muqueuses.* (Thèse Kieff, 1892.) — J. Wolff : *Das Gesetz d. Transformation d. Knochen.* Berlin, 1892. — Beresovky : *Histol. Vorg. bei Transplantation Haut stücke auf Thiere einer and. Species.* (Beitr. Ziegler, 1893, Bd. XIX.) — Bramann : *Heilung grosser Weichtheile und Hautdefecte d. Extremit. mittelst gestielten Hautlappen aus entfernten Körpertheilen.* (Arch. f. Kl. Chir., 1893. Bd. XLVI.) — Pensky : *Etude expérimentale de la transplantation des surfaces articulaires des épiphyses.* Kharkoff, 1893. — A. Barth : *Histol. Unters. über Knochen implantation.* (Beitr. Ziegler, Bd. XVII, 1895.) — Grawitz : *Biol. Stud. ub. Wiederst fähigk. leb. Thier. Gewebe.* (Deut. med. Woch., 1896, nos 1-3.) — Lange : *Einwand Zellen in todte Hornhaut.* (Centr. f. Allg. Path., 1897.) — Cornil : Presse méd., 1897. — V. Grigorieff : *De la transplantation des ovaires.* (Th. de Saint-Pétersb., 1897.) — Busse : *Das Fortleben losgetrennten Gewebetheil.* (Virch. Arch., 1897, Bd. XLIX.) — Born : *Ueber Verwachsungsversuche mit Amphibienlarven.* (Arch. f. Entwitkel-Mechanic, 1897, Bd. IV.) — Marchand : *Verwachsungsversuche mit Amphybien larven.* (Deut. med. Woch., 1898, n° 8.) — Cornil et Carnot : Sem. med., 1898. Arch. de méd. expérim., 1899. — Carnot : *Les régénérations d'organes.* Paris, J.-B. Baillière, 1899. — S. Saltikoff : *Ueber Transplantation.* Arch. f. Entwickel, Roux. 1900, Bd. IX ; 1901, Bd. XII.) — B. Katch : *Sur la transplantation des ovaires.* Saint-Pétersbourg, 1901. — Grekoff : *Sur les greffes osseuses*, Saint-Pétersbourg, 1901. — A. Jahontoff : *Sur la transplantation de l'uretère dans l'intestin*, 1901.

CHAPITRE II

NÉOPLASMES

Le processus hyperplasique de régénération est un acte réactionnel des tissus contre une cause d'irritation extérieure. Les néoplasmes sont, eux aussi, le résultat des phénomènes hyperplasiques, mais la cause qui préside à leur développement n'est pas toujours extérieure ; elle se rattache dans beaucoup de cas à une *anomalie* progressive de croissance. Il ne s'agit plus, ici, d'une prolifération visant un but rationnel, approprié à la morphologie ou au fonctionnement de telle ou telle partie du corps ; l'hyperplasie du néoplasme est disproportionnée à la forme, à la disposition locale et au développement évolutif de l'organe envahi. Elle apparaît commme une monstruosité de développement cellulaire (Bard). Il y a hétérotopie et hétéromorphisme. Il est cependant difficile, dans l'état actuel de la science, de fixer des limites étroites circonscrivant les hyperplasies par *anomalie de croissance persistante et progressive*, qui constituent le domaine des tumeurs. Peu d'années nous séparent de l'époque où l'étude des néoplasmes s'étendait à un grand nombre de lésions d'origine infectieuse, telles que les granulomes de la tuberculose, de la lèpre, de la morve, de l'actinomycose, de la syphilis, du rhinosclérome, etc. Aujourd'hui la séparation est déjà tranchée et chaque jour le démembrement du groupe artificiel des néoplasies se poursuit. On a reconnu qu'un grand nombre d'entre elles se rattachaient à la présence de parasites, de bactéries, de coccidies, etc. (adénomes des voies biliaires du lapin, tumeurs provoquées par la présence de levures (Sanfélice), d'œufs d'helminthes, etc.).

Morphologie des tumeurs. — Dans la structure des tumeurs on découvre tous les tissus de l'organisme. Elles sont constituées par des éléments cellulaires formant le parenchyme, et par une masse plus ou moins grande de trame conjonctive portant des vaisseaux sanguins et lymphatiques. On a rarement constaté la présence de nerfs dans leur intérieur. Peut-être ce fait explique-t-il les anomalies d'un accroissement privé de la régie nerveuse. La loi générale des processus de croissance, de l'activité productrice spécifique des tissus, domine le développement des tumeurs. Leurs cellules ne proviennent que d'éléments identiques à eux-mêmes par acte de karyokinèse et rarement par segmentation amitosique du noyau. La métaplasie, c'est-à-dire la transformation d'un tissu dans un autre, ne s'exerce ici, comme ailleurs, que dans des limites circonscrites ; elle n'affecte que les tissus rattachés à une même souche histogénétique. Ainsi, du tissu conjonctif pourra naître une tumeur cartilagineuse ou osseuse, mais jamais une tumeur épithéliale. De même, l'épithélium se montre incapable de donner naissance à une tumeur conjonctive. Les affirmations contraires ne reposent, on le sait aujourd'hui, que sur des erreurs d'observation.

Les doctrines qui ont régné tour à tour sur la pathogénie de l'inflammation et de la maladie, ont dirigé les conceptions médicales au sujet de la structure des tumeurs. Dans l'antiquité et au moyen âge, les tumeurs étaient considérées comme des éléments absolument différents de l'organisme, étrangers à lui et vivant d'une vie propre. On les appelait parfois des « parasites ». Bichat, le premier, enseigna que nombre de tumeurs sont constituées par des tissus semblables à ceux de l'organisme normal. La base physique fondamentale de tout être vivant étant pour lui le tissu cellulaire (aujourd'hui : tissu conjonctif), l'illustre anatomiste français affirmait que les tumeurs provenaient d'une prolifération du tissu cellulaire né dans la région atteinte. D'après Bichat « toutes les tumeurs sont cellulaires ». A cette époque, où la structure histologique des tissus était inconnue, il n'était pas possible de fournir une définition anatomique plus parfaite de la constitution des néoplasmes. Les théories humorales, qui régnaient dans la pathologie au siècle passé et au commencement du XIXe siècle, faisaient considérer les tumeurs, ainsi que toutes les néoformations inflammatoires, comme le résultat de l'organisation d'une lymphe plastique, issue des vaisseaux. La découverte de la cellule animale par Schwann (1837-38) qui amena une véritable révolution dans le domaine de l'histologie normale et pathologique, permit de mieux connaître la structure des tumeurs. Dans un petit article intitulé : « *Ueber den feineren Bau und die Formen der krankhaften Geschwülste* », l'illustre physiologiste allemand Jean Müller affirma que les tumeurs sont constituées par des éléments anatomiques identiques à ceux des organes normaux. Il fut le premier qui, dans un cancer opéré, constata la présence de cellules épithéliales. De 1855 à 1865, R. Virchow porta le coup de grâce aux doctrines de la pathologie humorale de cette époque, qui admettaient la formation spontanée de cellules dans un blastème liquide. La formule biologique « *omnis cellula e cellula* » entra de plain-pied dans la doctrine de l'étiologie des tumeurs. On commença par regarder celles-ci comme des néoformations conjonctives ou épithéliales et par les classer, suivant la prédominance dans leur structure de l'un ou de l'autre tissu. A cette époque, Virchow attribuait au tissu conjonctif un pouvoir histogénique universel et admettait que dans les processus pathologiques, il pouvait donner naissance à tous les autres tissus. Même les tumeurs épithéliales furent dès lors considérées comme des *produits* du tissu conjonctif. Cette même puissance histogénique universelle fut attribuée par Cohnheim (1865-1870) « aux leucocytes émigrés des vaisseaux » ; il leur fit jouer le rôle principal dans la production des divers tissus et des tumeurs.

Les travaux de Thiersch et de Waldeyer sur les tumeurs épithéliales et sur les cancers mirent à l'ordre du jour la question de la reproduction étroitement spécifique des cellules. La discussion du problème fut portée dans l'étude des tumeurs. Au nom de l'embryologie qui enseigne que les divers feuillets du blastoderme donnent naissance à des tissus prédéterminés, on formula la proposition que les tumeurs épithéliales provenaient de l'épithélium des feuillets externe et interne, tandis que les tumeurs conjonctives tiraient leur origine du feuillet moyen du blastoderme.

L'extension de la loi de la reproduction spécifique des cellules, appliquée au processus de la *néoformation*, est d'une date plus récente ; elle a suivi la découverte de la karyokinèse. L'étude minutieuse de la structure et du développement des tumeurs a établi que les néoplasmes sont les produits de l'hyperplasie des divers éléments des tissus et que chacun de ceux-ci ne peut engendrer que des éléments ontogéniquement identiques. Il est facile de constater dans les tumeurs, surtout dans celles qui prolifèrent activement, la présence des figures karyokinétiques.

La rapidité d'accroissement des néoplasmes dépend de l'intensité de la prolifération des cellules qui les composent. Quelle que soit son évolution, la tumeur conserve, dans la plupart des cas, une ressemblance étroite avec la cellule originelle dont elle émane : de la peau naît le cancer à cellules pavimenteuses; de l'intestin le cancer à cellules cylindriques ; d'un organe riche en fibres musculaires lisses, le myome ; du tissu conjonctif, le sarcome cellulaire ou le fibrome ; de la moelle osseuse, le sarcome à cellules géantes; du ganglion lymphatique, le lymphome ; de l'endothélium des vaisseaux sanguins et lymphatiques, l'endothéliome, etc. On conçoit que les éléments d'une tumeur trahissent par cette signature leur point d'origine réelle.

Classification des tumeurs. — Une classification naturelle des tumeurs suppose la connaissance exacte des conditions étiologiques et pathogéniques qui leur donnent naissance. Malheureusement les faits positifs acquis dans ce domaine sont encore très incomplets et il est difficile de s'appuyer sur eux pour fonder des divisions. On a cherché dans l'anatomie pathologique et l'embryogénie une méthode de classification reposant sur une base scientifique et on a abouti à classer les diverses tumeurs d'après la nature et l'origine des tissus qui entrent dans leur constitution. Dans un premier groupe, on a placé les néoplasmes qui naissent du feuillet externe du blastoderme, tumeurs archiblastiques (néoplasmes d'origine épithéliale et nerveuse) ; dans le second groupe, les néoplasmes nés du feuillet moyen du blastoderme, tumeurs parablastiques formées de tissu conjonctivo-vasculaire ; dans le troisième, les tumeurs constituées par un mélange de tissus d'origine ectodermique et mésodermique et enfin dans le dernier groupe, celles qui sont composées (inclusions fœtales, tératomes, etc.). Malheureusement, cette classification pourvue d'une base d'apparence scientifique, néglige d'envisager un phénomène essentiel qui domine toute l'histoire des tumeurs et qui échappe à l'étude purement anatomo-pathologique, à savoir la *bénignité* ou la *malignité*. Le papillome et l'épithéliome sont histologiquement composés de cellules épithéliales; ils tirent leur origine du feuillet ectodermique. Une classification purement anatomique confondra en un seul groupe ces deux formes de tumeurs, tandis qu'une classification qui tiendra compte de leur évolution clinique les séparera complètement, car l'un est le prototype des tumeurs bénignes et l'autre celui des tumeurs malignes.

S'il est encore impossible aujourd'hui de fonder sur l'étiologie une classification naturelle des tumeurs, on doit s'efforcer d'utiliser, dans cet essai, les données principales tirées à la fois de la clinique, de l'anatomie pathologique et de l'embryologie.

La division établie par les anciens cliniciens en tumeurs bénignes et tumeurs malignes trouve une justification dans l'examen anatomique, à la condition expresse que l'enquête histologique ne se contente pas d'envisager l'élément principal de la tumeur en lui-même, mais tienne compte de son mode de prolifération, de la régularité de ses éléments, de l'ordre qu'il témoigne dans son développement et dans l'orientation de ses cellules, comme aussi des qualités contraires, c'est-à-dire du défaut de régularité dans la forme et la structure. Ce qui domine dans la tumeur bénigne, c'est la discipline cellulaire par rapport à la structure normale du tissu, et dans les tumeurs malignes, c'est l'anarchie (Bard).

Une classification des néoplasmes reposant à la fois sur l'anatomie pathologique et sur l'évolution clinique a été proposée par Pierre Delbet. Nous la lui emprunterons en lui faisant subir quelques modifications. On peut diviser les tumeurs en quatre grandes classes.

La *première* classe comprend les tumeurs qui ont pour type de leur structure celle des tissus adultes de l'homme sain; on désignait autrefois ces productions sous le nom de tumeurs homologues, homéomorphes. Leur caractère clinique est, sauf exception, la bénignité. Cette première classe comprend deux familles : les tumeurs de la première famille représentent des images de véritables organes, etc.; celles de la seconde donnent seulement des représentations de tissus.

Les tumeurs de la *seconde* classe ont pour type, non plus des tissus adultes, mais des tissus embryonnaires. On les nommait autrefois tumeurs hétérologues ou hétéromorphes. Cette classe comprend deux familles, l'une d'origine mésodermique et l'autre d'origine ectodermique. Leur lien commun est la malignité, qui ne fait jamais défaut.

Les tumeurs de la *troisième* classe sont formées d'éléments empruntés aux familles de la première classe et de la seconde classe (fibro-sarcome, adéno-sarcome, fibro-carcinome, squirrhe). Tumeurs mixtes par le mélange des éléments qui entrent dans leur constitution, elles présentent une évolution clinique variable ; l'ostéo-fibrome est bénin, tandis que le fibro-carcinome jouit de la malignité du cancer, bien que le développement du tissu conjonctif lui assure une limitation dans son étendue, une lenteur dans sa marche.

Les tumeurs de la *quatrième* classe revêtent un caractère très particulier. On peut les appeler *hétérotopiques* parce que les éléments qui les constituent se trompent — si on peut parler ainsi — sur le lieu de leur développement (Pierre Delbet). Les kystes dermoïdes, les tératomes en sont des exemples. Cette classification est inscrite dans le tableau de la page suivante.

L'aspect extérieur, les contours et la forme des tumeurs sont moins sous la servitude des conditions intrinsèques (énergie plus ou moins grande de développement de la tumeur et consistance du tissu) que sous la dépendance de leurs rapports extérieurs (résistance des tissus environnants).

Dans son développement, la tumeur obéit à la loi qui dirige la croissance des tissus vers les régions qui opposent la plus faible résistance, ou qui sont à peu près d'égale énergie ; elle revêt donc une forme sphérique ou ovalaire quand les obstacles qu'elle rencontre autour d'elle lui opposent une résistance d'énergie équivalente ; elle se montre au contraire aplatie, semi-ovalaire quand elle se développe, non plus dans l'intérieur d'un organe mou, mais à sa surface extérieure, contiguë à des tissus peu élastiques (fascia, os). La présence de fentes entre les faisceaux du tissu conjonctif environnant lui permet d'envoyer des prolongements qui lui donnent une apparence noueuse.

Le développement interne de la tumeur exerce une influence marquée sur son aspect extérieur et sur sa forme. S'il y a prédominance de prolifération dans les cellules disposées au centre du néoplasme, une augmentation de volume régulière en résulte et la tumeur prend une forme sensiblement sphérique (fibromes, myomes, lipomes, sarcomes, etc.). Si, au contraire, ce sont les cellules périphériques qui prolifèrent avec le plus d'activité, les diamètres de la tumeur seront inégaux et les contours irréguliers. Ce mode d'accroissement asymétrique des tumeurs s'observe dans les cas où le tissu environnant oppose sur ses divers points des résistances inégales à l'envahissement du néoplasme. A ce type de développement se rattachent les tumeurs épithéliales. Les

Classification des tumeurs.

- **I. Tumeurs ayant pour type des tissus adultes** (tumeurs bénignes sauf exception).
  - 1re famille : tumeurs organoïdes.
    - angiomes.
      - hémangiomes.
      - lymphangiomes.
    - papillomes. / adénomes. / ostéomes.
      - kystes par rétention.
  - 2e famille : tumeurs histoïdes.
    - tissu nerveux.
      - névrome.
      - gliome.
    - tissu musculaire.
      - myome. (fibres lisses).
      - rhabdomyome. (fibres striées).
    - tissu conjonctivo-vasculaire.
      - fibrome.
      - myxome — môle hydatiforme fœtale.
      - lipome.
      - chondrome.
      - endothéliome.
      - lymphadénome.
- **II. Tumeurs ayant pour type des tissus embryonnaires** (tumeurs malignes).
  - origine mésodermique.
    - sarcome — mélano sarcome.
  - origine ectodermique.
    - épithéliome se montrant sous trois types (mélangés).
      - typique. — structure rappelle celle du tissu sur lequel il se développe.
      - métatypique. — structure rappelle celle d'un tissu analogue de l'économie.
      - atypique. — évolution cellulaire dérivée du type normal.
    - carcinome.
      - mou — encéphaloïde.
      - dur — squirrhe.
    - déciduome. (développé aux dépens de l'épithélium placentaire et de l'ectoderme fœtal).
- **III. Tumeurs mixtes ayant pour type un mélange de tissus adultes entre eux ou de tissu adulte et de tissu embryonnaire.**
  - ostéo-chondrome.
  - ostéo-fibrome.
  - myxo-chondrome.
  - fibro-sarcome — chondro-sarcome — myxo-sarcome — lympho-sarcome — angio-sarcome — myo-sarcome — cysto-sarcome — névro-sarcome.
  - fibro-carcinome (squirrhe).
- **IV. Tumeurs hétérotopiques** (tératomes).
  - greffes parasitaires — fœtus rudimentaire enclavé dans individu bien constitué.
  - bourgeon ecto ou endodermique enclavé dans parties voisines (kystes dermoïdes du cou).
  - aberrance d'organes enclavés dans un organe voisin (capsule surrénale enclavée dans le rein).
  - persistance d'organes transitoires (corps de Wolff — canal de Muller).
  - kystes dermoïdes de l'ovaire — 3 théories explicatives du tératome.
    - par enclavement.
    - par fécondation ovulaire.
    - par parthénogénèse.
    - — arrêtés dans leur évolution.

sarcomes, les fibromes, les myomes et la plupart des tumeurs d'origine mésodermique affectent des formes nettement circonscrites, tandis que les cancers présentent des surfaces irrégulières et émettent des ramifications. La direction des bourgeons de l'épithélium dépend beaucoup de celle des mitoses (Fabre-Domergue).

La consistance des néoplasmes résulte de leur structure anatomique et de la proportion de tissu conjonctif qu'ils renferment. Quelle que soit la structure d'une tumeur, le tissu conjonctif n'y fait jamais entièrement défaut. Mais, s'il ne joue qu'un rôle effacé dans la constitution d'une certaine catégorie de néoplasmes et n'assume qu'un rôle de soutien, porteur des vaisseaux nourriciers, il prend une part importante à l'édification de beaucoup d'autres. Dans le premier cas, la tumeur dépourvue d'une charpente solide présente une consistance molle, cérébriforme (carcinomes encéphaloïdes, sarcomes médullaires); dans le second, les tumeurs formées principalement par le tissu fibro-conjonctif peuvent acquérir une résistance extrême (fibromes, fibro-carcinomes, squirrhes (σκίρρος, dur).

A mesure que la tumeur se développe, des vaisseaux sanguins et lymphatiques de nouvelle formation apparaissent, et en même temps diverses altérations régressives (désagrégations, ulcérations) se font jour. Ces dernières se produisent à la surface de la tumeur et sont, dans une certaine mesure, sous la dépendance de sa pauvreté vasculaire. En effet, sur le trajet des vaisseaux nourriciers, une prolifération très active des cellules se poursuit, tandis que dans les points les plus éloignés d'eux se développent des altérations regressives. L'exemple le plus typique de cette particularité se voit dans les cancers cutanés ; leurs points les plus distants des vaisseaux subissent une kératinisation qui leur donne un aspect blanchâtre, d'où le nom réservé anciennement à cette variété de tumeurs : le cancer perlé.

Les néoplasmes peuvent être frappés, pour leur propre compte, d'affections locales et d'altérations régressives, indépendantes de toute modification de l'organisme. Les dégénérescences hyaline, amyloïde, glycogénique, graisseuse, muqueuse, pigmentaire, la tuméfaction trouble des cellules, les incrustations calcaires et uratiques, la présence de foyers locaux d'inflammations, d'infarctus hémorrhagiques, d'hémorrhagies, de gangrènes partielles, etc., n'y sont point rares.

Nous avons déjà signalé le rôle que jouait dans la genèse des phénomènes régressifs, la pauvreté du développement vasculaire. Le terrain sur lequel la tumeur se développe exerce lui aussi une certaine influence. Ainsi la kératinisation affecte de préférence les cellules des cancers cutanés, la dégénérescence muqueuse, les éléments des tumeurs développées sur des membranes muqueuses, la calcification, les cellules des tumeurs osseuses, adipeuses, cartilagineuses, etc... Les altérations régressives se manifestent avec le plus d'intensité et de fréquence dans les néoplasmes à croissance rapide où le développement du parenchyme devance celui du stroma conjonctif et des vaisseaux. On constate très souvent dans ces cas la dégénérescence hyaline des fibres conjonctives soutenant les groupes cellulaires de la tumeur.

Lorsque les régions mortifiées du néoplasme deviennent accessibles aux bactéries pyogènes, il se produit des foyers de suppuration ; la tumeur s'ulcère et se désagrège. Tel est ordinairement le sort des parties superficielles des tumeurs molles à croissance rapide, des cancers et des sarcomes.

Les modifications imprimées aux tissus de l'organisme par la présence d'une tumeur voisine dépendent surtout de la rapidité de sa croissance et varient avec la forme et la nature du néoplasme. Les fibromes, myomes, lipomes, ostéomes, etc., dont les éléments composés de cellules adultes possèdent une faible énergie de croissance, n'exercent sur les tissus voisins qu'une nocivité relative, réduite à une pression mécanique. Les tissus s'habituent peu à peu à la compression et la supportent sans trop de dommage. Il en est autrement quand celle-ci s'exerce sur les fibres nerveuses, sur les vaisseaux et sur les canaux excréteurs des glandes et des vésicules. L'hypertrophie néoplasique peut alors constituer par sa seule position topographique un danger grave. C'est une malignité accidentelle.

Pour les néoplasmes formés d'éléments embryonnaires, la malignité prend sa source dans la pression qu'ils exercent sur les tissus voisins et surtout dans le pouvoir d'envahissement et d'extension qu'ils possèdent. Cette puissance d'invasion est d'autant plus forte et rapide que l'énergie de prolifération histogénique de la tumeur est elle-même plus grande. L'extension se fait par continuité et par métastase vasculaire, sanguine ou lymphatique. Les cellules de la tumeur se disséminent en parcourant des étapes successives : infiltration de voisinage dans le tissu conjonctif et les fentes qu'il limite, propagation aux ganglions lymphatiques les plus proches, transport par les voies lymphatiques et sanguines.

A la période d'infiltration des cellules néoplasiques, les éléments adjacents du tissu (muscles, glandes, etc.) subissent des altérations atrophiques causées par la pression directe, par la privation de sucs alimentaires, et par la résorption de substances toxiques élaborées par la tumeur. Certaines tumeurs provoquent l'apparition de phénomènes de dégénérescence dans les tissus adjacents. Le cancer fait naître quelquefois dans son voisinage une réaction inflammatoire plus ou moins vive qui se traduit par l'infiltration leucocytaire, par la prolifération des cellules conjonctives fixes et même par une néoformation vasculaire. Cette dernière peut gagner jusqu'à la tumeur même, au niveau des parties qui ont subi des altérations dégénératives. On voit par exemple les régions centrales kératinisées des noyaux cancéreux (perles cancéreuses) s'infiltrer de leucocytes polynucléaires (voir fig. 14).

La migration des cellules cancéreuses vers les parties éloignées de l'organisme se fait par la voie lymphatique et veineuse. Les parois des veines n'offrent qu'une résistance faible à la propagation d'une tumeur envahissante ; les éléments néoplasiques font leur apparition dans la lumière de ces vaisseaux. Des parcelles s'en détachent et sont entraînées par le courant sanguin. Celui-ci assure ainsi la migration des éléments propres de la tumeur. Il trouve un auxiliaire favorable dans les mouvements amiboïdes dont ces cellules sont douées (cancers et sarcomes). L'embolie cancéreuse des divisions vasculaires de la grande et de la petite circulation ou des ramifications porto-veineuses n'est pas exceptionnelle. Le trajet de l'embolie veineuse est déterminé par les lois de l'hémodynamique.

Parfois, l'embolie cheminant par les lymphatiques, semble prendre une direction contraire aux présomptions fondées sur l'anatomie. Cette *embolie paradoxale* est le résultat d'une communication directe entre les vaisseaux de deux régions du corps. Tel est le fait rapporté par Gerota (1896-1897). Cet auteur a constaté l'existence de communications entre les vaisseaux lymphatiques qui se rendent aux ganglions mammaires de l'un et de l'autre côté et aussi entre ceux-ci et le système lymphatique des ganglions de l'aine. Par une injection colorée poussée dans les vaisseaux lymphatiques de la mamelle d'une femme morte de cachexie cancéreuse, après avoir été opérée d'un cancer du sein, Gerota constata la propagation du liquide en bas et en dedans, le long du trajet de l'artère épigastrique jusqu'à son extrémité inférieure. Il reconnut ainsi la cause de l'engorgement des ganglions iliaques et inguinaux, après que les plus proches vaisseaux lymphatiques de la mamelle atteinte eurent été oblitérés ou liés pendant l'opération.

Parfois les cellules de la tumeur sont animées d'une énergie de croissance si forte qu'elles continuent à proliférer à l'intérieur même des vaisseaux sanguins pendant leur migration. Charriés par le courant lymphatique et sanguin ou arrêtés en un point quelconque du vaisseau, ces éléments métastatiques constituent une semence d'où germent les noyaux secondaires de la tumeur. Avec une technique histologique appropriée, on peut suivre pas à pas le développement de ces greffes arrêtées dans le vaisseau, et saisir sur le vif le processus karyokinétique qui, aux dépens d'une seule ou de plusieurs cellules migratrices, donnera naissance au nodule secondaire (voir le chapitre de l'embolie).

L'histogénèse des *nodules secondaires* a été suivie sur des pièces prises sur des cadavres humains ou recueillies sur des animaux soumis à l'expérimentation. Au début, chaque noyau secondaire se compose de quelques cellules originaires de la tumeur primitive et amenées par le courant lymphatique ou sanguin. Ces éléments provoquent une réaction du tissu environnant et font apparaître toute une série d'altérations

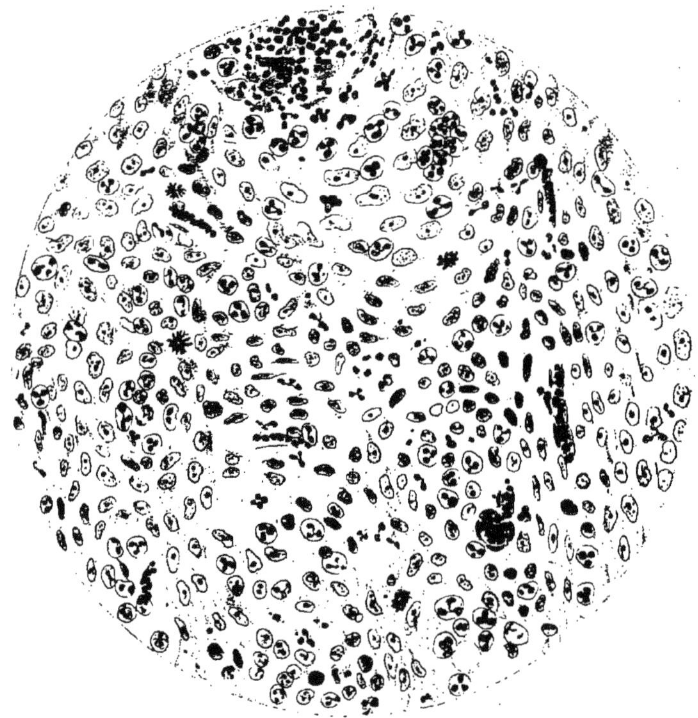

Fig. 14. — Coupe d'un cancroïde. Des bourgeons de cellules cancéreuses pénètrent dans le tissu conjonctif enflammé. Le centre de la masse cancéreuse présente une dégénérescence cornée (perle du cancroïde) dans laquelle se sont infiltrés déjà des leucocytes polynucléaires. Grossissement 450. Coloration par la thionine et l'éosine,

dégénératives et régénératrices analogues à celles qui se montrent au voisinage de la tumeur primitive. Une telle puissance irritative est l'apanage principal des tumeurs cancéreuses à croissance rapide ; elle suggère l'idée que les bourgeons cancéreux de l'épithélium sont doués d'une propriété spéciale qui n'appartient pas au tissu conjonctif, et qui est capable, comme le ferait un corps étranger, de provoquer une réaction inflammatoire. Lorsque la tumeur, sans émettre de prolongements ou de racines à sa périphérie, s'accroît par l'augmentation régulière de sa masse, le tissu conjonctif environnant réagit sur toute sa superficie ; ainsi se forme une capsule conjonctive, laquelle fait naturellement défaut dans les cancers bourgeonnant en toutes directions.

Au point de vue morphologique, le noyau secondaire est une répétition de la tumeur primitive. Les affirmations des auteurs anciens, reproduites encore parfois (Rindfleisch, Recklinghausen, Scheuerlen, etc.), invoquaient la transformation sous l'influence de la tumeur, des éléments du tissu voisin en cellules néoplasiques spécifiques. De telles assertions ne sont pas fondées et reposent sur des observations inexactes.

Pour qu'une embolie néoplasique, amenée par voie lymphatique ou sanguine sur un point quelconque du corps, réussisse à s'y greffer et à se développer, il faut qu'elle rencontre des conditions favorables, c'est-à-dire un affaiblissement des tissus vivants, auxquels elle dispute la place. La formation du noyau secondaire aux dépens du bourgeon émigré se ramène au processus de la transplantation d'une partie vivante d'un point sur un autre de l'organisme, c'est-à-dire au processus de l'auto-infection. On ignore les conditions précises qui favorisent et qui assurent le succès de la transplantation d'un bourgeon néoplasique. Leur existence n'est cependant pas douteuse, puisqu'on a réussi à transporter en séries les bourgeons d'un néoplasme d'un animal à un autre animal de même espèce et même de l'homme à l'homme, d'un rat à un autre, d'un chien à un chien, d'une souris à d'autres souris (Hanau, Moreau, Wehr, Pfeiffer, Eiselsberg, Doyen, etc.). Toutes les tentatives pour transplanter des parcelles de tumeurs d'un animal à un animal d'espèce différente ont échoué ou n'ont abouti qu'à la création de petits noyaux qui ont fini par se résorber (Léopold, Zahn, Lvoff, Villemin, Senger, Schattok et Balance, Duplay et Cazin, Fischel, Geissler, Lübarsch, Borrel, etc.). Le plus souvent un bourgeon inséré dans une autre région du corps, même après un début de prolifération, finit par s'atrophier et par disparaître.

Le développement considérable que prennent les noyaux métastatiques doit être attribué à la grande vitalité des bourgeons immigrés et aussi à l'affaiblissement de la résistance des tissus environnants. L'étude des cas de métastase cancéreuse montre que les noyaux secondaires se développent dans des régions affaiblies par des processus pathologiques antérieurs. Il est très probable que les substances sécrétées par les cellules de certaines tumeurs exercent une action défavorable sur la vitalité des éléments du tissu environnant. Les recherches de Pfeiffer, Adamkiewicz, Mayet, etc., ont fourni déjà des preuves de la toxicité du suc cancéreux injecté aux animaux.

La malignité et la bénignité des tumeurs sont inséparables de leur faculté de croître avec rapidité et de produire des métastases. Une tumeur qui se développe avec lenteur, reste circonscrite et ne s'infiltre pas dans le tissu cellulaire environnant, doit être considérée comme relativement bénigne ; celle au contraire qui croît vite, qui pénètre dans les fentes du tissu contigu, et se dissémine au loin, constitue le type de la tumeur maligne. Nous avons parlé plus haut de la gravité d'emprunt qui pèse sur certaines tumeurs bénignes, grâce au siège qu'elles occupent (système nerveux central, etc.).

Les tumeurs à développement rapide et à évolution métastatique assaillent l'organisme et l'affaiblissent au point qu'elles le conduisent rapidement à l'état cachectique. Au bout d'un temps plus ou moins long, l'individu revêt une physionomie spéciale et le diagnostic de la maladie se lit à distance. La cachexie envahissante ne résulte ni de la privation de matériaux nutritifs, ni même des hémorrhagies si fréquentes ; elle tire sa source principale de la résorption de produits toxiques élaborés par les cellules de la tumeur maligne. Un cancer de petit volume provoque bien plus sûrement l'apparition de phénomènes marastiques qu'une tumeur bénigne dix fois plus grosse (ostéome, lipome ou chondrome). Le fibro-myome de l'utérus atteint parfois les dimensions d'un utérus gravide, sans provoquer le moindre signe de cachexie, alors qu'un épithélioma utérin qui ne dépasse pas le volume d'une pomme ne tarde pas à détériorer l'organisme entier et à faire apparaître la teinte jaune paille des téguments.

L'hypothèse de l'existence des toxines élaborées par les cellules cancéreuses altérant les tissus et détruisant les globules rouges du sang n'est pas toute récente. Ebstein, Milbascher, Cohnheim ont attiré l'attention sur les phénomènes fréquents de dégénérescence adipeuse des muscles chez les malades atteints de cancers encéphaloïdes. Feltz a constaté que l'urine des cancéreux, injectée aux animaux, était plus toxique que celle des personnes saines. Klemperer, avec du sérum sanguin d'un malade atteint de cancer, injecté à un chien, a provoqué une désintégration organique beaucoup plus intense que celle qui résulte de l'injection du sérum de l'homme sain. Enfin, plus récemment, Fr. Muller a étudié les métamorphoses nutritives des cancéreux et il est arrivé à conclure que ces malades subissent une désagrégation exagérée des matières albuminoïdes et que le processus d'édification est inférieur, malgré la prolifération du tissu néoplasique, aux actes de destruction dans l'organisme. Kiewitz a constaté, dans le suc extrait des cellules cancéreuses triturées, la présence d'un poison organique doué d'une toxicité extrême à l'égard du système nerveux central des animaux. La propriété de cette sorte de leucomaïne d'être altérée par la chaleur, la rapproche des autres toxines organiques. Récemment encore, Mayet a rendu des animaux cachectiques par l'injection d'extrait glycériné de tumeurs cancéreuses de l'homme, et Meyer (1897) a démontré que l'extrait splénique d'un homme atteint de cancer manifestait, en injection au lapin, une toxicité bien plus grande que celle de la même substance prise chez l'homme atteint d'affections non cancéreuses. L'anémie et l'hydrémie, si fréquentes chez les cancéreux, sont vraisemblablement le fruit d'une résorption de cette toxine. Le poison carcinomateux dont la nature est inconnue agit sur les globules rouges du sang. La diminution de l'hémoglobine, du nombre des hématies et les modifications de leur forme chez les néoplasiques, ont été signalées maintes fois (Hayem, Leichtenstern, Malassez, Sorensen, Laache, Fr. Muller, etc.). La pigmentation caractéristique de la peau chez les malades atteints de cette espèce de cachexie est due au dépôt dans l'épiderme d'un pigment d'origine hématique, et cette pigmentation est analogue à celle de la maladie d'Addison.

La question des toxines élaborées par les tumeurs malignes est à peine ébauchée et leur étude promet une riche moisson. Leur source réside peut-être dans la présence de parasites, cause première, originelle de certaines tumeurs. L. Pfeiffer a pu se convaincre que quelques sporozoaires, parasites des muscles de mammifères, notamment les sarcosporidies de la brebis, élaborent un poison soluble dans la glycérine, qui, injecté à un animal, provoque d'abord l'hyperthermie puis l'abaissement de température, la prostration et la mort. La coccidiose aiguë s'accompagne, chez les jeunes lapins, de phénomènes de cachexie nettement prononcés. Le rapport de cause à effet entre les proliférations épithéliales néoplasiques de la glande hépatique et la présence des sporozoaires est ici indéniable. Il n'est pas défendu de conclure par induction que la cachexie cancéreuse résulte, elle aussi, de l'intoxication organique par les produits des cellules épithéliales cancéreuses. Ce serait la démonstration d'un exemple nouveau de sécrétion interne.

Lubarsch (1897) a décrit des altérations dégénératives de la moelle chez les cancéreux. Sur 19 cas de cancer, l'auteur a trouvé onze fois une dégénérescence médullaire, développée principalement sur les faisceaux postérieurs. Les lésions consistent dans la tuméfaction des fibres nerveuses et la prolifération de la névroglie en foyers. L'auteur attribue ces altérations à l'auto-intoxication provoquée par des toxines inconnues, sécrétées par les cellules cancéreuses en voie de désagrégation. Ces myélites se montrent d'ordinaire dans les cancers du canal intestinal.

Il ne faut pas confondre les tumeurs secondaires avec les tumeurs multiples apparaissant indépendamment les unes des autres. Les fibromes cutanés, les neurofibromes et, quelquefois, les chondromes, les myomes cutanés et les lipomes, c'est-à-dire les tumeurs qui affectent dans leur allure clinique une grande bénignité, sont le plus souvent multiples. Les productions cancéreuses à foyers multiples dès le début, sont relativement rares. Elles peuvent appartenir au même type anatomique ou présenter des structures différentes.

Étiologie des Tumeurs

La question de l'origine des tumeurs n'est guère plus avancée qu'à l'époque où Cohnheim émit, dans la première édition de sa Pathologie générale, l'hypothèse de bourgeons embryonnaires inclus dans les tissus adultes et capables, en revenant à l'activité, de constituer le point de départ du développement des tumeurs. Cette hypothèse, d'après laquelle la caractéristique essentielle de la tumeur réside dans une anomalie de développement et de croissance comporte encore, parmi toutes les autres hypothèses, une part de probabilité. Cependant, aucune preuve directe et certaine n'est venue l'appuyer.

Des tentatives récentes ont cherché la cause des diverses tumeurs dans la présence de parasites, notamment de sporozoaires et de levures. Appuyées sur quelques faits indiscutables, ces tentatives n'ont visé jusqu'ici qu'un petit groupe de tumeurs.

Les impulsions qui incitent les cellules à manifester une énergie d'accroissement jusqu'alors latente viennent probablement du monde extérieur et consistent dans des irritations renouvelées. Certains parasites, installés au sein de tel ou tel tissu pourraient, eux aussi, par leur présence, fournir l'incitation qui réveillerait cette énergie latente et la ferait entrer en activité. Mais rien ne nous autorise à généraliser dès maintenant le rôle de ces parasites à tous les cas de tumeurs. Les tissus épithéliaux et conjonctifs sont largement pourvus d'une énergie de pullulation destinée à rester latente toute la vie. Qu'une rupture de l'équilibre, provoquée par une blessure ou par une solution de continuité du tissu, survienne, aussitôt l'obstacle qui s'opposait à l'accroissement cellulaire est levé. Mais la prolifération qui en résulte s'arrête après avoir comblé la solution de continuité. Dans la genèse des tumeurs, l'énergie d'accroissement ou la puissance idioplastique des cellules, réveillée et rappelée à l'activité, s'exerce sans trêve et sans discipline. Hansemann donne de ces faits l'explication suivante, contraire à la théorie de la spécificité cellulaire pure : un groupe quelconque de cellules perd sa différenciation, retourne à l'état embryonnaire, acquiert une autonomie dont les autres éléments cellulaires sont dépourvus ; elle commence à se multiplier vigoureusement, donne une nombreuse génération, qui, munie des mêmes aptitudes, prolifère à son tour sans aucune raison apparente, comprime les tissus environnants, s'infiltre dans le voisinage, se recouvre de tubérosités et d'excroissances, etc.. Dans cette perte de la différenciation, dans ce retour des cellules à l'état embryonnaire, Hansemann découvre la caractéristique de la malignité des tumeurs. Mais quelle est donc la cause de cette impulsion à l'aplasie des cellules, c'est-à-dire au retour à l'état embryonnaire et, surtout, quelle est la cause de la persistance jusqu'à l'infini de ce dernier état ? Ribbert admet que cette cause cachée réside dans l'individualisation des cellules épithéliales, dans leur isolement du terrain maternel. Cette séparation se produit sous l'influence de la pénétration du tissu conjonctif entre les cellules épithéliales. Les traînées d'épithélium libres désormais entre les éléments du tissu conjonctif enflammé, et libérées des conditions qui régularisent et maintiennent dans des limites préfixées leur accroissement, commencent à proliférer avec exubérance et se transforment en de gros cordons épithéliaux qui pénètrent sans aucun ordre dans le tissu conjonctif environnant. Si l'ingénieuse théorie de Ribbert fournit une explication du développement de bon nombre de cancers cutanés, elle est évidemment inacceptable dans beaucoup de cas, où l'examen microscopique démontre l'absence de toute irritation inflammatoire du tissu conjonctif, tandis que la prolifération de l'épithélium et surtout de l'endothélium se manifeste avec l'énergie et la netteté les plus grandes. Les tentatives pour provoquer le développement du cancer par la transplantation des cellules épithéliales de la couche de Malpighi au milieu du tissu conjonctif, ont toujours échoué. Il faut donc, pour que cette transplantation des éléments épithéliaux réussisse, quelque chose que la théorie de Ribbert ne mentionne pas. Sans doute, l'intervention d'une cause irritante, venue de l'extérieur, et à laquelle on puisse rattacher le développement des tumeurs n'est pas démontrée dans tous les cas. Avant Cohnheim, et guidés par les idées de Virchow, la plupart des savants croyaient que les irritations chroniques et les traumatismes étaient le point de départ des tumeurs. Ainsi s'expliquait naturellement la présence du cancroïde des lèvres chez les fumeurs de pipe, du cancer du scrotum chez les ramoneurs, du cancroïde chez les ouvriers des fabriques de paraffine, du cancer de la langue chez les personnes atteintes de psoriasis, du cancer de l'utérus chez les prostituées, etc.. Les irritations extérieures étaient regardées comme le point de départ de la manifestation de l'énergie potentielle de croissance emmagasinée dans les cellules. Cette théorie de Virchow, oubliée un moment, compte aujourd'hui des adeptes éminents (Zahn, Zenker, Esmarch, Schimmelbusch, Heidenhain, Ribbert, Lübarsch, Borst, etc.). Chez les animaux, l'importance des irritations mécaniques considérées comme des agents de prédisposition dans l'étiologie des tumeurs apparaît avec une évidence extraordinaire. Chez les chevaux, on voit très souvent se former le cancroïde des lèvres là où s'exerce la pression du mors; chez les chats, on le voit survenir au museau, dans des régions soumises à des morsures accidentelles ; chez le porc aux places où la peau subit des frottements. La récente statistique de Sticker, tirée des registres des instituts vétérinaires de Berlin et de Dresde, ne laisse aucun doute sur l'influence des irritations mécaniques pour provoquer le développement du cancer chez les animaux.

Les tumeurs du type épithélial se montrent de préférence chez les individus d'un âge avancé ; celles du type conjonctif chez les jeunes gens. On s'explique qu'avec l'affaiblissement de la vitalité des cellules du tissu normal, les réserves d'énergie de croissance latente, accumulées en certains éléments, puissent surmonter plus facilement la résistance des cellules environnantes et s'exercer sans l'aide d'impulsions venues du dehors. Les tumeurs qui apparaissent dans le jeune âge ou chez les fœtus semblent, au contraire, avoir besoin d'une très forte impulsion; elles dépendent d'une anomalie plus considérable d'accroissement des tissus.

Bien qu'il admît l'origine exogène de la plupart des tumeurs, Virchow a présenté, en quelque sorte la doctrine qui attribue la naissance des tumeurs à une cause interne, doctrine qui fut si magistralement développée par Cohnheim. Virchow rattacha le point de départ des chondromes à la prolifération des cellules cartilagineuses non utilisées pendant l'ossification du cartilage. Lucke se rangea à son avis. Étudiant l'évolution de certaines tumeurs, il conclut qu'elles ne pouvaient avoir pour origine qu'une inclusion fœtale, suite d'invagination du feuillet externe, au moment de la formation des diverses cavités du corps.

Ces constatations éparses dans la science, auxquelles s'ajoutèrent les faits signalés par Thiersch, Waldeyer, His, etc., au sujet des tumeurs épithéliales, furent réunies en un corps de doctrine par Cohnheim. Ce savant fonda la théorie qui fait remonter toutes les tumeurs à une déviation du type normal du développement embryonnaire et de la formation des tissus. Bien entendu, les anomalies de développement capables, d'après cette théorie, de donner naissance à des tumeurs sont multiples. On a distingué les greffes parasitaires, formées par l'inclusion dans les tissus d'un être plus ou moins bien constitué, ou d'une masse informe provenant d'un second individu qui aurait pris naissance dans le même ovule grâce à la pénétration non plus d'un seul, mais de deux spermatozoïdes; on a émis l'hypothèse de l'enclavement d'un bourgeon provenant de certaines régions dans des parties voisines ou sous-jacentes (kystes dermoïdes du cou); la formation de variétés de kystes dermoïdes de l'ovaire qui représentent des monstruosités correspondant à l'évolution incomplète d'un ovule fécondé par un spermatozoïde ou entré en segmentation par parthénogénèse et enfin celle de tumeurs qui se développent dans les tissus ayant terminé leur accroissement, aux dépens de bourgeons embryonnaires, enfouis au sein de ces mêmes tissus et restés jusqu'alors sans être utilisés. Il est bien vrai cependant que la constatation directe, qui serait décisive, de ces cellules embryonnaires incluses n'a jamais été faite. A cette objection les partisans de la théorie de Cohnheim répondent que cette lacune ne peut suffire à infirmer son hypothèse. Quelle différence morphologique, disent-ils, permet de distinguer les cellules embryonnaires épithéliales capables de donner naissance à un cancer, de l'épithélium des muqueuses et des canaux excréteurs de plusieurs glandes ?

Le moment le plus propice à l'apparition des diverses tumeurs est variable. Les sarcomes se montrent à l'âge de 16 à 20 ans ; ils sont très rares après 40 ans. Les cancers apparaissent surtout de 50 à 60 ans. Chez l'adulte et par rapport aux autres tumeurs, leur fréquence d'après la statistique de Billroth (de 1869 à 1876) est représentée par les chiffres suivants : 862 cancers, 245 sarcomes, 163 fibromes, 66 ostéomes, 17 chondromes. Chez les enfants, les tumeurs les plus communes sont les angiomes vasculaires, viennent ensuite, par ordre de fréquence, les sarcomes, les kystes, les papillomes, etc..

La statistique de l'hôpital des enfants du prince d'Oldenbourg à Saint-Pétersbourg, mentionne, pour une période de 14 ans et sur un total de 5.020 enfants admis dans les services de chirurgie, 121 cas de tumeurs, soit une moyenne de 2,4 p. 100. Les tumeurs constatées se groupaient de la façon suivante : 46 angiomes, 13 sarcomes, 10 cystomes, 9 papillomes, 8 lymphomes, etc. Les myomes, tumeurs rares chez les enfants, évoluent chez eux avec une rapidité qui contraste singulièrement avec la marche très lente qu'ils affectent chez les adultes.

Théorie parasitaire des Tumeurs

Il est évident que les théories émises pour expliquer la genèse des tumeurs ne parviennent pas, malgré leur ingéniosité, à fournir une explication satisfaisante et applicable à tous les cas. Combien de cancers évoluent d'une manière manifeste à la façon d'une lésion parasitaire qui se greffe, pénètre, se propage par les voies lymphatiques et garde, partout où elle se montre, son caractère de spécificité étroite, son allure d'envahisseur étranger !

Les travaux du comité international pour l'étude du cancer ont mis en évidence des caractères bien spéciaux de la propagation des tumeurs cancéreuses, leur fréquence dans certaines parties d'une ville, dans certaines rues, dans certaines maisons, leur prédilection pour les personnes qui font entrer souvent dans leur alimentation des légumes mangés crus.

Inspiré par les observations qu'un botaniste russe, Michel Woronine, avait faites sur les racines de l'aulne et du lupin des jardins (*Ann. des Sciences naturelles*, Paris, 1867), Davaine, en 1875, écrivait dans le dictionnaire Dechambre cette page qui prend aujourd'hui une allure prophétique : « On observe, disait-il, assez souvent, sur les feuilles du *Rhododendrum des Alpes*, des excroissances globuleuses qui sont de véritables *galles*. Les recherches les plus minutieuses n'y peuvent cependant déceler la trace d'aucun insecte. Leur volume varie depuis celui d'une très petite tête d'épingle jusqu'à celui d'une galle de chêne complètement développée. On reconnaît, dans les plus petites, un tissu de cellules plus ou moins volumineuses et déformées, filles des cellules normales de la base qui les porte. Dans les plus grandes, on voit, en outre, les filaments très ténus du mycélium d'un champignon qui se ramifie dans les espaces intercellulaires. Ces filaments existent aussi dans les plus petites galles, mais leur extrême minceur les y fait méconnaître et il faut bien regarder pour les y voir. Dans tous les cas, le mycélium du champignon ne forme qu'une partie insignifiante du volume de la galle. Le développement de ce champignon dans un point du parenchyme normal de la feuille est la cause de la prolifération des cellules et de leur déviation anormale. L'évolution du champignon et celle des cellules dérivées du *Rhododendrum* sont corrélatives : à mesure que celles-ci se multiplient, le mycélium grandit; puis il affleure à la surface et produit des corps reproducteurs ou conidies en nombre prodigieux, qui forment sur l'épiderme une mince couche grisâtre. Alors la *galle* se ramollit, l'intérieur en devient spongieux, se creuse de cavités irrégulières et tombe en détritus. Cette évolution reste indépendante de celle de la feuille nourrice qui existait avant la formation de la galle et qui lui survit.

« Une déviation non moins remarquable du développement des éléments histologiques et de leur évolution s'observe dans les épis de maïs atteints par le *charbon*, qui détermine un *ustilago* (maydis). — Les filaments du mycélium du parasite (champignon) pénètrent entre les cellules normales, qui prennent un grand volume en même temps qu'une prolifération exagérée. L'épi acquiert alors une grosseur extraordinaire et les grains ne s'y forment pas, du moins dans les parties envahies. Toute la tumeur paraît primitivement constituée par des cellules, car les filaments de l'*ustilago* sont, dans les premiers temps, à peine visibles aux plus forts grossissements. Plus tard, ces filaments pénètrent à l'intérieur même des cellules hypertrophiées et se développent en un tissu *sporigène;* les parois cellulaires se détruisent et, dans le plasma mucilagineux qui reste, il se produit une quantité innombrable de spores. Enfin les cellules qui avaient été épargnées achèvent de se détruire, et l'épi monstrueux tombe en pourriture bien avant l'époque de la maturité des épis sains.

« La marche de ces tumeurs parasitaires est donc analogue à celle de certaines tumeurs *hétérologues* des animaux, et les analogies mêmes, si on les poussait plus loin, nous offrent encore quelques aperçus remarquables. Les cellules qui forment la presque totalité de la tumeur naissent des cellules normales dont la vitalité seule a été modifiée. Quant au champignon, à peu près invisible d'abord, il joue le rôle d'excitateur et ne compte point pour ainsi dire dans la masse de la tumeur; il est l'agent qui la produit, qui détermine son évolution, qui la propage.

« En quoi diffèrent les tumeurs hétérologues des animaux de celles dont nous venons de parler, si ce n'est par l'extrême petitesse d'un parasite excitateur qui reste invisible à nos investigations? Nous ne voulons pas », ajoute Davaine, « affirmer l'existence d'un tel parasite, nous voulons montrer seulement que si, par le perfectionnement de nos moyens de recherche, on venait à en constater la présence dans les tumeurs, toutes les questions si obscures seraient facilement résolues. »

Or les tumeurs végétales peuvent se produire sous l'excitation d'êtres vivants moins élevés encore dans leur organisation et moins visibles que ne le sont les champignons.

Dans la pathologie des animaux, le rôle des coccidies dans l'apparition des adénomes, c'est-à-dire de tumeurs épithéliales du foie des lapins fut connu de bonne heure.

Les hypothèses qui attribuent aux tumeurs et surtout aux tumeurs malignes à évolution rapide (cancers, sarcomes), une origine parasitaire ont donné naissance en peu de temps à de nombreux travaux. Le résultat de ces publications a été de mettre au jour beaucoup plus d'erreurs que de faits positifs; les esprits séduits par l'hypothèse du parasitisme n'ont pas été loin d'abandonner les théories anciennes pour une conception plus attrayante, mais encore sans démonstration objective. Tout récemment, ont paru des observations où la présence réelle de parasites dans certaines formes de cancers et de sarcomes était péremptoirement affirmée. Sans nous arrêter aux différentes bactéries du cancer découvertes en 1886 par Scheuerlen, etc., qui n'étaient que des espèces saprophytiques banales, nous allons signaler rapidement la présence d'éléments qu'on rencontre dans les tumeurs et qui ont éveillé avec force, le soupçon de représenter des organismes parasitaires.

Les modifications épithéliales visibles dans les cellules du cancer, depuis longtemps signalées par Virchow, ne sont devenues l'objet d'études sérieuses qu'au moment où l'attention fut attirée sur elles par les recherches de L. Pfeiffer, Sjöbring, Vedeler et Heuckelom en Allemagne, Soudakewitch, Podwyssotsky et Savtchenko en Russie, Malassez, Darier, Wickham, Albarran en France, Foa, Sanfelice, Maffucci et Sirleo en Italie, Ruffer, Clark, Plimmer en Angleterre. Récemment Bosc (de Montpellier), Belha, Feinberg, Leyden, en Allemagne, se sont faits les défenseurs très convaincus de l'origine parasitaire des cancers et des sarcomes, tandis que la plupart des pathologistes allemands, Hansemann, Ribbert, Lübarsch, Ziegler se déclaraient ses adversaires.

Tous les parasites signalés jusqu'à présent dans les tumeurs peuvent être rapportés à deux groupes : aux sporozoaires, de la classe des protozoaires et aux levures. Dans certains cancers, sarcomes et endothéliomes, la présence d'éléments auxquels on a attribué une origine parasitaire est si fréquente que la question de leur importance étiologique s'est imposée à l'esprit. Mais bien des raisons justifient les défiances. Une ressemblance assez grande existe sans doute entre les stades de développement de certains sporozoaires et levures et les cellules mêmes des tissus humains ; et la similitude est encore plus forte entre certaines formes de dégénérations des éléments des tissus et quelques sporozoaires. Le problème se pose de savoir si l'on se trouve en présence d'un parasite, ou d'un produit de la dégénérescence soit du noyau, soit d'une portion du protoplasma cellulaire. La difficulté se complique encore par ce fait que la segmentation du noyau des cellules des tumeurs malignes se fait parfois d'une manière anormale ; cellule et noyau donnent naissance à des formations endogènes. Enfin, chose importante, les leucocytes pénètrent souvent dans les cellules des tumeurs, y subissent une modification karyokinétique et une désagrégation. Alors se révèle, dans l'intérieur des cellules, la présence de formations qui rappellent l'image des parasites. De ces illusions engendrées par des apparences morphologiques sont nées beaucoup d'erreurs. Combien de descriptions de parasites du cancer s'appliquent à des produits de dégénérescence colloïde, muqueuse, hyaline ou de la chromatolyse de la substance nucléaire !

L'étude de l'historique des parasites hypothétiques du cancer se divise naturellement en trois périodes.

Dans la première (Malassez, Darier, Wickham, Albarran) on a constaté, dans les cellules épithéliales du cancer, des images qui sont aujourd'hui reconnues par tout le monde comme constituées par de simples inclusions cellulaires.

Dans une seconde période (Sudakewitch, Ruffer, etc.) on a signalé, dans le protoplasma des cellules cancéreuses,la présence de corps arrondis, de volume variable, bien délimités, prenant, sous l'influence des réactifs colorants une teinte différente de celle du protoplasma environnant (teinte métachromatique). On sait aujourd'hui que ces corps ne représentent qu'une dégénérescence, ordinairement muqueuse ou colloïde, du protoplasma (voir t. I, fig. 102 et 103).

La troisième période a été inaugurée par les travaux de Podwyssotsky et de Savtchenko. Ces auteurs, et ceux qui ont adopté leurs idées ont considéré comme parasite du cancer non plus la vésicule métachromatique mentionnée par Sudakewitch et Ruffer, mais un point central de cette vésicule, point coloré en rouge, comme la substance nucléaire ordinaire, tandis que la vésicule prend une teinte bleue (voir t. I, fig. 102). Ce point rouge central était pour eux le véritable parasite du cancer, sorte de sporozoaire, et la vésicule qui l'entoure représentait quelque chose comme son produit de sécrétion.

Les travaux de Borrel (*Ann. de l'Institut Pasteur*) ont fait justice de cette dernière hypothèse. Par l'étude attentive du développement cellulaire dans la spermatogenèse, ce savant a montré que des cellules saines pouvaient par divisions du centrosome (voir tome I, le développement cellulaire, page 7), divisions autour desquelles persiste une partie de l'archoplasme, donner des images morphologiques qui rappelaient étroitement l'aspect du prétendu parasite du cancer. D'après Borrel, le point rouge central considéré par Savtchenko comme un parasite n'est qu'une division du centrosome, aberrante dans le protoplasma, et la vésicule métachromatique qui entoure ce pseudo-parasite n'est qu'une partie de l'archoplasme accompagnant et entourant la division centrosomique.

Il est également démontré aujourd'hui que les levures, considérées par San-Félice comme des parasites spécifiques de certaines tumeurs, peuvent bien faire naître des tuméfactions inflammatoires, mais sont incapables de provoquer l'apparition de véritables tumeurs au sens anatomique et au sens clinique du mot, c'est-à-dire avec la tendance à s'accroître incessamment. Les expériences faites en 1901 par l'un de nous (Podwyssotsky) ont bien établi que l'inoculation à l'animal du *Plasmodiphora brassica*, parasite des tumeurs développées sur les racines des crucifères, donnent lieu au développement non d'une tumeur mais d'un simple granulome parasitaire.

La critique que nous venons de faire n'implique pas du tout que nous rejetions l'origine parasitaire des tumeurs cancéreuses. Au contraire, nous pensons, en tenant compte du mode d'évolution des tumeurs malignes, de leur point de départ, localisé comme l'est au début un foyer d'inoculation, de leur propagation par la voie lymphatique, de leurs métastases, etc., qu'elles peuvent être le résultat de l'invasion d'un parasite encore indéterminé. On connaît déjà maintenant plusieurs parasites des cellules épithéliales et l'on sait aussi que certains virus, maniables et invisibles, sont représentés par des microbes trop petits pour être aperçus au microscope (clavelée, fièvre aphteuse, fièvre jaune, rage, peste bovine, etc.). Il n'est pas interdit de penser que les germes pathogènes du cancer sont assez petits pour échapper à notre vue et pour traverser certains filtres (Berkefeld) comme le fait le virus de la fièvre aphteuse. Borrel a démontré récemment (1903) que sous l'incitation de certains virus (clavelée, vaccine, variole, fièvre aphteuse, peste bovine, etc.) les épithéliums subissaient une irritation proliférative, une *épithéliose*. Peut-être le parasite inconnu du cancer entre-t-il dans cette catégorie de virus.

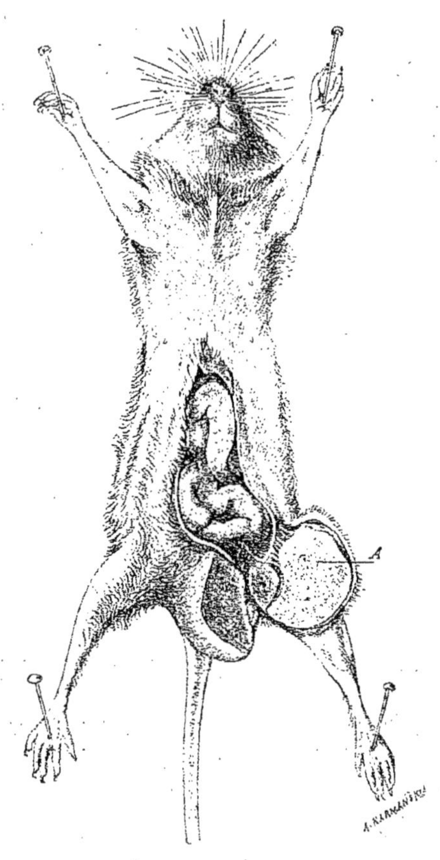

Fig. 15. — Souris atteinte de tumeurs cancéreuses survenues à la suite d'une inoculation sous-cutanée de parcelles cancéreuses prises sur une souris qui avait été elle-même infectée par inoculation. En A coupe d'une tumeur.

L'inoculabilité du cancer d'espèce à espèce différente semble un problème jusqu'ici impossible à résoudre. Dans certaines conditions favorables, encore mal déterminées, cette inoculabilité est réalisable entre animaux de même espèce. Les travaux de Hanau, d'Henry Morau, et tout récemment de Jenssen et de Borrel, ont apporté à ce point de la science une contribution importante, au moyen de l'expérimentation. Ayant rencontré par hasard, sur une souris blanche, une petite tumeur située dans le creux axillaire droit, Morau l'extirpa, broya les fragments dans un peu de solution salée physiologique et injecta le magma ainsi obtenu dans le tissu sous-cutané, axillaire ou inguinal, de dix autres souris. Sur les dix inoculées, huit survécurent et présentèrent au bout de trois mois des tumeurs semblables à la tumeur d'origine, sur diverses régions du corps. Au moyen de fragments néoplasiques prélevés sur ces inoculées, Morau injecta dix autres souris qui présentèrent toutes des tumeurs au bout de quatre mois. Il finit par obtenir quatre générations néoplasiques issues d'une seule tumeur primitive. Cette tumeur parfaitement isolée des tissus environnants par une capsule conjonctive possédait tous les caractères d'un néoplasme glandulaire. La structure histologique se dessinait avec le plus de netteté

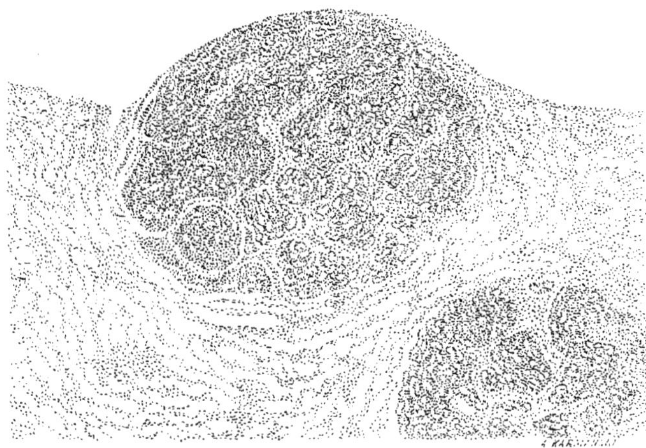

Fig. 16. — Coupe d'un noyau cancéreux développé dans le poumon d'une souris à la suite d'une inoculation sous la peau. Grossissement 80.

dans les tumeurs d'inoculation, qui étaient formées presque exclusivement de culs-de-sac tapissés de deux assises d'épithélium cylindrique (voir fig. 15 et fig. 16). A un faible grossissement, les coupes de la tumeur semblaient constituées par une agglomération de grands îlots, dont les uns étaient allongés en boyaux et les autres circulaires. Chacun d'eux était limité par de fins tractus de tissu conjonctif. Dans les angles d'intersection de plusieurs îlots entre eux, ce tissu formait des amas plus ou moins triangulaires dans lesquels on voyait çà et là la section de vaisseaux dont la lumière était comblée par des globules de sang. En d'autres points, ces vaisseaux étaient largement dilatés et le sang coagulé formait de larges taches opaques. Il s'agissait en somme de tumeurs, qui, par leur encapsulement, le caractère embryonnaire du tissu conjonctif et leur tendance à se constituer suivant le plan d'organisation des néoplasmes glandulaires, tenaient le milieu entre les tumeurs dites sarcomes et les cancers épithéliaux proprement dits. Dans quel cadre placer ces tumeurs d'inoculation, si l'on tient compte des données de la spécificité cellulaire soutenue avec tant de chaleur par Bard ? Fabre-Domergue qui a observé des néoplasmes semblables survenus spontanément chez des souris blanches (femelles) et qui, moins heureux que Morau, a échoué complètement dans ses tentatives d'inoculation en série, estime qu'ils représentent des termes de transition entre les tumeurs franchement adultes, telles que les épithéliomas pavimenteux, les chondromes, les ostéomes, etc., et les tumeurs, si jeunes ontogéniquement, désignées sous le nom de sarcomes embryonnaires, que l'on rapporte, un peu arbitrairement peut-être, au type conjonctif. A la base de l'échelle néoplasique se trouvent des tumeurs qui n'appartiennent ni entièrement au type conjonctif ni exclusivement au type épithélial; leur caractère principal, comme celui du tissu embryonnaire lui-même, est d'être homogène et peu différencié, sans cloisons conjonctives bien accentuées. Leur individualité propre se traduit par un développement local dans une enveloppe conjonctive isolante. Partant de ce type embryonnaire, on voit s'élever dans l'échelle des formes de différenciation, le type glandulaire ou le type conjonctif adulte qui conservent encore leur capsule conjonctive caractéristique. Au-dessus, viennent les tumeurs adultes pour lesquelles la spécificité cellulaire, au sens restreint du mot, peut être invoquée.

INDEX BIBLIOGRAPHIQUE

Pour la description des tumeurs en particulier, voir les traités d'anat. path. de Cruveilhier, Lebert, Ivanovsky (russe), Birch-Hirschfeld, Orth, Rindfleisch, Klebs, Cornil et Ranvier, Lancereaux, Borst, etc. On ne trouvera ici que les ouvrages classiques sur les tumeurs et les travaux récents sur l'étiologie et l'histogénèse des cancers et des autres néoplasmes. — J. Müller : *Ueber fein. Bäu. u. Formen d. Krankhaft. Geschw.* Berlin, 1838. — R. Virchow : *Die Krankhaft. Geschw.*, 1863. — Thiersch : *Der Epithelialkrebs d. Haut.*, 1865, Leipzig. — Broca : *Traité des tumeurs*, 1866. — Koester : *Die Entwickel. d. Carcin. u. Sarc.* Würzbourg, 1869. — W. Waldeyer : Virch. Arch., Bd. XLI, 1867, 1872. — Volkmann : Beiträge z. Chirurgie. Leipzig, 1875. — Davaine : Art. *Monstres* in Dict. Dechambre, 1875. — C. Friedlander : *Ueber Epithel. Wücherung. u. Krebs.* Strasbourg, 1877. — Novinsky : Centralb. f. Med. Wissensch., 1878. — Lascarides : *Sym. Lipom.* (Thèse Strasbourg, 1878.) — Lücke : Handbuch d. Chirurgie von Pitha u. Billroth. Bd. II. — Maas : Virch. Arch., Bd. LXX. — Zahn : *Sur le sort des tissus de l'organisme.* Genève, 1878. — Rieder : *Ueber embolische Geschwulstmetastase.* (Diss. Dorpat, 1878.) — Cohnheim : *Allg. Path.*, Bd. I, 1889. — Leopold : *Exp. Unt. üb. die Aetiologie d. Geschw.* (Virch. Arch., Bd. LXXXV, 1881.) — J. Hagl : *Ueber die Art. d. Wachstums prim. Carcim.* (Diss. Würzb., 1881.) — A. Donner : *Ueber idioplast. multipl. Hautsarcom.* Dorpat., 1880. — Recklinghausen : *Ueber multipl. Fibrome d. Haut.* Berlin, 1882. — Ackermann : *Die Histogenese und Histologie d. Sarcome.* (Sammlung Volkmann's, n°s 233, 234, 1883.) — P. Lvoff : *Contribution à l'étude des néoplasmes* (en russe). Kazan, 1884. — B. Erbse : *Ueber Entwickel. secund. Carcin. durch Implantation.* Halle, 1884. — E. Arndt : *Histor. Kritische Uebers. über die zu d. verschied. Zeit in der Krebsbehandlung erzielten Erfolg.* Diss. Berlin, 1884. — A. Pavlovsky : *Etudes sur les adénomes du foie* (en russe). Wratch., 1883; *Structure et place des endothéliomes parmi les néoplasmes.* Saint-Pétersbourg, 1885. — E. Kaufmann : *Ueber Enkatar-rhaphie von Epithel.* Bonn, 1884. Diss. — A. Schichkoff : *Du développement du cancer dans la vessie.* Saint-Petersbourg, 1884. — Hürhle : *Ueber Fibrome mollusc.* Iéna, 1886. (Beitr. Ziegler's.) — K. Schuchardt : *Beiträge z. Entsch. d. Carcin. aus chron. entzundl. Zustand. d. Schleimhäute.* Leipzig, 1885. (Volkm. Vortr., n° 257.) — E. Senac : *Du lipome congénital.* Paris, 1885. — L. Malassez : *Sur le cylindrome.* (Travaux du labor. du Col. de France, 1884). — Ricard : *De la pluralité des néoplasmes chez un même sujet et dans une même famille.* (Th. de Paris, 1885.) — Bard : *Anat. path. génér. des tumeurs.* (Arch. de Physiol., 1885, 1886.) — Yakimoff : *Altérations des vaisseaux dans le cancer.* (Thèse de Saint-Petersbourg, 1886.) — Alberts : *Das Carcin. in histor. u. pathol. Bezieh.* Iéna, 1887. — H. Richardt : *Ueber die Geschwulste der Kiemenspalten.* Tübingen, 1887. (Bruns's Beitr.) — K. Gutmann : *Die Ursach. d. rasch. Wachst. von Fibromyomen. d. Uterus*, 1888. Diss. Halle. — J. Müller : *Zwei Fälle von Actinomyc. u. Carcin.* (Diss. 1888, Berlin.) — E. Hahn : *Casuistik d. Fibroma molluscum.* Würzbourg, 1888. — P. Bochert : *Ueber d. Netzhautgliom.* (Diss. Königsb., 1888.) — P. Rütten : *Das Carcinom auf d. Basis d. Atheroms.* (Diss. Würzb., 1888.) — Hanot et Gilbert : *Maladies du foie* (Tumeurs). Paris, 1888. — Westphalen : *Multiple Fibr. d. Haut. u. d. Nerven* (Virch. Arch., Bd. CX.) — B. Rosoff :

Epithel. rodens. (Thèse de Saint-Pétersbourg, 1888.) — ZAHN : Arch. Virch., Bd. CXVII. — CORNIL : *Leçons sur les salpingométrites et cancers de l'utérus.* Paris, 1889 ; *Multiplication des noyaux dans l'épithélioma.* (Arch. d'Anat., 1891.) — V. PODWYSSOTSKY : III Comptes rendus du Congrès des médecins russes. *Karyokinèse et croissance des cellules cancéreuses*, 1889. — SESLAVINE : *Division indirecte des cellules dans le cancer.* (Thèse russe, 1889.) — D. LEBEDEFF : *Disposition optique de l'épithélium, en rapport avec l'étiologie des cancers.* (Thèse de Saint-Pétersbourg, 1889.) — ESMARCH : Arch. de Langebeck, 1889, Bd. XXXIX. — GUILLET : *Des tumeurs malignes des reins.* (Thèse de Paris, 1888.) (Ce travail renferme une nombreuse bibliographie.) — M. ROTHMANN : *Leucoplasia buccalis in ihrem Zusammenhang mit Carcinom.* (Diss. Berlin, 1889.) (Cas personnels et bibliographie antérieure.) — BLONSKY : *Développement des myomes utérins.* (Thèse Saint-Pétersbourg, 1889.) — PLICKE : *Les tumeurs chez les animaux.* (Rev. de Chir., 1889, n° 7.) — WEHR : *Posit. Ergebn. d. Carcin. ; Ueber Impfung von Hund auf Hund.* (Vehr. d. Deutsch. Chir. Gesellsch, 1889.) — HANAU : *Erfolgreiche exp. Uebertrag. von Carcin.* (Fortschr. d. Med., 1889, n° 7.) — KLEMPERER : Verhandl d. Congr. f. in Med., 1889. — Fr. MÜLLER : *Stoffwechselunters. bei Krebskranken.* (Zeitschr. f. Klin. Med., 1889, Bd. XVI). — E. KLEBS : *Allgem. Path.*, Bd. II, 1889. — ADAMKIEWITSCH : *Giftigkeit d. bösart. Geschw.* Wien. Med. Blätter, 1890, n° 26. — ZEHNDER : *Ueber Krebsentwick. in Lymphdrüsen.* (Virch. Arch., Bd. CXIX.) — RAPOK : *Beitrag. z. Statistik d. Geschwulst.* (Zeitsch. f. Chir., 1890, Bd. XXX.) — F. KLEBS : *Ueber d. Wesen u. d. Erkennung d. Carcinombildung.* (Deutsche Med. Woch., 1890, n°s 24-26.) — JADASSOHN : Virch. Arch., Bd. CXXI, 1890. (*Multipl. myome d. Haut.*) — FRANKE : *Beitr. z. Geschwulstlehre.* (Virch. Arch., Bd. CXXI.) — K. ZENKER : *Metastase bild. d. Sarcome.* (Virch. Arch., 1890, Bd. CXX.) — ISRAEL : *Epithelioma follicul. cutis.* (Festsch. Virch., 1891.) — MARIN : *Epith. prim. de la vésic. bil.* Paris, 1891. — HANSEMANN : *Anaplasie d. Geschwulstzellen u. asym. Mitose.* (Virch. Arch., 1892, Bd. CXXIX.) — S. MARCK : *Leiomyoma Subcut. cong. nebst. Notiz zur Statistik d. Geschw. bei Kind.* (Virch. Arch., 1891, Bd. CXXV.) — A. LISSARD : *Prim. Krebserkrank. d. Nieren.* (Würzb., 1891. Diss.) — EHRICH KOCH : *Multipl. Auftreten prim. epithelial. Geschw.* (Diss. Freiburg., 1891.) — KOLKMANN : *Ueber Narbencarcinom*, 1891. (Diss. Bonn.) — REPIN : *Origine pathog. des kystes derm.* Paris, 1891. — MOREAU : *Localis. v. Geschwulstmetast. an prädispos. Stellen.* (Diss. Iena, 1891.) — HEIDEMANN : *Entstehung u. Bedent. d. Kleinzel. Infiltr. b. Carcin.* (Virch. Arch., 1892, Bd. CXXI.) — DIETRICH : *Statistik d. Mammacarc.* (Zeitsch. f. Kl. Chir., 1892, Bd. XLIII.) — J. RACHMANINOFF : *Des Rhabdomyomes.* (Med. Obozrenié (russe), 1892.) — HARRES : *Ueber Zähne in Dermoïdkysten.* (Diss. Zurich, 1892.) — SCHUHARDT : *Entwick. Geschw. d. Hautkrebs.* (Arch. f. Kl. Chir., 1892, Bd. XLIII.) — BRIN : *De l'évolution des tumeurs propres dans la cap. surrénale.* Paris, 1892. — OUSTANIOL : *Des tumeurs des méninges rachidiennes*, Paris, 1892. — R.-V. GERNET : *Das plexiforme Fibr. d. Nerven u. d. Haut.* (Diss. Dorpat, 1892.) — SIEBER : *Multipl. sym. Lipome.* (Zeitsch. f. Kl. Chir., 1892, Bd. XXXV.) — NASSE : *Die Geschw. d. Speicheldrüsen u. vervandte Tumoren. d. Kopfes.* (Arbeiten d. Chirurg. Klin. Bergmann's, 1892.) — H. BÖHME : *Casuistik d. Speicheldrüsengeschw.* (Diss. Berlin, 1892.) (L'auteur a réuni 411 observations publiées jusque-là.) — BOLLHAGEN : *Brustcarc. bei Manne.* (Diss., 1892, Götting.) — BORREL : *Division du noyau dans les tumeurs épithéliales.* (Jour. d'An. et de Phys., 1892.) — MANZ : *Entstehunge d. Reisskörperchen u. Schleimhauthygrome.* (Diss. Freiburg, 1892.) — RIBBERT : *Ueber Rhabdomyome.* (Virc. Arch., 1892, Bd. CXXX.) — GALLARD : *L'épithéliome aux divers âges.* (Thèse, 1892.) — P. ERNST : *Ueb. Psammome.* (Ziegl. Beitr., Bd. XI, 1892.) — R. PALTAUF : *Geschwulst. d. Gl. carotica.* (Ib.) — NIEMACK : *Histol. d. Ohrpolypen.* Leipzig, 1892. — AMANN : *Neubild d. Cervicalportion d. Uterus.* Munchen, 1892. — N. VOLKOVITCH : *Matériaux pour l'étude des lipomes du genou.* (Chir. Viestnik (russe), 1893.) — THOHLEN : *Kenntn. d. Parotisgesch.* (Cylindrome.) (Beitr. Ziegl., 1893, Bd. XIII.) — F. MARCHAND : *Endoth. mit. hyalinen Kugeln.* (Cylindrome), Ibid. — DRISSEN : *Glycogenreiche Endoth.* (Ibid., 1893, Bd. XII.) — MANDRY : *Ueber prim. Carcinome.* (Brüns. Beitr., 1892, Bd. VIII.) — HANSEMANN : *Specialitat, Altruismus u. Anaplasie der Zellen.* Berlin, 1893. — HANSEMANN : *Das Krebstroma u. d. Grawitzche Theorie d. Schlummerzellen.* (Virch. Arch., 1893, Bd. XXXIII.) — P. RANGÉ : *Les tumeurs adénoïdes.* (Sem. Méd., 1893.) — GALEOTTI : *Chromatin in den Carcinomzellen.* (Beitr. Ziegl., Bd. XIV, 1893.) — R. BUCHER : *Zur Bedeut. d. Multipl. Carcin.* (Ibid.) — STROEBE : *Vorkom. v. asym. Karyokinese.* (Ibid.) — ASKANAZY : *Bösart. Geschw. der in der Niere eingeschlos. Nebennierenkeime.* (Ibid.) — C.-V. KAHLDEN :

Sarcom d. Uterus. (Ibid.) — STRAAZ : *Die Geschw. des Eierstocke.* Berlin, 1894. — G. BLANKEINSTEIN : *Des endoth. perlés de la cavité cranienne.* (Th. de Saint-Pétersbourg, 1894.) — SIEGENBECK VAN HEUCKOLM : *Adenocarc. d. Leber mit Cirrhose.* (Ibid., Bd. XVI, 1894.) — CAZIN : *Des origines et modes de transmission du cancer.* Paris, 1894. — MORAU : *Recher. exp. sur la transmissib. de cert. néopl.* (Arch. de méd. vétér., 1894) — E. OLIVIER : *Etude sur le développement du cancer.* (Ibid., Bd. XV.) — LÖWENTHAL : *Ueber traum. Entst. d. Geschw.* (Arch. f. Kl. Chir., 1894.) — LAISNEY : *Cancer du cœur.* Paris, 1895. — GRAF : *Etiol. Erblichkeit u. locale Verbreit der Krebs.* (Arch. f. Kl. Chir., 1895, Bd. L.) — RIBBERT : *Ueber Entst. d. Geschw.* D. Med. Woch., 1895, nº 14; 1896, nº 30; 1897; — *Histogenese u. Wachst. d. Carcin.* (Virch. Arch., 1894, Bd. CXXXV; 1895, Bd. CXLI); *Lungencarcinom.* (Deut. Med. Woch., 1896, nº 11.) — C. HERSCHEL : *Multipl. mälign. Neubild. spec. d. Carcin.* (Diss. Halle, 1895.) — A. MAXIMOFF : *Des angiomes du larynx.* (Wratch., 1895.) — MARIE : *Recherches sur la question du cancer.* Páris, 1895. — DUPLAY et SAVOIRE : *Recherches sur les modifications de la nutrition chez les cancéreux.* (C. R., Acad. d. S., Paris, 1895.) — PHOCAS : *Deux cas de tumeurs sacro-coccygiennes.* (Bull. et Mém. Soc. de chir. de Paris, 1896.) — BRAULT : *La glycogénèse dans les tumeurs.* (Arch. de sc. méd. de Bucarest, Paris, 1896.) — MAUCLAIRE et DE BOVIS : *Etude sur les variétés fibro-adipeuses de l'angiome.* (Arch. d. sc. méd. Bucarest, 1896.) — PETRINI : *Contribution à l'étude histologique des tumeurs kystiques à tissus multiples.* (Arch. sc. méd. de Bucarest, 1896.) — CORNIL : *Note sur les dégénérescences des cellules dans les tumeurs épithéliales et, en particulier, des formes que revêt le chromatisme dans les noyaux dégénérés.* (Arch. d. sc. méd. de Bucarest, 1896.) — MERMET : *Enorme dermato-myome de la cuisse, dégénérescence sarcomateuse.* (Bull. Soc. anat. de Paris, 1899, LXXI.) — LE DENTU : *Nouvelles considérations relatives à l'épithéliome leucoplasique.* (Ass. franç. de chir. Proc. verb. Paris, 1896.) — LE DENTU : *Des rapports de la leucokératose avec l'épithélioma.* (Rev. de Chir., Paris, 1896, LXXI.) — LENOBLE : *Etude sur deux cas de tumeurs malignes secondaires du poumon et du cœur généralisées aux grands appareils.* (Rev. de méd., Paris, 1896, LXI.) — GALLET et DESCHAMPS : *Enquête sur le cancer en Belgique.* (Presse méd. belge, 1896. XLVIII.) — REGAUD et BARJON : *Vaisseaux lymphatiques des tumeurs épithéliales malignes.* (C. R., Soc. de Biol., Paris, 1896, III.) — REBULET : *Influence de l'hérédité sur la fréquence du cancer en Normandie.* (Rev. des mal. cancéreuses. Paris, 1896-7, II.) — A. AUVRAY : *Les tumeurs cérébrales.* Paris, 1896. — H. OPPENHEIM : *Die Geschw. d. Gehirns.* Wien, 1896. — M. NIKIFOROFF : *Des déciduomes malins.* (Arch. rus. de Podwy., 1896.) — VOLKMANN : *Endothel. Geschw. zugleich ein Beitr. z. d. Speicheldrüsen und Gaumentumoren.* (D. Zeit. f. Kl. Chir., 1896, Bd. XLI.) — G. PIANESE : *Histol. u. Etiol. d. Carcin.* Iéna, 1896. — W. DUBROW : *Natur. d. melanot. Geschw.* (Diss. Berlin, 1896.) — MAUCLAIRE et DE BOVIS : *Les angiomes.* Paris, 1896.— H. MÜLLER : *Lipome d. Niere.* (Diss. Berlin, 1896.— A. EBERMANN : *Casuïstik d. melan. Geschw.* (D. Zeit. f. Kl. Chir., Bd. XLIII.) — A. HAMMERSCHLAG : *Uber d. Magen Carc.* Berlin, 1896. — H. THOMAS : *Alveolar Sarc. of cerebellom,* 1896. — V. VISSOKOVITCH : *Sarcome serpig. de la face et du crâne.* (Arch. de Podwys., 1896.) — J. CORTYL : *Du cancer des tumeurs* (S. B.) (Th. de Paris, 1897.) — AUVRAY : *Du chondromyxome.* (Thèse de Paris, 1897.) — E. ORIOT : *La neurofibromatose.* (Th. Paris, 1897.) — GEROTA : Arch. f. Klin. Chir., 1897, Bd. LIV. (Transport de cellules néoplasiques dans une direction inattendue.)— HANSEMANN : *Die microc. Diagnose d. bösartigen Geschw.* Berlin, 1897. — LÜBARSCH : *Veränder. in d. Med. Spinal. b. Carcin.* (Zeit. f. Kl. Med., 1897, Bd. XXXI.) — ALBARRAN : *Adénomes du rein.* (An. des mal. génito-urin., 1897, nº 3.) — R. WILLIAMS : Lancet, 1897, 8 et 15 mai. (Néoplasmes chez les enfants.) — NEUMANN : *Multipl. Dermatomyome.* (Arch. f. Dermat., 1897, Bd. XXXIX.)— MEYER : *Toxic. d. Urin. u. Milzextr. bei Carc.* (Zeitsch. f. Kl. Med., 1897, Bd. XXXIII.) — QUENU : Traité de Chir. (Tumeurs, 1893.) — QUENU et LAUDEL : An. de Microg., 1897. — A. SCHIMANOVSKY : *Kystes congén. de la paup. infér. avec microphtalmie.* (West. Ophtal. (russe), 1897.) — C. BOETHER : *Bösartige Herzgeschw.* (Diss. Berlin, 1897.)— I.-S. IVANOFF : *Des adénomes de l'utérus.* (Th. de Saint-Pétersbourg, 1897.) — Mme ONULEZKO-STROGANOFF : *Du décid. malin.* (Centralbl. Gynec., 1897.)— E. NEEZE : *Sarcom choroïdea carcinomatosum.* (Arch. f. Ophtal., 1897); *Fall v. Angiome orbitae fibros.* (Arch. f. Augenheilk.) — A. GLOCKNER : *Ueb. sogen. Endothelkrebs d. ser. Häute.* (Zeitsch. f. Heilk., 1897, Bd. XVIII.) — C. COHN : *Gehirnmetastase d. Carcin.* (Freib. Diss., 1897.). — A. TAUBNER : *Cephalocele basil.* Varsovie (en russe), 1897; *Des ostéomes du sinus frontal.* 1898, Chirurgia (russe).— J.-F. VINOGRADOFF : *Myxome du thymus dans le jeune âge.* (Arch. de Podwys., 1897.) — A.-N. SOKOLOFF : *Des adénomyomes du foie et des adénomes multiples des canaux biliaires.* (Ibid.) — F. Lange : *Der Gallertkrebs der Brustdrüse.* (Beitr. z. Kl. Chir., Bd. XVI, 1898.) (Etude critique des 75 cas, publiés jusqu'ici, de cancers colloïdes du sein.) — Fabre-Domergue : *Les cancers épithél.* Paris, 1897. — Kirmisson : *Tumeurs congénitales de la région sacro-coccygienne.* (Bull. méd., Paris, 1897. — Rev. prat. des trav. de méd., Paris, 1897, LIV.) — Brault : *Note sur la présence et la répartition du glycogène dans les tumeurs.* (J. de méd. de Paris, 1897, IX.) — Bonjour : *Contribution à l'étude des tumeurs fibro-tendineuses à myéloplaxes.* (Paris, 1897.) — Bayet : *Lipomes multiples symétriques.* (Bull. Soc. roy. de sc. méd., Bruxelles, 1897.) — Jacobs : *A propos d'un cas de fibrome dégénéré.* (Bull. soc. belge de gynécologie et d'obstétr., Brux., 1897.) — Verhoogen : *Lipomes multiples.* (Bull. Soc. roy. d, sc. méd., Bruxelles, 1897.) — De Grandmaison : *Sur l'évolution histologique du cancer dans les ganglions lymphatiques.* (Arch. gén. de méd., Paris, 1897, II.) — Lévi : *Gros nodule épithéliomateux de la peau secondaire à un cancer de l'œsophage généralisé.* (Bull. Soc. anat. de Paris, 1897.) — Hayem : *Sur un cas d'anémie cancéreuse.* (Méd. mod., Paris, 1897. — Fontoynont : *Epithélioma cylindrique du colon transverse devenu colloïde, etc.* (Bull. Soc. anat. de Paris, 1897.) — Debersaques : *Etiologie du carcinome d'après les données cliniques.* (Ann. Soc. de méd. de Gand, 1987.) — Chimonowsky : *Les kystes congénitaux de la paupière.* Kieff, 1897. — Weinberg et Turquet : *Cancer des deux capsules surrénales avec noyau métastatique du cervelet.* (Bull. Soc. anat. de Paris, 1896.) — Weil : *Cancer de la langue avec noyau cardiaque secondaire.* (Bull. Soc, anat. de Paris, 1897.) — Reverdin et Buscarlet : *Epithélioma mélanique à marche lente.* (Rev. méd. de la Suisse rom., Genève, 1897.) — Rabé : *Cancer du cœur consécutif à un cancer de l'estomac.* (Bull. Soc. anat., Paris, 1897.) — Paviot et Bérard : *Du cancer musculaire lisse en général et de celui de l'utérus en particulier.* (Arch. de méd. expér. et d'anat. pathol., Paris, 1897.) — Péraire et Pilliet : *Tumeurs cornées du membre supérieur.* (Rev. de chir., Paris, 1898.) — Herbert Snow : *Cancerous and others tumors.* London, 1898. — Poineau : *Considérations sur un cas de tumeur à myéloplaxes des os du tarse.* Paris, 1898. — De Bovis : *Lipomes sacro-coccygiens.* (Presse méd., Paris, 1898, I.) — Audry et Constantin : *Sur un fibrome de la peau à cellules géantes.* (J. des mal. cut. et syph., Paris, 1898.) — Bar : *Examen histologique d'un molluscum siégeant sur le menton d'un nouveau-né.* (Bull. Soc. d'obst. de Paris, 1898.) — Audry et Constantin : *Cellules géantes et épithélioma.* (Arch. prov. de chir., Paris, 1898.) — Carnot et Marie : *Sarcome angioplastique.* (Bull. Soc. anat. de Paris, 1898.) — Domergue : *Les cancers épithéliaux, applications histologiques à la thérapeutique des cancers épithéliaux.* (Sem. gynéc., Paris, 1898.) — Vandervelde : *La karyokinèse dans les tumeurs malignes.* (Clinique, Bruxelles, 1898.) — Pilliet et Levret : *Sarcome myéloïde et pigmentation du pied.* (Bull. Soc. anat. de Paris, 1898.) — Launois et Bensaude : *Adénolipomatose à prédominance cervicale.* (Presse Méd., 1898.) — Pierre Bernard : *Etude sur les cancers primitifs multiples.* (Thèse Paris, 1899.) — Brault : *La désorientation cellulaire, etc.* (Presse méd., Paris, 1899.) — Genevet : *Etude anatomo-pathologique du rabdomyome.* (Th. de Lyon 1900). — Reiche : *Beiträge z. Statistik d. Carcinom.* (Deut. Med. Woch., 1900). — Soupault et Labbé : *Etude sur les altérations et le rôle des ganglions lymphatiques dans le cancer épithélial.* (Rev. de méd., Paris, 1900.) — Babès, Weigert, Crocq fils, Renaut, Aguerre : *Rôle de la névroglie dans l'évolution des inflammations et des tumeurs.* (Discussion, XIIIe congrès internat. de méd., sect. d'anat. pathol., 1900.) — Podwyssotsky : *La phagocytose et l'autophagie dans les tumeurs.* (Congrès international de médec., 1900). — Babès, Hlava, Coudray, Gavrilow, Ziegler : *Histogénèse de l'épithélioma.* (Discussion, XIIIe congrès internat. de méd., sect. d'anat. pathol., Paris, 1900.) — Milian : *Tumeurs et cythémolyse.* (Bull. Soc. anat., Paris, 1901.) — Malherbe (A.) et Malherbe (H.) : *Recherches sur le sarcome.* (Gaz. méd. de Nantes, 1901.) — Diterrichs : *Lipoma arborescens articulorum* (Saint-Pétersbourg, 1903). — Pini : *Die Sarcome d. Haut.* (Stuttgart, 1901). — Lübarrch : *Die Metaplasiefrage.* (Wiesbaden, 1901). — E. Malutine : *Les tumeurs malignes de la cavité nasale.* (Moscou, 1901). — Futterer : *Ueb. d. Aetiologie d. Carcin.* (Wiesbaden, 1901). — Coudray : *Le rôle des ganglions lymphatiques dans l'infection cancéreuse.* (J. de méd. de Paris, 1901.) — Auché et Vaillant : *Etude qualitative et quantitative des globules blancs du sang chez les cancéreux.* (J. de méd. de Bordeaux, 1901.) — De Buck : *Altérations nerveuses dans la carcinose.* (Belgique méd., 1901.) — Laurent : *Contribution à l'étude des chondromes.* (Toulouse, 1902.) — Manouiloff : *Les tumeurs malignes primaires du pancréas.* (Saint-Pétersbourg, 1902). — SPIJARNI : *Die bösart. Lymphom.* (D. Med. Woch.). — STICKER : *Ueb. d. Kreb. d. Thiere.* (Berlin, 1902.) — DE BOVIS : *L'augmentation de fréquence du cancer. Sa prédominance dans les villes et sa prédilection pour le sexe féminin sont-elles réelles ou apparentes?* (Sem. méd., Paris, 1902.) — A. MALHERBE et H. MALHERBE : *Recherches sur le sarcome.* (Gaz. méd. de Nantes, 1902.) — MATAGNE : *Les toxines de Coley employées dans le but de prévenir la récidive du cancer.* (Ann. de la policlin. centr. de Bruxelles, 1902.) — LUBARSCH : *Patholog. Anat. und Krebsforchung.* (Wiesbaden, 1902.) — BORST : *Die Lehre v. d. Geschwulst.* 1902.

Origine parasitaire des tumeurs.— R. VIRCHOW : *Die endogene Zellenbild. b. Krebs.* (Virch. Arch., 1848, Bd. III.) — A. WISSOKOVITCH : *Nodosités et psorospermie comme cause de certains néoplasmes.* (1876, Journal de Roudneff (russe).) — M. VORONINE : *Plasmodiphora Brassica.* Saint-Pétersbourg, 1897. — SCHEUERLEN : D. Med. Woch., 1887. (Bactéries du cancer.) — PFEIFFER : (Ibid.), 1888. — ROSENTHAL : Zeitsch. f. Hyg., 1888, Bd. V.) — THOMA : Fort. d. Med., 1889. — BRANDT : *Bactéries du cancer.* (Thèse de Kazan, 1888.) — ALBARRAN : *Tum. épith. conten. des. psorosper.* (Soc. de Biol., 1889.) — SCHÜTZ : *Microsc. Carcinom.* Frankf., 1890, Deu. Méd. W., 1890. — BORREL : Arch. d. méd. exp., 1890 ; *Evol. cellul. et parasitisme dans l'épith.* Montpellier, 1890. — TOMMASSOLI : Monatshef. f. prakt. Derm., 1890. — L. WICKHAM : *Maladie de la peau, dite maladie de Paget.* (Th., 1890.) — SJÖBRING : *Ein paras. protozoart. Org. in Carc.* (Fort. de Med., 1899.) — L. PFEIFFER ; *Heutige Kentn. d. pathol. Protoz.* (Centr. f. Bact., 1890, VIII.) — BILLROTH : *Ein Wirk. lebent Pflanz. u. Thierzel.* Wien, 1890. — KOSSINSKY : *Des physaliphores des tumeurs cancéreuses.* Varsovie, 1890.— NEISSER : *Gegenw. Stand. d. Psorospermenlehre.* (Verh. de Derm. Congr., 1891.) — STROEBE : Beiträge Ziegl., 1891, Bd. XI. — STEINHAUS : *Ub. Carc. Einschlüsse.* (Virch. Arch., 1891, Bd. CXXVI ; 1892, Bd. CXXVII ; Centralbl. f. Allg. Path., 1891.) F. NAEGERRATH : *Beitr. z. Struct. u. Entwick. d. Carcin.* Wiesbaden, 1892. — KARG : *Ueber d. Carc.* (Zeitsch. f. Chir., 1892, Bd. XXXIV.) — PANENSTIEL : *Traub. Sarc. d. Cervix. uteri.* (Virch. Arch., 1892, Bd. CXXVII.) — DELEPINE-SCHERIDAN : *Protozoa and Carc.* (Brit. Med. Jour., 1892.) — ALBARRAN : *Tumeurs de la vessie.* Paris, 1892. — FOA : *Ueber die Krebsparas.* (Centralbl. f. Bact., 1892, Bd. XII.) — V. PODWYSSOTSKY : (Centralbl. f. Bact., 1892, Bd. XII.)— FABRE : *La contagion du cancer.* Paris, 1892. — K. VINOGRADOFF : *Du molluscum contagiosum de la bouche.* Tomsk, 1891 (en russe). — KOSSINSKY : *Zur Lehre v. d. Schleimmetamorph. d. Krebszellen.* (Centr. f. Allg. Pathol., 1892.) — F. FISCHEL : *Ueber Tragunsgsversuche mit Sarcom u. Krebsgewebe d. Menschen auf Thiere.* (Fortsch. d. Med., 1892.) — R. PFEIFFER : *Coccidenkrank. d. Kaninchen.* Berlin, 1892. — KÜRSTEINER : Virch. Arch., Bd. CXXX. — A. BRUND : *Ueber Krebsentwick. in d. Unterlippe.* Würzburg, 1892.— I. SOUDAKEVITCH . *Recherches sur le parasit intracel. chez l'homme.* (An. Past., 1892 ; Centralbl. f. Bact., 1893, Bd. XIII, Wratc., 1893. — TORÖK : Monatshef. f. pract. Derm., 1893.— V. PODWYSSOTSKY et SAVTCHENKO : *Du parasitisme dans les cancers.* (Wratch-Centralbl. f. Bact., 1892, Bd. XII.) — FOA : *Ueber die Krebs parasiten.* (Centralbl. f. Bact., 1892.) — I. SAVTCHENKO : *Nouvelles recherches sur les sporoz.* (Wratch., 1892.) — L. PFEIFFER : *Unters. über d. Krebs.* Iena, 1893. — CAZIN : *La théorie parasit. du cancer.* (Arch. gén. de Méd., 1892.) — J. CASTERA : *Rapports de l'éléphantiasis des arabes avec la filaire du sang.* (Thèse de Paris, 1892.) — E. METCHNIKOFF : *Carcinomes et coccidies.* (Rev. gén. des Sciences, 1892.) — MAYET : Bull. méd., 1893. (Inoculat. du cancer aux rats ; résultats positifs.) — FIESSINGER : *La parthénogenèse du cancer.* (Rev. de Méd., 1893.) — A. RUFFER and H. WALKER : *On some parasitic protozoa found in cancerous tumours.* (Jour. of Path. and Bacter., 1892.) — AR. RUFFER and PLIMMER : (Ibid., 1893. june.) — A. KOROTNEFF : *Rhopalocephal. carcinom.* (Wratch., 1892, Centralbl. f. Bact., 1892) ; *Caract. parasit. des tumeurs cancér.* Kieff, 1893 ; *Sporozoen als Krankheistserreger.* Berl., 1893. — J. GALLOWAY : *The Parasitism of Protozoa in Carcinoma.* (British. med. Jour., 1893.) — OELMACHER : *Nucleus Safran réactin and its relation to the Carcinom.* (The Journ. of the Amer. Med. Aseoc., 1893.) — L. PFEIFFER : *Der Parasitismus des Carcinoms sowie der Sarco-Mikro-und Mixospororidien im Muskelgewebe.* Iéna, 1893. — A. OKOUCHKO : *Des microorganismes des tumeurs cancéreuses.* (Thèse de Saint-Pétersbourg, 1893.) — ADAMKIEWITCH : *Unters. über d. Krebs.* Wien, 1893. — BURCHARDT : *Ein Coccidium im Schleimkrebse d. Menschen.* (Virchow's Arch. Bd. CXXXI, 1893.) — KROMAYER : *Histogenese d. Molluscum Korperchen.* (Virch. Arch., 1893, Bd. CXXXII.) — J. CLAESSEN : Beiträge Ziegler's, Bd. XIV, 1893. — A. PAVLOVSKY : *Format. parasit. dans les sarcomes.*

(Khirourg. Lietop. (russe), 1893; Virch. Arch., Bd. CXXXIII.)— DUPLAY et CAZIN : *Contagion et inoculabilité du cancer.* (Sem. Méd., 1893.) — G. SCHLATTER : *Etat actuel de la question des parasites des néoplasmes chez l'homme.* Saint-Pétersbourg, 1893. — CLARKE : *Cancer sarcom. consid. in relat. to the sporozoa.* London, 1894. — MORAU : Sur la transmissibilité de certains néoplasmes. (Arch. de méd. expérim., 1894.) — GEISSLER · *Ueber Tragbarkeit d. Carcinoma.* (Arch. f. Kl. Chirg., 1893, Bd. LXXVI.) — STROEBE : Centralb. Allg. Path., 1894. (Bd. VI (Revue).) — KOURLOFF : Wratch., 1894, n° 1; Centralbl. f. Bact., 1894. — CLARKE : *J. Sporozoen in Sarcomen.* (Centralbl. f. Bact., 1894, Bd. XVI.) — VEDELER : *Das Sarcom Sporozoen.* (Ibid.) — FABRE-DOMERGUE : *Discussion de l'origine coccid. du cancer.* (An. de microgr., 1894.) — JÜRGENS : *Ueber Impfung von Sarcoma-melanoticum.* (Soc. Med. de Berl., 1895, 15 mai.) — SCHWARZ : *Uber Carcinomparasiten.* (Wien. Klin. Woch., 1895, n° 15.) — I. SAVTCHENKO : *Les sporozoaires dans les tumeurs malignes.* (Thèse de Kieff, 1895 : *Sporozoen in Geschwulsten,* mit 3 Tafeln. Cassel, 1895. — A. NEISSER : *Uber Molluscum Contagiosum,* 1895. (Verh. d. IV deutsch. Congr. Dermatol.) — K. VINOGRADOFF : *Du molluscum contagiosum* (en russe), 1895. — MORAU : *Le cancer est contagieux.* (Revue Scient., 1895.) — MAYET : *Faits pour servir à l'étude de la pathogénie du cancer.* (Congr. fr. de méd., 1895, Paris.) — HANOT : *Cancer et suppuration.* (Presse méd., Paris, 1895.) — NEPVEU : *Epithelium cellulaire dans le carcinome et l'épithéliome et diagnostic de la généralisation par l'examen du sang.* (Rev. d. mal. cancér., Paris, 1895-1896.) — FÉLIX : *De l'étiologie des affections cancéreuses.* (Rev. d. mal. cancér., Paris, 1895-1896.) — CAZIN : *La théorie psorospermique du cancer.* (Rev. d. mal. cancér., Paris, 1895-1896.) — RONCALI : *Sur des parasites particuliers trouvés dans un adéno-carcinome de l'ovaire.* (Ann. de microgr., Paris, 1895.) — RICHET : *Effets toxiques des injections veineuses de tumeurs cancéreuses ulcérées.* (C. r., Soc. de biol., Paris, 1895.) — MAYET : *De l'inoculation du cancer.* (Province méd., Lyon, 1895.) — LAURENT : *A propos de l'origine maligne des tumeurs.* (Clin., Bruxelles, 1896.) — FABRE-DOMERGUE : *La théorie parasitaire du cancer.* (Presse méd., Paris, 1896.) — CALMETTE : *De l'étiologie coccidienne du cancer.* (Bull. méd., Paris, 1896.) — CAMELOT : *Le cancer est-il de nature parasitaire?* (J. de sc. méd. de Lille, 1896.) — MÉPLAUX : *Etude de pathologie générale. Des rapports du sarcome avec l'inflammation.* Lille, 1896. — LAMBOTTE : *Contribution à la pathogénie du cancer. Antécédents purulents des cancéreux; enquête sur 30 cas.* (Presse méd. belge, 1896.) — *Les antécédents purulents des cancéreux.* (Presse méd. belge, 1896.) — GUELLIOT : *La transmission du cancer.* (Un. méd. du Nord-Est, Reims, 1896.) — FÉLIX : *De l'étiologie des affections cancéreuses et de leur traitement.* Paris, 1896. — S. POZZI : *Sur un mémoire de M. le Dr Guermonprez (de Lille), concernant la contagion professionnelle du cancer.* (Rapport. Bull. acad. de méd., Paris, 1896.) — MARIE : *Les greffes cancéreuses.* (Indép. méd., Paris, 1896.) — MATHIS : *Transmission du cancer du chien au chien.* (Rev. d. mal. cancér., Paris, 1896-1897). — L. LIVINGOOD : John Hopkins Hospit. Bull., 1896, october. (Tumeurs chez les souris, 5 cas de sarcomes et de carcin.) — V. PODWSSOTSKY : *Les progrès dans l'étude du parasitisme du cancer et autres tumeurs.* (Arch. d. Podwys., 1896); *Entwickelungsgeschicht d. Coccid., ovif.,* mit 4 Taf. Cassel, 1895.) — S. FRENTHAL : *Zelleinschlüsse in Sarcomen.* (Diss. Würzb., 1896.) — S. NAVACHINE : *Les organismes inférieurs comme agents pathogènes des tumeurs des plantes.* (Arch. d. Podwys., 1897.) — L. NOEL : *Topographie et contagion du cancer.* (Th. de Paris, 1897.) — BUSQUET : *Contribution à l'étude de la structure fine des corps appelés les sporozoaires du cancer.* (C. r., Soc. de biol., Paris, 1897.) — BERNARD : *Sur un cas de tumeur épithéliale due à la Bilharzia hæmatobia. Contribution à l'étude de la pathogénie du cancer.* (Arch. de méd. expérim. et d'anat. pathol., Paris, 1897.) — FABRE-DOMERGUE : *A propos de la dernière communication de M. Bosc sur les sporozoaires du cancer.* (C. r., Soc. de biol., Paris, 1897.) — BOSC : *Les parasites du cancer et du sarcome.* (C. r., Acad. d. sc., Paris, 1898.) — BOSC et VEDEL : *Inoculation des tumeurs malignes de l'homme aux animaux.* (Presse méd., Paris, 1898.) — BOSC : *Le cancer, maladie infectieuse à sporozoaires, etc.* (Arch. de physiol., Paris, 1898.) — DE BACKER : *De la cancérose et de son traitement par les ferments purs.* (Rev. gén. de l'antisepsie et de ferm. thérapeut., Paris, 1898.) — FUSTER : *Quelques réflexions sur la valeur clinique de l'hypoazoturie (un cas de carcinose généralisée).* (Montpellier méd., 1898.) — QUÉYRAT : *Tentative de transmission du sarcome mélanique de l'homme au singe.* (C. r., Soc. de biol., Paris, 1898.) — ROSWELL : *Etiology of Cancer.* (The Amer. Journ., 1898, may.) — LAVERAN et MESNIL : *De la sarcocystine.* (Soc. de Biol., avril 1899.) — CURTIS : *A propos des parasites du cancer.* (Presse méd., Paris, 1899.) — GORIS : *Cancer et inflammation.* (Ann. Soc. belge de chir., Bruxelles, 1899-1900.) — PODWYSSOTSKY : *Etude expérimentale sur le parasitisme des tumeurs.* (Presse méd., Paris, 1900.) — NILS SJÖRING : *Nouvelles recherches sur l'origine parasitaire des tumeurs.* (Méd. méd., Paris, 1900.) — ALBARRAN : *Les lésions de néphrite dans les reins cancéreux.* (IVe sess., Ass. franç. d'Urol., 1899.) — POLOVINKINE : *Sur la pathologie de l'épithélium contagieux des pigeons* (Kasan, 1900.) — MONGOUR et BRA : *Des produits solubles du champignon parasite du cancer humain, etc.* (J. de méd. de Bordeaux, 1900, XXX.) — BORREL : *Les théories parasitaires du cancer.* (Ann. de l'Inst. Pasteur, 1901.) — BORREL : *Les théories pathol. du cancer.* (Ann. Inst. Pasteur, 1900.) — BRA : *Le champignon parasite du cancer.* (XIIIe congrès internat. de méd., 1901.) — LEMIÈRE : *Le parasitisme dans le cancer.* (Rev. d. mal. cancér., Paris, 1901.) — TRIFONOFF : *L'étiologie et la sérothérapie des tumeurs malignes.* Paris, 1901. — BIVET : *Considérations sur l'étiologie parasitaire du cancer.* (Gaz. méd. de Nantes, 1901.) — BEHLA : *Die Carcinom. Litteratur* (Berlin, 1901.) — DE BOVIS : *Du rôle des principaux facteurs accessoires dans l'étiologie du cancer.* (Semaine méd., Paris, 1902.) — CHARCOT : *Quelques faits relatifs à des recherches sur la sérothérapie du cancer.* (C. r. hebd., Soc. de biol., Paris, 1902.) — GRANDCLÉMENT : *Le cancer est-il inoculable et contagieux? etc.* (Lyon méd., 1902.) — PODWYSSOTSKY : *Parasitäre myxomyc. Geschwulst. mitlelst Imp. v. Plasmo diphora Brassica.* (Zeitschrift f. klin. med. Bd. 47, 1902.) — DOR : *Discussion sur l'inoculabilité du cancer aux animaux.* (Lyon méd., 1902.) — MAX SCHÜLLER : *Sur les parasites du cancer et du sarcome.* (Méd. mod., 1902.) — MAYET : *Production du cancer chez les rats blancs par introduction dans leur économie des substances constituantes des tumeurs malignes de l'homme.* (Gaz. hebd. de méd. et de chir., Paris, 1902.) — ARATHOON : *Etat actuel de la science sur la question de l'étiologie du cancer.* Bordeaux, 1903. — RAMOND : *Inflammation épithéliale pseudo-néoplasique.* (C. r. hebd., Soc. de biol., Paris, 1903.) — BORREL : *Épithélioses infectieuses et épithéliomas.* (Ann. Inst. Pasteur, 1903.)

Levures pathogènes. — J. NEUMAYER : *Wirkungversch. Hefeart. auf d. thierisch. Org.* (Arch. f. Hyg. 1891, Bd. 12.) — COLPE : *Hefezellen als Krankheits erreg. im weibl. genit.* (Arch. f. gynec., Bd. 47.) — O. BUSSE : *Ueber Saccharomycosis hominis.* (Virch. Arch., Bd. 140, 1895.) — J. SANFELICE : *Ueber eine fur Thiere pathogene Sprosspilzart und über die Morphol. Uebereinstim. welche sie bei ihrer Vorkom. in den Geweben mit dem Vermeintlichen Krebs Coccidien zeigt.* (Centralbl. f. Bacter., 1895, Bd. XVII, 31 janvier, nº 4.) — IDEM : *Ueber die pathogene Wirkung der Sprosspilze. Zugleich ein Beitrag zur Aetiologie der bösartigen Geschwulste.* Ib., 21 mai, nº 18-19. — IDEM : *Ueber einen neuen pathogenen Blastomyceten welcher innerhalb der Gewebe unter Bildung kalkartig aussehenden Massen egenerirt.* (Ib., nº 17-18, 9 novembre, Bd. XVIII.) — IDEM : *Ueber die pathogene Wirkung der Blastomyceten.* (Zeitsch. f. Hygiene, 1895, Bd. 21.) — M. KAHANE : *Culture de levures provenant d'un cancer.* (Soc. méd. de Vienne, 15 mars 1895,) — MAFFUCCI et SIRLEO : *Beobachtungen u. Versuche über einen pathogenen Blastomyc. bei Einschluch derselben in die Zellen der pathol. Gewebe.* (Centralb. f. allg. Path., 1895, 30 avril, nº 8.) — IDEM : *Neuer Beitrag zur Pathol. eines Blastomyc.* (Ib., 15 juin, nº 11.) — RONCALLI : *Supra particulari parassiti invennuti in adenocarcinoma della ghiandola ovarica.* (Ib., Policlinico, Februar 1895.) — IDEM : *Die Blastomyceten in d. Adeno Carc. des ovariums.* (Cent. f. Bact., 1895, 15 octobre, Bd. XVIII, nº 12-13.) — IDEM : *Die Blastomyc. in d. Sarcomen.* (Ib., nº 14-15.) CORSELLI u. FRISCO : *Pathogene Blastomyc. b. Mensch., Beitr. z. Aetiol. d. bösartigen Geschwulste.* (Ibid., nº 12-13.) — FERMI und ARUCH : *Ueber eine neue pathogene Hefeart u. uber die Natur dei sogennanten Cryptococcus farciminosus Rivoltae.* (Centr. f. Bact., Bd. XVII, 1895, nº 17.) — LYDIA RABINOWITSCH : *Ueber pathogene Hefearten.* (Zeitsch. f. Hygiene, 1895, nº 21.) — GIARD : *Megalococcus myxoïdes.* (Soc. de Biol., 1895, 9 novembre.) — H. TOKISHIGE : *Ueber pathogenen Blastomyceten.* (Cent. f. Bact., 1895, Bd. XIX.) — F. SANFELICE : *Sulla azione pathogena dei Blastomyceti.* (An. d'igiene sper., vol. VI, 1896.) — V. PODWYSSOTSKY : *Les levures comme facteurs des processus morbides.* (Arch. de Podw., 1896; bibliographie critique jusqu'en 1896.) — HUGOUNENCQ et PAVIOT : *Sur les propriétés oxydantes, peut-être dues à des actions diastasiques de quelques tumeurs malignes.* (C. r., Soc. de biol., Paris, 1896.) — RONCALI : *Sur l'existence des levures organisées dans les sarcomes.* (Ann. de microgr., Paris, 1896.) — T. SANFELICE : *Pathol. Wirk. d. Blastomyc. Aetiologie d. sogen. Pocken der Tauben.* (Zeit. f. Hygiene, 1897, Bd. 26.) — F. SAN-

FELICE : *Exper Erzeugung von Russel'schen Fuchsin körperchen.* (Cent. f. Bact., Bd. XXIII, n° 7-8, 1898.) — A. MAFFUCCI et L. SIRLEÓ : *Blastomyceten als Infections erreger bei Tumoren.* (Zeitsch. f. Hyg., Bd. 27, 1898.) — GILCHRIST CASPAR and STOKES, WILLIAM ROYAL : *A caze of pseudo-lupus vulgaris caused by a Blastomyces.* (The Journ. of exper. Med., volum third, n° 1.) — I. SAVTCHENKO : *Les sporozoaires des tumeurs malignes et les levures pathogènes.* (Arch. de Podwys., 1898, t. V.) — KLIMZNKO : Centralb. f. Bact., 1902. — FEINBERG : *Das carcinom. u. sein. Parasit.* (Berlin, 1903.) — WLAEFF : *Acad. de Med.*, 1903.

LIVRE II

PATHOLOGIE DE LA CIRCULATION SANGUINE

CHAPITRE PREMIER

HYPÉRÉMIE

La circulation générale du sang est sous la dépendance de la pression exercée par les contractions du cœur; mais, fait essentiel, les circulations locales exigent encore, pour leur intégrité, la réunion de trois conditions : la présence d'une quantité convenable de sang, la fermeture du circuit vasculaire, la suffisance de la perméabilité des vaisseaux. Que l'une quelconque de ces conditions s'écarte de la normale, et les troubles de la circulation locale surgissent.

La quantité du sang cheminant dans l'organisme est trop faible pour que toutes les parties du corps et tous les organes contiennent, à la fois, le volume sanguin nécessaire à assurer, partout et simultanément, l'état d'activité. Et, comme l'activité physiologique est inséparable de l'afflux du sang (afflux fonctionnel), la plupart des organes, à l'exception du cœur et de quelques centres nerveux, sont le théâtre, à l'état normal, d'une sorte d'alternance, où se succèdent les balancements entre les périodes d'activité et d'hyperémie, et les périodes de repos et d'anémie relative.

La fibre musculaire qui se contracte, la glande qui sécrète abondamment, le système nerveux qui travaille, renferment, pour une même capacité vasculaire, une quantité de sang très supérieure à celle qui s'y trouve en circulation pendant que ces organes sont livrés au repos. Cette ampliation des vaisseaux, que commande l'état de laxité des fibres musculaires vasculaires placées sous la dépendance des vaso-moteurs, s'exerce dans les limites des fonctions physiologiques normales. Il y a donc des anémies et des hyperémies d'ordre physiologique ; il en existe aussi, dans lesquelles les oscillations de l'ampliation vasculaire sanguine dépendent. non du fonctionnement organique, mais de conditions anormales externes et internes. Telles sont les anémies et hyperémies pathologiques dont la physionomie rappelle par tant de traits celle des anémies et hyperémies physiologiques.

L'hyperémie artérielle ou active est produite par l'afflux d'une trop grande quantité de sang; l'hyperémie veineuse ou passive, par un obstacle à l'écoulement du sang veineux. Ces deux formes diffèrent essentiellement par leurs causes et par leurs caractères cliniques, puisque, dans l'une, la quantité de sang qui franchit les capillaires en un temps donné pèche par excès et dans l'autre par défaut.

A. — HYPERÉMIE ACTIVE

(*Congestion-Fluxion-Turgescence.*)

Dans cette forme, les vaisseaux artériels et capillaires dilatés opposent au sang une résistance moindre qu'à l'état normal. La cause de cette hyperémie se rattache parfois à des conditions mécaniques; le plus souvent elle est sous la dépendance de troubles de l'innervation vaso-motrice.

D'origine mécanique pure, l'hyperémie active fait suite à *l'abaissement de la pression atmosphérique* exercée sur un organe; telle l'hyperémie cutanée par application de ventouses sèches. Elle se rattache encore à une cause mécanique, quand elle apparaît après soustraction d'une quantité de liquide séreux ou inflammatoire accumulé dans la plèvre, le péricarde, le péritoine. L'abaissement brusque de la pression produite par l'évacuation du liquide a pour conséquence l'afflux exagéré de sang dans les vaisseaux de la cavité et par suite leur dilatation. Celle-ci (hyperémie *ex vacuo*) est le fait de la congestion sanguine, facilitée singulièrement par les modifications de la couche musculaire des vaisseaux soumise à une nutrition défectueuse.

Nous avons dit plus haut que les hyperémies pathologiques se rapprochaient quelquefois beaucoup des hyperémies que l'on observe à l'état normal. Pour l'intelligence des faits, il est nécessaire de rappeler brièvement quelques notions classiques touchant la physiologie des vaso-moteurs.

Magendie avait réagi contre l'idée de Bichat prétendant que les phénomènes de la vie étaient régis par des lois différentes de celles qui gouvernent les êtres inorganisés. Cependant l'élasticité artérielle qu'il invoquait, était impuissante à rendre compte des troubles de la circulation locale que tous les médecins constataient. Henle signala la présence de cellules musculaires dans la paroi des artères et admit que le système nerveux exerçait une influence sur elles. Stilling (1840) vit les nerfs et les plexus qui entourent les artères et leur donna le nom de *vaso-moteurs*. De Cl. Bernard (1851) date la période expérimentale, vraiment féconde. En répétant l'expérience de Pourfour du Petit (section du sympathique cervical) il constata (fig. 17) : le resserrement de l'ouverture palpébrale, la rétraction du globe de l'œil, l'augmentation de la température cutanée de l'oreille, l'accélération de la circulation. L'excitation du nerf déterminait des effets diamétralement opposés. Cette expérience établissait que le sympathique, dont l'activité contractait les vaisseaux, était leur nerf moteur proprement dit. Un autre travail de Cl. Bernard (1858) amena la découverte du premier nerf vaso-dilatateur : la corde du tympan. L'excitation du bout périphérique de ce petit nerf venu du facial, détermine un écoulement abondant de salive par le canal de Wharton et une activité circulatoire considérable dans la glande ; la veine est animée de battements synchrones à ceux de l'artère, et si l'on pratique la section veineuse, le sang s'écoule rouge par jets saccadés. A la suite de cette découverte, Cl. Bernard proposa la systématisation suivante qui fut généralement adoptée : le grand sympathique fournit aux vaisseaux les nerfs constricteurs, le système cérébro-spinal les nerfs dilatateurs. La découverte des nerfs érecteurs (Eckhardt), des filets dilatateurs contenus dans le glosso-pharyngien (Lépine, Vulpian) sembla confirmer cette systématisation. Les recherches de Dastre et Morat vinrent montrer que les nerfs vaso-dilatateurs n'étaient pas exclus du grand sympathique, comme on avait pu le croire, et que les deux ordres de nerfs vaso-moteurs, non seulement étaient renfermés dans des troncs similaires et souvent dans le même tronc nerveux, mais qu'ils s'influençaient les uns les autres, en vertu d'une fonction déterminée.

L'action des *vaso-constricteurs* se comprend d'elle-même grâce à la présence des muscles annulaires qui étreignent les vaisseaux ; celle des *vaso-dilatateurs* est sous la dépendance d'un mécanisme plus obscur. Elle se rattache à la catégorie des phénomènes connus sous le nom d'*actions d'arrêt, d'inhibition*. Les nerfs dilatateurs ne dilatent pas les vaisseaux, mais ils provoquent le relâchement des parois vasculaires, qui s'élargissent alors passivement sous la poussée du sang. Sous l'influence de l'activité de ces nerfs les parois artérielles deviennent plus relâchées que dans leur *période de repos apparent*. Il y a véritablement une surdilatation (Dastre et Morat).

Les mouvements des vaisseaux échappent à la volonté ; ils sont d'ordre réflexe. Les excitations, parties de la périphérie, arrivent aux centres vaso-moteurs qui les mettent en réserve ou qui les transforment, soit en un mouvement, soit en un phénomène d'arrêt.

Les centres vaso-moteurs existent en grand nombre dans l'économie, hiérarchisés les uns au-dessus des autres. Certains siègent dans la moelle (à leur action inhibitrice est due probablement la rougeur des joues observée dans la pneumonie et les affections tuberculeuses du poumon, action mise en jeu par l'excitation des rameaux pulmonaires du pneumogastrique), d'autres, dans le bulbe (dont la section provoque la dilatation de tous les vaisseaux du corps), d'autres, dans les ganglions du grand sympathique (l'excitation d'un même cordon nerveux donne lieu à des effets vaso-moteurs *inverses* suivant qu'elle est pratiquée en *amont* ou en *aval* des ganglions situés sur son trajet (Dastre et Morat). On n'a pu encore délimiter avec précision dans le cerveau le siège des centres vaso-moteurs correspondant aux centres dits moteurs des membres. Toutefois l'excitation de certains points de l'écorce provoque des effets vaso-moteurs certains, par exemple l'excitation du repli sigmoïde chez le chien (Lépine). Chez les hystériques hypnotisables, la suggestion met en lumière des actions vaso-motrices. Arloing a rapporté l'observation d'une malade hystérique, dans chaque main de laquelle on plaçait un thermomètre, si on lui suggérait qu'une de ses mains se glaçait, aussitôt le thermomètre placé dans cette main baissait et la malade accusait une sensation de refroidissement local.

L'indépendance réciproque de l'innervation du cœur et de l'innervation des vaisseaux aboutit à l'indépendance des effets cardiaques et vasculaires ; aussi la pression artérielle peut-elle s'élever malgré le ralentissement du cœur ou encore en l'absence de tout effet cardiaque (section du vague) ; la distinction devient plus nette si l'on met en parallèle les courbes de la pression cardiaque et celle des changements de volume d'un organe (François-Franck).

Les nerfs vaso-moteurs règlent la distribution de la pression dans le système artériel à l'aide d'un balancement circulatoire. Une dilatation un peu considérable dans une région s'accompagne ordinairement d'une constriction en d'autres parties du corps ; ainsi l'application du froid sur la peau resserre les capillaires cutanés et rénaux et congestionne ceux de la plupart des organes internes et des muscles des membres (Dühring, Mosso, Wertheimer). Cette régulation est automatique, d'ordre réflexe, elle se fait grâce aux connexions des vaso-moteurs avec les nerfs sensitifs des organes ou des vaisseaux eux-mêmes. Le mécanisme de ce phénomène dont la pathologie offre tant d'exemples a été établi expérimentalement par Héger et par Delezenne. Injectant dans les vaisseaux d'un membre qui ne tenait plus au corps que par ses nerfs, une solution de nicotine, Héger a constaté que sous l'influence de l'irritation produite par cet alcaloïde la pression aortique se modifiait.

La régulation intervient à chaque instant pour proportionner l'afflux du sang aux besoins des organes ; son action est d'ordinaire rapide, mais non instantanée. On sait que la station verticale, prise brusquement par un sujet qui est resté longtemps au lit, amène une congestion des jambes et une pâleur du visage pouvant même s'accompagner d'une syncope.

Les notions physiologiques que nous venons de rappeler nous permettront de comprendre la genèse des troubles hyperémiques. L'excitation ou la suppression de la vaso-motricité peut être mise en jeu par l'intervention d'un agent physique ou chimique frappant directement (filets du sympathique ou centres vaso-moteurs) ou par voie réflexe, à point de départ périphérique ou central.

Les hyperémies qui relèvent d'une telle origine méritent d'être classées sous la rubrique d'*angionévroses*. Beaucoup sont susceptibles d'une reproduction expérimentale ; les autres ressortissent au domaine de la clinique humaine ; on les voit dans le cours des traumatismes, des fièvres, des maladies du système nerveux. L'angionévrose expérimentale la plus typique, consécutive à la paralysie des vaso-constricteurs est produite sur l'oreille du lapin par l'expérience de Cl. Bernard (fig. 17) (section du sympathique cervical).

Chez l'homme, à la suite d'une plaie ou d'un traumatisme de la région du cou, d'une fracture de la clavicule, de la présence d'une tumeur intéressant le sympathique cervical, d'une section de ce cordon nerveux dans un but thérapeutique, etc., on a observé une hyperémie analogue frappant une moitié de la face. Les médecins, et souvent les malades, connaissent bien les phénomènes prémonitoires de la migraine, qui débute par une pâleur unilatérale de la face, de courte durée (excitation des vaso-constricteurs), suivie bientôt d'une rougeur.

Les exemples d'hyperémies réflexes sont nombreux dans la clinique humaine. Il n'est pas toujours facile de déterminer leur point de départ et de dire s'ils résultent d'un épuisement de l'action des vaso constricteurs ou d'une intervention active des vaso-dilatateurs. L'hyperémie réflexe du cou, de la face, d'autres régions du corps peut faire suite à des troubles nerveux éloignés (Snellen, Vulpian, Ovsianni koff, Goltz, Cyon, Schiff, Thirieff, Istamanoff, Smirnoff, Rogeansky, etc.); elle peut

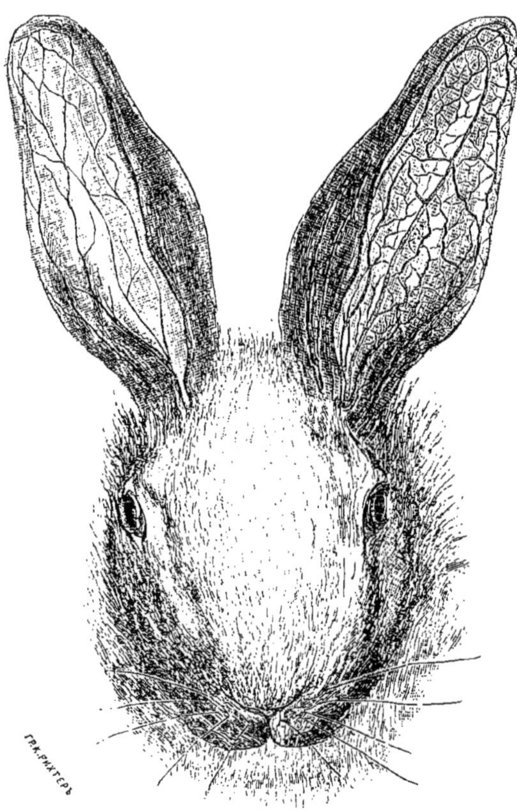

Fig. 17. — Oreille gauche fortement hyperémiée d'un lapin qui a subi la section du sympathique cervical gauche et l'extirpation du ganglion supérieur du grand sympathique. Grandeur naturelle.

aussi avoir une origine centrale, encéphalique ou médullaire (congestion pulmonaire à la suite d'un ictus apoplectique, etc.).

Nous savons par l'expérience que la paresse des vaso-constricteurs ou l'intervention active des vaso-dilatateurs provoquent l'hyperémie active. Cliniquement, ces deux formes de congestion vasculaire ont parfois, mais non toujours, des caractères distinctifs. L'hyperémie qui reconnaît pour cause l'action des vaso-dilatateurs, est ordinairement de courte durée et d'origine réflexe, par irritation des nerfs sensitifs (hyperémie hémi-faciale de l'odontalgie, de la névralgie du trijumeau ; congestion du visage après le repas ; hyperémie de la conjonctive sous le coup d'un corps étranger introduit sous la paupière, ou d'une action dite de sympathie ; hyperémie du tégument après la douche froide, etc.). Elle peut aussi se rattacher à une origine réflexe centrale ; la roséole pudique, la rougeur de la colère, certaines érythrophobies, dont sont victimes des individus qui redoutent de rougir (Dugas, Campbell, Breton Manheimer, Bechtereff, Pitres, Régis) appartiennent à cette forme d'hyperémie par vaso-dilatation d'origine psychique. Weir-Mitchell a décrit sous le nom d'*érythromélalgie* (ἐρυθρος, rouge, μελος, membre, ἀλγος, douleur) une névrose vaso-dilatatrice caractérisée par des accès pendant lesquels les membres se couvrent de taches rouges symétriquement disposées. Les téguments se tuméfient, la température s'élève de plusieurs degrés, les malades éprouvent des douleurs atroces que les applications froides et la position horizontale calment légèrement. Ces troubles dépendent, pour une part, d'une excitation vaso-motrice, puisque la section du nerf fait disparaître la rougeur (Dehio) ; ils sont sous la dépendance, en ce qui concerne la douleur et l'œdème, d'une lésion de la moelle épinière. La dilatation prolongée des artères entraîne la prolifération compensatrice de leurs parois et surtout de leur tunique interne, suivie de sclérose. Telle était la lésion dans le cas où Dehio fit l'examen de l'artère excisée.

Un certain nombre d'agents médicamenteux comptent dans leurs effets l'apparition d'érythèmes sur la peau et les muqueuses (préparations iodées, nitrite d'amyle, belladone, chloral, balsamiques, sérums thérapeutiques). La pathogénie de ces érythèmes est difficile à déterminer d'une manière certaine. Les recherches de Kobert, Thomson, Beyer, Grunfeld, etc., relatives à l'action des diverses préparations pharmaceutiques sur la vascularisation périphérique, ne permettent pas de trancher la question et de faire la part de ce qui revient à l'action directe du médicament sur les parois vasculaires, et de ce qui dépend du jeu des vasomoteurs et de leurs ganglions périphériques. Il est probable que l'action principale s'exerce sur les vaso-moteurs et sur leurs centres. Vulpian, soumettant un chien à l'absorption d'atropine, a montré que l'excitation de la corde du tympan n'avait plus alors le pouvoir d'agir sur la sécrétion de la salive. C'est également à l'action directe sur les centres vaso-moteurs qu'il rapportait les congestions qui marquent le début des pyrexies. La coïncidence des érythèmes, des arthropathies et de la fièvre faisant suite, après une période d'incubation, à l'injection de certains sérums thérapeutiques, plaide dans le même sens. Il faut se souvenir, toutefois, que nous n'avons à notre disposition aucun procédé expérimental qui nous permette de placer les ganglions sympathiques périphériques en dehors de la sphère d'action exercée par un agent pharmaceutique sur les parois vasculaires d'un département isolé de l'organisme.

A côté des hyperémies mécaniques et neuropathiques pures, déjà décrites, siège un groupe d'hyperémies mixtes, dans lesquelles la dilatation des ramuscules artériels et des capillaires se rattache d'une part aux troubles fonctionnels des vaso-moteurs, et d'autre part aux modifications nutritives des parois vasculaires. Ce sont des hyperémies *tropho-névrotiques*. Au nombre de celles-ci comptent les hypérémies consécutives à l'action sur la peau de la chaleur, ou encore d'agents irritants désignés sous le nom de rubéfiants (moutarde, essence de térébenthine, cantharides, etc.). Ces substances agissent sur les parois vasculaires par la surface cutanée et par le sang; elles altèrent jusqu'à un certain degré le tonus musculaire ou la structure moléculaire des parois des vaisseaux. Elles provoquent aussi directement, par voie réflexe, l'excitation vaso-dilatatrice ou la dépression des vaso-constricteurs. Il est probable que les érythèmes consécutifs à l'application des rayons cathodiques ressortissent à une origine mixte. Enfin, les hyperémies provoquées par la fulguration (fig. 18) qui persistent avec tant de ténacité, présentent la plus haute expression des hyperémies d'origine tropho-névrotique. Dans la plupart des cas, il est impossible de séparer l'effet de l'agent nocif sur les parois vasculaires, de son action sur le système nerveux sympathique.

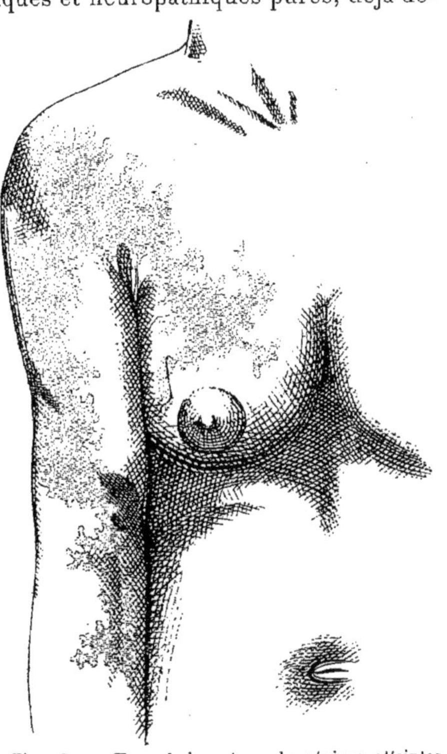

Fig. 18. — Hyperémie autour de régions atteintes d'un coup de foudre (cas d'Eberth).

On cite, comme preuve de la production de l'hyperémie, en dehors de toute participation du système nerveux, les cas où l'afflux artériel est provoqué par la chaleur ou par d'autres agents, sur des régions énervées préalablement (Goltz, Earl). Mais la section des troncs nerveux n'a pas éliminé les ganglions sympathiques enfouis dans les parois vasculaires, ganglions qui jouent le rôle de centres vaso-moteurs et réflexes, comme l'ont établi les recherches de Rogeansky et d'autres auteurs.

Au nombre des hyperémies *mixtes*, se rangent, au moins en partie, les cas d'afflux artériel constatés dans les organes profonds et dans le cerveau, surtout chez les vieillards, au cours de l'hypertrophie du ventricule gauche. Sans doute, les parois des canaux intacts ne cèdent pas à l'afflux exagéré du sang lancé par la contraction violente du ventricule gauche; l'hyperémie n'apparaît que dans les parenchymes dont les parois vasculaires sont, d'une façon ou d'une autre, atteintes dans leur nutrition et n'offrent qu'une résistance amoindrie à l'impétuosité du courant.

L'hyperémie artérielle non fugace, celle qui persiste longtemps, avec des intensités variables, est sous la dépendance d'une altération anatomique stable des filets du sympathique. Telles sont les hyperémies observées dans quelques maladies infectieuses (malaria, etc.).

Caractérisée par l'afflux excessif de sang artériel dans les vaisseaux qui entourent une région privée tout à coup de son artère principale, *l'hyperémie collatérale* rentre dans le domaine pathogénique des hyperémies tropho-névrotiques. Ainsi se dilatent peu à peu, et finissent par établir une libre circulation, les artères anastomotiques musculaires et cutanées du membre inférieur, quand pour une raison quelconque, la lumière de la fémorale est obstruée. La cause dilatatrice se rattache sans doute, pour une part, à une origine mécanique mais elle réside aussi dans un trouble de l'innervation des artérioles anémiées. La dilatation réactionnelle des ramuscules sanguins, suite immédiate de l'anémie provoquée par l'arrêt du courant dans le tronc nourricier principal, fournit l'impulsion initiale, d'où découle l'hyperémie collatérale. Aussi faut-il distinguer ici *l'hyperémie réactionnelle directe* et ses conséquences éloignées : *la dilatation et l'épaississement des vaisseaux.*

A la production de *l'hyperémie réactionnelle* participe le jeu complexe des vaso-moteurs; son mécanisme nous échappe en partie, puisque les preuves de la présence d'agglomérations ganglionnaires n'ont pas été données, pour tous les points des parois artérielles. Mais toute anémie locale appelle à sa suite un afflux exagéré du sang, pourvu que des anastomoses le permettent. Les chirurgiens savent qu'à l'anémie consécutive à l'application de la bande d'Esmarch fait suite une congestion sanguine intense.

Plus tard se produit *l'épaississement* (hyperplasie et hypertrophie) *des parois vasculaires*, résultat direct de leur hypernutrition. Cette modification, accompagnée de l'élargissement notable du calibre des petits vaisseaux, ne s'installe que lorsque les larges voies anastomotiques, suivant lesquelles la circulation collatérale peut se rétablir, font défaut. Ici, la circulation collatérale arrive avec lenteur à son épanouissement. Au contraire, elle se réalise très vite quand les anastomoses sont larges (hexagone de Willis, arcades palmaires, etc.) ; le sang franchit avec rapidité les voies libres, grâce à l'hyperémie réactionnelle de ces dernières.

Les expériences de Stefani et les dernières recherches de Bier (1902) montrent la *participation des nerfs vasculaires à la circulation collatérale, et particulièrement à l'hyperémie collatérale*. Si, avant la ligature de l'artère principale d'un membre (salamandre, grenouille, pigeon), on sectionne tous les nerfs qui animent ce membre, la circulation collatérale ne parvient pas à s'établir d'ordinaire et la gangrène du membre apparaît. Que, malgré la section des nerfs, le sang retrouve son cours, la température du membre énervé s'abaissera plus vite après la ligature de l'artère principale qu'elle ne le fera dans les membres où la ligature a été pratiquée seule, sans section nerveuse. A la suite de nombreuses expériences, Stefani arrive à la conclusion que les vaisseaux dont les nerfs n'ont subi aucune injure se dilatent plus complètement que ceux des membres dont l'innervation a été détruite. Le point de départ de la dilatation réside, d'après lui, dans l'action réflexe des nerfs vasculaires du tissu soumis à l'asphyxie par la raréfaction du sang artériel. Des résultats analogues ont été obtenus par Bier dans ses expériences sur les amputations chirurgicales de l'homme.

La lenteur de l'établissement de la circulation collatérale est proportionnelle au nombre des nerfs paralysés. Après ligature de la carotide, chez le lapin, la circulation collatérale ne demande pour s'établir que trente-six heures ; elle exige six jours lorsque la ligature a été compliquée d'une paralysie des nerfs du système cérébro-spinal.

La dilatation des vaisseaux présente les caractères de l'*hyperémie inflammatoire* lorsque la cause provocatrice agit avec lenteur, avec intensité, et trouble la nutrition des parois vasculaires. Nous reviendrons plus loin, dans le chapitre relatif à l'inflammation, sur les particularités de l'*hyperémie inflammatoire* et sur les caractères qui la distinguent de la congestion simple. Qu'il nous suffise de mentionner ici que l'hyperémie commune se transforme quelquefois en hyperémie inflammatoire quand surgissent des causes d'irritation cutanée et en particulier des influences microbiennes. La dermatologie fournit nombre d'exemples d'hyperémies érythémateuses (érythème : ἐρυθαίνω, je rougis) qu'on peut considérer comme des termes de passage reliant les hyperémies neuropathiques aux hyperémies inflammatoires. Les hyperémies vaso-motrices des séreuses péritonéale, pleurales, articulaires, provoquées par leur exposition au contact de l'air, se transforment en hyperémies franchement inflammatoires, lorsqu'à l'action de l'agent atmosphérique s'ajoute l'intervention de microbes ou de substances chimiques irritantes.

Symptômes et conséquences de l'hyperémie active.

L'hyperémie artérielle pure ne laisse d'ordinaire sur les cadavres aucune trace, car elle résulte d'un remplissage d'artérioles, qui, au moment de la mort, rejettent la plus grande partie de leur contenu dans les capillaires et surtout dans les veines. Le diagnostic n'est donc possible que pendant la vie. Ni l'anatomie pathologique, ni l'histologie ne saisissent la base matérielle de l'hyperémie artérielle neuropathique simple.

Limitée à quelques minutes de durée, elle ne se traduit que par *de la rougeur*, une légère élévation de la température, un peu d'augmentation de l'acuité sensitive. Si l'afflux artériel est plus considérable, on note encore *une tuméfaction* de la partie hyperémiée. La rougeur et l'élévation thermique sont le fait de la dilatation des vaisseaux et du passage d'un plus grand nombre de globules sanguins. L'hyperémie est-elle forte, le sang passe avec une vitesse si grande que le temps lui manque pour abandonner son oxygène. Dans les veines on trouve du sang rouge et la pulsation du cœur se fait sentir dans les plus petites artérioles et jusque dans les veines. La rougeur n'est visible que sur les surfaces cutanées, muqueuses, rétiniennes, accessibles à l'œil. Sa présence est non moins certaine dans les parties profondes, comme on peut s'en convaincre par les observations faites sur les cavités ouvertes, sur les glandes, les muscles et les parties du cerveau mises à nu.

L'élévation thermique qui accompagne l'hyperémie atteint quelquefois deux ou trois degrés au-dessus de la température normale ; elle se traduit localement par une sensation subjective de chaleur, mais elle n'est perçue que dans les hyperémies des téguments extérieurs, parce qu'à leur niveau, l'apport considérable de sang chaud venu des organes internes est plus sensible. L'augmentation du calorique est d'autant plus forte que la région hyperémiée est plus étendue et sa température normale plus basse. Voilà pourquoi l'oreille hyperémiée est si chaude et si rouge. La congestion sanguine des parties profondes et des organes internes s'accompagne d'une élévation thermique qui ne dépasse pas quelques dixièmes de degré ; la variation thermique est insensible parce que la température du sang des parenchymes profonds est à peu près partout égale.

La tuméfaction de la région hyperémiée provoque d'ordinaire une exagération de la sécrétion glandulaire ; le fait est facile à contrôler sur les glandes salivaires. Cependant, ainsi obtenu, le produit n'est pas le résultat d'une plus grande activité des organes sous l'incitation d'un afflux du sang artériel, car réduit à lui seul, et en dehors de tout autre facteur, l'afflux sanguin est impuissant à provoquer un accroissement de travail cellulaire.

Lorsque la cause provocatrice de l'hyperémie n'a pas agi simultanément sur les centres spéciaux de sécrétion, l'émission de mucosités, de sérosité ou de salive n'est simplement que la traduction d'une pression mécanique exercée sur les tissus. L'afflux de sang entraîne la dilatation des artères, des capillaires et des petites veines et chasse de cette façon hors des fentes tissulaires et des canaux excréteurs le liquide qui s'y était accumulé. On utilise en clinique cette propriété de l'hyperémie artérielle pour ranimer l'énergie d'une circulation locale, pour exprimer en quelque sorte les parenchymes engorgés par diverses stases.

Envisagés au point de vue de leur fonction, les éléments cellulaires jouissent d'une autonomie relative ; l'hyperémie artérielle est un des agents qui les incitent au travail intensif, mais n'est ni le seul facteur, ni le plus important. Les recherches sur les phénomènes d'accroissement et de multiplication cellulaires ont démontré que l'hyperémie, réduite à sa force propre, est incapable d'assurer la prolifération cellulaire et même d'augmenter l'intensité du fonctionnement. Seules, peut-être, les cellules du tissu conjonctif font exception : sous l'influence d'une fluxion sanguine prolongée, elles arrivent à se multiplier et à proliférer abondamment. Au liquide nutritif qui les baigne, les cellules ne prennent que la quantité d'aliments exigée par le degré de tension du travail auquel les soumettent divers stimulants chimiques. (Voir plus loin les modifications de la circulation lymphatique et ses rapports avec l'hyperémie artérielle.) Seuls, la *durée* de l'hyperémie artérielle et le *fonctionnement intensif* de l'organe ou de la région, provoquent des altérations définitives du tissu. Telle est l'origine de l'épaississement pariétal des artérioles soumises à une circulation collatérale supplémentaire. Encore, ici, la cause essentielle de l'hypertrophie réside-t-elle moins dans l'hyperémie, que dans l'effort nécessité par un excès de travail. Sous le coup d'une dépense inusitée d'énergie, les parois vasculaires profitent de l'hyperémie et puisent dans l'excès de sang qui les traverse une alimentation surabondante. Les modifications attribuées parfois aux hyperémies longues, répétées, intenses, telles que le décollement de l'épiderme, l'aspect fauve de la surface cutanée, les hémorrhagies, etc., se rattachent aux troubles nutritifs des parois vasculaires, à leurs lésions inflammatoires. Elles ne découlent pas de l'hyperémie pure et simple ; leur étude prendra place ailleurs.

B. — Hyperémie veineuse. hyperémie passive.

(*Stase.*)

Comme l'indique son nom, cette hyperémie est le résultat d'une dilatation vasculaire par surcharge de sang veineux. Celui-ci s'entasse dans les veines et les capillaires qu'il distend, tandis que les artères de la grande circulation ne subissent aucun élargissement de leur calibre. La création d'une hyperémie veineuse exige l'intervention de deux facteurs : la gêne de la circulation en retour et le maintien de la perméabilité artérielle. Appliquons une ligature modérément serrée à la base de la langue d'une grenouille ou de l'oreille d'un lapin : au bout de quelques minutes l'hyperémie veineuse se manifestera. Faisons cette ligature très serrée, nous n'obtiendrons pas d'hyperémie veineuse, mais seulement de l'anémie. La proportion du sang accumulé dans les vaisseaux dépasse ici la normale; mais la circulation en est moins rapide dans l'unité de temps; elle est ralentie.

La cause de l'hyperémie veineuse réside dans un *obstacle* à la circulation en retour. Limitée aux veines efférentes d'une région, la gêne circulatoire n'entraîne qu'une stase correspondante; l'hyperémie est circonscrite. Créée par une perturbation grave du jeu de la valvule tricuspide ou de celui de la cage thoracique, la stase gagne tout le système veineux de la grande circulation; la congestion passive est alors *généralisée*.

Les conditions favorisantes de l'entrave sanguine sont nombreuses. La faible résistance des parois veineuses, l'action de la pesanteur, la situation superficielle d'un grand nombre de canaux veineux les exposant aux pressions mécaniques, constituent des causes adjuvantes de premier ordre. Les positions naturelles du corps (station debout, couchée, assise) ne laissent pas que de gêner, quand elles sont conservées pendant un certain temps, la circulation en retour. Les hyperémies veineuses seraient réellement fréquentes, sans la richesse des plexus veineux qui offrent à la circulation en retour des voies si nombreuses de dérivation; l'utilité d'une telle disposition anatomique est évidente.

La stase veineuse *généralisée* est sous la dépendance de toute lésion, cardiaque, pulmonaire, médiastine, etc., capable d'entraver le fonctionnement du cœur droit. Les hyperémies *locales* sont provoquées par les obstacles à la circulation en retour dans les grosses veines efférentes. Les entraves peuvent venir du dehors, ou du dedans (compression par une tumeur, par l'utérus gravide, par une cicatrice; gêne circulatoire consécutive à une ligature, à un thrombus). Parfois la stase n'a d'autre cause que la longue durée d'une position anormale (stase professionnelle des typographes) ou encore un trouble nutritif des parois vasculaires provoqué par un traumatisme, par l'application du chaud ou du froid, etc.. Le développement de la stase dépend, dans une large mesure, du degré d'élasticité du tissu où sont enfouis les veines et les capillaires. Landerer a montré que les parois de ces vaisseaux, incapables de maintenir par elles-mêmes la pression du sang, empruntaient ce pouvoir à l'élasticité du tissu ambiant.

Pour aboutir à la congestion passive, la compression d'une veine doit être accompagnée d'une insuffisance de la circulation veineuse collatérale. Une fois établie, la congestion passive peut avoir des conséquences variables, à la réalisation desquelles prennent part les influences vaso-motrices. Après ligature expérimentale des veines crurales, Ranvier a constaté que seuls avaient de l'œdème les animaux soumis au même moment à la section du sympathique abdominal. Les effets de l'hyperémie active viennent, dans cette expérience, s'ajouter aux résultats de la congestion passive pour provoquer avec eux la transsudation séreuse. Cependant la paralysie vaso-motrice n'est pas indispensable à la production de l'œdème ; elle favorise son apparition en augmentant la tension dans le système capillaire.

Des constatations récentes sont venues modifier les opinions anciennes touchant la pathogénie des œdèmes dans les régions atteintes d'hyperémie passive. On a vu qu'à côté des troubles de la mécanique circulatoire, il fallait accorder une place importante à la résorption locale de certaines substances qui, au lieu d'être éliminées par les reins, sont retenues chez ces malades dans les régions soumises à la stase. Nous reviendrons plus loin (voir le chapitre de la *circulation lymphatique*) sur le rôle de la rétention du chlorure de sodium chez les personnes atteintes d'œdème. L'un de nous (Chantemesse) a démontré que la phlegmatia alba dolens qui survient parfois dans le cours de la fièvre typhoïde reconnaissait pour cause prédominante la présence de coagulations sanguines dans les veines efférentes du membre et pour cause essentielle l'intoxication de ce même membre par le chlorure de sodium. La suppression du sel dans l'alimentation de ces malades fait diminuer rapidement l'œdème et la douleur sans modifier naturellement ni la thrombose, ni la phlébite.

Les *symptômes* de l'hyperémie veineuse varient avec l'intensité et la persistance de la gêne apportée au retour du sang. Leur caractère principal réside dans la présence d'une rougeur anormale des tissus avec teinte bleuâtre cyanotique (Κυανός, bleu foncé), très différente de la rougeur vive de l'hyperémie artérielle. Dans les congestions passives locales, la cyanose est limitée aux régions où siège la stase veineuse; si celle-ci est générale (cardiopathies, scléroses pulmonaires), la teinte s'étale sur tout le corps, particulièrement visible sur les muqueuses et les téguments des extrémités, sur les régions recouvertes d'une couche mince d'épithélium (lèvres, oreilles, ongles, etc.). Intense, elle est perceptible même sur les zones tapissées d'une couche cornée épaisse (talons, plantes des pieds). La coloration est due à la surcharge de sang veineux qui, par son long séjour dans les capillaires, au contact des éléments cellulaires, s'est saturé d'acide carbonique. La distension s'accompagne souvent de dilatations sinueuses, comme il est facile de le constater à l'examen ophtalmoscopique dans les affections où se montre la *stase papillaire*.

Un second caractère de l'hyperémie veineuse des régions périphériques est l'hypothermie locale qui s'installe progressivement. Tout au début d'une oblitération veineuse, on constate souvent une augmentation de température de un à deux degrés; la peau et les tissus rayonnent lentement le calorique accumulé par la surchargesanguine. Au bout de quelques minutes, parfois de quelques heures, un abaissement thermique survient qui peut atteindre et dépasser deux degrés. La région hyperémiée devient froide. Les asystoliques se font remarquer par la cyanose et le refroidissement des extrémités.

Le troisième symptôme, la tuméfaction de la région hyperémiée, surtout dans les stases localisées, est beaucoup plus constant. Après l'oblitération, survient bientôt la distension des ramifications veineuses et capillaires par le sang, et celle des fentes intercellulaires par la lymphe, d'où résultent le gonflement, l'œdème, l'anasarque. L'hyperémie des veines et la tuméfaction œdémateuse sont sensiblement proportionnelles à la faiblesse, originelle ou acquise, de l'élasticité des tissus. Dans les régions découvertes (muqueuses), le liquide qui transsude se déverse au fur et à mesure, amenant de simples modifications dans la qualité de la sécrétion normale. Dans les hyperémies passives locales, soit prolongées, soit courtes mais intenses, le liquide de l'œdème renferme une proportion variable de globules sanguins sortis des capillaires distendus, sans rupture préalable de leurs parois.

Les troubles circulatoires créés par l'hyperémie veineuse ont depuis longtemps attiré l'attention des observateurs. Haller a, le premier, constaté au microscope le ralentissement de la circulation dans la stase veineuse ; il a observé les oscillations de la colonne sanguine dans les capillaires distendus (flux et reflux) ou mouvement de « *va et vient* » (Poiseuille). Dans le vaisseau la séparation du courant en zone centrale et zone périphérique n'est plus distincte; les hématies se confondent intimement avec les leucocytes, s'accolent jusqu'à fusionner leurs contours. La pression sur les parois vasculaires s'élève, en certains points les leucocytes et les hématies commencent à sortir du vaisseau capillaire, traversant la paroi sans que celle-ci se rompe.

Ces diverses modifications peuvent être étudiées sur la membrane interdigitale de la grenouille, après ligature de la veine fémorale, ainsi que sur la langue du même animal dont la base a été enserrée par un fil. Les mêmes constatations peuvent se faire aisément sur le mésentère des animaux à sang chaud. Etudiant l'*hyperémie veineuse de la rate*, après ligature expérimentale de la veine splénique, Sokoloff a vu que les hématies s'échappaient des capillaires en se frayant un passage entre les cellules endothéliales écartées les unes des autres.

Un symptôme important de l'hyperémie veineuse est l'état d'altération et d'affaiblissement fonctionnel qui frappe un organe ou toute l'économie. Ici, plusieurs facteurs entrent en jeu. C'est, d'une part, la pression exercée par les fentes lymphatiques et les capillaires distendus sur les éléments propres des tissus. Dans les poumons par exemple, l'air est expulsé des vésicules, la capacité alvéolaire est diminuée; d'autre part la quantité d'oxygène mise au service des combustions est moindre et les produits excrémentitiels, résultats des mutations nutritives, s'accumulent dans l'organisme. Les troubles fonctionnels revêtent une physionomie particulière suivant les organes, ils conservent toutefois une empreinte familiale, indice de leur commune origine. Les malades accusent une sensation de dépression, de fatigue, de faiblesse et parfois de douleur obtuse ; le médecin constate l'affaiblissement de la production du travail musculaire et la diminution des sécrétions normales des parenchymes.

Les modifications exercées sur les tissus par l'hyperémie veineuse découlent de la durée et du degré de la gêne circulatoire. Les stases qui ne se prolongent pas au delà de quelques minutes laissent inaltérée la texture de l'organe, et n'apportent à son fonctionnement que des modifications insignifiantes ; celles qui persistent plusieurs heures avec intensité provoquent déjà des altérations morphologiques cellulaires d'autant plus graves et rapides que la cellule en souffrance est plus différenciée. Les plus sensibles aux effets de cette gêne circulatoire sont les cellules du système nerveux central, puis les éléments glandulaires, les muscles. Les altérations cellulaires du tissu conjonctif et celles de l'épithélium tégumentaire sont les plus tardives et les moins prononcées. On constate les signes de l'altération parenchymateuse et en particulier la tuméfaction trouble et la dégénérescence graisseuse des éléments (voir tome I les chapitres des dégénérescences). Dans les glandes, et surtout dans les cellules nerveuses, *la dégénérescence vésiculeuse* n'est point rare. Dans les fibres conjonctives, les stases veineuses prolongées peuvent provoquer la *transformation hyaline.*

De longue durée, l'hyperémie passive aboutit souvent à l'*atrophie* cellulaire, surtout dans les parenchymes (atrophie cyanotique). Dans la congestion chronique du foie consécutive à l'insuffisance tricuspidienne (foie cardiaque, foie muscade), des travées de cellules hépatiques de la zone centrale des lobules, voisines de la veine sus-hépatique, s'atrophient parfois jusqu'à perdre la moitié de leur volume primitif.

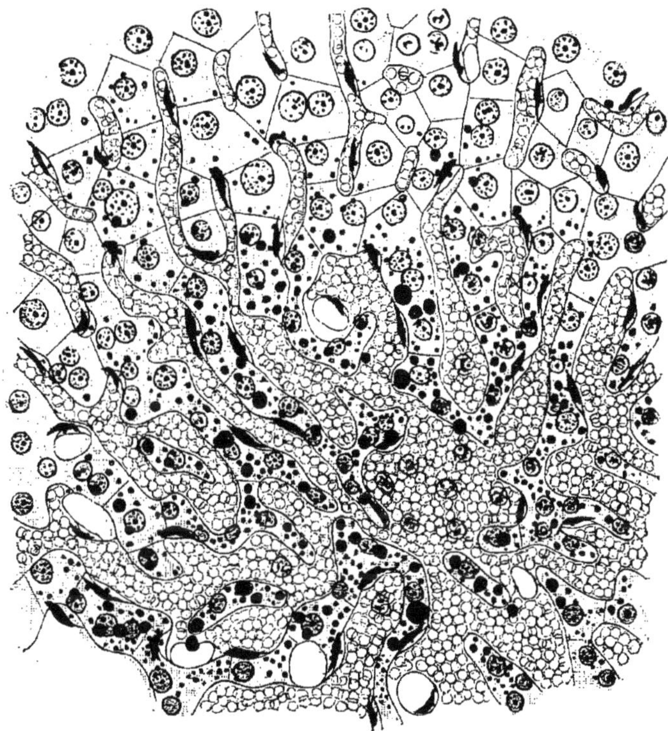

Fig. 19. — Foie muscade. Les capillaires du centre du lobule sont dilatés et gorgés de sang. Les travées hépatiques sont en voie d'atrophie et de dégénérescence graisseuse décelée par l'acide osmique. Grossissement 450. Fixation par le liquide de Flemming. — Coloration par la safranine et l'acide osmique.

Le centre sus-hépatique modifié par la dilatation des capillaires perd son apparence caractéristique ; çà et là des cellules ont disparu et d'autres ont subi la dégénérescence parenchymateuse et graisseuse (voir fig. 19).

Indépendamment de l'atrophie des éléments nobles, les hyperémies veineuses chroniques provoquent la *prolifération du stroma conjonctif* de l'organe, allant parfois jusqu'à l'état d'*induration cyanotique*. Les stases prolongées dans les veines de la cavité abdominale peuvent amener l'atrophie des fibres musculaires lisses de la paroi stomacale auxquelles se substituent des fibres de tissu conjonctif. Les hyperémies prolongées de la rate, au cours des stases du système porte, ont souvent pour conséquence l'épaississement des trabécules conjonctives et l'induration de tout l'organe. Dans la peau, les longues stases provoquées par la compression des grosses veines efférentes entraînent parfois le développement de masses énormes de tissu conjonctif avec hypertrophie et induration et l'aspect du revêtement cutané rappelle l'éléphantiasis.

Dans l'hyperémie veineuse expérimentale, il est facile de constater au microscope que les cellules conjonctives sont en voie de multiplication exagérée (hypertrophie des noyaux, abondance des figures de karyokinèse).

Pour utiliser l'action dépressive sur les éléments cellulaires du sang surchargé d'acide carbonique on a provoqué artificiellement l'hyperémie passive, par la compression des veines ; on a cherché à obtenir ainsi l'anesthésie et certains effets thérapeutiques. Récemment, Bier utilisant l'hyperémie veineuse dans le traitement des arthrites douloureuses et même des arthrites tuberculeuses aurait abouti à des résultats satisfaisants. Il est possible que, sous l'influence de la saturation par l'acide carbonique, les microbes du foyer inflammatoire périssent plus facilement. Les recherches faites à ce sujet par Hambürger ont établi que l'acide carbonique des régions hyperémiées exerçait une action dissolvante sur les globules du sang et déprimait en même temps la vie microbienne. Quant à l'action anesthésique de l'acide carbonique, elle est connue depuis longtemps. On sait que Brown-Séquard avait proposé le traitement des spasmes laryngés (coqueluche), par l'application sur le pharynx d'acide carbonique gazeux.

Au nombre de leurs conséquences, les hyperémies veineuses internes comptent les hémorrhagies par rupture vasculaire (hématémèses des stases veineuses du territoire portal, hémoptysies et apoplexies pulmonaires des stases de la petite circulation au cours des affections cardiaques ou pulmonaires, hémorrhagies hémorrhoïdaires dans la compression des veines par les fèces accumulées dans le rectum, etc.).

Plus que l'hyperémie artérielle, la congestion veineuse passive provoque des *altérations anatomiques graves*, reconnaissables à l'autopsie. L'ampliation des veines, la dilatation des plus fines ramifications vasculaires, qui se transforment en rameaux appréciables à la vue, la cyanose des tissus, leur surcharge aqueuse et leur tuméfaction sont les phénomènes objectifs principaux qui permettent à l'anatomo-pathologiste de diagnostiquer l'existence d'une hyperémie veineuse. L'examen microscopique révèle en même temps la tuméfaction trouble et la dégénérescence graisseuse des cellules du parenchyme. Il faut se souvenir qu'après la mort, la coloration bleu violacée peut, sous l'influence de l'oxygène atmosphérique, être remplacée par une teinte d'un rouge plus clair.

La congestion hypostatique est un type clinique d'hyperémie veineuse qui s'observe généralement dans les stades ultimes de l'asystolie.

L'hypostase se développe chez les individus en proie à une attaque d'asystolie profonde, dans le cours de fièvres adynamiques graves, souvent même dans la période agonique. La faiblesse des vaisseaux de la petite circulation fait des lobes inférieurs du poumon un siège de prédilection pour l'hypostase. Une fois développée chez des sujets très affaiblis et voués à l'immobilité, la congestion passive des poumons ouvre facilement la porte à l'infection (*pneumonie hypostatique*). Après la mort, le sang s'accumule dans les veines; obéissant aux lois de la pesanteur, il s'écoule vers les parties les plus déclives, distend les veines et les capillaires, transsude peu à peu dans les espaces intercellulaires et forme ce qu'on nomme les *taches cadavériques*. On voit celles-ci dans les lobes inférieurs des poumons, sur le dos, à la nuque, aux régions déclives des extrémités.

INDEX BIBLIOGRAPHIQUE

Jusqu'en 1882-1883, la bibliographie très complète de la question des hyperémies est rassemblée dans le travail de Recklinghausen : *Handbuch der allgemeinen Pathologie des Kreislaufs und der Ernährung*, Stuttgart, 1883. — Pour les *hyperémies artérielles*, voir Cl. Bernard : *Leçons sur les liquides de l'organisme*, 1859. — *Leçons sur la physiologie et la path. du système nerveux*, 1858. — Marey : *Mémoire sur la contractibilité vasculaire*. (An. des sciences naturelles, 1858.) — S. Samuel : *Einfluss d. Nerven auf d. Collateralkreislauf.* (Centr. f. med. Wiss., 1869.) — J. Ranke : *Die Blutvertheilung und die Thätigkeits Wechsel der Organe*, Leipzig, 1871. — Brown-Séquard : *Leçons sur les nerfs vasomoteurs*, 1872. — Vulpian : *Leçons sur l'appareil vasomot.*, 1875. — Weir Mitchell : *Des lésions des nerfs et de leurs conséq.* (Traduction, 1874.) — Bochefontaine : *Note sur quelques expériences relatives à l'influence que la ligature de l'artère splénique exerce sur la rate*. (Arch. de phys., 1874.) — Talma : *Ueber collaterales Kreislauf.* (Pflüg. Arch., 1880.) — Straus : *Des ecchymoses tabétiques à la suite des douleurs fulgurantes*. (Arch. de Neurologie, 1881.) — Dastre et Morat : Arch. de Phys. normale et pathol., 1882, 91, 93, 94. — Cornil et Ranvier : *Manuel d'histologie pathologique*. — J. Conheim und Roy : *Unters. über die Circulation in den Nieren*. (Virch. Arch., 1883.) — N. Rogovitch : *De l'action pseudomotrice des vaso-dilatateurs*. (Thèse, 1885, Kiew.) — Landerer : *Die Gewebspannung*, etc., 1884. — Kobert : Arch. f. exper. Path. und. Pharmac., 1886, Bd. XXII. — C. Kopp : *Die Trophoneurosen der Haut.*, Wienn., 1886. — A. Stefani : Schmidt's Jahrbucher, 1888. — H. Nothnagel : *Zur Entsch. d. Collateralkreislaufs*. (Zeitschr. für klinische Medicin., 1888, Bd. XV, Heft 1-2.) — Baum : *Arterienanastamosen* (Deutsch. Zeitschr. f. Thiermed. und. vergl. Patholog., 1889. Bd. XIV, Heft 5-6.) — Oustimovitch : *Vasomotorische Aphorism*. (Arch. f. Anat. und Phys., 1887.) — Smirnoff : *Physiol. d. vasomotor. Centren*. (Centralb. f. med., Wissenschaft, 1886, n° 9.) — S. Samuel : *Gewebswachstum bei Störung der Blutcirculation*. (Virch. Arch., 1887.) — S. Stricker : *Beitrag zur Lehre üb. act. Hyperaemie*. (Wien. Klin. Woch., 1888, n° 6.) — V. Rojansky : *Rapports entre la moelle épinière et les ganglions sympat., et le système vasculaire*. (Thèse russe, Kazan, 1889.) — Fr. Frank : Arch. de Phys. norm. et path., 1889, n° 4. — Oppenheim : *Die traumatisch. Neurosen*. Berlin, 1889. — A. Hauer : *Ueber Kreislaufsveränd. bei ärtzlicher Verminderung des Luftdruckes*. (Prag. med. Woch., 1890, n° 8.) (Observations microscopiques directes sur la membrane interdigitale de la grenouille.) — H. Kriegl : *Ueber vasomot. Störungen d. Haut bei der traumat. Neurose*. (Arch. f. Psych., und Nervenkrankh., 1891, Bd. 22.) — J. Wertheimer : *Sur quelques faits relatifs à l'équilibre entre la circulation superficielle et la circulation viscérale*. (Arch. de physiol,, 1891.) — M. Eberts : *Ueber Blitzverletzungen*. Leipzig, 1891. — M. Doyon : *Recherches sur les nerfs vasomoteurs de la rétine et en par-*

ticulier sur le nerf trijumeau. (Arch. de Phys., 1891.) — S. AFANASSIEFF : *Recherches exp. sur l'action des excitations mécaniques et thermiques de la peau sur la pression sanguine.* (Gazette de Botkine, 1891.) — GR. TERESTCHENKO : *Haben vasomotor Lähmungen Aederungen d. Durchlässigkeit d. Gefässwand und Störungen d. histolog. Structur d. Blutgefässendothels zur Folge.* Diss. Dorpat, 1892. — A. BESSON : *Etude expérim. sur la révulsion.* Paris 1892. — TCHEREVKOFF : *Action des hémisphères cérébraux sur le cœur et le système vasculaire.* Kharkow, Thèse russe, 1892. — CAVAZZANI : *Sur la genèse de la circulat. collat.* (Arch. ital. de Biologie 1892.) — MOUTCHNIK : *Un cas d'érythromélalgie.* (Gazette med. de la Russie méridion., 1894, n° 7.) — DEGCOS : *De l'érythromélalgie.* (Arch. de Podwyssotsky, 1896.) — ELINSON : *Des vasomoteurs de la rétine* (russe). Kazan, 1896. — BEKHTEREFF : *De l'érythrophobie.* (Revue de Psychiatrie russe, 1897, n°s 1 et 8.) — PITRES et RÉGIS : *Erythrophobie.* (Congrès de Nancy, 1897.) — A. POSPELOFF : *De l'érythromélalgie.* (Revue russe de méd., 1897.) — MANHEIMER : *Peur obsédante de rougir.* (Méd. moderne, 1897, p. 57, n° 76; bibliographie détaillée, sauf les travaux russes. — A. BIER : *Die Entstehung des Collateralkreislaufs.* (Virch. Arch., 1897, Bd. 147.) — M. LAPRINSKY : *Sur les lésions des vaisseaux dans les maladies des troncs nerveux périphériques.* Thèse, Kiew, 1897. — S. AMITIN : *Ueber den Tonus d. Blutgefässe bei Einwirk. Wärme und Kälte.* (Zeitschr. f. Biologie, 1897, Bd. XXXV.) — BRAUN : *Induration cyanotique des reins.* (Arch. de Podwyssotsky, 1900.) — LAZURSKI : *Influence des contractions musculaires sur la circulation cérébrale.* (Saint-Pétersbourg, 1900.) — TCHONEVSKI : *Sur l'ampliation des vaisseaux des diverses parties du corps.* (Karkoff, 1902). — POTAIN : *La pression artérielle de l'homme.* (Paris, 1902.)

Hyperémie veineuse. — COHNHEIM : *Ueber venöse Stauung.* (Virch. Arch., Bd. 41.) — IDEM : *Pathologie générale.* Traduction. T. I, 1878. — N. OUSKOFF : *Communication du système sanguin avec les origines des lymphatiques dans les stases.* Thèse, Saint-Pétersbourg, 1877. — ZIENLEKO : Virch. Arch, Bd. LXVII. — H. MAAS : *Die Circulation unteren Extremitäten.* (D. Zeit. f. Chir., 1882, Bd. 17.) — V. KOUZNETSOFF : *Altérations du système nerveux central dans l'hyperémie artificielle.* Thèse russe, 1888. — A. KORETSKY : *Du rôle des collatérales des veines dans la ligature de la veine crurale.* (Mémoires du 2e Congrès des méd. russes, 1887.) — L. PURICELLI : *Ueber die cyanotische Indurat. d. Nieren.* Stuttgart, 1886. — N. SOKOLOFF : *Histologie pathol. de la rate.* Thèse de Saint-Pétersbourg, 1888. — P. UNNA : *Stauungshyperämie der Haut.* (Monatssch. f. Dermatologie, 1889, Bd. IV, n° 8.) — W. DOHRING : *Local. Einfluss d. Kälte u. Wärme auf Haut u. Schleimhäute* (Diss. Konigsberg, 1889). — W. WINTERNITZ : *Ueber eine eigenthüml. Gefässreaction in d. Haut.* (Verhandl. d. IX Congress für innere Medicin., 1890.) — P. BAUMGARTEN : *Ueber die Nabelvenen d. Mensch. u. ihre Bedeutung für die Circulation Störungen bei Lebercirrhose.* (Arb. aus Tübingen, 1891, Bd, I.) — G. ENGELMANN : *Ueber d. Verhalten d. Endothels d. Blutgefässe bei d. Auswanderung d. Leucocyten.* Diss., 1891, Dorpat. — BASCH : *Allgem. Physiol. u. Pathol. des Blutkreislaufs.* Wien, 1892. — B. MOLTCHANOFF : *Des taches cadavériques.* Thèse de Saint-Pétersbourg, 1894. — A. BIER : *Behandlung d. Gelenktuberculose mit Stauungshyperaemie.* (Berlin, Klin., 1895, n° 89.) — GROSSMANN : *Stauungshyperaemie in d. Lungen.* (Zeit. f. Klin. Medicin., 1895, Bd. XXVII.) — A. BIER : *Heilwirkung der Hyperaemie.* (Münch. med. Woch., 1897, n° 32.) — H. HAMBURGER : *Ueber den heilsamer Einfluss von venöser Stauung und Entzündung im Kampfe des Organismus gegen Mikroben.* (Centralbl. f. Bact., 1897, Bd. XXII.) — POUSSON : *Influence de la distension du rein sur la congestion et le saignement de cet organe.* (IVe session Assoc. franç. d'Urol., Paris 1899.) — PIÉRY : *De l'œdème et de la congestion dans leurs rapports avec la production de la sclérose* (étude anatomo-clinique et expérimentale). Th. de Lyon 1899. — A. CHANTEMESSE : *La phlegmatia alba dolens des typhiques et le régime hypochlorurique.* (Acad. de Médecine, 1903.)

CHAPITRE II

ANÉMIE LOCALE OU ISCHÉMIE

L'anémie locale, distincte de l'anémie générale ou olighémie, est caractérisée par la diminution de la quantité du sang dans les vaisseaux d'une partie limitée d'un tissu ou d'un organe. Elle résulte d'une seule cause : l'insuffisance de l'afflux sanguin artériel. Etroitement limitée à une région, elle est encore désignée sous le nom d'ischémie (Virchow), parce qu'ici, la pénurie du sang reconnaît généralement pour cause la présence d'un obstacle sur le trajet du canal artériel (ἰσχάνω, j'arrête). En dehors des causes purement locales, l'ischémie peut ne relever dans son origine que de l'anémie générale; elle est alors moins nettement constituée que lorsqu'elle résulte d'un obstacle au cours du sang. Le terme d'ischémie doit être réservé pour désigner ce dernier mode pathogénique.

Les *causes* se résument en toutes celles qui diminuent ou qui suppriment le calibre de l'artère afférente : actions mécaniques ou neuropathiques. Les causes mécaniques sont nombreuses; parmi elles se rangent : la compression de toute une partie du corps ou seulement de l'artère afférente, par des tumeurs, des cicatrices, des ligatures (bande d'Esmarch); la diminution de la lumière du canal artériel, par la présence des coagulations sanguines nées sur place (thromboses, etc.), ou immigrées (embolies); enfin les épaississements inflammatoires et dégénératifs des parois artérielles (endartérite, artériosclérose).

A cette origine se rattachent les accidents observés chez le cheval et chez l'homme (Charcot) et qu'on désigne sous le nom de *boiterie intermittente.* L'artère fémorale, atteinte d'athérome, débite une quantité de sang suffisante, quand le malade est au repos ou ne se livre qu'à un exercice très modéré, insuffisante, lorsque les muscles travaillent activement. Normale après le repos, la marche dégénère bientôt en boiterie.

A ce groupe appartient encore l'anémie *ex vacuo*, c'est-à-dire l'appauvrissement d'un organe en liquide sanguin, provoqué par l'afflux exagéré de sang dans une autre partie du corps. Ainsi, l'évacuation rapide d'un abondant épanchement d'ascite peut occasionner une anémie cérébrale. L'anémie cérébrale des chlorotiques, des affaiblis, des convalescents, lors du passage rapide de la position couchée à la station debout, est aussi de cause mécanique. A elle se rattache l'anémie cérébrale provoquée chez les animaux par la section ou la paralysie des nerfs splanchniques, la congestion neuroparalytique des vaisseaux de la cavité abdominale emmagasine une telle quantité de sang, qu'un organe lointain et délicat comme le cerveau trahit aussitôt par divers signes la privation de son excitant sanguin ordinaire.

Les anémies locales d'origine neuropathique résultent d'une contracture, d'origine vaso-motrice de la tunique musculaire des artérioles. Elles portent le nom d'*anémies spasmodiques*. Une action directe exercée sur la peau et les vaisseaux cutanés, l'application du froid, d'un jet d'éther, d'un courant électrique, etc., suscitent leur apparition. L'ischémie spasmodique de l'oreille du lapin fait suite à l'excitation du sympathique cervical (Cl. Bernard). Chez l'homme, dans les conditions pathologiques, l'anémie spasmodique s'observe fréquemment lorsque, pour une cause quelconque, l'excitation directe ou réflexe des vaso-constricteurs d'un département artériel entre en jeu. L'angionévrose compagne de l'hémicrânie se traduit par un spasme de petites artères et la pâleur de la portion correspondante de la face. L'ischémie, qui, dans la maladie de Maurice Raynaud, produit la gangrène symétrique des extrémités, les accidents gangréneux nommés raphanie, au cours de l'empoisonnement ergotinique, ont aussi pour substratum physiologique essentiel une angionévrose spasmodique. La contracture réflexe des artérioles peut prendre sa source dans les centres cérébraux, comme le montrent les spasmes des artères faciales et la pâleur du visage sous le coup d'un sentiment de frayeur.

Comme les hyperémies artérielles neuropathiques d'origine réflexe au cours des affections cérébro-médullaires, les anémies spasmodiques des segments isolés de la peau et d'autres régions du corps accompagnent souvent les affections du système nerveux central. Là, le trouble dominant consistait dans la paralysie réflexe des vaso-constricteurs ou l'excitation des vaso-dilatateurs, ici, l'excitation porte sur les vaso-constricteurs. L'existence d'une ischémie par paralysie des vaso-dilatateurs reste à démontrer.

Les symptômes découlent des modifications que l'absence d'afflux sanguin entraîne dans l'aspect extérieur du tissu et dans son fonctionnement. C'est tout d'abord la pâleur et la diminution du volume du tissu; le calibre des artérioles et des capillaires est comme rétréci ; la région anémiée s'affaisse, la circulation se ralentit. La coloration prend souvent une teinte violacée, l'insuffisance de l'afflux artériel amenant une élimination moindre d'acide carbonique. Pâleur, hypothermie et sensation subjective de froid se succèdent quand la région atteinte siège à la périphérie. Si les organes frappés sont situés profondément et inaccessibles à l'examen direct, les signes restent obscurs et le seul d'entre eux qui permette de diagnostiquer l'existence d'une zone d'ischémie locale est l'altération fonctionnelle. Dans certaines régions, le système nerveux central par exemple, ce signe prend une importance telle, qu'il devient presque pathognomonique. On conçoit que les indices des altérations fonctionnelles soient extrêmement variables et dépendent du tissu ou de l'organe ischémié ; la durée et le degré de la lésion entrent en ligne de compte ainsi que la rapidité et la perfection du rétablissement du courant par anastomose artérielle. L'étendue de la zone atteinte est en raison directe du calibre de l'artère obstruée. Faible et passagère, la pénurie de sang ne s'accompagne d'ordinaire d'aucun trouble fonctionnel, à moins qu'elle ne retentisse sur le système nerveux central, doué à cet égard d'une exquise sensibilité. Le pronostic des troubles ischémiques est donc sous la dépendance de la valeur fonctionnelle des cellules atteintes et de leur importance pour le maintien de la vie. La compression ou l'oblitération de l'artère coronaire peut entraîner la mort subite. L'anémie de la région lombaire de la moelle fait apparaître au bout de quelques minutes l'impotence absolue des membres inférieurs.

La sensibilité du système nerveux central à la privation de sang artériel est donc très vive. L'anémie survient-elle brusquement, la réaction du système nerveux se traduit d'abord par des phénomènes d'excitation (convulsions, éblouissements, bourdonnements d'oreille); bientôt s'accusent les symptômes de dépression et d'affaiblissement jusqu'à la perte du fonctionnement des zones atteintes (paralysie, coma). Peu prononcée, l'anémie du système nerveux central ne se traduit que par une sensation de fatigue et d'inaptitude au travail; le moindre effort cérébral provoque des céphalées et des vertiges.

Moins sensibles que le système nerveux à l'ischémie, sont les muscles et les glandes, surtout les reins ; l'épithélium tégumentaire et le tissu conjonctif occupent la dernière place. L'anémie du système musculaire s'accompagne de troubles fonctionnels analogues à ceux de l'ischémie nerveuse ; tout d'abord apparaît l'exagération passagère de l'excitabilité musculaire et puis la rapidité de la fatigue. Dans les glandes, on note une diminution de la quantité et une concentration plus grande du suc sécrété, parfois même l'altération de sa composition chimique (présence d'albumine dans l'urine, diminution de la richesse du suc gastrique en HCl, acholie). Dans l'anémie *complète* du rein, il peut y avoir suppression totale de l'excrétion urinaire; si l'ischémie est *incomplète*, l'urine devient très concentrée. Il va de soi que la persistance des troubles fonctionnels du territoire anémié varie suivant sa richesse en anastomoses artérielles et suivant la rapidité du rétablissement de la circulation. Les conditions sont-elles très favorables, la compression ou l'oblitération d'un tronc de grand calibre (carotides primitive, interne et externe, sous-clavière, etc.) ne provoquent presque aucun trouble fonctionnel, car la circulation est suffisamment assurée dans les régions tributaires. Par contre, quand les anastomoses font presque défaut, l'ischémie causée par l'oblitération de l'artère afférente peut se dérouler pendant un certain temps avec son cortège habituel de symptômes jusqu'au retour de la circulation collatérale et jusqu'à la dilatation suffisante des petits canaux anastomotiques. Les musées d'anatomie pathologique possèdent tous des pièces montrant à quel degré d'élargissement peuvent atteindre les plus fines ramifications, soumises aux efforts d'une circulation collatérale (ligatures de la fémorale, de la poplitée, etc.).

Le rétablissement de la circulation collatérale rencontre des obstacles de toutes sortes (troubles d'innervation, âge avancé, dégénérescences des parois vasculaires, etc.). Lorsque l'élasticité des artères et la tonicité musculaire sont affaiblies, les symptômes de l'anémie locale se déroulent avec une intensité particulière.

La distribution anatomique du système vasculaire règle le mode de retour de la circulation collatérale. Il suffit de jeter les yeux sur les planches d'un traité d'angéiologie descriptive pour reconnaître les rameaux anastomotiques qui, dans l'oblitération de telle ou de telle artère, deviendront les voies de vicariance. L'oblitération d'un tronc veineux permet moins facilement de préjuger sur quelles veinules portera la dilatation compensatrice. Le traité d'anatomie de Sappey et le travail de Baumgarten contiennent des indications précieuses sur la formation de la tête de méduse (circulation veineuse sous-cutanée abdominale dans la cirrhose de Laënnec).

Lorsque l'artère comprimée ou obstruée est terminale, c'est-à-dire sans anastomoses avec les artères voisines à sa terminaison, la région ischémiée devient, peu à peu, le siège d'une inondation sanguine et l'infarctus hémorrhagique prend naissance (voir le chapitre suivant).

Les *conséquences* varient comme les causes, suivant l'organe atteint, suivant le degré et la durée de l'ischémie. Les altérations anatomiques consécutives s'installent, depuis l'atrophie simple jusqu'à la dégénérescence parenchymateuse et graisseuse du protoplasma; résultats de l'inanition du tissu, de son asphyxie, et aussi de l'intoxication par défaut d'élimination des déchets de la vie cellulaire, elles acquièrent leur développement le plus complet dans le système nerveux central.

L'anémie de la moelle a été étudiée expérimentalement à l'aide du procédé ancien de Stenson (1677) : ligature de l'aorte abdominale au-dessous de l'origine de l'artère hépatique, par Schiffer, Weil, Sigm. Mayer, Ehrlich et Brieger, Singer, Spronck, etc. Les lésions consécutives à l'ischémie du système nerveux central se développent très rapidement. D'après les expériences de Spronck, au bout de dix minutes après la ligature de l'aorte abdominale par le procédé de Stenson et à la suite de l'anémie ainsi provoquée, surviennent des altérations persistantes, dégénératives et même nécrotiques des parties centrales des cornes antérieures, des cellules et des fibres nerveuses, tandis que les cornes postérieures restent encore indemnes. Une heure plus tard, on constate, dans les cornes postérieures et antérieures, la nécrose avec désagrégation complète des cellules nerveuses, gonflement des fibres, etc. Récemment (1897) Ballet et Duthil ont étudié, à l'aide d'un nouveau procédé de fixation, les fines altérations survenues dans les cellules de la moelle à la suite de crises d'anémie artificielle de durée variable. Exerçant avec les deux pouces, pendant cinq minutes, une compression de l'aorte abdominale contre la colonne vertébrale, ces savants ont provoqué chez l'animal (cobaye) une paraplégie complète et plus ou moins durable du train postérieur ; la perte de la motilité ne durait que quatre à six minutes. Lorsque la compression persistant cinq minutes est renouvelée trois ou quatre fois, la paraplégie s'efface encore, mais après avoir duré une demi-heure, et l'animal revient à lui. Sous l'influence de l'ischémie, de minimes altérations frappent chaque fois les cellules médullaires et se traduisent par des attaques de paraplégie, si instables qu'elles se dissipent sous le premier afflux de sang frais. Les lésions, étudiées ici par la méthode de Nissl, consistent dans une chromatolyse plus ou moins complète du protoplasma des cellules des cornes antérieures. On peut observer aussi la vacuolisation du protoplasma, le gonflement de la cellule, etc., quand la paraplégie n'a pas été trop fugace. H. Lamy (1897) a étudié, à l'aide d'un procédé expérimental nouveau, les lésions de l'anémie médullaire. L'ischémie expérimentale de la moelle à l'aide d'embolies capillaires a été réalisée pour la première fois par Flourens (1847). Dans l'artère crurale d'un chien cet expérimentateur injectait, en sens contraire du cours du sang, des substances pulvérulentes tenues en suspension dans un liquide. Des embolies étaient ainsi projetées dans la moelle et dans les dernières ramifications de l'arbre artériel. L'animal ne survivait que vingt-quatre ou quarante-huit heures. Lamy a repris ces expériences avec un dispositif plus précis. Il a introduit dans l'artère crurale du chien une sonde remontant dans l'aorte jusqu'au-dessous de l'origine des artères rénales ; les doigts introduits dans la cavité abdominale, compriment l'aorte en aval de ces derniers vaisseaux, en amont des artères spermatiques. L'injection de poudre de lycopode en supension dans l'eau physiologique, pénétrait dans le segment de l'aorte compris entre les doigts de l'expérimentateur et les grains végétaux n'avaient d'autre voie sanguine de sortie que les canaux des artères lombaires. Les grains de lycopode allaient obstruer les artères médullaires et la paraplégie se développait brusquement par anémie subite de la moelle. Sacrifiant le chien quelques heures après l'expérience, Lamy a constaté que la moelle était indemne de toute hémorrhagie et que rien, à l'œil nu, n'indiquait une lésion, sauf un degré de pâleur inaccoutumé. De dix à vingt heures après le début de l'expérience et avant que ne soit réalisé l'infarctus hémorrhagique, Lamy a constaté que les cellules de la substance grise avaient subi de profondes altérations (destruction du réseau chromatique, pâleur, boursouflement, vacuolisation, migration du noyau vers l'extérieur). Un peu plus tard, une phase hémorrhagique survient, à laquelle fait suite une nécrose du tissu et un ramollissement, sous l'aspect de foyers confluents ou séparés. Tardivement le tissu lésé se résorbe, s'élimine et l'on constate la présence de nombreux corps granuleux. Ces altérations médullaires, provoquées par l'injection intra-vasculaire de substances pulvérulentes aseptiques, rappellent singulièrement l'image des foyers de dégénérescence que l'on observe dans un grand nombre de myélites syphilitiques.

Dans l'anémie cérébrale produite expérimentalement par la ligature au cou des vaisseaux cérébraux, Pekoer a décrit diverses altérations dégénératives et vacuolaires des cellules de l'écorce. La substance grise des régions motrices et surtout celle qui

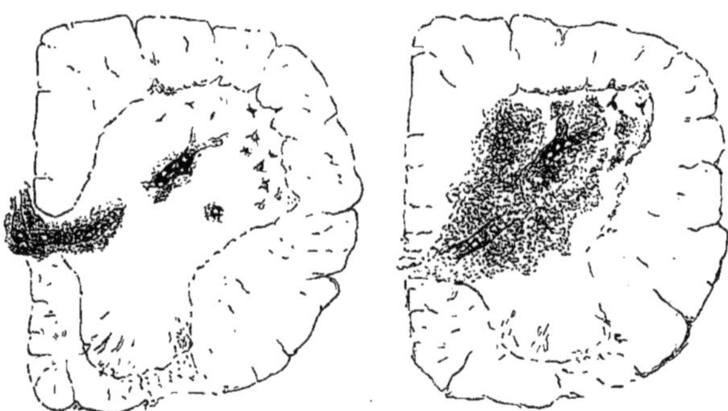

Fig. 20. — Figures demi-schématiques (d'après H. Lamy) montrant la formation de l'infarctus hémorrhagique expérimental dans la corne antérieure de la moelle épinière. A gauche, début de l'hémorrhagie, 24 à 48 heures après l'oblitération artérielle. Le sang s'épanche dans la tunique adventice et dans sa gaine. A droite, on voit l'infarctus totalement réalisé, trois ou quatre jours après le début de l'obstruction artérielle.

tapisse le sillon cruciforme s'est montrée particulièrement sensible. Fait curieux : l'anémie générale, même grave, de tout l'organisme ne provoque aucune altération manifeste de la moelle, comme il ressort des expériences récentes de Voss. La méthode de cet auteur consiste à provoquer chez les animaux l'apparition d'une anémie profonde par la destruction des hématies sous l'influence de la toluylendiamine et d'autres substances de même ordre.

L'anémie localisée de certains territoires nerveux s'observe quelquefois, sans qu'il soit possible d'invoquer la présence d'une obstruction matérielle et persistante d'un ramuscule artériel. Il est probable que l'ischémie est sous la dépendance d'un trouble vaso-moteur et que les symptômes d'une anémie localisée se manifestent facilement parce que les cellules nerveuses sont devenues plus sensibles, sous le coup d'une imprégnation toxique concomitante. L'aphasie passagère que l'on voit survenir parfois dans le cours de la pneumonie (Chantemesse, Bouyssou) est un bel exemple de cette forme d'anémie localisée du cerveau. Il est possible que certaines paralysies fugaces de l'urémie (Leichtenstern, Raymond, Chantemesse et Tennesson) puissent être rapportées à ce mode pathogénique. Il en est autrement des paraplégies persistantes, que Brown-Séquard appelait autrefois des paralysies réflexes, et qui sont le résultat d'un processus inflammatoire chronique, infectieux, frappant la région lombaire de la moelle à la suite d'une infection vésicale.

L'étude expérimentale des altérations anatomiques dues à l'ischémie a montré qu'en l'absence de circulation collatérale, les lésions dégénératives surviennent dans le système nerveux central après un laps de temps ne dépassant pas cinq minutes ; dans les glandes et les muscles, au contraire, ces désordres, pour apparaître, exigent une à deux heures d'anémie (Litten, Cohnheim, Spronck, Israël, etc.). En cas d'ischémie complète et en l'absence de circulation collatérale, la partie anémiée se nécrose (nécrose anémique ou ischémique) ; les éléments parenchymateux s'atrophient ou se tuméfient, les granulations d'Altmann disparaissent, les noyaux cellulaires subissent la fonte progressive.

Les cellules conjonctives témoignent d'une haute faculté d'adaptation à la vie que leur impose la faible quantité de sang fournie par les capillaires circonvoisins. Elles peuvent même proliférer et constituer du tissu conjonctif nouveau qui se substitue au parenchyme mort. Nulle part mieux que dans le myocarde, on ne constate les résultats anatomiques et fonctionnels de l'ischémie provoquée par l'athérome des artères coronaires (H. Martin, Leyden, Huchard, Hoffmann, Debove et Letulle, Rigal et Juhel-Renoy, Nicolle, Weber, Mollard et Regaud, Chantemesse, A. Vogt, etc., etc.).

INDEX BIBLIOGRAPHIQUE

Brown-Séquard : *Leçons sur le diagnost. et le trait. des paralysies des membres inf.* Paris. — Virchow : *Handbuch d. Spec. Path.*, Bd. I. 1854. — O. Weber : *Handbuch v. Billroth u. Pitha*, 1865, Bd. I. — Pélékhine : *Einfluss d. entfernten Unterbind. von Arterienstämme auf capil. und venencirculat.* (Virch. Arch., 1869, Bd. LV.) — Goltz : Pflüger Archiv.. 1874, Bd. VIII. — Raynaud : *De l'asphyxie locale et de la gangrène symétrique.* Thèse, Paris, 1862. (Archives génér. de méd., 1874, vol. XXIII.) — Mosso : *A. Irritazione del cervello per anemia.* (Compte rendu Hoffmann et Schwalbe Jahresb., 1873.) — Vulpian : *Leçons sur les maladies du système nerveux*, 1879. — M. Litten : *Untersuchungen üb. d. häm. Infarct. u. über die Einwirkung arterieller Anämie auf das lebende Gewebe.* (Zeitschr. für Klin. Med., 1880, Bd. I.) — S. Schiffer : *Ueber die Bedeutung der Stenson'sche Versuche.* (Centralbl. f. d. med. Wissenschaft, n° 37-38.) — A. Weil : *Der Stenson'sche Versuch*, 1873. Diss., Strasbourg. — Cohnheim : *Pathologie générale.* T. I. — Idem : *Die embolischen Processe*, 1872, Berlin. — Sigm. Mayer : *Zur Lehre von der Anämie des Rückenmarks.* (Zeitschr. f. Heilkunde, 1883, Bd. IV.) — Demange : *Contribution à l'étude des lésions scléreuses des vaisseaux spinaux.* (Rev. de méd., 1885.) — Chantemesse et Tenneson : *Paralysies urémiques.* (Rev. de méd., 1885.) — J. Singer : *Ueber die Veränderungen am Rückenmarke nach Zeitweiser Verschliessung der Bauchaorta.* (Sitzungsberichte d. Wiener Akademie. Jahrgang, 1897, Bd. XCVI, Abth. III.) — Hayem et Barbier : *Effets de l'anémie totale de l'encéphale.* (Archives de Physiologie normale et pathol., 1889, n° 5.) — Pekoer : *Altérations anatomo-pathologiques du cerveau provoquées par l'anémie artificielle.* Thèse de Saint-Pétersbourg, 1887. — C. Spronk : *Contribution à l'étude expérimentale des lésions de la moelle épinière déterminées par l'anémie passagère de cet organe.* (Archives de physiol. norm. et pathol., 1888, n° 1.) — Leyden : *Ueber die Sclerose d. Coronar-Arterien und die davon abhängigen Krankheitszustände.* (Zeitschr. f. Kl. Med., 1884.) — Hoffmann : *Anatomie pathol. du cœur dans la sclérose des artères coronaires.* Thèse russe, 1886. — E. Odriozola : *Lésions du cœur consécutives à l'athérome des coronaires.* Paris, 1888. — H. Baum : *Arterienanastomoses des Hundes.* (D. Zeitschrift f. Thiermedic., 1888-1889, Bd. XV.) — Nothnagel : *Die Entstehung d. Collateralkreislaufs.*

(Zeit. f. Kl. Med., 1889, Bd. V.) — V. Aducco : *Action de l'anémie sur l'excitabilité des centres nerveux.* (Arch. ital. de Biologie, 1890, t. XIV.) — P. Baumgarten : *Ueber die Nabel. venen des Menschen und ihre Bedeutung f. d. Circulations-Storungen bei Lebercirrhose*-Tübingen, 1891. — O. Israel : *Die anämische Necrose d. Nierenepithelien.* (Virch. Arch., Bd. CXXIII.) — Chantemesse : *Aphasie pneumonique passagère.* (Soc. méd. hôpitaux, 1893.) — P. Marie : *Leçons sur les maladies de la moelle.* Paris, 1894. — Sottas : *Paralysies spinales syphilitiques.* Th. Paris, 1894. — Bouyssou : *De l'aphasie pneumonique passagère.* Th. Paris, 1894. — Marinesco : *Lésions de la moelle consécutives à la ligature de l'aorte abdominale.* (Soc. de biolog., 1896.) — Ballet et Duthil : *Lésions expérimentales des cellules de la moelle consécutives à la section des nerfs périphériques et à l'anémie.* (Congrès des aliénistes, Nancy, 1896.) — Vorotynsky : *Début et marche des dégénérations secondaires dans les différents systèmes de la moelle.* (Rev. de Neurologie, 1896.) — Henri Lamy : *Lésions médullaires expérimentales produites par les embolies aseptiques.* (Arch. de physiolog., 1895 et 1897.) — Bourgeois : *Contribution à l'étude de la claudication intermittente par oblitération artérielle.* Th. Paris, 1897. On trouvera dans cette thèse les indications bibliographiques des principaux travaux français parus sur ce sujet de 1831 à 1895. — Gilbert Ballet et Duthil : *Lésions expér. de la cellule nerv.* (Congrès de Moscou, 1897.) — G. v. Voss : *Rückenmark-Veränder. bei Anämie.* (Deut. Arch. f. Klin. Med., 1897, Bd. LVIII.) — C. v. Kahlden : *Ueber Apoplexia uteri.* (Beiträge Ziegler, 1898, Bd. XXIII.) — Lapinski : *Des troubles circulatoires dans les régions des nerfs paralysés* (Kasan, 1899.) — A. Vogt : *Modifications fonctionnelles et anatomiques du cœur après ligature des artères coronaires.* (Moscou, 1901.) — A. Sobobsky : *Influence des saignées sur la circulation du sang.* (Saint-Pétersbourg, 1901.) — Hubareff : *Anatomie pathologique de l'endartérite oblitérante.* (Thèse Saint-Pétersbourg, 1902.)

CHAPITRE III

HÉMORRHAGIE

L'*hémorrhagie* (αἷμα, ῥέω sang et ω, je coule) est l'effusion du sang hors des vaisseaux. La perméabilité vasculaire résulte d'une solution de continuité ou d'une altération moléculaire des parois. L'hémorrhagie est dite externe ou interne, selon que le sang est déversé en dehors ou dans l'intérieur du corps ; on la nomme encore, suivant le siège des vaisseaux ouverts : *artérielle*, *veineuse*, *capillaire*, *parenchymateuse*. D'après l'étendue, on distingue les variétés suivantes : les pétéchies (ἐκχέω, *je déverse*), c'est-à-dire les hémorrhagies punctiformes, *les suffusions sanguines* (*sugillatio*), hémorrhagies plus étendues à limites assez vagues, les *ecchymoses* proprement dites, les *hématomes* ou accumulations sanguines, sous forme de tumeurs, au milieu des faisceaux distendus des tissus ; les *infarctus hémorrhagiques* ou inondations progressives d'une région par le sang, en dehors d'une rupture des vaisseaux ou d'une solution de continuité du tissu lui-même.

On désigne aussi les hémorrhagies suivant les organes qui fournissent le sang : l'*épistaxis,* ou hémorrhagie des fosses nasales, l'*hématémèse*, ou rejet de sang venu de l'estomac, l'*hémoptysie*, crachement du sang venu des voies respiratoires, la *métrorrhagie* ou hémorrhagie pathologique de l'utérus, la *ménorrhagie* ou hémorrhagie menstruelle physiologique, l'*hématurie* ou hémorrhagie des organes urinaires, l'*hématocèle* ou accumulation, sous forme de tumeur, du sang épanché dans une cavité séreuse, l'*hématocolpos* ou accumulation du sang dans le vagin atrésié, ou dont l'orifice inférieur est oblitéré, l'*hématorachis* ou hémorrhagie des méninges rachidiennes, l'*hématosalpinx* ou hémorrhagie dans la trompe de Fallope, etc...

Nous avons vu que l'effusion sanguine pouvait se produire de deux façons : *par rupture des parois*, c'est l'hémorrhagie dans le sens strict du mot, ou *en dehors d'une solution visible de continuité*, grâce à l'altération de l'état moléculaire de la paroi, c'est-à-dire à la résistance moindre du ciment endothélial, c'est la diapédèse (διαπηδάω, je saute). Cette dernière variété d'hémorrhagie est particulière aux petites veines et aux capillaires, tandis que la première s'observe dans tous les conduits sanguins. On comprend sans peine les différences de caractère de ces deux variétés d'hémorrhagie, l'une rapide et l'autre par diapédèse, lente et de faible intensité.

Le mécanisme de la diapédèse des globules rouges à travers les parois, sans rupture vasculaire, n'est pas encore suffisamment éclairci. Il a été constaté pour la première fois chez l'animal vivant par Stricker, sur la queue du têtard et la membrane interdigitale de la grenouille. Cohnheim a observé et a décrit ce processus avec détail chez une grenouille soumise à une hyperémie veineuse artificielle. Tous les auteurs qui ont étudié la diapédèse des hématies se sont efforcés de connaître la voie par laquelle se faisait le passage. Hering croyait à une simple filtration des éléments du sang, grâce à l'augmentation de pression sur les parois (dans la stase). Arnold, qui a consacré de nombreux travaux à l'étude de la diapédèse, attribuait d'abord la sortie des hématies à la présence d'orifices spéciaux préexistants, ou stomates, situés dans les points de convergence de plusieurs cellules endothéliales. Plus tard, il abandonna sa première opinion et admit que la diapédèse se faisait simplement à travers le ciment inter-endothélial. Son hypothèse a été confirmée par les observations de Thoma, Engelmann, etc. (voir fig. 21). Dans toute distension plus ou moins considérable d'un ramuscule vasculaire, les régions inter-endothéliales se dilatent et peuvent donner naissance à de véritables orifices ou stomates d'Arnold (Kolossof).

Les causes des hémorrhagies se ramènent à des lésions mécaniques (*traumatiques*), à des troubles nerveux, à l'altération nutritive des parois vasculaires (*angiotrophiques*) ou bien à des perturbations de l'innervation vasculaire (*névropathiques*).

Les *causes mécaniques* produisent généralement la rupture ou la perforation des parois vasculaires. C'est l'hémorrhagie proprement dite. Les *autres causes* (altérations de la nutrition des parois vasculaires, troubles d'innervation des vaisseaux) provoquent plus particulièrement l'hémorrhagie par diapédèse.

Les causes mécaniques sont : la blessure des vaisseaux de dehors en dedans, par divers instruments piquants, tranchants et contondants, la destruction des parois par des tumeurs du voisinage, la perforation par des esquilles osseuses de fractures, par des parasites animaux (ankylostomes) ou par différents processus inflammatoires et dégénératifs (hémorrhagie gastrique de l'ulcère rond, métrorrhagie des affections inflammatoires de la muqueuse utérine, à la suite de néoplasmes, hémorrhagie pulmonaire de la phtisie). Toutes ces causes provoquent la rupture ou la perforation de vaisseaux de calibres divers. Au nombre des causes mécaniques, entrent aussi les effractions vasculaires par l'exagération de la pression du sang, celles qu'on voit survenir dans les hyperémies veineuses (fluxions hémorrhoïdaires, gastro-entérorrhagies des stases du réseau de la veine porte, hémoptysies et crachats hémoptoïques des maladies du poumon et des affections cardiaques, etc.).

Il est évident que la maladie antécédente et les altérations nutritives des parois vasculaires qui ont précédé l'exagération de la pression sanguine, constituent une condition éminemment favorable à leur rupture.

Les *hémorrhagies multiples* des petites artères enfouies dans les organes de faible consistance, le cerveau par exemple, sont liées souvent à l'augmentation de

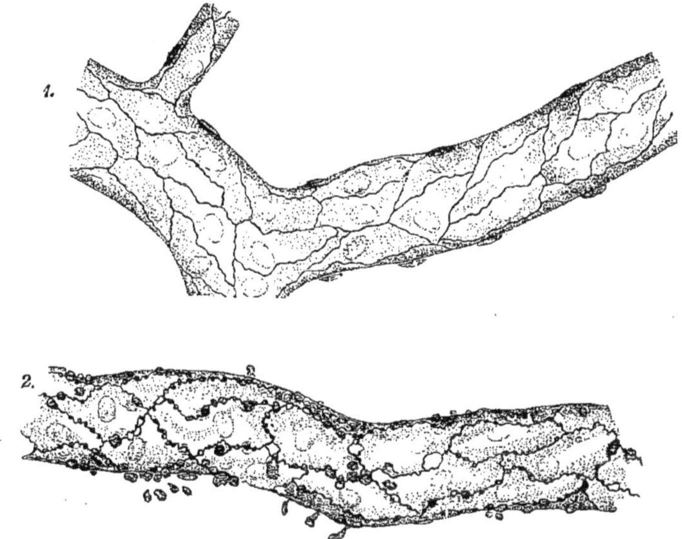

Fig. 21. — 1° Veine d'un mésentère de chat sain injecté avec une solution de nitrate d'argent au 400°. Le ciment inter-endothélial est dessiné par la réduction de l'argent. Grossissement 350. — 2° Veine d'un mésentère de chien exposé à l'air pendant une heure et demie. Issue des globules rouges à travers le ciment. Les points noirs indiquent les places où ce dernier est accumulé en plus grande abondance.

la pression artérielle par le fait d'une hypertrophie du ventricule gauche ou de troubles vasomoteurs; elles ne peuvent être attribuées exclusivement à des conditions mécaniques, car on constate toujours, en pareil cas, une altération nutritive préalable des parois vasculaires (affaiblissement de l'élasticité, substitution de tissu conjonctif aux fibres musculaires, artériosclérose, dilatation anévrysmatique de segments artériels, plaques d'artérite syphilitique, etc.). L'hypertrophie du ventricule gauche et l'exagération de la pression sanguine ne constituent, en somme, qu'une cause adjuvante de la rupture. Les observations anatomo-cliniques nombreuses de Charcot, Bouchard, Liouville, Zenker, Eulenbourg, Weiss, Eidler, Heubner, Thoma, Cornil, Breese, etc., ont montré que la plupart des hémorrhagies cérébrales étaient sous la dépendance de la rupture d'anévrysmes miliaires, résultats eux-mêmes de diverses dégénérescences et inflammations des parois vasculaires.

L'hyperémie *ex vacuo*, peut donner naissance à des hémorrhagies du poumon et du cerveau, à des ecchymoses des muqueuses quand la pression atmosphérique subit un abaissement marqué. On les voit surtout pendant l'ascension de hautes montagnes dont l'altitude atteint 3000 ou 4000 mètres (mal des montagnes), ou à la suite du passage brusque d'une région où la pression de l'air est artificiellement élevée (3 à 5 atmosphères), dans une autre où la pression est normale (travaux des scaphandriers, etc.). Ici, toutefois, les hémorrhagies sont provoquées, moins par l'abaissement de la pression atmosphérique s'exerçant en surface, que par le fait d'une oblitération de ramuscules vasculaires par des bulles gazeuses du sang, bulles mises en liberté par la décompression (Paul Bert).

Les hémorrhagies par *altération de nutrition* des parois vasculaires (hémorrhagies angiotrophiques, hémorrhagies dyscrasiques) offrent, pour des raisons faciles à comprendre, un intérêt particulier. Leur étude est moins avancée que celle des hémorrhagies d'ordre purement mécanique. Leur nombre est considérable ; elles ont pour caractère commun l'éruption du sang par diapédèse, ordinairement sans rupture des parois.

On peut classer les hémorrhagies d'origine angiotrophique et dyscrasique en plusieurs catégories, suivant les causes qui ont présidé à leur développement. Cependant ces catégories sont loin d'être parfaitement distinctes. Les intoxications qui altèrent les fines parois vasculaires produisent aussi dans la crase du sang des modifications qui facilitent singulièrement l'hémorrhagie. Des faits expérimentaux montrent le pouvoir de certaines substances pour empêcher la coagulation du sang (peptone, extrait de sangsue, etc.) ou pour la favoriser (chlorure de calcium). Il faut donc reconnaître que, dans la pathogénie des hémorrhagies des maladies toxi-infectieuses, il est difficile d'établir une limite entre ce qui appartient à l'altération sanguine proprement dite et ce qui revient à la dégénérescence des petits vaisseaux.

Certaines hémorrhagies peuvent plus particulièrement être rattachées à des altérations des parois vasculaires, par exemple celles qui relèvent de l'obstruction des capillaires et des petites veines par des amas d'hématoblastes, comme on l'observe après des brûlures étendues, à la suite de l'application du froid poussée jusqu'à la congélation. D'autres, d'essence dyscrasique ou toxique, sont dues à des altérations des parois vasculaires sous l'influence des poisons circulant dans le sang et venus du dedans ou du dehors, mais là encore, une part de leur pathogénie revient aux altérations plus ou moins profondes de la crase du sang (poisons minéraux, végétaux, organiques, microbiens). Parmi eux figurent l'arsenic, le phosphore, parfois l'iodure de potassium, le chlorate de potasse, l'oxyde de carbone, le chloroforme, l'alcool, l'acide phénique. Des poisons plus actifs sont fournis par le venin des serpents et par certaines toxines microbiennes des maladies dites hémorrhagiques (typhus pétéchial, fièvres éruptives hémorrhagiques, septicémies diverses, fièvre typhoïde, etc.). Certaines hémorrhagies du mal de Bright, de la chlorose, de l'atrophie jaune aiguë du foie, de la leucémie, de l'anémie pernicieuse, du scorbut, de la maladie de Werlhof, etc., reconnaissent aussi pour causes des lésions des vaisseaux et des altérations du liquide sanguin.

Récemment, S. Vischnevsky a décrit des hémorrhagies superficielles punctiformes et multiples (de 5 à 100) de la muqueuse gastrique, chez les sujets morts de froid. Cet auteur considère ces hémorrhagies comme un nouveau signe de la mort par refroidissement, car il ne les a jamais rencontrées sur les cadavres de sujets ayant succombé à une autre maladie, et il a pu reproduire des lésions analogues chez des animaux artificiellement congelés. Il est probable que ces hémorrhagies, comme celles qui accompagnent les vastes brûlures, resultent de l'oblitération de ramifications capillaires par des bouchons hématoblastiques. Dans les ganglions nerveux du cœur, on constate chez les animaux qui ont succombé à la réfrigération des modifications anatomiques qui relèvent certainement des variations brusques de la circulation.

On constate dans ces hémorrhagies l'existence d'altérations des parois des capillaires et des fins vaisseaux. Parfois (empoisonnements, maladies infectieuses), on note la dégénérescence graisseuse et hyaline des parois vasculaires ; ailleurs (diathèse hémorrhagique), à côté de la transformation hyaline, on reconnaît la dégénérescence parenchymateuse de la musculeuse des petites artérioles, la tuméfaction de l'endothélium, allant jusqu'à l'oblitération de la lumière du capillaire, etc.. Dans les hémorrhagies qui surviennent au cours de certaines maladies infectieuses, on voit parfois se produire des oblitérations des capillaires et des veines par des colonies bactériennes. L'effusion sanguine se rattache ici à l'action directe des bactéries ou de leurs produits de sécrétion sur les parois des vaisseaux. Mais cette altération locale des ramuscules sanguins n'exclue pas la participation d'autres facteurs dans la genèse de l'hémorrhagie, notamment les modifications subies par le liquide sanguin qui le rendent moins coagulable.

Nulle part l'intervention de facteurs multiples n'est plus évidente que dans les inflammations hémorrhagiques. On constate, dans ces cas, sur les vaisseaux un peu volumineux (veines), des modifications anatomiques de la paroi (dégénérescences hyaline, graisseuse, parenchymateuse), si l'effusion sanguine vient des capillaires, il est toutefois fort difficile d'y saisir trace de modifications moléculaires.

Parmi les hémorrhagies d'origine mixte, se rattachant à la fois à une cause mécanique et à une altération nutritive des parois vasculaires, se range l'*infarctus hémorrhagique*.

Une mention doit être réservée à l'hémophilie, maladie souvent héréditaire et congénitale, caractérisée par la prédisposition que présentent certains sujets, à l'hémorrhagie, soit spontanée, soit provoquée par les blessures les plus insignifiantes. Le sang s'échappe à travers la peau, les muqueuses de différents organes. La nature de cette maladie est encore inconnue. Les auteurs ont relevé dans leurs observations, les uns, un arrêt de développement, congénital ou héréditaire, du système vasculaire, les autres, une fragilité anormale des capillaires ou un défaut de coagulabilité du sang. L'un de nous a observé, à l'Hôpital du Bastion 29, un jeune homme anciennement hémophilique, garçon boucher vigoureux, vivant presque exclusive-

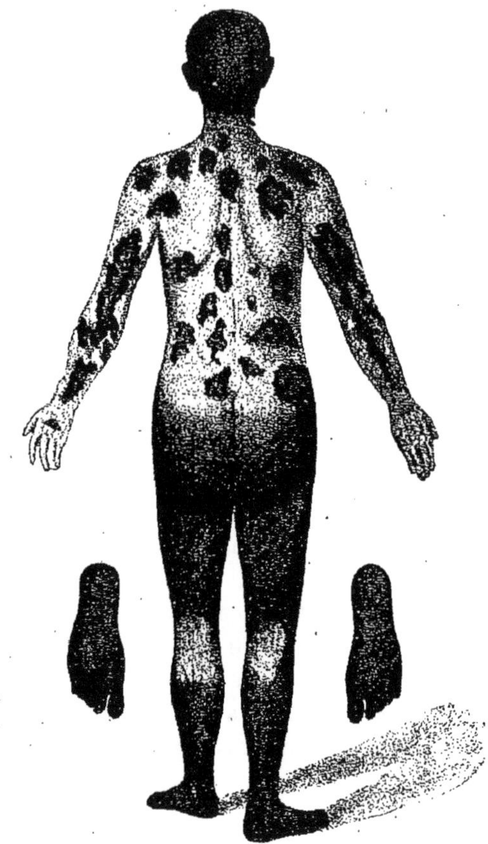

Fig. 22. — Purpura hémorrhagique d'origine staphylococcique suivi de mort. Les placards purpuriques étaient particulièrement développés aux extrémités inférieures et gagnaient peu à peu le haut du corps (cas de Gvozdinsky).

ment de viande, chez qui, pendant la convalescence d'une fièvre typhoïde survinrent des crises d'hémorrhagies par toutes les voies. L'absorption de chlorure de calcium (méthode de Wright) mit rapidement fin à ces effusions sanguines.

Letzerich a découvert, semble-t-il, l'origine d'une forme de ces maladies hémorrhagiques que l'on englobe sous le nom de *maladie de Werlhoff* ou de *purpura hemorrhagica*. Il a pu isoler du sang d'un malade atteint de cette affection un bâtonnet spécial, le bacille purpurique, qui témoignerait expérimentalement de propriétés spécifiques.

Beaucoup de microbes sont capables de produire des hémorrhagies punctiformes. Ils pullulent dans le sang; les leucocytes s'accumulent dans les veines et les capillaires et forment des bouchons gélatineux. Les parois des capillaires ainsi oblitérés subissent des troubles nutritifs et deviennent perméables au sang. Les infections à staphylocoques et à streptocoques fournissent de fréquents exemples de ces hémorrhagies punctiformes. Le foie des érysipélateux est, à ce point de vue, une très bonne matière d'étude.

Presque toutes les infections sanguines microbiennes peuvent provoquer l'apparition de taches purpuriques. Claisse les a observées dans le cours d'une pneumococcie. Elles sont particulièrement fréquentes dans les maladies qui forment le groupe des septicémies hémorrhagiques, confluentes parfois au point de donner naissance à de véritables ecchymoses sous-cutanées. On les voit dans la pneumo-entérite des porcs (swine plage, Hog cholera) qui était autrefois confondue en France avec le rouget et qui en a été distinguée par Cornil et Chantemesse à Gentilly et à Marseille ; dans le choléra des poules; dans la septicémie des lapins; dans la peste bubonique, le typhus exanthématique et l'endocardite ulcéreuse.

Les hémorrhagies neuropathiques sont les moins connues. Elles dépendent du système sympathique. La menstruation, certaines épistaxis, hémoptysies et gastrorrhagies en sont les types physiologiques. Vicariantes, elles apparaissent lorsque des flux sanguins habituels (règles, flux hémorrhoïdaires) sont supprimés. Dans le domaine pathologique, elles se montrent chez les femmes et chez les individus entachés d'hystérie. Les émotions et, en général, toutes les excitations du système nerveux peuvent les faire apparaître chez ces sujets prédisposés. Parfois même, le sang s'ajoute à la sueur (*hématidrose*) ce qui n'a pas été sans provoquer des explications surnaturelles. Un des caractères curieux de ces hémorrhagies hystériques, c'est leur impuissance à éveiller chez les sujets atteints, une réaction psychique en rapport avec l'hémorrhagie présente : chez les individus dont le système nerveux jouit de l'équilibre normal, une hémorrhagie provoque toujours un état moral pénible, une dépression psychique ; l'hystérique y semble indifférente, parfois elle pressent l'hémorrhagie (cas de Debove).

Les épistaxis se rattachent souvent à un trouble vaso-moteur réflexe (épistaxis dues à l'irritation des yeux par la lumière solaire ou par l'éclat d'objets brillants, épistaxis consécutives à une émotion vive, à un accès de colère, à une excitation génitale, etc.). La cause anatomique de l'apparition de ce symptôme est une hyperémie angionévrotique avec dilatation des vaisseaux poussée jusqu'à la rupture. Quand l'effraction vasculaire manque, l'hémorrhagie se fait par simple diapédèse.

La pathologie comparée fournit des exemples d'hémorrhagies réflexes. Cuénot a observé chez des êtres (la coccinelle) dont le système vasculaire ne renferme que de l'hémolymphe, des hémorrhagies intermittentes, sans rupture des tissus, à travers les fentes et les orifices périarticulaires. L'écoulement n'avait lieu qu'au moment où l'animal était attaqué, comme si cette exsudation de lymphe constituait un mode de défense.

Le mécanisme de la diapédèse des globules rouges, par simple trouble vaso-moteur, est obscur. Il nécessite certainement un état particulier, congénital, du système vasculaire, car, chez l'individu sain, les influences nerveuses réduites à leurs propres forces sont impuissantes à provoquer une hémorrhagie.

Les relations entre les épistaxis et les excitations génitales, surtout chez les adolescents, ont été signalées par divers auteurs (Joal, etc.). La raison en est dans la richesse vasculaire de la muqueuse nasale et dans l'influence qu'exerce l'excitation génésique sur les fonctions de la pituitaire, faisant naître chez certaines personnes l'éternuement, la fluxion du tissu de la cavité nasale, tandis que chez d'autres elle aboutit à l'épistaxis. On a signalé, chez des névropathes dont l'appareil urinaire était sain, l'existence d'hématuries (hémophilie rénale-Senator, Legueu, Passet, Sabatier, Broca, Picqué, Klemperer). Nombre de ces hémorrhagies, qui ne sont ni précédées ni suivies de lésions anatomiques constatables, se rattachent probablement à une angionévrose; les hématuries peuvent s'expliquer par une hyperémie active du rein, coïncidant parfois avec des douleurs dans la région lombaire (névralgie rénale, Legueu) et faisant suite la plupart du temps à un refroidissement intense de la surface cutanée. (Voir l'observation, typique à ce point de vue, de Sokoloff.)

Les sueurs de sang (hématidrose) des hystériques, se produisent à la paume des mains, autour des mamelons, au front, etc.. Elles résultent de l'afflux violent du sang dans les vaisseaux périglandulaires, de la diapédèse des hématies et parfois de la rupture des capillaires (Parrot, Hebra, Wilson). L'origine nerveuse de ces hémorrhagies ne fait aucun doute dans certaines relations. La malade de Huss provoquait à volonté chez elle des hémorrhagies cutanées. Il lui suffisait, pour les voir se réaliser, d'entamer une querelle avec ses voisines d'hôpital. Le cas le plus célèbre d'hémorrhagie névropathique est celui de Louise Lataud chez laquelle l'évocation de la Passion faisait apparaître des taches de sang aux mains et aux pieds. Les hémorrhagies viscérales, surtout gastriques et pulmonaires, peuvent être provoquées par des stases veineuses aussi bien que par la fluxion artérielle. Elles sont le plus souvent liées à diverses altérations du système nerveux central. Brown-Séquard a pu produire expérimentalement des hémorrhagies viscérales par le traumatisme de l'encéphale (corps strié, plancher du 4ᵉ ventricule, tubercules quadrijumeaux, etc.) et des troncs nerveux (sympathique, trijumeau). Charcot et Vulpian ont constaté l'exactitude de ces résultats par des observations cliniques, c'est le purpura nerveux.

Les hémorrhagies des nouveau-nés ou *melœna neonatorum*, consistant soit en évacuations hémorrhagiques soit en hématémèses, ont une étiologie multiple. Quelques-unes sont provoquées par des hyperémies veineuses gastro-intestinales; d'autres ont une origine angionévrotique centrale, elles se produisent peut-être sous l'influence d'un traumatisme subi, pendant le travail, par le centre vasomoteur cérébral.

Les symptômes dépendent du siège et de la nature des hémorrhagies (artérielle, veineuse ou capillaire) et de leur abondance. Au niveau des surfaces accessibles à la vue, l'hémorrhagie se trahit immédiatement par sa couleur; le diagnostic est presque aussi facile pour les écoulements sanguins se faisant jour dans les organes internes, dont les conduits ou cavités s'ouvrent au dehors (voies respiratoires, digestives et urinaires).

La coloration rouge du sang comme indice d'une hémorrhagie faite dans des cavités internes n'est pas un signe de valeur absolue. Parfois, le temps qui s'écoule entre le moment de la rupture vasculaire et celui du rejet de sang est fort long. Dans les métrorrhagies, les bronchorrhagies, le sang est rapidement expulsé par la toux et les efforts de vomissements, mais quand l'hémorrhagie se fait dans la partie supérieure de l'intestin, il faut parfois deux jours, et même davantage, pour que le mélæna vienne donner l'éveil. Le sang épanché dans les voies respiratoires ou la cavité gastrique n'est pas toujours expulsé par l'expectoration ou le vomissement; les hémorrhagies minimes ne se traduisent souvent par aucun symptôme extérieur. Il en est de même de celles qui frappent certains organes très profonds, privés de communication directe avec l'air atmosphérique.

D'ordinaire la teinte rouge clair, rutilante du sang dénonce une hémorrhagie de provenance artérielle, et la couleur foncée une hémorrhagie veineuse. Mais sous l'anesthésie chloroformique profonde, le sang artériel peut prendre la coloration du sang veineux. D'autre part, s'il y a hyperémie locale intense, le sang veineux peut offrir la couleur du sang artériel (expérience de la corde du tympan de Cl. Bernard). De même encore, le sang qui s'écoule d'une veine peut acquérir rapidement, au contact de l'air, la teinte rouge vif.

Dans les hémorrhagies internes graves s'effectuant dans les cavités closes, dans l'épaisseur des muscles, dans des régions profondément situées, le diagnostic s'impose parfois pendant la vie grâce à l'apparition rapide (en quelques minutes) d'une tumeur, avec une chute concomitante de la température et de la pression sanguine ; il s'y joint de la pâleur du visage, des phénomènes d'anémie cérébrale aiguë allant jusqu'à la syncope. Nous reviendrons sur ce phénomène dans le chapitre de l'anémie aiguë. Notons toutefois que, seules, les hémorrhagies abondantes, surtout les hémorrhagies artérielles avec perte d'au moins 500 gr. à un litre de sang peuvent donner lieu aux accidents de l'anémie aiguë. Quant aux petites hémorrhagies punctiformes des organes internes, elles passent le plus souvent inaperçues pendant la vie, à moins qu'elles ne frappent le système nerveux central. La défaillance du pouls est d'un grand secours pour le diagnostic d'une hémorrhagie interne abondante.

Les conséquences des pertes sanguines sont variables et commandées par l'abondance du sang perdu et par l'importance de l'organe atteint. Un, deux, trois litres de sang perdu amènent la terminaison fatale; une simple hémorrhagie punctiforme du quatrième ventricule produit le même effet. Quand l'hémorrhagie porte sur une grosse veine ou une artère de moyen calibre, la mort peut en être la conséquence rapide.

Cependant la formation d'un caillot, c'est-à-dire l'hémostase spontanée, est réalisable. Elle est favorisée par la diminution de la pression et par l'augmentation de la coagulabilité du sang à mesure que sa quantité dans l'organisme diminue. Les dernières parties du liquide qui s'écoule, se coagulent spontanément. Au cas d'écoulement sanguin rapide (perforation d'une grosse artère), la mort peut survenir malgré la perte d'une quantité relativement minime de sang, inférieure à celle qui est tolérée dans une hémorrhagie lente. La blessure porte-t-elle sur l'artère humérale ou la carotide, la sortie d'un demi à un litre de sang amène une issue fatale, tandis que lors des blessures des veines (hémorrhagies des parturientes), qui durent parfois plusieurs heures, la mort ne survient qu'après une perte sanguine de 1 500 à 2 000 grammes. La raison de cette différence réside dans la rapidité plus ou moins grande avec laquelle se développe l'anémie aiguë du bulbe et l'épuisement du principal centre vaso-moteur. Dans l'hémorrhagie rapide, la vaso-régulation n'a pas le temps de s'adapter à la diminution de la masse sanguine et la pression tombe plus vite et plus bas que dans les hémorrhagies lentes, voilà pourquoi ces dernières sont plus facilement tolérées.

Que devient le sang épanché ? Dans les hémorrhagies coulant sur une surface libre (peau et muqueuses) la majeure partie du sang est éliminée, une faible part reste sur place, sous forme de caillots sanguins qui se raffermissent, se dessèchent et se transforment en une croûte rouge brunâtre. Les hématies sont englobées tout entières par les cellules du mésoderme ou sont détruites en dehors des cellules ; leur hémoglobine en dissolution donne naissance à divers dérivés dont quelques-uns revêtent l'aspect de pigments jaune fauve (fig. 23 et 24). Dans les hémorrhagies minimes intra-cavitaires des séreuses, la coagulation peut faire défaut et le sang est souvent résorbé, presque sans modifications, par les vaisseaux lymphatiques. L'hémorrhagie est-elle plus abondante, le caillot se forme toujours. On observe ce phénomène dans les cavités abdominale, articulaires et pleurales. Au niveau des jointures, les caillots de fibrine s'émoussent sous l'influence du frottement et se transforment en des corps arrondis et résistants (corps rhiziformes). La fibrine subit la dégénérescence hyaline (v. le chap. de la dégénérescence hyaline) et ses amas acquièrent une consistance très ferme. Les coagulations sanguines logées dans les cavités séreuses subissent, pour une part, la résorption ; la portion restante favorise la prolifération du tissu conjonctif et des capillaires.

Les modifications du sang épanché peuvent être suivies dans les hémorrhagies du tissu cellulaire sous-cutané ou des parenchymes. Le sang se désagrège et se coagule à mesure que l'hémoglobine des hématies extravasées subit diverses transformations ; l'ecchymose présente des changements graduels de coloration qui vont du rouge au bleu, au violet, au vert, au jaune, etc.. La teinte des tissus dans lesquels s'épanche le sang diffuse loin des limites de la région occupée par le caillot et s'efface progressivement du centre à la périphérie ; ce phénomène est surtout appréciable sur la peau. L'hémoglobine se décompose en une série de dérivés, amorphes ou cristallins. Le pigment cristallisé dérive de l'hémoglobine après sa dissolution ; le pigment granuleux peut avoir la même source ou provenir directement des globules rouges après leur désorganisation. Ceux-ci s'effritent, donnent naissance à des amas et à des granulations rouge brique ou jaunes, de divers volumes. Celles-ci siègent dans les fentes intercellulaires ou sont englobées par les cellules jeunes du tissu conjonctif et par les globules blancs. Au foyer primitif de l'hémorrhagie est entassée, au bout de quelques semaines, une grande quantité de cellules farcies de granulations pigmentaires (V. fig. 23 et 24). Les leucocytes chargés de pigment pénètrent dans les vaisseaux lymphatiques les plus voisins du foyer et y charrient les granulations, d'où la coloration jaune fauve que prennent les ganglions. Dans le foyer lui-même, les cellules, véritables érythrophages, englobent des globules rouges encore inaltérés et quand la cellule se détruit, le pigment élaboré reste libre dans le tissu. (V. fig. 24).

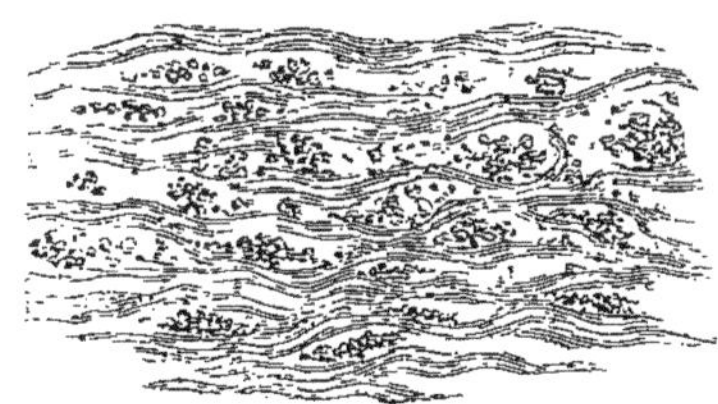

Fig. 23. — Siège d'une ecchymose ancienne. Les espaces intertissulaires sont remplis de cellules chargées de pigment. Coloration par le picro-carmin.

Les pigments qui prennent naissance dans les foyers hémorrhagiques aux dépens des globules rouges se présentent sous deux formes, suivant qu'ils renferment du fer ou qu'ils en sont dépourvus. L'un, non ferrugineux, offre l'aspect de cristaux rhomboïdaux ou de granulations (hématoïdine de Virchow). On sait aujourd'hui que cette substance cristallisée est identique à la bilirubine. Les pigments, en forme d'amas jaunâtres ou fauves, libres dans les fentes intertissulaires ou englobés dans les protoplasmes des cellules renferment du fer. Neumann leur a donné le nom d'hémosidérine (σιδηρος, fer). L'hématoïdine semble être un simple produit chimique de la décomposition de l'hémoglobine, à la formation duquel les cellules vivantes ne prennent aucune part, tandis que l'hémosidérine résulte d'une élaboration cellulaire.

La partie centrale des gros caillots sanguins à l'abri du contact des cellules vivantes ne renferme que de l'hématoïdine ; la partie périphérique du coagulum, en rapport intime avec le tissu voisin, contient généralement du pigment ferrugineux. Cette variété est même la seule que l'on trouve dans les caillots de petit volume.

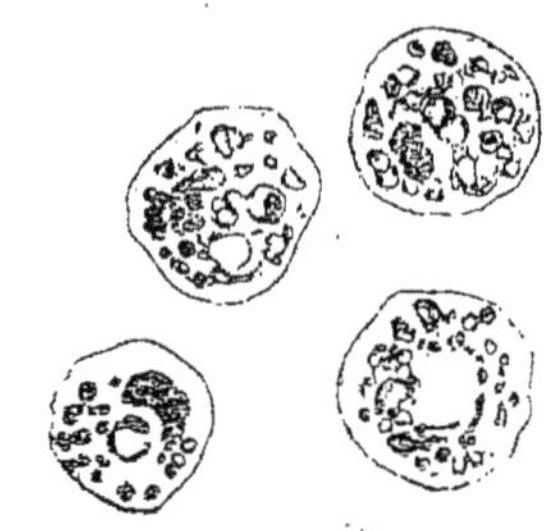

Fig. 24. — Dissociation d'un foyer d'hémorrhagie remontant à dix ou douze jours. Les leucocytes renferment du pigment sanguin et des globules rouges en voie de désagrégation. Fixation dans le liquide de Flemming. Coloration par la safranine. Grossissement 750.

Des recherches ont été faites dans ces derniers temps, en France, sur la question de la formation des pigments d'origine sanguine. Nous renvoyons le lecteur à ce qui a été dit au chapitre de la dégénérescence pigmentaire (tome I). Qu'il nous suffise de rappeler les travaux publiés sur le diabète bronzé par Hanot et Chauffard (1882), Letulle, Brault et Gaillard (1888), Barth, Dieulafoy, Jeanselme et les recherches chimiques de Auscher, Lapicque, Léon Meunier, au sujet du pigment ocre dérivé de l'hémoglobine du sang. D'après ces derniers auteurs, le pigment ocre, insoluble dans les alcalis, même à chaud, coloré en noir par le sulfhydrate d'ammoniaque, se présente comme une substance ferrugineuse ayant les réactions du fer organique. On l'isole des organes qu'il infarcit en faisant bouillir ceux-ci dans la lessive de soude. Desséché à l'air libre et calciné, il donne la formule $Fe^2O^3, 2(H^2O)$. C'est un sesquioxyde de fer désigné sous le nom de rubigine (*rubigo*, rouille) qui rappelle à la fois sa couleur et sa constitution chimique. Soumis à des injections intra-péritonéales de sang, à la dose 15 à 50 grammes par kilog., les chiens, au bout de deux à quatre mois, laissent reconnaître la rubigine dans les dissociations que l'on pratique sur la rate, les ganglions lymphatiques et la moelle des os. Lapicque, par des injections sous-cutanées de sang, Meunier par la destruction de globules rouges avec la toluylendiamine ont constaté dans la moelle des os, la rate, les ganglions, la présence de grains de rubigine parfaitement nets, tandis que d'autres organes (foie) ne renferment pas de grains de rubigine, mais seulement une substance ferrugineuse particulière, qui, traitée par le sulfhydrate d'ammoniaque, prend aussi une coloration noire. Ils en ont conclu que ces taches jaunâtres ferrugineuses devaient être un stade intermédiaire entre l'hémoglobine et la rubigine.

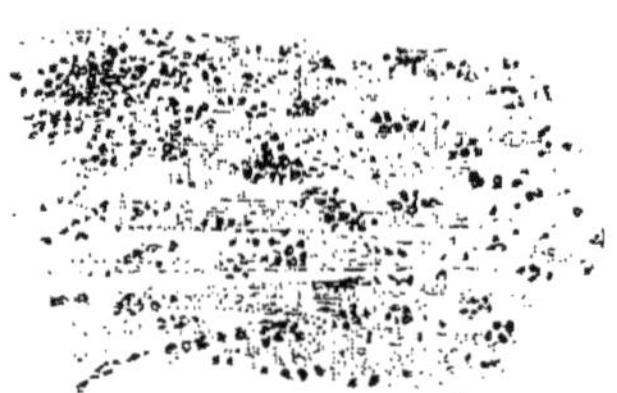

Fig. 25. — Foyer d'une ancienne hémorrhagie infiltré de pigments ferrugineux. Préparation traitée par l'acide chlorhydrique et le ferrocyanure de potassium (réaction du bleu de Prusse).

Les substances ferrugineuses élaborées par l'activité cellulaire aux dépens de l'hémoglobine des hématies détruites sont donc multiples et les dérivés des globules rouges se combinent dans l'organisme avec des matières organiques qui font partie de leur constitution.

La dose du pigment infarcissant un foyer hémorrhagique diminue peu à peu, se dissout en grande partie et disparaît finalement, charriée par les vaisseaux lymphatiques et les cellules migratrices. L'aboutissant ultime est la bilirubine (pigment de la bile) et l'urobiline (pigment des

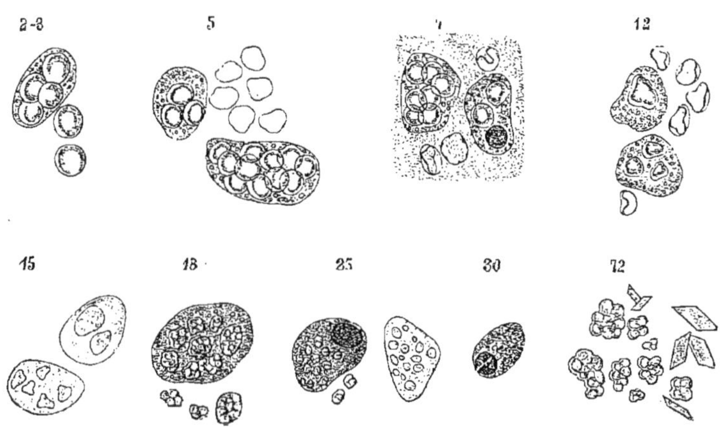

Fig. 26. — Cycle de transformation des globules rouges et de l'hémoglobine dans un foyer hémorrhagique. Les chiffres indiquent le nombre de jours écoulés depuis le moment de l'hémorrhagie. Globules rouges, érythrophages, hémosidérine et cristaux d'hématoïdine. Grossissement 1000. (D'après Turck.)

urines). A la suite des destructions globulaires abondantes, une certaine quantité de pigment s'élimine par l'urine, mais la majeure partie, restant dans l'organisme, est utilisée ultérieurement pour l'hématopoïèse.

La combinaison des pigments ferrugineux avec la matière organique des tissus est assez fragile au niveau d'un foyer ancien d'hémorrhagie, c'est pourquoi on met facilement en évidence la présence du fer, soit par l'action du sulfhydrate d'ammoniaque qui le colore en noir, soit par celle de l'acide chlorhydrique et du ferrocyanure de potassium qui donne avec les pigments ferrugineux une teinte d'un bleu verdâtre (bleu de Prusse) (fig. 25 et 26).

Avant les recherches plus précises de Auscher et Lapicque, Kunckel avait observé chez le lapin, par des artériotomies sous-cutanées, la présence dans les ganglions voisins du foyer hémorrhagique, de pigments qu'il avait déjà considérés comme des combinaisons d'oxyde de fer avec de la matière organique. Les observations de Kunckel ont été faites sur les pigments ferrugineux que les auteurs français ont décrit plus tard sous le nom de rubigine.

Le pigment ocre des auteurs français ne paraît pas différer sensiblement de l'hémosidérine des auteurs allemands. Ce pigment apparaît toutes les fois que pour une cause quelconque (hémorrhagie, purpura, maladies infectieuses ou toxiques, alcoolisme, etc.), une grande quantité d'hémoglobine est détruite et mise en circulation. Aux dépens de cet excès d'hémoglobine, certaines cellules et en particulier les épithéliums sécréteurs forment du pigment ocre.

Le cycle des transformations que subissent progressivement les hématies hors des vaisseaux est le suivant (fig. 26) : au bout de deux jours les hématies se gonflent, se ratatinent et se décolorent; le troisième jour, se découvrent déjà des cellules phagocytaires; le cinquième ou le sixième, l'hémoglobine disparaît et du pigment ferrugineux (hémosidérine) se montre à l'état diffus. Le septième ou le huitième jour, le volume des globules rouges diminue encore; on ne voit plus d'hématies intactes dans l'intérieur des tissus à partir du dixième ou du douzième jour; le pigment ferrugineux contenu dans les cellules conjonctives se dessine sous la forme de granulations très nettes. Au dix-huitième jour apparaît pour la première fois le pigment libre, situé non pas dans les cellules, mais dans le tissu même. Vers le vingt-cinquième jour commence la désagrégation finement granuleuse des gros amas de pigment et la mise en liberté du fer. Ce cycle a été suivi par Türck sur des foyers d'hémorrhagie cérébrale. Il présente quelques variations suivant le tissu dans lequel le sang s'est épanché et probablement suivant l'âge du sujet et l'état de sa nutrition. On peut toutefois diagnostiquer avec assez de précision la date de l'hémorrhagie, en se basant sur le tableau microscopique et la réaction microchimique.

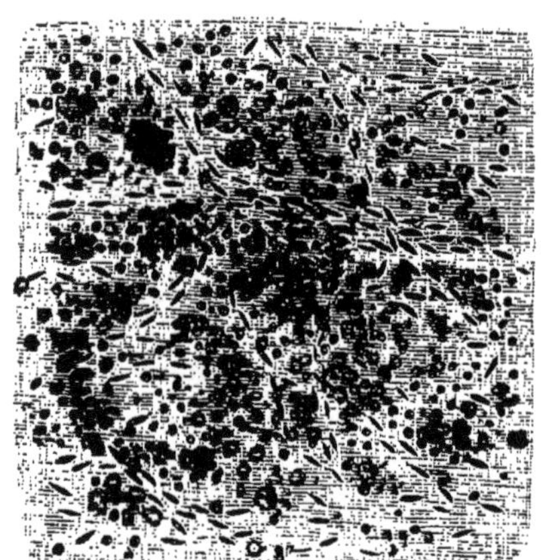

Fig. 27. — Infarctus hémorrhagique de la rate. Caillot en voie d'organisation parcouru par des capillaires et tissu conjonctif néoformé. Grossissement 250.

Les leucocytes emprisonnés dans un caillot sanguin deviennent graisseux, se désagrègent, tandis que la fibrine qui sert de moyen de soutènement, de direction et d'aliment aux cellules organisatrices du caillot (Cornil) se dissout et disparaît, peut-être sous l'influence d'un ferment protéolytique analogue à la trypsine. Autour du caillot, le tissu conjonctif subit une irritation inflammatoire; les leucocytes émigrent vers le foyer, les cellules conjonctives, surtout l'endothélium des capillaires ne tardent pas à se multiplier. A la limite du caillot et de la région voisine se forme un tissu de granulations qui, peu à peu, pénètre le caillot en constituant çà et là des cellules géantes autour de gros amas de pigments ; les jeunes cellules conjonctives s'allongent, deviennent fusiformes, vieillissent, se transforment en fibres de tissu cicatriciel, dans les mailles desquelles sont enfouis des amas de granulations pigmentaires.

Tandis que le tissu granuleux s'édifie, une néoformation capillaire apparaît (fig. 27). Les petits vaisseaux pénètrent dans le caillot, le traversent dans tous les sens et, à mesure que se poursuit l'évolution du tissu conjonctif vers l'état adulte, les capillaires sont comprimés, se vident et disparaissent. La substitution du tissu conjonctif au caillot sanguin porte le nom d'organisation du caillot. Ce processus, il faut le remarquer, n'est mis en jeu que dans les grandes hémorrhagies, lorsque le sang s'accumule en un point quelconque sous forme d'hématome, c'est-à-dire d'une tumeur sanguine. Dans les hémorrhagies diffuses, où le liquide s'épanche sur une large surface, s'insinuant entre les fibres du tissu, sans altérer le parenchyme lui-même, où toute infection microbienne fait défaut, de petits caillots de sang peuvent disparaître sans provoquer autour d'eux autre chose qu'une très faible réaction inflammatoire.

L'épanchement sanguin est-il beaucoup plus considérable, le caillot ne s'organise pas tout entier parce que le temps lui fait défaut. En effet autour de l'amas sanguin, comme autour d'un corps étranger quelconque se développe une capsule conjonctive qui forme une cavité où repose le caillot. Ce kyste hématique peut se tapisser d'un endothélium, tandis que son contenu se désagrège, se transforme en une masse puriforme, brunâtre, ou bien s'indure et s'infiltre de sels calcaires. Dans les tissus dépourvus de stroma conjonctif proprement dit (cerveau), l'organisation de sang épanché fait défaut, il ne se forme que des kystes sanguins. Même évolution dans l'hémorrhagie intra-pancréatique. Le tissu conjonctif ne fait pas défaut, mais l'organe sécrète un ferment protéolytique qui met obstacle à toute organisation et qui favorise même la transformation du sang épanché en kyste sanguin.

INDEX BIBLIOGRAPHIQUE

R. Virchow : *Die patholog. Pigmente* (Virch. Arch., Bd. I, 1867) ; *Die blutkörperchenhaltigen Zellen.* (Ibid., 1852, Bd. 4.) — Eulenburg : *Ueber d. Einfluss von Herzhypertrofie u. Erkrankungen der Hirnarterien auf d. Zustandekommen von Haemorrhagia cerebri.* (Virch. Arch., Bd. XXIV.) — Krebel : *Der Scorbut.* Leipzig, 1862. — Rindfleisch : *Apoplexia cerebri. Eine Studie über Blutmetamorphose.* (Arch. f. Heilkunde, 1863.) — Stricker : Sitzungsberichte der Wiener Akademie. Bd. LI, LII, LXXIV, 1865, 1866, 1877. — Prussak : Ibid. Bd. LVI, 1867. — Perls : Virch Arch. Bd. XXXIX. — Charcot : *Leçons sur les maladies des vieillards.* Paris, 1867. — Charcot et Bouchard : Arch. de physiol. norm. et path. I, 1868. — Weiss : *Zur Pathogenese der Gehirnhemorrhagia*. Diss., 1869, Erlangen. — Huss : Arch. général. de méd., 1857. — Schiff : *Untersuchung z. Physiol. d. Nervensyst.* 1855. — Langhans : *Ueber Resorption d. Blutextravas u. Pigmentbild.* (Virch. Arch., 1870, Bd. XLIX.) — Cohnheim : Virch. Arch., Bd. XLI, et *Pathol. génér.*, t. I. — Hering : Sitzungsberichte Wien Akademie. Bd. XLII, 1868. — Arnold : Virch. Arch. Bd. LXIII, LXII, LXIX. — Liouville : Gaz. des Hôpitaux, 1873. — Knies : *Die Resorpt. d. Blutes in d. vord. Augenkam.* (Virch. Arch., 1875.) — Zenker : Tageblatt d. 45. Versammlung deutscher Naturforsch. in Leipzig, 1872. — Weigert : *Die Pocken-Efflorescenz d. äuss. Haut.* 1874, Breslau. — Sokoloff : *Fall von Nierenblutung im Zusammenhange mit jedesmalig. Erkältung des Tegumentes.* (Berl. klin. Woch., 1874.) — Nothnagel : Centralbl. für die med. Wiss., 1874. — Hayem : *Observat. de purpura hémor.* (Com. rend. de la Société de Biol., 1876.) — Klebs : Archiv. f. exp. Path., 1875. — Vulpian : *Leçons sur l'appar. vasomot.* — Orth : *Das Verhalten der Lymphdrüsen b. Resorption d. Blutextravas.* (Virch. Arch. Bd. 41.) — Tillmanns : Archiv. f. Heilkunde., 1876. — W. Müller : *Das Verhalten von Lymphdrüsen bei Resorp. von Blutextravas.* Diss. Göttingen, 1879. — Eichler : *Zur Pathogenese der Gehirnhaemorrhagie.* Diss. Kiel, 1878. — P. Bert : *La pression barométrique.* Paris, 1878. — Uskow : *Zur Pathol. Anat. des Scorbuts.* (Centralbl. für. d. méd. Wiss., 1878.) — Kunkel : Zeitschr. f. phys. Chem. Bd. IV et V, aussi Virch. Arch. Bd. 76-81. — Grandidier : *Die Hæmophilie.* 2 Aufl. 1877. Leipzig. — Cordua : *Ueber d. Resorptionsmechanismus u. Blutergüssen.* Berlin, 1877. Diss. — Keldich : Wratch. 1881, n° 38 (Scorbut). — Hanot et Chauffard : Rev. de médec., 1882. — Du Castel : *Diverses espèces de purpura.* Thèse Paris, 1883. — Leloir : Ann. de derm. et de syph., 1884. Bd. V (Purpura). — Kogerer : *Zur Entstehung der Hauthämorrhagien*, 1885. (Zeitschr. für klinische Medicin. Bd. X.) — V. Sigrist : *Valeur de l'hémorrhagie bronchique dans l'étiologie des affections pulmonaires.* Thèse de Saint-Pétersbourg, 1884. — Letulle : Soc. médic. des hôpitaux. 1885 et 1897. — Blaise : *Forme hémorrhagique de l'érysipèle.* Thèse Paris, 1885. — Mollesson : Recueil russe du Zemstwo de Perm, n° 2. 1886 (Scorbut). — Hanot et Schachmann : Arch. de physiol., 1886. — Quincke : Virch. Arch. Bd. XCV. (Désagrég. du pigm. sang.) — Statzevitch : Trav. de la Soc. de Méd. mil. de Moscou, 1886, n° 2 (Scorbut). — C. Kopp : *Die Trophoneurosen der Haut. Capit. Hauthämorrhag.* Wien, 1886. — O. Schczka : *Ueber Pigmentbildung in Extravasaten.* Diss. Königsberg, 1886. — M. de Gimard : *Du purpura hémorrhagique primitif.* Thèse Paris, 1888. — Levitzky : *Sur le Scorbut.* Thèse de Saint-Pétersbourg, 1888. — Joal : Revue mensuelle des maladies de l'enfance. 1888. — Breese : *Zur pathol. Anat. und Statistik der Hirnblutungen.* Diss., 1888, Kiel. — Westhoff : *Plötzliche Erblindung nach Blutverlusten.* Diss. Greiswald, 1889. — Denys : *La cellule.* T. V., 1889. — Krivouscha : *Altér. anat.-pathol. des organes hématopoïétiques dans le scorbut.* Thèse de Saint-Pétersbourg, 1888. — Brault et Gaillard : Arch. génér. de médec., 1888. — Neumann : *Beitr. zur Kenntn. d. pathol. Pigmente.* (Virch. Arch. Bd. III). (Haemosiderin.) — M. Schmidt : *Verwandschaft d. hematogen. und autocht. Pigm.* (Virch. Arch. Bd. 115, 1889.) — Letzerich : *Aetiologie d. Purpura haemorrhagica.* Leipzig, 1889. — Tizzoni und Giovannini : *Bakteriol. Unters. über hämor. Infection.* (Beiträge Zeigler's. Bd. VI, 1889.) — Silbermann : Virch. Arch., 1890. Bd. 119. — W. Koch : *Die Blutkrankheit und ihre Varianten*, 1889. Stuttgart. (Bibliographie détaillée des travaux visant les hémorrhagies ; l'auteur admet une parenté entre les différentes variétés d'hémophilie, le scorbut, etc.) — S. Poirrier : *Contrib. à l'étude du purpura alcoolique.* Paris, 1890. — V. Hanot et Ch. Luzet : *Note sur le purpura hémor.* (Arch. de médec. expér., 1890, n° 6.) — P. Claisse : *Note sur un cas de purpura à pneumoc.* (Ibid., 1891, n° 3.) — Letzerich : *Aetiolog. und Kennt. d. Purpur. haemor.* (*Morb. macul. Werlhof.*) (Zeit. f. Kl. Med., 1891, Bd. 18.) — I. Veit : *Ueb. intraperitoneale Blutergüsse.* Leipzig, 1891 (Volkm. Vortr.). — Muhlemann : *Pigmentmetamorphose d. roth. Blutkörperch.* (Virch. Arch. Bd. 126, 1890.) — Baratoux : Revue Laryng., 1890. (Otorrhagie hystérique.) — H. Petit : *Contrib. à l'étude du scorbut.* Paris, 1890. — Perivier : *De l'apoplexie pulmonaire dans l'artériosclérose.* Paris, 1891. — Senator : *Ueber renale Haemophilie.* (Berl. kl. Voch., 1891). — H. Türk : *Veränderungen und Altersbestimmung von Blutungen im Centralnervensystem.* (Virch. Arch., 1892. Bd. 130.) — Lannois et Courmont : *Sur un cas de purpura infectieux.* (Arch. de médec. expér., 1892, n° 1.) — Dupuy : *Des métrorrhagies essentielles ou idiopathiques.* Paris, 1892. — F. Henle : *Ueber hyster. Blutungen.* Diss. Berlin, 1892. — A. Kolossof : *De la structure de l'endothélium pleuropéritonéal et vasculaire.* Thèse de Moscou, 1892. — Hutinel : *Note sur quelques érythèmes infectieux.* (Arch. génér. de médec., 1892.)

— Lannois et Courmont : Arch. de médec. expériment., 1892. — V. Afanassief : *Ueb. einige Mikroorg. aus d. Gruppe der sogen. Septikaemie haemorrhagica.* (Arbeit. aus Tübingen, 1892.) — Stein : Zeit. f. Ohrenheilk., 1893. (Otorrhagie hystérique). — Broca : *Hémophilie rénale et hémorrhagie rénale sans lésion connue.* (An. mal. génito-urin., 1874.) — Widal et Thérèse : Soc. méd. hôpit., 1894. — I. Schichkine : *Ecchymoses traumatiques pendant la vie et après la mort.* Thèse de Saint-Pétersbourg, 1895. — Barth : Soc. anatomique, 1895. — S. Vichnevsky : *Nouveau symptôme de la mort par le froid.* (Journal d'Hygiène publique et de Méd. légale, 1895, n° 3.) — Sack : *Hautblutungen.* Monat. f. prak. Dermat., 1895. — Lapicque et Auscher : Arch. de physiologie, 1895. — Acard : *Cirrhose pigmentaire.* Thèse Paris, 1895. — Dutournier : *Diabète bronzé.* Thèse Paris, 1895. — Quincke : *Ueb. directe Fe-Reaction in thierisch. Geweben.* (Arch. f. exp. Path. und Pharmacol, 1896. Bd. 36.) — Pertat : *Contribution à l'étude des érythèmes infectieux.* Thèse Paris, 1896. — Chantemesse et Sainton : *Des érythèmes infectieux.* (Soc. médec. hôp., 1896.) — Klein : *Staphyl. haemorrhag.* (Cent. f. Bacter., 1897. Bd. 22.) — G. Orlowsky : *Etiologie des hémorrhagies chez le nouveau-né.* Thèse Paris, 1897. — G. Klemperer : *Angioneurot. Blutungen aus d. Nieren.* (Deut. med. Woch., 1897, n° 10). — Bloow : Arch. of Paediatrie, 1896. (Hémorrhagies vicariantes.) — J. Gvozdinsky : *Un cas rare de scepticémie cryptogénétique hémorrhagique.* (Arch. Podwyssotsky, 1897.) — Janselme : *Hématologie et pathogénie du diabète bronzé.* (Soc. méd. des hôp., 1897.) — Cuénot : *La saignée réflexe chez les insectes.* — O. Vogel. *Ueb. die Bacterien d. haemorrhag. Septicaemie* (Zeit. f. Hyg., 1897. Bd. 23.) — Lapicque : Thèse de doctorat ès sciences, 1897. — Ausset : *Les hémorrhagies dans la neurasthénie.* (Rev. de Méd., 1898. n° 9.) — E. Apert : *Le purpura, sa pathogénie.* Thèse Paris, 1897. — Rendu et Massary : Soc. médic. des hôpitaux, 1897. — P. Dmitriewsky : *Un cas de Melaena neonatorum, terminé par la guérison.* (Arch. Podwyssotsky, 1897. T. III.) — Caramanos : *Des cachexies pigmentaires.* Th. Paris, 1897. (Ce travail renferme une bibliographie détaillée des travaux publiés sur la question des pigments sanguins.) — Grosglik : *Ueb. Blutungen aus anatomisch. unveränderten Nieren.* Leipzig, 1898. — Schurig : *Ueb. d. Schicksale d. Hämoglob. im Organismus.* (Arch. f. exper. Path. u. Pharmac, 1898. Bd. 31.) — Abadie : *Les hémorragies intra-oculaires chez les adolescents.* (Presse méd., 1898, n° 38). — Debove : *Hématémèses hystériques.* (Ibid., n° 2, 1898.) — Léon Meunier : *Contribution expérimentale à l'étude pathogénique de la cirrhose pigmentaire.* Thèse Paris, 1898. — Cardeilhac : *Cachexie pigmentaire consécutive au purpura.* Thèse Paris, 1898. — Fahrq : *Zur Kentniss d. purpura hemorrh.* (Arch. f. dermatol., 1899.) — A Worobieff : *Les hémorrhoïdes, leur pathologie et leur traitement.* (Saint-Pétersbourg.)

CHAPITRE IV

THROMBOSE

L'obstruction complète ou incomplète d'un vaisseau par une coagulation sanguine se nomme *thrombose*, et le caillot né sur place qui produit l'oblitération, *thrombus*.

Les caillots obturateurs présentent entre eux de grandes différences : les uns sont rouges et fibrineux, semblables au sang d'une saignée recueilli dans un vase, les autres sont blancs et comme dépourvus de fibrine. Dans le premier cas, la coagulation a pris naissance sur une paroi récemment enflammée ; dans le second cas, le vaisseau portait d'anciennes et grosses lésions (athérome). On ne constate pas ici de précipitation de fibrine et on serait porté à imaginer que la coagulation s'est faite parce qu'il y avait ralentissement du cours du sang. Cependant, immobilisons le sang entre deux ligatures et nous verrons que toute coagulation fait défaut. Des maladies fort différentes les unes des autres favorisent la formation des thrombus (pneumonie, staphylococcie sanguine, etc.,) ; d'autres au contraire, non moins disparates, empêchent la formation de caillots et produisent des hémorrhagies intarissables (ictère grave, variole hémorrhagique, etc.). C'est qu'il n'existe pas dans le sang une *seule* matière albuminoïde capable de subir la coagulation, il y en a plusieurs. L'intervention de conditions si diverses fait comprendre que la coagulation intra-vasculaire du sang ne soit pas toujours un phénomène uniforme et qu'il faille étudier chaque fait en particulier. Pour l'intelligence de ce qui va suivre, il nous faut rappeler ici les notions acquises sur la coagulation du sang sorti de la veine. Cette connaissance n'apportera pas la lumière dans l'étude des mécanismes de *toutes* les thromboses, mais elle permettra de s'orienter et de comprendre les nombreuses conditions qui interviennent dans le phénomène de la précipitation des matières albuminoïdes. Ce processus n'intéresse pas seulement la pathologie de la thrombose ; il intervient à tout moment pour faire comprendre les actes de la construction morphologique des éléments, c'est-à-dire de l'édification cellulaire. Solidifier la matière albuminoïde du sang, puis la solubiliser, voilà l'œuvre de facteurs qu'il faut dégager.

Coagulation du sang. — Il ne sera question ici que d'une variété de coagulation du sang, celle qui s'accompagne de production de fibrine authentique sans altération des globules rouges. Les matières albuminoïdes coagulables du sang sont multiples. L'étude étendue aux coagulations provoquées par divers agents (chaleur, injection sanguine d'éther, poisons divers) et qui s'accompagnent de déformation et de transformation gélatineuse des globules rouges serait plus complexe.

On sait que le sang retiré des vaisseaux et abandonné au repos se coagule au bout de quelques minutes, c'est-à-dire qu'il se transforme en une gelée cohérente qui peu à peu se rétracte, expulse un liquide clair, de telle sorte qu'au bout de quelques heures la gelée est remplacée par un bloc assez ferme : le *caillot*, entouré d'un liquide transparent et citrin, le *sérum*. Le réticulum du caillot dont les mailles renferment des globules rouges est constitué par une substance qu'on appelle la *fibrine*. Dans les vaisseaux, le sang en circulation se compose du plasma et de globules. Dans le sang coagulé, le plasma s'est dédoublé en sérum et en fibrine. Pourquoi le sang sorti des vaisseaux, se coagule-t-il? On a invoqué diverses hypothèses. Le refroidissement joue-t-il un rôle ? Non, car si l'on refroidit rapidement le sang à 0°, il ne coagule plus ou ne coagule que tardivement. Le repos n'intervient pas davantage, puisque, par l'agitation du sang, la fibrine se dépose en gros filaments. Le contact de l'air ne suffit pas non plus à expliquer la coagulation du sang, puisque le caillot se forme aussi bien dans le vide barométrique. Enfin le contact du sang avec une paroi vasculaire saine n'est pas la cause essentielle de sa conservation à l'état liquide ; à chaque instant dans les autopsies on trouve des altérations athéromateuses ou calcaires des parois artérielles qui n'ont pas amené de coagulation fibrineuse.

D'où vient donc cette fibrine précipitée? Existe-t-elle dans le plasma sanguin à l'état normal ? Se forme-t-elle au moment de la coagulation, aux dépens de l'une des trois matières albuminoïdes du plasma, sérine, globuline, fibrinogène ? Diffère-t-elle d'une des substances précédentes, simplement par son état physique, ou par sa constitution chimique elle-même ? Ce sont là des questions importantes, dont la solution n'est pas encore donnée d'une façon définitive, mais auxquelles les travaux de ces dernières années ont apporté des éclaircissements précieux. Une théorie admet que la fibrine ne préexiste pas dans le plasma, parce que le plasma ne renferme pas en suspension de particules solides visibles, capables par une simple agglomération de donner de la fibrine et aussi parce que les différentes matières albuminoïdes du plasma diffèrent de la fibrine par leur point de coagulation sous l'influence de la chaleur (les solutions de fibrinogène coagulent à 56°, de sérine à 75°, de globuline à 68°) ou par leur précipitabilité totale par le chlorure de sodium à saturation (le fibrinogène se précipite complètement, la fibrine incomplètement). La fibrine ne serait pas, d'après cette théorie, de la matière fibrinogène, mais elle serait produite à ses dépens, par un dédoublement, voire même une décomposition. On peut garder longtemps liquide, dans la longue veine jugulaire du cheval, du sang isolé entre deux ligatures (Frantz-Glénard, Frédéricq). Chauffons à 56° cette veine ainsi remplie de sang liquide; le fibrinogène coagulera aussitôt et le plasma, débarrassé du coagulum floconneux, ne donnera plus de fibrine. Celle-ci vient donc du fibrinogène. Comment prend-elle naissance ? Les travaux d'Alexander Schmidt, de Brücke, d'Hammarsten, d'Arthus et Pagès, de Duclaux, ont apporté pour la compréhension de ce phénomène des renseignements importants. Le sang renfermant du fibrinogène est spontanément coagulable ; mais certains exsudats, comme le liquide de l'hydrocèle, contenant aussi une forte proportion de fibrinogène ne sont pas spontanément coagulables. Pour provoquer leur coagulation, il faut ajouter au liquide quelque chose, un peu de sang défibriné, de séro-globuline (substance fibrino-plastique de Schmidt). Encore est-il nécessaire que la séro-globuline ne soit pas chimiquement pure (Brücke) mais souillée par un ferment soluble, le fibrin-ferment, diastase découverte par Schmidt. D'après la théorie de ce savant, il fallait, pour obtenir la fibrine, l'intervention de trois substances : le fibrinogène, la substance fibrino-plastique, et le fibrin-firment. Le sang coagulait spontanément, parce qu'il renfermait les trois substances (le fibrin-firment étant produit par les leucocytes détruits) tandis que le liquide de l'hydrocèle devait subir, pour coaguler, l'addition artificielle de la diastase ou fibrin-ferment. Hammarsten, préparant le fibrinogène et le fibrin-firment par d'autres procédés que ceux de Schmidt, a affirmé que la présence de la substance dite fibrino-plastique par Schmidt était inutile et que l'action de la diastase sur le fibrinogène suffisait pour amener la coagulation.

Arthus et Pagès ont cherché à interpréter les causes du désaccord entre Schmidt et Hammarsten. Comme ni l'un ni l'autre des précédents expérimentateurs n'avait eu en sa possession la diastase (fibrin-ferment) chimiquement pure, Arthus et Pagès ont émis l'idée que la présence ou l'absence de sels de chaux jouaient un rôle essentiel dans l'apparition ou la non-apparition de la précipitation fibrineuse. D'après eux, la fibrine résulterait d'un dédoublement du fibrinogène (sous l'influence de la diastase) et d'une combinaison de ce produit avec un sel de chaux; ce serait un composé organo-calcique. Telle est la conception d'Arthus et Pagès, qui fait entrer la formation de la fibrine, c'est-à-dire la coagulation du sang dans le domaine de la chimie pure. Nous allons voir qu'une autre théorie rejette cette hypothèse et qu'elle considère la production de fibrine comme un phénomène appartenant au domaine des actions moléculaires, c'est-à-dire comme le résultat d'un simple changement d'état physique.

Une première constatation permet de rejeter l'opinion qui fait de la fibrine un composé organo-calcique, car l'analyse de cette substance montre qu'elle ne contient pas plus de calcium que le fibrinogène (Hammarsten); par conséquent l'action indéniable des sels de chaux se fait sentir autrement que par la création d'un composé calcique. L'explication la plus plausible des phénomènes de la coagulation sanguine a été fournie par Duclaux, en s'appuyant sur les résultats de ses recherches sur la coagulation du lait.

On trouve dans le lait une caséine en suspension qui se comporte comme de l'argile en suspension dans l'eau. Elle peut être précipitée par les influences les plus minimes, sans changer de nature, par une très légère modification de ses liens d'adhérence physique avec le liquide ambiant. Certains sels, et en particulier les sels de chaux peuvent provoquer ce dépôt, d'autres sels (sels alcalins, sels de magnésie) solubilisent la caséine en suspension et en rendent la précipitation plus difficile. La présure se comporte comme les sels de chaux ; son action est favorisée par les sels qui sont coagulants comme elle (sels de chaux) et contrariée par les sels décoagulants (sels alcalins), au point qu'en présence de ces derniers elle peut être tout à fait inactive. Transportées dans l'étude de la coagulation du sang, ces notions fournissent des éclaircissements précieux. On rencontre en effet dans cette étude la présence d'une présure (fibrin-ferment, plasmase de Bourquelot et de Duclaux), d'une caséine (fibrinogène), l'influence de sels coagulants (chlorure de calcium) et de sels décoagulants, (chlorure de sodium, sulfate de soude, sulfate de magnésie, oxalates neutres d'alcalis, fluorures alcalins). Les sels décoagulants, employés à une certaine dose, ne sont pas les seuls agents qui s'opposent à la coagulation du sang. On peut obtenir des plasmas non coagulables en recevant le sang dans des solutions salines (*plasmas salés*) ; on peut les avoir avec autant de facilité en injectant dans la veine de l'animal, avant la saignée, quelques gouttes de peptone (trente centigr. de peptone de Witte par kilog. d'animal) *plasmas peptonés*.

Pour Duclaux, la fibrine n'est que le passage à l'état visible d'une des matières albuminoïdes (fibrinogène) du sang, de celle qui est la plus voisine de l'état de suspension et la plus éloignée de l'état de solution, si l'on en juge par ce qu'elle se laisse précipiter le plus facilement par les sels neutres (employés à une certaine dose) et par les acides étendus. Cette coagulation peut être provoquée par la plasmase (fibrin-ferment) comme celle de la caséine par la présure ; dans les deux cas, ce sont les sels de chaux qui favorisent le plus efficacement l'action de la diastase. La ressemblance se poursuit, en ce que la dose des sels intervient dans la réalisation de la précipitation ou de la non-précipitation de la fibrine. Un plasma légèrement salé est incoagulable spontanément, un plasma fortement salé précipite. En résumé, les sels minéraux favorisant ou entravant l'action de la plasmase, se comportent vis-à-vis de cette diastase comme vis-à-vis de la présure.

Envisagé à ce point de vue, le phénomène de la coagulation du sang se simplifie beaucoup et mène directement à l'étude de l'agent essentiel de la précipitation de la fibrine, c'est-à-dire de la plasmase, substance contenue à l'état normal dans le sang et qui coagule à sa sortie des vaisseaux. Si on suspend verticalement la longue veine jugulaire du cheval remplie de sang, celui-ci reste liquide pendant plusieurs jours ; les globules rouges tombent au fond, au-dessus d'eux sont les globules blancs, recouverts d'une couche de plasma presque incolore. Par des ligatures, séparons ces trois couches et à l'aide d'une pipette Pasteur, puisons dans chacune d'elle. Mélangeons à des prises de ce plasma incoagulable une émulsion de globules blancs et une émulsion de globules rouges ; nous verrons la première se coaguler beaucoup plus rapidement que la seconde. Ce sont donc les leucocytes qui contiennent la plasmase et qui, au moment de leur mort, la laissent échapper dans le liquide ambiant. C'est pourquoi la coagulabilité du sang d'un animal est d'autant plus lente à se manifester, que ses globules blancs sont plus résistants. On peut retirer cette plasmase de la macération filtrée de globules blancs, de ganglions lymphatiques, de thymus, de testicule, de muscle. Rauschendbach en a trouvé dans des protoplasmes divers, Grohmann dans des végétaux. Il en existe aussi en petite quantité dans les globules rouges du sang et aussi vraisemblablement dans les hématoblastes de Hayem. On sait quel rôle important ce savant fait jouer à la destruction de ces éléments isolés ou réunis en plaques dans la formation de la fibrine. Il va jusqu'à leur accorder une action prépondérante, supérieure à celle des leucocytes. Cette opinion n'est pas généralement acceptée (Eberth et Schimmelbusch.)

La profusion des globules blancs dans la circulation générale est si grande, qu'elle devrait conférer, semble-t-il, à la macération de tous les organes un pouvoir de coagulation. L'expérience ne confirme pas cette hypothèse, il n'existe pas en effet que de la plasmase dans les macérations d'organes. À côté de diastases coagulantes, ces macérations renferment des diastases décoagulantes ou divers sels qui peuvent masquer l'action de la plasmase.

La rénovation cellulaire, la destruction constante d'un certain nombre de leucocytes jette à l'état normal, dans la circulation, une certaine dose de plasmase, mais celle-ci est en trop faible quantité pour agir. De même qu'une dose minime de présure est incapable de coaguler le lait, la plasmase trop diluée ne témoigne d'aucune activité ; mais sa présence peut être décelée par l'addition d'un adjuvant, un sel de chaux par exemple. L'expérience montre que la coagulation d'un sang quelconque est plus rapide quand on y introduit une solution très étendue d'un sel soluble de calcium. L'un de nous a constaté plusieurs fois chez un hémophile, l'arrêt de crises hémorrhagiques après absorption d'une petite quantité de sel calcique.

Si, chez les mammifères, la coagulation tire sa source principale de la plasmase des leucocytes, il n'en est plus de même chez les reptiles, les batraciens et les poissons (Delezenne.) Le sang de ces vertébrés, extrait à l'aide d'une petite canule introduite dans l'artère et recueilli dans un récipient propre, à l'abri du contact des tissus de l'animal, met longtemps à se coaguler et, là encore, la formation du réseau fibrineux commence au niveau de la couche des globules blancs. Si l'on a touché le fond du vase où l'on reçoit le sang avec un fragment de tissu de l'animal, de muscle par exemple, la coagulation est instantanée ; la plasmase a été apportée par le fragment du tissu. Chez les mammifères, dont les leucocytes sont riches en plasmase, le muscle en renferme très peu ; l'extrait de muscle du chien et surtout du lapin active à peine la coagulation du sang des oiseaux. Comme raison anatomique de ce fait, notons seulement que le retard de la coagulation du sang ne se montre que chez les vertébrés dont les globules rouges sont pourvus d'un noyau, tandis que la prise en caillot est rapide chez les mammifères dont les globules rouges ne sont pas nucléés.

Il y a donc, chez les êtres vivants, des forces qui maintiennent le sang circulant en équilibre instable et qui sont très inégalement réparties. A côté d'une force coagulante qui existe en différents points de l'organisme, on trouve des forces qui ont des actions précisément opposées, qui sont décoagulantes ou entravantes de la coagulation. Passons en revue quelques-unes d'entre elles et tout d'abord celles qui résident dans la constitution anatomique des noyaux cellulaires. Lilienfeld a retiré de l'extrait aqueux des leucocytes une substance qui forme la partie principale du noyau de la cellule et qu'il a nommée nucléo-histone. Sous l'action de l'eau bouillante, elle se dédouble en nucléine et histone. La nucléine et son dérivé l'acide nucléique se comportent comme des solutions de plasmase ; l'histone a des propriétés absolument contraires, elle empêche la coagulation du sang. On s'explique alors que les vertébrés dont les globules rouges sont nucléés trouvent dans ces noyaux la source de la résistance à l'action de la plasmase contenue dans les leucocytes (Delezenne). A côté de l'action de la plasmase coagulante, il y a celle de la *thrombase* décoagulante fournie par les noyaux des hématies. Et c'est pour cela qu'il faut au sang tiré des vaisseaux de certains vertébrés l'addition d'une petite quantité de plasmase prise dans le suc musculaire pour faire pencher la balance du côté de la précipitation de la fibrine.

Les phénomènes dont nous venons de parler s'appliquent à la formation des caillots dans le sang de l'homme. La destruction des leucocytes en dehors du corps ou sous l'influence d'une altération de la paroi vasculaire fournit la plasmase. Il n'est pas certain toutefois, que dans l'organisme, tous les thrombus aient la même origine et qu'ils ne soient formés que de la partie du sang la plus coagulable. Ce liquide, en effet, renferme plusieurs matières albuminoïdes ; il est probable, comme le dit Duclaux, que toutes n'ont pas les mêmes diastases coagulantes et décoagulantes. Le thrombus infarci de staphylocoques n'a pas sans doute la même constitution chimique que le caillot des phlébites goutteuses.

Les substances antagonistes de la plasmase capables d'empêcher la coagulation ou de dissoudre les caillots et que, pour ce fait, Duclaux a proposé de nommer thrombases sont nombreuses. Leur nature est inconnue, car on n'a pu les obtenir à l'état de pureté. On sait seulement que leurs propriétés anti-coagulantes résistent à une très haute température. Sont-ce des substances diastasiques, de constitution chimique analogue, quoique inverse, à celle de la plasmase, ou bien n'agissent-elles qu'en empêchant celle-ci de manifester son activité, comme font les alcalis pour la sucrase et l'amylase ? La plasmase existe toujours dans le liquide sanguin. Lorsque le sang ne se coagule pas, on a coutume de dire qu'il contient de la thrombase, et quand il se coagule lentement, qu'il n'en contient que peu. On ne se fonde cependant que sur la résultante de deux actions. Il y a des sels coagulants (chlorure de calcium) et des sels décoagulants (sels de magnésie) ; quand ils sont présents ensemble leur action résultante sur la coagulation dépend de leur proportion. Il en va de même probablement avec la plasmase et la thrombase du sang (Duclaux.) La thrombase retirée par Haycraft des secrétions buccales de la sangsue s'oppose à la coagulation du sang *in vitro*. Agissent de même l'histone (Lilienfeld) et la cytoglobine (Schmidt).

La peptone, ajoutée au sang *in vitro* n'empêche pas la coagulation, sauf à doses élevées, et cependant injectée dans les veines à petite dose, elle rend le sang incoagulable. Le passage à travers l'organisme a exalté ses propriétés ou tout au moins les a rendues plus apparentes. Le lapin et le mouton sont réfractaires à l'action de la peptone (Albertoni). Un animal sensible à l'action de la peptone peut être vacciné contre cette action anti-coagulante et acquérir l'immunité (Schmidt, Mulheim). Un lapin insensible à l'action de la peptone, recevant du sang de chien peptoné, présente bientôt un sang incoagulable. On peut donc dire que la peptone, injectée à certains animaux sensibles, fait apparaître dans leur sang une substance anticoagulante, appelée thrombase, substance capable d'être transférée du sang d'un animal dans le sang d'un autre animal.

Les recherches de Contejean, Gley et Pachon, Starling, Delezenne, etc., ont montré que le foie jouait le rôle principal, pour ne pas dire exclusif, dans la réalisation des conditions où se manifeste cette thrombase. C'est à lui qu'il faut rapporter l'apparition de cette thrombase dans le sang des animaux qui ont reçu une petite quantité de sérum d'anguilles, de murènes, de congres (Delezenne), des extraits d'organes, des diastases diverses (pepsine, pancréatine-Albertoni, sucrase-Dastre et Floresco, émulsine-Delezenne) et surtout des toxines microbiennes ou encore du venin de serpents. Il devient donc très probable, *a priori*, que la substance qui favorise l'écoulement sanguin et empêche la coagulation du sang dans le cours des maladies infectieuses, dites hémorrhagiques, est sous la dépendance d'un trouble fonctionnel du foie mis en jeu par la toxine microbienne. Par quel mécanisme s'exerce cette action de l'organe hépatique pour diminuer la coagulabilité normale du sang ? Les expériences de Delezenne ont, sur ce point, fourni quelques renseignements intéressants. On sait que les substances qui empêchent *in vitro* la coagulation du sang ont la propriété, injectées dans les veines, d'amener une leucolyse très marquée. La destruction des leucocytes jette dans la circulation une grande quantité de plasmase et de thrombase ; la présence de ces deux éléments antagonistes ne se traduit que par la manifestation d'une résultante. Pour une dose faible de peptone ajoutée *in vitro*, le sang au dehors de l'organisme laisse apparaître des propriétés coagulantes. Pour la même dose injectée dans l'organisme, ce sont les propriétes anti-coagulantes qui deviennent dominantes grâce à l'action du foie. Il est facile de constater, par l'expérience directe, que le foie possède le pouvoir de retenir la plasmase qui filtre dans ses mailles et au contraire de laisser écouler la thrombase. Il change, comme le dit Duclaux, l'ordre et la puissance d'action du mélange de diastases qui le traverse et met au premier rang celle qui se tenait au second.

Il résulte de tous ces faits que le sang ne conserve dans les vaisseaux son état liquide que grâce à un équilibre qui n'a rien de stable, car il est purement dynamique. Il porte en soi des forces qui peuvent rendre compacte et solide sa matière albuminoïde et d'autres forces qui peuvent la solubiliser. Ainsi sont assurées les étapes des processus physiologiques qui édifient morphologiquement ou qui détruisent et liquéfient les molécules organiques solides. Quand interviennent certaines conditions qui mettent en liberté une grande quantité de force coagulante, la fibrine se précipite ; quand entrent en jeu au contraire des forces qui contre-balancent et dominent les premières, la fibrine est maintenue soluble ; il ne se fait pas de caillots, le sang est devenu incoagulable. L'équilibre de ces forces assure le maintien de l'équilibre dynamique, tel que nous le constatons dans le sang normal. Sa rupture amène dans un sens l'hémorrhagie, et, dans le sens contraire, la thrombose. Les causes provocatrices de ces deux phénomènes sont naturellement multiples.

Ce que nous venons de dire sur les conditions de la coagulation du sang nous permettra d'être brefs sur le mode de formation des thrombus. Certains d'entre eux, thrombus rouges, thrombus fibrineux, qui font suite à l'arrêt brusque et complet du sang dans les vaisseaux, ressemblent par leur constitution anatomique aux caillots formés *in vitro*. Ce sont les thrombus par coagulation. D'autres thrombus, formés lentement, ont une constitution anatomique différente (thrombus par conglutination d'Eberth et Schimmelbusch). C'est à Zahn qu'appartient la découverte des deux variétés de thrombus, distinctes par la rapidité ou la lenteur de leur formation et par leur constitution anatomique : thrombus rouge et thrombus blanc.

La théorie de Virchow, d'après laquelle les thrombus ne sont que des caillots sanguins analogues à ceux qui se forment hors des vaisseaux, est applicable tout entière aux thrombus rouges, tandis que, d'après Zahn, le phénomène initial de la formation du thrombus blanc réside dans l'accolement des leucocytes à la tunique interne, dépolie et lésée, du vaisseau. Les leucocytes se désagrègent ultérieurement et forment une masse granuleuse, où l'on peut déceler quelques filaments de fibrine. Leur formation exige la persistance de la circulation sanguine. Pitres a confirmé les recherches de Zahn. Il a tracé une limite encore plus nette entre les thrombus blancs et rouges. D'après lui, le thrombus rouge n'est qu'un caillot sanguin, tandis que le thrombus blanc se compose de globules blancs amassés et accolés qui, souvent, peuvent être dépourvus de fibrine. Par d'ingénieuses expériences, Pitres a montré que la formation du thrombus blanc n'est pas retardée par l'action de l'eau sucrée, du sulfate de soude et d'autres substances qui jouissent du pouvoir de retarder la précipitation de la fibrine.

L'étude des petits corps qu'Hayem nomme hématoblastes et qu'à l'étranger on appelle plaques ou plaquettes du sang, a ouvert une nouvelle période dans l'étude de la thrombose. Les nombreuses recherches entreprises dans ces derniers temps pour éclairer la nature de cet élément du sang (Bizzozero, Lavdovsky, Hlawa, Loewit, Hanaut, Afanassieff, Eberth et Schimmelbusch, Lacker, Lubinsky, Groth, Rauschendbach, Samson-Himmelstierna, Weigert, Vlassoff, Arnold, Maximoff, Dominici, etc.), ont fait reconnaître à ces amas, réunis souvent en plaques, la remarquable propriété de s'accoler et de se fusionner en des masses finement granuleuses et de jouer un rôle important, sinon dans la formation de la fibrine même, au moins dans la création des thrombus blancs. Eberth et Schimmelbusch pensent que, certaines conditions étant réalisées (ralentissement de la circulation, tourbillons du sang, lésions de la tunique interne), la propriété agglutinative des plaquettes sanguines s'exagère et ils ont désigné ce phénomène sous le nom de « métamorphose visqueuse ». Leur accolement, leur conglutination déterminent la formation du thrombus blanc. Les masses hyalines et granuleuses, que Zahn a décrites dans les thrombus blancs et qu'il avait attribuées à la décomposition des leucocytes, ne sont autre chose, le plus souvent, qu'un désagrégat d'hématoblastes entassés.

Eberth et Schimmelbusch font jouer un rôle aux plaques du sang dans la formation du thrombus blanc, mais ils pensent que l'intervention de ces mêmes plaques dans la précipitation de la fibrine et, par conséquent, dans la formation des caillots rouges est tout à fait minime. Telle n'est pas l'opinion de beaucoup d'autres auteurs (Hayem, Bizzozero, Lavdovsky, Hlawa, Ehrlich, etc.).

Bizzozero a étudié (1891) la régénération des plaques du sang. Il a pratiqué, chez le chien, des saignées renouvelées plusieurs fois en vingt-quatre heures, remplaçant aussitôt le sang enlevé par du sang défibriné (c'est-à-dire privé de fibrine et de plaques hématoblastiques). Après l'opération, le nombre des plaques était tombé à un chiffre très minime (de 210 000 par millimètre cube à 4 557). Dès le second jour le chiffre atteignait 19 333, le troisième jour 46 862, le quatrième 124 860, le cinquième 365 000 dépassant ainsi celui de l'état normal. La régénération des plaques est donc très rapide et leur élimination artificielle provoque une réaction, caractérisée par une brusque augmentation de leur nombre.

Que sont ces éléments auxquels on a donné dans la science successivement des noms divers : globulins (Donné), plaques de fibrine (Ranvier), hématoblastes (Hayem), plaquettes du sang (Bizzozero), et à quels usages sont-ils destinés ? Hayem pense qu'ils servent à la formation des globules rouges, d'où le nom par lequel il les désigne. Des travaux nombreux et récents tendent à démontrer que ces particules ne sont que des fragments de protoplasma détachés des globules blancs (Vlassof, Arnold, Muller, Maximoff, Dominici, etc.), qu'on ne les voit apparaître que dans certaines conditions, étrangères à l'état normal (exposition du sang à l'air, dessiccation, addition d'une substance étrangère, lésion d'une paroi vasculaire, etc.).

Observations sur la formation du thrombus dans le sang en circulation. — Grâce aux observations directes de Zahn, de Pitres, d'Eberth et Schimmelbusch sur la formation du thrombus dans le sang en circulation, le processus de la thrombose a été suivi dans toutes ses phases chez la grenouille et même dans les vaisseaux des mammifères. Des constatations histologiques ont été faites, sur des séries de préparations fraîchement fixées, par Vlassoff, Cornil, etc. ; elles ont confirmé les observations de Zahn, d'Eberth et Schimmelbusch et fourni quelques nouveaux détails sur l'origine des plaques sanguines.

L'examen microscopique portant sur l'épiploon d'un chien immobilisé par la morphine et le chloral permet de constater l'existence du courant normal non ralenti. On distingue alors, dans la partie centrale du vaisseau (capillaire de grand diamètre, veine ou artère de petit calibre) une colonne liquide, large, d'un rouge plus foncé, constituée par des hématies qui se meuvent rapidement et qui, en raison de leur grande densité, occupent l'axe du courant sanguin. Des deux côtés de ce courant central, existe une couche plasmatique mince, claire, dans laquelle on n'aperçoit pas de globules rouges et où se meuvent avec une certaine lenteur des globules blancs (fig. 28). La rapidité de mouvement des hématies dans la zone centrale de la colonne, à l'état normal, est telle (0,5 à 0,9 m. par seconde dans les capillaires, d'après Weber et Vierordt) qu'on ne peut distinguer individuellement les globules et que toute la région se montre colorée uniformément en rouge. Par contre, le même grossissement permet de distinguer individuellement les leucocytes, dans les zones plasmatiques latérales, où ils semblent rouler sur la paroi du vaisseau. Pour une observation précise de ce phénomène, il est préférable de choisir une petite veine plutôt qu'un capillaire. Quand la circulation est un peu ralentie, on reconnaît, quoique assez indistinctement, les globules rouges isolés dans la zone centrale, et l'image qui apparaît à l'œil n'est plus la même que celle de l'état normal. En effet, dans les conditions physiologiques, les globules blancs ne se trouvent qu'en petit nombre dans la couche plasmatique. Pour qu'ils présentent la stagnation marginale, il faut que la circulation subisse un certain ralentissement. Quand celui-ci est plus prononcé, les globules rouges apparaissent très nettement; les amas de leucocytes de la couche plasmatique atteignent leur maximum d'épaisseur et l'on assiste à ce moment à un nouveau phénomène : des plaques sanguines isolées pénètrent de la couche centrale dans la couche plasmatique, se mêlent

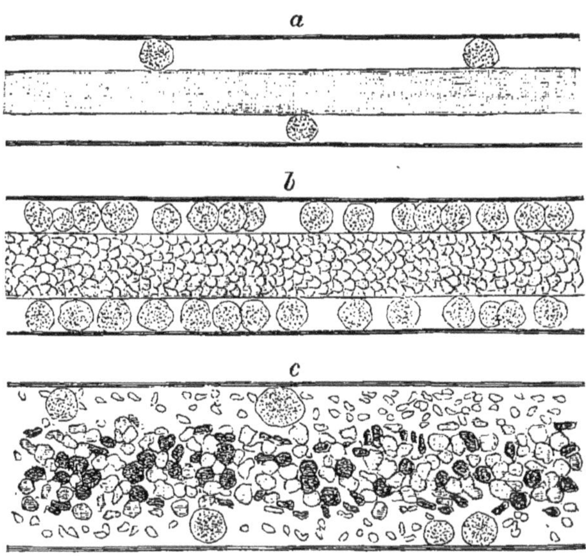

Fig. 28. — Trois schémas de la circulation normale ou ralentie d'un animal à sang chaud. — *a*, circulation normale ; — *b*, circulation un peu ralentie avec stagnation marginale des leucocytes ; les globules rouges isolés sont visibles ; — *c*, circulation très ralentie permettant de voir les plaques sanguines isolées dans la couche plasmatique. (D'après Eberth et Schimmelbusch.)

aux leucocytes et se rassemblent en quantité de plus en plus grande. A mesure que le ralentissement s'accentue (fig. 28), on voit se dessiner l'image de « la margination des plaques ». Enfin, quand le sang s'arrête, tous les éléments figurés se mêlent confusément. Si l'on pratique une légère piqûre à la paroi du vaisseau dans lequel le courant est ralenti, ou si l'on irrite faiblement cette paroi par l'intermédiaire d'un agent chimique (sublimé, acide nitrique, nitrate d'argent) sans aboutir toutefois à arrêter la circulation, on observe le phénomène suivant : un grand nombre de cellules rouges se portent vers le point lésé, des plaques sanguines apparaissent autour d'elles et s'accolent à la paroi du vaisseau, en constituant des amas. Des globules blancs et rouges en circulation dans le sang adhèrent à leur tour aux plaques, lesquelles se transforment bientôt en une masse hyaline finement granuleuse. Ainsi se constitue, aux dépens des plaques sanguines et d'un petit nombre de globules blancs et rouges, un *thrombus blanc pariétal* (fig. 29). Le ralentissement est-il plus considérable et l'action mécanique ou chimique sur le vaisseau plus intense, l'adhérence de nouvelles plaques et de globules blancs au thrombus déjà réalisé se poursuit et amène peu à peu une oblitération complète de la lumière du vaisseau. Le thrombus pariétal devient *oblitérant*. Quand la paroi vasculaire est lésée sans qu'il en résulte un ralentissement de la circulation, les plaquettes sanguines ne

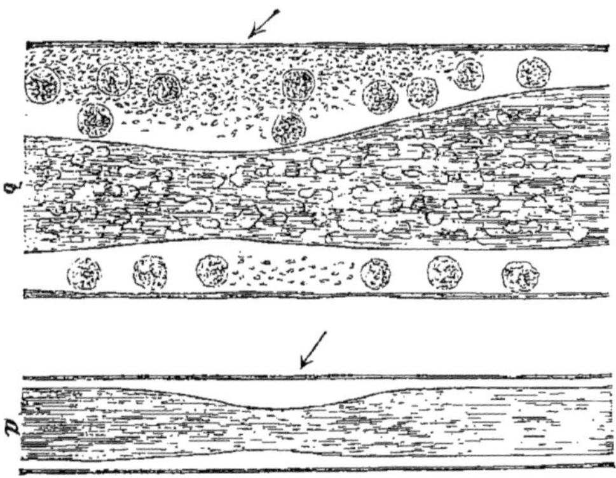

Fig. 29. — Début de la formation d'un thrombus pariétal aux dépens des plaques sanguines, dans une artériole, au point piqué par une aiguille. — *a*. Période initiale ; — *b*, Période un peu plus avancée ; on distingue dans la couche plasmatique des leucocytes et des plaques entassées. (Figure demi-schématique.)

peuvent adhérer à sa surface, elles passent au-devant d'elle et le thombus ne se forme pas, à moins que la lésion pariétale ne soit très profonde. D'ailleurs, en pareil cas, la circulation est presque toujours troublée, car une lésion considérable du vaisseau provoque des tourbillons locaux, favorise l'adhésion des plaques et peut même déterminer d'emblée la précipitation de la fibrine. Au thrombus blanc par conglutination s'ajoute alors le thrombus rouge, fibrineux, par coagulation.

Bœttcher a étudié récemment les modifications des éléments figurés du sang conservé liquide dans une veine jugulaire de cheval. Il a constaté que les globules blancs subissaient une dégénérescence graisseuse légère, mais ne périssaient pas, que les globules rouges restaient très longtemps inaltérés et que les plaques sanguines étaient encore intactes le septième jour. Le sang présentait les caractères physiques du sang veineux.

Étiologie de la thrombose. — L'action simultanée des deux facteurs principaux qui provoquent la thrombose — ralentissement ou arrêt de la circulation, d'une part, lésion des parois vasculaires, d'autre part, — peut se faire sentir dans les conditions les plus variées, d'où la multiplicité des causes de la thrombose. On peut les faire entrer dans les trois groupes étiologiques suivants :

1° *Thrombose traumatique.* — La lésion des vaisseaux, leur rupture, leur compression, etc., en un mot tout ce qui favorise l'arrêt circulatoire, constituent autant de causes de la formation des thrombus. Nous avons vu que celle-ci débute aux dépens des plaques sanguines ou de la fibrine, auxquelles s'ajoute un nombre plus ou moins considérable de globules blancs et rouges. Le thrombus est donc beaucoup plus fréquent dans les veines que dans les artères, à cause même de la lenteur du courant sanguin dans ces vaisseaux. Lorsqu'on pique une veine, on voit à sa surface, aussitôt l'hémorrhagie arrêtée, une couche de sang coagulé et, au niveau du point lésé, une petite masse blanchâtre formée de plaques sanguines mêlées aux leucocytes. C'est cette masse (thrombus blanc de Zahn, caillot lymphatique de Jones) qui empêche le sang de sortir du vaisseau, car on peut enlever le caillot extérieur sans provoquer le retour de l'hémorrhagie.

2° *Thrombose marastique ou dyscrasique.* — Avant que Virchow eût fait connaître sa théorie de la thrombose provoquée par une modification de la crase du sang, en dehors de toute altération de la paroi vasculaire, Bouchut avait décrit en France les coagulations veineuses d'origine marastique. L'étiologie de cette variété de thrombose est ordinairement complexe. Dans sa genèse, les maladies infectieuses, les cachexies, la sénilité, le mauvais état des parois vasculaires (athérome et artério-sclérose), l'affaiblissement des contractions cardiaques, en un mot toutes les causes qui font plus lente la circulation sanguine et altèrent la nutrition des parois vasculaires, interviennent à tour de rôle. Celles qui apparaissent chez les cachectiques ont une prédilection marquée pour certains *points morts* (Lancereaux), dans les segments veineux où s'exercent avec le moins d'intensité à la fois la force de la *vis a tergo* et celle de l'aspiration cardiaque au moment de la diastole.

3° *Thrombose par dilatation vasculaire.* — Elle se montre dans les segments des vaisseaux qui ont subi une dilatation pathologique, dans les poches anévrysmales, dans les paquets variqueux. Le ralentissement de la circulation, les tourbillons sanguins qui prennent naissance en ces points, favorisent la production d'un caillot pariétal, qui, peu à peu, augmente de volume et finit par devenir oblitérant. Le ralentissement circulatoire n'est pas seul en cause ici ; une part étiologique doit être réservée aux altérations nutritives des parois vasculaires. Ces thromboses pathologiques sont quelquefois favorables à l'organisme, par exemple celles qui comblent par des dépôts de fibrine les sacs anévrysmaux.

Dans un certain nombre de maladies infectieuses, les toxines microbiennes interviennent pour faciliter l'apparition dans le sang de substances coagulantes analogues à la plasmase. Ce qui a été dit plus haut sur la coagulation du sang et les conditions qui la favorisent ou qui l'entravent nous dispense d'insister davantage (voir p. 117).

Une fois constitués, les thrombus dyscrasiques (κρᾶσις, mélange, δύσκρασις, mauvais mélange) sont formés souvent de dépôts fibrineux et rentrent dans la catégorie des thrombus par coagulation ; ils ont eu cependant pour point de départ des plaques sanguines accolées et mêlées aux leucocytes.

Dans ce groupe étiologique, on peut aussi ranger la thrombose infectieuse par inflammation de la paroi vasculaire. Les *bactéries pyogènes* pénètrent de l'extérieur dans les parois des veines, en déterminent l'inflammation et, gagnant la tunique interne, provoquent le développement de thrombus pariétaux qui deviendront oblitérants. Le caillot est alors infarci de colonies microbiennes. On peut classer parmi les thrombus dyscrasiques les *coagulations hyalines multiples formées dans les vaisseaux* au cours de quelques maladies infectieuses, dans l'empoisonnement par le chlorate de potasse, la peptone, l'arsenic et toutes les substances qui détruisent les hématies. Dans ces cas, les thrombus prennent naissance aux dépens des plaques, dans les veines et dans les capillaires (*thrombus capillaires*). C'est à ce mode pathogénique que se rattachent les coagulations capillaires observées dans les reins, l'estomac et d'autres organes, au cours *des brûlures étendues de la peau* (Silbermann, Welti, etc.) ainsi que dans les *gelures* (Kriege). Les thrombus hyalins ne sont point rares dans les vaisseaux cérébraux des *choréiques* (Klebs) non plus que dans certaines maladies infectieuses (Manasse).

Variétés des thrombus. — Ils sont pariétaux ou oblitérants. Les premiers se forment lentement, par suite d'une lésion partielle de la paroi vasculaire, surtout dans les veines, au niveau des valvules où le sang stagne, dans les auricules du cœur, aux bords des valvules enflammées, dans les dilatations anévrysmatiques ou variqueuses. Ils font saillie dans la lumière du vaisseau qu'ils rétrécissent plus ou moins. Les thrombus *oblitérants* ont deux modes pathogéniques : tantôt ils prennent naissance sur les thrombus pariétaux qui se transforment progressivement en thrombus oblitérants par stratifications successives de fibrine, de plaquettes et d'autres éléments figurés du sang; tantôt ils s'organisent d'emblée, par coagulation d'une colonne sanguine dans le vaisseau, comme à la suite de ligatures, de compressions, de cautérisations.

D'après le lieu, l'étendue et la date de leur formation, on peut les diviser en thrombus *primitifs* ou *autochtones* et en thrombus *consécutifs* ou *prolongés*. Autochtone, le thrombus ne se propage pas ordinairement au delà du lieu de sa formation ; toutefois, devenu oblitérant, il peut s'étendre plus ou moins dans la lumière du vaisseau et former alors le thrombus secondaire ou prolongé. La continuation se fait par voie d'apposition et de stratification successive de la fibrine et des autres éléments figurés.

Le sens de la propagation du caillot varie dans les artères et les veines. Dans les premières (ligatures), le thrombus se continue sur une faible étendue en remontant le sens du courant d'un côté et en le descendant de l'autre, vers la périphérie, jusqu'à la première collatérale. Dans les veines, la continuation se fait sur une grande distance dans la direction du courant sanguin, parfois à partir de la malléole jusqu'à la veine crurale et même à la veine cave inférieure. Les valvules veineuses, au niveau desquelles le sang stagne, facilitent la propagation du caillot.

Envisagés au point de vue de leur couleur, les thrombus sont blancs, rouges ou mixtes ; au point de vue de leur structure, ils sont stratifiés ou unis. Le caillot de fibrine que laisse déposer le sang sorti des vaisseaux et maintenu au repos est rouge ; il est blanc grisâtre quand le sang est agité. De même, le thrombus formé dans une colonne vasculaire immobilisée est rouge ; il est blanchâtre quand la circulation n'est pas entièrement interrompue, il est alors formé de couches alternatives de fibrine et de globules blancs et rouges. La stratification est parfois régulière, parfois moins nettement marquée. Formés dans les grands vaisseaux à la suite d'altérations de leurs parois, les thrombus sont toujours blancs ou mixtes et le plus souvent stratifiés. Les thrombus rouges sont relativement rares et doivent leur origine aux ligatures, aux traumatismes violents.

Les thrombus pariétaux présentent souvent des *sillons* analogues aux empreintes costales du foie. Zahn, qui a attiré l'attention sur cette particularité des thrombus, la considère comme le résultat de l'action de l'ondée sanguine mobile, sur la masse fraîche et molle du caillot. La stratification ou l'accumulation de plaques et de leucocytes, plus considérable en certains points, obéit à la loi qui règle la formation des saillies et des sillons sur les plages de sable. La présence de ces sillons fournit la preuve que le caillot s'est formé pendant la vie, quand le sang circulait encore.

Les thrombus blancs sont composés, tantôt de plaques accolées et transformées en une masse granuleuse ou hyaline, mêlée de globules blancs, tantôt d'une réunion plus ou moins régulière de plaques, accolées et désagrégées, avec des réseaux de fibrine et des amas de leucocytes. Les thrombus rouges sont constitués par un mélange de tous les éléments figurés du sang, principalement de globules rouges disposés dans des réseaux de fibrine entremêlés.

Dans toutes les parties du système vasculaire, et surtout dans les veines, peuvent prendre naissance les coagulations ; mais les segments vasculaires où la circulation languit, où se forment des tourbillons liquides, en sont les lieux d'élection. Ainsi, dans les oreillettes du cœur, les auricules constituent des régions privilégiées, de même dans les ventricules, les espaces intertrabéculaires. Les thrombus blancs ou mixtes qu'on y découvre sont connus sous l'ancienne dénomination de *polypes du cœur*. Dans les veines, c'est au niveau des nids valvulaires que les thrombus commencent leur formation ; de là se propagent les traînées de fibrine, parfois très étendues. Moins fréquents dans les artères, les thrombus ne se montrent que chez les malades cachectiques, et de préférence dans les régions où la tunique interne a subi la dégénérescence athéromateuse. La thrombose des capillaires est d'ordinaire consécutive aux altérations produites par des agents chimiques puissants, capables de provoquer la coagulation du sang, ou encore elle fait suite aux inflammations provocatrices d'une intense diapédèse leucocytaire. C'est dire que l'infection sanguine peut la déterminer. Des ramuscules les plus ténus, la coagulation se propage dans les veines.

Évolution du thrombus. — Dès le moment de sa formation il subit des modifications diverses. D'abord lâche, humide, presque diffluent, le caillot se transforme peu à peu en une masse dure, élastique, ratatinée. Le thrombus rouge se décolore et l'hémoglobine subit les mêmes transformations que dans un caillot sanguin ordinaire. Sa couleur primitivement rouge foncé, devient brunâtre ou jaune brunâtre, et peut même s'effacer complètement ; elle se révèle encore longtemps par des amas de pigment ocre.

Pour comprendre les étapes évolutives du thrombus, il faut envisager la masse albuminoïde qui le compose comme un corps étranger *fixé dans le lit vasculaire* et dont la présence *va provoquer nécessairement une réaction des éléments voisins du mésoderme*. Tel est le point de vue *anatomique*. Etudiée au point de vue *clinique*, l'évolution du thrombus ne peut se faire que dans deux directions, dont l'une est favorable et l'autre dangereuse. Toute transformation qui aboutit à un processus d'organisation et de calcification est par cela même favorable. Par contre, tout *ramollissement*, soit simple et aseptique, soit purulent et septique, est d'un pronostic sérieux.

L'organisation du thrombus, c'est-à-dire le *remplacement progressif du caillot sanguin par un tissu conjonctif vasculaire néoformé*, représente une évolution bénigne. Le type est la thrombose oblitérante, consécutive à la ligature des vaisseaux. Corps étranger qui irrite le tissu conjonctif du vaisseau, le caillot provoque la multiplication des éléments de la paroi et son hypertrophie. L'endothélium de la tunique interne, celui des vasa vasorum, celui des capillaires du tissu cellulaire circonvoisin, réagissent énergiquement contre cette irritation. Leur activité histogénétique est telle, que, vingt-quatre heures après la ligature et la précipitation du caillot, on peut constater, à l'examen microscopique, la transformation de l'endothélium vasculaire plat en grandes cellules embryonnaires et l'existence de figures de karyokinèse dans les noyaux de cet endothélium et dans ceux du tissu conjonctif de toute la paroi vasculaire (Cornil, Bœttcher, Heucking, Baumgarten, Thoma, Apollonio, Benecke, A. Sokoloff, Peckelharing, etc.). A la limite externe du caillot, des cellules du tissu conjonctif, tuméfiées, d'aspect embryonnaire, tirant leur origine, non seulement de l'endothélium du vaisseau thrombosé mais de celui des vasa vasorum et des capillaires du tissu voisin, ont fait leur apparition. Dans la tunique interne du vaisseau oblitéré, des bourgeons venus des capillaires pénètrent suivant diverses directions dans la masse du thrombus. Au bout de huit jours, on les reconnaît dans l'intérieur même du caillot. Au fur et à mesure de cette pénétration, celui-ci se trouve parsemé de cellules conjonctives jeunes, aplaties ou épithélioïdes, étoilées, etc. Cette invasion cellulaire est issue de la paroi du vaisseau et s'engage à travers le réseau de fibrine, de la périphérie du caillot vers son centre. Après quelques semaines, le thrombus est rempli d'un tissu conjonctif jeune et vascularisé. L'opinion ancienne qui attribuait l'organisation des caillots à la propriété plastique des leucocytes n'a pas été confirmée par les études pratiquées avec une technique parfaite. La fibrine, les leucocytes du thrombus sont incapables d'une tranformation active. Voués à la désagrégation, ils ne représentent qu'une masse alimentaire destinée aux cellules conjonctives (Cornil). Au fur et à mesure de la pénétration des fibroblastes et des capillaires dans le thrombus, se fait le développement progressif de tissu conjonctif.

Le sens de la pénétration endothéliale est déterminé par la présence de fissures que crée le dessèchement du caillot. L'endothélium s'étale sur les parois de ces fentes sans rencontrer d'obstacles ; ainsi apparaissent à l'intérieur du thrombus des cavités tapissées d'un endothélium où le sang circule librement. Dans les thrombus anciens, ces conduits caverneux peuvent parfois se former aux dépens des capillaires qui, dès le début, ont fouillé le caillot et ensuite se sont dilatés par l'effet de la rétraction des masses fibrineuses environnantes. L'affaissement du thrombus où se creusent des fentes et la pénétration de capillaires réalisent le double effort qui a pour conséquence la canalisation et la vascularisation du caillot.

Quelques mois après le début du processus d'organisation, les coupes transversales du caillot montrent que les orifices et les cavités qui le parcourent sont limités par des cloisons dans lesquelles la fibrine des premiers jours a disparu pour faire place à du tissu conjonctif cicatriciel. Les fibres de ce tissu contiennent des amas et des grains isolés de pigment. La fibrine s'est peu à peu dissoute dans le sang qui circulait, ou bien, après transformation hyaline et dégénérescence graisseuse, elle a été résorbée en servant de voie de conduction et d'aliment aux cellules endothéliales. Le sang passe librement dans un thrombus ainsi canalisé.

Une fois commencé, le processus d'organisation ne suit pas toujours avec régularité, cette marche qui aboutit à son terme naturel. Chez les animaux jeunes et bien portants, au bout de dix à douze jours, le thrombus est déjà rempli de vaisseaux capillaires ; chez les sujets vieux ou cachectiques, la pénétration des bourgeons endothéliaux, venus des parois vasculaires n'est pas encore dessinée à la fin de la seconde semaine ; ou bien l'envahissement des capillaires ne dépasse pas la périphérie du caillot. Ce retard dans l'organisation des parties centrales peut être la cause d'une évolution défavorable, c'est-à-dire du ramollissement et de la migration, sous l'effort du sang, de parcelles dissociées. Parfois la partie non organisée du thrombus s'infiltre de sels calcaires.

La canalisation du thrombus ne rétablit pas la circulation générale du sang; elle est considérée cependant comme une transformation favorable, puisqu'elle met obstacle à la production d'embolies. L'infiltration calcaire pénètre le thrombus déjà canalisé et organisé incomplètement, tout aussi bien que celui qui n'a encore été le siège d'aucun phénomème d'organisation. Le ratatinement, la dessiccation du caillot précèdent l'infiltration calcaire. L'insuffisance de la circulation plasmatique dans la région centrale du thrombus et l'absence de vascularisation sont les deux facteurs essentiels de la calcification. On donne le nom d'artériolithes, de phlébolithes, aux produits de la transformation calcaire des thrombus. Le siège de prédilection de ces *pierres vasculaires* se trouve dans les ramifications veineuses des membres inférieurs. On les voit aussi dans toutes les dilatations variqueuses et, en particulier, dans les veines sous-endocardiques, à leur point d'abouchement dans l'oreillette droite (Wagner, Zahn, Rindfleisch).

Le *ramollissement* du caillot, septique ou aseptique, est toujours d'un pronostic défavorable. La fibrine, ainsi que la masse hyaline granuleuse des plaques accolées, perdent leur consistance primitive, se transforment en une matière puriforme, semi-liquide, qui s'infiltre de sang, se désagrège et laisse se détacher des particules que le courant charrie en d'autres vaisseaux (embolies).

Dans le ramollissement simple, aseptique, les parties centrales du

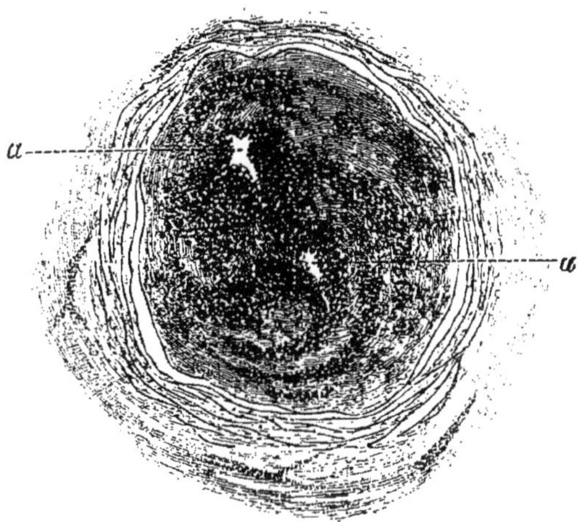

Fig. 30. — Veine d'une paroi utérine au cours d'une infection puerpérale. Coupe transversale d'un thrombus en voie de ramollissement puriforme. Les colonies microbiennes qui provoquent la fonte purulente sont teintes en bleu. Coloration par la méthode de Gram et le carmin boraté. Grossissement 70.

thrombus prennent l'aspect d'une masse puriforme, rouge grisâtre, *(ramollissement rouge)* constituée par des hématies désagrégées, par des amas et des granulations de pigment rouge brun, et par des flocons de fibrine. Ce ramollissement est causé par un défaut de vascularisation du thrombus et aussi probablement par une diastase décoagulante qui solubilise la fibrine. Emportées par le courant sanguin, les particules vont constituer au loin des embolies; et ce sont précisément la migration de ces parcelles du caillot, la formation de bouchons oblitérants, et les troubles circulatoires et nutritifs qui en découlent, qui constituent les dangers du ramollissement simple du thrombus.

Dans le *ramollissement jaune ou purulent*, les bactéries interviennent dans la genèse de la décomposition du caillot. Ce sont pour la plupart des microbes pyogènes qui pullulent dans la masse thrombosique et qui la transforment en un liquide épais, jaune grisâtre ou jaune rougeâtre, d'une consistance qui rappelle celle de la crème épaisse et qui n'est presque qu'un magma microbien (fig. 30). Le produit de la désagrégation puriforme est emporté au loin par le courant sanguin et devient l'origine d'embolies métastatiques provoquant dans les points où elle s'arrêtent, indépendamment des troubles circulatoires et nutritifs, la reproduction du *processus spécifique infectieux qui s'est déroulé dans le thrombus lui-même.* Aussi cette forme de ramollissement représente-t-elle une des transformations les plus graves du thrombus. Elle ne se développe que sous l'influence de germes pathogènes arrivés au thrombus, soit par l'intermédiaire du sang, soit par la voie du milieu extérieur (blessures, plaies infectieuses, etc.). Nombre de microbes sont capables d'amener la liquéfaction d'un caillot sanguin (bactéries pyogènes et septiques, bacille de la tuberculose, bactéridie charbonneuse, etc.).

Les conséquences de la thrombose dépendent de la nature du vaisseau obstrué (artère ou veine), du degré plus ou moins avancé de son oblitération, de la transformation du thrombus, de son organisation ou de son ramollissement. Les voies collatérales par lesquelles se rétablit la circulation jouent un rôle important dans les conséquences d'une thrombose oblitérante. Dans une région très vasculaire, l'oblitération d'une ou de deux artères afférentes, fussent-elles de grand calibre, n'est pas suivie de troubles notables, car la circulation est facilement assurée. Au contraire, l'ischémie d'un tissu ou d'un organe, l'affaiblissement et l'arrêt de la fonction, les dégénérescences diverses, la formation d'un infarctus hémorrhagique, etc., sont les résultats de la thrombose d'une artère terminale. La thrombose de l'artère crurale ou de ses branches principales peut occasionner la gangrène partielle du membre inférieur; l'oblitération de quelques branches de l'artère sylvienne provoque le développement de foyers de ramollissement cérébral et leurs suites cliniques; celle de l'artère centrale de la rétine peut entraîner la cécité, etc.

La thrombose veineuse fait apparaître les *stases veineuses* avec toutes leurs conséquences d'hémorrhagies, d'hydropisies, etc. D'une manière générale, l'oblitération des veines est moins grave que celle des artères correspondantes, parce que le nombre des premières est plus grand, et par conséquent leur suppléance mieux assurée. L'oblitération doit frapper un grand nombre de troncs veineux ou quelque grosse veine principale pour aboutir à provoquer des troubles graves dans l'organisme. Ainsi la thrombose de la veine fémorale, qui fait suite souvent à une phlébite infectieuse des veines utérines et qui se montre quelquefois dans le cours des maladies dyscrasiques, (chlorose, goutte, etc.) donne naissance au syndrôme de la *phlegmatia alba dolens*; la thrombose du sinus longitudinal fait apparaître l'œdème des ventricules cérébraux; celle du tronc ou des ramifications de la veine porte, l'ascite, etc.

Le ramollissement puriforme s'accompagne d'accidents particulièrement graves, au nombre desquels se trouvent les embolies multiples et les troubles de la circulation et de la nutrition. Les parcelles en migration apportent avec elles la source de l'inflammation purulente et septique, qui s'étendra aux parois du vaisseau embolisé et au tissu cellulaire voisin. L'infiltration de pus et de microbes envahit le voisinage, et les parois du vaisseau, mortifiées et rompues, peuvent ouvrir la porte à une hémorrhagie mortelle. La fièvre puerpérale, où se montrent si souvent des caillots suppurés dans les veines utérines, fournit un bel exemple d'infection purulente généralisée.

L'étude de la *phlegmatia alba dolens* ou œdème blanc douloureux a été le champ clos où se sont engagées les querelles doctrinales touchant la pathogénie des coagulations sanguines intra-veineuses. Signalée par les anciens accoucheurs (Mauriceau, 1721, Puzos), la phlegmatia des femmes en couches fut attribuée par White (1784) à une obstruction, à la rétention et l'accumulation de la lymphe dans le membre inférieur. Au commencement du siècle, Andral et Rayer y voyaient une inflammation complexe frappant spécialement le tissu cellulaire, les vaisseaux et les ganglions lymphatiques. Cruveilhier (1833) établit définitivement, par l'expérimentation et la clinique, le rôle de l'inflammation des parois veineuses dans la formation des coagulations sanguines observées chez les malades atteintes de phlegmatia alba dolens. Cependant, vers 1844, à propos de la phlegmatia non puerpérale, Bouchut montra que la phlébite, invoquée par Cruveilhier, n'était pas toujours la première lésion en date, et que, dans les maladies chroniques, les phlegmatia non puerpérales se développaient en vertu d'une altération du sang de cause inconnue, d'une cachexie. « Si, disait-il, les rapports qui existent entre la coagulation du sang et les maladies chroniques sont inconnus, du moins leur existence est démontrée, c'est déjà quelque chose ». L'idée de Bouchut fut développée par Virchow dans ses admirables travaux sur la thrombose et l'embolie. Les découvertes microbiennes ont remis en honneur la théorie de Cruveilhier sur l'origine phlébitique de la phlegmatia des accouchées et de beaucoup d'autres thromboses. On a saisi sur le fait, dans les veines utérines des accouchées, la présence des streptocoques qui altèrent la paroi du vaisseau (Widal) et, probablement aussi la constitution du sang, par leurs toxines. On a signalé l'existence de microbes dans d'autres caillots thrombosiques : le bacille de Koch dans une phlegmatia survenue chez un tuberculeux (Chantemesse), etc.. Vaquez s'est fait le défenseur énergique de l'ancienne doctrine de Cruveilhier. Il a affirmé que *dans toutes les thromboses cachectiques, l'inflammation veineuse et même bactérienne est le phénomène primitif et* que *la coagulation du sang est l'acte secondaire.* Parfaitement vraie dans un grand nombre de cas, la doctrine de Vaquez ne peut être considérée comme renfermant toute la vérité. Ce que nous avons dit plus haut (page 113) sur les conditions de la coagulation du sang le démontre amplement. Une lésion des parois vasculaires permettant aux globules blancs de s'accrocher, de s'étirer, de modifier leur tension osmotique, peut, sans doute, permettre la sortie d'une certaine quantité de plasmase. Si l'on ajoute à cela le ralentissement du cours du sang qui facilite l'accrochement des plaques sanguines, on tient en mains les éléments de la formation d'un petit thrombus qui pourra s'accroître par des additions successives. Quand la paroi vasculaire est pénétrée de germes capables de détruire des globules blancs, on conçoit que toutes les conditions de mise en liberté *in situ* d'une certaine quantité de plasmase coagulante soient réalisées. Aussi les thromboses consécutives à une altération de la paroi veineuse sont-elles fréquentes.

Mais les conditions de la précipitation de la fibrine ne sont pas toujours locales et nous avons montré plus haut les facteurs qui intervenaient pour maintenir ou modifier l'équilibre purement dynamique du liquide sanguin. Tous les expérimentateurs savent que la transfusion du sang provenant d'un animal différent peut provoquer la formation de thromboses très étendues. La coagulation du sang n'est pas due à la fibrine injectée, puisque celle-ci a été retirée préalablement par le battage. Recklinghausen a cité le cas d'un soldat qui, à la suite de grandes hémorrhagies provoquées par un ulcère simple, subit une transfusion de sang de mouton. Il se produisit dans les artères rénales, sans lésion appréciable des parois, des coagulations blanchâtres oblitérant plus ou moins complètement le calibre de ces vaisseaux.

Il existe donc un groupe de thromboses formées sans aucune participation d'un processus inflammatoire des parois veineuses et qui ne relèvent, dans leur origine, que d'une augmentation de la coagulabilité sanguine et d'un affaiblissement de la fonction cardiaque. Quant à l'infiltration œdémateuse du membre, elle est due, comme nous le verrons plus loin (chapitre de la pression osmotique) non pas directement à la thrombose, mais à la gêne circulatoire et à une intoxication du tissu cellulaire par des produits excrémentitiels.

Symptômes. — Le thrombus siégeant dans les grosses veines superficielles est perceptible à la palpation ; celui des veines profondes ne se révèle que par des troubles circulatoires et fonctionnels, traduisant l'oblitération artérielle (ischémie) ou veineuse (cyanose, œdème). L'obstruction des petits vaisseaux, non suivie de ramollissement jaune, peut rester silencieuse. La transformation purulente est-elle au contraire réalisée, ce sont les signes d'infection (pyohémie) ou d'intoxication générale (septicémie) qui se déroulent. Autour d'un thrombus en voie de désagrégation purulente, on observe le gonflement, la tuméfaction trouble et l'infiltration puriforme du tissu voisin, en même temps que se manifestent les signes d'une très vive sensibilité.

On peut presque toujours distinguer, sur le cadavre, le thrombus survenu pendant la vie de celui qui s'est constitué dans la période pré ou post-agonique. Lorsque le thrombus a commencé à s'organiser, il adhère, dès la fin du troisième jour, à la paroi et son extraction devient difficile. Le caillot apparu *post mortem* ou formé pendant l'agonie, vingt-quatre ou quarante-huit heures avant la mort, se laisse enlever avec facilité et se présente sous la forme de longs cordons blancs. Les thrombus plus anciens sont reliés par des adhérences solides à la paroi ; ils sont plus secs, plus fermes que les caillots pré et post-agoniques. Ces derniers ont encore un caractère propre : leur humidité et leur élasticité. Le type de ces coagulations est fourni par les caillots blanchâtres qui se forment dans le cœur droit et se prolongent dans les ramifications de l'artère pulmonaire, laissant reconnaître l'empreinte des valvules sigmoïdes. On les observe souvent chez les vieillards qui ont succombé à la pneumonie lobaire.

Le traitement de la thrombose est préventif, prophylactique, hygiénique; dans l'état actuel de la science, il ne saurait être curatif.

Etant donnés les conditions qui président à la formation des caillots intra-vasculaires, le rôle si important du ralentissement du cours du sang et celui de l'infection des parois veineuses, on peut, parfois, à l'aide de soins appropriés, prévenir la formation d'un thrombus. Par exemple l'application trop rapide ou trop serrée d'un bandage dans une fracture de jambe, capable souvent de provoquer des coagulations, doit être évitée; la phlegmatia alba dolens peut être prévenue par des soins aseptiques ou antiseptiques donnés aux accouchées. L'immobilisation réussit, dans une certaine mesure, à mettre à l'abri de la fragmentation et du cheminement des caillots; l'antisepsie chirurgicale parvient à éviter la production des phlébites, etc.

En présence d'un thrombus constitué, la conduite du médecin est inspirée par la connaissance des faits pathologiques : l'organisation du thrombus est l'œuvre de la nature et non celle d'une intervention médicale; la transformation purulente du thrombus est l'issue la plus grave. Rétablir dans la mesure du possible l'intégrité de la nutrition, éviter l'infection des plaies veineuses, tel est le but qu'il est quelquefois, mais non toujours, possible d'atteindre.

INDEX BIBLIOGRAPHIQUE

Mauriceau : *Traité des femmes accouchées*, 1721. — White : *An inquiry into the nature and cause of that swelling*, etc. Warrington, 1784. — J. Hunter : *Observations on the inflammation* (Transact. of. soc. for the improvement of medical and chir. knowl. London) 1793. — Bouillaud : *De l'oblitération des veines et de son influence sur la formation des hydropisies partielles.* (Arch. Génér. de Med., 1823). — Dance : *De la phlébite utérine et de la phlébite en général.* (Arch. Génér. de méd., 1828-1829). — Cruveilhier : *Anat. pathol.* et art. *phlébite* du dictionnaire en 15 vol., 1833 et 1834. — Bouchut : *Mémoire sur la phlegmatia alba dolens.* (Gaz. méd., Paris, 1844); *Mémoire sur la coagulation du sang veineux dans les cachexies et dans les maladies chroniques.* (Gaz. médic., 1845). — Virchow : *Ges. Abhandlungen.* Frankfurt, 1856. (Virchow's, Arch. Bd. I, 1847). *Pathologie cellulaire,* 10e leçon. Trad. 1859. — Brücke. Virch. Arch. Bd XII, 1857. — Charcot et Ball : *Sur la mort subite et la mort rapide à la suite de l'oblitération de l'artère pulmonaire.* (Gaz. hebdom., 1858). — J. Klein : *Sur la thrombose, l'embolie et l'ichorémie,* Thèse 1863 (en russe). — A. Schmidt. Pflüger's Arch. Bd VI, IX, XI, XIII; Arch. f. Anat. und Phys., 1861; *Die Lehre von den fermentativen Gerinnungserscheinungen,* Dorpat., 1877. – Naunyn. *Ueb. Blutgerinnung und ihre Folgen* (Arch. f. exp. Path. und Pharmacol., 1873). — Waldeyer : Virch. Arch. Bd. XL. — Zahn : *Untersuch. über Thrombose.* (Virch. Arch. Bd. LVII, und 62, 187; Revue méd. de la Suisse romande, 1881; Virch.

Arch. Bd. XCVI). — Pitres : Arch. de Phys. norm. et path., 1876. — Kœhler : *Ueber Thrombose und Transfusion* (Diss. Dorpat., 1877). — Baumgarten : *Die Sog. Organisation des Thrombus*, Leipzig, 1877. — Recklinghausen : *Allgem. Pathol. des Kreislaufs und der Ernährung. Capil. Blutgerinnung.* — Hasebrock : *Kenntniss Blutgerinnung.* (Zeitschr. f. Biologie, 1882. Bd. XVIII). — Weigert, Virchow Arch. Bd. LXXIX, 1880 ; Fort. der Medicin, 1883, n° 12-13. — Foa : Archives p. la Science médicale, 1878, vol. III. — Albertoni : Lo sperimentale, 1879. — Troisier : *Phlegmatia alba dolens.* Th. d'agrégation, Paris, 1880. — Bizzozero : Centralbl. f. d. med. Wiss., 1882, 1883 ; Virch. Arch. Bd. XC ; Arch. p. la science méd., 1883. — Hayem : Arch. de phys., 1878. — M. Landovsky : Wratch, 1883 ; Virch. Arch. Bd. XCVII. — Afanassieff : Wratch., 1884. — Rauchendbach : *Ueber die Wechselwirkung zwischen Protopl. und Blutplasma*, Diss. Dorpat., 1883. — Lœwis : Sitzungsber. der Wiener Akademie, 1884. Abth. III. Bd. XC, Fortschrifte d. medicin, 1888, n° 10. — Groth : *Ueber die Schicksale d. farblos. Elemente im kreisenden Blut.* Diss. Dorpat., 1884. — Halla : Zeitschr. für Heilkunde, 1883. Bd. IV. — Hlawa : Zeitschr. f. exper. pathol., 1883. Bd. XVII. — Haycraft : Arch. f. experim. pathol. u. Pharmakol., 1884. — Lubnitzky : *Die Zusammensetzung von Thrombus in Arterienwanden in den ersten fünf Tagen.* Diss. Bern., 1885. — Samson-Himmelstierna : *Ueber Blut. nebst Beobacht. betreffs der Entsteh. des Fibrinferments.* Diss. Dorpat., 1885. — Schimmelbusch : Virch. Arch. Bd. C ; *Ueber Thrombose im gerinnungsfæhigen Blute*, Diss., 1886, Halle. — Dühring : *Fermentintoxication und ihre Beziehung zur Thrombose* (Zeitschrift für Chir., 1885. Bd. XXII). — Hanau : *Die Entstehung und Zusammensetzung der Thrombose* (Zeitschr. d. Med., 1886). — Heuking : *Ueber die Organisation d. Thrombus.* Diss. Dorpat. 1885. — Holzmann : Arch. f. Anat. und Phys., 1885. Bd. III, und IV. — Baumgarten : *Ueb. neuen Standpunkt in d. Lehre v. d. Thrombose* (Berlin. Klin. Wochenschr., 1885). — Wooldridge : Arch. für Anat. und phys. Abth. Helft, V, 1886. — Krüger : Zeisch. für Biologie, 1887. Bd. XXIV. — Bœtcher : *Untersuch. üb. die histol. Vorgange in doppelt unterb. Gefäs.* Diss. Iena, 1887. (Ziegler's Beiträge, Bd. II, 1887). — Foa und Carbone : *Zur Frage der Thrombose*, Fortschr. der Medicin., 1888, n° 16. — Eberth und Schimmelbusch : *Die Thrombose nach Versuchen und Leichenbefunden*, Stuttgart, 1888. (Virch. Arch. Bd. CIII). — Heucking und Thoma : 1888, Virch. Arch. Bd. CIX. — Apollonio : *Mikrosc. Unters. über Organisat. d. Thr.* (Beitr. Ziegl., 1888. Bd. III). — Lacker : *Die Blutscheibchen sind constante Form. elemente des normal. circulirenden Säugethierblutes.* (Virch. Arch., 1888. Bd. CXVI). — M. Lœwit : *Ueber Præexistenz der Blutplättschen im normal. Blut des Menschen.* Virch. Arch., 1889. Bd. CXVII, Heft. 3). — G. Bonne : *Ueber das Fibrinferment.* Wurtzburg, 1889. — Lœwit : *Ueber die Beziehung d. Leucocyt. zur Blutgerinnung.* (Beitr. Zeigl., 1889, Bd. V). — G. Hayem : *Du sang*, Paris. On trouvera dans cet ouvrage, l'indication bibliographique des nombreuses publications de Hayem sur l'anatomie, la physiologie et la pathologie du sang. — R. Benecke : *Die Ursachen d. Thrombusorganisation.* (Beitr. Ziegl., Bd. VII, 1890). — Welti : *Ueber Todesursache nach Hautverbrennungen.* (Beitr. Ziegl., 1889, Bd, IV ; Centr. f. allg. Pathol., 1890, Bd. I). — Silbermann : *Ueb. d. Auftreten multipl. intravital. Blutgerinnungen nach. acut. Intoxication durch chlorsaure Salze, Arsen.* (Virch. Arch., Bd. CXVII, 1889 ; Bd. CXIX, 1890). — Arthus et Pagès : *Cause de la coagulation* (Arch. de phys. norm. et path., 1890). — Arthus : *Recherches sur la coagulation du sang.* Th. Paris, 1890. — H. Vaquez : *De la thrombose cachectique.* Paris, 1890 et Congrès de Nancy, 1897. — J. Arnold : *Das Vorkommen und die Bedeutung d. freien Kugelthromb. und deren Bezieh. zur Herzwand.* Diss. 1891, Freiburg. — Peckelharing : *Ueber endothel. Wucherung in Arterien* (Beiträge Ziegler. Bd. VIII). — Zahn : *Ueber Rippenbildung an d. feeien Oberfläche d. Thrombus* (Virchow. Internat. Festschrift. Bd. II. 1891). — Peckelharing : *Ueb. d. Bedeutung d. Kalksaltze f. d. Gerinnung d. Blutes* (Ibid. Bd. I). — Bizzozero : *Ueb. d. Blutplattchen* (Ibid.). — Heinz : *Natur und Enstehungsart der bei Arsenikvergift aufgetreten Gefæss verlegungen* (Virch. Arch. Bd. CXXVI, 1891). — Wooldridge : *Die Gerinnung d. Blutes*, Leipzig, 1891. — Thoma : *Ueber Gefæss u. Bindegewebsbildung in der Arterienwand* (Beitræge Ziegler. Bd. X). — E. Klebs : *Beitrag zur Lehre v. d. thrombotischen Prozessen.* (Festschr. Virchow, 1891). — L. Aschoff : *Ueb. d. Aufbau d. menschl. Thromben u. d. Vorkommen von Plættchen in den blutbildenden Organen* (Virch. Arch., Bd. CXXX, 1892). — W. Rindfleisch, *Varicen mit Venensteinbildung im rechten Vorhof* (Ibid., Bd. CXXIX). — Thérèse Rosenthal : *Sur la phlegmatia alba dolens puerpérale.* Thèse, Paris, 1892. — O. Novitzky : *Altérations morphologiques du sang, sa coagulation dans l'intérieur et hors l'organisme.* Thèse de Saint-Pétersbourg, 1892. — KOUSKOFF : Gazette de Botkine, 1892. — P. MANASSE : *Ueber hyaline Ballen und Thromben in d. Gehirngefässen bei acut. Infectionskrankheit* (Virch. Arch. 1892, Bd. CXXX). — A. SCHMIDT : *Zur Blutlehre*, Leipzig, 1892. — A. SOKOLOFF : *Exper. Unters. üb. die Veränder d. Gefässwand bei doppelt. Unterb. d. Arterien.* Diss. Dorpat., 1892. — A. LILIENFELD : *Ueber d. flüssig. Zustand d. Blutes und Blutgerinnung* (du Bois-Reymond. Archiv., 1892et Zeitsch. f. phys. chemie. 1894 et 1895. — R. VLASSOFF : *Histol. Vorgänge b. d. Gerinnung und Thrombose* (Beitr. Ziegler, 1894, Bd. XV). — KOCKEL : *Thrombose d. Hirnsinus bei chlorose*, (Deut. Arch. f. kl. Med. 1894, Bd. LII). — VOELKER : *Thrombus im Herzen.* (Centr. f. allg. Path. 1894). — CONTEJEAN : Arch. de physiologie, 1895. — GLEY et PACHON : Arch. de physiolog., 1895. — FOA : *Sur les thromboses produites par des éléments parenchymateux* (Arch. ital. de Biologie. Turin, 1895-96, XXIV, 393-395). — GUINON : *Trois cas de thrombose veineuse dans la chlorose* (Bull. et Mém. Soc. Méd. des Hôp. de Paris, 1896, XIII, 297-303). — DEVOIR : *Contribution à l'étude des thrombus puerpéraux* (Paris 1896). — VAQUEZ : *Manifestations cliniques de la thrombose vasculaire* (Rev. prat. des Trav. de Méd. Paris 1896, LIII, 281-283). — *Quelques considérations générales sur les thromboses des sinus et sur les embolies pulmonaires* (Presse Méd. Belge, Bruxelles 1896, XLVIII, 201-204). — DELEZENNE : Arch. de physiol., 1896 et 1897. — HEDOU et DELEZENNE : Soc. de biologie, 1896. — A. PETLINE : *Oblitération des artères ombilicales dans la première année de la vie extra-utérine.* Thèse de Saint-Pétersbourg, 1896. — L. KRILICZEVSKY : *Action de l'histone et de l'extrait de sangsues sur la coagulabilité du sang.* Thèse de Saint-Pétersbourg, 1896. — SCHERER : *Blutgerinnung und Blutplättchen* (Zeit. f. Heilkunde, 1896, Bd. XVII). — ATHANASIU et CARVALLO : Arch. de physiol., 1897. — J. ARNOLD : *Morph und Biologie d. roth. Blutkörperchen* (Virch. Arch., Bd. CXLIX-CXLV.) *Ueber die Herkunft d. Blutplættchen* (Cent. f. allg. Path. 1897, n° 8-9). — J. BERMANT : *Ueber Pfortaderverschluss und Leberschwund* Diss. Kœnigsberg. 1897. — BORRMANN : *Beiträge zur Thrombose d. Pfortaderstammes* (Deut. Arch. f. kl, Med. 1897, Bd. LIX). — Th. PFEIFFER : *Fibringehalt d. menschl. Blutes and die Beziehungen derselben zur sogenannten Crusta phlogistica* (Zeit. f. klin. Med., 1897, Bd. XXXIII). — F. MÜLLER : *Morphol. Verand d. Blutkorpen und d. Fibrins bei vital. Gerinnung* (Cent. f. allg. Path. n° 8. 1897). — V. CORNIL : *Physiologie patholog. des thromboses et des coagulations sanguines* (Presse méd.. VII, n° 69). — DASTRE et FLORESCO : Soc. de biol. 1897. — BUTTERSACK : *Ueb·Capillare* (Zeitscht. f. kl. Med. 1897, Bd. XXXIII). — HAUSHALTER et ETIENNE (G.) : *Thrombose de la veine cave inférieure* (Rev. Méd. de l'Est, Nancy, 1897, XXIX). — CORNIL : *Sur l'organisation des caillots intravasculaires et cardiaques dans l'inflammation des vaisseaux et de l'endocarde* (J. d'Anat. et de Physiol. Paris, 1897, XXXIII). — CORNIL et CARNOT : *Organisation de la fibrine introduite expérimentalement dans les séreuses* (Bull. Soc. Anat. de Paris, 1897, LXXII). — CORNIL : *Du rôle de la fibrine dans les inflammations des séreuses et du tissu conjonctif* (Bull. Acad. de Méd., Paris, 1897, XXXVII). — CORNIL : *De la physiologie pathologique des thromboses et des coagulations sanguines* (Tribune Méd. Paris, 1897, XXIX). — VENNEMANN : *De l'importance des thromboses vasculaires en pathogie générale* (Bull. Acad. royale de Méd. de Belgique. Bruxelles, 1898). — RABÉ et MARTIN : *Thrombose ancienne de l'artère coronaire droite avec organisation du caillot et rétablissement partiel de la circulation, état de mal angineux symptomatique* (Bull. Soc. Anat. de Paris, 1898, LXXIII). — ALLAIS : *Contribution à l'étude de la thrombose cardiaque* (Thèse de Paris, 1898). — PAULY : *Des Phlébites variqueuses chez les femmes enceintes et nouvellement accouchées* (Thèse de Paris, 1898). — A. MAXIMOFF : *De la nature des globules rouges des mammifères et de l'origine des plaques de Bizzorero.* (Arch. de Podwyssostky, 1898, t. V). — ABELOUS et BILLARD : Soc. de Biolog., 1898. — DUCLAUX : *Traité de microbiologie*, t. II, 1899. — CAMUSET : *Thromboses in : Contribution à l'étude de l'artérite dite spontanée* (Thèse de Paris, 1902) — KOBSARENKO : *Sur les thrombus libres de la cavité du cœur* (Arch. de Podwyssotsky, 1902). — ARTHUS : Coagulation du sang (Soc. de biologie, 1902). — FOURNIER (Maurice) : *De la thrombose cardiaque dans la diphtérie* (Paris 1903). — RUCHEL UND SPITTH : *Ueber Blutgerinnung und Leucocyten* (Arch. f. exper. Pathol. und. Pharmak, 1903,)

CHAPITRE V

EMBOLIE

On désigne sous le nom d'embolie (ἐμβάλλω, je pousse) l'oblitération des vaisseaux par des parcelles plus ou moins solides, charriées par le courant sanguin ou lymphatique. Le corps oblitérant s'appelle *embolus*. Les premières recherches précises, à la fois anatomiques et expérimentales, relatives aux bouchons emboliques, ont été entreprises par R. Virchow bien que, déjà au XVIIe et au XVIIIe siècle, quelques auteurs (Bonnet, van Swieten, Morgagni) eussent déjà émis l'idée que des fragments de polypes cardiaques pouvaient se détacher et être projetés dans les vaisseaux artériels. L'oblitération de troncs vasculaires plus ou moins volumineux, ou des ramifications les plus ténues des capillaires est naturellement en rapport avec le volume de l'embolus, c'est pourquoi il existe diverses variétés d'embolies, *artérielles*, *veineuses* plus rarement et *capillaires*. Les corps étrangers, dont le volume est inférieur à celui d'un globule sanguin, certaines espèces de bactéries par exemple, peuvent franchir librement les capillaires sans provoquer leur oblitération. Parfois cependant, quelques uns dont le volume n'atteint pas celui d'une hématie et qui auraient pu librement franchir la lumière d'un capillaire, s'y arrêtent. La cause de cet arrêt réside dans les propriétés de viscosité ou de rugosité de la parcelle en migration ou dans l'insuffisance de la *vis a tergo* dans les capillaires.

Pendant son acheminement vers la division dichotomique d'un vaisseau ou vers un segment d'où se détache une branche collatérale, l'embolus peut oblitérer le calibre, à l'origine des deux branches vasculaires, en se plaçant à califourchon sur l'angle de séparation des deux orifices.

Ce sont les fragments des thrombus, surtout s'ils sont ramollis, qui, détachés par le courant sanguin et transportés au loin, fournissent la majeure partie des embolus. Aussi, chaque fois qu'un caillot intra-vasculaire subit le ramollissement, faut-il s'attendre à voir survenir des embolies plus ou moins nombreuses, siégeant dans des vaisseaux divers, parfois très éloignés du siège du thrombus (embolies de l'artère pulmonaire au cours des thromboses veineuses du petit bassin). La fonte du thrombus n'est même pas nécessaire pour assurer le détachement de particules. Des fragments de fibrine se séparent très souvent des thrombus pariétaux non ramollis et émigrent au loin.

La constitution de l'embolus est variable, naturellement. On y rencontre des vestiges d'endothélium altéré, des débris de parois vasculaires (masses athéromateuses, proliférations inflammatoires de la tunique interne, surtout des valvules du cœur); des végétations de néoplasmes ayant fait irruption dans une grande veine et détachées par le courant sanguin (sarcomes, cancers, ostéomes, etc., fig. 31); des parasites végétaux et animaux (colonies microbiennes, œufs de ténias, échinocoques, distomes, filaires sanguines, trichines) qui pénètrent dans la canalisation sanguine; des amas de globules rouges, désagrégés au cours de diverses intoxications (chlorate de potasse, arsenic, brûlures très étendues, infections sanguines diverses surchargeant le sang de pigments).

L'embolus peut aussi être formé de gouttelettes graisseuses, ayant pénétré dans le système circulatoire à l'occasion d'une déchirure vasculaire (fractures graves, écrasements du tissu cellulo-graisseux, etc.). L'oblitération vasculaire peut même être la conséquence de la pénétration de l'air dans les veines sous forme de petites bulles qui obstruent momentanément les capillaires. Ces variétés d'embolies compliquent parfois la blessure des veines thoraciques superficielles que les aponévroses maintiennent béantes pendant l'inspiration; elles se montrent encore lorsque des bulles de gaz se dégagent brusquement de la masse sanguine, à la suite d'une diminution brusque de la pression atmosphérique (Paul Bert). On a vu parfois en divers organes (cerveau, poumons, reins, capsules surrénales) de petites masses emboliques constituées par des cellules hépatiques; de telles singularités s'observent quand des régions isolées du foie ont été détruites, par exemple dans *l'atrophie jaune aigüe*, dans la grossesse, dans la dégénérescence graisseuse intense du foie (Jurgensen, Recklinghausen, Klebs, Schmorl).

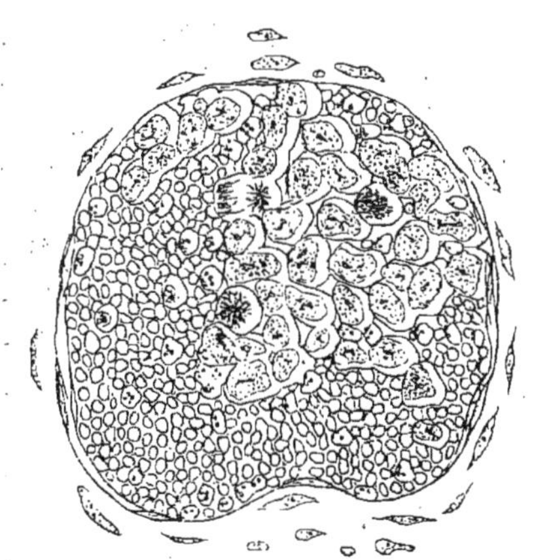

Fig. 31. — Embolie cancéreuse pénétrant dans une veine pulmonaire au cours d'un cancer primitif du poumon. Grossissement 500 — Fixation dans la liqueur de Flemming. Coloration par la safranine et l'acide picrique.

Les conditions essentielles de ce phénomène sont la séparation des cellules hépatiques du stroma conjonctif de l'organe et la possibilité pour elles de pénétrer dans les voies sanguines au niveau des ramifications portes et sus-hépatiques. On a récemment attiré l'attention sur une variété curieuse d'embolies, formées par la migration vers les capillaires pulmonaires de cellules géantes provenant de l'utérus gravide.

Schmorl constata, en 1893, dans une embolie, la présence de cellules géantes du placenta, et il crut pouvoir rattacher cet accident aux phénomènes pathologiques de l'éclampsie. Il avait émis l'hypothèse que la désagrégation de ces éléments produisait l'intoxication de l'organisme, augmentait la coagulabilité du sang, etc. Kossianoff, Oulesko, Strogouoff ont montré que l'embolie provoquée par la migration de cellules géantes vers les vaisseaux pulmonaires n'était pas un accident pathologique propre à l'éclampsie ni même à l'accouchement. Il s'agit d'un phénomène physiologique, lié aux modifications du muscle utérin pendant et après la grossesse.

Hémo-dynamique de l'embolie. — La direction suivie par le corps migrateur est sous la dépendance de deux facteurs principaux : la distribution anatomique des branches vasculaires et la violence inégale du courant sanguin dans tel ou tel vaisseau. Le poids spécifique de l'embolus n'est pas cependant sans avoir quelque influence sur le choix de la direction qu'il va suivre. Les nombreuses observations des anatomo-pathologistes ont mis en lumière la fréquence de l'embolie dans certains vaisseaux, et les recherches expérimentales ont fourni la preuve que les lois de l'hémo-dynamique étaient respectées dans ces migrations. Celles-ci s'effectuent suivant trois directions :

1° *Vers les ramifications de l'artère pulmonaire.* Les embolies y parviennent *soit du cœur droit, soit du système veineux de la grande circulation.* Expérimentalement, on obtient sans difficulté la reproduction d'embolies de ce genre. Il suffit d'injecter dans une veine de gros calibre (veine jugulaire, veine saphène) une petite quantité d'une émulsion de carmin, de noir de fumée, de vermillon, ou d'une poudre colorante quelconque, pour en retrouver les grains dans les artères pulmonaires. Les parcelles de moyen volume s'arrêtent dans les petites ramifications artérielles ; celles de dimension moindre provoquent des embolies capillaires. Seules, les plus ténues parviennent à franchir les capillaires, pénètrent dans les veines pulmonaires, puis dans le cœur gauche et sont enfin projetées dans le système artériel aortique.

2° *Vers les ramifications de l'aorte :* les bouchons emboliques qui s'y rencontrent viennent *du système artériel de la grande circulation, du cœur gauche et des veines pulmonaires.* Les parcelles de *provenance cardiaque, aortique ou artérielle,* oblitèrent les divisions artérielles et les capillaires de la grande circulation; très rarement elles pénètrent dans les veines, sauf dans les régions où existe une communication directe entre l'artère et la veine..

3° *Vers les ramifications de la veine porte :* nées des nombreuses racines abdominales de la veine porte, les embolies pénètrent jusque dans les petites ramifications hépatiques ou dans les capillaires des lobules; dans des cas rares seulement, les parcelles les plus ténues arrivent dans le système de la veine sus-hépatique. La direction prise par les embolies le long des ramifications vasculaires de chacun de ces groupes est déterminée par les lois de la pesanteur et par la direction du courant sanguin principal. Aussi est-il très rare de rencontrer des embolies engagées dans les branches qui croisent plus ou moins perpendiculairement la direction du vaisseau principal.

Dans le système *de la grande circulation*, les corps migrateurs pénètrent plus souvent dans les vaisseaux de la partie inférieure du corps que dans ceux des membres supérieurs ; ils affectent une prédilection particulière pour les artères spléniques, rénales, iliaques, ensuite pour l'artère carotide gauche, plus rarement pour le tronc brachio-céphalique, la carotide droite et l'artère sous-clavière. Plus rares encore sont les bouchons emboliques dans les artères coronaires, bronchiques et dans le tronc cœliaque.

Cette prédilection relative des embolies pour certaines artères explique la fréquence de quelques types cliniques. Ainsi l'obstruction de la sylvienne gauche est beaucoup plus fréquente que celle de l'artère correspondante droite, dans les cas de dégénérescence athéromateuse de la crosse de l'aorte ou de végétations fibrineuses molles, faciles à détacher siégeant sur les valvules aortiques, etc., etc.. L'embolie de l'artère sylvienne droite est d'une rareté exceptionnelle.

Les embolies partant *du cœur droit* pénètrent, d'après la loi de la pesanteur, fréquemment *dans les lobes inférieurs du poumon*, à condition que les branches correspondantes de l'artère pulmonaire soient perméables et libres de toute compression. Elles se dirigent d'ordinaire vers l'artère pulmonaire droite, parce que le courant sanguin de la branche gauche qui subit une pression de la crosse de l'aorte, est un peu plus faible.

Sans affecter un caractère d'absolue régularité, la direction prise par les corps solides en migration dans le sang peut être prévue d'avance. Lorsqu'existe dans un segment du réseau vasculaire une source d'embolies on peut s'attendre à l'oblitération de certaines ramifications sises en aval.

Les lois édictées par Virchow et basées sur la direction physiologique du courant sanguin, ont été considérées pendant longtemps comme absolues, et réfractaires à toute exception. Les recherches ultérieures de Cohnheim, de Litten, de Recklinghausen, de Zahn, de Hauser, de Schmorl, etc.., ont fait connaître l'existence de l'embolie rétrograde (Recklinghausen) et de l'embolie paradoxale (Zahn).

L'embolie rétrograde consiste en ceci, que les particules solides qui ont pénétré dans les veines jugulaires vont de là, non dans le cœur droit, mais se dirigent, à l'encontre du courant sanguin, dans les veines sus-hépatiques et dans les ramifications de la veine cave inférieure. On observe ce phénomène dans les cas où des lésions pathologiques des organes du thorax transforment en pression positive momentanée la pression négative normale de la cavité thoracique. Cet accident peut se produire pendant une quinte de toux violente, lors de la compression énergique du thorax, et, d'une manière générale, toutes les fois que le sang des veines jugulaires et des veines caves ne pénètre qu'avec difficulté dans le cœur droit. Quand les parcelles en migration dans le sang sont d'un poids spécifique élevé, les conditions deviennent particulièrement favorables à la production de l'embolie rétrograde. Le corps étranger, entraîné par la pesanteur, glisse de la veine cave supérieure dans l'inférieure et gagne de là les veines hépatiques.

Les embolies paradoxales se produisent lorsque les particules solides charriées par le sang, pénètrent du système veineux de la grande circulation et du cœur droit dans le système aortique sans passer par le poumon. Une telle migration, échappant à la loi qui règle le sens physiologique du courant sanguin s'observe dans les cas de malformation cardiaque avec perméabilité du trou ovale. De l'oreillette droite, le corps étranger gagne directement l'oreillette gauche, puis le ventricule correspondant et l'aorte. Cohnheim, Litten, Zahn, Rostan, Schmorl, Hauser ont signalé la migration de parcelles néoplasiques, de la grande circulation veineuse et du cœur droit, dans les artères, sans que les bouchons emboliques aient été arrêtés par le réseau capillaire du poumon. On ne peut cependant conclure que le passage d'embolies de la grande circulation veineuse dans le réseau aortique soit toujours sous la dépendance d'une communication directe des deux cœurs. Les particules très ténues (bactéries, gouttelettes graisseuses, petites cellules néoplasiques) peuvent franchir les capillaires du poumon, passer dans le cœur gauche et de là dans les artères et les capillaires. Un état pathologique du poumon (bronchites, inflammations catarrhales), une crise d'asystolie plus ou moins prononcée, la fièvre, créent des conditions très favorables à l'arrêt des parcelles solides cheminant dans les capillaires du poumon. En revanche, quand le parenchyme est parfaitement sain, les petites particules solides qui ont pénétré dans le réseau sanguin des alvéoles peuvent les traverser et arriver au cœur gauche.

Les *conséquences* des embolies sont très variables. Le tissu ou l'organe atteints, le calibre ou la situation topographique du vaisseau oblitéré, la nature même de l'embolie sont les facteurs essentiels du pronostic, et les suites sont ici insignifiantes et là d'une extrême gravité. L'oblitération d'une ramification artérielle frappe-t-elle un tissu d'importance médiocre pour la vie de l'organisme (tissu conjonctif, muscle, peau et même glande), l'ischémie passagère disparaît sans laisser de troubles fonctionnels graves ; atteint-elle une artère de même calibre que la précédente mais nourrissant le cerveau, le cœur, la moelle, le poumon, etc., les conséquences sont sérieuses, parfois rapidement mortelles. La mort est instantanée dans les cas d'embolie du tronc basilaire ou d'embolies multiples des ramifications de l'artère pulmonaire. L'oblitération des branches de la sylvienne provoque diverses paralysies, etc.

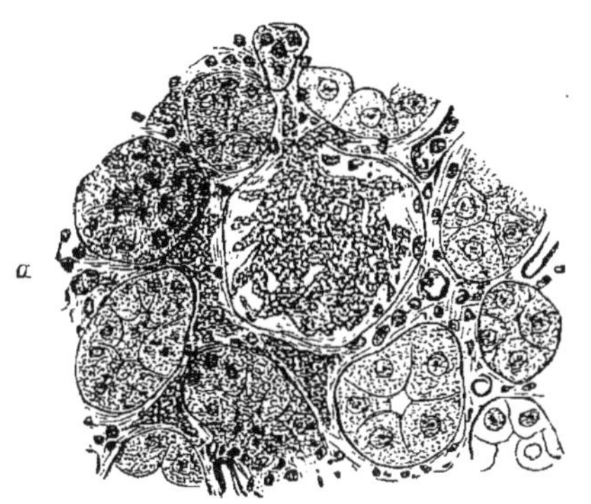

Fig. 32. — Embolie capillaire rénale d'origine staphylococcique. Début de la formation d'un abcès miliaire. Les microbes sont colorés en bleu. — A gauche de la figure on voit la gangrène de l'épithélium des capillaires et l'infiltration purulente ; à droite le tissu est à peu près normal. — Grossissement 150. — Coloration par le violet de gentiane.

Le calibre et la situation topographique du vaisseau oblitéré, la facilité plus ou moins grande d'une suppléance circulatoire, jouent un rôle important dans les conséquences d'une embolie. L'oblitération d'un tronc artériel volumineux entraîne des désordres graves ; celle d'une minime artériole peut ne se traduire par aucun signe.

Le rétablissement de la circulation collatérale est donc le phénomène essentiel qui domine le pronostic. C'est pourquoi la production d'une embolie est toujours plus grave chez les vieillards, les malades affaiblis, les individus dont le système circulatoire est altéré, que chez les personnes jeunes, jouissant d'une vascularisation intacte. A ce point de vue, l'obstruction des artères dépourvues d'anastomoses à leur extrémité ou artères terminales de Cohnheim, (rein, rate, rétine, cerveau) est particulièrement dangereuse. L'embolie d'un ramuscule de cet ordre entraîne l'arrêt de la circulation sanguine dans le segment vasculaire, en amont et en aval de l'obstacle, et par suite la nécrose du tissu, ou la production d'un infarctus hémorrhagique qui dégénère progressivement, disparaît et fait place à une cicatrice.

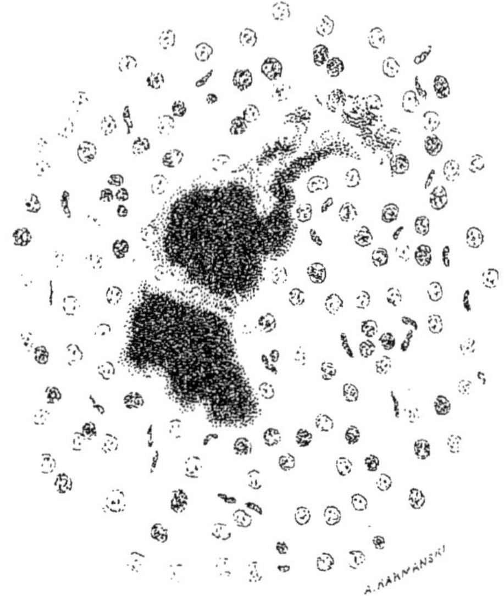

Fig. 33. — Embolie microbienne dans le foie. Grossissement 400.

La nature de l'embolus joue aussi un rôle important dans les consé-

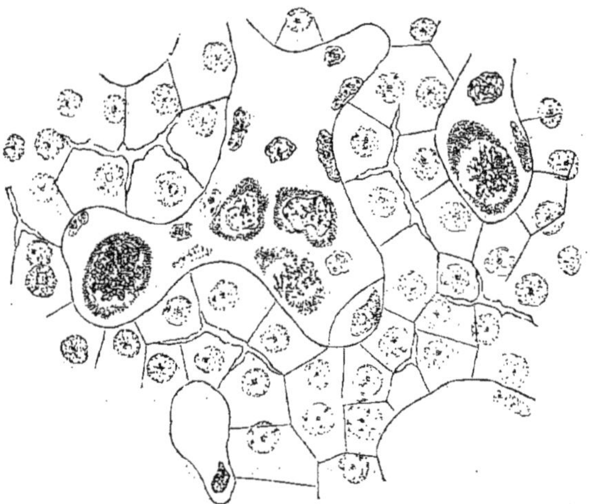

Fig. 34. — Embolies cancéreuses des capillaires hépatiques, provenant d'un cancer de l'estomac. Début de la formation d'un foyer secondaire. Les cellules cancéreuses sont en voie de prolifération (mitoses). — Fixation dans la liqueur de Flemming ; coloration par la safranine et l'acide picrique. — Grossissement 650.

quences ultérieures. Les corps étrangers inertes, ni infectieux, ni toxiques (fragments de caillots fibrineux, parcelles de thrombus rouge ramolli, gouttelettes graisseuses, grains ou plaques calcaires détachés d'un foyer d'athérome) n'agissent que par la suppression de l'afflux sanguin. Au contraire, les parcelles vivantes, spécifiques, aptes à la prolifération (cellules des tumeurs, parasites animaux et végétaux) joignent aux effets purement mécaniques (l'oblitération du vaisseau) le pouvoir de transmettre aux parois et aux tissus circonvoisins leurs propriétés nocives. Ils constituent le germe d'où naîtront les tumeurs et les foyers secondaires. La généralisation d'un grand nombre de processus pathologiques infectieux, la dissémination de la plupart des tumeurs malignes n'ont d'autre cause que le transport par métastase de parcelles spécifiques le long des canaux vasculaires. L'oblitération de ramifications artérielles, veineuses ou capillaires fixe en un point l'embolie, et celle-ci provoque l'évolution d'une série de troubles inflammatoires, néoplasiques, etc.. Ainsi naissent à distance les abcès pyohémiques, engendrés par l'infection d'une plaie (fig. 32), les noyaux secondaires des cancers, des sarcomes et d'autres tumeurs (fig. 34).

L'*embolie graisseuse* est un accident pathologique beaucoup moins rare qu'on ne le supposait à une certaine époque (1860-1870). De nombreuses recherches anatomiques et expérimentales (Virchow, Zenker, Bergmann, Busch, Chervinsky, Cohnheim, Litten, Fischer, Czerny, Flournoy, Wiener, Scriba, Groubé, Ribbert, Ehrlich, Goldberg, Beneke, Kossovsky, Romanoff, etc.) ont rattaché sa filiation à la préexistence fréquente d'un traumatisme osseux ayant provoqué d'abord la déchirure de la moelle osseuse et plus tard son inflammation. L'embolie graisseuse n'est point rare à la suite des traumatismes du tissu adipeux, des suppurations chroniques des parties molles infiltrées de graisse. On l'observe moins souvent au cours de la phtisie pulmonaire, dans le diabète, l'empyème, l'intoxication par le chlorate de potasse. Sur 177 cas d'embolies graisseuses connus jusqu'en 1880 (Scriba), le rôle étiologique des fractures osseuses était signalé dans 51 p. 100 des cas. Dans ces traumatismes accompagnés souvent d'hémorrhagies, la graisse sort des cellules, se mélange au sang, pénètre dans les capillaires rompus et dans les veines, d'où elle est charriée dans le cœur droit et enfin dans les ramifications terminales de l'artère pulmonaire. C'est la voie directe. La graisse peut aussi atteindre le cœur droit d'une manière indirecte, en cheminant dans les vaisseaux lymphatiques (Busch et Wiener).

Les embolies graisseuses se montrent d'ordinaire dans les capillaires du poumon sous l'aspect de gouttes très réfringentes, arrondies ou ovalaires, comme moulées sur la canalisation. L'acide osmique les colore en noir, et l'infusion d'écorce d'orcanette en un beau rouge (fig. 31). Elles obstruent les capillaires et peuvent y provoquer une série de phénomènes inflammatoires allant jusqu'à l'hépatisation. Les plus minimes franchissent le réseau sanguin, pénètrent dans le cœur gauche, s'engagent dans la grande circulation et vont former des embolies capillaires dans divers organes (cœur, cerveau, foie, reins, etc.). Une partie de la graisse charriée par le sang subit peu à peu la saponification, elle s'oxyde et brûle en donnant naissance à de l'acide carbonique et de l'eau. Une partie est éliminée par l'urine. L'excrétion graisseuse urinaire est précoce à la suite des fractures osseuses, elle suit de près les signes cliniques d'embolie pulmonaire. Parfois, deux ou trois jours après l'accident, la graisse fait son apparition dans l'urine et elle continue à s'y montrer longtemps, trois, quatre et même cinq semaines après le traumatisme. Quelques auteurs affirment que la graisse ne fait jamais défaut dans l'urine après des fractures graves (Scriba), d'autres indiquent la proportion de 28 p. 100, de 42 p. 100 (Riedel).

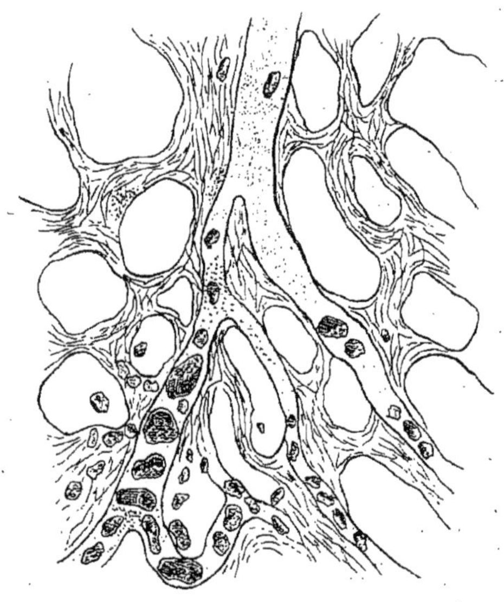

Fig. 35. — Embolies graisseuses des capillaires du poumon survenues à la suite de multiples fractures des os. (Cas de Groubé.)

Il faut pour que la lipurie apparaisse que le sang renferme une grande quantité de graisse, sinon celle-ci n'est pas éliminée par le rein (Ribbert, Kossovsky, Beneke) ; elle subit la combustion dans le sang même. Indépendamment du ferment spécial (la lipase) qui, d'après Hanriot, saponifierait les graisses et qui se trouverait dans le sérum sanguin, on a constaté dans les hématies un pouvoir de destruction des graisses par oxydation directe (Cohnstein et Michaëlis).

Pour entraîner des conséquences graves, l'embolie graisseuse doit réaliser l'oblitération d'un grand nombre de capillaires ou celle de plusieurs petites artères du poumon, ou encore celle d'une artériole d'assez gros calibre. Elle peut donc faire apparaître, tantôt les signes d'un œdème aigu du poumon, tantôt la mort rapide. Quand la vie persiste, les troubles mécaniques de la circulation, les infarctus, les hémorrhagies punctiformes, etc., sont naturellement la suite de ces embolies. Aseptiques, elles n'exercent pas d'action spécifique inflammatoire sur les parois vasculaires et sur les tissus circumvoisins; infectées (fractures ouvertes avec souillure de la plaie), elles s'accompagnent d'un processus spécifique microbien.

La mort consécutive à l'embolie graisseuse est due à l'oblitération des vaisseaux du cerveau, car, d'après le calcul de Scriba, il est absolument impossible qu'il pénètre dans le poumon une quantité de graisse capable, à elle seule, d'entraîner la mort du malade.

Embolies gazeuses. — Les blessures des veines superficielles du thorax ou des régions voisines, dont les parois sont entourées d'aponévroses qui les maintiennent béantes (veines jugulaires interne et externe, sous-clavières, axillaires, tronc brachio-céphalique, veines caves supérieure et inférieure, veines sus-hépatiques, etc.) peuvent permettre l'entrée de l'air dans le sang, lorsque la pression dans le thorax devient négative (inspiration). L'air est comme aspiré dans les veines. Des bulles de gaz peuvent aussi se montrer dans les vaisseaux si la pression qui maintenait ce gaz dissous dans le plasma vient à baisser très brusquement (cloches à plongeurs). Ici le tableau clinique n'est pas celui de l'oblitération persistante de la lumière du vaisseau. Les bulles gazeuses se dissolvent, ou bien, grâce à leurs propriétés physiques, passent, à travers les capillaires, dans les veines, ou encore, après avoir gagné les ramifications de l'artère pulmonaire, elles fusent dans le réseau alvéolaire pour s'éliminer par les bronches. Malgré la fréquence des blessures où la section des veines reste béante, l'air ne pénètre que dans des cas exceptionnels, à titre fortuit et pendant l'inspiration forcée. Ce phénomène n'est constant que dans les traumatismes de la veine sous-clavière et des veines jugulaires externe et interne.

Les conséquences de l'embolie aérienne, même passagère, dépendent de la quantité d'air entrée dans les vaisseaux et de la rapidité de sa pénétration. Pendant longtemps, les chirurgiens ont cru que toute introduction d'air dans les veines situées près de la cage thoracique mettait en danger la vie du malade. On ne peut plus soutenir une affirmation aussi rigoureuse. L'expérimentation a montré que la pénétration spontanée de l'air est très rarement suivie de mort. Celle-ci ne survient que si la veine sectionnée reste longtemps béante et que des doses successives d'air y pénètrent à chaque inspiration. Dans les blessures accidentelles des veines, au cours d'opérations sur la région cervicale, le malade reçoit presque toujours le secours immédiat qui le met à l'abri du danger.

Que devient l'air qui a pénétré dans le cœur droit? De petites parcelles gazeuses, poussées par l'action ventriculaire, s'engagent dans les ramifications de l'artère pulmonaire, fusent à travers le réseau des ramuscules sanguins dans la lumière des alvéoles et se dégagent par les bronches, sans pénétrer dans les veines pulmonaires (Heller, Meyer, Schroetter, Chestopall). L'oblitération des branches de l'artère pulmonaire n'est que passagère, si le ventricule droit est capable de développer la force suffisante pour parer au danger. L'obstacle dans la petite circulation et l'augmentation de la pression veineuse dans le cœur droit se dissipent dès que l'air a passé des capillaires dans les alvéoles. Toute augmentation de la pression veineuse provoque un effort de travail compensateur du ventricule droit. Lorsque le cœur est sain dans ses muscles, ses vaisseaux et ses nerfs, il est capable de fournir les efforts qu'exigent et la pénétration de nouvelles portions d'air et leur cheminement dans les ramifications ultimes de l'artère pulmonaire, jusqu'à leur expulsion dans les alvéoles. Quand la pénétration aérienne continue pendant très longtemps, le surmenage du ventricule droit amène son épuisement. Sa réserve d'énergie ne suffit plus pour pousser l'air à travers les ramifications vasculaires et l'oblitération s'établit avec toutes ses conséquences pour la circulation veineuse et pour celle du système aortique, où la pression baisse brusquement.

La mort par pénétration de l'air dans les veines se présente sous deux formes cliniques : elle peut être graduelle ou instantanée. Lente, elle survient dans les cas où l'air ne cesse de pénétrer par petites fractions pendant quelques heures. L'épuisement progressif du ventricule droit et l'abaissement corrélatif de la pression artérielle dans la grande circulation, au fur et à mesure que s'oblitèrent les branches de l'artère pulmonaire, en sont les causes principales. La mort rapide, presque instantanée, fait suite à l'introduction rapide d'une quantité considérable d'air. Cette masse gazeuse dilate brusquement le cœur droit et l'arrête en diastole. On observe ce phénomène lorsqu'on pratique avec un seringue une injection d'air dans les veines d'un animal. Cependant chez des individus très cachectisés, frappés d'asthénie cardiaque ou d'altérations chroniques du tissu pulmonaire, des quantités d'air minimes, incapables, à l'état normal, d'oblitérer les ramifications de l'artère pulmonaire, peuvent s'arrêter dans les petits vaisseaux et causer la mort.

La situation verticale de l'animal est une condition favorable à la pénétration de l'air dans les veines sectionnées et cela en l'absence de mouvements respiratoires profonds, à condition que la position prise favorise un abaissement de la pression sanguine au niveau de la région blessée ; c'est le cas pour la veine jugulaire, les sinus longitudinaux, etc., (Amussat, Sountzoff, Senn). Plaçons l'animal dans la station verticale, la tête en bas, l'air n'entrera pas dans la veine jugulaire sectionnée, tandis que chez l'animal ainsi maintenu, l'air pourra se frayer un chemin vers le cœur à travers une perforation de la veine fémorale.

On a observé la formation d'embolies aériennes dans le cours de traumatismes

portant sur les veines sus-hépatiques (Bérard), sur la veine fémorale, les sinus veineux du crâne (Krasta), les veines utérines (Birch-Hirschfeld). Cette dernière variété d'embolie présente une gravité toute particulière dans les cas de placenta prœvia. Zorn a réuni les indications bibliographiques de cette étude jusqu'à l'année 1897, en y ajoutant quelques faits personnels. Le premier cas d'embolie gazeuse partie des veines utérines, et suivie de mort par arrêt du cœur, fut observé en 1845 par Lyonnet.

La proximité du cœur des grosses veines cervicales rend leur blessure particulièrement dangereuse, parce que la colonne atmosphérique qui pénètre dans ces vaisseaux n'a pas le temps de se fractionner en petites bulles avant d'atteindre le cœur. L'expérimentation a établi que l'éloignement du cœur du point où pénètre l'air facilite beaucoup la division, l'émulsion, pour ainsi dire, des particules aériennes.

Les bulles d'air logées dans les veines ou le cœur droit peuvent-elles à travers la petite circulation gagner le cœur gauche ? L'opinion admise par les auteurs qui ont discuté ce problème n'est pas favorable à l'hypothèse de cette migration vers les cavités cardiaques gauches. L'affirmation de Paul Bert, que l'air s'échappe des alvéoles pulmonaires à travers la paroi des capillaires, est généralement acceptée. Appuyés sur des expériences récentes, quelques auteurs soutiennent que le passage est possible (Hauer, Heller, Mager et Schroetter). Chestopall attribue la petite quantité d'air que l'on découvre parfois dans le ventricule gauche à la présence de minuscules orifices dont il a donné la description et qui siègent, d'après lui, dans la paroi interauriculaire de l'homme et du chien.

Toutefois, à l'aide d'injection d'air pratiquée dans l'aorte et les grosses artères, Heller, Meyer et Schroetter ont démontré expérimentalement (1897) la possibilité du passage de bulles d'air de la grande circulation dans les veines, à travers les capillaires.

INDEX BIBLIOGRAPHIQUE

MAGENDIE : *Leçons sur les phénomènes phys. de la vie ;* vol. I, 1827, Paris. — AMUSSAT : *Recherches sur l'introduction accid. de l'air dans les veines*, 1838. — VIRCHOW : *Handb. d. sp. Pathologie und Therapie*, Bd. I, 1854 ; Gesam. Abhandl., 1862. — B. COHN : *Klinik der embolischen Krankheiten*, 1860, Berlin. — ZENKER : *Beiträge zur normal. und. patholog. Anat. der Lungen*, 1862, Dresden. — E. BERGMANN : *Zur Lehre von d. Fettembolie*, Diss. Dorpat, 1863. — P. SOUNTZOFF : *Pénétration de l'air dans les veines*. Thèse de St-Pétersbourg, 1863. — NIEDERSTADT : *Ueber Embolie d. Lungencapillaren mit Fett bei Osteomyelitis*. Diss. Göttingen, 1869. — E. BERTIN : *Etude crit. de l'embolie dans les vaisseaux veineux et artér.*, Paris. 1869. — SPERLING : *Ueber Embol. bei Endocarditis*. Diss. Berlin, 1872. — BERGMANN : Berliner Klin. Wochensch., 1873, n° 3 ; (Fettembolie). — PANUM : *Exp. Beiträge zur Lehre von der Embolie* (Virch. Arch. Bd. 25). — BUSCH : Virch. Arch. Bd. 35, *Ueber Fettembolie*. — COHNHEIM : *Untersuch. über die embolischen Processe*, 1872, Berlin. — LABORDE : *Introduction de l'air dans les artères*, 1873. — RIEDEL : *Zur Fettembolie* (Deutsche Zeitschr. für Chir. Bd. VIII, 1877). — CONTY : *Etudes sur l'entrée de l'air dans les veines*, Paris, 1875. — FLOURNOY : *Embolie graisseuse*, Strasbourg, 1878. — P. BERT : *La pression barom.*, Paris, 1878. — A. FEBURE : *La décompression brusque de l'air dans les artères*, Nancy, 1879. — GUICHARD : *Embolies pulmonaires*, Paris, 1878. — V. CHERVINSKY : *De l'embolie graisseuse*. Thèse de Moscou, 1879. — WIENER : Archiv. für experi. pathol., 1879, Bd. II (Fettembolie). — M. LITTEN : Virch. Arch., 1880, Bd. LXXX (un cas d'embolie paradoxale). — SCRIBA : Deutsch. Zeitschr für. Chir, 1880, Bd. XII. (Fettembolie). — DEJERINE : *Recherches expérim. et cliniques sur l'embolie graisseuse dans les altérations osseuses*. Société biologique, 1879. — T. EWALD und R. KOBERT : *Ueber d. Verhalten des Säugethierherzens wenn Luft in dasselbe geblasen wird*. (Pflüger Arch. 1883, Bd. XXXI). — JURGENSEN : *Luft im Blut*. (Deut. Arch. f. Klin.

Med. 1882). — FISCHER : *Ueber Luftembolie.* (Volkm. Saml. n° 113 und Deutsche Chirurg., Lief. VIII ; 1885). — RECKLINGHAUSEN : *Ueber d. venöse Embolie u. d. retrograden Transport.* (Virch. Arch. 1885, Bd. C.). — ROSTAN : *Contrib. à l'étude de l'embolie croisée cons. à la persistance du trou de Botal.* Thèse de Genève, 1884. — SENN : *Experim. and clin. study of air embolism.* (Transact. of the amer. Surg. associat. 1884 : Birch. Hirsch. Jahresb. 1885, Bd. I). — BRUNS : *Lehre von den Knochenbrüchen,* 1885, Stuttgart. — HAUSER : Münchener med. Wochensch.. n° 35 (l'embolie paradoxale). — PASSERT : *Lufteintritt in die Venen,* München, 1886. — SCHMORL : Deutsch. Arch. für klin. Med. 1888, Bd. XLII. (embolie des cellules hépatiques dans la blessure du foie). — A. MEYER : *Ueber embolische Verschleppung von Leberzellen durch die Blutbahn.* Diss. 1888. — KLEBS : *Multiple Leberzellen-Thrombose.* Beiträge von Ziegler, 1888, Bd. III, Heft I. — ZAHN : *Ueber paradoxale Embolie.* (Virch. Arch. 1899, Bd. CXV ; Bd. CXVII, 1890). — GRUBÉ : *Embolie graisseuse.* (Messager de Chirurgie (russe), 1889. — Févr.-mars.) — A. HAUER : *Ueb. d. Erscheinungen im gros. und klein Kreislauf bei Luftembolie.* (Zeit. f. Heilk. 1890, Bd. XI). — J. ARNOLD : *Ueber rucklaufigen Transport* (Virch. Arch., 1891, Bd. CXXI). — JULLIEN : *De l'introduction de l'air dans les veines. Mécanisme de la mort.* Thèse, Paris, 1892. — RIBBERT : *Ueber Fettembolie.* (Correspondenz Blatt. f. Schw. Aertzte, 1894). — JEANNIN L. : *De l'embolie centrale de la la sylvienne droite,* 1894, Paris. — N. SAVELIEFF : *Gehirnembolie.* (Virch. Arch. 1894, Bd. CXXXV). — SCHEVEN : *Zur Lehre v. d. atypisch. Embolie.* Diss. Rostock, 1894. — A. WAGENMANN : *Path. Anat. d. Embolie der Centralarterie.* (Arch. f. Ophtalmol., 1894. Bd. XL). — MAHLER : *Thrombose, Lungenembolie und plötzlicher Tod in der Geburtshülfe und Gynaekologie,* Leipzig, 1895. — IWANICKI : *Embolie d. art. pulm. mit. langdauernd. Verlauf.* (Wien. med. Woch. 1895, n° 23). — POMATTI : *Fall von Fettembolie d. Gehirns.* Diss., Zürich, 1895. — SCHILLING : *Embolie d. Aorta descendens.* (Münch. med. Woch. 1895.) — GROUBÉ (G. DE) : *De l'embolie graisseuse.* (Revue de Chir., Paris, 1895, XV, 577-604). — N.-E. KASSIANOFF : *Contribution à l'étude des embolies pulmonaires par les cellules géantes du placenta.* Thèse de St-Pétersbourg, 1896. — A.-S. GOLDBERG : *Le sort de la graisse dans les poumons lors des embolies graisseuses.* Thèse de Saint-Pétersbourg, 1896. — A. GERSNER : *Tödtliche Lungenembolie bei Gynäkolog. Erkrankungen,* Berlin, 1896. — SINGER (Prag) : *Ueber exp. Embolien d. Centralnervensystem.* (Zeit. f. Heilkunde, 1897, Bd. XVIII). — HANRIOT : *Sur la lipase.* (Compt. rend. de l'Acad. des Sciences, 1896 et 1897). — COHNSTEIN und MICHAELIS : *Veränderung von Chylusfett in Blut.* (Arch. f. Phys. 1897, Bd. LXV). — R. BENEKE : *Fettresorption bei Fettembolie.* (Beiträge Ziegler, 1897, Bd. XXII). — R. HELLER, W. MAGER und SCHROETTER : *Ueber arterielle Luftembolie.* (Zeit. f. Klin. Med. 1897, Bd. XXXII). — W. KOSSOVSKY : *De l'élimination par les reins des microorganismes et des émulsions graisseuses.* Thèse de St-Pétersbourg, 1897. — P. LENGEMANN : *Schicksal embolisierter Gewebsteile im thierisch. Körper.* — S. EHRLICH : *Un cas de complication de l'angine de Ludwig,* Kharkow, 1897. — J. CHESTOPALL : *De la pénétration spontanée de l'air dans les veines au cours des interventions chirurgicales.* (Arch. de Podwissotsky, 1898, t. V, fascicule 1-2). — F. ZORN : Münch. med. Woch, 1898, n° 18. — J. EBERTH : *Zur Kenntn. d. Fettembolie.* (Fortschr. d. Medicin, 1898, n° 7). — PRALLET : *Des embolies dans les traumatismes, fractures, luxations, entorses. contusions,* (Lyon, 1898). — COMMANDEUR : *Embolies septiques mortelles d'origine annexielle, survenues à la suite d'une colpopérinéorraphie.* (Sem. méd., Paris, 1898, III, 243). — SGAMBATI : *Observations histologiques sur la métastase embolique du cancer.* (Revue de Chir., Paris, 1899, XIX, 280-282). — STÉLIANIDÈS : *Contribution à l'étude des embolies pulmonaires préphlébitiques,* (Toulouse, 1901). — CARLO : *Sur la fréquence des embolies pulmonaires aux différentes époques de l'évolution des thromboses veineuses* (d'origine traumatique, etc.). (Thèse, Paris, 1901). — GAUBERT : *Embolies et Thromboses In : des aortites aiguës.* (Th., Paris, 1902). — RAPIN : *De l'endocardite maligne à marche lente et à embolies capillaires multiples.* (Rev. Méd. de la Suisse romande, Genève, 1903, XXIII, 201-223).

CHAPITRE VI

INFARCTUS HÉMORRHAGIQUE

Parmi les troubles de circulation locale occasionnés par l'oblitération d'une branche artérielle, l'inondation, par le sang, d'une zône tributaire du vaisseau oblitéré constitue un des phénomènes les plus caractérisés au point de vue clinique et anatomique. On lui donne le nom d'infarctus rouge, sanguin ou hémorrhagique (*infarcio* — je remplis). Depuis les travaux de Virchow, de Panum et surtout de Cohnheim (1872), de Cornil et Ranvier, de Duguet (1872), de Brault, de Litten (1880), de Grawitz (1891), l'infarctus est considéré comme la conséquence de la thrombose ou de l'embolie.

L'oblitération d'un vaisseau artériel n'amène pas nécessairement la formation d'un infarctus hémorrhagique. Comme il a été dit plus haut, la compression des artères et leur oblitération par des caillots sanguins autochtones ou par des corps étrangers émigrés peut ne déterminer ni altération, ni trouble circulatoire dans les régions situées en aval, pourvu que des anastomoses artérielles, suffisantes au rétablissement rapide d'une circulation collatérale, existent (v. fig. 36). Lorsque ces dispositions font défaut et que les conditions anatomiques ne peuvent assurer une facile suppléance de circulation (par exemple dans les artères terminales), sans toutefois qu'elles suppriment la communication des capillaires du tissu anémié avec ceux des régions voisines, les éléments les plus favorables à la formation d'un infarctus sont réunis et celui-ci se réalise.

La libre communication des capillaires est donc indispensable à la création d'une telle lésion ; lorsque cette liberté fait défaut, ce n'est plus un infarctus hémorrhagique qui se constitue, mais un foyer de nécrose auquel on pourrait donner, improprement, le nom d'infarctus blanc (fig. 39).

La notion anatomique des artères terminales une fois établie, ainsi que les conséquences des embolies constatées *de visu* sur les branches de l'artère linguale, Cohnheim émit comme règle générale la proposition suivante : l'oblitération d'une artère terminale implique nécessairement la formation d'un infarctus hémorrhagique.

Les recherches ultérieures n'ont pas confirmé la rigueur de cet aphorisme. L'oblitération d'une artère terminale *peut* ne pas être suivie d'infarctus, si la circulation générale est intacte, et si les capillaires offrent des voies anastomotiques suffisantes, dans lesquelles le sang ne stagne pas. Alors, dans le territoire anémié, la nutrition des parois des capillaires est assurée ; ceux-ci ne dégénèrent pas et ne laissent pas exsuder dans le parenchyme voisin le sang qui les pénètre : l'inondation du tissu, c'est-à-dire l'infarctus hémorrhagique, n'est donc pas réalisée.

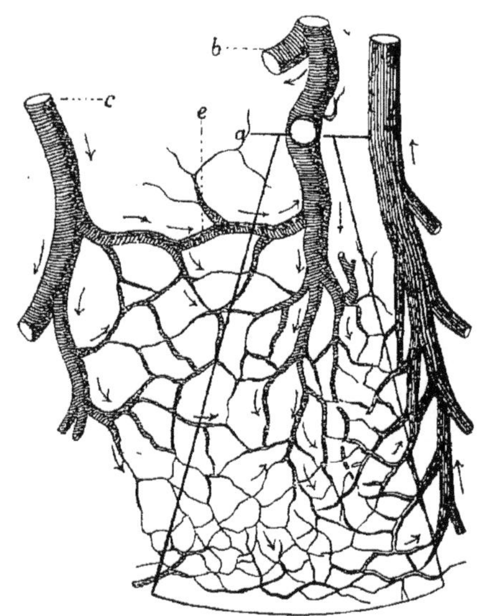

Fig. 36. — Schéma d'une anastomose artérielle (e) entre deux artérioles (a) et (c). — L'oblitération de l'artère en (a) n'entraîne pas la production d'un infarctus hémorrhagique parce que la circulation se rétablit par l'anastomose.

Nature et mode de développement de l'infarctus. — Aussitôt après l'oblitération d'une artère terminale, les ramifications en aval du point obstrué subissent une diminution de calibre ; la circulation s'arrête dans les capillaires correspondants et dans la veine efférente jusqu'à son anastomose avec un rameau veineux en communication avec le sang d'une artère libre. Toute la région du tissu devient momentanément ischémiée. Toutefois, l'arrêt de la circulation au delà du vaisseau atteint est un phénomène très passager ; par suite de la différence de pression sanguine dans la zône ischémiée et dans les régions voisines, où la circulation est normale ou même un peu accélérée (hyperémie collatérale), un courant sanguin se forme, venant des régions voisines, à travers les anastomoses capillaires. Exceptionnellement, celles-ci suffisent à maintenir une circulation assez intense pour empêcher la formation d'un infarctus. La zône privée de sang souffre dans sa nutrition, mais l'inondation sanguine totale du tissu n'est pas réalisée. Le plus souvent, l'arrivée du sang par les anastomoses capillaires se fait d'une manière lente et incomplète et la pression qu'il exerce est insuffisante pour chasser, vers les veines efférentes, les globules qui stagnent dans les capillaires.

Les parois vasculaires dont la nutrition est compromise par l'anémie artérielle, se dilatent peu à peu, se distendent sous l'effort du sang qui arrive lentement des capillaires voisins et des veines efférentes. Le sang stagnant acquiert très rapidement les caractères du sang veineux, le plasma commence à transsuder à travers les parois des capillaires, le sang s'épaissit, les leucocytes s'y accumulent en quantité. En certains points, les hématies et les plaquettes se confondent en un amas hyalin, homogène, oblitérant le calibre de quelques ramuscules capil-

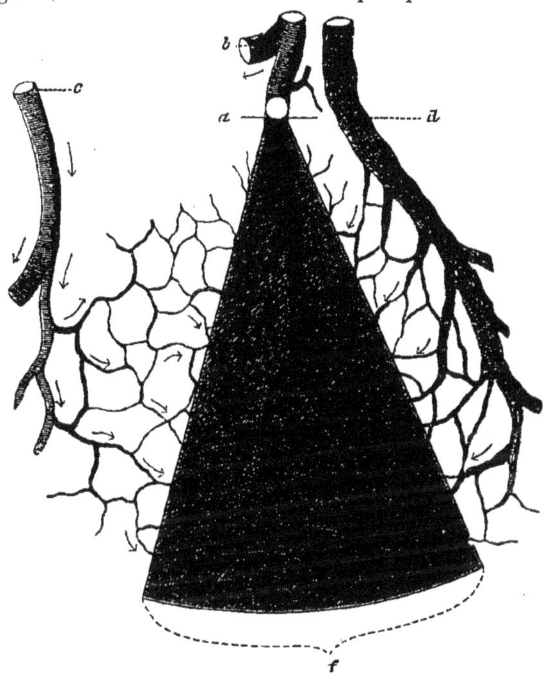

Fig. 37. — Schéma de la formation d'un infarctus hémorrhagique par le fait de l'obstruction d'une artère terminale en (a). — L'afflux de sang qui vient des capillaires de l'artère (c) est insuffisant pour assurer le rétablissement complet de la circulation.

laires. La circulation est presque totalement arrêtée dans toute la région. A la transsudation du plasma sanguin s'ajoute la diapédèse des éléments figurés, çà et là les capillaires se rompent et le sang s'infiltre dans les interstices et les cavités du tissu. La lésion hémorrhagique n'est nulle part mieux visible que dans les noyaux d'apoplexie pulmonaire (fig. 38). Les éléments du parenchyme, dont la nutrition s'est trouvée atteinte dès le début de l'oblitération artérielle, subissent diverses dégénérescences et se nécrosent insensiblement. L'accumulation du sang dans la région de l'infarctus tire sa source des anastomoses capillaires des tissus voisins, et aussi du reflux du sang le long des veines efférentes, à moins que ces dernières ne soient munies de valvules s'opposant à ce reflux.

La présence de valvules dans les veines ne constitue pas un obstacle absolu à la formation de l'infarctus, comme le croyait Cohnheim. Attribuant au reflux du sang par les veines une importance capitale dans la production de l'infarctus, ce savant soutenait que la lésion hémorrhagique ne pouvait prendre naissance dans une région dont la veine efférente était pourvue de valvules. Des recherches de Ranvier, Litten, Kossoukhine, Recklinghausen, Zielenko, etc., il résulte que la présence ou l'absence de valvules dans les veines efférentes n'a d'importance qu'au point de vue de l'intensité de l'inondation sanguine. En leur absence, l'infiltration est seulement plus prononcée, plus régulière, en raison de la largeur et de l'étendue des voies d'accès du sang.

Le liquide venu des régions voisines par l'unique voie des anastomoses capillaires, commence à subir dans les régions périphériques de l'infarctus, dans la lumière des capillaires dilatés, une sorte de condensation qui apporte un obstacle à sa marche vers la partie centrale. Le foyer ischémié est-il très étendu, son centre peut rester presque dépourvu de sang, et l'inondation, occasionnée par la rupture des capillaires, se limite à la périphérie. On observe en pareil cas une teinte rouge hémorrhagique dans la zône corticale de la lésion et de la pâleur ou un aspect marbré dans la partie centrale (voir fig. 39).

La situation topographique du foyer ischémié, au dessous ou en dessus du cœur entrave ou favorise l'action de la pesanteur, laquelle tend à infarcir de sang la zône atteinte. Sans avoir une grande importance, l'effet des lois de la pesanteur ne peut être négligé dans la réalisation d'un infarctus rouge.

L'envahissement sanguin peut encore faire défaut, même en cas d'obstruction d'une artère terminale, lorsque le mouvement de la circulation générale est très affaibli, par exemple chez les vieillards, chez les cachectiques, les cardiaques. Les anastomoses capillaires entre le foyer ischémié et les régions voisines ne se remplissent que de courants sanguins très faibles, incapables de produire l'inondation sanguine, condition essentielle de l'infarctus rouge. On observe alors l'infarctus blanc ou mieux la nécrose anémique.

Le siège de prédilection des infarctus rouges se trouve dans les organes arrosés par des artères terminales (rate, reins, cerveau, poumons, rétine). Le territoire irrigué par une artériole de cette variété anatomique a la forme d'un cône ou d'une pyramide plus ou moins régulière, à base dirigée vers la périphérie. C'est pour cela que l'infarctus jeune présente, sur les coupes faites à l'état frais, la forme d'un coin rouge (fig. 37).

La théorie de Cohnheim qui regarde l'infarctus hémorrhagique comme un trouble de circulation locale déterminé nécessairement par l'obstruction d'une artère terminale doit être considérée aujourd'hui comme un schéma se prêtant à diverses modifications, suivant les espèces animales, les individualités, les organes atteints, etc. Virchow et beaucoup d'autres auteurs ont montré que l'oblitération de ramifications des artères pulmonaires, artères considérées comme terminales, n'est pas toujours suivie chez le chien d'infarctus pulmonaires aussi

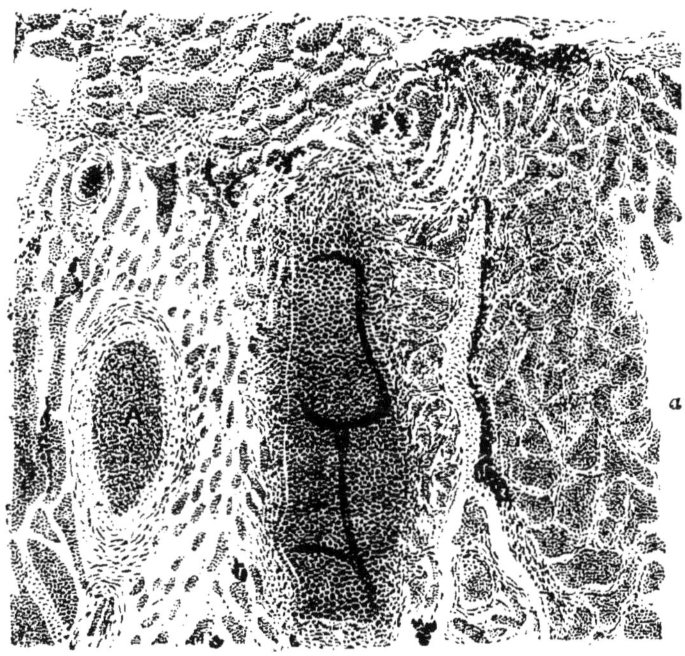

Fig. 38. — Coupe du poumon quatre jours après la formation d'un infarctus hémorrhagique. Une branche de l'artère pulmonaire est oblitérée en A et le sang a envahi les alvéoles et la branche B. D'après Klebs. Grossissement 250.

caractérisés que chez l'homme. Chez des animaux de même espèce mis en expérience, l'obstruction d'une artère terminale entraîne ou n'entraîne pas la production d'un infarctus hémorrhagique. Le succès ou l'insuccès dépendent de l'état de la circulation générale de l'animal. On a même cité des cas d'infarctus hémorrhagiques survenus après l'oblitération d'artères non terminales, comme par exemple l'artère mésaraïque (Kauffmann, Altmann, etc.).

Les expériences de Klebs, confirmées par divers auteurs, ont établi qu'indépendamment de l'obstruction d'une artère terminale, le degré de coagulabilité du sang jouait un rôle important dans le développement de l'infarctus. Introduisons des gouttelettes de paraffine dans l'artère pulmonaire d'un chien : l'infarctus hémorrhagique pourra faire défaut dans le parenchyme pulmonaire. Avant l'introduction des mêmes corps étrangers, faisons pénétrer de la plasmase (fibrin-ferment) dans le sang de l'animal, ou trempons les gouttelettes de paraffine dans une substance coagulante avant leur pénétration dans le sang, nous verrons survenir à coup sûr de beaux noyaux d'infarctus hémorrhagique.

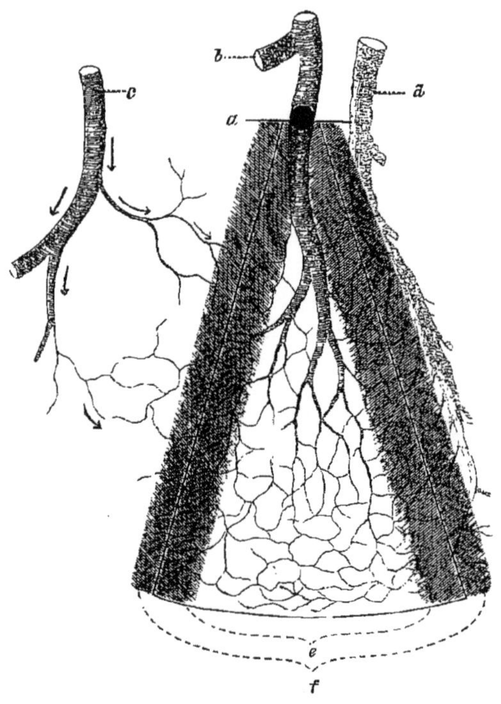

Fig. 39. — Schéma d'une artère terminale (a) qui n'est unie avec une artère voisine (c) que par une anastomose capillaire, c'est-à-dire de très faible calibre. L'oblitération de l'artère en (a) a pour effet d'amener la formation, non pas d'un infarctus hémorrhagique, mais d'un infarctus blanc. Le sang n'a pu refluer que dans les parties les plus périphériques de la lésion et n'a point pénétré dans les ramifications de l'artère (a) au-dessous de l'embolie.

Les récentes recherches de Grawitz sur ce point offrent de l'intérêt. L'auteur a montré que la cause essentielle des infarctus du poumon ne résidait pas dans l'obstruction des ramifications de l'artère, mais bien dans une modification préalable du tissu pulmonaire. Dans un parenchyme sain, l'obstruction de quelques ramuscules vasculaires ne fait pas naître d'infarctus ; celui-ci au contraire ne fait jamais défaut, quand, avant l'arrivée de l'embolus, le tissu a subi une inflammation préalable ou que les parois de ses capillaires ont perdu leur intégrité.

En résumé, la pathogénie de l'infarctus hémorrhagique implique la réunion des conditions suivantes : 1° obstruction d'une artère nourricière principale ; 2° lenteur de l'afflux du sang venu des régions voisines et insuffisance de la quantité nécessaire pour rétablir la circulation ; 3° modification de la crase sanguine qui augmente la coagulabilité du sang ; 4° altérations des parois vasculaires veineuses du foyer, antécédentes ou provoquées par l'ischémie, altérations qui les rendent plus perméables au sang.

Dans l'oblitération des artères terminales, la première et la seconde condition sont d'ordinaire réalisées, aussi l'infarctus hémorrhagique est-il la conséquence habituelle de leur obstruction. La lenteur de l'afflux du sang peut aussi se produire en cas d'oblitération d'artères non terminales (branches intestinales de l'artère mésaraïque ou de l'artère pancréatico-duodénale), lorsque le cycle circulatoire est profondément modifié (faiblesse du cœur, artério-sclérose, etc.). Une fois ces modifications vasculaires réalisées, l'infarctus hémorrhagique peut être observé, non seulement dans l'oblitération *complète* d'artères non terminales, mais encore dans l'oblitération *incomplète* d'artères terminales.

La troisième condition pathogénique de la formation des infarctus se rencontre dans un grand nombre de maladies générales où la coagulabilité du sang est accrue. Ici les infarctus rouges font suite très souvent à l'obstruction d'artères non terminales. Le bouchon embolique imprégné de microbes possède un pouvoir pathogénique tout particulier.

La notion et le terme d'infarctus nous ont été légués par l'ancienne médecine, imbue des théories humorales qui régnaient jadis en pathologie. On désignait sous ce nom l'accumulation et la condensation de divers liquides de l'économie dans certains organes (muqueuse intestinale, utérus, poumons, rate, cavités vasculaires). Laënnec, décrivant les noyaux d'apoplexie pulmonaire dit : « Les veines sont quelquefois, dans la partie engorgée et dans le voisinage, pleines d'un sang fortement concrété et à demi-sec, sorte d'*infarctus* », et il signale, à ce propos, que les injections faites dans les vaisseaux qui arrosent le territoire d'un engorgement hémoptoïque ne les pénètrent point. Après Laënnec, on continua d'attribuer l'infarctus rouge, tantôt à l'inflammation des artères, des veines et des capillaires, tantôt à une coagulation du sang dans les capillaires, coagulation produite par une altération particulière, d'origine infectieuse. Quelques observations éparses dans la science avaient bien signalé la présence de bouchons sanguins dans l'artère principale du territoire inondé de sang, mais les relations de cause à effet entre ces deux constatations anatomiques n'avaient pas été pleinement élucidées.

Virchow, le premier, se basant sur des recherches anatomiques et expérimentales (1847-1858) a donné une nouvelle impulsion à l'étude de l'infarctus. Il en a fait le résultat d'un trouble circulatoire consécutif à la thrombose où à l'embolie des artères et a émis l'idée que l'inondation d'un tissu par le sang et la prise en masse de celui-ci n'étaient que des conséquences de la gêne circulatoire dans les capillaires. En 1852, il affirmait que l'oblitération artérielle amène l'infarctus, parce que les parois des ramifications vasculaires dans la zône de distribution des branches de l'artère oblitérée subissaient des troubles de nutrition et devenaient fragiles et perméables. L'inondation du territoire était due à l'exsudation et à l'extravasation du sang venu des régions voisines par afflux collatéral.

On remarquait, dès cette époque, que les affirmations de Virchow n'étaient pas formulées d'une manière décisive et absolue. Ce savant constatait parfois des contradictions flagrantes et inexplicables entre les faits anatomo-pathologiques, et même des désaccords dans les résultats d'observations faites sur le même terrain, cadavre de l'homme ou expérience dans la série animale. Par exemple, il échouait à produire l'infarctus hémoptoïque en introduisant de petits corps étrangers dans l'artère pulmonaire du chien ; et, s'il reconnaissait dans la plupart des cas la présence d'un bouchon embolique dans les infarctus du cadavre humain, il trouvait des foyers d'apoplexie pulmonaire où l'embolie manquait totalement.

Les recherches qui ont fait suite aux beaux travaux de Virchow ont eu pour but et pour résultat l'explication de faits jusque-là incompréhensibles. En les passant en revue nous suivrons les étapes successivement parcourues dans la solution du problème.

Déjà Virchow avait signalé que, parmi les embolies pulmonaires, il en était d'inoffensives et d'autres de malignes, et que, seules, ces dernières étaient capables de provoquer l'éclosion d'un foyer inflammatoire en aval du point oblitéré.

Les recherches de Cohnheim enrichirent de constatations importantes l'étude de l'infarctus (1872), car, du domaine anatomo-pathologique, il transporta l'observation sur le tissu vivant. Injectant dans l'aorte d'une grenouille une émulsion de petites boulettes de cire, il observa les phénomènes qui survenaient dans la langue de l'animal après l'oblitération d'une artère linguale. On savait que l'infarctus rouge avait pour siège de prédilection certains organes (cerveau, poumon, rate, rein, rétine). Cohnheim donna l'explication de ce fait par la découverte des artères terminales (*End-arterien*). Cette variété de vaisseaux se trouve précisément dans les organes précédents. Après leur oblitération, la circulation ne peut se rétablir dans le foyer qu'elles alimentent qu'avec l'aide d'anastomoses étroites, capillaires, c'est-à-dire insuffisantes. Le territoire souffre dans sa nutrition et la modification qui en résulte permet l'inondation sanguine. Il fallait donc, d'après Cohnheim, pour la réalisation de l'infarctus rouge, une double condition : l'anémie lente du parenchyme aboutissant à une sorte de nécrose et l'inondation par le sang. Ce sang venait des veines par un courant rétrograde, remontant vers le siège de l'embolie. Il rencontrait dans son chemin les ramifications artérielles déjà altérées par l'ischémie et laissant, grâce à cette modification, transsuder le sang qu'elles recevaient par reflux. Ainsi se constituait peu à peu l'engorgement sanguin.

Ainsi présentée, la théorie de Cohnheim ne tarda pas à subir des critiques. Des recherches furent entreprises avec le dispositif expérimental de Cohnheim lui-même sur la langue de grenouille et sur d'autres organes.

Litten (1879-1880), Küttner, Kossoukhine et Zielenko s'élevèrent contre l'hypothèse du reflux du sang provenant des veines vers les capillaires du territoire ischémié. Litten montra que la ligature des veines, mettant un obstacle absolu au retour du sang veineux, comme il arrive dans les veines pourvues de valvules, n'empêchait nullement le développement de l'infarctus. Il signala en même temps l'existence des voies anastomotiques, par lesquelles les divisions terminales de l'artère nourricière oblitérée reçoivent du sang artériel, venant affluer dans la région de l'embolie et déterminer l'infarctus dans le sens propre du mot. Ainsi fut établi que les dernières divisions de l'artère pulmonaire reçoivent du sang rouge venu des artères bronchiques et des artères des cavités pleurales ; et que, après obstruction de l'artère rénale, le sang artériel arrive au rein par des artérioles capsulaires et utérines.

Recklinghausen et son élève Obermüller (1886) ont introduit un élément nouveau dans l'étude du problème de l'infarcissement sanguin. La diminution intra-vasculaire de l'apport sanguin, après l'oblitération artérielle, déterminerait d'après eux la formation de coagulums hyalins dans les vaisseaux de la région de l'embolie; les capillaires isolés se rompraient, d'où l'extravasation du sang dans les interstices des tissus. Klebs (1887) et Schaeffer (1888) n'ont pu constater un rapport constant de cause à effet entre la présence de thrombus hyalins dans les capillaires et l'extravasation. Le premier ne voit dans ces coagulations qu'une des conditions qui favorisent la sortie du sang hors des vaisseaux et la rupture de ces derniers, et Schaeffer ne leur attribue aucune importance dans la genèse des hémorrhagies ; elles ne sont pour lui que le résultat d'une métamorphose de la fibrine dans les capillaires.

Goldenblum (1889) a précisé les conditions qui permettent à coup sûr de réaliser l'infarctus dans l'expérience de Cohnheim sur la langue de la grenouille. En évitant la faute expérimentale qu'avait commise Cohnheim, qui laissait la langue de la grenouille hors de la bouche, Goldenblum a reconnu que, ni la ligature d'une artère linguale, ni même la ligature des deux linguales n'étaient capables, à elles seules, de provoquer la formation d'un infarctus. Pour réaliser celui-ci, il fallut pratiquer la ligature élastique en masse de la base de la langue, maintenir cette ligature, non pas seulement quelques heures, mais pendant deux ou trois jours. La ligature enlevée, le sang qui reprend son cours trouve des parois vasculaires dont la nutrition est altérée et les traverse par déchirure ou par diapadèse pour infarcir le tissu. Par conséquent, l'obstruction d'une artère terminale ne suffit pas, à elle seule, à produire un infarctus rouge. L'expérience a donc fait toucher du doigt les causes des multiples contradictions qui se sont fait jour à ce sujet dans la science.

Le poumon et les engorgements hémoptoïques ont été le champ clos où furent débattues bien des querelles ; les dernières recherches de Grawitz ont mis fin aux controverses (1891). Laënnec a décrit, le premier, les infarctus du poumon sous le nom d'engorgements hémoptoïques, d'apoplexie pulmonaire, et il avait constaté dans la partie engorgée et dans le voisinage, l'obstruction des veines par du sang concrété et à demi sec. Dès ses premières recherches, Virchow avait reconnu que, si, dans les infarctus rouges du poumon, la présence d'un bouchon embolique n'est pas toujours évidente, en revanche l'existence d'une altération antérieure du tissu pulmonaire (lésion inflammatoire, dilatation bronchique, stase, etc.) ne faisait jamais défaut. Sur 49 autopsies d'individus atteints d'engorgements hémoptoïques, Grawitz n'a pu constater une seule fois que l'oblitération de l'artère pulmonaire ait suffi dans un poumon normal à provoquer la formation d'un infarctus. Il partage l'opinion de Küttner que l'artère pulmonaire n'est pas une artère terminale, et il critique l'affirmation de Cohnheim d'après laquelle l'infarctus dans le poumon se développe par le même procédé que dans la rate et le rein.

Ainsi donc, sur cette question controversée de la pathogénie des infarctus, certaines notions sont admises d'une manière unanime tandis que sur d'autres la discussion est encore ouverte. On s'accorde à reconnaître le rôle essentiel de l'embolie, et l'importance, pour la formation de l'infarctus, d'un trouble préalable de nutrition du tissu. Quant à l'origine du sang envahisseur, la théorie de Cohnheim, la congestion veineuse rétrograde, n'est plus acceptée. Le principe de la fluxion collatérale de Virchow est exact, bien que cette fluxion soit un facteur de faible importance.

Une troisième théorie a été émise sur ce point par Ranvier. L'hémorrhagie se ferait, d'après ce savant, dans le territoire ischémié, lentement, plusieurs heures après l'obstruction, par du sang qui, au niveau du bouchon embolique, déchirerait la paroi altérée de l'artère et s'infiltrerait, en décollant les tuniques du vaisseau, dans la zone anémiée.

Les récentes recherches de Lamy (1897), produisant dans la moelle des chiens des embolies expérimentales à l'aide de grains de lycopode, ont permis de saisir les premiers indices de la formation de l'infarctus rouge qui succède au bout de quinze à vingt-quatre heures à l'ischémie de la première période. Après Ranvier, Lamy a constaté que dans un territoire où les lésions nécrotiques des cellules sont déjà évidentes au microscope, on reconnaît la distension de l'artériole nourricière correspondante en amont de l'embolie, la déchirure de sa paroi, l'irruption du sang dans la gaîne du vaisseau et sa progression le long des artérioles et des capillaires; si bien que la marche de l'hémorrhagie secondaire dans l'infarctus médullaire est centrifuge et non pas centripète (voir fig. 16).

Évolution de l'infarctus. — Cette lésion peut se montrer dans tous les organes et toutes les régions du corps quand existe une oblitération de troncs artériels et que la circulation collatérale ne peut se rétablir. Le placenta lui-même, hôte passager de l'organisme, devient parfois le siège d'un infarctus, en particulier chez les femmes albuminuriques (Ackermann, Hoffmann, Küttner, Rohr, Pinard, etc.).

L'aspect des infarctus récents est variable, suivant les organes où ils se développent. Dans les poumons, la rate, l'estomac, l'intestin et même aux extrémités, le noyau hémorrhagique présente une teinte rouge foncé plus ou moins uniforme. Par contre, dans les reins et surtout dans le cerveau, l'infarctus est pâle (infarctus blanc); sa couleur tranche sur les parties voisines et seule la périphérie de la lésion est rouge (fig. 39). Rarement, l'infarctus rénal est rouge. Dans le cerveau, l'oblitération artérielle donne naissance à un foyer blanc grisâtre formé d'une masse puriforme où l'on distingue parfois des hématies. Les infarctus hémorrhagiques les plus caractérisés sont ceux de la rate.

Les modifications ultérieures de la lésion dépendent en grande partie de la nature de l'embolie. Toutefois, quelle que soit la composition du corps étranger oblitérant, les conséquences qui en résultent n'échappent pas aux deux règles fondamentales suivantes :

1° La région ischémiée subit une mortification, une nécrose plus ou moins rapide; elle se comporte par rapport aux tissus sains du voisinage à la façon d'un corps étranger susceptible d'irriter ou d'enflammer.

2° Dans la région infarcie qui subit lentement la nécrose, la dégénérescence et la mort frappent les tissus très inégalement : les éléments musculaires, glandulaires et nerveux sont les plus fragiles. Le tissu conjonctif et l'endothélium des capillaires et des vaisseaux conservent parfaitement leur vitalité ; leur prolifération joue un rôle dans la substitution d'un tissu nouveau à la matière qui résulte de la fonte du parenchyme.

Les *altérations histologiques* de la région infarcie sont les suivantes : le sang sorti des vaisseaux se coagule dans les interstices des tissus ; le sort de ses parties composantes est ici le même que dans tout thrombus rouge ou dans tout foyer hémorrhagique. Le coagulum présente peu à peu des modifications ; il perd son pigment, sa fibrine se transforme en des masses homogènes vitreuses ou hyalines, la lumière des capillaires disparaît par gonflement et hypertrophie de l'endothélium. Les cellules épithéliales, glandulaires et nerveuses, les fibres musculaires et nerveuses subissent la tuméfaction trouble et la dégénérescence à la fois parenchymateuse et graisseuse, dans les points où il y a encore afflux de sang (partie périphérique de l'infarctus), ou bien se nécrosent d'emblée, en se transformant en amas secs (nécrose de coagulation) ou en une masse puriforme semi-liquide. Cette dernière modification se voit de préférence dans le tissu cérébral. D'une façon générale, il se produit une gangrène sèche ou humide (aseptique). Quand l'embolus charrie des bactéries, la région infarcie devient un foyer où elles se multiplient et forment des abcès, etc.. Dans le tissu de voisinage se développe une inflammation dont les conséquences peuvent être très graves pour l'organisme tout entier. L'embolus renferme-t-il des cellules néoplasiques émigrées, il fait naître un foyer secondaire de la tumeur.

Des divers éléments constitutifs de la région infarcie, seuls le tissu conjonctif et l'endothélium résistent. Plus tard, des cellules conjonctives jeunes et des vaisseaux néoformés se développent, ayant pour origine les cellules endothéliales, et le tissu conjonctif des régions voisines. Les néoformations vasculaires fouillent peu à peu la région mortifiée et provoquent l'organisation du foyer de l'infarctus. Au bout de quelques mois, il ne reste qu'une cicatrice, sous la forme d'un tissu rétractile, ou d'une plaque fibreuse déprimée. Dans le cœur, cette modification anatomique, cette myofibrose, comme on la nomme, est souvent l'origine de dilatation anévrysmale et même de rupture. Longtemps après, on peut trouver enchâssés, dans les fentes intertissulaires, des cristaux d'hématoïdine et des amas d'hémosidérine, signatures de l'épanchement sanguin.

Les infarctus pulmonaires ne sont pas les compagnons des grandes embolies, car celles-ci amènent une mort très rapide par un réflexe à point de départ pulmonaire (syncope) ; ils succèdent souvent, au contraire, aux petites embolies engagées dans une branche de l'artère pulmonaire, à condition que le poumon ait déjà subi des modifications de structure. Souvent multiples, plus nombreux à droite qu'à gauche, ils siègent de préférence dans les parties postérieures et inférieures des poumons. Corticaux, ils se présentent sous l'aspect d'un cône à base périphérique; situés dans l'épaisseur du parenchyme, ils affectent une forme arrondie. Laënnec, le premier, en a donné une description parfaite. Il est, dit-il, « presque toujours très exactement circonscrit et, au point où cesse l'induration, l'engorgement est aussi considérable que vers son centre. La partie engorgée présente une couleur d'un rouge noir très foncé et tout à fait semblable à celle d'un caillot de sang veineux. La surface des incisions est granulée comme dans l'hépatisation inflammatoire, mais d'ailleurs l'aspect de ces deux altérations est très différent. Dans l'engorgement hémoptoïque, la partie endurcie présente un aspect tout à fait homogène et sa couleur presque noire ou d'un brun rouge très foncé ne permet de distinguer autre chose de la texture naturelle du poumon que les bronches et les plus gros vaisseaux dont les contours ont même perdu leur couleur blanche et sont imbibés de sang. Si l'on râcle avec le scalpel la surface de ces incisions, on en enlève un peu de sang très noir et à demi-coagulé, mais en beaucoup moindre quantité que la sérosité sanguinolente qui suinte d'un poumon hépatisé au second degré. Les granulations que présente la surface des incisions quand on l'expose à contre-jour m'ont toujours paru plus grosses que dans l'hépatisation. »

Les infarctus pulmonaires se traduisent par des symptômes qui permettent, les uns, de soupçonner l'existence de la lésion, les autres, de l'affirmer. Les signes de présomption sont la dyspnée, parfois très violente et la constatation par l'oreille de foyers de petits râles, de zônes d'obscurité respiratoire ou d'une expiration soufflante. Le symptôme caractéristique est une hémoptysie particulière qui se prolonge pendant cinq ou six jours, formée de crachats épais, noirâtres, visqueux, adhérant au vase. Chez les cardiaques, les infarctus sont parfois si minimes qu'ils ne se révèlent que par l'apparition ou l'augmentation de la dyspnée.

Dans le cerveau, après oblitération du tronc principal de la sylvienne, un vaste ramollissement superficiel se constitue dans la zône grise, tandis que les régions centrales, assurées d'une circulation propre, résistent. Une fine artériole est-elle seule obstruée, la lésion se limite à la région tributaire. D'abord rouge, le ramollissement prend plus tard une teinte jaunâtre, puis blanche. En dernier lieu, s'il est limité à la surface, il offre l'aspect de plaques jaunes, dures, scléreuses;

et, s'il a atteint la profondeur, il n'est plus représenté que par une sorte de lacune de la substance blanche dans laquelle est contenue une bouillie analogue à du lait de chaux.

Cliniquement, l'infarctus de la rate se traduit par une douleur assez vive dans le flanc gauche et l'infarctus rénal par des douleurs lombaires et de petites hématuries.

INDEX BIBLIOGRAPHIQUE

La thèse d'agrégation de Duguet sur l'apoplexie pulmonaire donne jusqu'en 1872 la bibliographie des principaux travaux parus en France sur la question de l'infarctus. La bibliographie allemande jusqu'en 1884 se trouve dans la monographie de Mögling : *Zur Entstehung des hæmorrhagisch. Infarct.*. (Beiträge Ziegler's, Bd. I, Heft. I), et dans la thèse de Lagodovsky : *Contribution à l'étude de l'infarctus hémorrhagique*, Varsovie, 1883. — R. Virchow : *Gesam. Abh.* 1856. — Cohn : *Klinik der Gefässkrankheiten*, 1860. — Panum : (Virch. Arch. Bd. XXVII-XXIX, 1862). — Feltz : *Traité des embolies capillaires*, Paris, 1870. — J. Cohnheim : *Untersuch. über d.embolisch. Process.* 1872. — C. Gerhardt : *Der haemor. Infarct.* Volkmann's Samml. 1875. — M. Litten : *Unters über d. haemorrhag. Infarct.* (Zeitsch. für Klin. Med., Bd. I, 1880; Virch. Arch., Bd. LXII, 1875). — Cohnheim und Litten : Virch. Arch. Bd. LXV, 1875. — Kuttner : Virch. Arch. Bd. LXXI, 1874; Bd. LXIII. — Zielenko : Ibid. Bd. LVII, 1879. — Kossoukhine : *Contribution à l'étude de l'infarctus embolique*. (Thèse de Kiew. 1876 et Virch. Arch. 1875, Bd. LXVII). — Miflé : *De l'altération pathologique du testicule dans les troubles de la circulation locale.* Thèse de Kiew, 1879. — Recklinghausen : *Allgemeine Pathol. d. Kreislaufs*, 1883. — V. Pachoutine : *Leçons sur la patholog. générale* (russe), t. II, 1881. — Cornil et Ranvier : *Manuel d'histologie pathologique*, 1882. — R. Kern : *Zur Embolie d. art. centr. retinae.* Diss. Zurich. 1892. — Obermuller : *Hyaline Thrombusbildung und hämor. Lungeninfarct.* Diss. Strassburg, 1886. — Klebs : *Allgem. Pathol.* Bd. II. — Klebs : Beitr. Ziegler's Bd. II, 1888. — E. Schaeffer : *Ueber das sogenannte Hyalin in Lungen infarcten.* (Fortschr. d. Med. 1888, n° 18). — Rossier : *Ueber die Infarcte d. Placenta.* Diss. 1888, Leipzig. — M. Goldenblum : *Versuche über Collateralcirculation und haemor. Infarct.* Dorpat. Diss. 1889. — Kauffmann : Virch. Arch., Bd. CXVI, 1889. — B. Altmann : Ibidem, Bd. CXVII. — K. Kohr : Ibidem, Bd. CXXV, 1889. — P. Grawitz : *Ueber die haemorrhagische Infarcte der Lungen.* (Festschrift Virchow, 1891). — Willgerodt : *Ueber d. hämorrhag. Infarct. d. Lunge*, Berlin, 1893. — M. Gourvitch : *Myofibrosis cordis*, Dorpat. 1896. — Marie : *L'infarctus du myocarde* (Th. de doctorat. Paris, 1896). — Thoinot et Griffon : *Infarctus pulmonaires in : Sur l'aortite aiguë, complication de l'érysipèle de la face* (Bull. et Mém. Soc. méd. des hôp. de Paris. 1897, 31, XIV, 1198-1202). — René Marie : *L'infarctus du myocarde et ses conséquences* (ruptures, plaques fibreuses, anévrysmes du cœur), Paris, 1897. — Lamy : *Lésions médullaires expérimentales produites par des embolies aseptiques.* (Arch. de physiologie, 1897). — Akira Fujinami : *Zur Entstehung d. hämor. Infarcte d. Lunge.* (Virch. Arch. 1898, Bd. CLII). — Merklen : *Infarctus des reins et du cerveau par embolies venant de l'auricule gauche* (Bull. Soc. Anat. de Paris, 1898, LXXIII, 650). — Letulle : *Infarctus expérimentaux multiples du foie, du cœur et du rein* (Bull. et Mém. Soc. anat. de Paris. 1900, II, 209). — Dehio : *Myofibrosis cordis* (D. arch. f. klinisch. Medecin. 1900). — Apert (E.) : *Infarctus expérimentaux multiples du foie, du cœur et du rein* (Bull. et Mém. Soc. anat. de Paris. 1900, II, 204-209, 5 fig.). — Londe et Brécy : *Infarctus pulmonaires ; congestion du foie et des reins in : Aortite subaiguë avec poussée aiguë terminale* (Gaz. hebd. de Médecine et Chir. Paris. 1902, XLIX, 61-64).

LIVRE III

PATHOLOGIE DU SANG

CHAPITRE PREMIER

VARIATIONS QUANTITATIVES DU LIQUIDE SANGUIN

Le sang n'est pas une simple solution saline et albuminoïde tenant en suspension des éléments figurés. C'est un *tissu liquide* qui a toutes propriétés des tissus et qui, de plus, jouit d'une qualité propre, le mouvement perpétuel. C'est pourquoi il se met en contact avec les divers éléments de l'économie, leur apporte l'excitant vital par excellence, l'oxygène, ainsi que les matériaux nutritifs, et les débarrasse des produits de la désassimilation et des substances étrangères. Sa composition varie sans cesse ; aucun autre tissu ne présente d'aussi fréquentes ni d'aussi diverses modifications. Chargé d'un rôle exceptionnel, le sang a progressivement élaboré deux de ses propriétés essentielles : le pouvoir de se perfectionner lui-même et celui de ramener au taux normal sa constitution chimique quand elle est altérée. Nul autre tissu ne possède à un tel degré la plasticité nécessaire pour compenser rapidement les modifications qu'il a subies.

La purification du sang envahi par des particules étrangères est l'œuvre principale des leucocytes, ou plus exactement des phagocytes (Metchnikoff). Les globules blancs ne sont pas les seuls agents de la protection sanguine ; l'endothélium des capillaires et surtout celui du foie et de la rate, ainsi que d'autres dérivés de mésoderme possèdent à ce point de vue une puissance remarquable.

L'action des phagocytes n'est pas circonscrite au domaine des corps organisés solides (microbes, etc.), elle s'exerce encore sur les substances solubles et la valeur de la protection dont l'organisme leur est redevable prend un caractère plus manifeste chaque jour. Metchnikoff et ses élèves ont montré que ces cellules absorbaient et digéraient des toxines microbiennes (tétanos) et des poisons minéraux solubles(arsenic). Leur capacité d'englobement est le fruit de la mobilité de leur protoplasma et de leur pouvoir chimiotaxique ; leur puissance de digestion et de destruction, inexpliquée jusqu'ici, a reçu quelque lumière de la découverte des oxydases.

Depuis Lavoisier, la réalité des combustions intra-organiques était connue; depuis Claude Bernard, leur siège avait été localisé au niveau des capillaires des tissus. Le mécanisme de leur action restait obscur. En effet, les principes chimiques dont l'oxydation produit l'énergie ne sont pas oxydés par l'oxygène atmosphérique, lorsqu'on les place *in vitro* dans les conditions de température, de réaction, d'oxygénation semblables à celles que présente l'organisme.

Cependant ces oxydations sont indéniables. Comment s'exercent-elles? Pour surmonter les difficultés d'une explication plausible, Traube avait imaginé une hypothèse, celle d'un corps excitateur de l'oxygène, c'est-à-dire d'un corps capable de transmettre l'oxygène, charrié par certains éléments jusqu'aux cellules sur lesquelles devait porter l'oxydation. Ce corps dont l'existence fut prédite par Traube existe. On peut donner la preuve de sa présence, sinon dans toutes les cellules, au moins dans les globules blancs.

Les expériences de Schmiedeberg, de Jaquet, de Salkowsky, d'Abelous et Biarnès ont établi que du sang artérialisé ou que du sang qui a traversé certains organes (poumons, reins) même lorsque les cellules du parenchyme ont été tuées par la congélation, jouissait d'un pouvoir oxydant assez fort pour transformer l'aldéhyde salicylique en acide salicylique.

Mais aucun des auteurs précédents n'avait réussi à isoler ce ferment soluble oxydant; la découverte en a été faite chez les végétaux par G. Bertrand. Dans le latex qui s'écoule de l'incision du tronc de certains arbres de la famille des Anacardiacées, ce savant a isolé un ferment soluble, la laccase, qui oxyde l'hydroquinone. En collaboration avec Bourquelot, il a établi la présence de la laccase dans les organes jeunes de la plupart des plantes vertes, et il a montré qu'il devait y avoir, non pas un seul, mais plusieurs ferments oxydants auxquels il a donné le nom général d'oxydases. Depuis lors, Abelous et Biarnès ont mis en évidence une oxydase dans le sang et les organes des crustacés, dans le sang et dans certains organes des mammifères; Portier et Piéri ont signalé la présence de ce même ferment chez les invertébrés marins. Paul Carnot a établi que la salive fraîche de l'homme, même après filtration sur bougie Chamberland, possède des propriétés oxydantes. La bile verte elle-même, d'après Dastre et Floresco, est riche en oxydase. L'urine normale, liquide qui a subi l'action réductrice du rein sain (Berthelot) ne contient pas d'oxydase; l'urine des néphritiques, chargée de l'albumine et de globules du sang en renferme.

Les expériences très concluantes de Portier ont établi que l'oxydase dont on constate la présence dans le sang et dans certains organes, ne peut provenir ni des substances albuminoïdes du plasma, ni des globules rouges, mais qu'elle existe en abondance dans les leucocytes. On peut l'extraire de ces éléments par la macération dans l'eau chloroformée ou dans la solution de fluorure de sodium à 2 p. 100, ou encore au moyen de la digestion par la trypsine.

Il est bien probable que dans la digestion intra-cellulaire dont sont doués les leucocytes les oxydases interviennent énergiquement.

Les voies et moyens d'*épuration sanguine* sont multiples. A travers le filtre rénal le sang élimine les produits des échanges nutritifs, les solutions de substances étrangères à sa constitution, une partie des poisons d'origine externe et souvent bon nombre de microbes. L'immense développement des capillaires hépatiques forme un réseau où s'arrêtent et se détruisent en partie les substances toxiques qui traversent cet organe. A la surface des alvéoles pulmonaires, le sang se débarrasse de l'acide carbonique et d'autres gaz. Enfin dans les sécrétions du corps thyroïde, des capsules surrénales, etc., il trouve les éléments de neutralisation de certains produits toxiques, déchets de l'activité cellulaire.

Un *second caractère* non moins accusé du sang est le pouvoir qu'il témoigne de rétablir sa composition normale après une adultération quelconque. Il est redevable de cette propriété aux connexions intimes qui le relient au système lymphatique, lequel constitue un appareil sanguin supplémentaire destiné à combler à chaque instant les pertes du sang en éléments figurés.

La complexité extrême des fonctions du sang dans l'organisme, l'ignorance où nous sommes de bien des détails de sa physiologie normale, rendent encore obscure l'étude de la pathologie sanguine. Il faut se souvenir que quelques années à peine nous séparent de l'époque où la propriété antitoxique du sérum était totalement ignorée !

La pathologie sanguine comprend l'étude des modifications portant sur la quantité totale du sang qui dessert l'organisme, celle des altérations morphologiques et des transformations chimiques qu'il subit. Sur ces dernières perturbations, si peu connues et si importantes, l'avenir réserve des renseignements indispensables à la connaissance complète des maladies infectieuses et toxiques.

La masse sanguine en circulation dans le corps de l'homme et des animaux supérieurs est estimée au douzième ou treizième (de 7 à 7,5 p. 100) du poids du corps, soit pour un adulte de 60 à 80 kilos, 5 à 6 kilogrammes. Ces chiffres, résultats d'observations faites par des méthodes diverses (Valentin, Malassez, Welcker, Hayem, Preyer, Quincke, Lehmann, Tarkhanoff) prêtent le flanc à la critique. La technique utilisée expose à des causes d'erreur. Dans les conditions normales, ou considérées comme telles, on constate des variations suivant l'âge, le sexe, la taille, l'état d'inanition, de satiété, de grossesse, etc.. Déjà discutables en ce qui regarde l'état de santé, ces renseignements le sont plus encore quand on pénètre dans le domaine pathologique.

Chez le malade, on tient compte pour cette estimation de l'habitus extérieur du patient, de la coloration des téguments et des muqueuses, de l'état du pouls, etc... Il n'est pas nécessaire de montrer combien sont imparfaites de telles bases d'observation, quand il s'agit d'apprécier les minimes modifications survenues dans la masse sanguine, ou de diagnostiquer des déviations de l'état normal, suffisantes déjà à susciter des troubles généraux. Seules les conditions qui réalisent la pléthore ou l'anémie se traduisent par des signes objectifs.

La quantité de sang que possèdent les vertébrés n'a pas été déterminée pour toutes les espèces. Chez le chien, la proportion paraît être la même que chez l'homme; elle est un peu moindre chez le lapin, où elle ne représente que le vingtième du poids du corps environ (London).

I. — Pléthore

La réplétion du système vasculaire par du sang qui a conservé la proportion de ses parties constituantes est la pléthore (πληθώρα, réplétion); elle n'est que rarement assez forte pour constituer un signe pathologique. Cliniquement, la pléthore se traduit par l'animation du visage, la rougeur des muqueuses, la dilatation des vaisseaux périphériques, l'énergie de l'impulsion cardiaque. La tendance aux congestions périphériques fait apparaître des bouffées de chaleur, des lourdeurs de tête, quelquefois de la céphalalgie, symptômes que dissipent une saignée ou l'établissement d'un flux sanguin. L'hypothèse qui rattachait cet état aux abus alimentaires n'est pas fondée, parce que le sang possède précisément un pouvoir autonome de régulation. L'excès alimentaire ne pourrait, d'une manière durable, aboutir à une augmentation du liquide en circulation. C'est pourquoi les vrais pléthoriques sont rares et victimes le plus souvent d'un vice de constitution congénital, d'une dysharmonie entre le volume de la masse sanguine et celui du corps, d'un développement anormal des capacités cardiaques et vasculaires. Il s'agit ici de faits assez exceptionnels pour que certains médecins aient mis en doute l'existence de la pléthore vraie, tandis que d'autres, au nom de la corrélation entre le tableau clinique signalé et l'état anatomique des artères et du cœur hypertrophiés, affirmaient sa réalité. Il faut remarquer cependant, que les observations anatomo-pathologiques auxquelles nous faisons allusion sont anciennes et qu'il serait nécessaire de les contrôler à nouveau.

L'amputation d'un membre qui a été privé de tout son sang au profit de la circulation générale par l'application préalable de la bande d'Esmarch, permet de juger combien de temps se maintient dans l'organisme la pléthore vraie, acquise. L'expérience démontre que celle-ci ne persiste qu'un temps très court. La pléthore vraie, constituant un phénomène pathologique, ne peut exister, en l'absence d'une augmentation de volume permanente de la canalisation sanguine, que sous la forme d'un état passager. L'excès de la masse sanguine disparaît et celle-ci revient à son volume normal sous l'effort d'une propriété inhérente au sang et qui lui permet de reconstituer par ses propres forces la teneur quantitative et qualitative de son tissu. L'expérimentation a sur ce point confirmé les résultats des observations cliniques. Panum, Lesser, Worm-Müller, Hayem, Finkelstein, Kahan, etc., ont montré que la transfusion de sang défibriné, poussée jusqu'à 6 et 8 p. 100 du poids total du corps, n'apportait à la pression sanguine et au fonctionnement du cœur que de minimes modifications et Colin (d'Alfort) a fait voir l'incroyable puissance de reproduction du volume du sang, après des saignées réitérées.

Au début d'une transfusion, la pression augmente quelquefois de 20 à 40 mm et plus de mercure ; quelques minutes après, elle retombe au niveau précédent et l'introduction d'une quantité de sang égale au douzième ou dizième du poids entier du corps, ne provoque déjà plus d'élévation bien manifeste de la pression sanguine. Tant que la masse injectée reste dans les artères, l'élévation de la pression en découle, mais au fur et à mesure que l'excès du sang passe dans les capillaires et dans les veines la pression artérielle retombe à la normale jusqu'à ce qu'une nouvelle injection vienne de nouveau l'élever. La transfusion de grandes masses sanguines dépassant douze à quatorze p. 100 du poids du corps, doublant presque le volume du sang, n'est pas tolérée. Elle provoque d'énormes oscillations de la pression et entraîne la mort de l'animal. L'augmentation de la masse sanguine jusqu'à atteindre ou dépasser une fois et demie le chiffre de la normale est la limite au delà de laquelle surgit le danger de mort.

La canalisation vasculaire possède donc la précieuse faculté de pouvoir accepter momentanément une dose de sang supérieure à la normale. Même pour le chiffre d'accroissement dont nous venons de parler, la pression sanguine n'est pas excessivement accrue, parce que la quantité de sang charriée par les vaisseaux est toujours inférieure à celle que la canalisation vasculaire, à l'état de distension, est capable de contenir.

Le sang transfusé distend mécaniquement les canaux vasculaires, les veines et les capillaires de la cavité abdominale et modifie leur élasticité, aussi ne provoque-t-il pas toujours une élévation de la pression sanguine.

On pourrait encore, pour expliquer ce mécanisme, invoquer une autre hypothèse : l'existence d'une dilatation des artérioles par affaiblissement de leur tonicité sous l'impulsion d'un sang plus abondant (W. Muller). En effet, l'intégrité de la moelle épinière est indispensable à l'équilibre de la pression sanguine, laquelle augmente de suite et passagèrement à la suite de la transfusion du sang.

Or, cet équilibre qui, chez l'individu normal, se restaure si vite est rompu pour toujours quand on a pratiqué, avant la transfusion, la section de la moelle. On peut donc penser que sous le coup de la transfusion survient une diminution de la tonicité des vaisseaux, bien que le mécanisme de cette modification vasculaire soit inconnu et qu'on ne puisse le rattacher avec précision à l'excitation des nerfs vaso-dilatateurs, ou à la paralysie des vaso-constricteurs.

Pendant la transfusion dans une artère ou une grosse veine, la pression augmente tout d'abord de 20 à 30 millimètres de mercure pour revenir quelques minutes plus tard à la normale, malgré que la transfusion continue. Si l'on ne faisait intervenir un élément nerveux comment pourrait-on s'expliquer cet accroissement si brusque et si fugace de la pression? On ne devrait constater qu'un élargissement mécanique des capillaires et des veines. En réalité, l'extension du diamètre des petits vaisseaux est commandée par le système vaso-moteur et il faut un certain laps de temps pour que l'adaptation réflexe, partie du centre vaso-moteur, puisse se faire sentir. Jusqu'à son apparition, le sang introduit n'arrive pas à se distribuer uniformément dans le système vasculaire.

Les recherches de Cohnstein et de Zuntz ne laissent aucun doute sur l'importance du rôle joué par le système nerveux dans ce mode d'adaptation vasculaire, appréciable au cours même de la transfusion.

Surchargé de sang, le système vasculaire se montre plus sensible encore qu'à l'état normal aux déperditions sanguines d'une hémorrhagie. Pratiquons une saignée chez un animal auquel on a transfusé une assez grande quantité de sang, il mourra avant d'avoir perdu une dose de liquide égale à celle qu'il a reçue en excès. C'est que chez l'animal artificiellement pléthorique et soumis à la saignée, la pression sanguine baisse très vite. La surdistension a dépouillé le réseau vasculaire de sa faculté d'adaptation, soit par restriction de son élasticité, soit plutôt par défaillance de la régulation vaso-motrice. Après augmentation de la quantité du sang en circulation (par transfusion, par amputation d'un membre précédée de l'application de la bande élastique), le système vasculaire témoigne d'une sensibilité extrême aux hémorrhagies post-opératoires ; un abaissement considérable de la pression sanguine et la mort peuvent alors être la conséquence d'une perte même modérée de sang.

Mutations nutritives dans la pléthore artificielle. — Le sang transfusé, à la condition que sa masse ne dépasse pas une fois et demie celle du sang en circulation (soit 10 à 14 p. 100 du poids total du corps) se loge tout d'abord dans la canalisation et s'accumule de préférence dans les petites ramifications capillaires et veineuses, en particulier dans celles de l'abdomen. Dans les cavités séreuses, le liquide transsudé, parfois mélangé de sang, ne s'accroît que faiblement ; dans le canal thoracique, le courant lymphatique devient plus rapide ; le pancréas s'œdématie légèrement ; la muqueuse intestinale se parsème de piquetés hémorrhagiques. Le jeune âge de l'animal en expérience favorise les exsudations. On constate la présence d'œdème dans les organes internes, surtout dans le cerveau des nouveau-nés, toutefois l'exsudation intertissulaire n'est jamais bien grande durant les premières heures qui suivent la transfusion. Le plasma injecté s'élimine au bout de deux ou trois jours par la voie urinaire ou par celle des fentes lymphatiques. Il en résulte un accroissement de la densité du sang resté en circulation, l'excès de globules rouges introduit ne disparaît que peu à peu et on constate un ralentissement marqué de la vitesse circulatoire. Le sang artériel d'un animal soumis à cette pléthore artificielle acquiert l'apparence et les qualités du sang veineux ; dans les cas intenses, il revêt un aspect poisseux une heure à peine après la transfusion. Pour faire apparaître cette modification sanguine, il faudrait, d'après Kahan, que la masse du sang après transfusion, fût plus que doublée.

La mort d'un animal pléthorique est le résultat du ralentissement de la circulation et de la réplétion du ventricule droit par le sang épaissi.

L'élimination urinaire de l'urée et de l'azote est accrue et quelquefois reste telle, pendant quelques semaines, tant que le nombre des globules rouges dépasse la normale et que ceux-ci continuent à se détruire dans le sang. Au fur et à mesure de leur disparition, on constate dans le plasma de nombreux microcytes. Les globules rouges détruits donnent naissance surtout à de l'urée; ils fournissent en outre un détritus granuleux que l'on trouve d'abord dans les ganglions lymphatiques, dans la rate, dans la moelle osseuse, l'endothélium des capillaires et qui est enfin utilisé plus tard dans le processus de l'hématopoièse. D'une manière générale, les globules rouges du sang transfusé se désagrègent beaucoup plus lentement à l'intérieur du lit sanguin qu'en dehors de lui, lorsque, par exemple, une quantité de sang égale à la masse transfusée est digérée par l'animal. Dans le premier cas, la proportion d'urée augmente lentement dans l'urine, et, dans le second, l'accroissement se fait d'une manière rapide et copieuse (Tchirieff, Landois).

La pléthore vraie (*plethora vera* ou *polyhcmia*) consécutive à la transfusion du sang homogène, se distingue nettement des autres formes de pléthore (pléthore séreuse, pléthore polycytémique, pléthore hyperalbumineuse, etc.). Dans ces dernières formes, la masse du sang n'est pas augmentée dans son ensemble, seules, certaines parties (plasma, eau, globules ou albumines du liquide sanguin) ont subi un accroissement relatif.

TRANSFUSION DU SANG. — C'est au XVIIe siècle que remontent les premiers essais de transfusion du sang des animaux à l'homme. On y eut recours pour combattre les hémorrhagies menaçantes et les formes graves de l'anémie. Après des tentatives favorables faites sur des animaux (Potters 1638), la première transfusion du sang, d'un agneau à l'homme, fut pratiquée en 1667 par Jean-Baptiste Denis, à Paris. L'heureuse issue de cette opération suscita des imitateurs en Angleterre et en Allemagne. Au XVIIe siècle, la tranfusion du sang des animaux à l'homme devint une méthode générale de traitement contre plusieurs maladies, bien que les échecs y fussent plus fréquents que les succès. L'intervention du Parlement de Paris et même celle du pouvoir pontifical fut nécessaire pour interdire cet usage. Au commencement du XIXe siècle, James Blundell (1820) revint à la transfusion du sang de l'animal à l'homme. Depuis cette époque, de nombreux travaux se sont accumulés sur cette question, et souvent l'opération fut considérée comme salutaire. Les espérances qu'on fondait sur elle n'étaient que rarement réalisées. Il est démontré aujourd'hui par de nombreux faits expérimentaux et cliniques que le sang d'un animal, transfusé dans le système circulatoire d'un animal d'espèce différente, n'est pas apte à continuer sa fonction. Dépourvue de toute utilité, cette méthode n'aboutit qu'à des résultats fâcheux.

En dépit des échecs éprouvés par les médecins du XVIIIe siècle et du commencement du XIXe siècle, qui tentèrent de nouveau la méthode de Denis, transfusion du sang de l'animal à l'homme, quelques voix se sont élevées, de 1860 à 1870, en faveur de la transfusion du sang, de l'artère carotide de l'agneau dans les veines du membre supérieur de l'homme (Gesselius, Hasse, etc.). Il fallut les recherches de Ponfick, Landois, A. Kohler et de plusieurs autres expérimentateurs pour faire renoncer définitivement à la transfusion chez l'homme d'un sang hétérogène. On a vu que les globules rouges d'un pareil sang provoquaient la formation de caillots dans les vaisseaux et l'oblitération de certains d'entre eux, créaient des infarctus hémorrhagiques, des hémorrhagies de l'intestin et d'autres organes, des extravasations sanguines dans les cavités séreuses, du mœléna, des hématuries, amenaient la dyspnée, des accès de fièvre, des érythèmes simples ou ortiés, des palpitations suivies des signes d'affaiblissement du cœur, et enfin la mort. L'hémoglobine des globules dissous s'açcumule pour une petite part dans la rate et dans les autres organes hématopoïétiques, la majeure partie est éliminée par les reins sous forme d'hémoglobinurie. Ces derniers organes présentent alors souvent des infarcissements pigmentaires. La transfusion d'une très petite quantité de sang hétérogène est, d'ordinaire, assez bien supportée par les animaux. L'injection du sang hétérogène dans les cavités abdominales ne supprime pas l'action nocive de ce liquide (Nikolsky).

On supposa que les dangers inhérents à ce mode de transfusion seraient supprimés par la défibrination préalable du sang injecté. La méthode fut proposée par Prévost et Dumas (1821) ; on y renonça définitivement après les recherches de Panum (1863) qui démontra que la défibrination préalable du sang ne le débarrassait pas du fibrin-ferment ou diastase coagulante et que l'injection d'un tel liquide amenait encore la dissolution des globules rouges chez l'individu transfusé. Seule, la transfusion d'un sang provenant d'un être de même espèce est assez bien tolérée. Bien que les inconvénients ne soient pas totalement supprimés, on a réuni beaucoup de faits qui ont permis de constater l'action salutaire du sang défibriné dans des cas d'anémie aiguë et d'intoxications hémolytiques plus ou moins profondes (oxyde de carbone, chlorate de potasse, morphine, chloroforme, chloral, etc.). Il n'est pas douteux qu'une partie des globules introduits avec le sang défibriné continue à vivre dans le système sanguin où elle a pénétré. Dans ce cas, la transfusion du sang homogène défibriné peut rendre des services, à la condition qu'aucune complication n'intervienne, thrombose ou intoxication créée par des perversions nutritives.

Devant les craintes qu'a fait naître une telle pratique, la plupart des médecins contemporains ont renoncé à la transfusion sanguine intra-vasculaire. Ils donnent la préférence pour le traitement des anémies, soit à l'introduction de sang dans la cavité abdominale (Ponfick, Nikolsky, Bizzozero), soit à l'injection sous-cutanée (Ziemssen, Barregi), soit à l'auto-transfusion (Nussbaum).

De ces diverses méthodes, celles qui consistent en l'injection sous-cutanée ou l'auto-transfusion méritent une attention particulière à cause de leur simplicité, de leur rapidité et de leur sécurité d'exécution.

L'injection sous-cutanée, déjà proposée par Karsch et par Landenberg en 1873-1874, a été pratiquée pour la première fois par Ziemssen, en 1885, à Munich, et par Bareggi, à Milan. Le procédé de Ziemssen est à la fois simple et pratique : avec les précautions antiseptiques usuelles, une saignée est faite ; deux à trois cents grammes de sang sont recueillis dans un vase bien sec, bien stérilisé, chauffé au bain-marie à la température de 37 à 40°, et agité constamment. La température ne doit pas dépasser 40° C. Les faces antérieure, interne et externe de la cuisse reçoivent l'injection. La peau étant bien nettoyée, lavée à l'eau phéniquée forte et desséchée à l'alcool, on injecte le sang dans le pli cutané, où l'aiguille d'une seringue de 25 centimètres cubes a été introduite profondément. Pendant le cours de l'injection, la région est frottée énergiquement pour éviter la formation d'une bosse sanguine ; huit à dix piqûres sont pratiquées en divers points. Le massage, très douloureux, ne peut se faire que sous l'anesthésie chloroformique. A l'aide de cette méthode opératoire, on évite la fièvre, l'hémoglobinurie, l'albuminurie, les troubles de la respiration et de la nutrition. Les suites favorables de cette intervention se manifestent surtout pendant les premières vingt-quatre heures ; elles se traduisent par l'augmentation de l'hémoglobine dans le sang, la coloration plus rose de la peau et des muqueuses, l'éveil de l'appétit, l'accroissement de l'énergie et de la puissance musculaires. Il est probable qu'une partie des globules rouges ne subit aucun changement après l'injection sous-cutanée du sang. Le résultat si rapidement favorable de ces injections s'explique par l'augmentation de la quantité du liquide circulant dans la canalisation vasculaire, et aussi par l'accroissement du nombre des convoyeurs d'oxygène, c'est-à-dire des globules rouges qui pénètrent, semble-t-il, du tissu cellulaire dans le courant circulatoire.

L'auto-transfusion est, de toutes les méthodes, celles qui produit les résultats les plus rapides ; aussi constitue-t-elle le procédé de choix auquel on a recours pour parer aux accidents immédiats de l'anémie aiguë du bulbe. Par le massage et la compression des membres à l'aide de bandes, on exprime, pour ainsi dire, le sang de la circulation périphérique et des vaisseaux de l'abdomen et on l'envoie vers la tête préalablement placée et maintenue dans une position très déclive.

Les diverses méthodes de transfusion tirent leurs effets utiles de deux sources : 1° la pénétration dans le système circulatoire d'un individu cachectique ou anémié, de globules rouges convoyeurs d'oxygène ; 2° l'augmentation de la quantité du liquide en circulation.

Nous savons, en effet, que la cause essentielle de la mort par hémorrhagie réside moins dans la disparition des globules rouges que dans la vacuité brusque créée dans le système sanguin, vacuité qui exagère la disproportion entre la capacité totale des vaisseaux et le volume du sang qu'ils renferment et amène la chute rapide et mortelle de la pression sanguine.

Otte (1883) a établi expérimentalement que le sang sorti de son lit, fût-il même emprunté au sujet soumis à la transfusion, a perdu la majeure partie de sa vitalité et ne peut être assimilé complètement. C'est pourquoi l'utilité de la transfusion consiste essentiellement dans l'augmentation de la quantité de liquide en circulation.

Les constatations expérimentales de Jolyet et Lafond (1878) et de Schwartz (1881) ont établi que la mort consécutive aux hémorrhagies profuses pouvait être évitée par l'injection d'une solution aqueuse contenant 6 p. 1 000 de chlorure de sodium.

Ces faits ont été confirmés par Otte, Schonenberg, Sahli, Leichtenstern, etc. Aussi, cette méthode thérapeutique a rapidement conquis droit de cité dans la pratique médicale, l'injection saline étant pratiquée dans le tissu cellulaire sous-cutané, dans les muscles ou dans la circulation sanguine elle-même. L'injection d'eau chlorurée sodique, dite « eau physiologique », n'est qu'un palliatif capable d'augmenter momentanément la pression sanguine, et d'éloigner la mort imminente. Ses bienfaits sont immédiats, mais fugaces. Aussi Ziemssen a-t-il conseillé de faire suivre l'injection d'eau physiologique d'une introduction sous-cutanée de globules rouges vecteurs d'oxygène, et Landerer a-t-il proposé d'ajouter à l'eau saline une substance nutritive, par exemple une dose de sucre, égale à 3 p. 100. Cette dernière pratique aurait donné d'excellents résultats. Inutile d'ajouter que ces diverses opérations doivent être pratiquées sous le couvert d'une asepsie rigoureuse.

Les premières injections salines ont été pratiquées chez des cholériques. On savait que le sang de ces malades était très pauvre en matériaux salins; Thomas Latta, praticien à Leith, en Écosse, eut l'idée de rendre au liquide sanguin ses éléments perdus (1832). Après avoir tenté d'administrer en lavements et en boissons un « sérum artificiel », il prit le parti d'injecter directement dans les veines des doses massives (jusqu'à 10 kilogr. en douze heures) d'un liquide, chauffé à la température du corps, de la formule suivante :

Chlorure de sodium	de 3 à 5 gr.
Sous-carbonate de soude	1 gr. 70.
Eau	3 400 gr.

Ces expériences eurent un grand retentissement en Écosse et en Angleterre; on y prêta peu d'attention en France, mais, plus tard (Lorain, 1866; Dujardin-Beaumetz et Grancher, 1873, et surtout Hayem, 1884), la question y fut étudiée de très près. Peu à peu la transfusion saline recueillit l'héritage de la transfusion sanguine; on l'utilisa dans le traitement de l'anémie aiguë et même de l'anémie chronique, dans les infections et dans les intoxications, dans beaucoup de cas, en un mot, où l'on cherchait à réaliser le lavage du sang. La base de la méthode reposait sur les enseignements de la physiologie expérimentale (Jolyet et Lafond (1878); Kronecker et Sander, (1879); Schwartz, (1881); Hayem, (1884); Schramm, (1886); Otto Leichtenstern, (1891); Roux, de Lausanne; Chéron, etc.). La transfusion saline fut appliquée, de propos délibéré, au traitement des intoxications et des infections, après les belles expériences de Dastre et Loye sur le lavage du sang et surtout après les observations cliniques de Sahli de Berne (1890). De nombreuses recherches expérimentales furent faites sur ce point en France par Chassevant, Delbet, Roger, Bosc et Vedel, et des résultats cliniques communiqués à la Société de Chirurgie (Pozzi, Monod, Peyrot, Jayle, Delbet, Duret, Tuffier, Lejars et Fourmeaux, etc.).

Dastre et Loye ont opéré chez le lapin, puis chez le chien par injections intraveineuses, se poursuivant d'une manière ininterrompue pendant plusieurs heures. Le danger ne consiste pas en effet dans la quantité de liquide salé injectée, mais dans la vitesse de l'injection. Sous la réserve d'une vitesse tolérable (5 à 6 grammes par minute dans la veine d'un chien de 8 kilogrammes), la quantité totale de liquide injecté peut atteindre les deux tiers du poids de l'animal, car cette masse ne séjourne pas dans le sang. L'émunctoire rénal entre en action rapidement, et, du liquide injecté, le corps de l'animal ne conserve qu'une partie à peu près égale au poids de son sang. Encore cet acquit ne reste-t-il pas pas tout entier dans la canalisation vasculaire et les trois quarts de la dose s'épanchent-ils dans des *organes d'entrepôt* (séreuses, foie, tissus). L'injection intra-veineuse d'eau salée agit donc à la façon d'un lavage pur et simple, et n'exerce, sous la réserve d'une technique appropriée, qu'une action fort minime sur la pression sanguine (Pierre Delbet).

Quand on sort des limites d'innocuité physiologique, — innocuité qui présente des différences individuelles très marquées suivant la résistance des animaux (Bosc et Vedel) — les transfusions salines deviennent meurtrières ; l'eau salée s'accumule dans le sang, des épanchements se collectent dans les séreuses, et des suffusions hémorrhagiques apparaissent dans les viscères.

Des recherches expérimentales nombreuses ont été faites sur le traitement, par cette méthode, d'animaux malades. Nous avons signalé plus haut les résultats acquis en cas d'anémie aiguë consécutive aux hémorrhagies ; ils laissent désormais peu d'avenir à la transfusion de sang naturel que les solutions salines remplacent avec avantage. De plus les injections d'eau salée, pratiquées dans la veine ou dans le tissu cellulaire sous-cutané n'ont pas seulement pour effet de relever la tension ; elles exercent en outre une action hémostatique incontestable (Hayem, Duret, Faney, Fourmeaux).

L'action du lavage du sang chez les animaux intoxiqués a été étudiée par Chassevant, Pierre Delbet, etc. Il résulte des diverses expériences que, dans certaines conditions et à certaines doses, le lavage est susceptible d'atténuer, de retarder et même de neutraliser les effets d'un poison, mais que la diurèse provoquée ne constitue pas une voie d'élimination bien puissante d'une toxine.

Chez les animaux infectés, la méthode a été utilisée par Dastre et Loye, Enriquez et Hallion, Bosc et Vedel, etc. De ces diverses expériences, les résultats ont été plutôt défavorables. Là encore les injections d'eau salée ont relevé la tension sanguine, et provoqué la diurèse, mais souvent les animaux traités succombaient avant les témoins. Il faut reconnaître cependant que les résultats de l'étude expérimentale ne peuvent être directement transportés dans le domaine de la clinique humaine. Les questions très complexes du déterminisme expérimental touchant les doses, la virulence de la maladie infectieuse, la résistance individuelle, ne sont pas entièrement résolues.

Chez l'homme, le lavage du sang a été utilisé dans un grand nombre d'états morbides que l'on peut classer avec Lejars de la façon suivante : les hémorrhagies, les diverses formes de collapsus, les intoxications et les infections.

Dans les hémorrhagies, plusieurs cas sont à considérer. Quand la mort est imminente, c'est-à-dire que le pouls est nul, la pâleur extrême et la perte de connaissance complète, il faut, sans hésiter, recourir à la méthode la plus rapide et la plus sûre, à l'injection intra-veineuse. Cette injection doit être copieuse (deux litres et plus), et se poursuivre jusqu'à ce que le pouls ait repris de l'ampleur et de la force ; il faut souvent reprendre la médication au bout d'une heure ou deux par la voie sous-cutanée. Les anémies post-hémorrhagiques créent en effet dans l'organisme un état d'équilibre instable et le danger n'est définitivement écarté que lorsque le pouls a repris sa fréquence et sa régularité normales.

Lorsque l'hémorrhagie ne menace pas la vie d'une façon immédiate, la transfusion saline sous-cutanée rend les plus grands services à condition que les injections soient pratiquées de bonne heure, qu'elles soient répétées et suffisamment abondantes. Elles peuvent être, à ce point de vue, utilisées dans les hémorrhagies internes (intestinales, etc.), comme dans les hémorrhagies externes.

Dans les cas de collapsus, quelle qu'en soit la cause, caractérisés par une hypotension artérielle, l'hypodermoclyse saline rend des services signalés, chez les personnes soumises à une commotion cérébrale plus ou moins violente, et aussi chez les individus qu'il faut soustraire à la menace d'une syncope ou du collapsus. A ce point de vue, les injections salines peu copieuses et renouvelées ont été utilisées chez des patientes destinées à subir une opération longue et sanglante, chez les malades chloroformisés, dont le pouls faiblissait, et chez les opérés, dans les heures qui suivent les grandes interventions chirurgicales.

Dans le traitement des intoxications humaines, la pratique des injections salines sous-cutanées a été souvent mise en œuvre. Elle a rendu des services dans l'intoxication chloroformique (Bobroff), dans l'empoisonnement par l'oxyde de carbone (Brodier), le gaz d'éclairage (Gordon), le plomb (Sahli, Desplats), l'urémie sans élévation de pression artérielle.

Le lavage du sang a été opposé aux affections les plus diverses, souvent *in extremis*, et les résultats en ont été très contradictoires. Dans des cas d'infections streptoccoccique et staphylococcique d'origine chirurgicale, obstétricale ou médicale, on a publié un certain nombre d'observations suivies de guérison, lorsque les injections soit intra-veineuses, soit sous-cutanées, ont été pratiquées dès le début des accidents et qu'elles ont été renouvelées. Lejars a publié le cas d'un jeune homme laparotomisé en pleine péritonite généralisée, pour une rupture d'intestin, qui reçut en neuf jours, 26 litres de sérum dans les veines et qui guérit. Les succès ont été obtenus dans les cas où les injections ont été commencées de bonne heure et poursuivies avec persévérance et *chez les malades qui urinaient bien.* Les injections successives à doses restreintes (250 à 300 grammes) précédées ou non d'une saignée, produisent, non plus une réaction énergique et unique comme dans les injections intraveineuses, mais des réactions modérées, successives. Cette dernière méthode est particulièrement recommandable lorsque le doute persiste sur le *degré de perméabilité du rein* du malade et aussi sur l'état du myocarde.

Des résultats favorables à la suite d'injections salines ont été signalés, chez l'homme, dans le traitement du choléra proprement dit, des diarrhées cholériformes, du choléra infantile, de la dysentérie grave, de la fièvre typhoïde, etc.

La transfusion saline est suivie d'un ensemble de phénomènes qu'on peut tenir pour à peu près constants. D'abord le relèvement de la tension sanguine et du pouls, la diurèse d'autant plus copieuse que le rein est plus perméable, et ensuite l'élimination par des émonctoires supplémentaires (intestin, peau, glandes salivaires, surface pulmonaire). Le frisson est fréquent et parfois violent, il survient de cinq minutes à trois quarts d'heure après l'injection. L'élévation thermique, dont le maximum se fait sentir de six à dix heures après l'injection, manque rarement.

A l'hyperthermie, parfois très vive, succède la chute de la température au chiffre normal ou presque normal, en même temps que les effets salutaires se manifestent. On peut donc distinguer, d'après Bosc et Vedel, trois périodes dans la réaction qui suit l'injection saline intra-veineuse et à un plus faible degré l'injection sous-cutanée; les périodes pré-critique, critique et post-critique qui témoignent de l'action réelle et bienfaisante du lavage sur l'organisme infecté.

Les accidents et contre-indications des injections salines dépendent, d'une part, d'un défaut d'asepsie du liquide, des instruments utilisés ou de la peau du malade, et d'autre part, du degré d'imperméabilité du rein, surtout à l'égard du chlorure de sodium, qui expose à la production d'anasarque, et de la diminution de résistance du cœur (mort subite) ou encore de la défaillance de l'appareil pulmonaire (œdème du poumon), etc. Ces dangers sont particulièrement redoutables dans les cas d'injection intra-veineuse.

La technique opératoire est simple. La transfusion intra-veineuse ou sous-cutanée peut être réalisée à l'aide d'une seringue stérilisée ou encore à l'aide d'un siphon, qu'il est facile de construire. Une bouteille stérilisée est fermée par un bouchon traversé par deux tubes de verre, l'un court, et l'autre long, descendant jusqu'au fond du vase. A sa sortie, ce dernier est uni à un tube de caoutchouc terminé par une aiguille de Pravaz. Par le tube de verre court muni d'un tampon de ouate, on insuffle de l'air et le siphon s'amorce ; le liquide s'écoule par l'aiguille de Pravaz d'autant plus vite que le flacon est placé plus haut. Il est bien entendu qu'avant l'opération on a procédé à la stérilisation complète du liquide et de l'appareil, et à la désinfection de la peau.

Quant à la composition du liquide à injecter, elle a été l'objet de nombreuses discussions. Le mieux est d'utiliser simplement une solution de chlorure de sodium à 7 p. 1 000 dans l'eau distillée. Pour éviter toute détérioration des globules rouges et conserver l'isotonie du plasma sanguin, laquelle correspond à peu près à la pression osmotique d'une solution de chlorure de sodium à 9,2 p. 1 000, on a fait valoir les dangers de l'injection d'une solution trop faible (5 à 6 p. 1 000). A propos de l'étude de l'isotonie et de la pression osmotique, nous reviendrons plus loin sur cette question. Qu'il nous suffise de faire remarquer ici que l'action thérapeutique que l'on vise ne réside pas comme on l'a cru longtemps, dans le fait pur et simple du lavage de sang. L'injection intra-veineuse non isotonique avec le sérum a bien, sans doute, l'inconvénient de détruire quelques globules rouges, mais elle a aussi l'inconvénient ou peut-être l'avantage de détruire des globules blancs et de jeter, par conséquent, dans la masse liquide des sucs, des ferments bactéricides, antitoxiques, etc., provenant de ces leucocytes. La preuve en est qu'après une injection d'eau salée, la coagubilité du sang est augmentée. On peut se demander jusqu'à quel point cette destruction rapide, cet émiettement des phagocytes enrichissant le sang en principes diastasiques dissous n'est pas utile dans la lutte contre les infections. Peut-être cette leucolyse et aussi une sorte d'intoxication par le chlorure de sodium, produisant une fièvre aseptique, jouent-elles un rôle étiologique dans la crise fébrile et dans ses conséquences parfois bienfaisantes ? L'action des injections d'eau salée ne se résume pas, en tout cas, dans un simple lavage du sang.

II. — Anémie générale — Olighémie anémie

On désigne sous le nom d'anémie, d'olighémie (ὀλίγος = peu, αἷμα = sang) la diminution de la quantité totale du tissu sanguin dans l'organisme.

Contrairement à la polyémie qui appartient surtout au domaine de la pathologie expérimentale et ne s'observe, chez l'homme, qu'à l'état exceptionnel et passager, l'olighémie ou anémie générale frappe avec fréquence l'espèce humaine. L'anémie se présente sous deux formes principales : 1° l'une, caractérisée par la diminution de la quantité du sang, sans altération notable de sa composition ; 2° l'autre, par l'amoindrissement de la masse sanguine avec altération de sa qualité. L'une et l'autre forme s'enchevêtrent souvent et il faut une analyse clinique pénétrante pour classer telle variété dans la catégorie des anémies *quantitatives*, telle autre dans celle des anémies *qualitatives*.

Le groupe des anémies qualitatives embrasse un grand nombre d'affections dans lesquelles les modifications sanguines occupent le premier plan, sans que coexiste nécessairement une diminution du volume de la masse sanguine. La nature et l'évolution de ces maladies les a fait ranger sous la rubrique générale d'*anémies chroniques*; nous reviendrons à cette étude dans le chapitre suivant.

Les *modifications quantitatives* du tissu sanguin constituent l'*anémie aiguë, c'est-à-dire l'olighémie* au sens propre du mot, l'*olighémie vraie*, caractérisée par la diminution pure et simple de la quantité du sang. *La durée de cet accident est d'ordinaire très courte*, car la reconstitution du volume du sang aux dépens du plasma des tissus est rapide et la masse sanguine ainsi restaurée est plus liquide qu'à l'état normal. La modification du rapport entre le plasma et les globules rouges entraîne un changement *qualitatif du sang*. C'est pourquoi l'anémie aiguë — affection caractérisée exclusivement par les altérations quantitatives du sang — constitue toujours un état passager qui s'accompagne bientôt d'une oligocythémie, c'est-à-dire d'une diminution du nombre des globules rouges.

L'*anémie aiguë* est la conséquence ordinaire des hémorrhagies abondantes (plaies, traumatismes, déchirures de vaisseaux, hémorrhagies post-puerpérales, larges pertes de substance, hémorrhagies internes, etc.) Lorsque les grandes hémorrhagies amènent l'issue de la moitié de toute la masse sanguine (de 2 litres à 2 l. 500) chez l'adulte, elles provoquent une anémie si intense que la mort s'en suit. Dans les hémorrhagies non mortelles, les accidents de l'anémie aiguë dépendent moins de la quantité du sang échappé que de la façon dont la perte s'est effectuée : tantôt rapide, constituée en quelques minutes après déchirure d'un gros vaisseau, tantôt réalisée lentement quand le sang s'écoule des capillaires et des veines. Dans le premier cas, les pertes sanguines relativement faibles mais rapides de un demi-litre à un litre, provoquent des accidents qui ne s'observent pas après des hémorrhagies beaucoup plus considérables de 2 litres à 2 l. 1/2, pourvu que celles-ci se fassent avec lenteur, par une solution de continuité veineuse ou capillaire. La gravité de l'anémie dépend aussi de l'âge, du sexe et de l'état général de l'individu. Chez un nouveau-né une perte de sang de quelques grammes peut mettre la vie en danger, tandis que pour provoquer les mêmes troubles elle doit atteindre deux cents grammes chez un enfant d'un an, et un à deux litres chez l'adulte, c'est-à-dire diminuer du tiers ou de la moitié le volume de la masse sanguine. La femme supporte mieux que l'homme les grandes hémorrhagies, les personnes robustes mieux que les vieillards, les cachectiques, les alcooliques et les obèses.

L'inégal pouvoir de résistance réside dans l'inégale aptitude du système artériel à s'adapter au volume de la masse du sang qu'il renferme. Cette propriété est d'essence vaso-motrice; la variabilité de la résistance des organismes aux hémorrhagies dépend en fin de compte de la perfection plus ou moins grande des fonctions du système vasomoteur.

Chez l'adulte, l'altération quantitative du sang provoquée par une hémorrhagie peu considérable (de 5 à 50 grammes) ne dépasse pas les limites des oscillations physiologiques ; aussi ne s'accompagne-t-elle pas des phénomènes caractéristiques de l'anémie aiguë. Tel est par exemple le flux menstruel, etc. Les pertes qui s'élèvent à 1/8, à 1/16 de la masse sanguine ne se traduisent que par quelques phénomènes d'anémie aiguë, tels que l'abaissement de la pression, de très courte durée (quelques minutes) ; celle-ci se relève bien vite à sa hauteur normale. Les grands animaux (chevaux, chiens, chèvres, etc.) et l'homme peuvent supporter une perte d'un quart de litre de sang, sans être exposés à un abaissement permanent ou plus ou moins durable de la pression artérielle. Seules, les hémorrhagies plus copieuses qui atteignent le tiers ou la moitié de la masse sanguine sont capables de provoquer une diminution durable (pendant quelques heures) de la pression artérielle. Si l'animal résiste, la pression revient peu à peu à la normale.

Les causes de la reconstitution rapide de la pression sanguine, dans les cas d'hémorrhagies ne dépassant pas le quart de toute la masse sanguine, ne sont pas celles qui président au retour progressif de la pression artérielle quand celle-ci s'est affaissée sous le coup d'hémorrhagies abondantes.

Dans le premier cas, c'est l'adaptation du calibre de la canalisation vasculaire, surtout des artérioles, à la quantité moindre du sang en circulation qui joue le rôle principal. L'action vaso-motrice est ici toute puissante et le réflexe est mis en jeu par l'anémie cérébrale. Au fur et à mesure de la diminution de la pression artérielle consécutive à l'hémorrhagie, la contractilité des fibres musculaires des petites artères augmente sous l'influence des vaso-constricteurs excités; de sorte que le système artériel conserve sa réplétion normale. Dans le second cas, lorsque la faculté d'accommodation des vaisseaux est épuisée, le plasma des tissus et la lymphe pénètrent peu à peu dans le courant sanguin et fournissent la quantité de liquide qui fait défaut. Voilà pourquoi le retour à la pression normale exige un certain temps pour être réalisé.

La chute accusée de la pression sanguine est d'autant plus forte que l'hémorrhagie a été plus abondante et surtout plus rapide. Il faut signaler, toutefois, que l'abaissement n'est pas étroitement et directement proportionnel à la quantité de sang épanché. Ainsi, la pression perd un quart de sa hauteur primitive avant que l'hémorrhagie ait soustrait la moitié de toute la masse sanguine (W. Muller, Verekoundoff, Kahan, Kandaratsky, etc.). Lorsque la perte de sang atteint la moitié du volume total, la pression artérielle tombe jusqu'au tiers de son niveau primitif. Quand la saignée est plus abondante encore, la pression artérielle baisse d'un seul coup jusqu'à zéro et l'issue fatale survient. La cause de la mort par anémie aiguë ne réside donc pas dans la diminution de la dose d'oxygène et d'hémoglobine contenue dans le sang et distribuée aux centres vitaux, mais dans l'abaissement de la pression artérielle et dans l'épuisement du centre vaso-moteur, par anémie du bulbe. On peut en effet provoquer artificiellement une diminution très considérable de l'hémoglobine dans le sang, diminution plus forte que celle qui s'observe dans les anémies mortelles, sans provoquer la mort, pourvu que la quantité du liquide en circulation ne soit pas amoindrie. Ce qui a été dit plus haut à propos des transfusions d'eau salée en fournit nombre d'exemples.

Dans les cas où l'abaissement de la pression artérielle est considérable, la circulation se ralentit au point que le sang est à peine capable de vaincre les obstacles semés sur son passage à travers les capillaires; il s'accumule dans les veines, sans pouvoir gagner le cœur droit faute d'impulsion motrice. La capacité des vaisseaux est beaucoup plus grande, avons-nous dit, que le volume du sang qui s'y trouve enfermé. L'excitation des vaso-constricteurs et la tétanisation des fibres circulaires des vaisseaux, sont impuissantes à restreindre autant qu'il le faudrait le volume de la canalisation vasculaire. Après les hémorrhagies abondantes, les rapports entre le contenu et le volume des artères deviennent assez comparables à ceux qu'on observe dans les cas de section de la moelle cervicale, section qui a pour effet de paralyser les fibres musculaires des vaisseaux. La dilatation artérielle provoquant la diminution de la pression, les vaisseaux perdent leur aptitude à s'accommoder à un changement brusque d'ampliation; en pareil cas, une saignée minime, ne dépassant pas 200 grammes par exemple, peut provoquer une mort rapide.

Quand la pression sanguine s'abaisse jusqu'au tiers de la hauteur primitive, à la suite d'une hémorrhagie abondante, et qu'elle reste à ce niveau pendant une heure, on peut être assuré que la limite de l'accommodation du système vaso-moteur et du tonus vasculaire à toute nouvelle diminution de la masse sanguine est atteinte. Une hémorrhagie ultérieure, fût-elle minime, entraînera le vide dans le lit artériel, l'abaissement définitif de la pression jusqu'à zéro et la mort.

Cependant la puissance de l'accommodation du tonus vasculaire aux hémorrhagies est grande chez les individus dont la musculature vasculaire est intacte, indemne de toute dégénérescence hyaline ou athéromateuse, et dont l'excitabilité vaso-motrice est normale. L'anémie aiguë, due à la perte du tiers ou de la moitié de toute la masse sanguine jusqu'à deux et trois litres n'est pas capable d'entraîner, dans ces cas, la chute mortelle de la pression. En revanche, les dégénérescences des parois artérielles, l'épuisement des centres vaso-moteurs ou encore l'affaiblissement de la tunique musculaire des vaisseaux, sous l'action des maladies fébriles et infectieuses suffisent à provoquer, dans les cas d'hémorrhagies relativement peu abondantes (de 1/4, 1/6, 1/8, c'est-à-dire à peu près 500 grammes à un litre), la chute totale de la pression et la mort. On observe ces accidents chez les vieillards, chez les nouveau-nés, chez les alcooliques, chez les personnes frappées de chlorose, de marasme ou de lésions dégénératives des artères.

Les échanges gazeux ne diminuent pas après les hémorrhagies qui ont réduit de moitié la masse sanguine; l'organisme est donc capable de s'accommoder aux pertes sanguines considérables et la cause de l'issue fatale ne réside pas dans la restriction de la quantité d'oxygène charrié par le sang. D'après les expériences de Kandaratsky, l'absorption d'oxygène et l'élimination d'acide carbonique se maintiennent à un niveau à peu près constant, dans l'organisme, alors même que la perte de sang atteint et dépasse 60 p. 100 de la masse totale, à la condition toutefois que les animaux en expérience gardent après la saignée le repos absolu. Chez l'animal au repos, 27 p. 100 du sang suffisent à entretenir les manifestations vitales et à assurer un minimum de l'échange gazeux; le reste des globules sanguins sert à l'organisme de réserve pour les mouvements et le travail qu'il aura à effectuer. Si les émissions sanguines ou les hémorrhagies abondantes se répètent à de courts intervalles, tandis que l'organisme use de l'énergie à travailler, l'échange de gaz subit tout à coup une notable diminution.

Les pertes sanguines fortes et répétées épuisent l'organisme d'une manière plus intense et provoquent un abaissement de la pression sanguine plus marquée qu'une hémorrhagie unique, même si celle-ci les dépasse en abondance. Cette observation, relevée depuis longtemps par les cliniciens, a trouvé sa confirmation complète dans les faits expérimentaux. Peu de temps après avoir pratiqué la transfusion pour remédier à l'anémie aiguë due à une première saignée, faisons une autre saignée; la chute de la pression et les conséquences pour l'organisme de la nouvelle perte de sang se manifesteront aussitôt avec beaucoup plus d'intensité qu'à la suite de la première émission sanguine. Pour ramener la pression à la hauteur normale, il faudra introduire dans les vaisseaux une masse de sang ou de solution chlorurée sodique beaucoup plus forte qu'après la première transfusion. C'est que les variations trop fréquentes du volume du contenu vasculaire ont affaibli sa faculté d'adaptation.

L'état d'anémie strictement quantitative ne dure qu'un temps très court ; déjà, pendant l'hémorrhagie même, la composition du sang en circulation se modifie en qualité. Les phénomènes qui résultent de cette altération viennent s'ajouter à ceux qui découlent de la perte même du liquide sanguin. Les modifications nouvelles sont caractérisées essentiellement par deux éléments : d'une part, pendant l'hémorrhagie même, les globules blancs sont retenus dans les vaisseaux (en raison de leur poids moléculaire moindre et de leur adhérence plus grande), et leur quantité relative de 0 à 30 p. 100; d'autre part, une dilution du sang resté en circulation se réalise, hydrémie consécutive à la pénétration, dans la canalisation, du plasma des tissus à travers les capillaires et les veines, sous le coup d'une circulation plus active de la lymphe. Dans le cours même de l'hémorrhagie, la compensation des pertes du plasma sanguin commence à se faire et le sang qui s'écoule témoigne d'une pauvreté en éléments figurés. Les faits énoncés en 1823 par Prévost et Dumas ont été confirmés par tous les auteurs qui ont étudié depuis lors cette question.

Le nombre des globules rouges est susceptible d'une forte diminution après les saignées ou les hémorrhagies profuses, de sorte qu'un millimètre cube de sang peut arriver à ne plus contenir qu'un million de globules au lieu de cinq millions. On constate de plus une modification dans la forme de beaucoup d'hématies, par exemple la présence d'un grand nombre de macro et de microcytes. Une oligocythémie véritable se développe. La quantité d'hémoglobine subit un amoindrissement parallèle. La diminution du chiffre des hématies est plus grande que celle des leucocytes. La richesse leucocytaire, relativement bien entendu, peut même s'accroître. Les expériences de Lesser (ligature du canal thoracique et des grands vaisseaux lymphatiques) ont établi que, même en empêchant la pénétration plus abondante de la lymphe dans le sang, on ne met pas obstacle à l'hydrémie, laquelle se fait aux dépens du plasma interstitiel s'infiltrant à travers les capillaires dans le courant sanguin.

Après les hémorrhagies abondantes, quand la quantité d'hémoglobine et des érythrocytes s'est notablement abaissée, on observe, quelques heures plus tard, une augmentation du nombre des leucocytes (A. Hogan, Antokonenko, etc.). Exceptionnellement l'anémie aiguë amène un état opposé à l'hydrémie, c'est-à-dire l'épaississement du sang, par exemple quand l'organisme a été soumis au régime sec ou lorsqu'il a subi une grande perte de liquide par le canal intestinal ou par la peau.

Les *symptômes* de l'anémie aiguë se ramènent aux modifications de l'activité cardiaque et vasculaire et aux troubles cérébraux consécutifs à l'apport insuffisant de sang vers l'encéphale. Les perturbations cardio-vasculaires consistent dans la chute de la pression sanguine mentionnée plus haut, dans le ralentissement de la circulation, l'accélération et l'affaiblissement des battements cardiaques, l'apparition d'un souffle systolique (anémique), la petitesse et la fragilité du pouls. La diminution de la quantité de sang dans les vaisseaux amène la pâleur des téguments, l'abaissement de la température cutanée, la faiblesse musculaire, la diminution de toutes les sécrétions, une soif vive, la résorption intense des liquides du canal intestinal et par suite la constipation. La cause de l'accélération des contractions cardiaques réside dans l'effort du cœur pour compenser, par l'envoi plus fréquent du sang dans l'aorte, l'insuffisance des apports successifs de sang par le canal des grandes veines. Cette accélération compensatrice contribue à maintenir la pression sanguine à la hauteur normale. Peut-être l'afflux moins abondant de sang dans les ganglions du cœur agit-il sur ces derniers comme un excitant ; peut-être aussi le pneumo-gastrique devient-il, par suite de la diminution de la pression artérielle, moins apte à exercer son action d'arrêt ? Ce n'est que dans les cas d'anémie extrême que se montre le ralentissement de l'activité du cœur ; la cause réside alors dans les troubles dégénératifs du muscle et des ganglions cardiaques, déterminés par l'anémie.

Dans le système nerveux central, l'anémie intense fait apparaître tout d'abord des troubles d'excitation : (étincelles dans le champ visuel, bourdonnements d'oreille, convulsions épileptiformes, respiration dyspnéique, etc.); accidents qui caractérisent l'anémie cérébrale. Puis surgissent rapidement des phénomènes de dépression, la perte de connaissance, le coma et la mort. Le tableau de l'excitation n'apparaît qu'à la suite des hémorrhagies rapides ; lorsque la marche de l'anémie est lente, et que la perte sanguine met assez longtemps à se faire, une dépression générale survient progressivement, suivie de collapsus et de mort.

Parmi les signes qui se manifestent au cours de l'anémie aiguë sans issue fatale, l'élévation de la température centrale d'un demi-degré et plus après la perte de sang mérite une mention particulière. Cet accroissement thermique dure de quelques heures à un jour et plus. Cependant, après de petites saignées répétées, la tendance de la température à l'élévation devient de plus en plus faible. La cause de cette fièvre n'est pas encore bien connue; peut-être prend-elle sa source, moins dans l'effort compensateur de la calorification organique que dans la diminution du rayonnement calorique consécutive à l'anémie. D'après de Nasse, un animal placé, après une saignée abondante, dans un local froid, perd par le rayonnement cutané une grande quantité de calorique et ne présente pas alors d'élévation de la température interne. On a dit que la production du calorique était exagérée au cours des hémorrhagies abondantes, et on en a donné pour preuve les constatations faites par Bauer, Jurgensen, etc., sur l'élimination exagérée de l'urée et de l'azote, après les saignées. Il faut remarquer cependant que l'augmentation de l'azote urinaire peut provenir d'un dédoublement anormal des substances albuminoïdes, dédoublement provoqué par une sorte d'asphyxie, consécutive à la raréfaction des globules rouges convoyeurs d'oxygène. Cette dernière hypothèse s'appuie sur les constatations des cliniciens et surtout des éleveurs d'animaux, au sujet des petites saignées fréquemment répétées. On sait que ces dernières ont pour conséquence un embonpoint remarquable, attribué à un défaut de combustion des graisses, par pénurie de globules rouges et par conséquent d'oxygène.

L'étude de l'augmentation des pertes urinaires d'azote après les saignées nécessite encore de nouvelles recherches. Bauer et Jurgensen expliquent ce phénomène par la rupture de l'équilibre entre l'albumine organisée et celle qui se trouve en circulation. Voigt attribue l'exagération de l'échange à la transformation de l'albumine organisée en albumine circulante. Il y a lieu de soumettre la question à de nouvelles investigations, car certains auteurs, Maltchevsky par exemple, affirment qu'ils ont constaté, après des saignées abondantes, une diminution dans l'élimination de l'azote.

Si les hémorrhagies copieuses et répétées sont incontestablement nuisibles, et pour le sang resté en circulation et pour l'organisme lui-même, on ne peut en dire autant des saignées modérées, même renouvelées. Nombre de données cliniques et expérimentales paraissent démontrer que des petites saignées de 1/1000e à 1/100e du poids total du corps améliorent la composition du sang et amènent une augmentation du poids corporel (Bauer, Dyes, Wilhelmi, Scholz, I. Tchoudnovsky, Alexandroff, Schiperovitch, Maltschevsky, Löwit, Zakharine, etc.). On constate même un phénomène un peu paradoxal, un accroissement du nombre des globules rouges, des leucocytes et des plaques sanguines. Le chiffre des éléments mûrs diminue, tandis que celui des éléments jeunes augmente. Toute émission sanguine même insignifiante, amène un accroissement de l'activité des organes hématopoïétiques, qui semblent réveillés de leur torpeur. Il peut en résulter, si l'alimentation est propice, un enrichissement du sang par de nouveaux globules sains. Là peut-être se trouve une des causes de l'amélioration de certains états anémiques sous l'influence de médicaments tels que l'arsenic, qui provoquent la destruction des globules rouges. On a même proposé à ce point de vue de traiter la chlorose par de très petites saignées répétées. L'un de nous (Chantemesse) ayant eu recours une fois à cette méthode thérapeutique a pu en constater l'heureux effet.

Chez un sujet dont les globules sanguins sont altérés d'une manière quelconque ou dont le sang est intoxiqué, on peut, par la saignée, éliminer une partie des substances nocives et provoquer la substitution au sang vicié d'un sang nouveau et sain. Sur ce principe a été basée la pratique du lavage du sang, c'est-à-dire la saignée dans les maladies graves, avec injection simultanée d'eau dite physiologique, par la méthode intra-veineuse ou la méthode sous-cutanée.

Quand la mort n'a pas été amenée par le choc d'une anémie aiguë, les conséquences de la lésion sanguine sont relativement peu graves. La rapidité du retour au volume et à la composition normale du sang dépend de la régénération plus ou moins active de ce tissu dans l'organisme. Ainsi s'explique le rétablissement rapide à la suite d'une anémie aiguë. La partie liquide du sang se répare tout d'abord, au bout de quelques heures ou de quelques jours, suivant l'abondance de l'hémorrhagie. Le relèvement au chiffre normal des globules rouges se fait en dernier lieu, et demande parfois un mois et même plus. (Voir les détails dans le chapitre de la régénération du sang.)

Jusqu'à ce que la restauration intégrale, quantitative et qualitative soit effectuée, l'excitabilité du système nerveux est plus vive qu'à l'ordinaire, et plus sensible aussi se montre l'organisme aux influences nocives extérieures.

L'intervention thérapeutique dans l'anémie aiguë doit s'efforcer de maintenir l'activité du système nerveux et du cœur, et de fournir à l'organisme une certaine quantité d'aliments liquides, faciles à assimiler. Dans les cas d'anémie aiguë menaçant la vie, l'indication essentielle et immédiate est de pratiquer l'auto-transfusion du sang, c'est-à-dire de placer le malade la tête en bas, et les quatre membres élevés, pour faire refluer le sang vers le bulbe et le centre respiratoire. Cette manœuvre peut quelquefois sauver le patient d'une mort certaine. Ensuite se pratiquera, si la mort est menaçante, la transfusion d'eau salée par la voie sous-cutanée ou intraveineuse.

INDEX BIBLIOGRAPHIQUE

Consulter les traités classiques de Cohnheim, de Pachoutine, de Recklinghausen, de Hayem, de Loukianoff, de Ehrlich et Lazarus. — J. Denis : *Lettres touchant deux expériences de la transfusion, faite sur les hommes* (Journal des savants, 1667). — Prevost et Dumas : *Examen du sang et de son action dans les divers phénomènes de la vie* (Annales de chim. et de phys., 1821). — Volkmann : *Hæmodynamik*, 1850. — Panum : *Experim. Unters. zur Phys. und Path. d. Transfusion, Embolie und Blutmenge* : Berlin, 1864 ; idem, Virch. Arch. Bd. XXV. — Lorain : Acad. des Sciences, 1866. — V. Soutoughine : *Transfusion du sang*. Thèse (en russe), 1867. — Tchoudnowky : Arch. de Botkine, T. I et II. — J. Bauer : *Zersetzungsvorgänge im Thierkörp, unter d. Einflusse von Blutentziehungen* Münch., 1872. — Hueter : *Die art. Transfusion* (Arch. f. Klin. Chir., 1871, Bd. XII). — Dujardin-Beaumetz et Grancher. Soc. Médic. des hôpitaux, 1873. — Goltz : *Ueber d. Tonus der Gefässe* (Virch. Arch. Bd. XXIX). — Ponfick : *Experim. Beitr. zur Lehre von der Transfusion* (Virch. Arch., 1875, Bd. LXVI) de même : Arch., f. Klin. Med., 1872 : de même Congress f. innere Medicin., 1883. — Lesser : *Transfusion und Autotransfus.* (Volkm. Vortr., 1875). — Gesellius : *Die Transfusion d. Blutes*, 1873. Saint-Pétersbourg. — Landois : *Die Transfusion d. Blutes*, 1875. Leipzig ; de même Deut. Zeitschr. f. Chirurgie, 1878, Bd., XIX. — Jacowisky : *Zur phys. Wirkung d. Bluttransfusion* Diss. Dorpat, 1875. — Ar. Köhler : *Ueber Thrombose*, etc. Diss., 1877. Dorpat. — Worm-Muller : *Transfusion und Plethora*, 1875 ; de même Arbeit. d. physiol. Institutes. Leipzig, 1873. — V. Lesser : *Die Lehre vom Blutersatz*, 1875. Leipzig ; Arbeiten d. physiol. Institutes. — O. Hasse : *Die Lammblut-Transfusion*. Saint-Petersbourg ; de même Virch. Arch., Bd. LXIV, 1874. — Oertmann : Pflüg. Arch., 1877, Bd. I. — Kronecker et Sander : Berlin. Klin. Wochen., 1879. — Maas : *Ueber intraperiton. Bluttransf.* Diss. Königsberg, 1881. — V. Nicolsky : *Transfusion du sang dans la cavité péritonéale*, 1880. Thèse (en russe). — S. Tchirieff : *Der tägliche Umsatz. d. verfüt. und. d. transfundirt. Eiweisstoffe*, Arbeit. d. physiol. Institutes. Leipzig, 1874 ; de même : *La statique physique du sang*. Saint-Petersbourg, 1881. — D. Otte : *De l'influence de l'injection du sel marin dans l'organisme saigné à blanc*. Thèse (en russe) Saint-Pétersbourg, 1884 ; de même Virch. Arch., 1883, Bd., 93. — E. Bergmann : *Die Schicksale d. Transfusion im letzf. Decennium.*, 1883, Berl. — J. Finkelstein : *De l'influence des oscillations des échanges du sang sur la pression sanguine chez les chiens*. Thèse, 1883 (en russe), Saint-Petersbourg. — Bollinger : Münch. med. Wochenschr., 1886. — Roux : *Sur l'injection intra-vasculaire d'eau salée remplaçant la transfusion*. (Revue de la Suisse romande, 1884). — A. Landerer : *Ueber Transfusion und Infusion* (Virch. Arch. 1886, Bd., CV). — H. Schramm : Med. Jahrbücher, 1885. Wien. — Hayem : *Traitement du choléra*, 1885. — Ziemssen : *Injections sous-cutanées du sang, injection d'eau salée et transfusion du sang dans les veines*. Leçons. — L. Kahan : *De l'influence de la pléthore artific. sur le sang, les vaisseaux et la circulation* (IIme Congrès des médecins russes, 1887). — Nussbaum : *Ueber Autotransfusion* (Therap. Monatshefte, 1887). — Cohnstein et Zuntz : Arch. Pflüg., 1888, Bd. XLII. — M. Kandaratsky : *L'échange gazeux dans l'anémie aiguë*. Thèse de Saint-Pétersbourg, 1888. — H. Schönenberg : *Ueber Infusion v. Kochsalzlösungen*. Diss. Würzb., 1888. — V. Jacoubovitch : *De la pléthore expérimentale chez les animaux nouveau-nés*. (IIIme Congrès des médecins russes, 1889). — A. Dastre et Loye : *Nouvelles recherches sur l'injection de l'eau salée dans les vaisseaux* (Archives de physiologie, 1889, n° 1-2). — Pierre Delbet : *Recherches expérimentales sur le lavage du péritoine*. Ann. de gynécologie et d'obstétrique, 1889. — A. Grossgluck : *Contribution à l'étude de la pléthore hydrémique* (Arch. de phys., 1890). — Sahli : *Die Auswachung d. menschl. Organismus*. Leipzig, 1890. — K. Alexendroff : *Contrib. à l'étude des hémorrhagies* (Wratch. 1891). — O. Leichtenstern : *Ueb. intravenöse Kochsalz infus. bei Verblut.* Leipzig, 1891. — E. Bernatzky : *Ueb. d. Einfl. d. subcutan. eingeführt gross. Meng. von Kochsalzlösung auf Blut* (Zeit. f. Kl. Med. 1892. Bd. XIX). — A. Sanotzky : *Matériaux concernant la régulation de la composition normale du sang*. Varsovie, 1891. — Verigo : *Les globules blancs comme protecteurs du sang* (Ann. Pasteur, 1892). — E. Maltchevsky : *Contrib. à l'étude des injections du sérum phys. dans l'organisme saigné à blanc*. Thèse de Saint-Pétersbourg, 1892. — M. Schiperovitch : *Le sang et l'anémie aiguë provoqués par des sai-*

gnées périodiques modérées. Thèse de Saint-Pétersbourg, 1892. — LIKHATCHEFF : *Action du sérum phys. sur l'organisme du chien en inanition* (Gaz. Klin. de Botkine, 1892). — LIOUBOMOUDROFF : *Altération du sang dans l'inanition.* Thèse de Saint-Pétersbourg, 1893. — G. ANTOKONENKO : *Modif. de la morphologie du sang et de la moelle osseuse sous l'influence des saignées abondantes.* Thèse de Saint-Pétersbourg, 1893. — E. S. LONDON : *Des modific. de la quant. génér. du sang et de sa consistance au cours de l'inanition complète* (Arch. russes des Sc. Biol. 1896). — F. LEJARS : *Nouvelle contrib. à l'étude du lavage du sang* (Presse méd., 1896). — JAYLE : *Injections intra-veineuses de sérum artificiel* (Ibidem). — TUFFIER : *Lavage du sang* (Société de Biol., 1896, 17 mai). — PIERRE DELBET : *De l'hématocatharèse* (lavage du sang) (Presse méd., 1896). — POZZI : *Des injections massives de sérum artificiel dans les septicémies opératoires* (Acad. de méd., 1896). — FANEY : *Du traitement des hémorrhagies par le sérum salé.* th. Paris, 1896. — HAYEM : *Des injections salines intra-veineuses* (Presse médic., 1896). — MALASSEZ : *Sur les injections salées, dites physiologiques* (Soc. de Biol., 1896). — BARRÉ : *Méthode générale de désinfection du sang dans les maladies infectieuses graves* (Rev. de thérapeutiq. médico-chirurg., 1896. — CHASSEVANT : *Injections de sérum artificiel dans l'empoisonnement strychnique* (Soc. de Biol., 1896). — ROGER : Soc. de biol., 1896, pages 921 et 976. — ENRIQUEZ et HALLION : *Injections intra-vasculaires d'eau salée dans l'intoxication diphtérique expérimentale* (Soc. de biol., 1896). — MAYGRIER : *Des injections intra-veineuses de sérum à doses massives* (Soc. obstétric. de France, 1896). — BRODIER : Médec. mod., 1896. — DESPLATS : *Encéphalopathie saturnine traitée par la saignée et par une injection de sérum artificiel* (Journal des Sciences médic. de Lille, 1896). — TUFFIER et DUJARRIER : Gaz. hebdom., 1896. — LOCHELONGUE : *Aperçu sur le mode d'emploi et les indications des injections massives salines dans les affections médicales et les intoxications.* th. Paris, 1896. — CHAUFFARD : *Deux cas de tachycardie essentielle paroxystique. Traitement par l'injection intra-veineuse de sérum artificiel* (Bullet. méd., 1896). — BOSC et VEDEL : *Injections intra-veineuses et sous-cutanées d'eau salée* (Rev. de méd., 1897 ; de même Arch. de Phys., 1896 octobre et 1897 janvier). — AMILLET : *Traitement de l'anémie aiguë consécutive aux hémorrhagies puerpérales par les injections d'eau salée..* th. Paris, 1897. — LEJARS : *Le lavage du sang.* Paris, Masson, 1897. ROKIZKI : *Modifications du sang après les grandes saignées* (Saint-Pétersbourg, 1889). — WYBUFF : *Etude sur les dimensions du cœur chez les anémiques* (Journal de Médecine de Bruxelles, 1900). — WILLEBRAND : *Blutveränderungen nach Aderlasen* (Berlin, 1900). — TARASSEVITCH : *Sur les hémolysines* (An. Pasteur, 1902). — KLEMPERER : *Ueber einige Fermentwirkungen d. mensch. Blutes* (Leyden's Beitræge, 1902).

CHAPITRE II

VARIATIONS QUALITATIVES DU LIQUIDE SANGUIN

Les modifications qualitatives du sang portent sur le plasma et sur les éléments figurés; elles peuvent atteindre les rapports numériques de ces derniers, ou s'accompagner d'altérations frappant la quantité totale du sang (anémie, olighémie). Il existe donc une série de maladies du tissu sanguin au cours desquelles la qualité du sang est modifiée. L'étude et l'interprétation de ces diverses affections serait fort difficile, si l'on n'avait pour guide un principe fondamental qui domine la pathologie sanguine. Ce principe repose sur des constatations anatomiques et physiologiqes; a) le fait anatomique est que l'expression « tissu sanguin » comprend, non seulement le sang en circulation, mais aussi les tissus hématopoïétiques disséminés dans tout l'organisme et restant en connexion constante avec le sang; b) le fait physiologique est que le tissu sanguin possède la propriété remarquable de se débarrasser rapidement de tout ce qui modifie sa constitution normale. Par suite, tant que les organes hématopoïétiques, régulateurs principaux de la morphologie du sang, sont normaux et intacts dans leur fonctionnement, tant que les émonctoires annexés à l'appareil sanguin, agents d'élimination des substances étrangères, n'ont subi aucune altération essentielle, toutes les affections du sang ont un caractère aigu, passager, et cèdent facilement à la thérapeutique ou plutôt guérissent vite spontanément. Par contre, les maladies des organes hématopoïétiques, ou des appareils purificateurs de ce même tissu, qui découlent d'un trouble fonctionnel fondamental, présentent toujours un caractère de longue durée, de tenacité et de difficile guérison. Elles prennent place dans le vaste groupe des anémies chroniques.

La classification qu'on leur applique est basée presque exclusivement sur les modifications morphologiques des éléments figurés.

La physiologie pathologique du sang comprend l'étude de la pathogénie et de la nature des formes principales des maladies sanguines. Celles-ci s'accompagnent de modifications touchant la constitution et les rapports numériques de chacun des éléments figurés, et se font aussi sentir sur le taux de l'hémoglobine et sur la composition du plasma.

L'état liquide du tissu sanguin explique l'influence très marquée qu'exercent les uns sur les autres les éléments figurés et solubles du sang. L'altération d'une partie constituante réagit nécessairement sur les autres; le nom donné à une maladie du sang n'est que la désignation du trouble pathologique le plus caractéristique de l'une des parties de ce tissu.

Pour la facilité d'une description didactique, la pathologie classe les affections sanguines de la manière suivante :

Modifications dans la composition du plasma sanguin ;
Modifications des globules blancs ;
Modifications des globules rouges.

L'étiologie des maladies du sang, obscure en beaucoup de points, est assez bien connue en ce qui concerne les troubles résultant de la pénétration de substances étrangères, ou de la diminution par hémorrhagie de la masse sanguine totale. Les autres modifications proviennent de perversions de l'activité des organes hématopoïétiques, chargés de la régénération des éléments figurés, ou bien de l'altération de leurs fonctions vitales. Les causes sont naturellement multiples, mais l'insuffisance des apports nutritifs par le fait de maladies durables des organes digestifs et respiratoires, la présence de parasites microbiens et même celle des vers intestinaux jouent un rôle important dans l'étiologie des maladies du sang. Les données précises sur ce sujet sont encore peu nombreuses; on connaît cependant quelques formes pathologiques bien déterminées, parmi lesquelles figurent la mélanémie due à la présence de l'hématozoaire de Laveran et l'anémie pernicieuse déterminée par l'ankylostome duodénal et par certains vers plats. On peut supposer que beaucoup de maladies du sang (certaines formes de leucémie, d'hémoglobinurie, d'anémie chronique, etc.) dont l'étiologie est obscure, finiront par être rapportées à une origine parasitaire.

I. — Modifications dans la composition du plasma sanguin

Le plasma sanguin, c'est-à-dire la partie liquide du tissu sanguin qui contient normalement en suspension les éléments figurés, est un liquide citrin (chez l'homme), transparent, sa densité est de 1029-1032 (Hammerschlag), tandis que la densité du sang total, c'est-à-dire du plasma contenant les éléments figurés est, en moyenne, de 1060 (Roy). L'impossibilité d'éviter une coagulation quand on soumet le plasma non additionné d'une substance étrangère à une manipulation chimique a interdit toute analyse directe. Pour juger de sa composition on a dû se baser sur les analyses du sérum, qui est le plasma moins la fibrine. Les calculs auxquels on a abouti ne présentent évidemment qu'une valeur approximative, puisqu'on connaît mal aux dépens de quelles parties du plasma se forme la fibrine. On sait seulement que la quantité d'albumine du sang utilisée pour la formation de la fibrine ne dépasse pas 0,2 à 0,5 p. 100. Les substances contenues dans le plasma d'un homme âgé de vingt-cinq ans sont les suivantes (C. Schmidt) :

Eau	90,0 p. 100	
Substances albuminoïdes (albumine, globuline, substance fibrinogène)	8,9	»
Substances inorganiques (principalement NaCl)	0,8	»

En outre, le plasma renferme de petites quantités de glucose (0,08 à 0,15 p. 100), des graisses neutres (0,09 à 0,2 p. 100) et des traces de matières extractives. La réaction du sang et du plasma sanguin est rendue franchement alcaline par le phosphate bisodique neutre (NaO^2H,PO^4) qu'il contient en solution.

D'après les recherches d'Askanazy (1897), la densité du sang total est égale à 1060, en moyenne, chez l'homme, à 1056, chez la femme. La densité du sérum chez l'homme est de 1029 et de 1030 chez la femme. Le poids du résidu sec est de 19,3 à 21,4 p. 100 chez la femme ; la moyenne est donc 21 p. 100.

Les modifications dans la composition du plasma portent sur les différentes substances constituantes : eau, albuminoïdes, sels, matières extractives, sucre et graisses, dont le taux peut être supérieur ou inférieur au chiffre normal. Le plasma peut aussi contenir des substances étrangères qui l'ont envahi à la faveur d'un état morbide des autres organes. Enfin, l'alcalinité du sang peut être exagérée ou diminuée.

Les variations de la proportion en eau sont de deux ordres : augmentation relative de la quantité (hydrémie) ou diminution aboutissant à une concentration du sang. Suivant sa teneur en eau et en substances solubles ou suspendues, le sang présente une densité variable. Dans les conditions pathologiques, elle peut osciller entre 1 080 (choléra), 1 062 (glycémie) et 1050-1030 (mal de Bright avec œdèmes, chlorose, etc.) Dans les processus fébriles, le sang devient moins épais, et les exceptions à cette règle sont rares (Peiper, Noorden). La densité du sang diminue notablement dans la chlorose (jusqu'à 1 035 et même 1 030) et surtout dans l'anémie pernicieuse (jusqu'à 1 020 dans le cas de Baginsky).

En déterminant, au lit du malade, la densité du sang, le médecin ne doit pas perdre de vue que dans certaines affections (lésions de la cavité thoracique, maladies du cœur, tuberculose, etc.), le sang stagne dans les veines périphériques, et qu'il en résulte une accumulation de globules sanguins, une hyperglobulie apparente. La densité d'un pareil échantillon de sang est évidemment plus grande et les conclusions de l'examen ne donnent pas le chiffre réel s'appliquant au sang total du malade. Il semble que les nombres relativement élevés qui ont été obtenus chez les tuberculeux (jusqu'à 1055-1060) et dans quelques maladies de cœur (jusqu'à 1071, dans le cas de Krehl) malgré l'anémie, soient passibles de cette critique.

L'hydrémie (ὕδωρ, eau, αἷμα, sang) peut résulter de l'augmentation de la quantité absolue d'eau, ou de la diminution de la dose d'albumine, c'est-à-dire d'un accroissement relatif de la masse de l'eau contenue dans le sang. L'hydrémie primitive par excès d'eau ne se réalise qu'artificiellement, sous l'influence d'une injection de sérum dit physiologique, ou de l'ingestion d'une grande quantité d'eau. Il s'agit en somme d'une pléthore hydrique ou d'une polyhémie aqueuse, phénomène passager, car l'excès d'eau s'élimine rapidement par les voies excrétoires rénales ou par exsudation dans les fentes interstitielles des tissus. La partie aqueuse du plasma peut subir un accroissement momentané, sans qu'il en résulte aucun dommage pour l'organisme ; la densité du plasma tombe jusqu'à 1 010 et au-dessous, et le sang devient rouge pâle. Les phénomènes concomitants appartiennent à la pléthore artificielle ; ils consistent dans l'élévation de la pression sanguine, dans l'exagération des sécrétions, en particulier de l'urine et dans l'augmentation de la sérosité intra-péritonéale. Le sang se débarrasse de l'excès d'eau par toutes les voies et le retour à l'état normal est réalisé au bout de quelques heures ou de quelques jours. L'hydrémie physiologique consécutive à l'absorption de grandes quantités d'eau ne dure qu'une heure ou deux, à la condition toutefois que les reins fonctionnent normalement. Une pareille modification n'a aucune importance pathologique, sauf dans les cas où elle provient d'un obstacle à l'élimination urinaire ; il s'agit alors d'une complication de véritable urémie. La mort par l'hydrémie pléthorique ne survient que lorsque la quantité d'eau salée injectée atteint les deux tiers du poids total du corps.

L'hydrémie par diminution de la quantité d'albumine et en général des substances solides du plasma sanguin a une tout autre signification. Elle est provoquée par des soustractions sanguines totales ou par la perte seule de l'albumine du sang. L'anémie aiguë s'accompagne d'une hydrémie passagère, et l'anémie chronique d'une hydrémie permanente. Après toute hémorrhagie, la réparation quantitative du liquide sanguin se fait grâce à l'envahissement du système circulatoire par le plasma des tissus, pauvre en substances albuminoïdes. Le sang nouveau est remarquable par la pénurie de matières albuminoïdes et de globules. Cette hydrémie est surtout manifeste dans les premiers jours qui suivent les hémorrhagies abondantes, de sorte que l'olighémie vraie (*olighæmia vera*) se transforme en olighémie séreuse, qui n'est autre chose que l'hydrémie. La concentration du plasma diminue du simple au double, au triple, et le sang, au premier aspect, se montre pâle et aqueux.

Consécutive à la déperdition d'albumine, l'hydrémie se rencontre dans le mal de Bright, dans les diarrhées tenaces, dans les lésions catarrhales des voies génito-urinaires ou respiratoires (gonorrhée, leucorrhée, bronchorrhée, etc.). Elle survient aussi au cours des suppurations prolongées dans lesquelles une grande quantité d'albumine s'élimine avec le pus. Enfin elle peut-être le résultat d'un apport insuffisant d'albumine au sang par défaut d'absorption, par alimentation défectueuse ou défaut d'assimilation (troubles de la digestion). Dans tous ces cas, la quantité absolue de l'eau contenue dans le sang n'est pas augmentée; sa proportion n'est élevée que relativement. La teneur en albumine du plasma peut s'abaisser progressivement de 8 à 9 p. 100 jusqu'à 4 et même 3 p. 100 (hypoalbuminose). Parallèlement, la quantité d'eau s'élève de 90 à 95 et même 97 p. 100 et la densité du sang diminue de 1 058 à 1 020. La dose d'hémoglobine subit de son côté un notable abaissement; au lieu de 14 gr., chiffre normal dans 100 cc de sang, le poids de la substance ferrugineuse se réduit à 8 et même 5 gr. Il existe donc, d'une manière générale, un rapport direct assez constant entre la teneur en hémoglobine du sang et la densité de ce liquide.

Tant que la perte de l'albumine ne dépasse pas 5 gr. par jour (chez l'adulte) et que les organes digestifs assimilent une quantité normale de cette substance (120 à 140 gr. par jour), l'hydrémie n'apparaît pas, car les pertes peuvent être reparées par l'alimentation. L'hydrémie ne se manifeste que lorsque les déperditions journalières d'albumine atteignent 20 à 25 gr., ou bien lorsque, ne dépassant pas 1 ou 2 gr. elles se produisent dans un organisme soumis à l'inanition, à une alimentation défectueuse ou à un défaut d'assimilation digestive.

Les phénomènes observés dans l'organisme au cours de l'hydrémie chronique, sont provoqués par l'inanition des tissus et des organes et surtout par les troubles de nutrition des parois des capillaires avec toutes leurs conséquences circulatoires. Cette modification sanguine épuise l'organisme et entraîne le marasme et la cachexie. Aussi est-il dangereux chez les brightiques, qui perdent une grande quantité d'albumine urinaire, d'imposer pendant longtemps le régime lacté exclusif. Une alimentation plus substantielle, dans laquelle la viande non salée entre pour une part, modifie heureusement l'état hydrémique du sang et rend à ces malades d'incontestables services.

Quant aux troubles de nutrition des parois des capillaires dans l'hydrémie, on admet leur existence, pour cette raison que les vaisseaux laissent plus facilement passer le plasma sanguin et que la lésion sanguine s'accompagne ordinairement d'œdèmes. Ceux-ci apparaissent, non point parce que le plasma sanguin moins concentré traverse plus aisément les parois vasculaires, mais parce que la diminution de l'albumine plasmatique atteint la vitalité de l'endothélium et rend les fentes interstitielles des ramuscules vasculaires plus perméables. Les expériences de Cohnheim et Lichtheim, Senator, Jankovsky, Francotte, Dembovsky, etc., ont établi que le plasma du sang hydrémique passait facilement à travers les parois vasculaires altérées dans leur nutrition (inflammations, stases veineuses), c'est-à-dire que la cause de la perméabilité exagérée de l'hydrémique ne résidait qu'indirectement dans l'état de dilution du sang.

Les belles expériences de Dastre et Loye, répétées et confirmées par de nombreux savants, ont sur ce point apporté des notions intéressantes. On peut injecter dans les vaisseaux d'un animal, pendant une demi-heure, une quantité de solution dite physiologique de chlorure de sodium trois fois plus grande que celle contenue normalement dans l'organisme de l'animal. On dilue ainsi le sang, sans arriver à provoquer la formation d'œdèmes ; dans quelques régions seulement (cavité péritonéale, canal intestinal, poumons, muqueuses), on voit les transsudats devenir plus abondants; on peut même constater une infiltration hydropique passagère des cellules hépatiques avec vacuolisation. Au bout de six à sept heures, le sang se débarrasse complètement de l'eau injectée, même si la dose de cette dernière égalait trois fois la masse totale primitive du liquide sanguin. Cette élimination est particulièrement active durant les dix premières minutes. Cependant, par des injections renouvelées d'une solution de sel marin, on peut provoquer l'apparition des œdèmes, dans les tissus les moins résistants ; ce n'est donc pas la dilution du sang elle-même qui est la cause de l'anasarque, mais l'altération nutritive des parois capillaires qui fait suite à une sorte d'intoxication par le chlorure de sodium. Nous reviendrons plus longuement sur cette pathogénie (voir le chapitre de la circulation lymphatique).

L'hyperalbuminose consécutive à une diminution de la quantité d'eau contenue dans le sang survient par le fait d'une spoliation aqueuse trop considérable (sudation etc.), ou d'un régime alimentaire trop sec. A l'état pathologique, les grandes déperditions aqueuses s'observent dans la diarrhée, surtout dans les flux intestinaux (choléra asiatique ou nostras). Les tissus se déshydratent, les exsudats se résorbent, les muqueuses se dessèchent, la quantité d'eau en circulation s'amoindrit au point que le sang apparaît comme poisseux. Trop visqueux pour circuler librement, il finit par s'arrêter en plusieurs points. Les cadavres des cholériques et des patients soumis à des diarrhées rebelles témoignent d'une pénurie d'eau appréciable, même dans la profondeur des tissus, sur les muqueuses, dans les cavités séreuses. A la section d'une veine assez volumineuse, le sang poisseux, épais, s'écoule avec peine. La force de contraction du cœur est impuissante à faire progresser ce liquide épaissi. La diminution de la masse sanguine crée une manière d'anémie sèche, une olighémie spéciale (*olighemia sicca*). La teneur albumineuse du plasma peut atteindre et dépasser 15 p. 100. La quantité des sels de potasse est augmentée et la densité du sang, au lieu de 1 060, peut s'élever jusqu'à 1 070, 1 080. La proportion du plasma descend de 90-88 p. 100 à 75 p. 100, tandis que le nombre des globules rouges dans un millimètre cube peut aller jusqu'à huit à dix millions. La coagubilité du sang est très exagérée, aussi des caillots se forment-ils pendant la vie dans beaucoup de capillaires et de veines.

Les phénomènes organiques qui accompagnent cette déshydratation du sang dépendent du ralentissement de la circulation, de son arrêt dans certains vaisseaux, de l'asphyxie qui en découle. Ils résultent aussi de l'auto-intoxication de l'organisme, surtout de celle du système nerveux, par la rétention des produits des métamorphoses organiques et des sels de potasse. La nutrition générale se modifie et se ralentit ; la cyanose apparaît, le pouls devient plus lent et l'on voit survenir la contracture spasmodique de certains muscles, en un mot la série de phénomènes qui se déroulent à la période de l'épaississement du sang dans le choléra.

Les variations dans la teneur du sang *en sucre* se résument dans l'augmentation de sa quantité : au lieu de 0,05, 0,08 — 0,15 p. 100 le sucre peut atteindre la dose de 0,30 — 0,50 p. 100 et même 1,00 p. 100. En moyenne, le sang normal de l'homme contient, d'après Seegen, 0,17 p. 100 de sucre. L'hyperglycémie constitue un phénomène fugace et insignifiant, ou bien morbide et chronique. Le sucre, substance facilement oxydable et diffusible, s'élimine lorsque son accumulation dans la circulation dépasse une certaine dose et s'échappe sous la forme d'une polyurie sucrée, dite glycosurie. Deux à trois heures après l'injection de sucre dans le sang, celui-ci a repris sa teneur normale, grâce à la diffusion de l'hydrate de carbone et à son passage dans les urines, et aussi à la puissante action glycolytique et oxydante du sang. L'hyperglycémie momentanée ne provoque qu'une glycosurie bénigne et passagère aussi.

Nous verrons plus loin les modifications que subissent les globules rouges dans le sang des diabétiques et que l'on peut déceler par la réaction de Bremer. Le ferment glycolytique, dont la présence dans le sang vivant est invoquée par Lépine, ne serait, d'après Arthus, que le résultat d'un phénomène cadavérique. Le glycogène, qui n'existe qu'à l'état de traces dans le sérum normal, augmente chez les diabétiques. Sa présence est certaine dans tous les cas où se manifestent un processus local avec fièvre, une leucocytose inflammatoire, un exsudat riche en peptone. La constatation du glycogène dans les globules blancs présente à ce point de vue une importance diagnostique considérable.

A mesure que les recherches expérimentales se poursuivent, le nombre des ferments ou diastases découverts dans le sang augmente de plus en plus. A côté de la plasmase, de la thrombase, des oxydases, de la lipase, etc., on a signalé aussi l'existence d'un ferment amylolytique (Tcherevkoff) capable de transformer le glycogène en sucre.

L'augmentation de la quantité de graisse contenue dans le sang constitue la lipémie (λιπος graisse). Tandis que la teneur normale en graisses neutres est très faible et ne dépasse pas 0,09, — 0,1 — 0,2 p. 100, le sang peut en renfermer parfois de 1 à 3 p. 100, de sorte que le plasma ou le sérum ressemblent à une émulsion et prennent un aspect blanc laiteux. Cette augmentation se voit de préférence chez les alcooliques (v. le chapitre de la dégénérescence graisseuse) et quelquefois aussi dans les cas d'obésité, de diabète sucré, d'atrophie jaune aiguë du foie, d'ictère, de fracture avec broiement de la moelle osseuse, et enfin dans quelques intoxications qui déterminent la dégénérescence graisseuse des organes (phosphore, arsenic, etc.). La lipémie amène la lipurie, c'est-à-dire l'élimination exagérée de graisse par les urines.

Les modifications de la teneur du sang en lécithine n'ont pas encore été étudiées. La solution de ce problème permettrait peut-être d'éclairer certains points obscurs dans l'étude de certains états morbides, la maladie d'Addison, par exemple.

L'aspect particulier des sérums dits lactescents ne se rattache pas toujours à la présence de granulations graisseuses, reconnaissables en ce qu'elles se dissolvent dans l'éther et se colorent en noir par l'acide osmique. L'opalescence a été signalée chez les individus atteints de lésions du rein par Kayer (1827), Bright, Gregory, Frerichs, Widal et Sicard, Castaigne, etc. Elle est due parfois à la présence dans le sérum de petits corpuscules arrondis, dépourvus de noyaux, réfringents, immobiles, de nature albuminoïde. On les trouve rarement chez les individus sains et le plus souvent chez les malades atteints de néphrite aiguë ou subaiguë. Le sérum lactescent ne peut être confondu avec le sérum fluorescent qui, examiné sur un fond noir prend une teinte verte. La fluorescence est le résultat de la présence dans le sérum d'une grande quantité d'urobiline et de pigments biliaires. Chez des chevaux soumis à des intoxications diverses pour la préparation des sérums thérapeutiques, le foie est souvent profondément altéré et le sérum se montre fluorescent. L'urobiline donne au spectroscope une bande nette entre le bleu et le vert. Mélangée à la bilirubine, elle ne se laisse reconnaître que grâce à un artifice qui met en jeu sa diffusibilité. On verse un peu d'eau distillée à la surface du sérum et l'urobiline apparaît dans la couche supérieure de l'éprouvette au bout d'une heure ou deux au minimum (Parmentier). Quant à la réaction de Gmelin qui permet de déceler la présence des pigments biliaires vrais, on peut la rendre perceptible, même dans une très faible quantité de sérum, grâce au procédé de Hayem. Dans une petite éprouvette, on verse avec une pipette un peu d'acide nitrique nitreux et par-dessus on dépose avec précaution quelques gouttes de sérum. A la limite de séparation des deux liquides l'albumine du sérum se coagule peu à peu. Au bout de quelques minutes, la réaction de Gmelin apparaît. Au-dessus de la partie inférieure du caillot qui est jaune apparaît un petit disque bleuâtre.

Parfois, même avec une coloration ictérique des téguments (ictère hémaphéique) la réaction de Gmelin fait défaut dans l'urine et même dans le sérum. C'est que l'ictère est dû à la présence dans le sang de pigments modifiés, en particulier d'un pigment rouge brun (Hayem, Gilbert).

Par la recherche systématique du pigment biliaire dans le sérum des malades, Gilbert et Lereboulet ont créé le groupe des cholémies acholuriques, cholémies très souvent familiales, qui constituent un cadre nosologique où viennent se ranger beaucoup de maladies dans lesquelles le foie est plus ou moins intéressé, depuis le catarrhe des voies biliaires avec ou sans lithiase, jusqu'aux affections chroniques désignées sous les noms de dyspepsie, de neurasthénie, d'accidents arthritiques, etc.

La coloration du sérum peut encore être modifiée par la présence de l'hémoglobine ou de la méthémoglobine. Parfois, l'hémoglobine des hématies se dissout dans le sérum et s'y montre à l'état d'hémoglobine ou de méthémoglobine. Le sérum revêt alors une coloration allant du rose au rouge cerise foncé (sérum laqué), ainsi qu'on l'observe dans certains cas d'hémoglobinurie paroxystique ou symptomatique, d'origine toxique ou infectieuse.

Les crises d'hémoglobinurie paroxystique ont été attribuées à la présence d'une hémoglobinhémie préalable. Bien que cette hypothèse ne soit pas à l'abri de la critique, elle a pour elle la constatation d'un fait important : le sang recueilli pendant la crise d'hémoglobinurie *a frigore* donne un caillot qui se redissout spontanément, tandis que le caillot recueilli dans l'intervalle des crises ne se redissout pas (Hayem). Beaucoup de substances sont dites cythémolytiques (Ponfick), parce qu'elles provoquent la désagrégation des globules rouges et la dissolution dans le plasma de leur matière colorante (champignons, acide pyrogallique, chlorate de potasse, naphtol, iode, éther et surtout la toluylendiamine, etc.)

Le plasma peut encore charrier divers pigments : le pigment ocre ferrugineux, le pigment noir ou mélanémique de la malaria, le pigment mélanique des sarcomes.

Les modifications de la teneur en sels du plasma sanguin n'ont pas encore fait l'objet d'études méthodiques et complètes.

A l'état normal, le titre de cinq à six gr. de chlorure de sodium pour 1.000 de plasma est assez constant. Winter a fait jouer à la présence des chlorures un rôle très important dans ce qu'il a nommé l'équilibre moléculaire des humeurs. Ce serait par les chlorures que l'organisme influencerait la pression osmotique des liquides de l'économie et de ceux qui sont mis à son contact pour être absorbés. Nous reviendrons plus loin sur ce point (voir le chapitre de la pression osmotique).

A l'état pathologique, et en particulier dans la fièvre typhoïde, la dose de chlorure de sodium en solution dans le sang diminue beaucoup. L'un de nous (Chantemesse) a dosé systématiquement la quantité de chlorure de sodium contenue dans le sang des typhiques ; il a constaté que la teneur s'abaissait au quart ou au tiers du chiffre normal. Bien que les malades fussent soumis au régime lacté, le défaut constaté ne résultait pas d'une insuffisance d'alimentation saline, car l'addition quotidienne de 10 grammes de chlorure de sodium au lait alimentaire augmentait la quantité de sel éliminée par l'urine, mais non celle du sang (voir le chapitre de la circulation lymphatique).

L'urée du sang oscille à l'état normal de 0 gr. 32 à 1 gr. 8 p. 1 000. Cette quantité est sujette à des variations nombreuses, d'ordre pathologique. Plus faible pendant l'inanition, plus forte pendant la fièvre, elle s'accroît surtout quand l'épuration urinaire devient insuffisante, ainsi que l'ont montré les faits expérimentaux de Prévost et Dumas et les faits cliniques (mal de Bright-Quinquaud).

L'acide urique, qui n'existe qu'à l'état de traces dans les conditions physiologiques, s'accroîtrait beaucoup au cours de la goutte aiguë, d'après les affirmations de Garrod. On a signalé aussi son augmentation dans la pneumonie, les cardiopathies, la leucémie, l'urémie (Jacksch, Klemperer). Il est à remarquer que, dans ces conditions, on constate aussi presque toujours une augmentation des substances à base de xanthine.

Les variations pathologiques de l'alcalinité du sang ont été l'objet de nombreux travaux. Les recherches de Krauss, Grüber, Lœwy, Jacksch, Klemperer, Zuntz, Peiper, et surtout celles de Drouin, Limbeck, Biernacki, Charrin, Orlovski sur l'alcalinité du sang chez l'homme, ont jeté quelque lumière sur cette question jusqu'alors obscure. Cependant les observations précitées ne peuvent encore avoir une grande importance pratique, en raison des difficultés techniques de la recherche. Dans les limites normales l'alcalinité du sang est très variable. Différente chez les multiples espèces de vertébrés, réduite au minimum chez les poissons, elle est surtout accusée chez les mammifères et les oiseaux. Le sang veineux, en général, est moins alcalin que le sang artériel. Celui des adultes l'est plus que celui des vieillards, des enfants et des sujets soumis à l'inanition.

La diminution pathologique de l'alcalinité du sang a été constatée par nombre d'auteurs (Jacksch, Stadelman, Jacob, Peiper, Krauss, Drouin, etc.), dans le diabète sucré, la leucémie, l'arthrite déformante, le rhumatisme articulaire, le choléra, ainsi que dans l'anémie grave. Cette alcalinité est faible dans les maladies fébriles, la cachexie cancéreuse, les troubles graves des métamorphoses nutritives, les processus destructifs du foie et dans l'urémie ; elle est exagérée, au contraire, dans la chlorose.

Les variations de la réaction du sang dépendent, avant tout, de la formation plus ou moins abondante des acides, surtout de l'acide lactique, dans les tissus et dans les muscles. En effet, le travail musculaire intensif, la tétanisation des muscles, l'empoisonnement par la strychnine et, d'une manière générale, tous les états du tissu musculaire qui s'accompagnent d'une hyperproduction d'acide lactique, amènent toujours la diminution de l'alcalinité du sang. L'activité de la digestion gastrique n'est pas sans importance à ce point de vue ; la sécrétion abondante du suc gastrique provoque une augmentation de l'alcalinité du sang et *vice versâ*.

Quelques auteurs (Behring, Fodor, etc.) ont tenté d'établir un rapport entre les oscillations de l'alcalinité du sang et l'immunité de l'organisme vis-à-vis des maladies infectieuses. En tant que milieu nutritif, le sang serait d'autant plus favorable à la vie des bactéries, que sa réaction alcaline serait plus faible. D'après Fodor, l'immunité de l'organisme à l'égard d'une affection à laquelle il a résisté, coïncide avec l'exagération de l'alcalinité du sang ; on a pu constater ce fait sur les chevaux immunisés contre la diphtérie. Behring avait dit que l'immunité du rat contre le charbon était due à l'excessive alcalinité de son sérum. Les recherches ultérieures n'ont pas confirmé la justesse de cette explication.

La coagulabilité du sang dépend de diverses conditions dont nous avons déjà parlé à propos de la coagulation (p. 115). Nous avons signalé les causes multiples et complexes qui interviennent pour favoriser ou pour entraver ces modifications — purement physiques — de l'état moléculaire du sang, qui aboutissent à constituer un caillot ou à le dissoudre. D'une manière générale, on peut dire que la rapidité de la coagulation est un des caractères du sang franchement phlegmasique et que les grands retards observés dans la production de ce phénomène caractérisent l'état dit hémophilique.

La non-rétractilité du caillot s'observe dans l'anémie pernicieuse à marche progressive et mortelle, dans le purpura hémorrhagique et aussi dans une série d'autres maladies, telles que la pneumonie, la pleurésie tuberculeuse, l'endocardite infectieuse, la variole, la diphtérie, l'érysipèle grave, etc. La redissolution du caillot, même lorsque la coagulation s'est faite normalement, a été observée dans l'hémoglobinurie, dans la cachexie palustre avec purpura, dans l'ictère grave.

L'observation microscopique du réseau fibrineux formé spontanément dans une préparation de sang frais, abandonnée à elle-même, fournit des renseignements précieux. Dans la pneumonie fibrineuse, dans les suppurations aiguës et aussi, à un degré moindre, dans le rhumatisme articulaire aigu, la goutte aiguë, etc., on constate un réseau fibrineux riche (Hayem) ; le réticulum fibrineux est pauvre, au contraire, dans la fièvre typhoïde, dans la tuberculose aiguë. L'apparition d'un réseau de fibrine à mailles épaisses et serrées au cours de ces maladies annonce une complication.

Toxicité du sérum. — Bactério-toxines. — Agglutinines. Cytotoxines. — Anticorps.

On sait depuis longtemps que le sang d'individus normaux peut exercer une action toxique sur le sang d'autres espèces animales. L'altération se traduit par la destruction des globules rouges, par la formation de coagulations ou de toute autre manière. Les modifications provoquées sont de natures diverses : par exemple, par le chauffage à 56°, on supprime la puissance coagulatrice sans détruire les propriétés toxiques (Leclainche et Reymond), et Beclère a montré que le chauffage à 56° débarrassait, en partie, certains sérums thérapeutiques des propriétés génératrices d'érythèmes et d'arthropathies sans toucher à leur valeur thérapeutique.

Les recherches poursuivies pendant ces dernières années sur l'immunité ont fait reconnaître dans les sérums la présence de qualités inattendues qui ne sont pas, toutes au moins, des pouvoirs nouveaux, étrangers antérieurement au sérum, mais des propriétés qui ont acquis, grâce à une méthode d'immunisation, une ampleur et une puissance incroyables.

Poursuivant des recherches sur les conditions créatrices de l'immunité, Fodor, puis Nuttall, Buchner, etc., ont vu que le sérum de certains animaux réfractaires à une maladie microbienne était capable de détruire *in vitro* les microbes, cause de cette maladie. Il s'agissait là d'une substance bactéricide de nature encore inconnue et que le chauffage à 55° faisait disparaître.

En 1888, Richet et Héricourt firent une découverte qui devait avoir des conséquences importantes pour la thérapeutique. Ils constatèrent que le sérum sanguin d'un chien auquel on avait conféré l'immunité contre un microbe par des injections successives de cultures de ce microbe, avait acquis des propriétés préventives ; si bien que l'injection préalable de ce sérum à un autre chien lui conférait l'immunité contre le microbe en question. Cette propriété acquise du sérum, cette substance préventive ou immunisive ne se confond pas avec la matière qui dissout les microbes, ou lysine, puisqu'elle résiste au chauffage à 55°.

En 1889, Charrin et Roger reconnurent dans le sérum d'animaux vaccinés contre le bacille pyocyanique la présence d'une substance qui agglutinait les cultures de ce microbe. Ils crurent que cette réaction était un indice d'immunité. Cependant la présence d'une *agglutinine* fut constatée par beaucoup d'auteurs dans le sang d'animaux immunisés ou simplement infectés. Cette agglutinine ne se confond pas avec la substance bactéricide que l'on trouve le plus souvent dans le sang des vaccinés, puisqu'elle n'est pas détruite à 55°. Elle ne se confond pas non plus avec la substance préventive, puisque cette dernière peut exister dans le sang de certains animaux après vaccination (pneumo-entérite des porcs), sans que la matière agglutinante soit présente. La genèse de ces deux substances coïncide fréquemment : ainsi, au début de la fièvre typhoïde, le sang des malades renferme de bonne heure, d'une part, la substance préventive (Chantemesse et Widal), et, d'autre part, la substance agglutinante (Widal).

La constatation de Fodor, Nuttal, Buchner, a été le point de départ de très nombreuses recherches. Pfeiffer, étudiant le sort d'une culture de vibrion cholérique injectée dans le péritoine d'un cobaye vacciné contre le choléra, vit qu'en très peu de temps les vibrions se transformaient en boules, en granules et étaient détruits. Bordet constata que l'expérience réussissait *in vitro*. Une dilution de culture cholérique dans l'eau physiologique, mise en présence d'une petite quantité de sérum d'un cobaye vacciné contre le choléra, présentait les mêmes phénomènes.

Que sont, au fond, ces substances que l'on trouve dans le sang des vaccinés et dont nous connaissons déjà quelques-unes : l'immunisine, l'agglutinine, la lysine ? Quels sont leur provenance, leur nature, leur mode d'action ? Sont-elles spécifiques ? Autant de problèmes auxquels les travaux récents ont fourni quelques éclaircissements.

Grüber et Durham, qui avaient été des premiers à étudier la propriété agglutinante des sérums d'animaux soumis à des injections de bacilles typhiques ou de vibrions cholériques, considéraient cette réaction comme étroitement spécifique. Bientôt, on vit que les microbes morts, tués par la chaleur (Bordet, Widal et Sicard) ou par le sublimé (Van der Velde) étaient aussi agglutinables que les bactéries vivantes.

L'un de nous (Chantemesse — *Soc. des hôpitaux*, 1896) montra que la substance agglutinante n'était l'effet, ni de l'immunité, ni de l'infection, et qu'on la voyait apparaître dans le sang du mouton quatre ou cinq jours après l'injection à cet animal de toxine typhoïde soluble, privée de microbes. Le fait fut confirmé par Widal et Sicard, Lévy et Brühl, Nicolle, etc.. Krauss, opérant *in vitro*, montra que le mélange de sérum actif et de cultures filtrées de vibrions cholériques, produisait un coagulum aussi spécifique que l'agglutination. Le phénomène de l'agglutination s'écartait donc du domaine de la physiologie pour se rapprocher beaucoup des actes physiques de la coagulation, dans lesquels existent, d'un côté, une substance coagulable, et, de l'autre, une substance coagulante (probablement une diastase). Ce rapprochement ne laisse pas que d'enlever à l'agglutination une part de la spécificité trop étroite qu'on lui avait accordée au début. Bordet établit que les phénomènes de l'agglutination n'étaient pas limités à ceux qui s'exercent entre un microbe et un sérum correspondant : il montra que le sérum de certains animaux, mélangé à celui d'autres animaux contenant des globules rouges en suspension, agglomérait ces globules en amas bien définis. Ainsi, le sérum de lapin agglutine les hématies du sang défibriné du cobaye ; tandis que le sérum de cobaye n'a pas grand pouvoir agglutinant sur le sang défibriné du lapin. Mais si le cobaye est vacciné contre le sang du lapin, s'il reçoit cinq ou six petites injections assez espacées de sang défibriné de lapin, son sérum acquiert des propriétés agglutinantes très énergiques à l'égard des globules du sang défibriné du lapin. L'agglutinine peut donc se former dans le sang en dehors de l'action de tout microbe vivant ou mort, et elle n'est pas enfermée dans les limites d'une étroite spécificité microbienne. Il reste cependant bien établi que les innombrables agglutinines, sans présenter une spécificité absolument rigoureuse, possèdent *à l'égard des divers agents, microbes ou éléments cellulaires qui les ont fait apparaître*, une supériorité et une puissance d'action agglutinante qui rendent les plus grands services pour le diagnostic des microbes, et inversement pour le diagnostic des maladies. Envisagées dans leur mode d'action propre, elles fournissent l'exemple d'un phénomène analogue à ceux que l'on observe dans la coagulation, et qui consistent en simples modifications des liens d'adhérence physique entre un liquide ambiant et une substance tenue en suspension. La présence de la lysine dans le sang n'est pas le résultat nécessaire et obligé d'une vaccination ; on constate cette substance dans le sang normal (Fodor, Nuttal et Nissen), et dans le sérum (Buchner) ; elle y est toutefois en très faible quantité. Le sérum normal et le sérum d'un vacciné possèdent l'un et l'autre des propriétés bactéricides, mais le dernier renferme des lysines plus actives et plus étroitement spécifiques.

Si à du sérum de vacciné, chauffé à 56°, c'est-à-dire qui a perdu ses lysines et non son immunisine, on mélange un peu de sérum normal, faiblement bactéricide, aussitôt le produit de cette association devient fortement bactéricide et les lysines reparaissent, spécifiques, comme on les trouvait dans le sérum de vacciné avant le chauffage. Ne voit-on pas combien ce phénomène se rapproche de ceux que l'on observe dans la coagulation du lait ? Des doses de présure et des doses de chlorure de calcium qui, individuellement, sont sans action sur le lait, peuvent le coaguler, lorsqu'on les mélange (Duclaux).

L'action de la substance agglutinante trouvée dans le sérum des vaccinés, action sinon spécifique, du moins très puissante, ayant par sa puissance même un caractère de spécificité, a été utilisée pour faire le diganostic *in vitro* du microbe qui avait servi à vacciner l'animal. Bordet a montré qu'on pouvait diluer beaucoup le sérum sans lui enlever sa puissance.

Gruber et Durham, puis Pfeiffer et Kolle, signalèrent l'agglutination que subissaient *in vitro* les bacilles typhiques, lorsqu'on ajoutait à une culture de ces microbes dans le bouillon une petite quantité de sérum typhique pris sur un animal vacciné contre le virus de la fièvre typhoïde. Par ce procédé d'agglutination *in vitro* était assuré le diagnostic du bacille d'Eberth. Le résultat pouvait donc s'exprimer par une équation, c'est-à-dire qu'étant connus trois termes on pouvait facilement dégager le quatrième : un sérum typhique dilué, d'origine certaine, ne pouvait agglutiner qu'un microbe qui fût un bacille typhique certain. Entre les mains des auteurs précédents, l'équation avait abouti à la connaissance du diagnostic du bacille typhique. ; elle n'avait pas abouti à l'établissement du diagnostic de la fièvre typhoïde. Au Congrès de médecine interne de Wiesbaden (avril 1896), Max Gruber après avoir annoncé qu'il avait constaté dans le sérum de cobayes et d'hommes vaccinés contre la fièvre typhoïde la présence de la réaction agglutinante, disait : « Je suis venu pour conseiller aux cliniciens d'examiner au point de vue de la propriété agglutinative le sérum des individus qui ont surmonté (*überstanden*) une atteinte de fièvre typhoïde ou de choléra. » Mais nulle part, dans le travail de Max Gruber, on ne trouve le conseil d'examiner au point de vue de la réaction agglutinante le sérum d'individus *en cours* de fièvre typhoïde pour y rechercher un élément de diagnostic de la maladie. C'est que, encore à cette époque, le raisonnement des bactériologistes était obnubilé par l'idée que le sérum typhique qui agglutinait le bacille d'Eberth, ne présentait cette propriété que chez les animaux solidement vaccinés ou chez les hommes qui étaient guéris de la fièvre typhoïde. Pour eux, le pouvoir agglutinatif était, comme l'avaient dit Charrin et Roger, la traduction d'un état d'immunité. Il ne leur semblait pas que dans le cours de la maladie, tandis qu'il ne pouvait encore être question d'immunité, le sérum des typhiques présentât quelques propriétés absentes dans le sérum des individus bien portants. Cependant, en 1892, Chantemesse et Widal avaient signalé que le sérum d'individus au dixième jour de la fièvre typhoïde témoignait d'un pouvoir préventif contre l'infection typhique expérimentale. Pfeiffer ne voulut pas admettre la signification de cette expérience et déclara qu'on avait inoculé une trop grande quantité de sérum (un demi-centimètre cube) pour qu'il fût possible de tirer la conclusion du pouvoir préventif du sérum des typhiques *en cours* de leur maladie. En juin 1896, Widal rechercha dans le sérum des typhiques en cours de maladie la réaction agglutinante ; il la trouva et put aussitôt tirer la conséquence complète de l'équation précédente : si un sérum typhique certain permet par l'agglutination de reconnaître un vrai bacille typhique, de même un bacille typhique certain permettra par l'agglutination de reconnaître un sérum provenant d'un vrai typhique. C'est donc à Widal que revient le mérite d'avoir institué cette méthode de séro-diagnostic de la fièvre typhoïde qui porte, à juste titre, son nom.

Technique. — Pour faire le diagnostic de la présence d'un sérum de typhique, il faut être en possession : 1° d'une culture jeune du vrai bacille typhique ; 2° d'une petite quantité de sang frais ou desséché dont on pourra extraire le sérum, pour le faire agir sur le microbe.

1° *Préparation de la culture.* — Dans une culture sur gélose de bacille typhique, développée à l'étuve à 37° pendant 12 à 24 heures, on prend une anse de platine de la couche blanche crémeuse. Cette petite masse de bacilles est portée dans un tube contenant 4 ou 5 centimètres cubes de bouillon vierge, mais n'est pas jetée directement dans le bouillon parce que la distribution des microbes ne se ferait pas ainsi avec une uniformité suffisante et qu'il en résulterait la production de petits grumeaux ou amas, simulant une agglutination. Les bacilles typhiques transportés par l'anse de platine sont déposés sur la paroi interne du tube un peu au-dessus du bouillon, et là, par l'inclinaison du tube et par des mouvements de trituration du fil de platine sur l'amas microbien, on met en contact lentement, parcelle par parcelle, le liquide et le dépôt. On arrive ainsi à mélanger d'une manière parfaite le bouillon et les microbes, en quantité telle que l'aspect du bouillon soit devenu trouble et présente une teinte moirée quand on le regarde par transparence. Ces diverses précautions ont pour but de faire une dilution bien uniforme et d'éviter la présence dans le liquide de petits amas microbiens. Il faut en effet, dès que le mélange est effectué, s'assurer par une préparation microscopique, non colorée, que les microbes qui flottent dans le liquide ne sont ni trop, ni trop peu nombreux et qu'ils ne se présentent pas réunis en grumeaux capables d'en imposer pour des amas d'agglutination. Au lieu de ce procédé de préparation du liquide microbien, qui demande plus de temps pour être décrit que pour être exécuté, on peut prendre une culture de bacilles typhiques dans du bouillon, vieillie de six à douze heures environ, à condition qu'elle ne soit ni trop, ni trop peu chargée (ce que l'on ne peut pas limiter comme dans le procédé précédent), ou encore on peut utiliser, comme l'ont montré Widal et Sicard, des cultures dans le bouillon, préparées depuis longtemps et stérilisées, quand elles ont atteint le développement voulu, par les vapeurs de formol. Le phénomène de l'agglutination n'est pas en effet le résultat d'un acte vital des bactéries; il s'observe aussi bien sur les germes morts que sur les germes vivants, à la condition que ces germes soient jeunes, ce qui fait penser que la présence des cils, nombreux chez les formes jeunes, peut jouer un rôle dans le phénomène de l'agglutination.

2° *Préparation du sérum.* — Il suffit de piquer le doigt du malade que l'on soupçonne être atteint de fièvre typhoïde, de recueillir dans une éprouvette quelques gouttes de sang, de laisser ce sang se coaguler dans le tube incliné. Au bout de quelques heures, on prend avec une pipette le sérum qui s'est séparé. Si le malade est loin, les gouttes de sang qui coulent du doigt peuvent être recueillies sur du papier glacé. Lorsqu'elles sont desséchées, le papier est envoyé au laboratoire ; chaque tache est découpée aux ciseaux, mise à macérer, à fondre pour ainsi dire dans un verre de montre contenant un peu d'eau; le produit de la dissolution contient une sorte de sérum qui fournit de bons renseignements. Cependant le sérum frais est préférable ; il peut être utilisé pour asseoir le diagnostic de la maladie et aussi pour mesurer le pouvoir agglutinatif.

Le praticien peut facilement recueillir dans un tube propre, passé à la flamme d'une lampe à alcool et bouché avec un bouchon de liège, cylindrique et bouilli préalablement, quelques gouttes de sang. Le bras pendant hors du lit, le doigt du malade, lavé, séché et piqué à la lancette, donne sans difficulté trois ou quatre gouttes de liquide sanguin, que l'on expédie à un laboratoire, aussi simplement qu'on peut le faire pour le crachat d'un tuberculeux.

En possession du sérum et de la culture microbienne, on fait le diagnostic par le procédé suivant (Widal et Sicard). On mélange dans une éprouvette 9 gouttes de la culture microbienne et 1 goutte de sérum. Pour que les gouttes soient d'égal volume, on se sert de deux pipettes d'égal calibre, obtenues en chauffant à la flamme par le milieu et en étirant un tube de verre de 3 ou 4 millimètres de diamètre, long d'une vingtaine de centimètres. L'élongation donne naissance à deux pipettes de calibre sensiblement égal. Pour tous les mélanges de bouillon, de culture, de sérum, il faut toujours avoir recours, pour des mensurations exactes, à des pipettes *jumelles* ainsi préparées.

Dans le mélange au dixième de culture et de sérum, une prise est faite et portée sur une lame de verre recouverte aussitôt d'une lamelle. La préparation est placée sous le microscope avec l'éclairage moyen et le diaphragme un peu fermé pour tamiser la lumière et rendre plus sombres et par conséquent plus distincts les bacilles qui grouillent dans le liquide de la préparation.

Comme nous l'avons dit plus haut, une préparation de la culture doit être toujours faite avant l'addition de sérum, pour s'assurer qu'elle ne renferme pas de petits grumeaux bacillaires; elle servira de témoin et de moyen de contrôle pour juger de la réalité et du nombre des amas produits par la séro-agglutination. Quand celle-ci est positive, on aperçoit, en général immédiatement, des amas de bacilles agglutinés les uns aux autres et, entre ces amas, des bacilles libres et mobiles, plus ou moins nombreux. Parfois l'existence de mouvements browniens retarde un peu l'accomplissement du phénomène. On assiste d'abord à la formation de centres agglutinatifs; les bacilles se rapprochent en îlots, se fondent, pour ainsi dire, par pression réciproque et ne se distinguent plus nettement les uns des autres au centre de l'amas. Pour être caractéristique, l'agglutination doit présenter des amas nombreux, confluents, parsemant tous les points de la préparation, « à la façon d'un archipel » (Widal). Dans quelques cas, les espaces qui séparent les îlots s'éclaircissent entièrement; le plus souvent ces espaces renferment des bacilles plus ou moins nombreux et mobiles, comme si toute la substance agglutinante avait été utilisée pour la formation des amas. Le phénomène de l'agglutination est aidé par la dessiccation, de telle sorte qu'il ne faut pas attendre trop longtemps (plus de deux heures après avoir fait la préparation) pour examiner au microscope et mesurer le pouvoir agglutinatif du sérum.

Le diagnostic de fièvre typhoïde ne peut être porté à l'aide de cette méthode extemporanée, d'une manière décisive, que lorsque, dans le mélange au dixième, l'agglutination se fait presque instantanément, et qu'on peut constater de suite au microscope la présence des îlots caractéristiques. Mais une telle proportion n'est pas nécessaire pour que, dans l'immense majorité des cas, l'agglutination se révèle avec le sérum d'individus atteints de la fièvre typhoïde. On peut établir la proportion du mélange à une goutte de sérum pour 20, pour 30, 40, 50, 100, 1 000 gouttes de bouillon de culture et même plus, quelquefois, et constater toujours la présence de la réaction. C'est précisément le degré parfois incroyable de dilution que peut supporter le sérum d'un typhique sans perdre son pouvoir d'agglutiner le bacille d'Eberth, qui donne à cette réaction son caractère de spécificité. Le sérum normal de l'homme est en général dénué de tout pouvoir agglutinatif pour le bacille d'Eberth. Il arrive exceptionnellement de constater chez des malades qui n'ont pas la fièvre typhoïde, l'existence d'un sérum qui, dilué à la dose de 1 p. 10, semble amener un peu la formation de centres agglutinatifs; mais dans ce cas, même au bout d'une demi-heure, les amas ne sont ni assez confluents, ni assez condensés pour qu'on puisse affirmer sans hésitation que la réaction est positive.

Le sérum des typhiques peut présenter, à l'égard des microbes qui ont avec le bacille d'Eberth des degrés de parenté plus ou moins éloignés, un certain pouvoir d'agglutination (bacille de la psittacose de Nocard, coli-bacille, etc.) mais ce pouvoir est beaucoup moins marqué à leur égard qu'à celui du vrai bacille typhique. Rien n'est plus facile que de s'en assurer, par l'usage de dilutions de sérum de plus en plus fortes ; il arrive un moment où le sérum de typhique perd tout pouvoir d'agglutination sur les divers microbes, excepté sur le bacille d'Eberth, quels que soient sa provenance, son origine, sa virulence, etc. A l'égard du sérum des typhiques, ce germe témoigne d'une sensibilité exquise et caractéristique.

Une méthode très sensible et qui n'exige que l'inspection de l'œil nu pour constater les différences exercées par le sérum des typhiques sur le vrai bacille d'Eberth et sur des espèces très voisines (bacille de la psittacose, etc.) consiste à verser dans les tubes de bouillon une quantité variable et décroissante, de deux tubes en deux tubes, de sérums typhiques, dans la proportion de 1/10, 1/20, 1/30, etc., puis d'ensemencer les tubes d'une série avec le bacille d'Eberth, et les tubes correspondants de l'autre série avec le microbe sur lequel porte l'enquête. Les tubes sont mis à l'étuve, et déjà au bout de quelques heures (5 ou 6 heures), les cultures à l'état de développement récent fournissent des différences éclatantes ; les bouillons qui ont reçu le germe typhique présentent un liquide clair, transparent, avec des flocons blanchâtres tombés au fond des tubes par l'action du sérum agglutinatif ; les tubes de la série correspondante, qui ont reçu le microbe suspect, additionnés de la même dose de sérum typhique, montrent une culture avec un trouble parfait, sans agglutination. L'état naissant des bacilles fournit donc un coefficient de différenciation, appréciable à l'œil nu et qui va s'accentuant encore dans les heures qui suivent. Il ne faut pas attendre trop longtemps pour examiner les tubes ensemencés avec les deux espèces de germes et mis à l'étuve, car les rares bacilles qui, dans le tube agglutiné ont résisté à la matière agglutinante, pourraient se multiplier et finir par troubler tout le bouillon.

Avec un peu d'habitude, la mensuration du pouvoir agglutinatif du sérum se fait très rapidement. On s'assure d'abord, en étirant par le milieu de petits tubes de verre, d'un certain nombre de pipettes jumelles, c'est-à-dire ayant le même calibre ; on verse à l'aide des pipettes, tenues toujours sous le même angle d'incidence, dans un premier tube (I) 1 goutte de sérum et 9 gouttes de bouillon stérile, dans un second tube (II) 1 goutte du mélange précédent et 9 gouttes de bouillon (dilution à 1 p. 100), dans un troisième tube (III) 1 goutte du second tube et 9 gouttes de bouillon (dilution à 1 p. 1000). De ces diverses dilutions de sérum, on ajoute 1 goutte à 9 gouttes du liquide de culture microbienne. On fait rapidement une préparation avec le contenu de chacun des tubes. Supposons que l'agglutination manque dans la dilution à 1 p. 1 000 et soit présente dans celle à 1 p. 100, on conclut que le pouvoir agglutinatif oscille entre 100 et 1 000. On peut alors chercher le chiffre exact en faisant des dilutions entre 1 000 et 100, et cela en ajoutant 1 goutte d'une dilution du sérum au dixième à 19 gouttes, 29 gouttes, 39 gouttes, etc., du bouillon qui renferme les microbes. On aura ainsi des dilutions à 1 p. 200, p. 300, p. 400. Aussitôt les mélanges effectués, on fait, suivant la méthode ordinaire, des préparations, et l'agglutination pour être positive doit se montrer d'une manière manifeste en moins de deux heures.

Le caractère le plus intéressant de la présence de cette substance agglutinante est tiré de son apparition relativement précoce dans le sang des individus atteints de fièvre typhoïde. Malheureusement cette précocité qui en ferait le signe essentiel, supérieur à tous, de la maladie, n'est pas une règle absolue. On a vu la réaction agglutinante se montrer au bout de 5 à 6 jours à partir du début de l'affection; le plus souvent au bout de 10 à 12 jours. Widal a observé un cas où elle n'est apparue que le 22e jour, Pick le 34e, Achard pendant la convalescence. La précocité ou le retard de la réaction n'ont aucun caractère pronostique bien net. L'un de nous a observé la fièvre typhoïde chez un enfant de 15 ans, dont le sérum agglutinait déjà le 5e jour de l'infection, et dont la maladie a été bénigne. Après s'être montrée, la réaction agglutinante peut disparaître 10, 15, 20 jours après le début de la convalescence; parfois

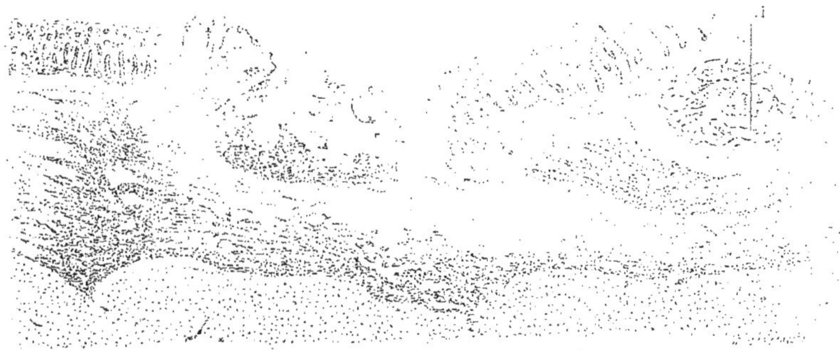

Fig. 40. — Dysentérie bacillaire de l'homme (cas de Chantemesse et Rathery). Grossissement 18.

elle se prolonge presque indéfiniment. Widal a constaté la présence d'un pouvoir agglutinatif de 1 p. 40 dans le sang d'un individu guéri de la fièvre typhoïde depuis neuf ans.

Enfin, chose importante, la réaction peut se montrer dans la forme ambulatoire, dans la fièvre typhoïde apyrétique en apparence la plus bénigne (Bondet). Quand elle fait défaut dans le sang d'un malade soupçonné de fièvre typhoïde, on doit la rechercher à plusieurs reprises, car, absente un jour, elle peut se montrer le lendemain ou tardivement.

Malgré sa valeur, cette méthode de séro-diagnostic ne peut à elle seule remplacer la recherche des autres signes de la maladie et, pour se mettre à l'abri de l'erreur de diagnostic, il faut toujours réunir en faisceau tous les éléments d'information puisqu'aucun d'eux ne comporte *en lui seul, dans tous les cas* les deux qualités nécessaires : l'infaillibilité et la précocité.

La propriété agglutinante du sérum des typhiques a été envisagée, au point de vue du pronostic, par Paul Courmont. Des courbes que cet auteur a tracées montrant l'évolution de la température et de la puissance agglomérante du sérum, il résulte que, d'une façon générale, la courbe du pouvoir agglutinatif s'élève, en même temps que s'abaisse celle de la température. C'est au moment où la chaleur du corps revient franchement à la normale que le pouvoir agglutinatif est le plus marqué; il baisse ensuite à mesure que la convalescence s'affirme. La diminution brusque du pouvoir agglutinatif, tandis que la température reste très élevée, est un signe pronostique grave (Widal).

On a tenté, pour la tuberculose, l'utilisation pratique de cette méthode diagnostique La valeur n'en a pas été établie jusqu'ici avec la précision désirable.

La méthode, au contraire, a donné des résultats très importants pour le diagnostic du bacille de la dysentérie épidémique. La spécificité de ce microbe, découvert en 1888 par Chantemesse et Widal à l'autopsie d'un malade qui avait succombé à une attaque aiguë de dysentérie, a été reconnue par un grand nombre d'auteurs, quand Shiga eut montré que ce bacille était agglutiné par le sérum des individus qui avaient subi une attaque sévère ou prolongée de dysentérie (Kruse, Flexner, Strong, Vedder,

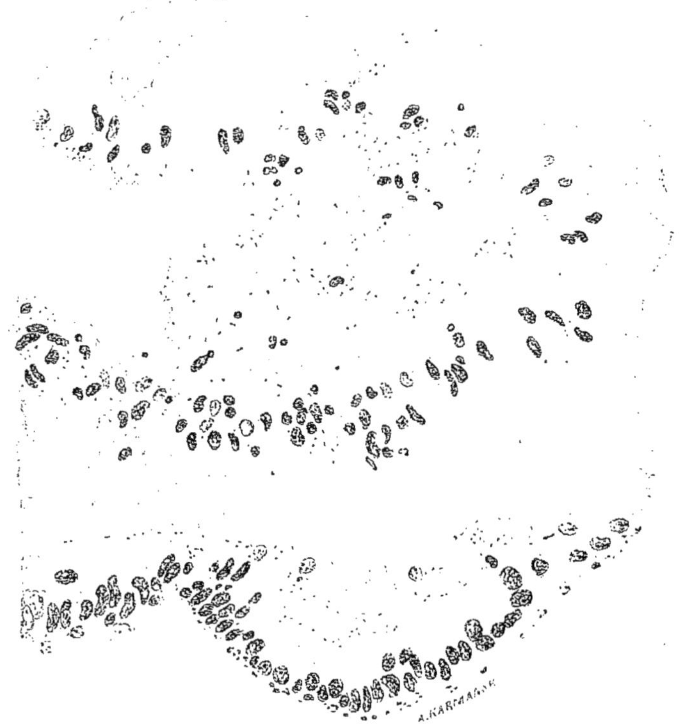

Fig. 41. — Dysentérie bacillaire de l'homme. Point A de la figure précédente vu à un grossissement de 450. On distingue dans la muqueuse la présence de petits bacilles dysentériques.

et Duval, Pfuhl, Drygalsky, Chantemesse, Vaillard et Dopter, Broïdo, Rathery, etc.). Le sang des patients atteints d'une autre variété de dysentérie, — la dysentérie amibienne — n'agglutine pas ce bacille (Osler).

L'étude des substances capables d'agir sur les éléments étrangers au sang (microbes, toxines, cellules animales), matières qui existent dans le sang normal et surtout qui s'y développent à la suite de la pénétration dans le milieu sanguin de ces éléments étrangers, a été poussée très loin depuis quelques années. On a reconnu que ces substances pouvaient être fort nombreuses et qu'elles présentaient entre elles des différences marquées.

Celle que l'on trouve dans le sérum normal et aussi dans les leucocytes d'où elle s'échappe, substance inconnue dans son essence mais qui a beaucoup de rapport avec les diastases — elle est détruite par le chauffage à 55° — avait été désignée tout d'abord sous le nom d'humeur bactéricide. Plus tard Buchner l'appela alexine; on la désigne actuellement sous le nom de cytase (Metchnikoff), de complément (Ehrlich). Elle est différente, comme nous l'avons vu, de l'agglutinine — qui résiste à 55°— et aussi de la substance dite préventive. Au sujet de cette dernière,

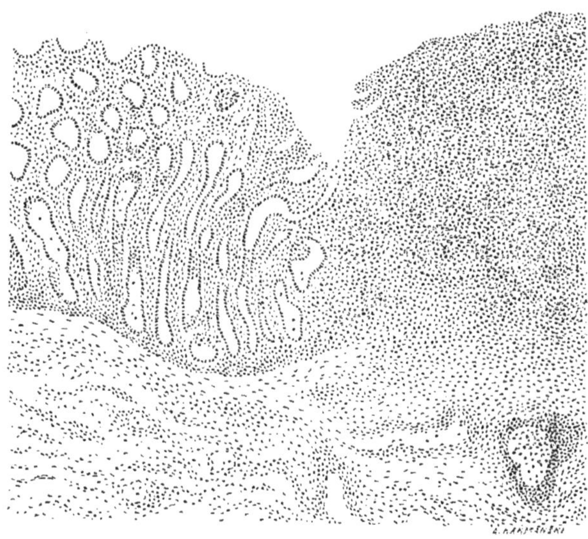

Fig. 42. — Dysentérie ulcéreuse du chien provoquée par l'inoculation sous-cutanée du bacille de Chantemesse-Widal. (D'après Vaillard et Dopter.)

les travaux récents ont apporté beaucoup de renseignements. Le sérum d'un animal qui a reçu des injections de vibrions cholériques contient non seulement de la cytase ou complément qui disparaît avec le vieillissement ou par le chauffage à 55°, mais il renferme aussi une autre matière très spécifique à l'égard de ces mêmes vibrions, matière qui résiste à 55° et à laquelle on a donné le nom de philocytase ou fixateur (Metchnikoff), de corps intermédiaire (Ehrlich), de sensibilisatrice (Bordet). Ce n'est que lorsque cette sensibilisatrice a pu agir sur les vibrions, et les impressionner, que la cytase peut à son tour agir énergiquement sur ces mêmes microbes pour exercer sa fonction bactéricide. — Par conséquent, la dissolution des vibrions exige pour se réaliser que le sérum contienne et de la cytase et du fixateur. Si l'on dépouille le sérum de sa cytase — par le chauffage à 55° — il continuera à renfermer du fixateur qui impressionnera les microbes, mais ceux-ci ne seront pas détruits, faute de cytase. Il suffira d'ajouter à ce sérum chauffé un peu de sérum ordinaire non chauffé, c'est-à-dire muni de sa cytase et toutefois incapable à lui seul de détruire les vibrions, pour restituer au sérum chauffé la cytase dont il avait été dépouillé. Ce sérum renfermera donc de nouveau les deux éléments, cytase et fixateur, nécessaires pour constituer la lysine et les vibrions seront rapidement dissous.

Dans un sérum normal et surtout dans un sérum de vacciné, il y a donc une substance bactéricide ou lysine (mélange de cytase et de fixateur), une substance préventive (fixateur), une agglutinine et, parfois dans certains sérums, une substance anti-toxique qui résiste à 55° et qui est capable de se combiner dans l'organisme vivant et même *in vitro* avec la toxine correspondante qu'elle neutralise. On désigne encore sous le nom d'*anticorps* ces substances spécifiques des sérums anti-microbiens et anti-toxiques.

Mais les sérums ne renferment pas seulement des substances qui sont toxiques à l'égard des microbes ou des produits microbiens ; ils peuvent contenir, soit à l'état normal, soit le plus souvent à la suite des vaccinations, des poisons cellulaires ou *cytotoxines* susceptibles d'agir sur les cellules animales. Il existe des cytotoxines naturelles, par exemple celles que l'on trouve dans le sérum des murénides et qui portent leur action sur différentes cellules des mammifères. Les cytotoxines provoquées artificiellement sont très nombreuses et gardent le caractère d'être strictement spécifiques. On les fait apparaître dans le sang d'un animal en lui injectant des cellules déterminées d'un animal d'espèce différente (Belfanti et Carbone, Bordet). Les cytotoxines sont tout à fait comparables aux bactériotoxines, c'est-à-dire qu'elles sont capables *d'immobiliser* les éléments mobiles tels que les spermatozoïdes ou les épithéliums à cils vibratiles, *d'agglutiner* les cellules et de les *dissoudre*. Injectées à forte dose à des animaux neufs, les cytotoxines se montrent des agents de destruction des cellules correspondantes; à faible dose, elles agissent plutôt à la façon d'excitants de ces mêmes cellules (Metchnikoff). Comme les bactériotoxines, les cytotoxines renferment de l'agglutinine, de la cytase et du fixateur et chez elles également la cytase qui disparaît par le chauffage à 55° ou par le vieillissement n'est pas spécifique, tandis que l'agglutinine et surtout le fixateur le sont manifestement. On a pu, en injectant au cobaye du sang défibriné d'autres espèces animales, préparer divers sérums *hémotoxiques* spécifiques pour l'animal qui a fourni les hématies injectées (Bordet, Metchnikoff, Erhlich et Morgenroth), ou encore à l'aide de procédés analogues, des sérums *leucotoxiques* (Metchnikoff, Besredka) des sérums *spermotoxiques* (Metchnikoff), *névrotoxiques* (Delezenne), *néphrotoxiques* (Lindemann), *surrénotoxiques* (Bigart et Bernard), *trichotoxiques* (von Dungern), *hépatotoxiques* (Delezenne), etc.

Enfin, en injectant peu à peu à des animaux des sérums doués de ces toxicités diverses et spécifiques, on a pu faire apparaître dans le sérum des vaccinés un contre-poison de ces cytotoxines, par exemple, une *anti-spermotoxine* (Metchnikoff) etc..

INDEX BIBLIOGRAPHIQUE

W. Kieseritsky : *Die Gerinnung des Faserstoffs*. Dorpat, 1882. — Cohnheim et Lichtheim : Virch. Arch. Bd. LXIX. — L. Brazol : *Comment le sang se débarrasse-t-il d'un excès de sucre ?* (Th. de Saint-Pétersbourg, 1884). — Th. Dombrovsky : *Ueber Abhängigk. von Hydrämie* (Diss. Dorpat, 1885). — Gaglio : *Die Milchsäure des Blutes* (Arch. f. Anat. u. Phys., 1886). — M. Berlinerblou, *Ueber d. Vorkom. d. Milchsäure im Blute* (Arch. f. Path., 1887, Bd. 23). — Graeber : *Zur klinisch. Diagnostic de Blutkrankheiten.* (Leipzig, 1888). — Jacob : *Alkalimetrische Untersuchungen d. Blutes.* (Dis. Greiswald, 1888). — G. Salomon : *Ueber Milchsäure im Blut* (Virch. Arch., 1888. Bd. 113). — Mosso : *Un venin dans le sang des murénides* (Arch. italiennes de biol., 1888). — Fr. Krauss : *Ueber der Alkalescenz des Blutes in Krankheiten* (Zeitschrift f. Heilkund, 1889. Bd. X). — E. Peiper : *Alkalimetrische Untersuch. des Blutes unter normalen Pathol. Zustanden* (Virch. Arch., Bd. CXV, 1889). — Bonne : *Ueber d. Fibrinferment* (Wurzburg, 1889). — E. Freund : *Ueber die Ursache d. Blutgerinnung* (Wien. Jahrbucher, 1888). — Grosglik : *Contrib. à l'étude de la pléthore hydrémique* (Arch. de Physiol., 1890). — Lilienfled : Arch. fur Anat. et Phys., 1891. — Arthus : *Glycolyse dans le sang* (Arch. de Physiol., 1891). — Sanotzky : *De la régularisation de la composition normale du sang* (Varsovie, 1891). — Daremberg : *Sur le pouvoir globulicide du sérum sanguin* (Soc. de biol., 1891). — A. Drouin : *Hémoalcalimétrie* (Paris, 1892). — Dreser : Arch. f. experim. Pharm. und Path., 1892. — W. Cohnstein : *Aenderung der Blutalkales. durch Muskelarbeit* (Virch. Arch., 1892. Bd. CXXX). — N. Goundobine : *Morphologie et pathologie du sang chez l'enfant* (Saint-Pétersbourg, 1892). — Menicanti : *Ueb. d. Spec. Gewicht. de Blutes und dessen Beziehung zum Hämoglob.* (Deut. Arch. f. kl. Méd., 1892. Bd. L). — C. Pekelharing : *Ub. tub. d. Fibrin ferment.* (Amsterdam, 1892). — Lyonnet : *De la densité du sang* (Paris, 1891 ; Bibliographie très étendue). — Okladnin : *Altération du sang dans le choléra* (Th. de Saint-Pétersbourg, 1893). — Hetagouroff : *Altérations du sang dans le choléra* (Thèse, 1893). — Hammerschlag : *Ueber Hydremie* (Zeit. f. kl. Méd., 1892. Bd. XX, XXI). — M. Bial : *Diast. Wirkung d. Blut. u. Lymphserum* (Arch. Pflüger, 1892. Bd. LII). — Drouin : *Hémo-alcalimétrie et hémo-acidimétrie, étude des variations de la réaction alcaline et de l'acidité réelle du sang dans les conditions physiologiques et pathologiques* (Th. de Paris, 1892). — Lyonnet : *De la densité du sang, sa détermination chimique, ses variations physiol. et path.* (Th. de Lyon, 1802). — Krohl : *Spec. Gewicht des Blutes* (Deut. Arch. f. Kl. Méd. Bd. XLIV). — A. Schmidt : *Zur Blutlehre.* (Leipzig, 1892). — Winter : Acad. des Sciences, 1893. — Lilienfeld und Gumprecht : *Wassergehalt und Trockensubst. des Blutes b. ges. u. krank. Menschen.* (Deut. Arch. f. kl. Méd. 1894, 53). — Mairet et Bosc. — *Toxicité du sérum.* (Soc. de biol., 1894). — Leclainche et Reymond : Soc. de biol., 1894. — Pfeiffer : Zeitsch. f. Hygiène, 1894. — Metchnikoff : Ann. de l'Institut Pasteur, 1894-95-96 et années suivantes. — Bordet : Ann. de l'Institut Pasteur 1895-98-99. — E. Biernacki : *Unters. ub. d. chem. Beschaffenheit bei pathol. Zuständen* (Zeitsch. f. kl. Med., 1894. Bd. XXIV). — A. Schmidt : *Weitere Beiträge zur Blutlehre.* (Wiesbaden, 1845 (édition posthume) avec préface, par Dehio). — Cremer : *Zucker und Zelle* (Zeitsch. f. Biol., 1895. Bd. XXXVII). — A. Tcherevkoff : *Sur le ferment amylolytique du sang* (Arch. de Physiol., 1895, n° 4). — I. Fodor : *Ueber die Alkalinitat des Blutes und Infection* (Centr. f. Bact., 1895. Bd. XVII, n° 7-8). — Hamburger : Revue de médec., 1895. — Bordet : Ann. de l'Institut Pasteur, 1895 et 1896. — Gruber et Durham : Munch. medic. Woch., 1896. —

Chantemesse : *Propriété agglutinante provoquée par l'inoculat. de toxine filtrée* (Soc. médic. des hôpitaux, 1896). — Kolle : D. Med. Woch., 1896. — Spietzer : *Die Zuckerzerstörende Kraft des Blutes und d. Gewebe* (Arch. Pfluger. Bd. XL, 1895). — E. Zenker : *Ueber intravasculare Fibrinngerinung bei der Trombose* (Beiträge Ziegler, 1895. Bd. XVII). Dieballa : *Einfluss Hämoglobingehalt u. d. Zahl d. Blutkörp. auf die specifische Gewicht d. Blutes* (Deut. Arch. f. klin. Méd., 1896, Bd. LVII). — Dastre : *Action coagulante de la gélatine* (Soc. de biol., 1896, 1897, 1898). — Delezenne : Communic. à la Soc. de biologie, 1895, 1896, 1897, 1898. — Carnot : *Emploi de la gélatine comme hémostatiq.* (Soc. de biol., 1896). — S. Morazewska : *Blutveränd bei Anämien* (Virch. Arch. Bd. CXLIV, 1896). — E. Growitz : *Verander. d. Blutmisch. im Folge von Circulationsstörung* (D. Arch. f. kl., Méd., 1896, 54). — Klimscha : *Pathologie des Blutes* (1896, Berlin). — R. Schmoltz : *Die Pathologie des Blutes ind. Blut. Krankheiten* (Leipzig. 1896). — O. Hammarsten : *Ueber die Bedeutung d. löslich Kalksaltze für die Faserstoffbildung* (Zeitsch. f. phys. Chem., 1896, Bd. XXII). — L. Krilitchewky : *Influence comparée de l'histone et de l'extrait de sangsue sur la coagulabilité du sang* (Th. de Saint-Pétersbourg, 1896). — Malassez : *Sur les solutions salées dites physiologiques* (Soc. de biol. 1896). — Winter : *De l'équilibre moléculaire des humeurs* (Arch. de physiol., 1896). — Winter : *De la concentration moléculaire des liquides de l'organisme* (Arch. de physiol., 1896). — Chenu : *Quelques considérations sur les sérums lactescents* (Th. de Paris, 1897). — Castaigne : *Contribution à l'étude du sérum lactescent* (Arch. génér. de méd., 1891). — Th. Pfeiffer : *Fibringehalt des Mensch. Blutes* (Zeitsch. f. kl. Med., 1897. Bd. XXXIII). — H. Brun : *Coagulations intra-vasculaires au cours de la tuberculose* (Lyon, 1897). — Widal : *Séro-diagnostic de la fièvre typhoïde* (Pres. méd., 1896). — Widal et Sicard : *Etude sur le séro-diagnostic* (Ann. de l'Institut Pasteur, 1897). — Bensaude : *Le phénomène de l'agglutination des microbes et ses applications à la pathologie* (Th. de Paris, 1897). — Salimbeni : Ann. de l'Institut Pasteur, 1897. — S. Askanazy : *Wassergehalt d. Blutes bei Kreislaufstörungen, Nephriditen, Anämien etc.* (D. Arch. f. kl. Med., 1897. Bd. LIX). — F. Biernacki : *Beitrage z. Pneumatologie d. pathol. Menschenblut zur Blutgerinnungsfrage u. z. Lehre von d. Blutalkales. in krankhaft. Zuständen* (Zeitsch. f. kl. Méd., Bd., XXXI et XXXII, 1897). — P. Portier : *Les oxydases dans la série animale*, Paris, 1897. — H. Winterberg : *Ammoniak Gehalt d. Blut. Krank.* (Zeit. f. kl. Med., 1898. Bd. XXXV). — W. Bormer : *Ueber Wasser und Alkaligehalt d. Blutes bei Nephritis und Uremie* (Centralb. f. innere Med., 1898, nº 18. — Koranyi : Zeitschrift f. klinisch. Med., t. XXXIII). — Dastre : *Isotonie et résistance au laquage ; isotonie et isosmose ; pression osmotique et ferments solubles* (Soc. de biol., 1898). — Bordet : *Sur l'agglutination et la dissolution des globules rouges par le sérum d'animaux injectés de sang défibriné* (Ann. Institut Pasteur, 1898). — Camus et Gley : *Recherches sur l'action physiol. du sérum d'anguille* (Arch. intern. de pharmacody., 1898). — Lenoble : *Caractères séméiologiques du caillot et du sérum* (Th. de Paris, 1898). — Portier : *L'oxydase du sang des mammifères est-elle une véritable oxydase ?* (Soc. de biol., 1898). — Portier : *L'oxydase du sang des mammifères, sa localisation dans le leucocyte* (Soc. de biol., 1898). — Camus et Gley : *Nouvelles recherches sur l'immunité contre le sérum d'anguille* (Ann. Inst. Pasteur, 1899). — Delezenne : *Erythrolyse et actions anticoagulantes* (Soc. de biol., 1899). — Arloing : *L'agglutination du bacille de Koch par un sérum spécifique s'accompagne-t-elle d'une action bactériolytique et bactéricide* (Soc. de biol., 1899). — Levaditi : *Action des sels sur l'organisme au point de vue de la genèse des propriétés agglutinatives* (Soc. de biol., 1899). — Danysz : *Quelques expériences sur l'action des alexines* (Soc. de biol., 1899). — Sicard : *Caractères relatifs au sérum sanguin dans certaines variétés de purpura hemorrhagica* (Soc. de biol., 1899). — Sabrazès et Brengues : *Aglutinines chimiques* (Soc. de biol., 1899). — Mayer A. : *Variations de la tension osmotique du sang chez les animaux privés de liquide* (Soc. de biol., 1900). — Camus et Gley : *A propos de l'action empêchante du sérum sanguin sur la trypsine* (Soc. de biol., 1900). — Camus : *Procédé pour obtenir le sérum sanguin* (Soc. de biol., 1900). — Arloing et Courmont : *Sur la valeur de la séro-réaction pour le diagnostic précoce de la tuberculose* (Presse Médic. 1900). — Laveran et Mesnil : *Sur l'agglutination des trypanosomes du rat par divers sérums* (Soc. de biol., 1900). — Enriquez et Sicard : *Sérums névrotoxiques* (Soc. de biol., 1900). — Ehrlich : *Toxines et antitoxines* (Congrès de Paris, 1900). — Achard et Lœper. Soc. de biologie, mars 1901. — Duclaux : *Traité de microbiol.* t. II, 1899. — Camus et Pagniez : *Variabilité de l'alexine dans le sérums pathologiques. Existence d'une substance antihémolysante dans le sérum humain* (Soc. de biol. 1901). — Camus et

Pagniez : *Action globulicide des urines. Hémoglobinurie d'origine urinaire* (J. de physiol. et de patho. génér., 1901). — Bordet : *Sur le mode d'action des sérums cytolytiques et sur l'unité de l'alexine dans un même sérum* (Ann. Institut Pasteur, 1901). — Bordet et Gengou : *Sur l'existence de substances sensibilisatrices dans la plupart des sérums antimicrobiens* (Ann. Institut Pasteur, 1901). — Achard et Clerc : *Le pouvoir amylolytique du sérum après ligature du pédicule rénal* (Soc. de biol., 1901). — Ostrianine : *Sur les propriétés bactéricides du sérum sanguin dans le cours des maladies* (Ann. Institut Pasteur, 1901). — Gilbert et Herscher : *Sur la diminution de la coloration du sérum sanguin* (Soc. de biol., 1901). — Gengou : *Contribution à l'étude de l'origine de l'alexine des sérums normaux* (Ann. Pasteur, 1901). — Hédon : *Sur l'hémolyse par la solanine et les conditions de milieu qui la favorisent ou l'empêchent* (Soc. de biol., 1901). — Camus et Pagniez : *Au sujet d'une sensibilisatrice dans le sérum des tuberculeux* (Soc. de biol., 1901). — Orlowski : *Sur l'alcalinité du sang* (Wratch, 1901). — Strauss und Rohstein : *Blut Zusammensetzung bei den verschied. Anämien* (Berlin, 1901). — Engel : *Leitfaden z. klin. Unters. d. Blutes* (Berlin, 1902). — Tarassevitch : *Sur les cytases* (An. Institut Pasteur, 1902). — Ehrlich et Morgenroth : Deut. Med. Woch., 1903. — Savtchenko et Berdnikoff : *Sur les macro et microcytases* (Arch. de Podwyssotsky, 1902). — Levaditi (Ann. Institut Pasteur, 1903).

CHAPITRE III

LEUCOCYTES. MODIFICATIONS PATHOLOGIQUES.

De tous les éléments morphologiques du sang, le leucocyte est le plus sujet à subir des changements de qualité et de quantité. Jusqu'à ces derniers temps, n'étaient considérées comme anomalies que les variations numériques de ces globules. Aujourd'hui les modifications de la morphologie des leucocytes du sang fixent vivement l'attention. Le terme « globule blanc », « leucocyte » est le nom collectif donné à plusieurs espèces de globules sanguins, de forme distincte, qui ont comme caractère commun d'être nucléés, de nager librement dans le sang, et enfin d'être dépourvus d'hémoglobine. Malgré l'extrême multiplicité des recherches poursuivies dans cette voie, il est encore impossible d'établir une classification définitive de leurs diverses variétés.

La notion de l'importance du rôle du globule blanc en pathologie date d'un demi-siècle et elle doit sa démonstration à Virchow (1845). Dans le sang des leucémiques, ce savant découvrit la présence d'un nombre anormal de ces éléments, et remarqua que beaucoup d'entre eux se distinguaient par la petitesse de leur diamètre et par certains caractères de leurs noyaux. Il observa tantôt la prédominance de cellules blanches ordinaires, et tantôt celles de petites cellules que nous appelons aujourd'hui les lymphocytes.

L'année suivante (1846), Warthon Jones constata les mouvements amœboïdes des leucocytes. En 1865, Max Schultze signala, dans le sang frais de l'homme, divers aspects morphologiques de ces cellules : formes petites et moyennes à un seul noyau, formes multinucléaires, avec des granulations fines ou grosses. Il distingua plusieurs variétés : des cellules très petites, ayant un diamètre égal ou même inférieur à celui d'une hématie, avec un gros noyau entouré d'une couche très mince de protoplasma finement granuleux et capables de donner de courts prolongements rétractiles ; de grands globules, pourvus de un, deux, trois noyaux, présentant un diamètre supérieur à celui d'une hématie, doués de mouvements amœboïdes très nets et contenant des granulations réfringentes très fines ; de gros globules, semblables aux précédents par la forme et les propriétés du noyau, mais dont le protoplasma renfermait de grosses granulations très fortement réfringentes.

Ces divers éléments étaient pour Virchow les représentants des phases successives d'un même développement; les globules à noyaux multiples étant les plus avancés en âge. Cependant, en 1875, Ranvier, étudiant les globules à noyau visible de l'axolotl, constata que nombre de ces cellules, qui semblaient posséder plusieurs noyaux, n'en portaient en réalité qu'un seul, mais contourné; il fit aussi à ce sujet une découverte importante en physiologie, celle des réactions différentes que présentent, sous l'influence de l'iode, les granulations des globules de la lymphe et du sang, chez les batraciens et les mammifères. Les matériaux de ces substances étant, d'après lui, des produits élaborés par l'activité propre du leucocyte, celui-ci devait être considéré comme une glande unicellulaire, douée de mouvement.

La classification d'Ehrlich et de Kourloff (1878-1880), basée sur la fixation des couleurs d'aniline par les granulations protoplasmiques, correspond en partie à la classification de M. Schultze; les cellules à grosses granulations de ce dernier sont les éosinophiles d'Ehrlich. Les granulations leucocytaires ayant été considérées par Ranvier comme des produits de sécrétion cellulaire, Ehrlich adopta cette idée.

Grâce aux réactions histochimiques on distingue aujourd'hui dans le sang de l'homme les types suivants de leucocytes :

1° *Lymphocytes.* — Cellules petites, à noyau relativement très volumineux, arrondi et quelquefois un peu incisé en forme de bissac, prenant fortement les couleurs basiques. Autour du noyau s'étend une couche de protoplasma finement granuleux, mince autour des plus petits éléments, un peu plus abondante autour des autres (moyens mononucléaires). Le protoplasma est basophile ; il l'est parfois avec une telle intensité qu'on a distingué une variété spéciale de lymphocytes dont le protoplasma se teint intensivement (mononucléaires opaques d'Hayem).

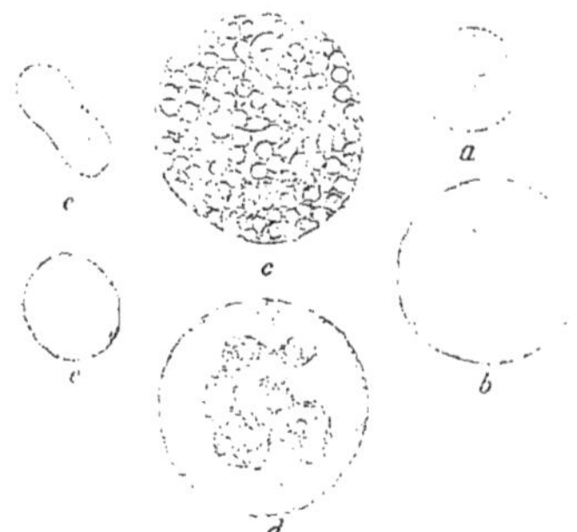

Fig. 43. — Globules blancs du sang normal examinés sans coloration. — (*a*) lymphocyte ; — (*b*) leucocyte mononucléaire ; — (*c*) leucocyte polynucléaire avec granulations éosinophiles ; — (*d*) leucocyte polynucléaire ; les fines granulations du protoplasma sont dites neutrophiles ; — (*e*) globules rouges. Grossissement 1 000.

2° *Grands mononucléaires.* — Cellules assez volumineuses dont le protoplasma est clair, abondant, légèrement basophile. Le noyau de ces éléments est assez pauvre en chromatine ; sa forme est un peu variable, ronde, ovalaire, réniforme, parfois un peu contournée (formes dites intermédiaires aux lymphocytes et aux grands mononucléaires).

Parmi les mononucléaires du sang de l'homme, on rencontre, très rarement dans le sang normal, plus souvent dans des conditions pathologiques, un élément dont le protoplasma et le noyau sont très fortement basophiles. Le noyau est arrondi et présente à son centre un gros nucléole chromatophile : c'est la Plasmazelle.

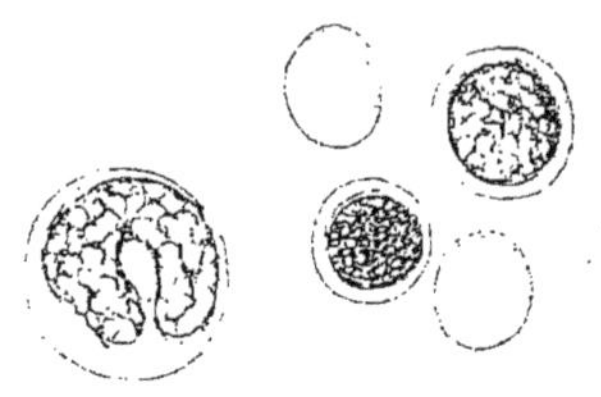

Fig. 44. — Lymphocytes petits et grands et globules rouges ou érythrocytes. — Grossissement 1 000.

3° *Polynucléaires.* — Cellules petites ou grandes, à noyau déchiqueté, lobulé ou encore divisé en plusieurs amas réunis entre eux par de petits filaments de substance nucléaire (Ranvier). Ces éléments sont donc, non des polynucléaires, mais des leucocytes à noyau polymorphe. Les fines granulations de leur protoplasma, difficiles à voir sans coloration, présentent une affinité tinctoriale manifeste pour le mélange « neutre » d'Ehrlich, qui les teinte en violet, d'où le nom de granulations neutrophiles. Ehrlich les a désignées sous le nom de granulations ε ; elles sont en réalité à la fois acidophiles et basophiles ; elles se rapprochent donc beaucoup de la granulation amphophile que l'on trouve dans le sang du lapin (granulation β d'Erlich).

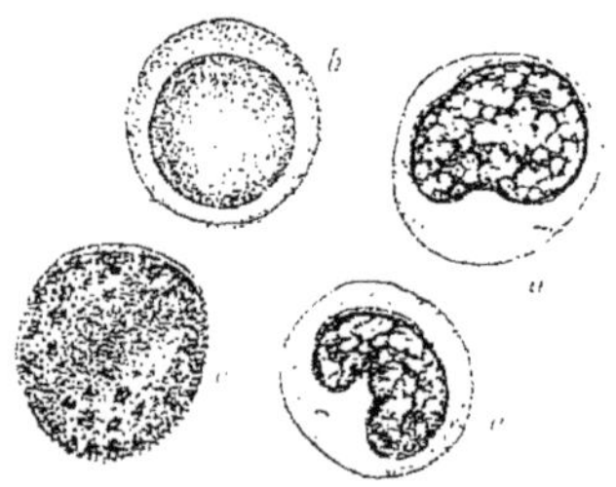

Fig. 45. — Leucocytes mononucléaires. Les uns sont dépourvus de granulations (*a*). Les autres possèdent des granulations basophiles fines (*b*) ou basophiles grosses. Ces derniers sont appelés leucocytes gras ou Mastzellen (*c*). — Grossissement 1 000.

Très différente du polynucléaire ordinaire, bien qu'elle ait un noyau multilobé, la Mastzelle d'Ehrlich est rare dans le sang, à l'état normal. Son protoplasma est fortement vacuolisé et renferme des granulations qui, après fixation par la chaleur, sont incolorables par le mélange neutre d'Ehrlich. En revanche, les granulations de la Mastzelle sont basophiles (granulations γ d'Ehrlich) et se colorent d'une façon métachromatique en violet, sous l'influence des bleus basiques. Levaditi a décrit dans la Mastzelle des granulations hétérochromatiques, colorées en rouge par les colorants acides, tels que l'éosine, et dont la signification reste problématique.

4° *Éosinophiles.* — Cellules à noyau polymorphe, formé d'ordinaire de deux masses nucléaires distinctes, réunies ou non par un mince filament chromatique. Leur protoplasma contient de grosses granulations réfringentes (granulation α d'Ehrlich), acidophiles, présentant une affinité encore plus marquée pour l'orange G que pour l'éosine. La première couleur les teinte en orangé, la seconde en rose et le mélange neutre d'Ehrlich en rouge brique.

En dehors du sang, dans le tissu conjonctif, on trouve des cellules chargées de granulations et tout à fait analogues aux leucocytes. Les unes contiennent parfois des granulations graisseuses teintes en noir par l'acide osmique, les autres des granulations colorées en brun acajou par l'iode (dépôts de glycogène signalés par Ranvier). On y rencontre aussi les clasmatocytes de Ranvier et les Mastzellen d'Ehrlich. Les clasmatocytes s'observent surtout chez les batraciens urodèles, dans la membrane conjonctive péri-œsophagienne. Ils se présentent sous la forme de cellules allongées à prolongements protoplasmiques fragmentés, isolés les uns des autres ou reliés par de fins filaments. On pense que ces éléments représentent des globules blancs servant à la nutrition des tissus et immobilisés momentanément pour ce rôle de nutrition. En effet, si l'on irrite la membrane péri-œsophagienne, ces clasmatocytes disparaissent pour faire place à de nombreux leucocytes et si, à l'exemple de Ranvier, on place en chambre humide de la lymphe péritonéale, on assiste à l'immobilisation des globules blancs et à la formation de prolongements. Il est vrai que Ranvier n'a jamais constaté *in vitro* la fragmentation de ces prolongements.

Chez les mammifères on constate la présence de cellules qui rappellent les clasmatocytes des batraciens ; elles ont un aspect fusiforme et sont parfois fragmentées. Ces cellules sont probablement les mêmes que les Mastzellen d'Ehrlich. Ces dernières se rencontrent en abondance dans la lymphe péritonéale du rat ; elles sont farcies de granulations qui prennent vivement la coloration du bleu de méthylène ; elles ont un aspect fusiforme et se voient dans le tissu conjonctif, autour des vaisseaux. On les trouve également dans la lymphe et plus rarement dans le sang. Dans l'état actuel de nos connaissances, on ne peut encore identifier les clasmatocytes et les Mastzellen ; les premiers ont pour caractère particulier la fragmentation de leur protoplasma, les secondes la présence de leurs granulations basophiles. Cependant on peut rapprocher les clasmatocytes des Mastzellen, le corps des premiers prenant sous l'influence des colorants bleus basiques une coloration violet rouge, identique à celle des granulations des Mastzellen traitées de même façon (Marchand, Jolly).

L'accord n'est pas fait sur l'origine des diverses variétés de leucocytes. Les nombreuses hypothèses émises à ce sujet peuvent être classées en deux catégories : pour les unes, tous les leucocytes proviennent d'une seule variété génétique primitive : les lymphocytes, ceux-ci aboutissant aux diverses formes existantes par complication ou adaptation fonctionnelle progressive. Pour d'autres, il existe deux formes principales de globules blancs : les lymphocytes et les mononucléaires à gros noyau, d'où dérivent les autres variétés, par différenciation progressive du noyau et du protoplasma. La première opinion est défendue par Ouskoff et son école ; elle a réuni dernièrement les suffrages de Galland, Arnold et A. Frankel. La seconde hypothèse est celle d'Ehrlich, de Kourloff, de Ribbert, de Dominici, etc. C'est à elle que nous nous rattacherons, nous basant sur notre expérience personnelle.

Il est certain que bon nombre de leucocytes polymorphes et polylobés proviennent des mononucléaires, qui se transforment en avançant en âge ; ce fait a été constaté par l'étude histologique de la suppuration aiguë. Il faut ajouter immédiatement que tous les mononucléaires n'aboutissent pas à constituer des leucocytes à noyaux polymorphes.

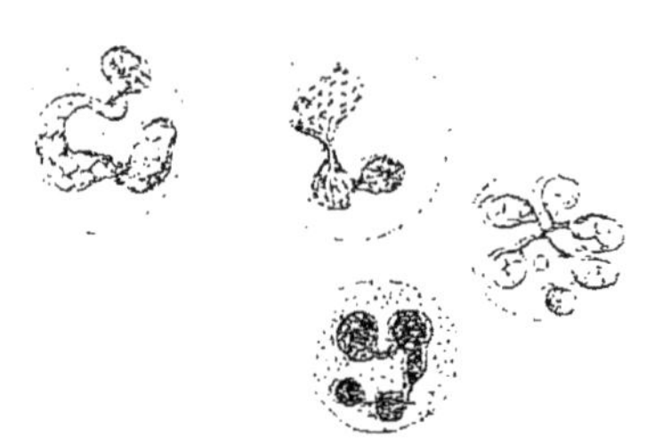

Fig. 46. — Divers aspects du leucocyte dit polynucléaire, ou plus exactement du leucocyte à noyau polymorphe. — Grossissement 1 000.

La transformation des mononucléaires en leucocytes à noyaux polymorphes est suivie de changement dans leurs fonctions ; peu mobiles autrefois, ils acquièrent des mouvements amiboïdes très vifs et un pouvoir phagocytaire énergique. Le polymorphisme du noyau des leucocytes peut donc être, jusqu'à un certain point, considéré comme l'expression de leur adaptation aux conditions nouvelles de la vie qu'ils vont mener. En effet, il se rencontre parfois dans l'organisme, dans le sang ou dans les fentes lymphatiques, des substances étrangères, des particules en suspension. Les lymphocytes et les gros mononucléaires, peu mobiles, passent en faible quantité des ganglions lymphatiques dans le sang, ou du sang dans les fentes interstitielles, à travers les parois capillaires, tandis que les leucocytes polymorphes, doués de propriétés particulières, dites chimiotactiques, de mouvements amiboïdes énergiques et aussi d'un pouvoir phagocytaire intense, sont capables de manifester à un haut degré un mouvement progressif à l'encontre des substances étrangères à l'organisme.

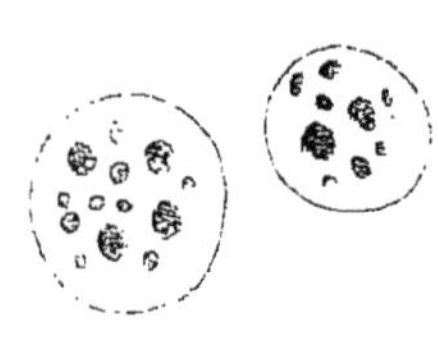

Fig. 47. — Leucocytes en état de karyolyse. — Grossissement 1 000.

Deux variétés de leucocytes se rencontrent chez tous les vertébrés ; ce sont les lymphocytes, petites cellules possédant un gros noyau et une couche protoplasmique très mince, et les gros monucléaires. Quant aux polynucléaires, c'est-à-dire aux leucocytes à noyau polymorphe, on n'a pu encore les découvrir dans le sang de tous les animaux. Chez les mammifères adultes, ces formes de globules blancs polylobés sont plus fréquentes que les autres. L'inverse se constate chez les animaux à sang froid. Le sang de la plupart des amphibies, des poissons et des reptiles contient plus de mononucléaires que de leucocytes polylobés. Il résulte des recherches faites par Mme Svirskaïa-Podwyssotskaia dans le laboratoire de Metchnikoff, que le sang des tortues et des crocodiles sains ne contient point de leucocytes à noyau polymorphe. Seule, la moelle osseuse de la tortue renferme quelques rares cellules blanches dont le noyau revêt la forme d'un 8 de chiffre, sans prendre toutefois une apparence polymorphe bien nette. On ne trouve pas de telles cellules chez le crocodile, même au moment de l'hyperleucocytose énergique provoquée par l'injection de toxine tétanique.

La vieillesse des leucocytes se traduit par un signe morphologique, l'allongement et la division du noyau en plusieurs amas ; ces derniers restent d'abord unis entre eux (formes mûres ou adultes), puis se séparent complètement, s'arrondissent, et manifestent diverses apparences de karyolyse. En se basant sur ces constatations, Ouskoff a tenté d'établir une classification des leucocytes en : 1° éléments jeunes ; 2° éléments mûrs et 3° éléments ultra-mûrs. Les jeunes correspondent aux mononucléaires, les mûrs aux polymorphes, et les ultra-mûrs aux leucocytes dont le noyau est divisé en amas complètement distincts. Mais ce mode de maturation ne suit pas une règle absolue. Lorsque le leucocyte mûrit et que son noyau se divise en plusieurs fragments, unis entre eux ou complètement séparés, il n'en résulte pas que ces amas nucléaires forment des noyaux autonomes ; le leucocyte ne devient donc jamais réellement polynucléaire.

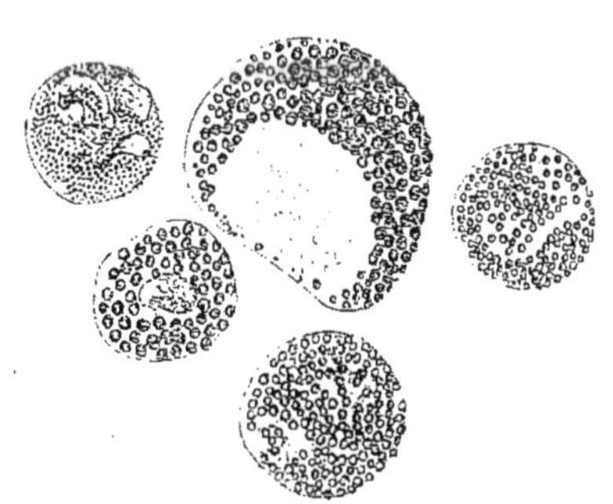

Fig. 48. — Diverses espèces de leucocytes. Les granulations contenues dans leur protoplasma présentent des volumes inégaux et ont une affinité plus ou moins forte pour l'éosine. — Grossissement 1000.

Si l'on considère la phagocytose cellulaire comme une fonction qui s'acquiert progressivement, on conçoit que le globule blanc âgé la possède à un degré plus parfait que le leucocyte jeune.

En dehors des groupes de cellules blanches dont on constate dans le sang les formes bien vivantes, on aperçoit aussi des leucocytes en voie de destruction. Telles sont : 1° les cellules dont le noyau est en état de karyolyse ou de karyorrhexie, c'est-à-dire divisé en amas anguleux ou en gouttelettes de chromatine (fig. 47), et 2° les différentes formes de dissolution du protoplasma et de la substance nucléaire (leucocytolyse de E. Botkine). Le noyau du leucocyte sain se

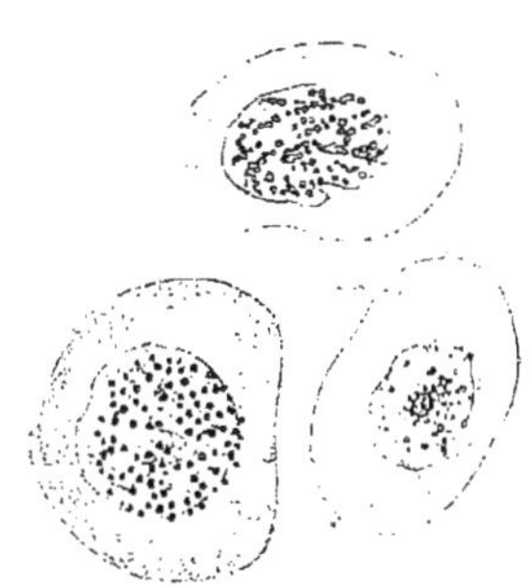

Fig. 49. — Leucocytes et érythrocytes présentant des granulations éosinophiles dans la substance du noyau. Cette constatation prouve que les granulations éosinophiles proviennent, en partie au moins, du noyau. — Grossissement 1 000.

colore nettement, tandis que celui du globule en karyolyse prend mal les matières colorantes, parce qu'une partie de la nucléine est précipitée. A l'état normal, on trouve sans doute toujours un certain nombre de leucocytes altérés qui présentent avec plus ou moins de netteté le type de la karyolyse. Toutefois ces formes de désagrégation sont disséminées dans le sang tout entier en faible quantité ; aussi ne les voit-on en abondance que dans divers états morbides, surtout dans les maladies infectieuses.

On a beaucoup discuté sur l'origine et la nature des granulations leucocytaires. Nous avons déjà signalé l'opinion de Ranvier et d'Ehrlich, qui regardent les granulations comme des produits de sécrétion du globule blanc. Ehrlich admet la spécificité de ces granulations, puisqu'il pense que chacune des diverses espèces de leucocytes ne peut former qu'une variété, toujours la même, de ces microsomes intra-cellulaires. Les auteurs qui regardent les leucocytes comme dérivant tous d'une souche commune et ne différant entre eux que par leur âge et leur stade d'évolution, ne souscrivent pas à ces conclusions. Le problème a été agité surtout à propos de la nature des granulations dites éosinophiles. Se fondant sur des réactions histochimiques, Sakharoff, Breker, Przevoski, regardent les granulations éosinophiles comme des composés de matières albuminoïdes et de fer, le métal étant apporté par la substance nucléaire des hématies que les leucocytes engloberaient dans la moelle osseuse. Cette hypothèse s'appuie sur une constatation expérimentale : les bactéries absorbées par certains globules blancs se transforment dans le protoplasma en grains éosinophiles, par exemple la bactéridie charbonneuse (Mesnil). Hardy et Kanthak ont constaté directement la transformation en sphérules éosinophiles d'hématies mortes englobées par les leucocytes. Cependant les réactions microchimiques des granulations α, toutes rapprochées qu'elles soient de celles de l'hémoglobine, ne sont pas identiques à elles et Malassez a signalé un caractère différentiel. Si l'on place pendant une demi-heure dans l'alcool au tiers une lame de verre tapissée de sang desséché, l'alcool dilué fixe bien les granulations α, qui ensuite seront très bien colorées par l'éosine, tandis qu'il transforme en détritus le protoplasma des globules rouges.

Beaucoup d'expériences ont été faites pour pénétrer la nature des leucocytes éosinophiles.

L'introduction sous la peau d'un animal (lapin) de fragments de viande cuite provoque l'apparition d'un grand nombre d'éosinophiles ; presque tous les leucocytes qui entourent, pour les dévorer, ces fragments de viande, sont farcis de granulations acidophiles. Les savants de l'école d'Ehrlich interprètent cette constatation, non pas comme le fait d'une formation sur place de granulations éosinophiles dans l'intérieur des leucocytes, mais comme la démonstration d'un appel d'origine chimiotactique exercé par le corps étranger sur les cellules éosinophiles du sang et de la moelle des os, appel d'où résulte l'immigration et l'accumulation de ces éléments.

Le nombre proportionnel des diverses espèces de leucocytes subit des variations dans le sang de la circulation générale et dans celui des divers départements vasculaires. Chez l'homme adulte, on trouve d'ordinaire beaucoup plus de globules foliés et polymorphes que de mononucléaires ; sur 100 leucocytes, on compte (Jolly) 65 p. 100 des premiers et et 25 à 30 p. 100 de lymphocytes et de mononucléaires. En outre, dans les artères, le nombre des leucocytes lobés augmente, tandis que celui des mononucléaires diminue. D'une façon générale, plus le sang s'éloigne des ganglions lymphatiques et de la moelle osseuse, plus le nombre des polymorphes qu'il contient augmente. Löwit a trouvé, dans le sang des veines des os, 46 p. 100 de mononucléaires et 53 p. 100 de cellules à noyaux lobés ; dans le sang des jugulaires, 23 p. 100 de mononucléaires et 77 p. 100 de lobés ; enfin, dans l'artère crurale, 18 p. 100 de mononucléaires et 81 p. 100 de leucocytes polymorphes. Ces constatations confirment l'hypothèse d'après laquelle les leucocytes foliés seraient des éléments mûrs, car plus on s'éloigne du lieu de formation de ces globules et plus le chiffre des cellules jeunes diminue, tandis que celui des éléments mûrs semble proportionnellement s'accroître.

Le nombre des diverses espèces de leucocytes varie beaucoup, même à l'état normal, suivant l'âge, l'alimentation, la pression sanguine, la rapidité de la circulation et, toutes conditions égales d'ailleurs, suivant le vaisseau qui fournit le sang artériel ou veineux, et même suivant son calibre.

La dilatation ou la contraction des petits vaisseaux cutanés modifient singulièrement la teneur leucocytaire d'un volume donné de sang extrait par une piqûre. Un exemple le démontre : sur une même personne, en apparence bien portante, on fait, à deux minutes d'intervalle, une prise de sang sur un doigt qui a été trempé dans l'eau chaude à 40 degrés et sur un autre qui a été refroidi par une compresse imbibée d'éther ; les résultats de la numération totale des leucocytes et les proportions relatives des divers éléments blancs du sang sont les suivants (Chantemesse et Rey) :

DOIGT CHAUD Nombre total : 5 050 par millimètre cube.		DOIGT FROID Nombre total : 2 550 par millimètre cube.	
67 p. 100	polynucléaires.	70 p. 100	polynucléaires.
12 »	gr. mononucléaires.	11 »	gr. mononucléaires.
9 »	lymphocytes.	8 »	lymphocytes.
12 »	mononucléaires (form. interméd.).	11 »	mononucléaires (form. interméd.).
0 »	éosinophiles.	0 »	éosinophiles.

Le resserrement des vaisseaux périphériques a donc pour effet, non pas de modifier la proportion relative des éléments blancs du sang, mais de faire baisser en apparence, dans l'unité de volume, leur nombre total. Ce résultat peut être attribué à la diminution de la couche leucocytaire qui tapisse la face interne des vaisseaux, couche peu mobile, qui se trouve, par la contraction vasculaire, ramenée vers le courant rapide et plus central des hématies, et qui, mêlée intimement à lui, apparaît comme diluée.

La richesse leucocytaire du sang est égale dans les artères et dans les veines de gros calibre ; elle est plus grande dans les petites veines que dans les petites artères, plus grande encore dans les capillaires, où elle varie suivant les points observés. Quand la pression sanguine s'abaisse, et que la circulation se ralentit, ces différences s'accusent davantage ; le nombre des leucocytes augmente dans les capillaires et dans les petites veines. Par conséquent, la numération des leucocytes dans les capillaires ne donne pas un chiffre exact. Une autre difficulté entrave l'évaluation précise de la quantité de ces éléments dans le sang, c'est leur destruction rapide dès leur sortie des vaisseaux. Les globules blancs qui, dans le sang, se trouvaient déjà au terme ultime de leur existence, se détruisent très rapidement. Aussi, quand pour la numération, on mélange le sang avec des liquides ou des réactifs qui ne fixent pas instantanément le protoplasma, le nombre de leucocytes comptés est inférieur au chiffre réel. Les proportions admises, de un leucocyte pour 300 ou 400 hématies, n'ont qu'une valeur approximative.

Pour juger exactement de la richesse leucocytaire du sang, il est nécessaire de pratiquer la numération en se plaçant dans des conditions identiques ; les chiffres donnés par divers auteurs concordent rarement :

Welcker a trouvé un leucocyte sur		355	hématies
Moleschott	»	357	»
Hayem	»	1 000	»
Malassez	»	1 250	»
Graeber	»	470 à 837	»
Otto (chez les enfants)		233 à 837	»
Reinecke	»	720	»
A. Solovieff (chez les vieillards)		650 à 720	»
Rieder	»	666	»

La différence est encore plus marquée, si l'on examine le sang artériel ou veineux. Celui de la veine splénique contient un leucocyte pour 50 à 100 hématies, et celui d'une grosse artère un pour 1 500 à 2 200.

Les mêmes discordances se retrouvent dans l'évaluation de la quantité de leucocytes par millimètre cube de sang. Hayem a trouvé chez le lapin :

Dans le sang artériel de l'oreille :		5 100
» des capillaires	»	7 100
» veineux	»	8 250

Ouskoff qui se servait des procédés les plus simples pour empêcher la destruction des leucocytes (dilution d'une goutte de sang avec le mélange de 1/3 p. 100 d'acide acétique et de 3/4 p. 100 de NaCl), a obtenu, pour le sang capillaire d'un homme bien portant (piqûre de la pulpe du doigt), des chiffres bien plus élevés que les auteurs précédents (Thoma, Reinecke) : 6 750 à 8 500 et même jusqu'à 10 000 ou 12 000 par millimètre cube (Monti, Halla, Fischl, Voino-Oransky, etc.). Quelques jours après la naissance, le nombre diminue beaucoup et, dans la vieillesse avancée, les leucocytes deviennent de plus en plus rares (A. Solovieff).

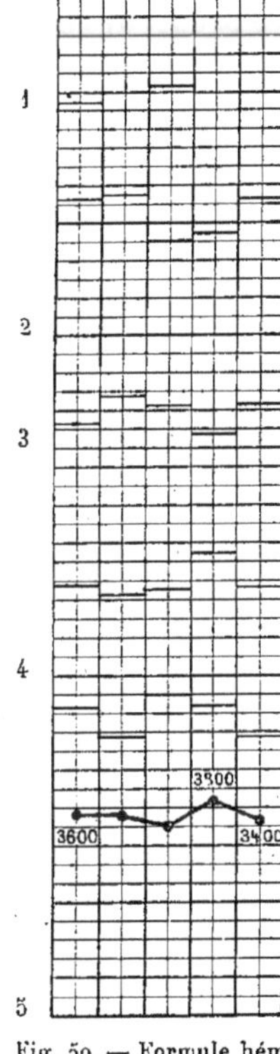

Fig. 50. — Formule hémoleucocytaire d'un homme sain. Représentation graphique de la proportion centésimale des diverses espèces de globules blancs. La ligne noire brisée indique la leucocytose totale. 1, éosinophiles ; 2, intermédiaires ; 3, lymphocytes ; 4, grands mononucléaires ; 5, polynucléaires. (D'après Chantemesse et Rey.)

La proportion des diverses espèces leucocytaires charriées dans le sang normal, en raison même des oscillations qu'elle subit, ne peut être évaluée d'une manière précise. Elle varie en effet suivant les animaux et, chez un même animal, suivant le calibre, la situation (périphérique ou profonde) du vaisseau où a été effectuée la prise de sang, suivant la rapidité (stase ou non) du courant dans ce vaisseau, suivant la densité et la pression du sang, suivant l'âge, le sexe, le moment des repas. Voici en moyenne le pourcentage des leucocytes dans le sang normal des veines périphériques d'un homme adulte.

Lymphocytes. — Si l'on ne considère comme lymphocytes que les plus petites formes (du volume d'un globule rouge), leur nombre s'élève à 2 p. 100 environ ; si l'on appelle lymphocyte tout globule blanc mononucléé, qui n'a pas le volume d'un grand leucocyte mononucléaire à protoplasma hyalin, c'est-à-dire les lymphocytes proprement dits et les formes appelées intermédiaires, leur nombre atteint 25 à 28 p. 100.

Les *grands leucocytes mononucléaires* entrent dans le pourcentage pour une proportion de 4 à 10 p. 100.

Les *leucocytes à noyau polymorphe*, à granulations neutrophiles, représentent 65 à 70 p. 100.

Les *leucocytes éosinophiles* atteignent le chiffre de 2 à 3 p. 100.

Ce sont là des chiffres capables de varier suivant les conditions du même sujet, sans sortir des limites normales, et suivant la technique personnelle de l'expérimentateur. Voici, par exemple, représenté graphiquement, le résultat numérique et proportionnel de l'examen pendant cinq jours des globules blancs contenus dans le sang de l'un de nous, en bonne santé (fig. 50).

De ses nombreuses numérations, Malassez a conclu que le nombre des globules blancs du sang oscillait entre 4000 et 10000, c'est-à-dire que leur proportion, par rapport aux globules rouges, oscillait entre 1 p. 1250 et 1 p. 450.

Ces chiffres, constatés à l'état de santé, subissent de profondes modifications à l'état pathologique.. Dans tout foyer d'inflammation ou de stase, la proportion des divers leucocytes présente des modifications profondes ; les polymorphes se montrent beaucoup plus nombreux.

Chez les très jeunes enfants, le pourcentage est très modifié dans le sens d'une augmentation des mononucléaires, lesquels deviennent prédominants. Ainsi, pendant la première année de la vie, on compte 70 à 75 p. 100 de mononucléaires, dans la seconde année, 60 p. 100 et, dans la cinquième, 50 p. 100. Plus tard seulement, les polymorphes l'emportent par le nombre.

Ainsi donc, à l'état normal (en procédant avec une technique rigoureuse), le taux numérique des leucocytes et la proportion de leurs diverses variétés sont instables ; les variations légères dans la teneur et la morphologie de ces globules ne sortent pas du cadre physiologique. Seules, les déviations considérables méritent le nom de pathologiques, qu'elles portent sur la quantité absolue ou relative des leucocytes ou sur leur état morphologique.

Les expériences de Löwit (échauffement et refroidissement des animaux) montrent combien le taux des leucocytes oscille, selon les différentes conditions du milieu extérieur. Il suffit d'élever artificiellement par le chauffage la température d'un animal pendant trois ou quatre heures, pour voir monter le taux des leucocytes sanguins ; par contre, le refroidissement d'un lapin pendant trois quarts d'heure entraîne une diminution du nombre de leucocytes jusqu'à 40 et même 50 p. 100. L'appauvrissement leucocytaire ainsi provoqué (leucopénie, πενια, pauvreté) peut être tel, qu'on ne compte que 2 300 leucocytes par millimètre cube. Löwit explique ce phénomène par l'action déprimante du froid sur les organes hématopoiétiques, et il en donne comme preuve que, dans le canal thoracique, le nombre de leucocytes subit une très notable diminution. Il faut dire immédiatement qu'une des causes importantes de cette leucopénie réside dans l'accumulation des globules blancs qui s'éloignent des vaisseaux cutanés pour se tasser dans les capillaires des viscères, surtout dans ceux du poumon.

L'expérience que nous avons citée plus haut (p. 239) montre aussi quelle importance il faut accorder à l'état de la circulation périphérique régie par le froid.

Dans les états pathologiques, l'augmentation et la diminution du nombre des leucocytes sont souvent passagères. L'hypoleucocytose se voit dans certains cas d'urémie et surtout dans les troubles morbides provoqués par la pénétration dans le sang de substances destructives des leucocytes (fibrin-ferment, pilocarpine, peptone, pepsine, nucléine, bactério-toxine, urée, spermine, curare, etc.) ; elle se produit aussi dans les premières périodes des hémorrhagies abondantes, dans l'olighémie aiguë. On constate, dans ces cas, une véritable « leucocytolyse » qui survient quelques minutes après l'injection de la substance dissolvante et se manifeste à la fois dans les vaisseaux centraux et dans leurs ramifications périphériques.

L'étude de la leucocytose est intéressante dans le sang des typhiques ; elle montre des caractères tout différents dans les cas simples, non compliqués et dans ceux où la présence d'une infection secondaire est venue modifier la formule hématologique ordinaire.

Dans la période d'état de la fièvre typhoïde pure, il n'y a jamais d'hyperleucocytose, c'est-à-dire d'augmentation du chiffre total des globules blancs contenus dans le sang. L'hypoleucocytose est légère dans le cours de la première semaine ; elle va en augmentant à mesure que la maladie progresse et elle persiste longtemps pendant le cours de la convalescence. La guérison du sang du malade ne correspond pas à ce que nous appelons la guérison clinique : elle peut se faire attendre plus ou moins longtemps, suivant la gravité de la maladie, parfois pendant plusieurs mois, et cette constatation nous aide à comprendre la lenteur avec laquelle se fait le retour complet à la santé après une infection typhique grave. L'hypoleucocytose, légère dans les formes bénignes, est d'autant plus accentuée que le cas est plus grave. L'intervention d'une complication inflammatoire quelconque, pneumonie, broncho-pneumonie, etc., quelquefois même l'existence d'une hémorrhagie abondante font augmenter le nombre des globules blancs.

Tels sont les phénomènes que l'on constate dans le sang des typhiques, lorsqu'on se contente d'une numération quantitative des leucocytes. La numération qualitative, qui tient compte, non seulement de la présence des diverses espèces de globules blancs, mais aussi de leurs proportions relatives dans un volume de sang donné, c'est-à-dire du pourcentage, fournit des renseignements plus précis. Voici les observations que l'un de nous (Chantemesse) a faites sur ce sujet; elles confirment en certains points les observations de Turck, elles les contredisent dans d'autres.

Dans les premiers jours de la fièvre typhoïde, quand il y a déjà une légère hypoleucocytose totale, le nombre des leucocytes polynucléaires subit une augmentation, non seulement relative, eu égard à son chiffre total de pourcentage normal, 70 p. 100, mais même absolue, c'est-à-dire que, malgré l'hypoleucocytose, le nombre des leucocytes polynucléaires dans un millimètre cube de sang est plus grand qu'à l'état normal. On constate en même temps dans le liquide sanguin l'absence complète d'éosinophiles et une diminution du nombre des lymphocytes.

Plus tard, dans la seconde période de la maladie, il y a de l'hypoleucocytose totale et l'hypopolynucléose ; les lymphocytes sont peu nombreux, les éosinophiles absents ou très rares ; seuls les grands mononucléaires sont augmentés de nombre.

Au début de la convalescence, tandis que l'hypopolynucléose persiste, les grands mononucléaires atteignent le chiffre de 20 à 30 p. 100; les lymphocytes et les formes intermédiaires se montrent assez nombreux et, à ce moment, les éosinophiles, qui avaient été absents ou extrêmement rares pendant le cours de la maladie, reparaissent. Ils annoncent la convalescence, car c'est ordinairement la veille ou l'avant-veille du jour où la température atteindra la normale qu'on les voit reparaître.

A mesure que la convalescence se poursuit et que le retour à la santé s'affirme, on constate l'augmentation du chiffre de la leucocytose totale, tandis que les polynucléaires restent encore relativement peu nombreux. Les grands mononucléaires atteignent le chiffre de 10 à 15 p. 100 et les éosinophiles deviennent plus nombreux qu'à l'état de santé parfaite. Après les formes graves de dothiénentérie, la guérison complète du sang ne s'obtient que très lentement.

On voit donc que l'étude de la leucocytose chez les typhiques fournit, au point de vue du diagnostic, des renseignements de premier ordre; elle donne des résultats typiques dans les cas simples, non compliqués (diminution du nombre des leucocytes et diminution de la fibrine) et elle renseigne, pendant l'évolution de la maladie, sur la présence accidentelle d'une complication inflammatoire, car celle-ci se traduit aussitôt par une augmentation du nombre des polynucléaires.

Pendant longtemps, on a cru que la fièvre typhoïde, par son hypoleucocytose constituait une exception dans le groupe des maladies infectieuses. Cependant les recherches de Stienon qui n'ont pas encore été vérifiées, indiquent que cette exception ne serait qu'apparente et que la fièvre typhoïde, tout à fait à son début, s'accompagne aussi d'une augmentation du nombre des leucocytes. L'hypoleucocytose ne surviendrait que plus tard. E. Botkine a montré que la dothiénenterie s'accompagnerait précisément d'une leucocytolyse énergique, caractérisée par la présence dans le sang d'un grand nombre de formes leucocytaires en dissolution. La conclusion est que, dans la fièvre typhoïde, la leucocytolyse est plus rapide que la formation de nouveaux globules blancs dans les organes hématopoiétiques. Les belles recherches de V. Balthazard, sur le sang dans la fièvre typhoïde des hommes et des animaux, ont abouti aux mêmes résultats.

La dissolution et la destruction des leucocytes dans le sang, comme première manifestation de la réaction de ce tissu contre les toxines bactériennes, les ferments, etc., a été pour la première fois signalée, en 1892, par Löwit qui la désignait sous le nom de leucolyse. Plus récemment, ce processus a été étudié par E. Botkine qui lui donna le nom plus exact de leucocytolyse et constata qu'il débute soit par le noyau, soit par le protoplasma périnucléaire. Dans le premier cas, le noyau se tuméfie et cesse de se teindre intensivement par les couleurs basiques; lorsque la lésion commence par le protoplasma périnucléaire, celui-ci présente des encoches à sa périphérie et ses contours s'effacent peu à peu. L'étude des diverses formes de leucocytolyse permettra sans doute d'éclairer quelques points obscurs de l'hémopathologie dans les maladies infectieuses et surtout dans la fièvre typhoïde.

Il ne faut pas oublier que la diminution du nombre des leucocytes, constatée dans les capillaires ou les veines cutanées, n'est pas toujours le résultat d'une leucocytolyse. Dans nombre de cas, surtout lorsque l'on injecte dans le sang des peptones ou d'autres substances, les leucocytes sont retenus momentanément dans les capillaires de la rate, du foie et surtout des poumons; de sorte que le sang pris par piqûre de la peau apparaît plus pauvre en leucocytes que le sang total ne l'est en réalité (Vérigo, Rieder, Goldscheider et Jacob, Muller, N. Tchistovitch, etc.).

Une explication parfois satisfaisante, en apparence au moins, de la leucopénie ou hypoleucocytose, se trouve dans le fait du refoulement des globules blancs dans les capillaires des régions centrales.

L'augmentation du nombre des globules blancs dans le sang, quand on connaît le mode de production de ces cellules blanches et leurs divers foyers d'origine se comprend sans peine. Mais dans tous les cas d'hyperleucocytose, ce ne sont pas les mêmes matrices de globules blancs qui entrent en jeu, et dans les sources communes à plusieurs variétés de leucocytes, des éléments divers quant à leur essence originelle, subissent une excitation d'hypergenèse.

Il est donc nécessaire de donner ici, sans empiéter sur le chapitre suivant de la régénération du sang, une indication sommaire au sujet des modes de production des globules blancs. Les travaux parus dans ces dernières années, surtout ceux d'Ehrlich et de Dominici, ont apporté sur ce point des renseignements précieux. Les globules blancs viennent : les uns de la moelle des os (leucocytes granuleux à noyau polymorphe ou polynucléaires, neutrophiles, polynucléaires éosinophiles et polynucléaires à type de Mastzellen) ; ils constituent, avec les globules rouges, auxquels la moelle donne naissance, les éléments de la *série myélogène*. Les autres leucocytes dérivent des ganglions, de la tunique adénoïdienne du tube digestif, des corpuscules de Malpighi, de la rate. Ils ont comme caractère de ne pas posséder de granulations intra-protoplasmiques, et d'être pourvus d'un noyau arrondi ou largement lobé (mononucléaires petits, moyens et grands). Ils forment, avec les autres éléments issus du tissu adénoïde (plaquettes de fibrine de Ranvier, ou plaquettes de Bizzozero ou globulins de Donné, ou hématoblastes d'Hayem) et quelques Plasmazellen, les éléments de la *série lymphogène* (Dominici).

La moelle osseuse, représentée chez l'enfant par une pulpe rouge et molle, n'est plus constituée chez l'adulte que par un cylindre jaunâtre d'où suinte une graisse fluide. Cette transformation n'est pas généralisée à la totalité du squelette ; dans certains os, la moelle reste toujours rouge et en activité (sternum, rachis, côtes, os du crâne). La modification subie par la moelle rouge devenue jaune consiste simplement dans la formation d'énormes vésicules adipeuses qui, par leur développement, empiètent peu à peu sur le champ occupé par les éléments spécifiques du tissu myéloïde et cantonnent ces derniers dans des espaces presques virtuels compris entre les bords arrondis des vésicules graisseuses. Cependant ces éléments spécifiques, réduits à l'état de somnolence ne sont pas morts et, sous le coup d'un processus pathologique qui rappelle à l'activité la moelle osseuse, ils pullulent de nouveau ; la graisse est résorbée et la moelle rouge reparaît. Tel est le fait que Neumann avait constaté dans la moelle des typhiques et qu'on peut reproduire expérimentalement (Roger et Josué). Cette évolution d'un tissu, qui, après avoir été très actif, tombe en torpeur dans la plus grande partie de son domaine, sans perdre le pouvoir de se réveiller à l'occasion, et ne s'endort pas partout, est très curieuse. Pour en comprendre la portée et la signification, il faut envisager les étapes du tissu myéloïde depuis la période embryonnaire.

A cette époque, les éléments de ce tissu nagent en liberté dans des canaux sanguins ou stagnent entre les cellules conjonctives étoilées ; plus tard on les trouve accumulés de préférence dans l'aire vasculaire des membranes choriales et du foie embryonnaire (Mathias Duval) ; plus tard encore, ils apparaissent dans la rate, dans les ganglions, enfin dans le tissu cartilagineux en voie de médullisation. Mais, phénomène important, à mesure que se développe le nouveau-né, on voit le tissu myéloïde s'atrophier peu à peu, ou mieux, tomber dans un état rudimentaire, méconnaissable en divers organes. Il s'efface dans le foie, puis dans la rate (vers deux à trois ans) ; il persiste plus longtemps dans les os longs qui sont en voie d'accroissement. Même chez les gens âgés, on voit renaître du tissu myéloïde en des organes où il semblait ne plus exister, lorsqu'une nécessité physiologique ou pathologique s'impose (médullisation du cartilage thyroïde en voie d'ossification). Ce tissu myéloïde a donc un grand pouvoir de diffusion et la faculté de tomber en des états rudimentaires que soulignent parfois des actes de reviviscence. Il ne faut pas s'étonner de voir apparaître les éléments cellulaires caractéristiques de ce tissu, non seulement dans la moelle jaune des os, mais encore parfois dans la rate (transformation myéloïde de la rate, de Dominici), dans les ganglions lymphatiques, dans le foie, etc.

Ce que nous venons de dire du tissu myéloïde s'applique au tissu lymphoïde ; telle est au moins la conception de Ribbert et celle de Renaut (de Lyon). Les points lymphatiques décrits par Renaut ne sont que des nodules de tissu lymphoïde épars dans toute l'économie et doués encore de leur aptitude à proliférer. On a constaté dans la moelle revenue à l'activité la présence d'éléments dépourvus de granulations et entièrement semblables aux mononucléaires du sang (Arnold, Engel, Bezançon, Labbé, Sabrazès). On pourrait à ce propos prononcer le nom de transformation lymphoïde de la moelle osseuse, processus analogue à la transformation myéloïde de la rate.

Quels sont les éléments *essentiels* qui constituent le tissu myéloïde jeune ou revenu à l'activité ? Ce sont des cellules spéciales, incluses dans les interstices d'un appareil de soutènement formé par le tissu conjonctif et par les vaisseaux adducteurs du sang de l'alimentation et exportateurs de ce même sang, quand il revient des veines osseuses chargé des éléments élaborés dans la moelle.

Un premier groupe de ces cellules renferme de l'hémoglobine. Nous le laisserons de côté, pour y revenir dans l'étude des globules rouges. La seconde catégorie comprend les éléments dépourvus d'hémoglobine; ce sont les mégacaryocytes, les myélocytes basophiles homogènes (Dominici), les myélocytes neutrophiles (Kurloff, Ehrlich), les myélocytes éosinophiles (Ehrlich), les myélocytes à type de Mastzellen.

Les *mégacaryocytes* sont des cellules géantes, ayant sept à huit fois le diamètre d'un globule rouge du sang. Ils diffèrent des myéloplaxes ordinaires (myéloplaxes de Robin) par ce fait qu'ils n'ont pas plusieurs noyaux isolés comme le myéloplaxe, mais un noyau unique, lobé, bourgeonnant (Bizzozero). Ils se multiplient par division directe ou indirecte (Cornil). Leur rôle n'est pas encore bien déterminé.

Le *myélocyte basophile* homogène est un mononucléaire de taille variable, allant du volume d'un lymphocyte à celui des plus grands myélocytes granuleux. Son caractère principal est d'avoir un protoplasma basophile et de ne pas contenir de granulations. Quand ce myélocyte basophile aura grandi, en conservant son grand noyau clair, il se chargera de granulations amphophiles et deviendra alors un myélocyte neutrophile. On ne doit pas confondre le myélocyte basophile de Dominici avec le myélocyte basophile d'Ehrlich et Denys. Ce dernier élément est une Mastzelle, c'est-à-dire un leucocyte granuleux à granulations basophiles, tandis que le myélocyte basophile de Dominici est une cellule à protoplasma homogène.

Le *myélocyte neutrophile* est donc l'une des extrémités de la chaîne cellulaire qui commence au myélocyte basophile de très petite taille. Ce petit myélocyte dérive lui-même de la division de gros myélocytes basophiles homogènes (Dominici). Par une modification progressive de son noyau qui s'incurve, il donne naissance (Kourloff, Ehrlich) à un polynucléaire ordinaire dont le protoplasma est chargé des mêmes granulations neutrophiles.

Le *myélocyte éosinophile* est un élément mononucléaire dont le corps est chargé de granulations α et dont le noyau, en se découpant, donnera naissance au leucocyte éosinophile.

Le *myélocyte à type de Mastzelle* est remarquable par son noyau arrondi et par la présence dans son protoplasma de la granulation γ qui prend la teinte métachromatique violette sous l'action des bleus basiques. Par l'incurvation de son noyau, cet élément se transforme peu à peu en polynucléaire, à type de Mastzelle.

On voit que, dans le tissu myéloïde, à l'origine de toutes les cellules qui plus tard se chargeront de granulations diverses, se trouve un élément non encore différencié qui ne revêtira que plus tard le caractère du myélocyte basophile. Cette cellule embryonnaire, matrice de toutes les autres cellules médullaires, est-elle, comme le pensent quelques-uns, une cellule indifférente qui, sans prédestination, pourra donner tantôt une hématie nucléée, en se chargeant d'hémoglobine, tantôt un myélocyte basophile destiné à évoluer indifféremment vers le type de polynucléaire ou de neutrophile, ou d'éosinophile ou de Mastzelle? Est-elle au contraire, cette cellule embryonnaire, un élément parfaitement spécifique dans son origine et dans son évolution future, capable de ne donner naissance qu'à certains fruits bien déterminés, et que l'on regarde comme indifférente, parce que l'on n'est pas en mesure de discerner, dès le début, dans cette larve (Dominici) la race qu'elle représente? Ce problème de la spécificité cellulaire n'est pas encore résolu.

Telle est l'origine des globules blancs granuleux qui prennent naissance dans la moelle osseuse. Les leucocytes qui tirent leur origine du tissu lymphoïde sont dépourvus de toute granulation. Ils naissent dans les centres germinatifs de Flemming et, après avoir subi dans les follicules lymphatiques un degré de maturation variable, ils s'acheminent à travers les voies lymphatiques vers le sang, sous la forme de lymphocytes, de moyens et de grands mononucléaires. C'est dans le sang qu'ils achèvent leur évolution jusqu'à constituer (pour quelques-uns d'entre eux) les hémomacrophages de Metchnikoff.

Ceci dit sur l'origine des globules blancs que renferme le sang, nous pouvons aborder maintenant l'étude de l'hyperleucocytose.

L'augmentation du nombre des leucocytes est absolue ou relative. Signalée pour la première fois dans la science par Donné, qui l'attribuait à un arrêt de la transformation des globules blancs en globules rouges, elle a été étudiée ensuite par Virchow qui la rattacha à une suractivité des ganglions lymphatiques.

Tous les cas d'hyperleucocytose pathologique peuvent être répartis en deux groupes : 1° hyperleucocytose passagère, traduisant la réaction des organes hématopoiétiques contre les substances étrangères en circulation dans le sang (leucocytose réactionnelle ou de défense) ; 2° augmentation durable, très marquée du nombre de leucocytes, n'exerçant, en apparence, aucun acte défensif, et qui témoigne seulement d'un trouble hyperplasique des organes hématopoiétiques. On peut laisser à cette variété d'hyperleucocytose son ancien nom symptomatique de leucémie imposé par Virchow, en raison de la couleur du sang, qui, dans cet état morbide, pâlit et devient blanchâtre.

L'hyperleucocytose de défense pourrait encore être nommée hyperleucocytose active, car elle est constituée par la présence en excès de leucocytes polymorphes, cellules mobiles attirées dans le sang à la faveur de leur sensibilité chimiotactique. La seconde variété d'hyperleucocytose, dépourvue, en apparence au moins, de caractère défensif, se traduit par une surcharge sanguine de lymphocytes et de mononucléaires, issus des organes hématopoiétiques hypertrophiés. Elle pourrait mériter le nom d'hyperleucocytose « passive. »

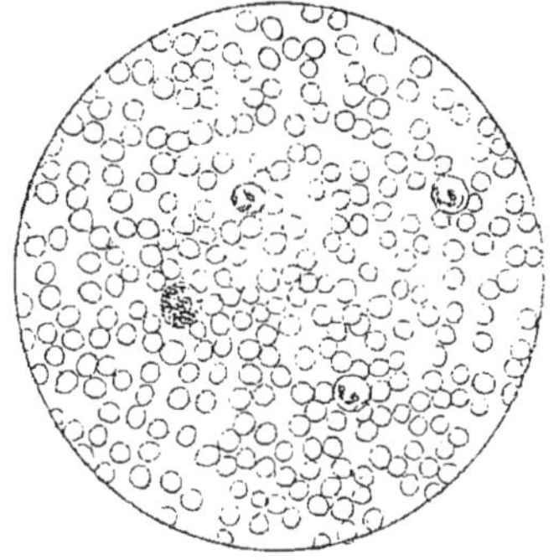

Fig. 51. — Préparation de sang normal. On distingue au milieu des globules rouges trois leucocytes polynucléaires et un leucocyte éosinophile. — Grossissement 250.

Active, l'hyperleucocytose est provoquée par la présence dans le sang de particules solides ou dissoutes, capables d'exercer une action sur les organes hématopoiétiques. Les bactéries, les toxines microbiennes et les nucléo-albumines possèdent ce pouvoir attracteur au plus haut degré. Toute inflammation, tout processus infectieux, s'accompagnent d'une augmentation du nombre des leucocytes dans le sang. Parmi les maladies suscitatrices de ce processus, les suppurations, l'érysipèle, la pneumonie, la peste, la pyohémie, la scarlatine et encore la syphilis, la tuberculose, etc., comptent au premier rang. Dans quelques-unes d'entre elles l'hyperleucocytose atteint des chiffres très élevés. Au lieu de 1 globule blanc pour 450 rouges, on peut en trouver 1 p. 100, 1 p. 50 et même 1 p. 20 ; dans un millimètre cube de sang, les chiffres de 20 000, de 40 000 leucocytes et plus, ne sont point rares. L'accroissement porte de préférence sur le nombre des leucocytes polylobés. Dans la pneumonie, il s'élève à 90 p. 100 au lieu de 75 p. 100 (taux normal) ; tandis que celui des mononucléaires et des formes intermédiaires descend de 25 p. 100 à 9 ou 10 p. 100.

L'hyperleucocytose inflammatoire peut être considérée comme l'expression la plus haute de la réaction de défense du tissu sanguin et des organes hématopoiétiques contre l'action des substances nocives qui ont envahi l'organisme. Il s'agit d'ordinaire de bactéries et de leurs toxines. Dans le foyer même de l'inflammation où se concentre l'effet des substances nocives, l'accumulation leucocytaire devient excessive. Les capillaires et les petites veines sont bourrés de cellules blanches qui, peu à peu, diapédèsent dans les fentes intravasculaires à la rencontre de l'agent nocif. Mais la sensibilité des leucocytes contenus dans les organes hématopoiétiques est tellement vive à l'égard des substances créatrices du foyer inflammatoire, que ces éléments arrivent en profusion dans le système sanguin. De là résulte l'hyperleucocytose générale. Fait important : l'hyperleucocytose de défense est toujours caractérisée par la prédominance de cellules à noyau polymorphe et non par celle des mononucléaires. C'est une polynucléose. Le plus souvent, le degré d'hyperleucocytose est en rapport avec l'étendue et l'intensité du foyer

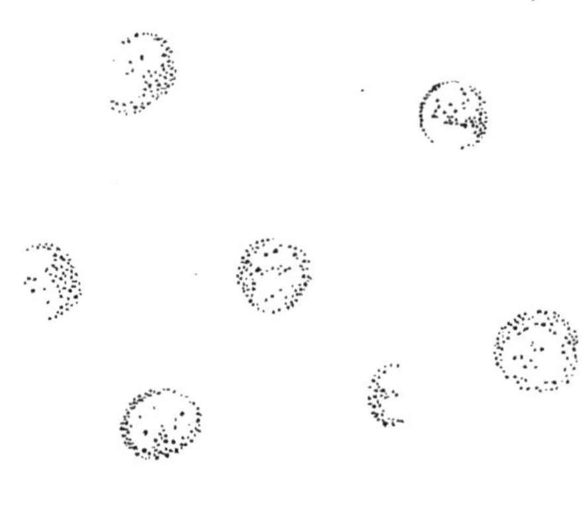

Fig. 52. — Sang renfermant un grand nombre de leucocytes polynucléaires. Examen du sang dans un cas d'inflammation suppurative.

inflammatoire, avec le degré de température, et aussi avec l'énergie dont dispose l'organisme tout entier dans sa réaction défensive contre l'infection. Dans les maladies où les toxines bactériennes sont vites détruites, la chute de la température coïncide avec la diminution du nombre des leucocytes. Ainsi, dans la pneumonie, lorsque la maladie est à son summum, on trouve jusqu'à 20 000 leucocytes par millimètre cube, et plus ; tandis que, la veille de la chute critique de la température, ce chiffre tombe jusqu'à 10 000. Dans la diphtérie, la guérison coïncide avec l'hyperleucocytose des globules polymorphes, que l'on peut constater encore, d'après les récentes recherches de Besredka, douze ou quinze jours après la chute de la température. Il est probable que dans cette affection le poison bactérien n'est pas détruit ni éliminé rapidement par l'organisme et que l'hyperleucocytose persiste tant qu'il n'a pas entièrement disparu.

La formule hémo-leucocytaire de l'érysipèle a été étudiée récemment par l'un de nous avec Rey. La technique utilisée a été celle qui a servi à la numération des diverses variétés de globules blancs chez l'homme sain (p. 231). De ces recherches il résulte que la réaction hémo-leucocytaire fournit chez les érysipélateux des documents d'information qui sont à la fois plus précoces et plus délicats que ceux que donne la clinique commune. La teneur en leucocytes du sang des érysipélateux doit être envisagée au point de vue quantitatif et qualitatif. La numération en chambre humide des globules blancs contenus dans un millimètre cube de sang ne prend une signification précise que si elle est complétée par la recherche des proportions des diverses variétés de globules blancs compris dans ce même volume. Cette proportionnalité inscrite dans la numération, faite au hasard, de cent unités, a plus d'importance diagnostique et pronostique que n'en comporte l'étude du chiffre de la numération totale.

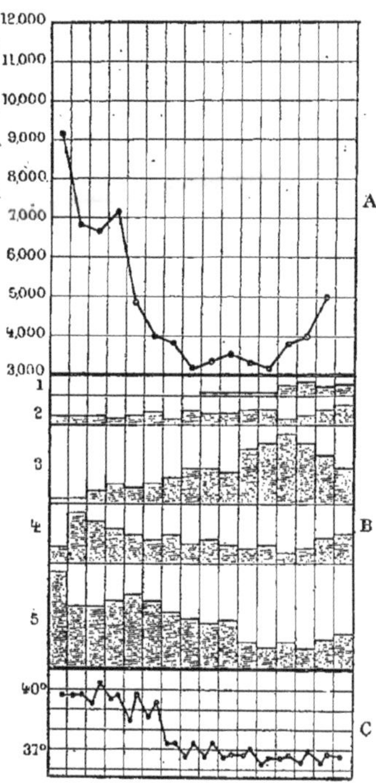

Fig. 53. — Erysipèle chez l'adulte. Gravité moyenne. Guérison. La ligne brisée supérieure enregistre le chiffre quotidien de la leucocytose totale; la ligne brisée inférieure le chiffre quotidien de la température. B donne la représentation graphique des diverses espèces leucocytaires qui entrent dans le pourcentage, c'est-à-dire leurs proportions quotidiennes relatives : 1, éosinophiles ; 2, intermédiaires ; 3, lymphocytes ; 4, grands mononucléaires ; 5, polynucléaires. — Pour que les proportions quotidiennes des chiffres des diverses espèces leucocytaires soient représentées *graphiquement* d'une manière exacte, il faut compter que la zone pointillée 5 (représentant les polynucléaires) part de la base de la figure et comprend la partie affectée à la température. (D'après Chantemesse et Rey.)

Le pourcentage ne doit pas se limiter à la numération de l'un quelconque des divers types de globules blancs, mais naturellement il doit les envisager tous, polynucléaires, grands et moyens mononucléaires, lymphocytes, éosinophiles. La formule se déduit du nombre proportionnel des divers types d'éléments blancs et elle ne présente tout son intérêt que par sa confrontation avec la formule hémo-leucocytaire enregistrée les jours précédents.

Ceci dit, on ne s'étonnera pas que l'érysipèle, évoluant avec des allures de gravité diverses aux différents âges, enfance, adolescence, âge mûr, vieillesse, présente une formule sanguine un peu variable suivant les étapes de la vie. La présence des leucocytes dans le sang des infectés est surtout fonction de la moelle osseuse, et l'on sait que la structure médullaire se modifie avec les progrès de l'âge. Cette formule sera donc un peu différente chez l'adolescent et chez le vieillard atteints d'érysipèle. Elle se modifiera suivant la gravité ou la bénignité des cas, suivant l'éventualité de la guérison ou de la mort, suivant l'évolution aboutissant à la guérison en ligne droite ou en ligne brisée, avec interruption de poussées nouvelles, de rechutes, etc.

Le pronostic tiré de la formule hémo-leucocytaire ne peut s'établir que par la comparaison de cette formule avec celle des jours précédents. Cependant, la courbe que décrit chaque espèce de globules blancs affecte dans l'érysipèle une marche assez régulière. D'une manière générale, il y a, dans cette maladie, une concordance entre l'état de la température et le chiffre de la leucocytose considérée dans sa totalité. Au moment de l'acmé fébrile, la leucocytose atteint ses chiffres les plus élevés, et elle s'abaisse quand la chaleur du corps revient à la normale. Mais cette relation n'affecte pas des caractères d'étroite solidarité; parfois les centres thermiques semblent très peu influencés, tandis que les conditions chimiotactiques qui règlent l'arrivée des leucocytes se font sentir avec la même énergie qu'à l'ordinaire ; parfois les réactions se traduisent d'une manière inverse. La constatation de l'abaissement du chiffre des leucocytes fournit, pour préjuger de l'évolution de la maladie, des indices d'une sensibilité plus vive que ceux que donne le thermomètre.

Les courbes des diverses espèces de leucocytes, dressées en tenant compte du pourcentage, laissent constater des faits plus précis. On les trouvera représentées dans les deux tableaux ci-joints, qui enregistrent l'évolution de cas typiques d'érysipèle chez des personnes jeunes.

Dans le tracé non coloré, la ligne brisée supérieure enregistre le chiffre quotidien de la leucocytose totale; la ligne brisée inférieure, le chiffre quotidien de la température. B donne la représentation graphique des diverses espèces leucocytaires qui entrent dans le pourcentage, c'est-à-dire leurs proportions quotidiennes relatives : 1, éosinophiles , 2, intermédiaires; 3, lymphocytes; 4, grands mononucléaires; 5, polynucléaires. Pour que les proportions quotidiennes des chiffres des diverses espèces leucocytaires soient représentées *graphiquement* d'une manière exacte, il faut compter que la zone pointillée 5 (représentant les polynucléaires) part de la base de la figure et comprend la partie affectée à la température.

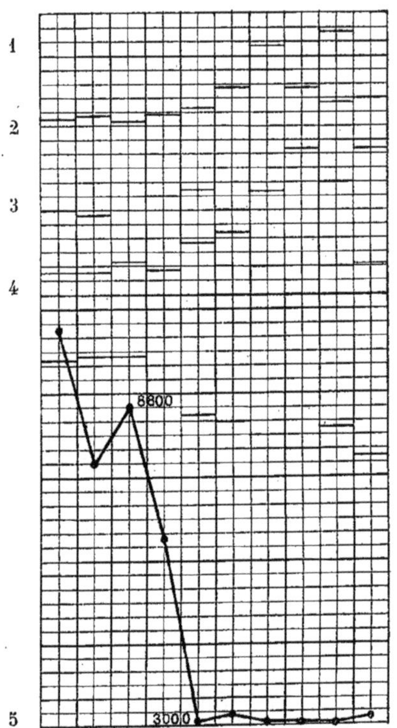

Fig. 54. — Formule hémo-leucocytaire d'un adulte qui guérit d'un érysipèle de moyenne gravité. — Même notation que dans la figure 46. (D'après Chantemesse et Rey.)

Les leucocytes à noyau polymorphe (leur numération n'ayant commencé au plus tôt que le troisième jour de la maladie) subissent, depuis ce moment jusqu'à la guérison confirmée, une diminution de nombre constante, diminution qui peut les amener à un nombre global inférieur à celui de l'état de santé.

Pendant la période fébrile, le nombre des grands mononucléaires n'est pas profondément modifié ; il arrive cependant parfois qu'il augmente à la veille ou au début de la défervescence, pour revenir à son chiffre normal quand la guérison est acquise.

La courbe qui représente les lymphocytes marche en sens contraire de la précédente, et surtout en sens contraire de la courbe des polynucléaires. Il suffit de jeter les yeux sur les tracés, pour se convaincre facilement de la réalité de ce phénomène. Pendant tout le cours de la période infectieuse proprement dite, tant que la leucocytose totale est élevée, que la température est fébrile et que les polynucléaires

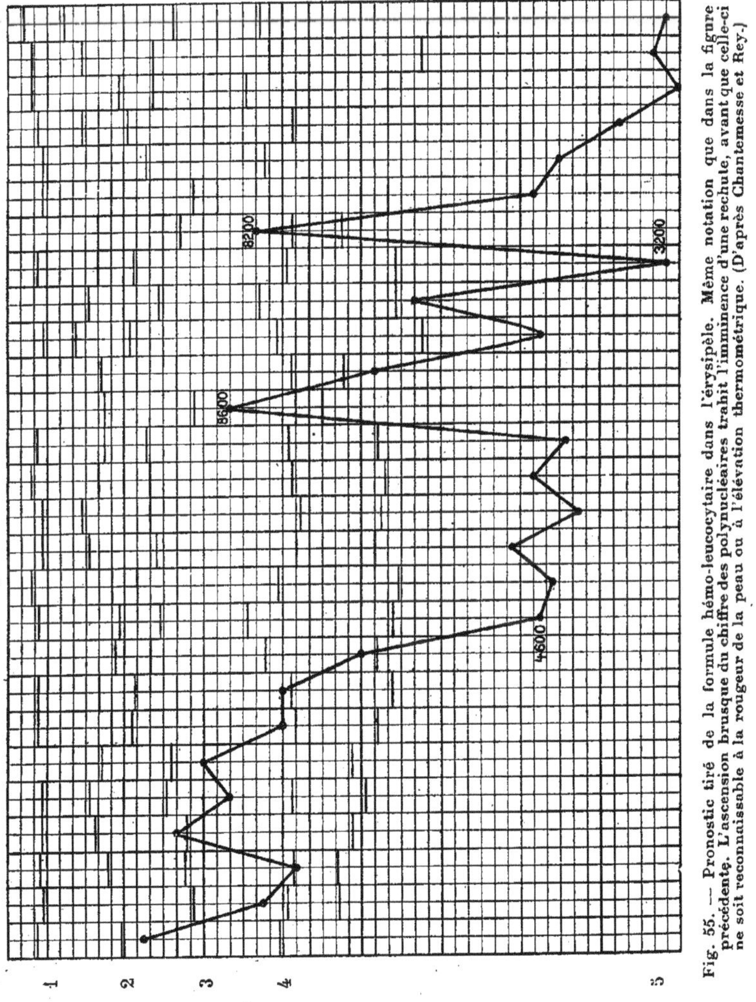

Fig. 55. — Pronostic tiré de la formule hémo-leucocytaire dans l'érysipèle. Même notation que dans la figure précédente. L'ascension brusque du chiffre des polynucléaires trahit l'imminence d'une rechute, avant que celle-ci ne soit reconnaissable à la rougeur de la peau ou à l'élévation thermométrique. (D'après Chantemesse et Rey.)

sont nombreux, les lymphocytes sont rares dans la grande circulation ; au moment de la chute de la fièvre, et surtout quand la guérison se confirme solidement, on assiste à leur augmentation numérique, tandis que le nombre des polynucléaires et des grands mononucléaires s'abaisse. La formule hémo-leucocytaire de l'érysipèle est, à ce moment, si caractéristique, qu'on peut, en la comparant à celle des jours précédents, affirmer par un examen du sang que la guérison de la maladie est parfaite.

La courbe des leucocytes mononucléaires, intermédiaires par leur volume aux lymphocytes et aux grands mononucléaires, marche dans le même sens que celle des lymphocytes; on peut dire, d'une manière générale, qu'elle la précède un peu. Après la poussée de grands mononucléaires qui se montre à la veille ou au moment même de la chute thermique, et qui dure peu de jours, les formes intermédiaires s'accroissent de nombre, puis, d'habitude, font place aux lymphocytes, dont l'accumulation fournit le vrai témoignage de la guérison solide. Quand ils ne se montrent pas très nombreux, les formes intermédiaires persistent en plus grand nombre dans le sang.

Enfin, les éosinophiles sont en général absents pendant la période fébrile. Ils reparaissent au moment de la défervescence, en assez grand nombre quelquefois : nous en avons compté le chiffre excessif de 15 p. 100 chez une jeune malade qui venait de guérir d'un érysipèle de faible gravité.

Telle est la formule hémo-leucocytaire chez un adulte qui guérit d'un érysipèle de moyenne gravité. Cette formule se montre un peu différente lorsqu'on la recherche chez l'enfant et chez le vieillard.

Chez l'enfant érysipélateux, on note une augmentation du chiffre de la leucocytose totale, une élévation relative du nombre des polynucléaires, qui, cependant, n'atteignent pas les chiffres observés chez l'adulte, et surtout une lymphocytose considérable pendant la convalescence.

Chez le vieillard, le chiffre de la leucocytose totale n'est pas très élevé dans l'érysipèle qui évolue normalement vers la guérison; en revanche, le nombre des leucocytes dits polynucléaires l'est proportionnellement beaucoup. La durée de cette polynucléose est longue; mais, chez le vieillard, cette persistance n'a pas la signification qu'elle revêtirait chez l'adulte, où elle annoncerait, comme nous le verrons plus loin, l'imminence d'une rechute.

Au point de vue du *pronostic de l'érysipèle*, la formule hémo-leucocytaire fournit des renseignements décisifs. Dans les cas graves, qui s'acheminent vers la mort, deux faits attirent particulièrement l'attention. C'est, d'une part, l'élévation du chiffre de la leucocytose totale, et, d'autre part, l'excessive proportion des leucocytes à noyau polymorphe qui atteint et dépasse 92 p. 100.

Nous n'avons pas eu d'examen pendant les derniers moments de la vie, qui nous ait permis de vérifier, dans l'érysipèle, l'observation que Courmont et Nicolas ont faite dans la diphtérie, touchant la diminution brusque de la leucocytose totale et surtout de la polynucléose dans la période agonique.

Un autre renseignement pronostique fourni par l'examen de la formule hémo-leucocytaire a trait à l'apparition des rechutes : l'ascension brusque de la courbe des polynucléaires trahit l'imminence d'une rechute, avant que celle-ci ne soit reconnaissable à la rougeur de la peau ou à l'élévation thermométrique. Dans les cas où l'érysipèle s'avance par des migrations successives, les poussées nouvelles se révèlent, avant tout phénomène clinique, par la constatation des arrêts de descente régulière de la courbe des polynucléaires et par les réascensions de cette courbe dans les heures qui précèdent ou qui accompagnent la manifestation locale.

De l'examen de nos tracés, on peut conclure que la richesse de la leucocytose, et surtout de la polymorphonucléose est, dans l'érysipèle, en rapport étroit avec la gravité de la maladie. On ne peut donc tirer de l'hyperleucocytose, comme on le fait dans beaucoup de maladies infectieuses, la pneumonie, par exemple, un pronostic favorable. Plus forte est la proportion de toxines dans le sang, plus grand est le nombre des globules blancs attirés dans ce liquide.

Si le résultat de cette invasion phagocytaire n'est pas obligatoirement la guérison, c'est que la cause de la mort au cours de l'érysipèle ne réside pas dans l'infection sanguine, mais le plus souvent, dans les lésions d'organes et, en particulier, dans le développement d'une culture streptococcique intra-céphalo-rachidienne. Lorsque cette culture est réalisée, le microbe, à l'abri des leucocytes, agit directement sur les centres nerveux par ses produits de sécrétion; l'hyperleucocytose n'est plus qu'un acte de défense suprême et stérile.

Les recherches actuelles sur la leucocytose dans les maladies se proposent moins de numérer le nombre total des leucocytes que de distinguer leurs variétés et la nature de leurs granulations protoplasmiques.

On peut admettre comme règle à peu près générale que l'hyperleucocytose inflammatoire est déterminée par l'augmentation du nombre des polynucléaires à granulations neutro ou basophiles, granulations ayant une affinité extrême pour les couleurs basiques ou neutres, telles que l'hématoxyline, la thionine, le bleu de méthylène, etc.. L'hyperleucocytose acidophile ou éosinophile est de beaucoup la plus rare. Au lieu de 1,5 p. 100 à 2 ou 3 p. 100, taux normal des éosinophiles dans le sang, on en trouve alors jusqu'à 15 et 17 et 30 p. 100 et parfois même jusqu'à 60 et 70 p. 100. Cette leucocytose éosinophile s'observe, en dehors de la leucémie, dans diverses affections telles que : le scorbut (Veriujski), la scarlatine (Kotchetkoff), les éruptions chroniques, l'eczéma, le psoriasis, le prurigo (Canon, Neusser, Loos), l'urticaire (Lazarus), la dermatite herpétiforme (Darier, Leredde, Danlos), parfois même la convalescence de l'érysipèle (Chantemesse), la syphilis (Antz), mais surtout l'asthme bronchique (Gabritchevsky, Kischevsky, Noorden, Fr. Muller, Gollard), l'helminthiase, l'ankylostomasie et la trichinose (Leichenstern, Brown), les néoplasies malignes, les lymphosarcomes, les lymphomes et même les polypes, surtout ceux des cavités nasales.

Les faits signalés par Kotchetkoff et par Kourloff constituent une contribution importante à l'étude de la fonction encore obscure des granulations éosinophiles. Le premier de ces auteurs a constaté que, pendant l'éruption de la scarlatine, le nombre des éosinophiles augmente très notablement (jusqu'à 15 p. 100), sauf dans les cas à issue fatale, où, au lieu de s'élever, il tombe à zéro. D'autre part, sur des animaux privés de rate (cobayes), Kourloff a constaté qu'en un ou deux ans il se développait, à la suite de cette opération, une leucocytose éosinophilique intense : le chiffre de ces cellules était passé de 117 à 4 500 et 5 000 et plus, par millimètre cube.

Il est difficile de rejeter l'hypothèse récemment émise par Erhlich, d'après laquelle les neutrophiles et les éosinophiles n'auraient pas la même sensibilité à l'égard des diverses substances chimiques. Certaines observations sur des dermatoses qui s'accompagnent de leucocytose éosinophilique plaident vivement en sa faveur. Ayant constaté la présence d'un grand nombre d'éosinophiles dans le sang et aussi dans le liquide des bulles d'un malade atteint de pemphigus, Neisser provoqua chez le même malade une phlyctène à l'aide d'un vésicatoire et ne trouva dans le contenu de cette phlyctène que les neutrophiles qu'on rencontre dans toute inflammation, et pas une seule cellule blanche éosinophile. Cette expérience fort intéressante témoigne nettement de la sensibilité différente des éosinophiles et des neutrophiles. Le fait récemment observé par Leredde et Guerrin concorde avec cette première observation. Ces auteurs ont remarqué que, dans la maladie de Dühring, avant que les bulles n'aient pu être infectées par les staphylocoques de la surface cutanée, leur liquide ne renfermait que des leucocytes éosinophiles, tandis que plus tard, au moment de la suppuration du contenu bullaire, on ne trouvait plus que des leucocytes neutrophiles. L'un de nous (Chantemesse) a fait une constatation analogue : chez la petite malade qui dans la convalescence d'un érysipèle avait 15 p. 100 d'éosinophiles dans le sang, l'application d'un vésicatoire n'a fait apparaître dans la sérosité que des leucocytes à noyau polymorphe et à granulations neutrophiles.

Dans la plupart des cas signalés plus haut (dermopathies, infiltrations cutanées et néoplasmes), où le sang est riche en éosinophiles, ces leucocytes infiltrent le tissu cellulaire enflammé et le tissu même du néoplasme. Dans nombre de cellules connectives périvasculaires s'accumulent alors des granulations basophiles, grâce auxquelles ces cellules deviennent vraisemblablement des Mastzellen. Ces faits intéressants au point de vue de la genèse et de la signification des granulations éosinophiles, ont été constatés plusieurs fois dans les polypes muqueux du nez, les lymphomes du cou, les cancroïdes phagédéniques, les lupus, etc. (B. Lévy, Jadassohn, Canon, Neuberger, Goldmann, Seifert, Neisser, Leredde, Bezançon, etc.). Il est cependant encore impossible de déclarer résolu le problème suivant : les éosinophiles trouvés dans certains foyers pathologiques proviennent-ils exclusivement du sang ? Ou bien, dans le foyer enflammé et néoformé, les leucocytes se chargent-ils de granulations éosinophiles aux dépens des cellules détruites et de leurs noyaux ?

Les leucocytes éosinophiles qui s'accumulent dans l'expectoration des emphysémateux et surtout des asthmatiques peuvent ne pas provenir directement du sang, mais sont peut-être des leucocytes polymorphes, neutrophiles ordinaires, ayant absorbé dans les alvéoles pulmonaires la substance dont se forment les granulations éosinophiles. L'abondance dans les crachats des asthmatiques de cette matière éosinophile est parfois telle, qu'elle forme des cristaux spéciaux, décrits pour la première fois par Charcot, puis par Leyden. A en juger d'après leurs réactions microchimiques, ces cristaux ont une grande analogie avec les granulations éosinophiles (Lévy, Seifert, Kischewsky). Il est vrai que dans l'asthme bronchique le sang est aussi riche en éosinophiles, mais il l'est cependant moins que l'expectoration.

L'observation publiée par Teichmuller (1898) n'est pas moins intéressante à ce point de vue; cet auteur a constaté que l'expectoration des tuberculeux est absolument dépourvue d'éosinophiles, lorsque l'affection évolue d'une façon fatale (phtisie galopante), tandis que si la maladie prend une allure lente, on trouve toujours un très grand nombre d'éosinophiles. Ce fait semble favorable à cette conclusion que les granulations éosinophiles peuvent se former ailleurs que dans la moelle osseuse, et les organes hémopoiétiques, et prendre naissance en d'autres régions, sur la muqueuse bronchique et les alvéoles pulmonaires, par exemple.

Pour Hankin et Kanthack, l'éosinophilie jouerait un rôle important dans les phénomènes d'immunité à l'égard des maladies infectieuses ; les substances bactéricides du sang se formeraient aux dépens de ces granulations. Les expériences de Metchnikoff et de ses élèves (Siavtzillo, etc.), n'ont pas confirmé cette hypothèse et les animaux privés d'éosinophiles peuvent contracter l'immunité. Cette hypothèse cependant mérite de retenir l'attention, en raison de quelques observations et notamment celle de Teichmuller, qui a vu varier le nombre des éosinophiles dans les crachats des tuberculeux, suivant que ceux-ci marchent vers la guérison ou vers la mort. Il n'est donc pas impossible que l'éosinophilie joue un rôle dans la production des antitoxines hématiques, et son étude mérite d'être poursuivie.

L'hyperleucocytose consécutive aux hémorrhagies reconnaît plusieurs causes : la rétention des leucocytes dans les vaisseaux, l'apport exagéré de lymphe compensatrice de la déplétion vasculaire, la régénération intensive des leucocytes dans les ganglions, la moelle osseuse, la rate, etc., l'arrivée plus abondante de lymphocytes dans le sang. La lenteur de reproduction des globules rouges, après une hémorrhagie abondante, modifie beaucoup, dès les premiers jours, le rapport numérique des leucocytes et des hématies ; car les premiers paraissent relativement augmentés de nombre. Dans la leucocytose anémique, ce sont les lymphocytes et les mononucléaires qui prédominent, tandis que, dans la leucocytose inflammatoire, les polymorphes l'emportent. Ehrlich a cependant décrit une polynucléose neutrophile anémique transitoire.

La leucocytose qui survient dans un grand nombre d'intoxications (chloroforme (Borissoff), arsenic (Ehrlich, Besredka), cocaïne (Sokoloff), iodure de potassium (Issouttine), et diverses autres substances destructives des globules rouges) doit être également rangée parmi les phénomènes d'ordre défensif et réactionnel. Peut-être même faut-il rattacher à cette cause l'hyperleucocytose qui se montre, d'après Koroleff, dans les moments de très grande gêne respiratoire par l'effet de l'accumulation de CO^2 dans le sang. On peut constater aussi une réaction des organes hématopoiétiques dans les cas de leucocytolyse provoquée par des agents destructifs de globules rouges et blancs. Les récentes recherches de Besredka reconnaissent à l'hyperleucocytose toxique la valeur d'un acte de défense destiné à fixer le poison (arsenic), à le retenir et à le détruire.

Dans ces derniers temps, la cause génératrice des diverses variétés d'hyperleucocytose, a été mise en lumière par une foule de travaux cliniques et expérimentaux, parmi lesquels prennent place ceux de de Malassez, de Limbeck, de Löwit, de Metchnikoff et de ses élèves, de Büchner, de Jaksch, de Kuhnau, de Massart et Bordet, de Goldscheider et Jacob, de Hayem, de Courmont, de Jolly, de Chantemesse et Rey, de Gilbert et Weil, etc.. Les résultats de ces divers travaux permettent d'affirmer que la cause de l'hyperleucocytose active est la présence dans le sang de substances qui attirent dans la canalisation vasculaire un très grand nombre de leucocytes mobiles, issus de la rate, de la moelle osseuse et d'autres organes hématopoiétiques.

Ce pouvoir d'attraction leucocytaire n'est pas le monopole d'une seule substance. Il appartient à plusieurs qui sont étrangères à la constitution normale du sang ou qui ne s'y trouvent, à l'état de santé, qu'en proportions extrêmement minimes. Les toxines, les protéines bactériennes, les nucléoprotéines, divers poisons, quelques ferments, les sels de fer, d'arsenic, etc., le possèdent simultanément.

Quant au processus intime de formation des nouveaux leucocytes dans les organes hématopoiétiques, on peut supposer qu'il prend sa source dans l'irritation portée sur les éléments cellulaires par ces substances. L'étude de la leucocytose inflammatoire se trouve de la sorte liée à celle de la chimiotaxie.

L'hyperleucocytose est, d'une manière générale, le résultat d'un acte de défense et de protection de l'organisme ; elle contribue à la destruction des causes nocives ayant pour siège le sang ou les tissus. La signification de ce phénomène n'est nulle part plus manifeste que dans la pneumonie. Les recherches concordantes de Jaksch, Haller, Hayem, Ouskoff, Kikodze, Sadler, Tchistovitch, P. Jacob, Turck, etc., ont démontré que, dans les cas terminés par la mort, il n'y avait pas d'hyperleucocytose, et qu'inversement, une marche favorable de l'affection coïncidait souvent avec une augmentation du nombre des leucocytes sanguins. S. Botkine a signalé que dans la pneumonie à évolution favorable, la rate était augmentée de volume, hyperplasiée, tandis que cet accroissement de volume faisait défaut au début de la maladie, et dans les formes à terminaison fatale, sans hyperleucocytose. Les recherches de Courmont, de Nicolas, de Schlesinger et surtout de Besredka, sur la diphtérie, ont abouti à des résultats analogues, c'est-à-dire que la diphtérie dont le pronostic est favorable, par exemple quand l'organisme a été immunisé par le sérum antidiphtérique, s'accompagne toujours d'hyperleucocytose.

Parmi les hyperleucocytoses pathologiques, il faut citer encore celle de la phtisie chronique, celle du cancer, où le nombre des cellules blanches peut atteindre dans certains cas le chiffre de 30 à 40000, avant la période marastique, celle des cirrhoses du foie et en particulier de la cirrhose de Hanot, constatée pour la première fois par cet auteur, ce qui lui avait fait admettre l'hypothèse de la nature infectieuse de la maladie qu'il décrivait.

L'hyperleucocytose de la période digestive résulte probablement de la chimiotaxie positive des peptones et des albumines qui se déversent dans le sang ; cependant, un rôle important dans l'apparition de ce phénomène doit appartenir au facteur mécanique, au courant plus énergique de la lymphe dans les chylifères et à l'entraînement par cette lymphe d'un grand nombre de lymphocytes. En effet un repas mixte copieux, riche en albumine, provoque une multiplication énergique des lymphocytes dans les plaques de Peyer et dans les ganglions mésentériques ; il en résulte un passage actif de lymphocytes dans le sang veineux (Hofmeister, Pohl, Rieder, etc.). L'hyperleucocytose de la digestion ne prend jamais un grand développement (Burian).

En résumé, dans la plupart des maladies infectieuses et toxiques, l'hyperleucocytose est marquée par la prédominance des polynucléaires sur les autres variétés de globules blancs. Tout au début de la maladie, il y a peut-être (comme on le constate expérimentalement), une période de courte durée pendant laquelle les polynucléaires sont diminués de nombre par le fait de la leucocytolyse. Ceux-ci reparaissent ensuite en abondance et souvent accompagnés d'hématies nucléées (Dominici). C'est l'indice d'une réaction de la moelle osseuse.

Pendant la période d'état, la polynucléose neutrophile reste très accentuée malgré quelques oscillations, et les éosinophiles deviennent très rares. Les mononucléaires subissent un accroissement moins marqué ; on voit aussi apparaître en quantité dans le sang ces petits organites de la série lymphogène auxquels on a donné des noms divers (globulins de Donné, plaquettes de Ranvier et de Bizzozero, hématoblastes d'Hayem).

Au moment de la défervescence, tandis que les polynucléaires diminuent de nombre, les éosinophiles reparaissent, et il survient une poussée parfois considérable de mononucléaires (Chantemesse et Rey).

Certaines maladies infectieuses, comme la variole et la vaccine, sont remarquables par une formule hémoleucocytaire où domine la mononucléose (Roger et Weill, Courmont et Montagard). Cependant la mononucléose de la vaccine serait précédée par une courte période de polynucléose (Dominici).

Rarement les maladies infectieuses s'accompagnent, comme la fièvre typhoïde, d'hypoleucocytose.

Que se passe-t-il dans la moelle des os et dans le système lymphoïde au cours de l'hyperleucocytose sanguine à prédominance, soit polynucléaire, soit mononucléaire ? Les expériences de Dominici nous fournissent sur ce sujet des renseignements d'une très grande précision. Cet auteur a suivi (sur le lapin) les modifications apparues dans la moelle diaphysaire sous le coup d'un état infectieux aigu. Il a constaté l'hypergenèse du tissu myéloïde dans les régions médullaires où il persistait normalement, et sa restauration dans les portions de la moelle où il était entré en régression. La suractivité morbide porte sur les mégacaryocytes, et sur les myélocytes basophiles qui entrent en karyokinèses nombreuses et forment abondamment des myélocytes neutrophiles, source des polynucléaires ; elle s'exerce aussi sur la production des hématies nucléées, chez lesquelles la présence de nombreuses figures karyokinétiques, la lobulation des noyaux et la rapidité de leur expulsion témoignent de l'existence d'un état d'éréthisme. Il y a donc une correspondance étroite entre l'état du tissu sanguin (oligocythémie ou hyperleucocytose surtout polynucléaire) et l'état de la moelle osseuse dont l'activité prépare des hématies nucléées et des myélocytes neutrophiles.

Cette suractivité du tissu myéloïde n'est pas limitée à la moelle osseuse ; la solidarité réactionnelle se fait sentir dans la rate, où l'on découvre une multiplication intense de myélocytes basophiles et neutrophiles et d'hématies nucléées.

Quand la convalescence arrive, la réaction du tissu myéloïde survit à la période fébrile pendant un laps de temps assez long, qu'il est difficile de déterminer exactement. Cette activité persistante des éléments médullaires est sans doute commandée par la nécessité de réparer les ravages produits en divers territoires ; peut-être intervient-elle aussi dans les actes qui assurent l'immunité active.

Dans la vaccine, où l'hyperleucocytose, d'abord polynucléaire, devient bientôt mononucléaire, Dominici a constaté, d'une part, une légère réaction du tissu myéloïde et, d'autre part, une réaction beaucoup plus intense de l'appareil lymphopoiétique de la rate, fait corrélatif à la mononucléose lymphogène. D'après cet auteur, cette mononucléose apparaîtrait chez le lapin au moment où s'installe l'immunité jennérienne (7e jour après l'inoculation). Le sang des varioleux renferme un grand nombre de mononucléaires (Roger et Weil, Courmont et Montagard). La plupart sont des cellules dont le protoplasma ne renferme pas de granulations et se teinte à peine par les couleurs basiques (leucocytes de la série lymphogène). Quelques-uns, sans posséder de granulations, ont un protoplasma franchement basophile (cellules de Turck) et ne peuvent être différenciés des myélocytes basophiles homogènes de la moelle ; d'autres enfin présentent des granulations neutrophiles ou éosinophiles comme les éléments médullaires (E. Weil). La variole suscite, comme on le voit, au plus haut degré l'activité génétique de la moelle des os (Golgi), mais elle la suscite suivant un mode spécial, très différent du mode d'irritation qui aboutit à la surproduction et à la maturation des polynucléaires (E. Weil). Dans la rate, dans les ganglions, on voit aussi apparaître une transformation myéloïde, caractérisée par la présence de mégacaryocites et de myélocytes à granulations neutrophiles.

Leucémie

Les formes d'hyperleucocytose sanguine que nous avons examinées jusqu'ici avaient comme signification clinique la bénignité. Au contraire, les cas désignés sous le nom de leucémie, représentent des formes malignes d'hyperleucocytose. Ici l'augmentation du nombre des cellules blanches se poursuit sans trêve et la maladie conduit à une issue fatale. Le sang devient si riche en leucocytes qu'il apparaît clair, comme blanchâtre, et dans les cas très graves, puriforme. Le rapport des globules blancs aux globules rouges est représenté par les chiffres de un à dix, ou de un à cinq, de un à deux. Il peut même y avoir abondance plus grande de globules blancs que de rouges (par exemple le cas de Stricker où 1 millimètre cube de sang contenait 1 980 000 hématies et 3 750 000 leucocytes).

Dans la leucémie, la majeure partie des leucocytes est constituée par des cellules blanches à noyau unique, volumineux et faiblement colorable, tandis que le nombre des formes polylobées ou polymorphes diminue; il en résulte une inversion de la formule hémo-leucocytaire normale. Sur 100 leucocytes, on trouve, dans le sang d'un leucémique, 70 à 80 mononucléaires et 30, 20, ou même 10 polynucléaires. Il suffit de jeter les yeux sur une préparation fixée et colorée (fig. 56) de sang d'un leucémique pour être frappé du petit nombre d'éléments à noyaux polymorphes qu'il renferme. On constate en même temps une augmentation notable des éosinophiles.

Dans certains cas de leucémie, il y a prédominance des petits leucocytes mononucléaires, c'est-à-dire des lymphocytes ou éléments lymphoïdes issus des ganglions, tandis que dans d'autres cas, ce sont les grands leucocytes provenant de la moelle osseuse qui constituent la majorité des cellules blanches. Aussi est-il nécessaire de distinguer deux variétés de leucémie : la leucémie lymphogène et la leucémie myélogène. Dans la première, les ganglions lymphatiques sont tuméfiés et hyperplasiés. Dans la seconde, le sang est riche en gros globules blancs à noyau volumineux, ovalaire ou parfois polylobé, et aussi en hématies nucléées. L'hyperplasie frappe ici de préférence la substance myéloïde ou substance de la moelle osseuse. La leucémie myélogène se distingue de la leucémie lymphatique par nombre de caractères. Dans la première, le sang renferme beaucoup de cellules éosinophiles, qui ont leur source dans la moelle osseuse ; les cas ne sont pas rares où l'on trouve de 50 à 200 éosinophiles par millimètre cube (Ehrlich, Zappert, Muller, Weiss, Chantemesse, etc.) ; il contient aussi des éléments mononucléés, que les procédés de coloration actuelle nous permettent de rattacher au tissu myéloïde.

Les éléments qui peuplent le sang dans la leucémie myélogène sont donc bien différents de ceux qui l'envahissent en cas d'hyperleucocytose inflammatoire. Les deux processus restent distincts. L'un nous apparaît comme un acte de défense ; la finalité de l'autre nous échappe complètement. L'hyperleucocytose leucémique est telle, que, sur les coupes des tissus, les capillaires apparaissent farcis de cellules blanches qui les distendent et compriment le parenchyme adjacent. Il en résulte des lésions graves dans les organes qui sont à la fois consistants et très vasculaires. Dans le foie, par exemple, les travées de cellules hépatiques voisines des capillaires apparaissent atrophiées par la compression, anémiées et parfois tellement altérées qu'elles deviennent méconnaissables (fig. 59, 60, 61). Le foie peut se transformer ainsi en un organe mou, parenchyme réduit au tiers à peine de son volume ordinaire, tandis que la glande, à l'inspection macroscopique semble augmentée de volume.

L'excès de leucocytes a pour effet de ralentir le cours du sang dans les capillaires et les veinules. Les parois vasculaires, dont la nutrition est affaiblie, cèdent à la pression, s'atrophient, permettant ainsi l'infiltration leucocytaire des interstices conjonctifs. Une néoformation ou, peut-être, une sorte de reviviscence du tissu myéloïde apparaît sous forme de lymphomes en un grand nombre de points, au sein du tissu conjonctif de l'organisme (fig. 60). Les éléments de ces lymphomes se multiplient et les néoplasies, atteignant des dimensions considérables, deviennent appréciables à l'œil nu. Elles se présentent sous l'aspect de foyers punctiformes d'un blanc grisâtre, surtout dans les organes dépourvus à l'état normal d'un tissu de cette nature (foie, reins). Dans ce dernier viscère, les éléments lymphoïdes s'accumulent dans la substance corticale, dans la capsule, sous celle-ci et autour des glomérules de Malpighi. En certains cas, la cause première de ces lymphomes est l'oblitération et la rupture de petits vaisseaux. Le plus souvent ces productions naissent par un processus de néoformation primitive dans le tissu conjonctif. Sous l'influence de la pression exercée par les amas d'éléments de nouvelle formation, le parenchyme subit des altérations dégénératives diverses (tuméfaction trouble, dégénérescence graisseuse, etc.). Dans le foie (fig. 60), les lymphomes ont pour siège ordinaire la capsule de Glisson, les espaces interlobulaires et, parfois aussi, l'intérieur du lobule hépatique.

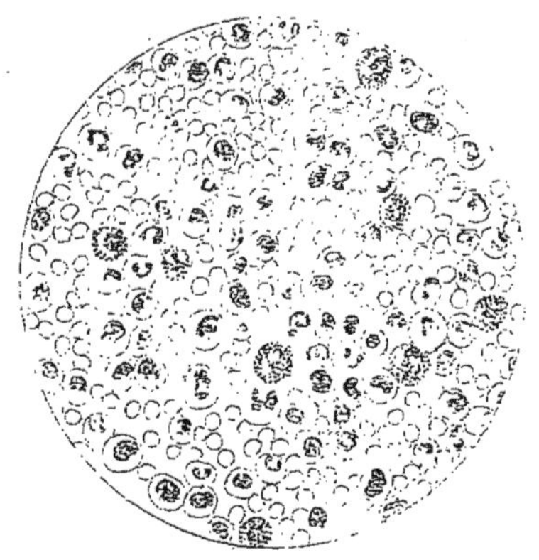

Fig. 56. — Préparation du sang dans un cas de leucémie myélogène. On remarque la présence d'un très grand nombre de leucocytes dont beaucoup sont chargés de granulations éosinophiles. — Agrandissement 250.

Des amas semblables d'éléments lymphoïdes, diffus ou réunis en foyer, se rencontrent en d'autres organes : muscles, méninges, poumons, plèvres, péritoine, paroi intestinale, mésentère, etc.. Les follicules lymphatiques, la rate sont particulièrement augmentés de volume et hyperplasiés. Toute différenciation de structure disparaît ; on ne distingue plus ni corpuscules de Malpighi, ni follicules. La glande est tuméfiée et infarcie d'éléments nouveaux. Elle devient énorme, et, remplissant une grande partie de la cavité abdominale, pèse jusqu'à 4 000 ou 5 000 gr. au lieu de 150 ou 200 gr. La moelle osseuse, elle aussi, subit la transformation adénoïde ; les cellules adipeuses font place aux éléments lymphoïdes.

Ces altérations profondes du sang et des organes hémopoiétiques se traduisent extérieurement par une teinte blanc jaunâtre, cireuse de la peau, assez spéciale pour faire diagnostiquer la leucémie à première vue.

L'étiologie de la leucémie est encore profondément obscure, bien que plus de cinquante ans nous séparent de l'époque où fut publiée la première observation de Virchow (1847), et qu'une multitude de travaux ait, depuis, vu le jour. Tous les efforts sont restés inutiles pour soumettre cette maladie à l'étude expérimentale et pour en pénétrer la cause.

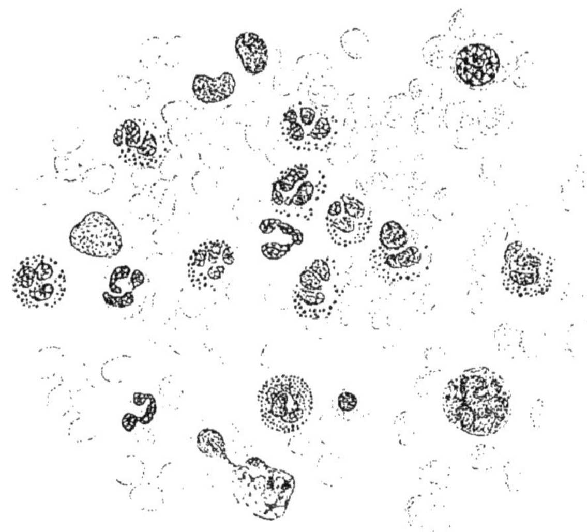

Fig. 57. — Sang dans un cas de leucémie myélogène. — Coloration par la thionine. — On distingue : un normoblaste, un mégaloblaste, des myélocytes neutrophiles sans granulations, des polynucléaires neutrophiles sans granulations et beaucoup de Mastzellen granuleuses.

L'insuccès de toute expérimentation est d'autant plus remarquable que la leucémie se montre spontanément chez le chien, le chat, la souris, le porc, etc. (Bollinger, Eberth, etc.). On a tenté, mais encore sans succès, de rattacher cette pathogénie à une origine parasitaire et l'affirmation récente de Lövit (1898), qui a trouvé des sporozoaires dans le sang et les organes de quelques leucémiques (forme myélogène) n'a pas été confirmée.

Au point de vue étiologique, on a relevé les influences suivantes : l'anémie, la diarrhée chronique, le refroidissement, le traumatisme et surtout le traumatisme de la rate, les chagrins violents, les troubles des fonctions sexuelles. On a noté aussi l'influence de maladies infectieuses antérieures : paludisme, syphilis, fièvre typhoïde, influenza, scarlatine, tuberculose. Les hommes, surtout ceux de la classe ouvrière, fournissent le contingent principal de ces malades.

Le début de la leucémie myélogène est insidieux, marqué tantôt par une faiblesse générale, tantôt par des hémorrhagies gingivales, tantôt par une douleur siégeant dans la région splénique. L'appétit est capricieux, la température normale entrecoupée souvent d'ascensions thermiques irrégulières durant un ou plusieurs jours ; l'amaigrissement du visage et des membres s'effectue lentement et progressivement.

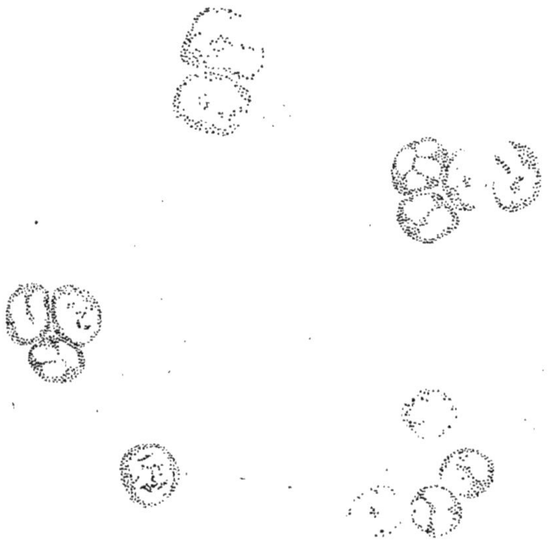

Fig. 58. — Leucémie myélogène. — Coloration par le triacide d'Ehrlich. — On distingue des polynucléaires neutrophiles et de grands myélocytes à type de transition. Certaines granulations sont vues à travers le noyau qui, pour cette raison, paraît découpé.

La maigreur du sujet contraste alors avec le développement de l'abdomen. La rate emplit tout le flanc gauche et déborde à droite la ligne blanche ; son bord antérieur, que l'on sent très nettement à travers la paroi abdominale, prend une direction oblique et presque horizontale. La palpation permet de reconnaître la résistance élastique de l'organe et sa sensibilité douloureuse. Le foie est, d'ordinaire, très augmenté de volume. Les ganglions lymphatiques appréciables à la vue et au palper peuvent subir une tuméfaction comme la rate et le foie, ou rester sans modifications apparentes. Chose inattendue : dans cette affection, qui s'accompagne de si grandes modifications anatomiques du squelette, les malades n'accusent d'ordinaire aucune douleur spontanée dans les os et la pression des diaphyses et des épiphyses ne réveille aucune sensibilité. La survie des patients ne dépasse pas deux à quatre ans ; exceptionnellement, elle atteint huit ans. La mort est le résultat d'hémorrhagies ou d'infections secondaires.

La formule hématologique de la leucémie myélogène est la suivante : le nombre des globules blancs est, d'une manière générale, très élevé, il peut atteindre et même dépasser le chiffre de 200 000 par millimètre cube de sang, au point que la proportion entre globules blancs et globules rouges varie entre 1/20, 1/15, 1/5, 1/2, 1/1.

On ne pose plus aujourd'hui le diagnostic de leucémie d'après cette seule constatation que le nombre des globules blancs dépasse 70 000 par millimètre cube ; il est nécessaire d'établir un pourcentage des diverses espèces de leucocytes. Dans les cas de leucémie myélogène que nous envisageons, on trouve dans le sang :

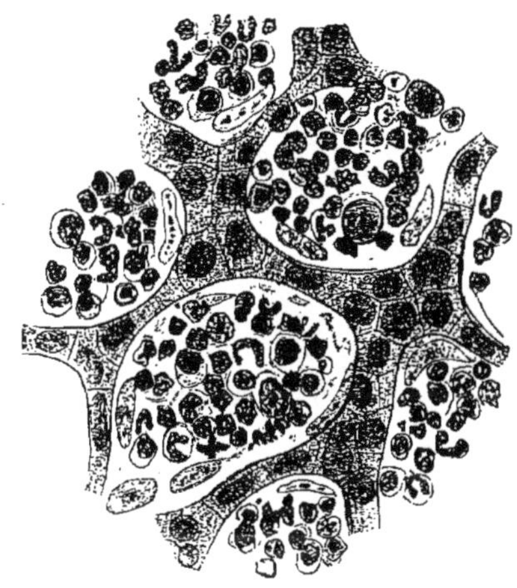

Fig. 59. — Foie dans un cas de leucémie intense. Les capillaires sont distendus par les leucocytes jusqu'à produire l'amincissement et l'atrophie des trabécules hépatiques. — Fixation dans le liquide de Flemming. Coloration par la safranine et l'acide picrique. Grossissement 450.

1° Des lymphocytes : bien que leur nombre absolu dépasse la normale, leur chiffre relatif est plus faible que d'habitude ;

2° Des leucocytes à noyau polymorphe et à granulations neutrophiles, moins nombreux qu'à l'état normal puisque leur chiffre centésimal n'atteint que 40 p. 100, 50 p. 100, 60 p. 100 ;

3° De grands mononucléaires, dont la proportion atteint 30 p. 100, 40 p. 100, 50 p. 100. *Ces grandes cellules blanches font défaut dans le sang normal ;* elles présentent tous les caractères des cellules de la moelle osseuse, et on constate dans leur protoplasma l'existence de granulations à type ε (myélocyte neutrophile), ou à type γ (myélocyte à type de Mastzellen) ;

4° Des éosinophiles, remarquables par leur nombre et surtout par leur noyau arrondi et unique (myélocytes éosinophiles) ;

5° Des formes naines de polynucléaires et d'éosinophiles. Ces variétés ont ici le diamètre des globules rouges, tandis que dans les hyperleucocytoses infectieuses communes, elles présentent des dimensions de 10, 12, 14 μ ;

6° Enfin, éléments importants, des globules rouges nucléés, assez nombreux souvent pour être représentés par le chiffre de 1 à 2 p. 100 ;

7° Des figures de karyokinèse en divers éléments.

Au nombre des cellules sanguines qui, pour le diagnostic de la leucémie, présentent le caractère le plus précieux, se placent tout d'abord celles qui ont l'aspect véritablement particulier des cellules de la moelle osseuse, c'est-à-dire des myélocytes neutrophiles et des myélocytes

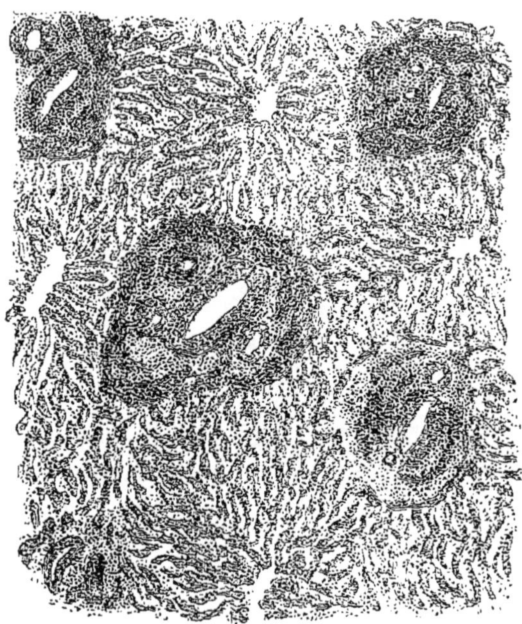

Fig. 60. — Lymphomes leucémiques du foie. Les capillaires sont farcis de leucocytes. — Fixation dans le liquide de Muller. Coloration par l'éosine et l'hématoxyline. Grossissement 120.

éosinophiles. Leur taille et la forme arrondie de leur noyau les distinguent complètement des polynucléaires neutrophiles et éosinophiles que l'on trouve dans le sang normal.

Il résulte de cet exposé que la leucémie myélogène n'est pas seulement caractérisée par l'augmentation énorme dans le sang du nombre des polynucléaires neutrophiles, éosinophiles et à type de Mastzellen, mais encore par l'immigration dans le liquide sanguin de cellules qui ne s'y trouvent jamais à l'état normal et qui ont les caractères des myélocytes granuleux. Il y a exode dans le sang d'éléments que l'on ne trouve que dans la moelle, chez l'homme sain, et qui ont, ici, quitté leur territoire d'origine pour gagner le sang avant que leur noyau soit devenu polymorphe. Ces myélocytes ne sont pas les seuls éléments médullaires immigrés ; on rencontre aussi dans le liquide hématique des mégacaryocytes (Cornil) et des hématies nucléées, c'est-à-dire, en un mot, tous les représentants du tissu hématopoiétique. Et ces myélocytes à l'état larvaire ou adulte ne sont pas prêts à se transformer en polynucléaires, puisqu'on les voit se diviser et se multiplier par karyokinèse. L'essence de la maladie se dévoile par la prolifération et l'immigration des cellules médullaires dans le sang, prolifération élective qui s'exerce sur les

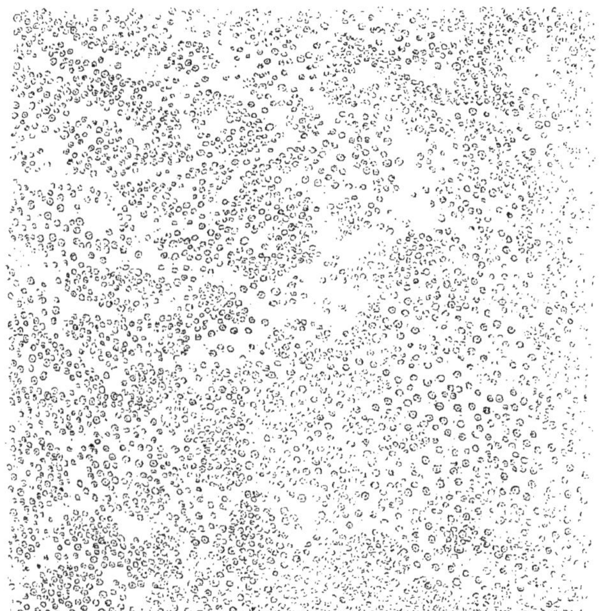

Fig. 61. — Énorme infiltration de leucocytes dans le foie, ayant amené l'atrophie des trabécules hépatiques, dans un cas de leucémie myélogène. Grossissement 150.

myélocytes avec plus d'intensité que sur les hématies nucléées et, suivant l'expression de Malassez, l'anémie progressive reste dans le plan fondamental de la maladie.

En effet, les hématies nucléées, déviées de leur évolution naturelle, n'aboutissent qu'imparfaitement à donner naissance à des globules rouges normaux, et, de même, la production des leucocytes à noyau polymorphe, aux dépens des myélocytes granuleux, est ralentie, l'évolution des polynucléaires est incomplète et leur activité fonctionnelle atténuée.

On retrouve naturellement dans la moelle osseuse l'image des altérations du sang ; dans le sternum, les côtes, le rachis, où la moelle est restée en activité, on constate une multiplication intense des éléments du tissu myéloïde, et, dans la diaphyse des os longs, un réveil de ce tissu qui sommeillait. Ce retour à l'activité du système hématopoiétique, joint à son immigration dans les canaux sanguins,ont fait penser à Ehrlich que les néoplasmes viscéraux de la leucémie étaient dus à de véritables métastases et que les éléments partis de la moelle avaient le pouvoir d'aller coloniser çà et là. Cette conception a pour elle une part de vérité, mais elle n'a pas rallié les suffrages de tous les hématologistes. Dominici pense que le processus primordial de la leucémie myélogène n'est pas tout entier cantonné dans le squelette et que son essence réside dans la reviviscence du tissu myéloïde en beaucoup de territoires distincts, là

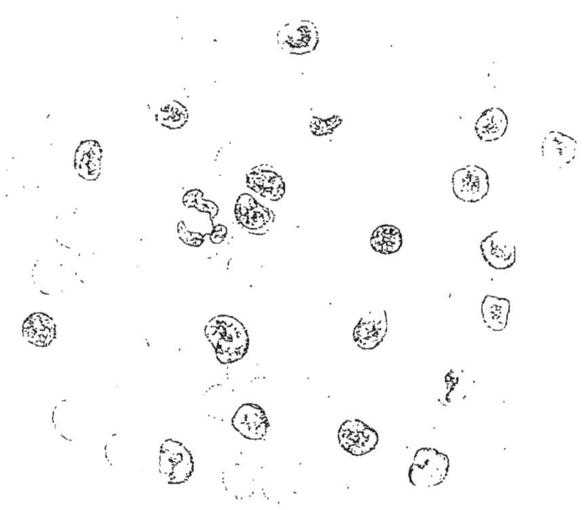

Fig. 62. — Sang dans un cas de leucémie lymphogène.

où il existe normalement, là où il a été apporté par métastase, et là aussi où, ayant figuré à une période quelconque de la vie, il s'est assoupi dans un état rudimentaire (moelle jaune, rate, foie, ganglions).

Nous allons voir que cette pathogénie s'applique également à la leucémie lymphogène.

Cette seconde variété de leucémie se présente sous deux types cliniques : aigu et chronique.

Aiguë, elle a un début brusque et se termine en quelques semaines par la mort. Elle frappe tous les âges, tous les sexes, toutes les professions. Elle fait suite à une maladie quelconque ou survient sans cause connue. Les patients accusent tout d'abord une sensation de fatigue extrême et ressentent dans les os et dans les jointures des douleurs parfois assez vives pour leur arracher des cris ; la rate est douloureuse.

Bientôt le malade se plaint de difficulté à avaler, il a des frissons, de la fièvre, des vertiges, des palpitations. A ce moment apparaît le symptôme le plus constant de la maladie : la production d'hémorrhagies gingivales, buccales, nasales, pharyngées, intestinales, vésicales. Les divers groupes ganglionnaires, la rate et le foie se tuméfient. La fièvre, avec des oscillations, peut atteindre 40°, et s'y maintenir, parfois au point de simuler la fièvre typhoïde. L'urine contient beaucoup d'acide urique. La mort survient dans le délire et le coma après un laps de temps compris entre trois semaines et trois mois.

Cette maladie a fait l'objet, en 1889, d'un travail d'Ebstein, qui l'a séparée de la leucémie chronique, et en a recueilli dans la littérature seize observations. Les recherches antérieures, les cas nouvellement publiés (Westphal, Senator, Obraztsov, Guttmann et Troje, Schmid, A. Frankel, Engel, Gilbert et Weil, Oulmont et Ramond, etc.), et surtout une observation d'Obraztsov où se trouve mentionnée, comme facteur étiologique, la contagion, permettent de voir dans cette forme une maladie infectieuse, et la fièvre vive, compagne fréquente de la leucémie aiguë, plaide en faveur de cette hypothèse. Pollmann a publié un cas, chez un nourrisson, de leucémie aiguë, où il a constaté une température de 41°,5. La terminaison fatale arriva en quelques jours. D'ordinaire, cette forme est précédée ou accompagnée de phénomènes hémorrhagiques qui se rattachent à la présence d'ulcérations du nez, du larynx, de la muqueuse intestinale.

Les altérations morphologiques du sang dans la leucémie aiguë consistent dans une multiplication notable des mononucléaires de la série lymphogène, dans une diminution progressive des polynucléaires granuleux, surtout des neutrophiles, et dans une anémie croissante. Bien que le processus morbide soit prédominant dans le système lymphoïde, on note cependant des indices d'une réaction du tissu myéloïde ; on constate ainsi parfois dans le sang des invasions d'hématies nucléées et de myélocytes granuleux (A. Frankel, Apert, Gilbert et Weil).

Dans les organes constitués par du tissu adénoïde, on trouve une hypergenèse des mononucléaires de la série lymphogène, et dans ceux où le tissu adénoïde était rudimentaire ou absent, on voit apparaître une surabondance des éléments en question. A côté des hypertrophies des organes lymphatiques proprement dits, une réaction secondaire du tissu myéloïde apparaît, plus marquée que dans la leucémie lymphogène chronique (Dominici).

La leucémie lymphogène chronique a d'ordinaire une évolution traînante. Caractérisée surtout par une hypertrophie plus ou moins considérable des tissus de structure adénoïde (ganglions, rate, etc.), par une lésion profonde du sang et par la cachexie, l'affection se déroule avec la lenteur des maladies néoplasiques.

L'examen du sang montre un accroissement numérique extraordinairement marqué des leucocytes mononucléaires non granuleux, c'est-à-dire des mononucléaires issus des territoires à structure lymphoïde, et, de plus, un trouble dans l'évolution de ces mêmes mononucléaires, ce

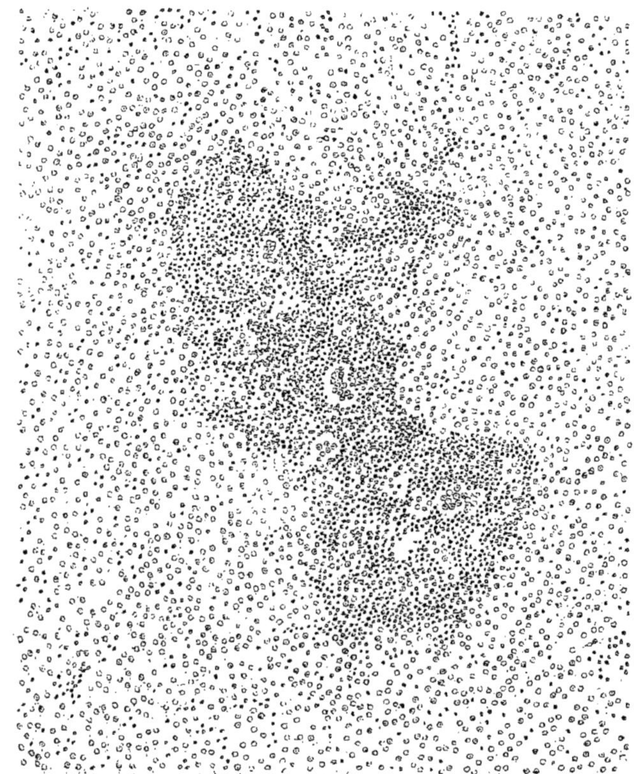

Fig. 63. — Lymphomes hépatiques dans un cas de leucémie aiguë lymphogène. — Cas de Oulmont et Ramond.

qui implique une perturbation plus ou moins grande de leur fonction. On ne voit guère dans le sang ni les petits mononucléaires (lymphocytes), ni les grands mononucléaires avec un protoplasme étendu (macrophages). Presque tous les éléments sont représentés par des mononucléaires de volume moyen, et ceux-ci semblent se substituer aux cellules chargées ou non d'hémoglobine qui proviennent de la moelle osseuse. En dehors du sang, les lésions anatomiques consistent dans une hypergenèse du tissu lymphoïde, là où il est en activité, dans sa prolifération dans les régions où il vit à l'état rudimentaire, dans sa néoformation dans des régions où il semble ne pas exister normalement. Nous ne reviendrons pas sur ce que nous avons dit plus haut, au sujet de la présence constante, sous la forme très rudimentaire, de tissu lymphoïde disséminé en beaucoup de régions de l'organisme (théorie de Ribbert, de Renaut, de Dominici). Il s'agirait alors, non plus de greffes ou de métastases du tissu lymphoïde, mais de reviviscence et de proliférations sur place.

Que provoque cette forme de leucémie dans le tissu myéloïde, et quelle réaction ce dernier manifeste-t-il ? On peut dire que ses réactions sont très faibles, et que l'on ne constate que rarement dans le sang des poussées d'hématies nucléées et de myélocytes granuleux. Au contraire, on voit le tissu lymphoïde proliférer dans la moelle osseuse et se substituer au tissu myéloïde actif et au tissu adipeux inactif. Et c'est là certainement une des causes de l'anémie progressive et de la diminution du nombre des polynucléaires dans le sang. Dans la rate, le tissu myéloïde ne présente non plus aucune reviviscence et l'organe hypertrophié n'est le siège que d'une prolifération intense des mononucléaires non granuleux.

Quelle signification nosologique comportent les leucémies ? Elles ne nous apparaissent plus, aujourd'hui, comme des affections d'organes ni même de tissus, mais comme des maladies frappant en bloc le système hématopoiétique.

Quelles sont leurs causes ? Et tout d'abord ces groupes de leucémies et surtout celui de la leucémie lymphogène ne doivent-ils pas subir des démembrements ?

Les inoculations expérimentales faites avec le sang, dans les cas de leucémies aiguë et chronique, n'ont pas donné jusqu'ici de résultats décisifs. Depuis une vingtaine d'années, on a signalé, dans les ganglions lymphatiques et dans le sang, la présence de bactéries (Klebs, Gillavray, Osterwald, M. Mayet, G. Roux, Bonardi, Roux et Lannois, Cardarelli, Mosecci et Peccini, Guillemet, Podwyssotsky). Le plus souvent, il s'agissait de bactéries sphériques, et, dans quelques cas rares aussi, de bacilles (Cardarelli, Mosecci et Piccini, Kelsch et Vaillard). Pawlowsky a trouvé dans six cas de leucémie, dans le sang et dans les tissus, un bâtonnet spécial, distinct par ses propriétés biologiques et pathogènes des bactéries décrites antérieurement dans la leucémie.

Cependant, le rapport de cause à effet entre la leucémie vraie et l'invasion de microbes n'est pas établi. Les observations de Löwit, qui a trouvé des amibes dans le sang de quelques sujets atteints de leucémie myélogène, n'ont pas été confirmées. Les recherches bactériologiques de

Litten et de Schmidt au sujet de la leucémie sont restées tout aussi vaines.

La destruction des leucocytes, qui s'exerce avec activité dans le sang des leucémiques, malgré l'abondance excessive de ces éléments, provoque une accélération dans les échanges organiques des matières azotées (Fleischer et Penzoldt, Sticker, Bourjinsky, Van der Wey, Noorden, etc.). L'assimilation n'est pas diminuée. La quantité d'acide urique éliminée s'accroît, et l'on trouve dans l'urine des bases et des produits des métamorphoses de la matière albuminoïde incomplètement oxydés.

Le sang renferme de l'acide succinique, de l'acide lactique, des peptones, de la lécithine, etc. On peut retrouver ces substances dans l'urine en même temps que de l'albumine et, parfois, des nucléoprotéines. Ici, comme dans toute hyperleucocytose, l'acide urique de l'urine provient des substances nucléiniques contenues dans les noyaux leucocytaires détruits. On sait que Kuhnau et Weiss ont provoqué des éliminations urinaires surabondantes d'acide urique, en injectant de la nucléine dans le sang des animaux.

L'un de nous (Chantemesse), dans un cas de leucémie myélogène typique, dont les préparations ont fourni les dessins de la figure 57, n'a pas constaté l'augmentation de la quantité d'acide urique urinaire.

En 1853, Charcot et Robin ont signalé, dans le sang de la rate d'un leucémique, des cristaux octaédriques particuliers qui depuis ont été retrouvés par Neumann et plusieurs autres auteurs. Ces cristaux paraissent identiques à ceux que l'on observe dans le sperme et dans les crachats des asthmatiques. Ils ne se retrouvent pas dans toutes les formes de leucémie. Fréquents dans la variété myélogène où prédominent les éosinophiles, ils font défaut dans la leucémie lymphatique. Ils résultent peut-être de la destruction des éosinophiles.

Les conditions pathogéniques qui commandent l'hypergenèse et la réviviscence des tissus myéloïde et lymphoïde nous sont encore inconnues. Ehrlich s'est appuyé sur la constatation, faite par Jolly, de la mobilité amiboïde des myélocites granuleux constatés dans le sang d'un malade atteint de leucémie myélogène, pour admettre que ces éléments médullaires sont venus dans le sang, attirés qu'ils étaient par une substance indéterminée, cause inconnue de la maladie. La leucémie entrerait ainsi dans la classe des hyperleucocytoses infectieuses. L'un de nous (Chantemesse), chez le malade qui a fourni les préparations de la figure 61, a pu constater la faible mobilité des myélocytes du sang.

On a décrit sous des dénominations diverses un certain nombre d'états pathologiques qui se rapprochent plus ou moins de la leucémie. Parmi ces affections disparates, quelques-unes se présentent avec des traits caractérisés :

1° Des adénopathies chroniques, avec ou sans leucocytose polynucléaire. La nature infectieuse de quelques-unes de ces affections a été quelquefois mise en évidence, celles qui relèvent de la tuberculose en particulier;

2° Des cas de lymphocythémie sans augmentation bien marquée du nombre des globules blancs du sang ;

3° Des cas de lymphadénie cutanée ou mycosis fongoïde qui rentrent dans le cadre de la leucémie lymphogène;

4° La maladie appelée adénie ou pseudo-leucémie.

Adénie

L'adénie, désignée sous le nom de pseudo-leucémie, de maladie de Hogdkin, d'anémie splénique, d'anémie lymphatique, etc., mérite d'être rapprochée de l'affection que nous venons de décrire parce qu'elle se transforme parfois en leucémie vraie.

Bonfils, en 1857, publia un cas d'hypertrophie splénique et ganglionnaire, dans lequel Charles Robin ne constata aucune espèce d'anomalie dans le rapport des globules blancs aux hématies. Bientôt après, on observa des cas semblables; alors une série de dénominations nouvelles virent le jour : lympho-sarcome (Virchow), adénie (Trousseau), pseudoleucémie (Cohnheim), lymphome malin (Billroth), lymphadénome, diathèse lymphogène (Jaccoud).

Cette maladie ressemble étroitement à la leucémie, tant par son évolution clinique, que par ses lésions anatomiques, avec cette seule différence qu'elle ne s'accompagne pas d'hyperleucocytose; elle respecte le sang et ne frappe que l'appareil lymphatique.

Dans l'un quelconque des territoires ganglionnaires lymphatiques, plus particulièrement au niveau du cou, souvent à la suite d'une extraction de dent ou d'une lésion gingivale, un ou plusieurs ganglions se tuméfient et constituent le premier chaînon d'une série d'hypertrophies ganglionnaires. Suivant les voies de la lymphe, les adénopathies apparaissent et deviennent finalement symétriques dans les aisselles, les aines, le médiastin, le mésentère et même dans la rate, le foie, les poumons, la moelle osseuse. Les ganglions présentent un réticulum fibrillaire irrégulier et épaissi, entièrement caché par l'excessive prolifération des leucocytes mononucléaires, grands et petits. La durée de l'adénie est moindre que celle de la leucémie et certains cas évoluent rapidement avec des phénomènes fébriles à marche irrégulière.

L'hypertrophie ganglionnaire adénique prend quelquefois l'allure d'une tumeur maligne, s'étendant sur place, envahissant et détruisant les organes voisins. C'est le lymphosarcome. La tumeur a pour origine exclusive les ganglions ou le tissu lymphoïde d'une région déterminée (ganglions du cou, de l'aisselle, de l'aine, des bronches, du mésentère, follicules lymphatiques du pharynx ou de l'intestin, corpuscules adénoïdes de la rate, etc.). Elle détruit bientôt les enveloppes ganglionnaires, infiltre les organes voisins, les muscles, les vaisseaux, les nerfs, etc.. La peau qui recouvre les masses ganglionnaires bosselées, est rouge, tendue, œdémateuse, parfois ulcérée et néoplasique. Le lymphosarcome, ou lymphadénome malin, progresse sur place et, contrairement à l'adénie ordinaire, il produit rarement des métastases dans les parenchymes. A l'examen microscopique, on trouve une hypergenèse du tissu lymphoïde soit typique, soit métatypique. Dans le premier cas, le réticulum non modifié contient dans ses mailles les variétés cellulaires d'un ganglion normal (lymphocytose et leucocytose mononucléaire) ; dans le second cas, on constate, dans les mailles du tissu réticulé modifié ou non, des cellules très volumineuses, à noyau bourgeonnant ou à noyaux multiples rappelant les myéloplaxes de la moelle, des cellules à noyau vésiculaire colossalement hypertrophiées et des cellules éosinophiles. Beaucoup de ces éléments sont en voie de division directe ou indirecte. La karyokinèse est souvent pervertie; les cellules auxquelles elle donne naissance se trouvent disséminées au milieu de leucocytes et de lymphocytes mononucléaires d'apparence normale (Besançon et Labbé).

Josias et Tollemer ont publié récemment l'observation d'un cas de lymphadénome malin, dans lequel la transformation lymphoïde de la moelle osseuse était un des traits principaux du processus histologique.

Dans le groupe des lymphadénomes ou des lymphosarcomes a été pendant longtemps englobée une variété d'adénites hypertrophiques dont on connaît aujourd'hui la nature tuberculeuse. Ces adénites à marche lente, progressive, durent plusieurs années et se développent par poussées plus ou moins fébriles, lorsque, pour une cause quelconque, a résistance de l'organisme fléchit. Elles sont susceptibles de rétrocession partielle, mais peuvent se terminer à la longue par une tuberculisation aiguë. La formule hémo-leucocytaire est ici celle de l'hyperleucocytose infectieuse ordinaire avec polynucléose neutrophile. Ces adénopathies siègent de préférence dans les régions du cou et de l'aisselle, dont elles arrivent à combler les dépressions naturelles. Elles sont parfois assez volumineuses pour donner au cou un aspect monstrueux (cou proconsulaire).

Il est permis d'affirmer que les découvertes ultérieures apporteront à la description pathologique de l'adénie des divisions nombreuses.

ANÉMIE INFANTILE PSEUDO-LEUCÉMIQUE

Sous ce nom, on a décrit un état morbide du sang qu'on a rapproché de la leucémie (Jacksch, Hayem, Luzet); on l'a cru d'abord spécial à la première enfance, mais on l'a aussi rencontré chez l'adulte (Jawein). Il est caractérisé par la poussée dans le sang d'éléments spécifiques de la série myélogène, les uns hémoglobinifères, les autres leucocytaires. On trouve en effet dans le liquide sanguin une énorme quantité d'hématies nucléées, à évolution anormale; à côté des normoblastes, on rencontre beaucoup de mégaloblastes et de microblastes. Bon nombre de ces éléments ont leur noyau découpé en plusieurs lobes et leur protoplasma polychromatophile.

Ce qui a fait placer cet état morbide plus près de la leucémie que de l'anémie pernicieuse, c'est la présence dans le sang, non seulement de nombreux polynucléaires granuleux, neutrophiles, éosinophiles ou à type de Mastzellen, mais aussi de myélocytes granuleux, neutrophiles ou éosinophiles. Cependant cette leucocytose bigarrée ne va pas jusqu'à présenter un nombre très considérable et toujours croissant de globules blancs et le chiffre des leucocytes sanguins ne dépasse guère trente mille. Il devient à ce moment stationnaire. A l'autopsie de petits malades ayant succombé à cette affection, Luzet a constaté une modification de la moelle osseuse caractérisée par une hypergenèse d'hématies nucléées.

INDEX BIBLIOGRAPHIQUE

Hogdkin : *Med. chirurg. Trans.* 1832. — Donné : *Cours de microscopie*. Paris, 1844. — J.-H. Bennett : Edimb. med. a. surg. Journal oct. 1845. — R. Virchow: Virch. Arch. Bd. I, 1847, Ibid. Bd. V, 1853. — Charcot et Robin : *Observation de leucocythémie* (Soc. biol., 1853). — Bonfils : *Réflexions sur un cas d'hypertrophie ganglionnaire générale* (Soc. méd. d'obs.Paris, 1856). — Charcot et Vulpian : *Note sur des cristaux particuliers trouvés dans le sang et dans certains viscères d'un sujet leucémique et sur d'autres faits microscopiques observés sur le même sujet* (Gaz. hebdomadaire, 1860). — Ch. Robin : *Sur quelques points de l'anatomie et de la physiologie des leucocytes* (Journal de la physiol., 1859). — Cossy : Echo méd , Neuchâtel, 1861. — Trousseau : *Adénie*. Clin. méd., Paris. — M. Schultze : Arch. f. mikr. Anat. Bd. I, 1865. — Ollivier et Rouvier : *De l'hémorrhagie cérébrale dans la leucocythémie* (Arch. de physiol., 1870). — Ollivier et Rouvier : *Observations pour servir à l'histoire de la leucocythémie* (Arch. de physiol., 1869). — Kottmann : *Die Symptôme d. Leucämie* (Bern. 1871). — Malassez : *Sur le nombre des globules blancs du sang chez l'homme sain* (Soc. de biol., 1876). — Bonne : *Variations du nombre des globules blancs du sang dans quelques maladies* (Paris, 1876). — Rouvier : *Recherches sur les éléments du sang* (Arch. de physiol . 1875). — Wilbouchevitch : *De l'influence de l'alimentation sur la proportion des globules rouges dans le sang* (Soc. anat., 1874). — Malassez : *Recherches sur le nombre des globules blancs du sang dans l'érysipèle* (Soc. anat., 1873). — Zenker : Deut. Arch. f. Kl. Méd. 1876, Bd XVIII. — Biesiadecki : Wiener Med. Jahrb. 1876. — Schreiner : *Ueber Charcot. Krystallen bei Leucämie* (Lieb. Annla.,

1878, recueil de la littér.). — E. Neumann : Arch. f. Heilk., Bd. XI. — Berl. Kl. Woch. 1878. (Bibliographie de la leucémie). — Eberth : Virch. Archiv., Bd. 78. — Moster : Path. de Ziemssen, t. VIII. — Malassez : *Sur la leucocytose consécutive aux hémorrhagies* (Soc. biol., 1879). — G. Schwartze : *Ueber eosinoph. Zellen*, Diss. Berlin, 1880. — Spilling : *Ueber Bluntersuch. bei Leucämie*, Diss. Berlin, 1880. — Fleischer u. Pentzold : Deut. Arch. f. Kl. Med. Bd. XXVI. — W. Leube u. Fleischer : Virch. Arch. 1881, Bd. 83. — Renaut : *Recherches sur les éléments cellulaires du sang* (Arch. de physiol., 1882). — Ehrlich : *Beitr. z. Phys. u. Path. d. verschied. Form. v. Leucocyten.* (Zeitsch. f. Kl. Med. Bd. I, 1880 ; et : Charité Annalen, 1887, etc.). — Einhorn : *Ueber Verhalt. d. Lymphocyten zu den weissen Blutkörperchen.* Dis. Berl. 1884. — Pettenkoffer u. Voit : Zeitsch. f. Biol. Bd V. — Laache : *Die Anämie.* Christiania, 1883. — Helling : *Ein Beitrag z. Blutkörperzahlung bei Chronisch. pathol. Zust.*, Diss. Dorpat, 1884. — O. Groth : *Ueber Schicksale d. farblos. Elemente im Kreis. Blute.* Diss. 1884, Dorpat. — Giraudeau : *Note sur un cas de leucocythémie splénique* (Arch. de physiol., 1884). — M. Löwit : *Ueber Neubild. u. Zerfall weisser Blutkörp. Ein Beitrag z. Lehre v. d. Leukämie.* (Zitzungsber. d. Wien. Akadem., 1885, Bd. XCII ; Ib. Bd. XCV, 1887). — K. Bernstein : *Ueber Zusammensetz. d. Blut. in verschied. Gefässprovinzen.* 1887. Dis. Breslau. — Samson-Himmelstierna : *Ueber Leucomisches Blut.* Dis. Dorp. 1885. — Toumass : *Ueber die Schwank. d. Blutkörperzahl. im Verlauf einiger Infections Krank.* (Deutsch. Arch. f. Kl. Med. 1887, Bd. LI). — G. Alexandre : *Dela leucocytose dans les cancers* (Paris, 1887). — J. Weber : *Ueber leukämische Erkrankung d. Nieren.* Dis., 1888, Holle. — Sticker : *Beitrag. zur Pathol. d. Leucämie.* (Zeitsch. f. klin. Med. Bd. XIV, 1888). — Askanazy : *Tuberculöse Lymphome unter d. Bilde febril. Pseudoleukämie.* (Ziegler's Beiträge, 1888, Bd. III). — Cohnstein u. Zuntz : Pflug. Arch., 1888. — W. Reinecke : *Ueber Blutkörperzahlungen.* Diss. Halle, 1889. — M. Michelson : *Ein Beitrag zur Lehre v. d. weissen Blutkörperchen.* Diss. 1889, Wurtzburg. — Ebstein : *Ueber die acute Leucämie und Pseudoleucämie.* (Deutsch. Arch. f. kl. Med. 1889, Bd. 98). — Hayem : *Le sang* (Paris, 1889). — Kourlov : *Des modifications du sang chez les animaux dératés.* (Wratch, 1889). — Bourjinski : *Influence de l'inspiration de l'oxygène sur les échanges dans la leucémie* (Wratch, 1889). — Limbeck : *Ueber entzundliche Leucocytose.* (Zeitsch. f. Heilkunde, Bd. X, 1889. — Neumann : *Die Charcotsschen Krystallen b. Leucämie* (Virch. Arch. Bd. CXVI, 1889). — Veriujski : *Analyse clinique du sang et son application dans le scorbut* (Wratch, 1889). — Hayem : *Du sang et de ses altérations anatomiques* (Paris, 1889). — M. Sænger : *Ueber Leucämie bei Schwangeren und angebor. Leucämie.* (Arch. f. Gynécologie, 1889). — Gollasch : *Kenntniss d. atsmat. Sputums* (Fortsch. d. Med., 1889). — N. Ouskov : *Le sang étudié comme tissu.* (Saint-Pétersbourg, 1890). — Westphal : *Ueber einen Fall. v. Leukämie.* (Münch. Med. Woch, 1890). — Guillermet : *Adénie. Sa nature infectieuse* (Th. de Lyon), 1890. — Kikodse : *Anat. pathol. du sang dans la pneumonie* (Th. Saint-Pétersb. 1890). — Senator : *Ein Fall. von Leucämie acutissima* (Deutsch. Med. Woch., 1890). — Obraztsov : *Zwei Falle von acut. Leucämie* (Ibid). — Kelsch et Vaillard : *Tumeurs lymphadéniques multiples avec leucémie. Constatation d'un microbe dans le sang pendant la vie et dans les tumeurs enlevées aussitôt après la mort* (Ann. de l'Institut Pasteur, 1890). — Roux et Launois : *Sur un cas d'adénie infectieuse due au staphylococcus pyogenes aureus* (Revue de méd., 1890). — Bonlaud u. Schutz : *Harnsaure, u. Stickstoffausscheid bei Leukämie* (Pfl. Arch., 1890, Bd. XLVII). — Buchner : *Die chemische Reizbarkeit d. Leucocyt. u. deren Beziehung zur Entzund. u. Eiterung* (Berl. Kl. Woch., 1890). — Müller : *Zur Leucämiefrage* (Arch. f. klin. Med., Bd. XLVIII). — E. Wertheim : *Blutbild bei Leukämie* (Zeitsch. f. Heilk., Bd. XII). — Gabritchevsky : *Sur les propriétés chimiotactiques des leucocytes* (Ann. Pasteur, 1890). Klin. Amat. Arch. f. exper. Path., 1891. — Pée : *Untersuch. bei Leucocytose.* Diss. Berl., 1890. — E. Maurel : *Recherches expér. sur les leucoc. du sang* (Fasc. I-III. Paris, 1890-1891). — Leyden : *Ueber eosinophile Zellen in Sputum von Bronchialastma* (Deut. Med. Woch., 1891). — B. Lewy : *Vorkom. Charcot-Leyden Cristalle in Nasenpolyp* (Berl. kl. Woch., 1891). — Ehrlich : *Farbenanalyt. Untersuch. zur Histologie d. Blutes* (1891, Berlin). — Th. Joas : *Ueber Entzundl. Leukocytose* (Ziegler's Beiträge, Bd. X). — Nothnagel : *Ueber eine eigenthümliche perniciose Knochenerkrank. Lymphadenia ossium* (Intern. Festschr. Virchov., Bd. II, 1891). — H. Schaper : *Bluntersuch. mittelst Blutkörperchenzahlung und Hämoglobinometrie.* Diss., 1891, Gottingen. — Horbaczewski : Monatsheft f. Chemie, Wien, 1891. — Dalaud : *Ueber d. Volumen. d. roth. u. weiss. Blutkörp. im. Blute d. gesund. u. krank. Mensch.* (Fort. d. Med. 1891). — Roemer : *Ueber format. Reiz. d.*

Proteine Buchner's auf Leucocyten (Munch. Med. Woch. 1891). — HETAGOUROV : *Altérations anatomopathol. du sang dans la fièvre typhoïde* (Th. Saint-Pétersbourg, 1891). — MÜLLER u. RIEDER : *Ueber vorkommen u. klin. Bedeut. d. eosinoph. Zellen.* (Arch. f. klin. Med. XLVIII). — KOTCHETKOV : *Altérat. morphol. du sang dans la grossesse, le travail et la période post-puerpér* (Th. Saint-Pétersbourg, 1891). — E. REINERT : *Die Zahlung. d. Blutkörp* (Leipzig, 1891). — HINTERBERGER : *Ein Fall. von acuter Leucämie.* (Arch. f. kl. Med., Bd. XLVIII). — FISCHL : *Zur Histol. d. kindlich Blutes.* (Zeitsch. f. Heilk, 1898). — A. PAVLOVSKY : *De l'étiologie de la leucémie.* (Roos. Med. et Deut. Med. Woch., 1892). — W. JANOVSKY : *Beitr. z. Kenntn. d. Granulation d. weiss Blutkorp.* (Centralblat f. allg. Pathol., 1892, n° 11, Bd. III). — GOLDMANN : *Eosinophile Zellen* (Centralblat f. allg. Path., 1892). — GOLDMANN : *Zur Lehre der malignen Lymphomen* (Ibid). — NEUSSER : *Klin. hämot. Mittheil.* (Pemphigus). Wien. Klin. Woch, 1892, n° 3. — H. ARONSON u. P. PHILIPP : *Darstellung eosinoph. Zellen.* (Deut. Med. Woch. 1892). — CANON : *Eosinoph. Zellen u. Mastzellen im Blute ges. u. krank.* (Ibid.). — VERIGO : *Les globules blancs protect. du sang.* (1892. Ann. Past.). — VOINO-ORANSKY : *De la morphologie du sang des nouv.-nés* (Th. de Saint-Pétersbourg, 1892). — JAKSCH : Centr. f. Kl. Med., 1892. (Du rôle de diverses conditions dans l'augm. des leucocyt. dans le sang). — S. BOTKINE : *Hämot. Unters. bei Tuberculin Injection.* (Deut. Med. Woch., 1892); *Anat. pathol. de la rate dans la pneumonie* (Th. de Saint-Pétersbourg, 1892). — R. LIMBECK : *Grundniss klin. Pathol. d. Blut.* (Iena, 1892). — RIEDER : *Beiträge zur Kenntniss d. Leucocytose* (Leipzig, 1892). — DETLALIKINE : *De l'altération de la morphol. du sang dans les divers états de la puerpéralité.* (Th. de Saint-Pétersbourg, 1892). — MONTI u. BERGGRÜN : *Die chronische Anemie d. Kindesalter* (Leipzig, 1892). — J. SCHMID : *Ein Fall von acut. Leukäm.* Dis. Freib, 1892. — A. WESTPHAL : *Beitr. zur Kenntniss d. Pseudoleukämie.* (Deut. Arch. f. kl. Med. 1892, Bd. LII). — J. WEISS : *Beiträge z. Histol. u Mikrochem. Kenntniss. d. Blutes* (Mittheil. d. embryol. Instit. Wien, 1892). — SAMUEL : Virch. Arch., 1892, Bd. CXXVII. — M. LÖWIT : *Studien z. Physiol. u. Path. des Blut. u. d. Lymphe* (Iena, 1892). — TROJE : *Ueber Leukämie u. Pseudoleuc.* (Berl. Kl. Woch.). — H. EICHHORST : *Uber acute Leucämie.* (Virch. Arch: 1892, Bd. CXXX). — ASKANASY : *Acute Leucämie u. Bezieh z. geschwür. Proces. im Verdaungscanal.* (Virch. Arch. Bd. CXLVII). — GOLTZMANN : *De la leucocytose.* (Th. de Saint-Pétersbourg, 1893). — A. MEDVEDER : *Réaction leucocyt. contre la pénétr. de cert. subst. dans le sang* (Th. de Saint-Pétersbourg, 1893). — SCHULTZ : *Exper. Unters. üb. Vorkom u. diagnost. Bedeut. d. Leucocytose.* (Deut. Arch. f. Klin. Med., 1893). — HÉRICOURT et RICHET : *Modifications dans le nombre des leucocytes du sang après injections de diverses substances* (Soc. biol., 1893). — A. VINOGRADOV : *Contrib. à l'étude des modif. de la pression artér. sur la morphol. du sang.* (Th. de Saint-Pétersbourg, 1894). — I. ISCHOUNINE : *Influence de KI sur la morphol. du sang.* (Th. de Saint-Pétersbourg, 1894). — A. IBGOROVSKY : *Des modif. morphol. des leucocytes dans les vaisseaux* (Th. de Saint-Pétersbourg, 1894). — A. SOLOVIOV : *Analyse du sang chez les vieillards* (Th. de Saint-Pétersbourg, 1894). — H.-F. MÜLLER : *Zur Leukämiefrage.* (Deut. Arch. f. kl. Med., Bd. XLVIII). *Die morphol. d. leukäm. Blutes.* (Centralb. f. allg. Path. 1894). — P. OMELIANSKY : *Infl. des troub. loc. de la circul. sur la morph. du sang* (Th. de Saint-Pétersbourg, 1894). — W. HINDENBURG : *Organveränd bei Leukæm.* Diss. Iena, 1894. — GOLDSCHEIDER et JACOB : *Ueber Variationen d. Leucocytose.* (Zeit. f. kl. Med., 1894, Bd. XXV). — N. SACHAROV : *Formation d. granul. eosinoph. par phagocytose.* (Compt. rend. de la Soc. Med. du Caucase, 1894); *origine de l'hémoglobine.* (Arch. de Podwys., 1896). — A. HEIN : *Eosinoph. Zellen im Sputum.* Dis. Würzb., 1894. — ZENONI : *Ueber Entsteh. d. verschied. Leucocytenformen* (Beitr. Ziegl., Bd. XVI, 1899). — CHATENAY : *Les réactions leucocytaires vis-à-vis de certaines toxines animales et végétales.* (Th. Paris, 1894). — F. MESNIL : *Sur le mode de résistance des vertébrés infér. aux invas. microb* (Th. Paris, 1895). — VLAÏEN : *Altération du sang dans les maladies du foie.* (Wratch., 1895). — W. KUHNAU : *Unters. über Verhalt. d. Harnsäuresausscheid. z. d. Leucocytose.* (Zeitsch. f. kl. Med. 1895, Bd. XXVIII). — KOST : *Zur Pathol. der Leukämie.* (Zeitsch. f. kl. Med., 1895. Bd. XXVIII). — HEINRICH : *Eosinophile Zellen im Schleimpolypen* (fibroma aedematosum). Diss. Würzburg, 1895. — D. BORISSOV : *Influence de la chloroformisation sur la morphologie du sang.* (Rouskaïa Meditzina, 1894). — VORBACH : *Eosinophile Zellen bei Gonorhoe.* Dis. Wurzburg, 1895. — K. SCHÖNBROD : *Eosinophyle Zellen im Blut und im Sputum.* Dis. München, 1895. — H. MALHERBE : *Du mycosis fongoïde.* (Th. Paris, 1895). — G. LION : *Lymphadénie splénique leucémique transformée en lymphadénie leucémique.* (Soc. de Biol., janvier 1895). — RUDLER : *De la lymphadénie, maladie infectieuse* (Th. de Lyon, 1895). — PARMENTIER ET BENSAUDE : *Lym-*

phadénie séreuse (Soc. Anat., 1895). — Morel : *Note sur les diverses leucocytoses post-phlébotomiques et post-révulsives* (Acad. de méd., 1896). — A. Selinov et N. Ouskov : *De la rate, d'après les leucocytes.* (Arch. russes des sciences biol., 1896). — A. Frænkel : *Ueber acute Leucämie.* (Deutsche, Med. Woch., 1895). — G. Schneyer : *Die Verdaungsleucocytose be. Ulcus rotund. u. carc. ventriculi.* (Deut. Arch. f. kl. Med. 1895), Bd. XXVII). — I. Semakine : *De la distribution inégale des leucocytes dans les vaisseaux sanguins* (Th. de Saint-Pétersbourg, 1895). — Hanot et Meunier : *De la leucocytose dans la cirrhose hypertrophique avec ictère chronique* (Soc. biol., 1895). — Lion : *Lymphadénie splénique leucémique transformée en lymphadénie aleucémique* (Soc. de biol., 1895). — Lannois et Regaud : *Coexistence de la leucocythémie vraie et d'un cancer épithélial* (Arch. de méd. expérim., 1895). — Jolly : *Sur la numération des différentes variétés des globules blancs du sang* (Arch. de méd. expérim., 1896). — Athanassie et Carvolho : *Action de la peptone sur les globules blancs du sang* (Soc. biol., 1896). — N. Koronev : *De l'emploi du sang dans la gêne mécanique de la respiration.* (Arch. de Podwyssotsky, 1897). — Kalisch und Burian : *Die Eiweisskorper d. leukämischen Harnes mit besond. Berucksicht d. Histons.* (Zeitsch. kl. Med. 1896, Bd. XXIX). — M. Jabotinsky : *Modifications du sang dans l'hyperleucocytose* (Th. de Saint-Pétersbourg, 1896). — E. Müller : *Acute Leukämie im Kindesalter.* (Jahrb. f. Kinderheilk., 1896, Bd. XLIII). — G. Arzamaskov : *Propriétés bactériologiques du sérum de cheval normal et de cheval immunisé contre la diphtérie* (Th. de Saint-Pétersbourg, 1896). — Przervoski : *Ueber lokale Eosinophilie beim Krebse nebst Bemerk. über die Bedeutung d. eosinoph. Zellen im Allgem.* (Central. f. allg. Path. 1896). — N. Tchistovitch : *Nouv. recherch. sur la leucocytolyse.* (Arch. de Podwyssotsky, t. II, 1896). — Auché et Carrière : *Toxicité urinaire dans la lymphadénie leucémique et l'adénopathie tuberculeuse.* (Soc. de Biol., 1896). — B. Drobny : *Examen du sang dans les maladies aiguës et chron.*, (Ibid.). — E. Botkine : *Influence des albumoses et de la peptone sur certaines fonctions de l'organisme* (Th., 1893). *Leucocytolyse.* (Virch. Arch., Bd. CXLV, 1895) ; *Zur morphol. d. Blutes u. d. Lymphi.* (Virch. Arch., 1896, Bd. CXLVI). — J. Weiss : *Hämatol. Untersuch.* Wien, 1896 (exposé de tous les travaux de l'auteur). — Stienon : Annales de la Soc. Royale de Bruxelles, 1896. (Leucoc. dans la f. typhoïde). — A. Losch : *Action de la tuberculine sur les globules blancs chez les animaux tuberculeux* (Th. de Saint-Pétersbourg, 1896). — Picou et Ramond : *Splénomégalie primitive.* (Arch. de Médec. expérim., 1896). — Jacob : *Ueber Einfluss artificial erzeugt. Leucocytose auf Infections Krankheiten.* (Zeitsch. f. klin. Med., 1896); *Ueber die Schützkraft d. Leucocyten* (Id., 1897). — Kühnau u. Weiss : *Harnsäureauscheid. b. Leucocytose* (Zeitsch. f. Klin. Med., 1897, Bd. XXXII). — Virès : *Diathèse lymphatique, lymphadénose* (Gaz. des hôpitaux, 1897, n° 139; revue sur les formes pseudoleucémiques). — Gumprecht : *Leucocytenzerfall im Blute bei Leucämie.* (Deutsche Arch. f. kl. Med., 1897, Bd. LVII). — H. von der Wey : *Zur Kenntniss der Leukämie.* (Ibid.). — H. Friedenthal : *Die Funktion der weissen Blutkörperchen.* (Biol. Centralb., 1897, n° 19). — R. Burian u. H. Schuz : *Verdaungs hyperleucocytose.* (Wien. Kl. Woch. 1897, n° 6). — A. Kochelev : *Influence de l'hypérémie et de l'anémie de la rate sur la morphologie des leucocytes* (Th. de Saint-Pétersbourg, 1897). — Hirschfeld : *Beiträge zur vergleich. Morphologie der Leucocyten.* (Virch. Arch., 1897, Bd. CXLIX). — Danlos : *Maladie de Dühring et éosinophilie.* (Ann. de Dermat., mars 1897). — Hayem : *Lymphadénie aleucémique avec lipomatose péri-ganglionnaire* (Soc. Médic. Hôp. 1897). — Vanverts : *De la splénectomie* (Th. Paris, 1897). — Duclion : *Contribution à l'étude de la lymphosarcomatose et de la tuberculose hypertrophique méconnue des ganglions* (Th. de Bordeaux, 1897). — H. Hamburger : *Einfluss des Respirat. Gaswechsel auf. d. Volumen d. Leucocyten.* (Zeitsch. f. Biol., Bd. XXXV, 1897). — V. Sokolov : *Influence de l'empoisonnement par la cocaïne sur la morphol. du sang* (Th. de Saint-Pétersbourg, 1897). — P. Svenson : *Assimilation des aliments dans la leucémie.* (Arch. de Podwyssotsky, 1897). — Besredka : *Nouvelles tendances de la doctrine de la leucocytose* (revue générale). Arch. de Podwys. 1897. — Nicolas et Courmont : *Etude sur la leucocytose dans l'intoxication et l'immunisation expérimentales par la toxine diphtérique.* (Arch. de méd. expérim., 1897). — Vincent : *Contribution à l'étude du processus leucocytaire dans la malaria.* (Ann. Institut Pasteur, 1897). — Hartmann et Vaquez : *Des modifications du sang après la splénectomie.* (Soc. de biol., 1897). — Dominici : *Hématies nucléées et infections expériment.* (Soc. biol., 1897). — Maurel : *Notes sur quelques caractères distinctifs des globules blancs de la leucocythémie splénique.* (Soc. de biol., 1897). — Delezenne : *Action leucolytique des agents anti-coagulants du groupe de la peptone.* (Arch. de phys., 1898). — Apert : *Lymphocythémie.* (Soc. anat., 1898). — Linossier : *Sur la peroxy-*

dase du pus. (Soc. de biol., 1898). — Jolly : *Sur la dégénérescence du noyau des cellules lymphatiques in vitro*. (Soc. de biol., 1898). — Jolly : *Recherche sur la valeur morphologique et la signification de différents types de globules blancs*. (Arch. de méd. expérim., 1898). — Jolly : *Sur les mouvements amiboïdes et sur le noyau des cellules éosinophiles*. (Soc de biol., 1898). — Jolly : *Sur la karyokinèse des cellules granuleuses dans la moelle osseuse des mammifères adultes*. (Soc. biol., 1898). — Leredde et Weil : *Etude histologique de trois cas de mycosis fongoïde terminés par la mort. Rapports du mycosis, de la lymphadénie et de la leucémie*. (Arch. de méd. expérim., 1898). — Meunier : *De la leucocytose dans la coqueluche*. (Soc. biol., 1898). — Besredka : *De la leucocytose dans la diphtérie*. (Ann. de Pasteur, 1898) ; *La sérothérapie et la phagocytose* (Phagocytose des produits solubles (arsenic). Concours médical, 1898, n° 12). — E.-S. Botkine : *Des formes de dissolution des leucocytes en clinique* (Saint-Pétersbourg, 1898). — Labbé et Jacobson : *Note sur un cas d'adénie*. (Rev. de Méd., 1898). — E. Ehrlich et A. Lazarus : *Normale u. pathol. Histologie des Blutes* (Wien, 1898). — Leredde : *La maladie de Dühring*. (Gaz. des Hôpit., 1898, n° 36). — N. Bogdanov : *Vorkom. u. Bedeut. d. eosinoph. Granulationen*. (Biol. Centralb. 1898, n° 1). — A. Chantemesse : *Le globule blanc*. (Presse méd., 1898). — Stiénon : *Leucocytose dans les maladies infect*. (An. de la Soc. roy. des sc. méd. de Bruxelles, 1898). A. Loewy u. P. Richter : *Zur Biol. d. Leucocytose*. (Virch. Arch., 1898, Bd. CLI). — Teichmüller : Centralbl. f. in. Med., 1898, 2 avril (éosinophilie dans l'expector. des tuber.). — Löwit : *Protozoen nachweis im Blut und in den Organen leukämischer Individuen*. (Centr. f. Bacteriol. 1898, n° 23). — W. Moraczewski : *Stoffwechselversuch bei Leukämie u. Pseudoleuk*. (Virch. Arch., 1898, Bd. CLI). — Pollmann : *Leukämie d. Neugebor*. (Münch. Med. Woch., 1898, n° 2). — M. Jolly : *Sur les mouvem. amiboïdes des globules blancs dans la leucémie* (Soc. de Biol., 1898) ; *Valeur morphol. des différ. types de glob. bl.* (Arch. de Méd. expér., 1898, n° 4). — W. Türck : *Klin. Unters. üb. Verhalt. d. Blut. bei acut. Infections Krank*. (Wien, 1898). — H. Hirschfeld : *Histogenese d. granulir. Knochenmarkzel*. (Virch. Arch., 1898, Bd. CLIII). — Bettmann : *Einfluss Arsenik auf d. Blut. von Kaninchen*. (Beitr. Ziegl., 1898, Bd. XXIII). — F. Müller : *Morphol. Veränder. d. Blutkör. bei d. vital. Gerinnung*. (Ib.). — Stenberg : *Ueb. eigenartige unter d. Bilde d. Pseudoleuc. verlaufenden Tuberc. d. lymphat. Apparat*. (Zeitsch. f. Heilk. 1898, Bd. XIX) ; — O. Begoun : *Examen du sang aux divers moments de la période puerpérale et opinion sur la chlorose*. (Arch. Podwys., 1898, t. VI). — Perez : *Ueber d. Verhalt. der Lymphdrüsenssystem den microorganismen gegenüber*. (Centralbl., f. Bact., 1898, n° 9). — Parmentier : *Traité de Médec. et de Thérapeut*. Baillière, 1899. — Piotrovski et Zaleski : *Zur Frage de Eosinophilie*. (Centralbl. f. in. medicin., 1899). — Lapinski et Svenson : *Influence des bains froids sur le nombre des globules blancs*. (Arch. de Podwyssotsky, 1899). — Gilbert : Traité de Médec. de Bouchard et Brissaud. Masson, 1899. — A. Chantemesse : *Fièvre typhoïde* (Traité de Médec., Masson, 1899). — A. Chantemesse et Rey : *Formule hémoleucocytaire de l'érysipèle* (Presse médic., 1899). — Denys (de Louvain) : *Leucémie et adénie*. (Congrès de Lille, 1899). — Sabrazès : *Leucémie et adénie*. (Congrès de Lille, 1899). — Bezançon et Labbé : *Essai sur l'anatomie-pathologique et la pathogénie du lymphadénome ganglionnaire*. (Congrès de Lille, 1899). — Julia de Roig : *Recherches expérimentales sur la lymphadénie*. (Congrès de Lille, 1899). — Potel : *Sur un cas de leucémie*. (Congrès de Lille, 1899). — Leredde et Lœper : *L'équilibre leucocytaire*. (Press. méd., 1899). — Gilbert et Weill : *Leucémie aiguë*. (Arch. de méd. expériment., 1899). — Hayem : *Sur un cas de pseudo-leucémie splénique*. (Presse méd., 1899). — Achalme : *Recherches sur la présence de ferments solubles dans le pus*. (Soc. biol., 1899). — Guinon et Jolly : *Un cas de leucémie aiguë*. (Rev. mensuelle des maladies de l'enfance, 1899). — Haushalter et Richon : *Leucémie aiguë chez les enfants*. (Arch. de méd. des enfants, 1899). — Lœper : *La leucocytose et l'équilibre leucocytaire dans la pneumonie franche*. (Arch. de médec. expérim., 1899). — Widal et Lesné : *Adénie et éosinophilie*. (Soc. méd. des hôpit., 1899). — Malassez : *Représentation numérique du nombre des globules blancs par rapport à celui des rouges*. (Soc. de biol., 1899). — Courmont, Tixier et Bonnet : *De la lymphadénie tuberculeuse ganglionnaire et viscérale*. (J. de physiol. et de path. gén., 1899). — Leredde : *Lésions sanguines dans les érythèmes*. (Soc. de biol., 1899). — Oulmont et Ramond : *Leucémie aiguë*. (Soc. de biol., 1899). — Malassez : *Numération des globules blancs de différents diamètres*. (Soc. de biol., 1899). — Rey : *Etude clinique et expérimentale de la leucocytose dans l'érysipèle*, (Th. Paris. 1899). — Jolly : *Sur les leucocytes granuleux du sang de l'homme et sur les valeurs de l'altération dite surcharge hémoglobique des globules blancs.* (Soc. de biol., 1899). — Piotrovski et Zaleski : *Zur Frage d. Eosinophilie* (Centr. f. in. Med., 1899). — Sabrazès : *Hématologie clinique, leucocytose, leucémie et adénie* (Congrès franç. de médec., Lille, 1899). — Hirtz et Labbé : *Un cas de lymphadénie à marche aiguë* (Soc. méd. des hôpit., 1900). — Hayem et Lyon : *A propos de trois cas de leucocythémie à globules blancs mononucléaires* (Soc. méd. des hôpit., 1900). — Bezançon et Weil : *Leucémie myélogène.* (Soc. méd. des hôpit., 1900). — Dominici : *Le processus histologique de la leucémie myélogène.* (Presse médic., 1900). — Jolly : *Les globules blancs du sang dans les états morbides.* (Congrès internat. médec., Paris 1900). — Dominici : *Considérations sur les leucémies.* (Soc. de biol., 1900). — Dominici : *Eosinophilie. Réaction de la moelle osseuse.* (Soc. biol., 1900), — Weil : *Etude de la leucocytose variolique.* (Soc. biol., 1900). — Courmont et Barbaroux : *Leucocytose polynucléaire dans la fièvre typhoïde.* (Soc. de biologie, 1900). — Vaquez et Ribierre : *Lymphocythémies leucémiques et aleucémiques.* (Soc. méd. des hôpitaux, 1900). — Achard et Lœper : *Un cas de ladrerie humaine avec éosinophilie* (Soc. méd. des hôpitaux, 1900). — Boinet : *De l'hyperleucocytose polynucléaire comme élément de diagnostic de l'abcès du foie.* (Soc. de biol., 1900). — Widal et Merklen : *Leucémie lymphocytique* (Soc. méd. des hôp., 1900). — Nobecourt et Merklen : *Les leucocytes dans la varicelle.* (Journ. de physiol. et de pathol. génér., 1901). — Triboulet et Decloux : *Leucémie myélogène.* (Soc. méd. des hôpit., 1901). — Courmont, Montagard et Téhu : *La leucocytose dans la rougeole.* (Soc. méd. des hôp., 1901). — Mossé et Sarda : *L'examen du sang et la formule leucocytaire dans le diagnostic des abcès du foie.* (Soc. de biol., 1901). — Courmont et Montagard : *La leucocytose de la vaccine chez l'homme et la génisse.* (J. de phys. et de path. génér., 1901). — Courmont et Lesieur : *La polynucléose dans la rage.* (Journal de physiol. et de pathol. génér., 1901). — Achard et Lœper : *Les globules blancs dans les intoxications et dans l'ictère.* (Soc. biol., 1901). — Barjon et Cade : *Formule hémo-leucocytaire dans un cas de typhus angio-hématique.* (Soc. de biol., 1901). — Karnitzki : *Le sang des enfants* (Saint-Pétersbourg, 1901). — Levaditi : *Un cas de leucémie myélogène. Considérations sur la Mastzellen-leucocytose et sur l'hétéro-chromasie des granulations leucocytaires* (J. de physiol. et de pathol. génér., 1901). — Boutragine : *Le sang pendant l'immunisation contre la diphtérie.* (Tomsk 1901). — Verigo : *La chimiotaxie négative des leucocytes.* (Arch. de méd. expérim., 1901). — Jolly : *Sur quelques points de l'étude des globules bancs dans la leucémie, à propos de la fixation du sang* (Arch. de méd. expérim., 1902). — Savtchenko : *Qualités des leucocytes mononucléaires et polynucléaires.* (Arch. de Podwyssotsky, 1902). — Harmascheff : *La moelle osseuse* (Saint-Pétersbourg, 1902).—Tichonoff : *Sur la leucocytose alimentaire* (Saint-Pétersbourg, 1902). — Plantenga : *La leucocytose de la rougeole* (Arch. de méd. des enfants, 1903). — Audibert : *L'Eosinophilie.* (Paris, 1903). — Labbé : *Valeur des leucocytes pour le pronostic des maladies.* (Médecine moderne, 1903).

CHAPITRE IV

GLOBULES ROUGES. — MODIFICATIONS PATHOLOGIQUES

Les modifications structurales et fonctionnelles des globules rouges sont moins nombreuses et moins apparentes que celles des leucocytes; elles ont, en revanche, un retentissement plus rapide et plus saillant sur l'organisme. Les altérations des hématies portent sur leur nombre, leur forme et leur richesse en hémoglobine. Souvent ces modifications coexistent, avec ou sans prédominance de l'une d'entre elles. Elles caractérisent essentiellement l'anémie chronique, dont la base est l'insuffisance fonctionnelle des hématies.

La chlorose et l'anémie pernicieuse, formes les plus typiques de l'anémie chronique, s'accompagnent d'altérations vitales des hématies. Certaines anomalies sanguines, en qualité et en quantité comparables à celles de la chlorose, peuvent s'observer dans d'autres variétés d'anémie chronique, d'essence plus bénigne, comme, par exemple, les anémies consécutives aux empoisonnements, aux hémorrhagies répétées, à l'inanition, etc.. Mais la ressemblance n'est que superficielle et les perturbations dont nous parlons n'ont en puissance, ni la même intensité, ni la même stabilité, ni la même résistance à la guérison que celles de la chlorose et de l'anémie pernicieuse. Avant de passer à l'étude de ces deux formes d'anémie chronique, jetons un coup d'œil sur les trois types principaux suivant lesquels se manifestent les altérations des globules rouges dans toutes les variétés d'anémie.

1° *Altérations quantitatives des hématies.* — Les limites entre lesquelles oscille, à l'état normal, le nombre des globules rouges, chez le même individu, sont très variables. Elles dépendent de la quantité de boissons ingérées et, d'une manière générale, de la teneur en liquide du plasma. Plus forte sera la perte de l'organisme en liquide, et plus considérable apparaîtra la quantité relative des hématies. C'est là une considération qui doit être présente à l'esprit, lorsqu'on fait la numération des hématies chez un sujet soumis à une sudation abondante, à un traitement par les bains chauds ou à un régime alimentaire sec. Les oscillations numériques des hématies selon les heures de la journée, l'âge, le sexe, etc., sont grandes, et les résultats de recherches pourtant très considérables faites sur ce point ne s'accordent pas entre eux. Les différences les plus saillantes proviennent du siège et du calibre du vaisseau où a été effectuée la prise de sang. Dans les capillaires et les ramuscules cutanés en général, le nombre des hématies est plus considérable que dans les vaisseaux profonds et de gros calibre. Ce fait, attribué à l'évaporation plus active dans les capillaires, a été noté pour la première fois par Malassez, en 1873, et confirmé depuis par un grand nombre d'auteurs. Des capillaires cutanés de même calibre, mais situés à une profondeur différente, se distinguent au point de vue de leur richesse globulaire. Ainsi, d'après Kosturine, un volume donné de sang, pris dans la peau de l'aisselle contient 2 800 000 hématies, tandis que le même volume, pris dans la peau de la face plantaire du petit orteil, en contient 1 037 600. La différence est d'autant plus marquée que le cœur est plus affaibli. Le nombre des globules rouges dépend aussi de l'état d'anémie ou d'hyperémie de la région soumise à l'examen, du jeu des vasomoteurs, etc. Les recherches d'Andreesen, de Cohnstein et Luzeg, de Kostine et Boudsinsky, etc., ont établi que toute modification du calibre des vaisseaux, due à une perturbation nerveuse, agit sur le nombre d'érythrocytes et, par conséquent, sur la teneur en hémoglobine. L'élévation de la pression artérielle s'accompagne d'augmentation du taux relatif d'hémoglobine et du nombre des cellules hémoglobinifères et *vice versa*. Sous l'influence du rétrécissement vasculaire et de l'élévation de la pression, le sang cède aux tissus une plus grande quantité de plasma, et par suite s'enrichit relativement en hématies. Par le fait d'une vaso-constriction généralisée, d'une augmentation du travail cardiaque, d'une contraction énergique des principaux groupes musculaires (tétanos, accès épileptiformes, hypertrophie du cœur, etc.), l'accroissement numérique des hématies se fait dans toute la canalisation sanguine, et il est la suite évidente de l'exagération des fonctions sécrétoires des reins. Comme le montre le travail d'Andreesen, les oscillations peuvent atteindre le chiffre de un million d'érythrocytes par millimètre cube.

Chez le nouveau-né, Hayem a observé des oscillations numériques de 4 500 000 à 6 900 000. Voici les résultats de Leprince : Lors de la naissance 5 000 000; un jour après 6 000 000 au moins ; après le deuxième jour diminution progressive jusqu'au retour au point de départ de 5 000 000. Chez l'enfant, Sörensen donne la moyenne de 4 950 000 et chez l'adolescent de 5 600 000. Chez les femmes et chez les vieillards le nombre est un peu moins considérable. Stierlin a constaté 5 752 000 chez l'homme, et 4 994 000 chez la femme. La discordance de résultats tient, pour une part, aux différences individuelles des sujets examinés, et, pour l'autre, à la variabilité des méthodes employées. Si tous les modes de numération présententdes causes d'erreur (2 à 3 p. 100) il faut reconnaître qu'avec l'emploi des appareils nouveaux, celui de Malassez, ou celui de Thoma-Zeiss, ces causes sont réduites au minimum et deviennent négligeables. Les résultats ainsi obtenus, à la condition de porter sur un très grand nombre de numérations, faites dans des conditions identiques, méritent la confiance. Renouvelée un grand nombre de fois chez dix hommes et dix femmes, cette numération a donné le chiffre moyen de 5 373 000 hématies par millimètre cube dans le sang d'un adulte bien portant (Stierlin).

Constantin, qui ne s'est pas servi de l'appareil de Thoma-Zeiss indique, comme moyenne d'une dizaine de numérations faites sur des sujets hommes et femmes, de 30 à 60 ans, le chiffre de 4 000 000 à 4 500 000 pour un adulte.

Le tableau suivant enregistre les résultats obtenus par divers auteurs :

Vierordt	a trouvé dans 1 millimètre cube de sang	5 174 000 à 5 055 000	hématies
Malassez	»	4 310 000	»
Hayem	»	5 500 000	»
Sörensen	»	5 340 000	»
Bouchut	»	4 192 000	»
Zäslein	»	5 100 000	»
Duperié	»	5 000 000	»
Laache	»	4 974 000	»
Andreesen	»	5 000 000 à 7 000 000	»
Reinecke	»	5 138 000 à 5 279 000	»
Stierlin	»	5 373 000	»
Constantin	»	4 000 000 à 4 500 000	»

Beaucoup de facteurs interviennent pour modifier les résultats d'une numération globulaire, pratiquée chez l'homme journellement en dehors de tout état pathologique ; les oscillations peuvent atteindre jusqu'à 600 et même 800 000 globules (Constantin).

Malassez a fait sur lui-même les deux observations suivantes qui montrent l'influence des repas.

1/2 h. avant repas.	— n° 1 :	5 000 000	— n° 2	5 260 000
1/2 h. après	»	5 000 000	»	4 900 000
2 h.	»	4 700 000	»	4 820 000
4 h.	»			5 010 000

Les modifications pathologiques du nombre des hématies peuvent se faire dans le sens de l'augmentation, ou dans le sens de la diminution ; mais cette dernière est de beaucoup la plus fréquente.

L'augmentation du nombre des hématies au delà des limites physiologiques est un fait rare. Elle s'observe à la suite de grandes pertes de liquide, amenant un épaississement considérable du sang (sudation profuse, diarrhée abondante, choléra, etc.). Le chiffre des hématies par millimètre peut alors s'élever à 7 500 000, 8 000 000, et plus, chez des personnes qui, à l'état normal, n'en avaient que 5 000 000. Même constatation en cas de stase sanguine (au cours des cardiopathies), lorsque le sang s'épaissit et perd une grande quantité d'eau transsudée dans les régions œdémateuses. L'augmentation passagère et de courte durée s'observe dans les premières heures et les premiers jours qui suivent la transfusion sanguine, jusqu'au moment où l'excès numérique des hématies a été détruit. Il en est de même dans les premiers jours de l'inanition. L'hyperglobulie est donc souvent le résultat de conditions pour ainsi dire mécaniques.

Nous ne ferons que signaler en passant les hyperglobulies d'origine médicamenteuse, consécutives à l'absorption du fer, de l'arsenic, à l'usage d'un traitement opothérapique (moelle osseuse, corps thyroïde, etc.) L'état dit pléthorique, caractérisé par le syndrome clinique : facies coloré, tendance congestive, molimen hémorrhagique, prédisposition à la goutte, n'est pas du tout accompagné d'une richesse exagérée du sang en hématies (Hayem).

L'air des hauts lieux est rare, la pression totale, la pression partielle de l'oxygène y sont faibles ; et cependant les animaux qui d'ordinaire vivent en plaine peuvent s'adapter au climat des régions élevées.

Comment se réalise cette adaptation ? Pour répondre à cette question, P. Bert, dans son livre sur « la Pression Barométrique », émettait l'hypothèse d'une variation du sang. Suivant lui, le mécanisme de l'acclimatation consistait en une augmentation, soit de la quantité d'hémoglobine, soit du nombre des globules rouges.

Ses propres expériences, faites avec Regnard, l'amenèrent d'abord à affirmer l'importance prépondérante du premier de ces deux facteurs. Des échantillons de sang de divers animaux lui ayant été envoyés de La Paz (Mexique), il crut reconnaître que la « capacité respiratoire » (ou pouvoir d'absorber l'oxygène) de ce sang était plus grande que celle du sang recueilli sur des animaux de même espèce, vivant en plaine. Les expériences postérieures et plus nombreuses de Jolyet, de Quinquaud, de Viault démontrèrent qu'il n'en est rien. Les recherches de Viault, faites, au Mexique, sur les animaux vivants, montrèrent que la quantité d'oxygène dissous dans le sang circulant est la même dans les régions élevées qu'en plaine. Mais ce dernier auteur fit une observation importante : il remarqua que le sang des mammifères vivant à 4 400 m. contient plus de globules rouges que le sang normal. C'est ainsi que le sang de l'homme contient en moyenne, 7 500 000 globules par millimètre cube. Ainsi fut introduite dans la science la notion de l' « hyperglobulie des altitudes ».

De retour en France, Viault transporta divers animaux au sommet du pic du Midi (moins de 3 000 m.). Le sang de l'homme et du chien parurent n'éprouver aucune variation. Par contre, dans celui du lapin, du cobaye, des gallinacés, on constata une augmentation du nombre des globules rouges, en même temps qu'apparaissaient de nombreux globules de petite dimension (globulins).

Ces travaux ont suscité un grand nombre de recherches que l'on peut grouper en trois ordres : 1° Tout d'abord, des recherches de laboratoire. Sellier (de Bordeaux) fit vivre des oiseaux et des cobayes dans des atmosphères artificielles. En examinant, comme l'avait fait Viault, leur sang, recueilli par piqûre de la peau, il trouva que l'hyperglobulie se produisait toujours lorsque la pression partielle de l'oxygène avait été abaissée dans l'air; — 2° Un grand nombre d'observateurs, Mercier, Egger, Miescher et ses élèves, Kœppe, Vomfeld, firent des expériences sur l'homme vivant dans les régions montagneuses. Leurs observations les amenèrent à conclure que — contrairement à ce que pensait Viault — l'hyperglobulie se produisait, quelque petite que fût l'ascension accomplie. Ils dressèrent des tables de mensuration, montrant que le nombre des globules du sang est rigoureusement proportionnel à l'altitude à laquelle se trouve placé le sujet. Mais, fait inattendu, cette hyperglobulie est essentiellement instable. Quelle qu'ait été la durée d'un séjour dans les montagnes, le jour même de la descente en plaine le nombre des globules descend à la normale du lieu ; — 3° Enfin Muntz, Jaquet, opérant sur des échantillons abondants du sang de divers animaux, montrèrent que la quantité d'hémoglobine contenue dans une quantité donnée de sang est plus forte aux altitudes qu'en plaine.

Toutes ces recherches ont été bientôt l'objet de critiques, justifiées d'ailleurs par nombre de faits discordants.

Tout d'abord, une critique générale s'adresse à toutes les recherches sur du sang, d'homme ou d'animaux, recueilli par piqûre des téguments : Les vaisseaux sanguins périphériques présentent d'incessantes variations de calibre. Or, on sait que les globules rouges sont inégalement répartis dans les vaisseaux suivant l'état de dilatation ou de constriction de ceux-ci. — Ce fait explique que le froid, comme l'ont démontré Chantemesse et Rey et, après eux, Dominici, Lapicque et Mayer, peut avoir une grande influence sur le nombre apparent des hématies. — D'autres causes encore, et fort nombreuses (digestion, asphyxie, etc.), mettent en jeu ces actions vasomotrices ; elles expliquent les écarts existant entre les nombres de globules trouvés par différents observateurs chez un même sujet, ou dans une même espèce, à une altitude donnée.

D'autre part, les observations faites en ballon par Jolly, Bonnier, Bensaude, montrèrent que l'hyperglobulie, quand elle se produit, n'est pas proportionnelle à l'altitude. Celles des savants hollandais qui ont voyagé sur les hauts plateaux de Java, n'ont pas confirmé les conclusions de Viault.

Ces faits ont amené un certain nombre d'observateurs à reprendre la question, en examinant le sang des artères centrales. Au cours d'ascensions en ballon, Calugaréanu et Henri, Lapicque, Lœvy et Tungt, expérimentant sur des chiens, ne purent déceler aucune augmentation du nombre des globules dans le sang carotidien. — Dans le laboratoire de Chantemesse, Ambard et Beaujard enfermèrent des chiens dans une caisse bien close, où ils abaissèrent pendant une ou deux heures la pression de l'air, tout en en assurant le renouvellement. Un dispositif ingénieux leur permettait de recueillir, dans la caisse même, après un certain temps de séjour, le sang de la carotide. Ni la numération des globules, ni l'examen à l'hématocrite, ne leur permirent de trouver de variation notable. — Enfin, Armand Delille et Mayer transportèrent en montagne un lot de six cobayes, sur lesquels ils firent deux séries d'expériences, les montant d'abord à 4 500 m. (sommet du Dom) en 24 heures, puis au sommet du Gornergrat (3 000 m.) en 1 heure 1/2. Ils examinèrent simultanément le sang recueilli par piqûre de la peau et par ponction du cœur; ces recherches les amenèrent à conclure que l'hyperglobulie périphérique n'est, ni constante, ni proportionnelle à l'altitude, et que, lorsqu'elle existe, on ne trouve pas de phénomène analogue dans le sang du cœur.

La connaissance de ces faits décidèrent certains auteurs, et notamment Vaquez, à distinguer dans l' « hyperglobulie » deux phénomènes distincts. L'un se produirait au cours des ascensions brusques et serait dû à des variations vasomotrices. L'autre serait le signe de l'acclimatation au climat des zones élevées, et serait, à la fois, plus durable et plus constant. Mais les recherches récentes semblent diminuer la valeur de cette nouvelle notion.

Abderhalden, reprenant, sur des animaux vivant à Saint-Moritz (1 800 m.) les expériences de Muntz et de Jaquet, a démontré que si, en effet, la quantité d'hémoglobine contenue dans une certaine quantité de sang est plus grande en montagne qu'en plaine, la quantité d'hémoglobine totale du sang ne change pas.

D'autre part, Armand Delille et Mayer placèrent une série de lapins dans de bonnes conditions de séjour à 2 000 m. Sans se contenter de pratiquer des numérations du sang recueilli, soit par piqûre de la peau, soit par ponction aspiratrice du cœur, ils examinèrent, au moyen des nouvelles techniques, des préparations de sang sec et des coupes des organes hématopoiétiques. Or, à aucun moment du séjour, ni dans le sang, ni dans la moelle, la rate ou les ganglions, ils ne purent déceler d'indice de néoformation du sang.

L'hyperglobulie par adaptation lente n'est donc rien moins que certaine, et l'on peut affirmer que le mécanisme de l'adaptation à la vie sur les hauts plateaux demeure encore très obscur.

On a aussi signalé, sans que des preuves décisives aient été fournies de leur existence, une hyperglobulie des climats maritimes et une hyperglobulie des pays chauds.

Récemment, une variété d'hyperglobulie avec cyanose a été étudiée par Krehl, Vaquez, Hayem, Marie, Rendu, Widal, Gilbert, etc.. Le nombre des globules rouges s'est montré, dans cet état pathologique, de 7 millions, 8 millions et même 9 millions. Il s'agissait tantôt de cyanose tardive, tantôt de cyanose congénitale avec malformation cardiaque. Cependant le malade de Vaquez avait le cœur normal, mais le foie et la rate très hypertrophiés. Rendu et Widal ont attiré l'attention des cliniciens sur le syndrome clinique caractérisé par la cyanose, l'hyperglobulie et l'hypermégalie splénique. La pathogénie de ce processus n'est pas encore élucidée. La cyanose est-elle due à l'hyperglobulie comme dans les états asphyxiques (Vaquez) ou, au contraire, cette hyperglobulie est-elle la conséquence de la cyanose, comme elle est la conséquence d'un séjour dans les lieux élevés ? (Hayem, Marie).

La diminution du nombre des hématies est chose fréquente; elle peut être considérable et le chiffre peut descendre à 3 000 000, 1 000 000, 500 000 et même, dans les cas très graves (anémie pernicieuse), jusqu'à 300 000 par millimètre cube, ce qui représente une réduction au huitième ou au onzième du nombre normal. L'anémie qui survient alors porte le nom d'olighémie oligocythémique ou simplement d'oligocythémie.

Ce processus est la conséquence, soit de l'amoindrissement de la masse sanguine, d'une anémie aiguë générale, provoquée par de fortes hémorrhagies, soit de la régénération insuffisante des hématies, leur destruction dans le sang conservant son degré ordinaire d'activité, ou même le dépassant.

Dans l'anémie aiguë par hémorrhagie abondante, la diminution du nombre d'hématies jusqu'à 3 millions, 2 millions et même au-dessous est un phénomène passager. La régénération des globules rouges s'exerçant régulièrement, n'exige, pour être totale, que quelques semaines ou quelques mois. Par contre, dans l'anémie chronique, provenant d'hémorrhagies répétées, d'une assimilation insuffisante d'aliments, ou encore de troubles fonctionnels des organes hématopoiétiques, l'oligocythémie atteint un degré beaucoup plus élevé (900 000 et même 400 000 hématies); elle devient persistante et amène peu à peu la mort. Lorsque l'organisme s'habitue lentement à une aglobulie relative, la vie peut se maintenir avec un chiffre de 400 000 hématies par millimètre cube et même avec un nombre inférieur; toutefois la survie n'est plus possible quand la diminution du chiffre des convoyeurs d'oxygène est brusque. Dans l'anémie rapidement mortelle, le mécanisme de la mort ne consiste pas dans la diminution même du nombre des hématies; il réside essentiellement dans la chute rapide de la pression sanguine (voir le chap. de l'anémie aiguë). Les recherches de Kandaratzky sur l'anémie aiguë ont établi qu'il faut 27 p. 100 de la totalité du sang pour maintenir les fonctions vitales et la régularité des échanges gazeux. Ce chiffre impliquerait la nécessité de la présence de 1 700 000 hématies par millimètre cube, puisque c'est aux hématies qu'appartient surtout la fonction de ces échanges. Et cependant les observations cliniques démontrent que, dans l'anémie progressive, comme à la suite d'hémorrhagies très abondantes, la vie peut continuer malgré l'abaissement du nombre des globules rouges au-dessous d'un million (par exemple 600 000 à 500 000).

A cette limite extrême, la cause immédiate de la mort n'est pas encore l'oligocythémie, mais bien l'olighémie, c'est-à-dire la réplétion insuffisante des vaisseaux sanguins par du liquide. Les expériences de transfusion intra-veineuse d'une solution dite physiologique de chlorure de sodium assez abondante pour remplacer par son volume la plus grande partie du sang, démontrent qu'avec une réplétion vasculaire convenable la vie persiste malgré le nombre extraordinairement faible des hématies. La grenouille dont le sang est remplacé totalement par de l'eau salée, en fournit le meilleur exemple. Chez l'homme et les animaux homœothermes, l'activité des fonctions vitales subit une énorme diminution, quand le chiffre des hématies devient inférieur à un million par millimètre cube. Les sujets anémiés restent immobiles, évitent tout effort musculaire, comme pour conserver l'instable équilibre de la vie. La mort est alors imminente et facile. L'abaissement du nombre des globules rouges jusqu'à 2 000 000 ou 1 500 000 s'accompagne d'une sensation de fatigue et de faiblesse extrême.

2° *Altérations qualitatives*. — A l'état normal, les dimensions des hématies varient de 7,7 μ à 8,9 μ. Lorsque leur nombre décroît, leurs formes s'altèrent souvent aussi. Au lieu du diamètre moyen normal de 7 à 8 μ, quelques-uns des érythrocytes n'ont plus que 6, 4 et même 2,9 μ. On les appelle alors globules nains ou microcytes (fig. 64, a). D'autres deviennent plus grands (de 9 à 13 μ de diamètre); ce sont alors des macrocytes (fig. 64, c).

Le nombre des microcytes dans le sang normal est très limité et n'attire pas l'attention quand on pratique un examen. Mais dans certaines conditions pathologiques, la quantité de ces éléments s'accroît beaucoup (microcythémie). Parfois, en dehors des changements dans les dimensions des hématies, on observe des modifications dans leur morphologie même ; elles deviennent piriformes, allongées, irrégulières, ce qui les a fait confondre bien des fois avec des parasites (fig. 64, d). Cet état du sang où les globules rouges revêtent un aspect des plus variés a été désigné par Quincke sous le nom de poikilocytose (ποικίλος, de forme variable, κύτος, cellule).

Quelques auteurs (Laache, Graber) affirment que les microcytes et les poikilocytes n'existent pas dans le sang normal, qu'ils résultent d'un artifice de préparations c'est-à-dire de la dessiccation ou du chauffage du sang examiné ou de l'action des réactifs employés. Cette explication est inadmissible, car les microcytes et les poikilocytes se trouvent toujours dans le sang frais non dilué au cours de certaines affections (chlorose, leucémie, anémie pernicieuse), tandis qu'ils font défaut dans le sang normal. Cependant ces deux variétés d'érythrocytes peuvent aussi résulter des modifications produites dans le sang par la dessiccation sur la lame de verre ou par la dilution dans des liquides mauvais fixateurs. Dépourvu de microcytes et de poikilocytes à l'état frais, le sang normal se charge de ces éléments au bout de six à huit jours lorsqu'on le conserve dans des tubes capillaires fermés à la lampe. De là découle l'obligation de se montrer circonspect dans l'appréciation des résultats que donne l'examen du sang et de n'admettre comme indubitables que les modifications constatées à l'aide de la platine chauffante dans le sang frais, ou encore celles que montre le sang instantanément fixé.

Les microcytes et les poikilocytes sont abondants dans toutes les formes graves d'anémie aiguë et chronique (Hayem), chlorose, leucémie, hémophilie et surtout anémie pernicieuse. Ils sont aussi fréquents à la suite de certains empoisonnements (chlorate de potasse, nitrite d'amyle, glycérine, vératrine, sublimé, hydrogène arsenié, etc.), dans certaines maladies infectieuses hyperthermiques, dans les brûlures étendues, etc..

Ces poikilocytes, à cause de la mobilité parfois très vive des formes qu'ils affectent, ont été pris très souvent pour des parasites. On ne les voit nulle part en plus grande abondance que dans le sang de malades au début d'une atteinte de typhus exanthématique. Ce sont eux que Klebs a décrits comme des parasites et colorés par une solution faible de bleu de méthylène, dans le sang des patients atteints d'influenza (ainsi que l'un de nous l'a établi. *Soc. méd. des hôp.*, 1890). Tous ces faits montrent que ces formes plus ou moins étranges représentent les divers stades de désagrégation des hématies dans le sang en circulation. Telle est l'opinion générale. Certains auteurs cependant envisagent une partie des microcytes comme des stades initiaux des hématies et considèrent l'abondance de ces éléments dans le sang des sujets anémiques comme l'expression de l'intensité du processus de régénération des globules rouges. L'accord n'existe qu'au sujet des poikilocytes, que tout le monde considère comme des hématies en voie de destruction. Quant aux microcytes, leur valeur n'est pas encore entièrement déterminée.

Les microcytes se voient dans la chlorose, dans la leucémie et surtout dans l'anémie pernicieuse. Dans l'ictère au contraire, toutes les hématies sont augmentées de volume.

Parmi les formes anormales, nous citerons encore les hématies munies d'un noyau, moyennes ou normoblastes, grandes ou mégaloblastes (fig. 65), que l'on trouve dans le sang, en cas d'empoisonnement par des substances hémolysantes, dans les anémies graves, surtout la leucémie et l'anémie pernicieuse, et enfin dans certaines maladies infectieuses qui mettent en jeu la réaction de la moelle osseuse. Les normoblastes ont le diamètre des hématies ordinaires et sont caractérisés par la présence d'un noyau avide de matières colorantes basiques (fig. 65) ; on les voit apparaître dans l'anémie provoquée par une hémorrhagie abondante, dans l'inanition, dans l'empoisonnement par des substances altérant les hématies et, en général, dans tous les cas où le processus de destruction des globules rouges suscite leur reproduction active dans le tissu myéloïde. Les mégaloblastes, dont le diamètre peut dépasser plusieurs fois celui des érythrocytes ordinaires, se distinguent encore par la faible colorabilité de leur noyau (fig. 65). On les observe dans le sang des malades atteints de leucémie myélogène et surtout d'anémie pernicieuse progressive.

L'apparition des mégaloblastes est l'indice d'une régénération monstrueuse des hématies dans la moelle ; peut-être révèle-t-elle la présence dans le sang d'une substance toxique. Dans certains cas d'intoxication grave par des toxines bactériennes, ou par des substances destructives des hématies, la moelle osseuse est gorgée de ces érythroblastes géants. Askanazy a publié une observation d'anémie pernicieuse d'origine helminthique dans laquelle les mégaloblastes, extrêmement abondants, disparurent du sang dès que les vers furent expulsés ; ils furent remplacés par des normoblastes et la régénération du sang devint normale. Il est probable que l'heureuse influence, sur certaines anémies graves, de l'arsenic, du fer et du mercure, doit être attribuée, pour une part, à l'action que ces médicaments exercent pour entraver la régénération anormale des hématies. La production des mégaloblastes fait place à celles des normoblastes.

Au moyen d'intoxications diverses, il est facile de provoquer la migration, dans le sang des animaux, d'hématies nucléées.

La vacuolisation des hématies est une anomalie spéciale ; elle se produit dans l'anémie pernicieuse et d'autres maladies graves du sang (scorbut, leucémie, etc.).

Verunjsky a attiré l'attention sur la vacuolisation ou la fénestration des érythrocytes. Il pense qu'elle est le résultat d'un défaut d'hémoglobine en certaines parties de l'hématie, fait qui se reproduirait fréquemment dans les globules rouges déformés et défigurés. Cette vacuolisation apparaît dans les anémies graves, et aussi dans certaines maladies infectieuses (malaria). Les observations de Nikolsky, qui a provoqué artificiellement la vacuolisation des hématies par l'injection sous-cutanée de sels ammoniacaux (chlorhydrate) laissent supposer que la vacuolisation pathologique se rattache à la modification de la composition chimique du plasma sanguin.

3° *Altérations hémoglobiniques.* — A l'état normal, la quantité d'hémoglobine contenue dans le sang est soumise à des oscillations considérables, suivant l'âge, le sexe, l'activité musculaire et cardiaque, l'excitation vaso-motrice. Toute cause qui accélère la transsudation du plasma hors des vaisseaux et provoque par suite l'épaississement du sang, amène l'augmentation, au moins apparente, du taux de l'hémoglobine. Chez le vieillard et la femme, le sang est moins riche en hémoglobine que chez l'homme et les jeunes gens; il l'est davantage au contraire chez les nouveau-nés. D'après Leichtenstern, le taux d'hémoglobine diminue rapidement dès le début de la vie extra-utérine, et, trois ou quatre mois après la naissance, il n'est déjà plus très supérieur au chiffre de l'adulte. Cette diminution est particulièrement sensible à l'âge de quatre ou cinq ans ; à partir de la sixième année, la quantité d'hémoglobine augmente de nouveau jusqu'à l'âge de quinze à seize ans. Le taux normal de l'hémoglobine chez l'homme sain étant représenté par 100, il est, chez la femme, égal à 93 ou 95. On peut noter des oscillations assez considérables de la quantité de matière colorante chez le même sujet d'un jour à l'autre. En moyenne elle est de 13 à 16 p. 100.

A l'état pathologique, les oscillations s'exercent le plus souvent dans le sens de la diminution. La raréfaction des hématies, de même que la diminution de la masse totale du sang, entraînent un abaissement du taux de l'hémoglobine qui peut tomber à 10, 8 et même à 4 p. 100 (chlorose, anémie pernicieuse, hémorrhagies abondantes). L'amoindrissement du pouvoir colorant du sang marche de pair avec l'abaissement du taux de l'hémoglobine ; il est facile de s'en convaincre par l'examen direct, à l'aide d'un des nombreux procédés de recherche colorimétrique. Le rapport entre la richesse du sang en hématies et sa surcharge hémoglobinique n'est ni constant, ni régulier. Le nombre des hématies peut rester normal, tandis que le sang s'appauvrit en hémoglobine ; c'est ce qu'on exprime en disant que la valeur globulaire est abaissée (Hayem, Sherlin, Tchirkow, etc).

La notation d'Hayem pour exprimer la valeur globulaire du sang est la suivante : sans chercher à évaluer le poids vrai de l'hémoglobine, cet auteur compare les différents sangs à examiner à un étalon coloré qui représente un sang dont on connaît la richesse en globules rouges. Son étalon est la teinte du sang, dilué à 1/100, d'un individu sain ayant 5 000 000 de globules rouges. Cette teinte, comme on le voit, n'exprime pas un poids vrai d'hémoglobine, mais seulement la couleur fournie par un nombre de 5 000 000 de globules rouges dans un millimètre cube de sang. Par ce procédé, un sang examiné fournit une teinte (dite richesse hémoglobinique) qui correspond à la teinte fournie par un sang qui renfermerait 5 000 000, 4 000 000, 3 000 000 de globules d'un adulte sain. Il est dès lors facile de calculer la valeur en hémoglobine G d'un globule rouge.

N exprime le nombre réel de globules que renferme le sang.

R la richesse de ce sang en hémoglobine chez un sujet sain $G = \frac{R}{N}$.

Or R = 5 000 000 (c'est-à-dire 5 000 000 de globules rouges de l'homme étalon).

Donc $G = \frac{R}{N} = 1$.

L'appauvrissement du sang en hémoglobine peut être désigné sous le nom d'oligochromhémie. Ordinairement la perte de un million d'hématies par millimètre cube correspond à une diminution du taux de l'hémoglobine d'environ 3 p. 100. Dans l'affaiblissement du pouvoir tinctorial, la diminution du taux de l'hémoglobine n'est pas également répartie entre tous les érythrocytes ; elle semble frapper de préférence les globules dont les dimensions sont diminuées (microcytes), ou bien les hématies qui présentent des signes de désagrégation (poikilocytes). Lorsque l'abaissement de la valeur globulaire est très considérable, tous les érythrocytes sans distinction apparaissent moins colorés. Il est facile de le reconnaître sur les préparations colorées par l'éosine qui possède une affinité élective si puissante pour l'hémoglobine. La coloration des globules rouges est d'autant moins intense que ces derniers sont plus pauvres en hémoglobine (inanition, chlorose, etc.).

Les réactions histochimiques des globules rouges tirent leurs principaux caractères précisément de leur affinité pour l'éosine. Lorsque les hématies ont subi une modification pathologique (anémies graves, rougeole, scarlatine, variole, fièvre typhoïde, typhus exanthématique, purpura, etc.), un certain nombre d'entre elles perdent leur propriété élective pour ce colorant acide et deviennent polychromatophiles. C'est sur cette particularité qu'est fondée la réaction de Brehmer pour diagnostiquer les globules rouges du sang des diabétiques.

Le réactif de Brehmer se prépare en mélangeant des solutions aqueuses saturées d'éosine et de bleu de méthylène. Il se fait une combinaison et un précipité qui est recueilli, lavé à l'eau et séché. On en fait une solution saturée dans l'alcool à 30°.

Des lamelles de sang, bien fixées par la chaleur sèche (à 110°), sont plongées pendant quelques minutes dans cette solution. Le sang normal se colore à la fois par l'éosine et le bleu (teinte violacée) ; le sang du diabétique prend exclusivement le bleu (teinte verdâtre, jaunâtre et parfois incolore). Les faits signalés par Brehmer ont été vérifiés par Marie et Le Goff, par Lépine et Lyonnet. La réaction serait l'indice d'une dégénérescence globulaire qui, d'après Lépine et Lyonnet, ne serait pas spéciale au diabète, mais commune à d'autres affections, en particulier à la leucémie.

On peut doser assez facilement la quantité d'hémoglobine contenue dans le sang à l'aide de méthodes chromométriques (appareils de Malassez, d'Hayem, d'Hénocque) ou encore à l'aide de la spectrocospie. Pour les recherches de la pratique médicale courante, l'hématoscope d'Hénocque constitue un instrument simple et facile à manier.

La diminution du taux d'hémoglobine s'observe dans diverses variétés d'olighémie, et aussi dans plusieurs maladies infectieuses et cachectisantes où sont réunies les conditions multiples d'inanition, d'auto-intoxication et d'anémie, etc., telles que tuberculose, fièvre typhoïde, fièvre intermittente, maladie d'Addison, cancer de l'estomac, syphilis, etc. (Malassez Leichtenstern, Bierfreund, Massioutine, Monti, Thirkov, Antz, Zelenev, Hénocque, Korovitzky, Turck, Drobny, etc.) ; enfin dans certaine formes d'obésité, notamment celles qui s'accompagnent d'anémie (Kirsch). Si l'on représente le taux normal de l'hémoglobine par le chiffre 100, on voit ce taux s'abaisser dans tous ces états morbides à 60, parfois à 35. Par contre, chez certains individus chargés d'embonpoint, ou recevant une nourriture albuminoïde très copieuse, surtout dans le cours d'un traitement arsenical, ce taux peut s'élever à 110 et même au-dessus. La saturation hémoglobinique des hématies s'observe parfois, lorsque le nombre des globules rouges diminue, tandis que le taux de l'hémoglobine s'élève jusqu'à 16 et 18 p. 100. Cet état que l'on peut désigner sous le nom de polychromhémie se rencontre au cours de certaines formes d'hystérie, chez les jeunes filles, et dans certains cas de goutte. Il est possible qu'une partie de l'hémoglobine se trouve alors à l'état d'hémoglobine réduite ou de méthémoglobine (Thirkov).

Dans le jeûne absolu, les hématies diminuent de diamètre et pâlissent; cependant leur richesse relative en hémoglobine et le pouvoir tinctorial du sang sont un peu augmentés (Raum, Luciani, Lioubomoudrov, Statkevitch, etc.) L'hémoglobine semble très stable et disparaît beaucoup moins vite que les autres parties constituantes du sang. La régénération est aussi plus lente, comme on peut le voir chez les animaux soumis à la suralimentation après inanition préalable.

Les modifications les plus importantes dans la teneur du sang en hémoglobine surviennent dans les cas où cette dernière, se séparant du corps de l'hématie, passe dans le plasma sanguin qu'elle colore, circule sous cette forme dans le sang (hémoglobinhémie) et s'élimine par les reins (hémoglobinurie) ou bien subit dans le sang diverses métamorphoses. Cette dissolution de l'hémoglobine s'observe dans plusieurs intoxications (arsenic, phosphore, alcaloïdes, acide pyrogallique, gaz toxiques, surtout l'oxyde de carbone, dérivés de l'aniline, nitrobenzol, venin de serpent, chlorate de potasse, toxines bactériennes, surtout celles de la fièvre jaune, chloroforme et autres poisons organiques du sang et en particulier la toluylendiamine); dans les pyréxies graves et dans certaines maladies infectieuses (variole hémorrhagique, malaria, etc). Quant à la fièvre bilieuse hématurique, elle semble bien être, malgré l'opinion de Koch (1897), une maladie infectieuse bien distincte et de la malaria et de l'intoxication par la quinine.

L'apparition de l'hémoglobinhémie et de l'hémoglobinurie prend quelquefois un caractère paroxystique. Les conditions qui président aux crises d'hémoglobinurie paroxystique (décrites pour la première fois en 1865 par Harley et Dickinson) ne sont pas encore bien établies. Ces crises éclatent souvent chez des individus frappés déjà d'une tare pathologique, et s'accompagnent d'une destruction active des hématies moins résistantes qu'à l'état normal. Cette fragilité globulaire est souvent liée à l'existence d'auto-intoxications intestinales passagères, lesquelles sont si fréquentes et si peu redoutables chez la plupart des individus. Le refroidissement de la surface du corps et les spasmes des vasomoteurs cutanés jouent un rôle important dans la pathogénie de cet état morbide.

La question de la sortie de l'hémoglobine hors du stroma globulaire nous conduit à l'étude de la perméabilité du globule rouge. Les recherches sur ce point ont abouti à la connaissance de faits très intéressants pour la physiologie pathologique. Le globule rouge ne peut plus être considéré comme un simple vecteur d'oxygène. Par les échanges constants qui s'opèrent entre le plasma et lui, il intervient activement pour modifier la composition des humeurs, leur prenant ou leur fournissant des éléments de constitution. Il apparaît comme le convoyeur, du poumon aux capillaires et des capillaires aux poumons, non pas seulement de l'oxygène et du carbone, mais encore des sels minéraux et de beaucoup d'autres substances plus complexes.

Malassez a été le premier à étudier les modifications des globules et leur degré variable de résistance en présence de liquides conservateurs de diverses qualités. Il a observé que, dans la chlorose, les anémies graves, le cancer, la destruction globulaire était plus rapide que chez les individus sains; qu'elle était au contraire plus lente chez les saturnins, et il a signalé que le liquide le meilleur pour la conservation globulaire était une solution de chlorure de sodium dans l'eau distillée, au titre de 9,5 p. 1 000.

Hamburger a repris cette étude en se basant sur la sortie visible de l'hémoglobine hors des globules, et la teneur des solutions salines qui permettaient ou empêchaient cette hématolyse. Il a reconnu qu'on pouvait appliquer aux globules rouges les lois que de Vriès avait énoncées, en ce qui touche les propriétés plasmolysantes des solutions salines à l'égard des cellules végétales. Hamburger a constaté que la teneur minima d'une solution de chlorure de sodium capable d'empêcher la sortie de l'hémoglobine était de 0,59 p. 100 pour des globules sains. Dans une solution moins concentrée, les hématies laissent échapper leur matière colorante. On a traduit ce fait en disant que la résistance globulaire à l'état normal correspondait à une solution de chlorure de sodium à 0,59 p. 100 et que, suivant le titre plus ou moins fort de la solution saline nécessaire pour empêcher la sortie de l'hémoglobine, la résistance globulaire était diminuée ou augmentée.

Il faut remarquer tout d'abord que la résistance globulaire, prise en général, ne peut se mesurer entièrement par la sortie ou la non-sortie de l'hémoglobine, et qu'il y a d'autres éléments pour juger cette résistance, en particulier la déformation globulaire. Quand il faut augmenter la concentration d'une solution saline dans laquelle sont immergés des globules rouges, pour empêcher la sortie de l'hémoglobine, on doit dire, non pas que le globule a une résistance diminuée, mais simplement qu'il est plus perméable; et inversement, lorsque l'hématie plongée dans une solution saline plus faible que la solution isotonique minima (plus faible que 0,59 p. 100), garde encore son hémoglobine, il faut en conclure, non pas qu'elle est plus résistante, mais qu'elle est moins perméable. C'est ce qu'on observe régulièrement dans le cours de la fièvre typhoïde (Chantemesse).

Hamburger a constaté qu'une solution saline suffisante à empêcher l'hématolyse des globules oxygénés avait besoin d'être plus concentrée pour retenir l'hémoglobine dans les globules saturés d'acide carbonique. Il a fait à ce sujet une observation physiologique importante. Etudiant l'influence de la pression de l'acide carbonique sur la perméabilité des globules rouges, il a vu que, dans un volume de sang défibriné, traité par un courant d'acide carbonique, les hématies, sans modifier leur pouvoir hydrophile (tension osmotique) laissaient plus facilement passer leur matière colorante, qu'elles fournissaient au sérum de l'albumine, de l'acide phosphorique et de l'alcali et qu'elles lui prenaient du chlorure. Si, après l'action de l'acide carbonique, on traite le sang défibriné par un gaz différent (azote, hydrogène, oxygène) le sérum reprend sa composition primitive et les hématies retrouvent leur pouvoir de maintenir la matière colorante comme les globules primitifs. De ces constatations, Hamburger a tiré des déductions intéressantes. L'acide carbonique, produit des combustions intra-organiques, est absorbé par le plasma sanguin, les lymphatiques et aussi les globules rouges qui le charrient jusqu'au poumon. Au cours du trajet, les hématies, renduesplus perméables par la présence de l'acide carbonique peuvent absorber des substances, résidus de la vie cellulaire qui ont pénétré dans le plasma. Avec les globules rouges ces substances parviendront au poumon, où elles subiront l'action de l'oxygène. Ayant acquis dans ce conflit un autre équivalent osmotique, elles pourront retourner dans le plasma. Par conséquent l'exhalation d'acide carbonique produit un changement de la perméabilité globulaire et, par suite, facilite l'échange entre les matières constituantes du globule et celles du plasma.

L'action des acides minéraux et des bases est aussi très puissante sur la perméabilité des globules rouges et s'exerce dans des sens opposés. Les acides sulfurique et chlorhydrique, sans modifier la tension osmotique des corpuscules sanguins, les rendent plus perméables à l'hémoglobine, tandis que la potasse joue un rôle inverse et protège les globules rouges contre l'influence des acides biliaires et d'autres substances hémolysantes. Les résultats constatés pour le sang défibriné sont applicables au sang total.

L'un de nous (Chantemesse), avec Guerbet, a vérifié le bien-fondé de l'affirmation de Hamburger au sujet des échanges entre les substances du plasma et celles du globule sous l'influence de l'acide carbonique et de l'oxygène fixés sur l'hématie. L'expérience a consisté à doser successivement les matières albuminoïdes, les phosphates et les chlorures d'un sérum normal, après son séjour au contact de globules normaux oxygénés et de globules normaux saturés d'acide carbonique. La même expérience a été renouvelée avec du sérum de malade atteint d'une fièvre typhoïde grave, que l'on mit au contact de globules rouges de typhiques saturés de O ou de CO^2 et de globules rouges normaux véhiculant de l'oxygène ou du gaz carbonique. Les globules rouges de typhique se sont comportés comme les globules rouges normaux. avec une intensité d'action moins grande ; dans tous les cas où les globules étaient saturés d'acide carbonique, ils ont pris au sérum une certaine quantité de chlorures et lui ont livré en échange une petite dose de phosphates et une quantité de matières albuminoïdes égale au moins à 10 p. 100 de leur poids total.

G. Hodin a étudié, *in vitro,* l'action sur les globules rouges de diverses substances en dissolution dans l'eau ou dans le sérum ; il a vu que, suivant leur nature, elles pénétraient plus ou moins dans les hématies en modifiant leur volume ou en le laissant intact. L'urée, quel que soit son degré de concentration dans un liquide, trouve toujours l'hématie perméable et se comporte vis-à-vis d'elle comme de l'eau distillée ; c'est une substance hématolysante active.

Les altérations des globules rouges ont naturellement pour conséquence l'abaissement de la teneur en oxygène du sang et aussi la diminution des échanges gazeux dans l'économie. L'aspect extérieur des malades ainsi frappés témoigne nettement de la corrélation qui existe entre l'état général de la santé et l'abaissement du pouvoir tinctorial du sang. En même temps que la pâleur des téguments, survient l'affaiblissement de toutes les fonctions, une impotence musculaire excessive et, en général, tout l'ensemble de phénomènes qui caractérisent l'anémie chronique. Celle-ci s'accompagne, à un degré plus ou moins marqué, de modifications que peuvent présenter les hématies : la diminution de leur quantité, les modifications de leur forme, l'insuffisance de leur teneur en hémoglobine. Ces déviations du type normal sont particulièrement prononcées dans les anémies tenaces et malignes, notamment dans la chlorose et l'anémie pernicieuse. Par comparaison avec cette dernière maladie et avec la leucémie, toutes les autres variétés d'anémie chronique sont bénignes, car elles ne relèvent pas de perturbations incurables de l'hématopoièse.

Chronique, l'anémie reconnaît pour cause toute condition capable de provoquer, d'une manière continue, la mort des hématies et d'entraver la régénération suffisante et normale du tissu sanguin. De ce nombre sont : les hémorrhagies répétées, d'origine traumatique ou pathologique, les empoisonnements par les substances hémolytiques, les maladies cachectisantes qui s'accompagnent d'une déperdition albuminoïde considérable (suppurations prolongées, albuminurie, tuberculose, etc.), les maladies toxi-infectieuses, les différentes formes d'inanition et d'anoxhémie, par conséquent toutes les maladies des voies digestives et respiratoires. Enfin, parmi ces causes, une place doit être réservée aux émotions morales, qui peuvent, dans certains cas, produire des troubles de l'hématopoièse et se traduire par une anémie chronique. Dans les formes bénignes de l'anémie, dès que la cause provocatrice est supprimée, la régénération du sang redevient normale et les divers symptômes disparaissent peu à peu. Au contraire, lorsqu'une cause extrinsèque d'anémie vient se greffer sur une anomalie congénitale du tissu sanguin, la marche vers la guérison est entravée et rendue difficile. L'anomalie peut consister dans une simple disproportion entre le développement du système vasculo-hématopoiétique et celui de la masse générale du corps, par suite d'un arrêt de croissance des organes de l'hématopoièse ; elle peut résider dans une défaillance originelle de la faculté que possèdent les globules de créer par synthèse l'hémoglobine ; ou encore, elle peut prendre sa source dans l'instabilité congénitale des hématies ou de leur matière colorante, de telle sorte que la durée de la vie de chaque hématie, prise séparément, est abrégée. Ces conditions une fois réalisées, des causes occasionnelles insignifiantes peuvent provoquer des troubles graves et parfois irréparables, dans la vie du tissu sanguin, et donner naissance aux symptômes d'une anémie maligne.

Aussi peut-on répartir les diverses formes de cette altération anatomique en deux grands groupes : 1° anémies symptomatiques ou secondaires ; 2° anémie idiopathique ou essentielle, primitive. L'anémie pernicieuse progressive est le type extrême de cette anémie idiopathique. Enfin l'anémie désignée généralement sous forme de chlorose, peut être considérée comme une forme intermédiaire entre l'anémie pernicieuse et les anémies secondaires relativement bénignes.

La *chlorose* (χλωρός, pâle, verdâtre) est une des formes rebelles de l'anémie chronique. Elle apparaît surtout chez les sujets jeunes, et à l'époque de la puberté chez la femme (*morbus virginum*, *cachexia virginum*, *obstructio virginum* des anciens auteurs). La ténacité des symptômes chlorotiques peut être, dans un certain nombre de cas, rattachée à l'étroitesse congénitale ou à l'hypoplasie artérielle, marquée surtout dans l'aorte (*aortis chlorotica*) et à un arrêt de développement du cœur; mais le plus souvent la chlorose est indépendante d'une modification des vaisseaux.

Le mot « pâles couleurs » d'Ambroise Paré n'était qu'une traduction imparfaite de χλωρα χρωματα (vertes couleurs) d'Hippocrate. En proposant le terme de chlorose, au début du XVIIe siècle, J. Varandal s'est rapproché de la tradition hellénique.

Le premier examen du sang dans la chlorose a été fait, en 1821, par Prévost et Dumas, qui constatèrent la diminution du fer dans le sang. Cette découverte fut confirmée par Denys, puis par Fodisch (1832); c'est Lecanu qui signala le premier, en 1837, la diminution du nombre des érythrocytes.

La théorie qui rattache la chlorose à une aplasie congénitale du système vasculaire sanguin est loin d'être applicable à tous les cas, d'autant mieux qu'on a décrit des hypoplasies vasculaires congénitales sans phénomènes chlorotiques (Kulenkamff, Kustner, etc.), et des chloroses sans la moindre hypoplasie vasculaire. Quelques auteurs (Hösslin) nient même toute espèce de rapport entre la chlorose et le rétrécissement congénital de l'aorte et du système artériel. C'est là une exagération évidente; il est certain cependant que, dans la majorité des cas, la chlorose est une maladie acquise, ayant comme point de départ une hygiène défectueuse (insuffisance alimentaire, excès de travail, sédentarité), un défaut de l'assimilation du fer alimentaire, ou enfin une déperdition excessive de ce métal par l'organisme. Les influences génitales, surtout à l'époque de la puberté chez la femme, retentissent sur le développement de cette forme d'anémie. La chlorose est rare chez l'homme, même à l'époque de l'adolescence, et si elle apparaît, elle n'est jamais aussi marquée chez les garçons que chez les jeunes filles. Une part étiologique importante doit être faite aux pertes menstruelles pendant la période d'accroissement actif, pertes dont la compensation est rendue difficile par la faiblesse congénitale des organes hématopoiétiques ou par l'imperfection du processus de régénération des érythrocytes. Le substratum anatomique de la chlorose, l'hypoplasie génitale ou cardio-vasculaire, signalée déjà par Meckel et Rokitansky, a surtout été mise en lumière par Virchow. Depuis lors, de nombreux travaux ont été consacrés à l'étude de cette question (Benecke, Lancereaux, Lewinsky, Tissier, Bollinger, P. Botkine, Tusckzek, Nikiforoff, etc.). Pourquoi la chlorose, reposant sur une lésion anatomique congénitale, ne se manifeste-t-elle qu'à la puberté ? C'est que la malformation ne constitue qu'une prédisposition ; les phénomènes d'anémie sont retardés jusqu'à l'époque de la puberté, parce qu'il survient alors des modifications profondes dans les échanges organiques, modifications qui réclament un surcroît d'activité du système sanguin et des organes de l'hématopoièse. L'adaptation de l'économie à l'insuffisance artérielle, assez parfaite jusque-là, est tout à coup rompue ; le taux de l'hémoglobine n'est plus en rapport avec les dépenses croissantes, et la chlorose éclate. L'hypoplasie de l'appareil génital et surtout des ovaires chez les jeunes filles, coïncide habituellement avec l'apparition tardive des règles ou même leur suppression prolongée ; c'est la chlorose aménorrhéique des auteurs français. Il est cependant des cas de chlorose avec hypertrophie des ovaires qui se traduiraient, dit-on, par des métrorrhagies abondantes (chlorose ménorrhagique).

L'hérédité pèse assez lourdement sur l'étiologie de la chlorose, surtout l'hérédité indirecte (scrofule et tuberculose des parents et des collatéraux, rachitisme, rhumatisme et goutte, maladies du système nerveux). « Les enfants issus de souche tuberculeuse traduisent la décadence de leur race, entre autres façons, soit par l'aptitude à la tuberculisation, soit par l'*hypoplasie hématique* qui constitue le substratum anatomique de la chlorose. » (Gilbert.)

La prédisposition à la chlorose peut donc être congénitale ou acquise (maladie, débilitation antérieure quelconque).

L'influence du système nerveux dans l'éclosion d'une crise a été admise par Sydenham, Morton, Trousseau et Pidoux, Botkine. Elle peut se manifester avec une rapidité incroyable. Sous l'influence d'un choc moral, les symptômes les plus intenses de la chlorose peuvent apparaître en l'espace de quelques jours. Indépendamment des secousses violentes et subites, l'état nerveux provoqué par le surmenage, les chagrins, etc., constitue une cause de prédisposition importante. On ne peut méconnaître que, dans tous les cas, l'organisme ne soit préparé de longue date et d'une manière latente à la maladie. « Au tournant de la puberté, au moment de la mise en demeure pour l'organisme, en prévision de la génération, d'un surcroît de vie plastique et d'une extension des activités fonctionnelles, l'insuffisance originelle surgit de toutes parts : comme une faillite, comme une banqueroute, la chlorose apparaît. » (Hanot).

Malgré le grand nombre de travaux parus sur la chlorose, la notion de cette forme d'anémie doit rester toute symptomatique (symptômes d'anémie et pâleur verdâtre des téguments survenant à un âge donné et de préférence chez la femme), en l'absence de spécificité des lésions anatomiques et d'unité de la pathogénie. Il existe des chloroses qui n'ont pour lien qu'un symptôme commun, la pauvreté du sang en hémoglobine. Le taux de cette substance est réduit à la moitié ou aux deux tiers de son chiffre normal. Le sang devient d'un rose pâle ; les téguments prennent une pâleur verdâtre (*morbus viridis*). Chose remarquable, le nombre des globules rouges, parfois diminué, reste d'ordinaire voisin de la normale (Malassez). Très rares sont dans le sang les formes d'hématies nucléées. La dimension des cellules hémoglobinifères se modifie, les macrocytes et les microcytes deviennent plus abondants. La coloration des globules rouges pâlit et la lésion dominante de la chlorose est la diminution de la valeur globulaire, c'est-à-dire l'affaiblissement de la teneur en hémoglobine. Cette lésion provient-elle de l'insuffisance d'assimilation du fer alimentaire ou de toute autre cause ? On connaît encore trop mal les actes qui président à la synthèse de l'hémoglobine dans l'économie pour fournir une réponse à cette question. Il est permis de supposer que les troubles de l'assimilation du fer amenant une sorte d'inanition ferrugineuse, jouent un rôle dans la pathogénie de la chlorose. L'absorption de préparations martiales, un régime alimentaire convenable et la suppression des conditions hygiéniques défectueuses permettent, dans bon nombre de cas, d'obtenir la guérison. Seules, sont rebelles les formes qui ont un double substratum, une anomalie constitutionnelle héréditaire et un vice de formation de l'hémoglobine.

Lorsque la chlorose guérit sous l'influence du traitement, l'accroissement de l'hémoglobine ne se fait que très lentement ; peu à peu la valeur globulaire s'élève, mais elle n'atteint la normale que longtemps après que le nombre des globules rouges est lui-même arrivé au chiffre physiologique.

Les théories pathogéniques au sujet de la chlorose sont nombreuses. De tout temps, depuis Hippocrate, on a fait jouer un rôle aux troubles de la menstruation, en accommodant aux idées régnantes l'explication qu'on en fournissait (A. Paré, Pinel, Beau, Moutard-Martin, Charrin). L'altération du sang serait consécutive à un défaut d'écoulement des menstrues, soit sous une influence nerveuse utérine (Trousseau et Pidoux), soit à la suite d'une hypoplasie générale (Rokitansky). Etienne et Demange, Kohane, etc., ont attribué la chlorose à un trouble fonctionnel de l'ovaire, glande préposée à une double sécrétion : l'externe (ovule) et l'interne qui serait une manière de produit nécessaire à l'organisme et analogue à la spermine. Comment expliquer, avec cette théorie, la chlorose des garçons, la chlorose ménorrhagique, l'absence de la chlorose chez les femmes castrées et la guérison de la maladie parfois obtenue par l'ablation des ovaires (Gilbert) ?

Tenant compte de l'hypertrophie du corps thyroïde que présentent certaines chlorotiques, quelques auteurs ont émis l'hypothèse que la chlorose serait une forme de l'intoxication thyroïdienne (Jeulan, Capitan).

L'hypothèse de l'origine gastro-intestinale a rencontré plus de faveur. Hoffmann avait invoqué l'état d'adynamie du tube digestif; Beau, Mongour, Rosenbach ont accusé la dyspepsie ; Bouchard la dilatation d'estomac, Duclos et Clarck la constipation. Ainsi fut mis en évidence le rôle considérable que jouent, dans l'étiologie de la chlorose, les auto-intoxications intestinales (constipation habituelle, dyspepsie et infections intestinales chroniques) évoluant sous forme de diarrhées et d'entérites, en particulier chez les enfants (Nothnagel, Miller, V. Tchernov, Gilbert, etc.). Il serait excessif de rattacher toutes les chloroses à une auto-intoxication intestinale, car certaines chlorotiques, jeunes filles et enfants, n'ont jamais souffert de constipation ou n'ont présenté que des troubles intestinaux très minimes. Il ne suffit pas non plus de mettre fin à la constipation et de guérir la dyspepsie pour supprimer la chlorose. Les recherches de Noorden, Retter et Morner entre autres, ont démontré que les acides sulfo-conjugués des urines qui servent d'indicateur des processus de putréfaction intestinale, ne sont pas augmentés de quantité dans la chlorose. Les recherches de Hayem sur le chimisme stomacal de ses patientes lui permirent de constater, à peu près sans exception, l'existence de troubles plus ou moins profonds de ce chimisme.

La théorie infectieuse de la chlorose (Clément) repose sur la fréquence de l'hypertrophie de la rate, de la fièvre, et des complications inflammatoires (phlegmatia), que présentent certaines patientes et surtout sur la présence de germes (streptocoques et staphylocoques) fréquents dans le sang avant le traitement ferrugineux (10 cas positifs de Lemoine). Cette théorie donnerait l'explication des épidémies de chlorose observées dans certains pensionnats de jeunes filles.

La théorie nerveuse a vu le jour avec Sydenham qui classait la chlorose parmi les hystéries. Trousseau, Botkine, et plus récemment Grawitz en ont fait une névrose générale retentissant sur la fonction vaso-motrice et sur la circulation hémolymphatique. Meynert, Remond et Baudon ont également invoqué l'influence nerveuse et toxique, mise en jeu par la ptose des viscères abdominaux (estomac et intestin), ptose qui a été si remarquablement étudiée par Glénard.

Luton (de Reims), ayant constaté la présence de sang dans les gardes-robes de chlorotiques, émit l'idée que cette maladie pourrait bien n'être qu'une anémie provoquée par des hémorrhagies légères et répétées à la surface interne de la muqueuse gastrique ulcérée. Cette idée a été reprise par Hösslin (1890). L'analyse des matières fécales de chlorotiques lui a démontré que ces malades perdaient par les fèces beaucoup plus de fer que les sujets sains. Dans 25 cas, sur 67 examinés, c'est-à-dire dans 37, 3 p. 100, Hösslin a constaté la présence d'hémorrhagies gastro-intestinales. La pathogénie de la chlorose se ramènerait ainsi à une déperdition ferrugineuse. Pour généraliser cette hypothèse, il faudrait faire abstraction d'un grand nombre de chloroses où l'on n'a pu constater la moindre hémorrhagie intestinale. Toutefois, une déperdition ferrugineuse peut bien être réalisée sans l'intervention d'hémorrhagies du tube digestif. Dans les métamorphoses nutritives du fer organique, la plus grande partie de ce métal est éliminée par le canal intestinal (bile, mucus intestinal, etc.).

En dehors des hémorrhagies, l'appauvrissement en fer du sang peut, dans la chlorose, avoir deux facteurs ; d'une part, l'insuffisance d'assimilation du métal dans l'économie, d'autre part son élimination exagérée. Envisagée à ce point de vue, la chlorose se ramènerait à une formation défectueuse de l'hémoglobine, à son instabilité, à sa destruction rapide, à son élimination par l'intestin. Ces anomalies dans les mutations de l'hémoglobine cadreraient assez bien avec la théorie des auto-intoxications gastro-intestinales.

A la théorie hématique se rattache l'hypothèse de Groeber qui attribue la chlorose à une augmentation de l'alcalinité du sang, et à une diminution consécutive de l'hémoglobine. D'après cet auteur, l'efficacité des préparations ferrugineuses dépendrait exclusivement de la diminution de l'alcalinité du sang qu'elles provoquent. Cette théorie est peu séduisante, car il n'est pas démontré que l'accroissement de l'alcalinité du sang doive nécessairement entraver la production de l'hémoglobine ; d'ailleurs, dans certains cas de chlorose, l'alcalinité du sang a été trouvée affaiblie (Jacksch). Il faut remarquer toutefois que le sérum des chlorotiques possède un véritable pouvoir globulicide, et qu'il exerce une action altérante et destructive sur les hématies normales et pathologiques (Maragliano et Castellino). *C'est là un argument singulièrement puissant pour établir que, dans la chlorose, il ne s'agit pas purement et simplement d'une hypoplasie hématique.*

En résumé, dans l'état actuel de nos connaissances, la chlorose ne peut être ramenée à une cause univoque. Les facteurs étiologiques mul-

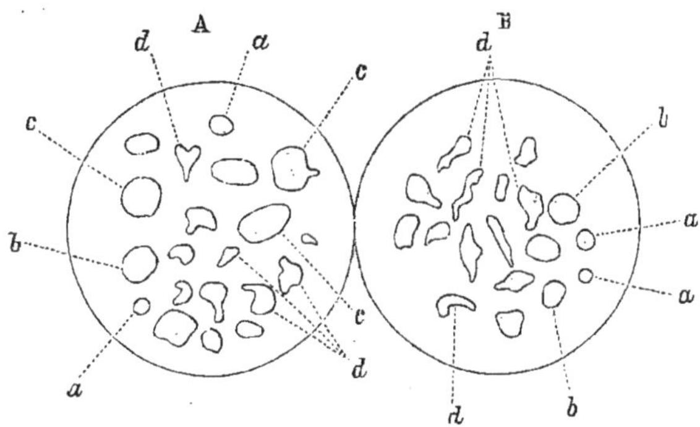

Fig. 64. — Sang examiné à l'état frais ; — en A, hématies observées dans l'anémie pernicieuse ; — en B, hématies observées dans la chlorose. — (*a*) microcytes de volume divers ; (*b*) globules rouges de volume normal ; (*c*) macrocytes ; (*d*) poikilocytes. — Grossissement 550. (D'après Gram.)

tiples se résument en ceci : insuffisance de formation ou destruction exagérée de l'hémoglobine. Le mode pathogénique suivant lequel s'exerce leur action est encore inconnu. Syndrome constitué essentiellement par la diminution de la richesse hémoglobique, la chlorose se présente sous deux formes : l'une bénigne, curable, et l'autre maligne, très grave. La première comprend tous les cas qui résultent d'intoxications d'origine gastro-intestinale ; la seconde, proche voisine de l'anémie pernicieuse progressive, est apparemment liée à un arrêt de développement des organes hématopoiétiques. La période de puberté et ses troubles (hémorrhagies menstruelles, activité particulière du développement du corps, accroissement de tous les échanges de l'organisme) ne sont que des causes occasionnelles qui rendent manifeste l'insuffisance hématopoiétique déjà existante, qu'elle soit congénitale ou acquise.

La diminution du taux de l'hémoglobine se traduit par une série de symptômes frappant tous les systèmes de l'économie. Les processus d'oxydation se ralentissent, les sécrétions glandulaires diminuent, la réceptivité aux infections s'accroît, des troubles dyspeptiques se montrent, en particulier la constipation; l'asthénie nerveuse s'accompagne d'excitabilité (faiblesse irritable), les malades se plaignent de dyspnée, de palpitations. L'auscultation révèle des altérations de tonalité des bruits du cœur, dont quelques-uns sont remplacés par des souffles particuliers (souffles anémiques), etc.. Dans les cas graves, la coagubilité du sang s'élève et il se forme des thrombus dans les veines des membres inférieurs avec production d'œdème douloureux (*phlegmatia alba dolens*).

L'*anémie pernicieuse* est caractérisée par un appauvrissement sanguin de l'économie, qui progresse jusqu'à la mort. Son nom signale déjà sa gravité. L'oligocythémie y atteint un degré extrême. Le chiffre d'hématies peut tomber à un million, à un demi-million et même à 360 000 par millimètre cube. La quantité absolue de l'hémoglobine est diminuée et le taux relatif est aussi inférieur à la normale, moins cependant qu'on ne pourrait le croire d'après le chiffre des globules rouges. Le pouvoir tinctorial de chaque hématie (valeur globulaire) n'est pas affaibli, mais plutôt exagéré, à la manière d'un phénomène compensateur. A côté d'un grand nombre de globules dont le diamètre pèche par défaut ou par excès, on trouve des poikilocytes et surtout un certain nombre de mégaloblastes ou grosses hématies nucléées. Le nombre des leucocytes n'est généralement pas augmenté, souvent même il est diminué. Dans certains cas, on note des altérations particulièrement profondes dans la moelle osseuse, qui est rouge, même dans les os longs.

Sans offrir d'altération étroitement spécifique, le sang se fait remarquer par les caractères suivants : présence de mégaloblastes, oligocythémie extrême, inconnue dans toute autre forme d'anémie, rareté des plaquettes, tendance particulière à la destruction et à la vacuolisation des hématies, et enfin, fait important pour le diagnostic, le caillot ne se rétracte pas. L'hémoglobine paraît subir quelque modification morphologique, car elle devient très facilement cristallisable (Coppmann), contrairement à ce que l'on observe d'habitude chez l'homme. La nutrition des parois vasculaires, surtout des capillaires, est sérieusement compromise, ainsi que l'attestent les hémorrhagies punctiformes des muqueuses, des séreuses, de la rétine et les ecchymoses sous-cutanées, fréquentes aux membres inférieurs. Les troubles cardiaques et circulatoires sont ceux de la chlorose (palpitations, souffles, etc.). Malgré la pâleur extrême des téguments et des muqueuses, l'amaigrissement est très peu marqué ; souvent même persiste un certain embonpoint. A côté des signes d'anémie extrême, le symptôme le plus saillant est l'asthénie, la paresse des membres inférieurs avec contracture légère et exagération des réflexes (peut-être par hémorrhagies dans la moelle épinière). Le foie, les reins et le myocarde présentent une dégénérescence graisseuse très avancée. L'urine contient souvent de la peptone, témoignage d'un dédoublement anormal des albumines dans les diverses parties du corps.

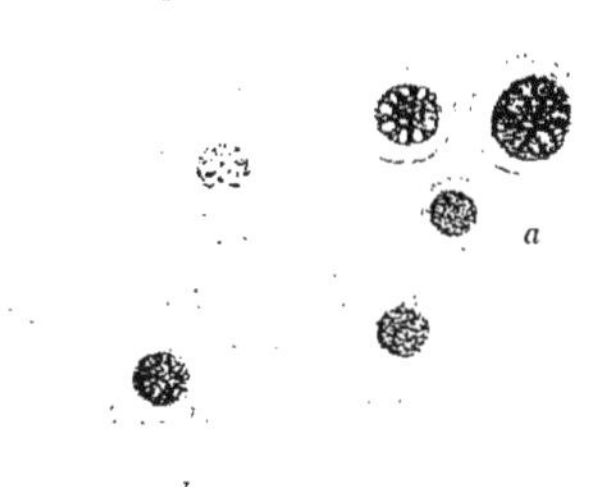

Fig. 65. — Globules rouges à noyau dans un cas d'anémie pernicieuse progressive. — (a) Normoblastes ; (b) mégaloblastes. — Grossissement 1 000.

A Dresde (1868) et à Zurich (1872), Biermer a décrit cette forme spéciale d'anémie sous le nom d'anémie essentielle ou d'anémie pernicieuse progressive. Il est juste de dire que cette maladie, avec son caractère d'anémie maligne et son pronostic fatal avait été signalée déjà en France et en Angleterre. L'anémie pernicieuse progressive de Biermer n'est autre chose que l'anémie « essentielle » d'Andral, la « diathèse séreuse des nouvelles accouchées » de Stoltz, l' « anémie grave » de Trousseau, l'anémie « idiopathique » d'Addisson.

Depuis Biermer, la question a été mise à l'étude par de nombreux auteurs parmi lesquels nous citerons Zenker, Wagner, Ponfick, Güsserow, Immermann, Quincke, Eichhorst, Perruncito, Runeberg, Preyter, Holst, Schapiro, Botkine, Stitzkoumer, Mme Podwyssotzkaia, Kissel, Lichtheim, Leichtenstern, Viltchour, Minich, Schaumann, H. Muller, Birch-Hischfeld, Ehrlich, Engel, Van der Stricht à l'étranger ; Hayem, Lépine, Ferrand, Quinquaud, Bernheim et Henrot, Lenoble et Parmentier en France. Ces divers travaux ont montré qu'on ne pouvait ranger dans un seul groupe tous les cas d'anémie à évolution pernicieuse. Il faut réserver ce nom aux formes très graves d'anémie, dans lesquelles il y a destruction active des hématies. Au point de vue pathogénique, l'anémie pernicieuse *essentielle* est une maladie primitive des organes hématopoiétiques et du sang. Elle ne se rattache de près ou de loin, ni à un état d'inanition, ni à une hémorrhagie antérieure ; et cette indépendance, cette *essentialité*, pour employer l'expression commune, la sépare nettement des *anémies progressives secondaires* dont la cause concrète est une intoxication continue, ou une déperdition incessante de sang ou d'albumine. Une de ces formes d'anémie progressive *secondaire* a pour origine la perte de sang qu'occasionne la présence dans l'intestin d'un parasite, l'ankylostome duodénal (petit ver plat de 9 à 18 millimètres de long pour la femelle, de 6 à 10 pour le mâle). Ces parasites s'implantent en très grand nombre dans la muqueuse duodénale, sucent le sang des capillaires et provoquent l'éclosion d'une maladie, dite « chlorose d'Égypte » ou « anémie des mineurs » qui sévit parfois épidémiquement chez les ouvriers occupés aux mines, au percement des tunnels, au pétrissage de l'argile dans les briqueteries. A ce groupe se rattachent aussi les formes graves d'anémie allant jusqu'à la perniciosité, décrites chez les sujets porteurs d'helminthes : bothriocéphale, ténia, etc. (Griesinger, Runeberg, Schapiro, Viltchour, Schauman, Tallquist, etc.), et celles qui se développent parfois chez les tuberculeux, surtout dans la tuberculose de la rate et du foie, et à la suite de grossesses répétées, où d'affections graves du foie dépouillant cette glande de sa faculté de neutraliser les toxines et les poisons.

Dans tous les cas, il y a un rapport de cause à effet entre l'anémie et la présence des parasites, entre l'anémie et l'épuisement provoqué par l'intoxication. Dans l'helminthiase, deux ordres de causes entrent en jeu : d'une part, l'épuisement de l'organisme qui perd journellement des sucs nutritifs, c'est-à-dire du sang, qu'absorbent les helminthes, et d'autre part, et surtout, l'action toxique exercée sur le sang p ar des substances de nature inconnue, sécrétées par les vers. Les expériences récentes de Schaumann et de Tallquist, qui ont nourri des chiens avec des fragments de bothriocéphales et qui leur ont fait des injections sous-cutanées d'extraits de ce parasite, ont nettement démontré l'action toxique des bothriocéphales sur le sang. Dès la première dose administrée, on a noté un abaissement du nombre des érythrocytes, de un à un demi-million. L'élimination du parasite par l'intestin amène aussitôt l'arrêt du processus morbide et la guérison.

La présence dans l'intestin du ténia, dit ver solitaire, provoque parfois, surtout chez les enfants, les accidents que l'on attribuait autrefois à des phénomènes nerveux réflexes, mais que l'on sait aujourd'hui devoir être rapportés à une influence toxique. Dans le laboratoire de l'un de nous, Ramond a montré que le produit de la macération aqueuse du ténia jouissait d'un pouvoir bactéricide énergique et était, par ce fait, presque imputrescible.

Zinn et Jacoby ont constaté que l'ankylostome duodénal, malgré sa pullulation dans le canal intestinal des nègres, ne provoque chez eux aucun phénomène d'anémie. D'autre part Lussanao, Arslan, Wilms, etc. ont trouvé dans les urines des porteurs d'ankylostomes des produits toxiques qui ont une action destructive sur les hématies. Ces faits plaident en faveur du rôle toxique que joue l'ankylostome pour produire l'anémie. Il est très probable que, dans les pays où l'ankylostomasie est fréquente, l'organisme acquiert une immunité contre la toxine sécrétée par cet helminthe, car si l'action de ce ver se réduisait à la saignée des capillaires intestinaux, quelle immunisation deviendrait possible?

Si l'on excepte les cas d'helminthiase ou d'auto-intoxications, il reste un nombre (petit il est vrai) de cas d'anémie pernicieuse progressive, idiopathique et essentielle, dans lesquels tout antécédent, toute cause appréciable font défaut.

L'enrichissement ferrugineux du foie dans l'anémie pernicieuse, inconnu dans toute autre forme d'anémie (fait signalé pour la première fois par Quincke et confirmé depuis par beaucoup d'autres auteurs), est l'indice certain de la destruction rapide des hématies dans le cours de l'anémie pernicieuse essentielle.

Les expériences de Silbermann plaident en faveur du rôle étiologique de l'intoxication. Il a pu provoquer le syndrome anémie pernicieuse, en pratiquant chez l'animal des injections intra-vasculaires répétées de petites doses de solution d'hémoglobine, de fibrin-ferment, de glycérine, d'acide pyrogallique, etc., c'est-à-dire de substances qui détruisent les hématies et provoquent l'hémoglobinhémie. Des résultats analogues ont été obtenus par Bottistini et Rovere (1897), qui ont injecté dans le sang des animaux en expérience diverses substances hémolytiques et et surtout la pyridine. L'un de nous, sur les préparations de sang (faites par Borodouline) d'animaux soumis à l'intoxication chronique par l'acide pyrogallique, la pyridine, etc., a pu constater une diminution bien marquée du nombre des hématies et la présence d'un grand nombre d'hématies nucléées et de poikilocytes. D'une façon générale, ce sang ressemblait à celui des malades atteints d'anémie pernicieuse progressive. Les recherches de Lichtheim, Minnich aboutirent aux mêmes conclusions. Ces auteurs ont en effet trouvé dans la moelle épinière et surtout dans les cordons postérieurs, des lésions d'infiltration aqueuse du tissu nerveux et des phénomènes dégénératifs (tuméfaction du cylindre-axe, etc.) analogues à ceux que Babès et Kalindero ont décrits dans la maladie d'Addison. J. Lloyd a observé, dans un cas d'anémie pernicieuse, la prolifération de la névroglie et la destruction des fibres nerveuses isolées dans les cordons postérieurs, surtout dans les régions dorsale et lombaire du faisceau pyramidal. L'auteur attribue ces lésions atrophiques des fibres nerveuses avec prolifération consécutive de la névroglie à l'action d'un poison inconnu qui, dans l'anémie pernicieuse, s'accumulerait dans le sang.

Les hypothèses émises sur la nature infectieuse de cette forme morbide (Frankenhauser, Pétrone, Klebs, etc.), n'ont pas encore trouvé confirmation.

Le diagnostic de l'anémie pernicieuse *essentielle* se porte grâce à l'observation de faits cliniques et de constatations hématologiques. Les faits cliniques sont : l'absence de tout antécédent pouvant expliquer l'apparition de l'anémie et l'intensité des accidents nerveux. Ces symptômes ne sont décisifs qu'à la condition de s'accompagner du syndrome hématologique suivant : 1° diminution progressive du nombre des globules rouges; 2° opposition entre ce nombre et la valeur globulaire des hématies; 3° prédominance des globules rouges géants et disparition progressive des hématies normales; 4° hypoleucocytose; 5° diminution du nombre des hématoblastes d'Hayem; 6° absence de rétraction du caillot sanguin.

La conclusion qui découle de l'analyse d'une telle lésion du sang est que le tissu producteur des globules rouges normaux et des globules blancs, c'est-à-dire le tissu myéloïde, est devenue inapte à remplir ses fonctions suivant le mode habituel. Ce tissu n'est cependant devenu ni atrophique ni inerte, mais son élaboration est perturbée. Au lieu de la multiplication des normoblastes, on constate dans la moelle osseuse une régénération des mégaloblastes et des métrocytes qui donnent naissance à des hématies de grande taille comparables à celles du fœtus et de l'embryon. De plus, les éléments du tissu myéloïde eux-mêmes sont atteints de lésions dégénératives, et, dans la moelle osseuse, Engel a observé des cellules à pigment phagocytant les globules rouges.

La rate laisse reconnaître de son côté une renaissance des éléments hémoglobinifères où prédominent les mégaloblastes et les métrocytes. La structure du tissu myéloïde resté en activité ou réveillé de sa torpeur, porte lui aussi la marque de la déchéance anatomique et fonctionnelle qui l'a frappé.

APPENDICE

RÉGÉNÉRATION DU SANG

Les rapports anatomiques si intimes qui unissent le système circulatoire aux organes hématopoiétiques expliquent la prééminence réservée au sang parmi tous les tissus capables de se reconstituer. A l'état physiologique, la régénération est constante et compense les pertes, rançon de l'activité et de l'usure vitales. L'équilibre entre les recettes et les dépenses une fois établi, l'usure du tissu sanguin n'est pas très grande ; elle frappe les albumines du plasma plutôt que les hématies. La régénération totale est cependant, même à l'état physiologique, plus marquée sur le sang que sur tout autre tissu. Bien que les globules rouges constituent les éléments du sang les plus résistants, ils finissent pourtant par s'user et font place à de nouveaux érythrocytes. On peut estimer, quoique sans grande précision, à deux ou trois semaines la durée moyenne de la vie d'un globule rouge. Toujours est-il, que durant toute la vie, il se produit dans le sang une destruction incessante et une perpétuelle formation de globules.

A l'état pathologique, lors de pertes sanguines dépassant de beaucoup le déchet quotidien de la vie, la régénération du sang et l'activité de l'hématopoièse s'exercent avec plus d'intensité, sans dévier toutefois du type de régénération physiologique ; la modification est purement quantitative. Nous avons vu, dans le chapitre des hémorrhagies et de l'anémie aiguë, que le sang pouvait compenser une perte égale à la moitié de sa masse totale.

Expérimentalement, on recourt aux saignées et en général aux pertes sanguines artificielles, pour étudier le mode de la réparation sanguine. Dans les déperditions minimes, la restitution est parfaite ; dans les maladies graves du sang, la régénération peut être insuffisante, irrégulière, vicieuse, anormale ; l'exemple le plus frappant est fourni par les éléments du liquide sanguin dans l'anémie pernicieuse.

La faculté régénératrice ne s'exerce pas avec un égal degré de puissance sur toutes les parties constituantes du sang. Eu égard à la rapidité de son action et à son efficacité, le plasma se trouve le mieux partagé ; puis viennent les leucocytes, et enfin les hématies. La régénération du plasma est remarquablement rapide. Au cours d'une hémorrhagie, le sang devient de plus en plus pauvre en globules, ou pour mieux dire plus riche en plasma. Après les pertes de sang abondantes, la reconstitution de la masse liquide se fait tout d'abord exclusivement au point de vue de la quantité et ce n'est que lentement que reparaissent et la qualité et la composition normales. La conséquence nécessaire des hémorrhagies abondantes est l'oligocythémie et l'hydrémie. De toutes les portions constituantes du plasma sanguin, c'est l'eau, naturellement, qui reparaît la première ; les sels et les matières albuminoïdes se montrent plus tard. Cette régénération du plasma a sa source : 1° dans la rapidité plus grande du courant de lymphe dirigé vers le système veineux ; 2° dans la résorption plus active de l'eau de boisson ; 3° dans la filtration osmotique du plasma des tissus vers la circulation sanguine à travers les parois capillaires.

Pour le rétablissement du volume du plasma, l'intervention du courant lymphatique qui, du canal thoracique, se jette dans le système veineux n'est pas absolument nécessaire. Le volume du sang se rétablit fort bien après la saignée, lorsque le canal thoracique a été lié préalablement et la seule conséquence de cette ligature est une diminution passagère de la quantité des albumines du sérum, de 8 à 6 p. 100 (Ouspensky). C'est aux dépens du canal intestinal et des sucs intertissulaires que se fait la reconstitution rapide du volume primitif du plasma. Les expériences avec la solution physiologique de sel marin, injectée sous la peau ou introduite en quantité considérable dans l'estomac, démontrent que plus le canal gastro-intestinal et les fentes interstitielles des tissus contiennent de liquide, plus faibles sont les dangers d'une hémorrhagie abondante et plus rapide le retour, à son volume normal, de la masse plasmatique du sang. La reconstitution de la composition chimique, surtout en ce qui concerne les matières albuminoïdes, exige l'assimilation intestinale d'une quantité suffisante d'albumines, d'où la nécessité d'un laps de temps assez considérable et de l'intégrité des voies digestives.

La régénération leucocytaire est fort active à la suite de déperditions, uniques ou répétées, de sang. Après les hémorrhagies aiguës, le nombre relatif des leucocytes est accru passagèrement, parce que, d'une part, la reproduction des globules rouges est plus lente et que, d'autre part, au cours de l'hémorrhagie, les globules blancs subissent une manière de rétention dans la canalisation sanguine. Cette hyperleucocytose post-hémorrhagique est toute relative, car, en réalité, le nombre absolu des globules blancs est diminué pendant quelques jours après la saignée. Le retour lent et graduel au chiffre normal se fait grâce à l'arrivée de nouveaux leucocytes sortis des organes hématopoiétiques, sous le coup d'un processus de néoformation dans les ganglions, la rate, la moelle osseuse et les autres foyers d'hématopoièse. Ainsi doit être interprété le fait qu'après chaque hémorrhagie abondante (3 à 5 p. 100 du poids du corps) la quantité relative des leucocytes augmente, tandis que celle de l'hémoglobine et des hématies diminue (A. Kogan).

La formation des nouveaux leucocytes se fait par karyokinèse, plus rarement par division directe aux dépens de certains éléments lymphoïdes (leucoblastes).

Cette multiplication se produit aussi, quoique moins prononcée, dans les conditions normales ; elle est la source de l'apport continu au sang de nouveaux globules blancs, en remplacement de ceux qui se détruisent. Dans tout ganglion lymphatique, dans la rate, la moelle osseuse, les foyers lymphoïdes et la muqueuse gastro-intestinale, la présence d'un certain nombre de figures karyokinétiques est la manifestation anatomique de ce processus. Dans les ganglions lymphatiques, la multiplication des leucoblastes a pour centre les follicules périphériques que Flemming a désignés pour cette raison sous le nom de « centres germinatifs (Keimcentren) » ou de « nodules secondaires » (fig. 66). La division indirecte des cellules, toujours active à l'état normal, provoque une accumulation d'éléments dans ces nodules centraux et la disparition presque complète en ces points du réticulum conjonctif, tandis qu'au contraire, à la périphérie du follicule, le réticulum s'épaissit. La partie centrale reste claire, et, sur les préparations convenables, les figures karyokinétiques se dessinent, grâce à leur vive coloration, avec une netteté remarquable (fig. 66, 67). Dans la rate, les corpuscules de Malpighi jouent le rôle de centres germinatifs (fig. 67). Les faits signalés par Flemming ont été contrôlés par nous et par Bezançon et Labbé.

Après une hémorrhagie et, d'une manière générale, dans tous les cas pathologiques suivis de régénération du sang, la multiplication des éléments et la formation de nouveaux leucocytes se fait avec une activité encore plus grande dans les centres que nous venons de signaler. Dans l'anémie provoquée artificiellement, le processus de régénération des globules blancs (et aussi des globules rouges) est tellement intense que la moelle osseuse jaune se transforme en moelle rouge et que de nombreuses figures karyokinétiques y font leur apparition.

La multiplication des éléments lymphoïdes ne se montre pas seulement dans les ganglions lymphatiques et dans les autres foyers d'hématopoièse ; on l'a constatée aussi, quoique à un très faible degré, dans le sang en circulation, où l'on découvre des globules dont le noyau est en état de division indirecte. Il est facile de s'en convaincre dans tous les cas d'hyperleucocytose intense.

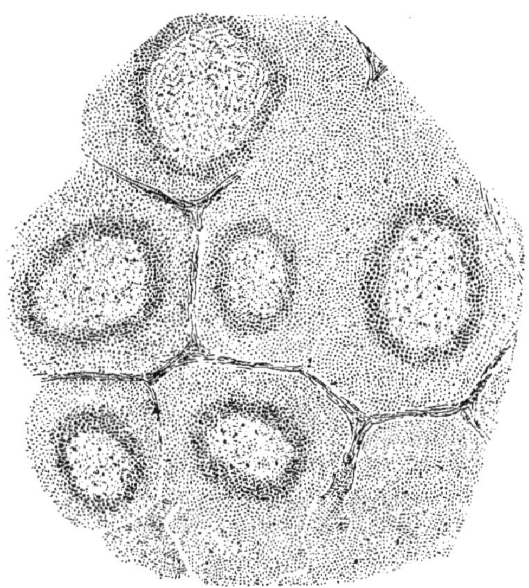

Fig. 66. — Coupe d'un ganglion mésentérique (lapin adulte). On y distingue les centres de bourgeonnement et les figures de Karyokinèse (points noirs). — Grossissement faible. — Fixation dans la liqueur de Flemming. — Coloration par la safranine.

En résumé, et sans revenir sur ce qui a été dit, on doit reconnaître aux multiples variétés des leucocytes sanguins des origines diverses. Les globules blancs dépourvus de granulations protoplasmiques prennent naissance dans le tissu adénoïde ou lymphoïde (ganglions, rate, muqueuse digestive) ; les globules blancs granuleux viennent, pour l'immense majorité, de la moelle osseuse. Dans la moelle ils apparaissent, à un stade très jeune, sous l'aspect d'une cellule de variable volume, cellule embryonnaire, considérée par quelques auteurs comme une cellule indifférente, pouvant aboutir à la formation, soit d'un globule blanc, soit d'un globule rouge. Plus tard, la cellule embryonnaire est devenue plus volumineuse ; son protoplasma témoigne d'une affinité basophile. C'est le myélocyte basophile homogène qui, évoluant, se chargera de granulations et enfin, contournant son noyau, deviendra un polynucléaire. La source des polynucléaires du sang est-elle toujours et uniquement le tissu myéloïde? Certains auteurs, Dominici entre autres, pensent qu'un petit nombre de mononucléaires sanguins, sortis du tissu lymphogène, peuvent se charger de granulations,

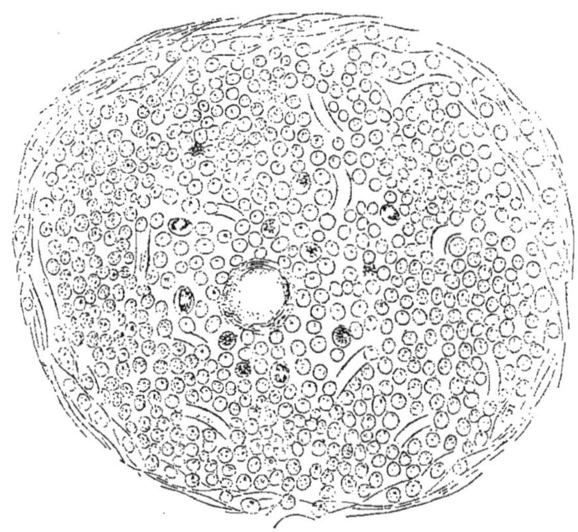

Fig. 67. — Coupe d'un corpuscule de Malpighi de la rate de lapin. On distingue une multiplication active des éléments lymphoïdes dans la partie centrale claire de la région dite centre de bourgeonnement. — Grossissement 250. — Fixation dans le liquide de Flemming. — Coloration par la safranine.

contourner leur noyau et devenir semblables aux polynucléaires d'origine médullaire. Enfin, certains globules blancs du sang ne sont les fils ni du tissu adénoïde proprement dit, ni du tissu myéloïde. Ils représentent de véritables cellules conjonctives qui se sont mobilisées dans le réticulum du tissu adénoïde, ont circulé dans le sang sous l'aspect leucocytaire, tout en gardant, de par leur origine, la possibilité de s'immobiliser à l'occasion et de donner naissance à du tissu conjonctif susceptible d'organisation (Dominici). Si cette théorie était admise, elle constituerait un lien, une manière de concession, entre l'opinion des auteurs qui dénient aux globules blancs la propriété de former du tissu conjonctif et celle des auteurs, comme Metchnikoff, qui leur reconnaissent ce pouvoir.

Régénération des globules rouges. — Les globules rouges ou érythrocytes (ἐρυθρος, rouge, κύτος, cellule), se forment avec plus de lenteur que les leucocytes, par suite de la complexité de leur organisation. Parfois, comme l'ont observé Timofeïevsky, Dominici, Bezançon, Hulot et Ramond, etc. (injections de toxines microbiennes), la néoformation des érythrocytes s'exerce avec une très grande rapidité, si l'on en juge par l'apparition dans le sang d'hématies nucléées, mais la reproduction totale en quantité et en qualité des globules rouges, après des hémorrhagies abondantes, dure deux ou trois mois et parfois davantage.

Les sources d'origine des globules rouges et surtout leur mode de formation ont été l'objet de nombreuses discussions. On s'accorde sur ce point que le globule rouge n'a pas une origine univoque chez le fœtus, l'adulte, l'individu sain et le malade, et que l'hématie, prenant naissance aux dépens d'éléments divers, ne peut être considérée comme un attribut spécifique d'une espèce cellulaire, à la façon de la substance striée qui est fille de la cellule musculaire, de la substance cartilagineuse qui est sécrétée par la cellule cartilagineuse, etc..

Passons en revue les différentes sources du globule rouge.

Les lieux principaux de formation de l'hématie, chez l'homme sain et adulte, sont la moelle rouge des os, ensuite la rate et les ganglions lymphatiques. Chez l'embryon, le globule rouge prend naissance également dans le foie, les capillaires sanguins de l'area vasculosa de l'intestin et en général dans toutes les anses capillaires où la pression est très faible. Dans tous ces organes et surtout dans la moelle osseuse (chez l'adulte), on trouve des hématies au stade embryonnaire (fig. 60), c'est-à-dire des globules nucléés à protoplasma chargé d'hémoglobine. Neumann (1869) avait donné à ces éléments nucléés générateurs d'hématies le nom d'hématoblastes. Il serait plus juste de les désigner sous l'appellation d'érythroblastes, par opposition aux leucoblastes médullaires, générateurs de leucocytes.

Dans l'anémie aiguë et, en général, dans les états pathologiques, la quantité des hématies nucléées augmente notablement dans la moelle osseuse, dans la rate, les ganglions lymphatiques et même dans le sang qui circule. Une partie de la moelle osseuse jaune se transforme en moelle rouge, les ganglions lymphatiques et la rate augmentent de volume et le nombre de figures de mitose s'accroît dans tous ces organes. Les expériences de Timofeïevsky, qui, par l'injection dans le sang d'un poison septique, provoquait chez le lapin et chez le chien une destruction active des hématies, ont montré qu'on peut trouver dans le sang en circulation des érythrocytes nucléés aux divers stades de division.

Après la moelle osseuse, la rate est l'organe le plus actif de la production des hématies. Son ablation amène l'augmentation du nombre des leucocytes dans le sang, (Kourlov, Gibson, Emelianov, Antokonenko, B. Gheorghievsky, Proscouriakov, etc.), la diminution du nombre des hématies et surtout l'appauvrissement de ces derniers en hémoglobine (Vinogradov, Laudenbach, etc.). Chez l'animal splénectomisé, la leucocytose (Kourlov) est, d'abord et durant toute la première année qui suit l'opération, d'origine lymphocytaire, tandis que, pendant la seconde année, on voit apparaître une très grande quantité d'éosinophiles (leucocytose éosinophilique). Les conséquences tardives de l'extirpation de la rate sont l'hypertrophie compensatrice de la moelle osseuse et des ganglions lymphatiques, l'augmentation du nombre des leucocytes, et même des globules rouges. Dans le mésentère et l'épiploon s'accumulent des amas d'éléments lymphoïdes, foyers hématopoiétiques en reviviscence ou de nouvelle formation, rappelant par leur structure les corpuscules de Malpighi et les éléments histologiques de la rate embryonnaire (Mosler, Tizzoni, Griffini, Kosturine, Laudenbach, etc.).

Le travail de vicariance des organes hématopoiétiques, après ablation de la rate, n'arrive pas toujours à un résultat parfait, comme le prouve le retard constaté dans la régénération de l'hémoglobine et des hématies chez les animaux splénectomisés (Laudenbach). D'après les recherches de Dominici, chez les lapins saignés, la néoformation des globules rouges et des leucocytes granuleux se produirait *essentiellement* dans la moelle osseuse et la rate, *accessoirement* dans les ganglions et les plaques de Peyer.

L'hyperleucocytose, chez les animaux qui ont subi cette mutilation, résulte peut-être de l'accumulation dans le sang de déchets de nutrition, doués d'un pouvoir chimiotaxique positif à l'égard des leucocytes, déchets qui devraient subir, à l'état normal, dans la rate une élaboration ultérieure. La lymphocytose post-splénectomique prend sa source dans l'hyperproduction de leucocytes au sein des ganglions hypertrophiés. La leucocytose éosinophilique plus tardive se rattache à l'hyperactivité fonctionnelle de la moelle osseuse qui entre en scène pour suppléer les ganglions lymphatiques revenus à leur fonctionnement normal (Kourlov).

C'est à propos du mode de formation des hématies que les opinions offrent le plus de divergence. Pour les uns, les érythrocytes et les leucocytes sortent de deux éléments générateurs, de deux cellules embryonnaires absolument distinctes, sans forme intermédiaire qui les unisse ; les érythrocytes proviennent des érythroblastes et les leucocytes des leucoblastes. Ces générateurs se distinguent par la structure de leur noyau et par leur mode de reproduction, les leucoblastes se multipliant par division directe, et les érythroblastes par karyokinèse. Telle est l'opinion de Löwit, de Denys, de E. Ziegler, de Van der Stricht, etc..

D'après une autre théorie, les deux variétés d'éléments morphologiques du sang, leucocytes et érythrocytes, dérivent d'une seule et même forme embryonnaire initiale, génératrice à la fois des érythroblastes et des leucoblastes. Ces cellules mères indifférentes se trouvent dans la moelle osseuse, la rate, et aussi dans tous les ganglions et amas lymphatiques; elles se multiplient par karyokinèse. Les cellules filles qui en dérivent suivent des voies d'évolution diverses ; les unes fabriquent de l'hémoglobine et se transforment en érythroblastes ou hématoblastes (c'est-à-dire en globules rouges nucléés) ; les autres continuent à garder leur masque d'indifférence et se multiplient dans le même état ; les autres enfin, constituant un troisième groupe, chargent leur protoplasma de matière basophile, puis granuleuse, deviennent des myélocytes mononucléaires, puis des polynucléaires lobés. Cette opinion a été émise, vers 1865, par Erb, Neumann, Osler, etc. ; parmi les auteurs récents, Gibson, H. Muller, Saxer, Dominici, en sont partisans. D'après Saxer, la cellule amœboïde primitive (primäre Wanderzelle) constitue cette forme génératrice commune des érythroblastes et des leucoblastes. Cette cellule apparaît de très bonne heure dans tous les organes de l'embryon ; elle donne naissance, en premier lieu, à des érythroblastes, et ensuite à des myélocytes et des leucocytes. Ces derniers ont pour foyer primitif de formation le thymus. Les érythroblastes continuent à se multiplier par mitose ou bien se transforment peu à peu en un élément parachevé quant à son développement, c'est-à-dire en globule rouge. La métamorphose s'exécute dans la moelle osseuse, la rate, le système circulatoire. Löwit a constaté que le sang le plus riche en hématies nucléées est celui des veines efférentes de la moelle osseuse ; le sang du cœur droit en est déjà moins fourni ; elles disparaissent enfin dans le cœur gauche. A l'état normal, le sang est assez pauvre en érythroblastes. Par contre, après les hémorrhagies et en général à la suite de la destruction (quelle qu'en soit la cause) des hématies, le nombre des globules nucléés augmente notablement dans la moelle osseuse, la rate et le sang. Alors apparaissent, non seulement les normoblastes, c'est-à-dire des érythroblastes de dimensions normales, mais encore les mégaloblastes, c'est-à-dire des hématies nucléées de dimensions colossales. Les hématies nucléées du sang pullulent dans la septicémie provoquée par l'injection intraveineuse de substances putrides. Ainsi Timofeïevsky a observé une fois, deux heures après l'injection, 11 357 hématies nucléées par millimètre cube de sang; 7,7 p. 100 de ces éléments étaient en voie de division karyokinétique.

La saignée ou la destruction intravasculaire des globules rouges (par injection d'un poison quelconque) ne provoquent une hypergenèse médullaire d'hématies que chez l'animal adulte et non chez les jeunes sujets (Freiberg). C'est qu'à l'âge adulte, la fonction hématopoiétique s'est plus particulièrement cantonnée dans la moelle osseuse.

La formation synthétique de l'hémoglobine est une des fonctions du protoplasma vivant des érythroblastes ; elle a lieu, durant toute la vie, dans tous les organes hématopoiétiques, surtout dans la rate. Le plasma du sang participe à ce processus, puisque c'est lui qui apporte à l'organe splénique les matériaux albuminoïdes et le fer. Les expériences de J. Gaule (1897) ont démontré qu'à la suite de l'ingestion de préparations martiales, l'organe qui fixe avec le plus d'activité le fer est la rate. Deux heures après l'introduction du métal dans l'estomac, on le retrouve en majeure partie dans la rate. Les recherches de A. Schwartz et Krüger, de Laudenbach, etc., permettent de penser que le protoplasma des éléments spléniques possède, au plus haut degré, la faculté d'élaborer l'hémoglobine, et le pouvoir de soustraire cette substance aux globules morts pour utiliser ensuite les résidus et former de nouvelles molécules d'hémoglobine. Le mécanisme intime de cette élaboration est inconnu. L'analyse du sang des vaisseaux splénique démontre que dans la rate se fait un accroissement du taux d'hémoglobine (Malassez). Krüger a trouvé dans le sang de la veine splénique une quantité plus forte d'hémoglobine que dans celui de l'artère splénique : la moyenne de quatre analyses a été de 9,52 p. 100 dans la veine et de 9,28 p. 100 dans l'artère.

Les recherches de Schmikovsky, faites au laboratoire de Barfürth, ont porté sur le mode d'élaboration de l'hémoglobine pendant le cours de la vie embryonnaire. La présence de l'hémoglobine dans les hématies peut être histologiquement et chimiquement démontrée, chez l'embryon du poulet muni des douze segments primitifs. Le fer se trouve dans les gros globes disposés au voisinage des premiers vaisseaux et connus sous le nom de mégasphères de His. A mesure que la réaction du métal apparaît dans les premiers globules sanguins, elle diminue dans les mégasphères ; celles-ci s'atrophient peu à peu et finissent par se désagréger.

Il est probable, à s'en tenir aux expériences de Bettenhamer, Macallum, Gigliotos, Przcewosky et surtout de Sakharoff, que la substance nucléaire ferrugineuse des hématies nucléées, participe activement à la formation de l'hémoglobine. La solution de cette question est d'ailleurs un des problèmes les plus ardus de la pathologie expérimentale. Pappenheim, qui a beaucoup étudié la formation des érythrocytes, pense que les granulations acidophiles ou éosinophiles constituent des stades rudimentaires préliminaires de la création de l'hémoglobine.

Comment disparaît le noyau des érythroblastes, lorsque ceux-ci deviennent de véritables hématies? Le problème n'est pas encore définitivement résolu et deux théories se partagent la faveur des savants. La première, émise par Kölliker et E. Neumann, a été soutenue par un grand nombre d'auteurs (Löwit, Mondino, Cuénot, Ouskoff, Freiberg, Van der Stricht, etc.). Cette disparition se ferait par chromatolyse de la substance du noyau, c'est-à-dire suivant le type de la destruction du noyau des leucocytes morts. Les filaments chromatiques de la substance nucléaire perdent leur régularité de distribution et sont remplacés par des amas de chromatine, qui, se désagrégeant peu à peu en de très fines granulations chromatiques, finissent par se dissoudre et disparaître dans le corps de la cellule (voir fig. 68). D'après l'autre théorie, le noyau s'échappe de la cellule (fig. 68) et s'il n'a pas subi, à mesure qu'il en sortait, la destruction chromatolytique, il reste dans le sang sous la forme de noyau isolé. Cette hypothèse émise pour la première fois par Rindfleisch et ensuite par V. Obraztsov, a été développée plus récemment et confirmée grâce aux nombreuses observations de Van der Stricht, de Foa, de Dominici, de Jolly, de Labbé. En nous basant sur les observations qui nous sont propres, nous sommes disposés à admettre les deux modes de transformation des érythroblastes en érythrocytes : le noyau des globules rouges peut disparaître par fonte de la substance nucléaire dans le corps de la cellule, ou par son élimination hors du corps cellulaire.

M. Schmidt, Ehrlich se sont prononcés pour ce double mode de dénucléation, Ehrlich croit que les normoblastes éliminent leur noyau, tandis que dans les mégaloblastes le noyau se désagrège et se dissout. Pappenheim et J. Israël ont fait des recherches à ce sujet et leur conclusion est que, chez l'embryon, la désagrégation du noyau à l'intérieur même de l'érythroblaste est le seul mode de disparition.

Sur le mode de formation des globules rouges aux dépens des cellules de la moelle osseuse, Malassez a émis une théorie nouvelle. Il a constaté que les cellules de Neumann présentaient fréquemment une sorte de bourgeon issu de leur protoplasma, bourgeon qui, grossissant peu à peu, se séparait de la cellule mère dès qu'il avait atteint un certain volume, toujours le même. En faisant porter son observation sur des espèces de mammifères qui ont des globules rouges de dimensions variables, Malassez a vu que la séparation des bourgeons se faisait, non seulement d'après un volume prédéterminé du bourgeon, mais que ce volume était en rapport avec les dimensions définitives du globule rouge de l'espèce en question. Ainsi chez l'homme, dont les globules ont un diamètre moyen de 7μ,5, les bourgeons issus des cellules de la moelle osseuse sont plus volumineux que ceux des cellules médullaires du chevreau, chez lequel les hématies ne dépassent pas 4μ,5 de diamètre. On a objecté à Malassez que ses observations pouvaient être le résultat d'artifices de préparation. Ce sont là des critiques *a priori* car personne, à notre connaissance, n'a fait une étude directe pour confirmer ou infirmer ces constatations.

Les globules rouges apparaissent encore au sein de cellules découvertes par Ranvier et qu'il a nommées vaso-formatives. On sait que, chez l'embryon du lapin, l'épiploon apparaît vers le 7ᵉ ou 8ᵉ jour. A ce stade de développement, entre 8 et 30 jours, des taches laiteuses se montrent sur cet épiploon. On distingue à leur niveau de petites cellules embryonnaires, fusiformes et nucléées. En d'autres points, on trouve de petits îlots dont les capillaires contiennent de véritables globules rouges, au sein de grandes cellules fusiformes. Ces exemples de formation endogène d'hématies ne sont pas limités aux cellules vaso-formatives. Cornil, décrivant la formation des capillaires dans certaines lésions pathologiques, signale l'apparition endogène de globules rouges dans ces néo-capillaires. Dans un sarcome angioplastique, Brault a constaté une néo-production considérable de cellules vaso-formatives pleines de globules rouges nucléés. Tous ces faits plaident en faveur de l'opinion de Ranvier qui tend à considérer les globules rouges comme un produit de sécrétion cellulaire analogue aux sécrétions des grains d'amidon ou de chlorophylle.

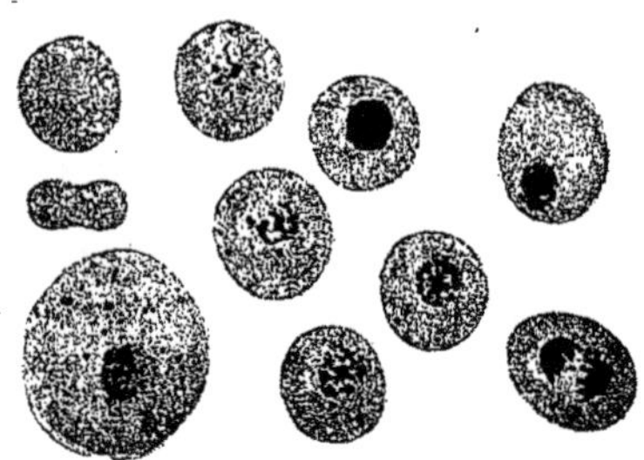

Fig. 68. — Quelques modes de disparition du noyau dans les érythroblastes et formation des érythrocytes. — Grossissement 1 000.

A côté de ces modes de formation des globules rouges admis par tout le monde (cellules de la moelle osseuse, et cellules vaso-formatives), il en est un autre, auquel Hayem et ses élèves attachent une grande importance : la genèse des hématies par des granulations libres qui nagent dans le sang et auxquelles Hayem a attribué le nom d'hématoblastes. Ce sont de petits corps arrondis ou anguleux du diamètre d'environ 1μ qui se réunissent souvent pour former des plaquettes et dont l'existence a déjà été signalée depuis longtemps (globulins de Donné, plaquettes de fibrine de Ranvier, plaquettes du sang de Bizzozero). Dans les préparations de sang, ils sont ordinairement voisins des globules blancs dont ils possèdent la réfringence et les principales propriétés. Ils se colorent par l'iode, par les couleurs basiques d'aniline, mais ne prennent pas l'éosine : par leurs réactions histochimiques, ils se rapprochent donc beaucoup plus des globules blancs que des globules rouges.

Nous avons vu plus haut (chap. de la Thrombose) que certains auteurs qui les considèrent comme des débris du protoplasma des globules blancs ou des globules rouges basent leur opinion sur les expériences suivantes : 1° le chauffage du sang frais à une certaine température peut faire sortir des globules rouges de petites boules exsudatives qui ne contiennent pas de l'hémoglobine, mais seulement du protoplasma ; 2° les globules rouges de certains animaux (axolotl) se couvrent, dans certains cas, d'irrégularités et finalement éliminent de petites boules analogues aux hématoblastes ; 3° chez l'homme, lors de leur destruction, au moment par exemple de la coagulation du sang, les leucocytes se hérissent à leur surface de boules qui ultérieurement se détachent. Enfin, sur des préparations bien fixées, on voit parfois s'éliminer en dehors du protoplasma des leucocytes mononucléaires, de petits organites qui ont tous les caractères des hématoblastes.

Les plaquettes du sang sont considérées par certains auteurs comme des facteurs importants de la précipitation de la fibrine (Hayem, Ranvier, Ehrlich, etc.), tandis que d'autres auteurs leur dénient tout pouvoir à ce point de vue (Eberth et Schimmelbusch). Leur caractère le plus important, d'après Hayem, est leur pouvoir d'assurer la rénovation du sang en donnant naissance aux globules rouges. Leur nombre, qui est de 250 000 environ par millimètre cube à l'état normal, subit de grandes variations dans les états pathologiques (Hayem). Très abondants dans les fièvres graves, à la suite des hémorrhagies, dans les maladies aiguës, surtout à la veille de la convalescence (crise hématoblastique d'Hayem), ils deviennent rares dans le jeûne, l'inanition, la cachexie cancéreuse, etc..

Nous avons signalé plus haut les résultats obtenus par Bizzozero dans son étude de la régénération des plaques sanguines consécutives aux hémorrhagies répétées. Il ressort de ce travail que les plaquettes se régénèrent très rapidement après une hémorrhagie, sans qu'on puisse déterminer ni le mode ni le lieu de cette régénération. Hayem reconnaît deux sources génératrices d'hématies : d'abord l'organite qu'il désigne sous le nom d'hématoblaste et ensuite les globules rouges nucléés qui, chez l'adulte, n'interviendraient guère, d'après lui, que dans les formes graves d'anémie, lorsque le processus principal réservé à l'action des hématoblastes serait insuffisant.

Signalons, pour terminer, quelques autres théories émises sur la régénération du sang. Denys et E. Ziegler affirment que les hématies des oiseaux dérivent, non pas des globules blancs, mais de cellules formatives spéciales qui se trouvent dans les parois des capillaires de la moelle. Martin Schmidt soutient que, dans le foie de l'embryon, les leucocytes et les érythrocytes se forment aux dépens de l'endothélium des capillaires qui prolifère activement.

On voit que l'entente sur tous les points de l'hématopoièse et de la régénération du sang est loin d'être complète.

INDEX BIBLIOGRAPHIQUE

G. Minich : *Contribution à l'étude du sang* (en russe) tirage à part, 1864. — Harley et Dickinsonn : *Intermittirende Hämaturie* (Med. chir. Trans., 1865). — Quincke : Virch. Arch. (Bd. LIV). — V. Manasseine : *Contribution à l'étude de l'inanition* (Archives de Botkine, 1869). — Id. : *Ueber die Dimension d. rothe Blutkorp*, 1872. — Id. : *Du diamètre des hématies* (Voïeno méd. jour. (russe), 1873). — Malassez : *Sur la richesse du sang en globules rouges dans la série animale* (Soc. de biol. 1872). — Malassez : *Présentation d'un compte-globules* (Soc. de biol., 1872). — Malassez : *Nouvelle méthode de numération des globules rouges et des globules blancs du sang* (Arch. de physiol., 1874). — Malassez : *De la numération des globules rouges du sang.* (Thèse, 1873). — *Recherches sur la richesse du sang en globules rouges* (Prog. méd., 1874). — Laptchinsky : *Examen histologique du sang de l'homme dans diverses maladies.* (Th. St-Pétersbourg, 1875). — Hayem et Nachet : *Sur un nouveau procédé pour compter les globules du sang* (C. R. 1875). — Jolyet et Laffond : *Recherches sur la quantité et la capacité respiratoire du sang par la méthode calorimétrique* (Soc. de biol., 1877). — Malassez : *Sur les diverses méthodes de dosage de l'hémoglobine et sur un nouveau calorimètre* (Arch. de physiol., 1877). — Lépine et Germont : *Note sur la présence temporaire dans le sang humain d'un grand nombre de globules rouges très petits (mycrocytes)* (Soc. de biol., 1877). — Hayem : *Du dosage de l'hémoglobine par le procédé des teintes coloriées* (Arch. de phys., 1877). — Hayem : *Des recherches anatomiques du sang chez le nouveau-né pendant les premiers jours de la vie* (R. R. 1877). — Vanlair et Masrus : *De la microcythémie.* (Bruxelles, 1877). — Leichtenstern : *Hämoglobingehalt d. mensch. Blutes in Gesund u. Krank. Zustand.* (Leipzig, 1878). — Lesser : *Ueber Vertheil. d. rothen Blutscheiben im Blutstrome* (Arch. f. Anat. u. Phys., 1878). — Kosturine : *Distribution des hématies dans les vaisseaux enflammés de la peau.* Wratch, 1880. — Hayem : *Des altérations qualitatives de l'hémoglobine dans l'anémie* (Soc. de biol., 1880). — Malassez : *Sur les perfectionnements les plus récents apportés aux méthodes et aux appareils de numération des globules sanguins. Nouveau compte-globules.* (Arch. de physiol., 1880). — Bouchut et Dobrisay : *De la numération du sang à l'état pathologique* (Gaz. méd. de Paris, 1878). — Tœnissen : *Ueber Blutkörperchenzahlung beim gesunden u. kranken Menschen.* Diss. Erlangen 1881. — Zæslein : *Blutkörperchenzahl. b. Typhus.* Diss. 1881, Basel. — Lyon und Thoma : *Ueber die Methode d. Blutkörperchenzahlung* (Virch. Arch. 1881, Bd. LXXXIV). — Maissurianz : *Ueber die quantitativen Veranderung d. roth. Blutkörp. im Feber.* Diss. 1882, Dorpat. — Laache : *Die Anemie.* (Christiania, 1883). — Mobitz : *Studien über d. quantit. Verand. d. Hemoglobingehaltes bei septichen Fieber.* Diss. 1883, Dorpat. — Hoffer : *Ueber Blutkörperchenzahlung.* (Graz., 1883). — A. Andreesen : *Ueber d. Ursach, d. Schwankung im Verhaltnitz. d. roth. Blutkörp. zum. Plasma.* Diss. 1883, Dorpat. — D. Benczur : *Studien über die Hämoglobingeh. d. mensch. Blut. bei Anemie.* (München, 1884). — Ch. Gram : *Unter. über die Grosse d. Blutkörp. in Normalzustande und bei versch. Krankh.* (Ortschr. d. med., 1887). — A. Helling : *Blutkörperzahl. in Normalzust. u. b. versch. Krank.* Diss. 1884, Dorpat. — Hayem : *Expériences sur les substances toxiques ou médicamenteuses qui altèrent l'hémoglobine el particulièrement sur celles qui la transforment en méthémoglobine* (C. R. 1884). — Lacker : Wien Med. Woch, 1886. — T. Gnezda : *Ueber Hämoglobinometrie*, 1886. — Hénocque : *L'hématoscopie, nouvelle méthode d'analyse du sang basée sur l'emploi du spectroscope* (C. R. 1886). S. Groll : *Ueber Hæmoglobingeh. d. Blutes bei vollst. Inanit.* Diss. 1887. Königsberg. — N. Massioutine : *Mensuration de l'hémoglobine à l'aide de l'hémomètre de Fleischl.* (Wratch, 1887). — M. Kondratsky : *Les échanges gazeux dans l'anémie aiguë*, (1888. Th. St-Pétersbourg). — Kisch : Zeitsch. f. klin. Med. 1887, Bd. XII. — Toumass : Arch. f. klin. Med. Bd. XLI.

— Verïoujsky : *Examen clinique du sang dans le scorbut* (Vratch, 1889). — A. Maszkat. *Das Wahrscheinlichkeits Gesetz und seine Störungen in Messungen d. roth. Blutkörp.* Diss. 1889, Breslau. — Hayem : *Du sang et de ses altérations.* (Paris, 1889). — Malassez : *Sur quelques modifications qui se produisent dans la composition du sang sous l'influence d'actions nerveuses* (Soc. de biol., 1889). — Viault : *Sur l'augmentation considérable du nombre des globules rouges dans le sang chez les habitants des hauts plateaux de l'Amérique du Sud* (Comptes rendus, 1890). — Steerlin : *Blutkörperchenzahl. u. Hämoglobine bestim. bei Kind.* (Deutsch. Arch. f. kl. Med. 1889, Bd. XLV). — V. Reinecke : *Ueber Blutkörperzahlung*, Diss. Halle, 1889. — Raoum : *Hämometrische Studien* (Arch. f. exp. Path. u. Pharm. 1890. Bd. XXVIII). — V. Tchirkov : *Evaluation de la teneur du sang en hémoglobine à l'aide de la spectro-photométrie.* (Moscou, 1890) ; *Analyse quantitative de l'hémoglobine dans l'anémie, la chlorose, etc.* (Méd. Oboz. (rom.) 1890). — Chantemesse : *Modification des globules rouges dans l'influenza* (Soc. médic. des hôpit., 1890). — Hayem : *De la contractilité des globules rouges* (Soc. médic. des hôpit., 1890). — Viault : Comptes rendus, 1890. — N. Ouskov : *Morphologie du sang dans le typhus récurrent* (Klinitch Gazeta (russe), 1890). — Reinert : *Die Zahlung d. Blutkörperch. u. deren Bedeutung f. Diagnosc. u. Therapie* (1891, Leipzig). — Schoper : *Blutuntersuch. mittelst Hämoglobinometrie u. Blutkörperchenzahlung.* Götting. 1891. Diss. — Em. Cataneo : *Unters. üb. Hämoglobingehalt im Blute d. Neugeboren.* Basel, 1891. Diss. — G. Sokolovsky : *Altérations morphologiques hémométr. du sang sous l'influence des inhalations de chloroforme.* (Th. St.-Pétersbourg, 1891). — Bierfreund : Langenb. Arch. 1891. Bd. XLI (Altérat. de l'hémoglob. dans les gommes syphil. des os). — Kotcheskov : *Altermorphol. du sang dans la scarlat.* (1891, Th. St-Pétersbourg). — Malassez : *Etalon en verre coloré pour hémochromomètre* (Soc. de biol., 1891). — Viault : *Action physiol. des climats de montagne* (C. R. 1892). — Vaquez : *Sur une forme spéciale de cyanose s'accompagnant d'hyperglobulie* (Soc. de biol., 1892). — Malassez : *Sur les dimensions des globules sanguins* (Cours du Collège de France, 1897). — Sodler : *Klin. Unters. üb. d. Zahl. d. corp. elem. und. d. Hämoglobingehalt d. Blutes* (Soc. de méd., 1892). — A. Popov : *Anat. Pathol. du sang et des organes hémopoïétiques sous l'influence de certaines subst. provoquant l'hémoglobinhémie.* (Th. Moscou), 1892. — Vaquez : *Cyanose avec hyperglobulie.* (Bullet. médic., 1892). — I. Viniarsky : *Blutuntersuch. bès anämischen und kachectischen Zustand besond. bei d. Lepra.* Diss. Dorpat, 1892. — Alolikine : *Altérations morphologiques du sang dans les divers états de la puerperalité.* (Th. St-Pétersbourg, 1892). — P. Lioubomoudrov : *Modifications du sang dans le jeûne,* (Th. St-Pétersbourg, 1893). — V. Kolokolov : *Altérations morphologiques du sang dans le charbon et dans la saignée.* (Th. St-Pétersbourg, 1893). — S. Kostine et V. Boudsinsky : *Influence du travail musculaire et des conditions mécaniques de la circulation sur la teneur du sang en hémoglobine et en hématies,* (Kharkov, 1893). — S. Tchistovitch : *Morphologie du sang dans l'ostéomyélite.* (Th. St-Pétersbourg, 1894). — I. Gheorghievisky : *Le sang et ses altérations dans les maladies,* (1894, Kiev). — Dunin : *Uber Anämische Zustand* (Volkmansche Vorträge 1895). — P. Marie : *Sur un cas d'hyperglobulie chez un malade atteint de cyanose tardive avec malformation congénitale* (Soc. médic. hôpit., 1895). — Sellier : *Reproduction expériment. de l'hyperglobulie des altitudes.* (Assoc. franç. pour l'avancement des sciences — Session de Bordeaux, 1895). — P. Messaroch : *Altérations morphologiques du sang chez les sujets bien portants soumis à une température élevée* (St-Pétersbourg, 1895). — I. Bogdanov-Berezowsky : *Altérations du sang dans les lésions rénales* (Th. St-Pétersbourg, 1895). — Vaquez : *Modifications du sang dans la cyanose chronique* (Soc. de biol., 1895). — Variot : *Note sur l'hyperglobulie dans ses rapports avec la cyanose congénitale* (Soc. des hôp., 1895). Marie : *Sur un cas d'hyperglobulie chez un malade atteint de cyanose tardive par malformation cardiaque congénitale* (Soc. méd. des hôpit. 1895). — Vaquez et Lebreton : *Un cas de myxœdème infantile. Traitement thyroïdien. Modifications du sang* (Soc. des hôp., 1895). — Jolyet et Sellier : *L'hyperglobulie dans l'asphyxie expérimentale* (Soc. de biol., 1895). — Vaquez et Marcano : *Altération de la résistance du sang dans l'hémoglobinurie paroxystique.* (Soc. de biol. 1896). — Malassez : *Sur les prétendus liquides conservateurs ou fixateurs des globules rouges et les erreurs qu'ils peuvent causer dans les mensurations et évaluations de volume de ces éléments.* (Soc. de biol., 1896.) — V. Predtetchensky : *Modifications du sang sous l'influence du traitement par les boues médicinales de Soki,* (Moscou, 1896). — E. Grawitz : *Klinische Pathologie d. Blutes,* (Berlin, 1896). — Limbeck : *Klinische Pathologie des Blutes,* 2e éd., 1896. — J. Tchouïevsky : *Evaluation volumé-*

trique des éléments morphologiques du sang à l'aide de l'hématocrite. (Kharkov, 1896). — J. Moukhine : *Modifications du sang et du canal gastro-intestinal dans l'empoisonnement par le mélange sulfo-phéniqué,* (Th. St-Pétersbourg, 1896). — O. Israel und Pappenheim : *Ueber Entleerung der Saügethiere-Erythroblasten* (Virch. Arch., 1896,) Bd. XLIII). — Veviorovsky : *Etudes sur les modifications du sang sous l'influence de la sérothérapie dans la syphilis* (Arch. de Podwys., 1897). — L. Goff : *Sur certaines réactions chromatiques du sang dans le diabète sucré* (Th. Paris, 1897). — Parmentier et Carrion : *Examen du sang et dosage du fer dans différents organes, dans un cas de diabète bronzé* (Soc. de biol. 1897). Henocque : *La spectroscopie du sang* (Traité de pathol. générale de Bouchard. T. IV). — H. Hamburger : *Einfl. d. respirat. Gaswechsel auf. d. Volumen und die Form. d. rothen Blutkörperchen* (Zeitsch. f. Biol., 1897, Bd. XXXV). — Kuhnau : *Bacteriologie des Blutes in d. Infectionskrankheit* (Zeitsch. f. Hyg. Bd. XXV, 1897). — M. Elfstrand : *Ueber giftige Eiweisse welche Blutkörperchen verkleben.* Upsala, 1897 (Action des toxalbumines de la ricine, de l'abrine, sur le sang et l'exagération de la coagulabilité du sang par suite de leur action sur les leucocytes) — Korovitsky : *Oscillations du taux d'hémoglobine dans la fièvre typhoïde* (Th. de Kiev, 1897). — Schurig : *Schicksall d. Hämoglobin Organismus* (Arch. f. exp. Path. u. Pharm. 1898, Bd. XLI). — Lepine : *La cure de l'anémie par l'altitude* (La Sem. méd., 1898, n° 14). — O. Schaumann und E. Bosenguist : *Nature der Blutveraenderungen im Hohenklima* (Zeitsch. f. kl. Med. 1898, Bd. XXXIV). — Constantin : *Des hyperglobulies.* (Th. Paris, 1898). — Rendu et Widal : Soc. médic. des hôpitaux, 1899. (Cyanose avec hyperglobulie et hypermégalie splénique). — Dominici : *Hématies nucléées et réactions de la moelle osseuse* (Soc. de biol., 1898). — Lapique et Vast : *Méthode calorimétrique pour apprécier la résistance globulaire* (Soc. de biol., 1899). — Vast : *Action de la toluylendiamine sur les globules rouges. Contribution à l'étude de l'hématolyse* (Th. Paris, 1899). — Hénocque : *Les cristaux du sang* (Arch. d'anato. microsc., 1899). — Hayem : *Nouveau liquide pour la numération des éléments du sang* (Soc. de biol., 1899). — Jaquet : *Recherches sur l'action physiologique des climats d'altitude* (Semaine méd., 1900). — Hamburger : *Sur la résistance des globules rouges à l'état physiol. et à l'état pathol.* (Congrès de Paris, 1900). — Hédon : *Sur les conditions de destruction des globules rouges par certains agents chimiq.* (Soc. de biol., 1900) — Vaquez : *De la résistance des globules rouges à l'état patholog.* (Congrès de médec. de Paris, 1900). — Marcono : *De la sédimentation spontanée du sang par le formol* (Soc. de biol., 1900). — Sabrazès et Muratet : *Granulations mobiles dans les globules rouges de certains poissons* (Soc. de biol., 1900). — Sabrazès, Bourret et Léger : *Des hématies à granulations basophiles dans le saturnisme expérimental et clinique* (Journal de physiol. et de pathol., génér. 1900). — Laveran : *Dégénérescence granuleuse des hématies de l'hippocampe* (Soc. de biol., 1900). — Bard : *De l'hématolyse dans les liquides hémorrhagiques d'origine cancéreuse* (Sem. médic., 1901). — Bard : *De l'utilisation clinique du dosage du fer dans le sang* (Sem. méd., 1901). — Calugaréanu et Henri : *Résultats des expériences faites pendant une ascension en ballon* (Soc. de biol., 1901). — Doyon et Morel : *Action de la pression sur la composition du sang* (Soc. de biol., 1901). — Bensaude : *Recherches hématologiques au cours d'une ascension en ballon* (Soc. de biol., 1901). — Gaude : *L'augmentation des globules rouges du sang dans l'ascension en ballon* (C. R. 1901).

Chlorose. — Nonat : *Traité théorique et pratique de la chlorose* (Paris, 1864). — G. Sée : *Du sang et des anémies.* (Paris, 1886). — Trousseau : *Clinique médic. de l'Hôtel-Dieu.* — Schultze : *Ueber chlorose.* Dis. 1869. — R. Virchow : *Ueber die chlorose und die damitzusammen Anomalien im Gefässaparate* (1872, Berlin). — Tusczek : *Zur Lehre v. den Erkrank. d. Herzens med. d. Gefässe* (Deutsche Arch. f. kl. Med. 1879, Bd. XXIII). — Moriez : *La chlorose* (Th. d'agrégat. 1880). — Benecke : *Die anatom. Grundlagen d. Constitutions anomalien d. Menschen* (Marburg, 1878-1881). — I. Nikiforov : *Rapports entre le calibre des artères et le volume et le poids des organes.* (St-Péterbourg, 1883). — Hösslin : *Ueber d. Zusamment. von Constitution anomalien.* (München, 1886). — Duclos de Tours : *De l'origine intestinale de la chlorose* (Rev. génér. de clinique et de thérap., 1887). — Delaborde : *Rapports de la chlorose chez la femme avec la scrofule et la tuberculose.* Th. (Paris, 1887). — A. Clark : *On fœcal anemie* (Med. soc. of London 1887). — Dvoukraïev : *Du traitement des chlorotiques par le sang défibriné* (Th. St-Pétersbourg. 1888). — Felici : *Rapports de la chlorose et de la tuberculose* (Th. Paris, 1888). — Graeber : *Zur Klinische Diagnostik d. Blutkrankheit* (Leipzig, 1888). — Hösslin : Munch. Med. Woch, 1889. — Maucher : *Die Anzahl. d. roth. Blutkörp bei Chlorose.* Diss. Bonn., 1889. — Lezius : *Blutveränd. be Anemie d. syphil,* Diss. Dorp., 1889. — Hayem : *Le sang,* 1889. — Antz : *Recherches sur les altérations morphologiques du sang dans la syphil.* (Voïens Meditz. Jour. (russe) 1891). — Bigansky : *Uber Verander. d. Blutes unter d. Einfl. v. Syphil. u. Quecksilb. präparate* (Arch. f. Dermat, 1892). — Nothnagel : Wien Med. Pres., 1891. — Lippmann-Wulf : *Ueber Eiweisszersetzung bei Chlorose.* Diss. 1892, Berlin. — J. Zelenev : *De la chloro-anémie syphilitique et hydragyrique* (Th. Kiev, 1892). — Ch. Luzet : *La Chlorose,* (Paris, 1892). — Hammerschlag : Ztsch. f. Klin. Med. 1893, Bd. XXI. — Hanot : *Considérations générales sur la chlorose* (Presse médic., 1894). — Menrert : *Ueber einen bei gewohnlichen Chlorose des Entwickelung salters auscheinend constanten pathol. anatom. Befund* (Klinische Vortr., 1894-1895). — Potain : *Cliniq. médic. de la Charité.* Paris. — E. Miller : *Pathogénie et traitement de la chlorose* (Th. St-Pétersbourg, 1895). — Luzet : *La chlorose* (Biblioth. Charcot-Debove). — Noorden : *Altes und Neues uber. Path. u. Therap. d. Chlor.* (Berl. kl. Woch., 1895, nº 9-10). — Gilbert : *Sur la chlorose* (Congrès internat. de Moscou, Presse méd., 1897). — V. Tchernov : *Observations cliniques sur la chlorose chez l'enfant* (Arch. russes de Podwys., 1897). — O. Begoun : *Etat actuel de la question de la chlorose* (H. 1898, Bd. VI). — Gilbert : *Sur les causes essentielles de la chlorose* (Congrès de Moscou, 1897). — Grawitz : *Neue Anrichten uber Entst. d. Sympt. d. Chlorose* (Fortsch. d. Med., 1898, nº 3) — Charrin : *Influence des maladies de la mère sur le développement des rejetons.* (Soc. de biol., 1899).

Anémie pernicieuse. — Dubini : *Nuovo verme dell'intestino umano* (Annalo univ. di med., 1843). — Griesinger : *Beobacht. ub. die Krankhei. von Aegypten* (Arch. phys. Heilk. Bd. XIII, 1854). — Perroud : *Polystéatose viscérale* (Mem. de la Soc. des Sciences méd. de Lyon, 1865). — Biermer : Vers. 42 deut. Naturf. u. Arzt., 1868 (anemia pernic.). — Biermer : Correspondenz Bl. f. Schweizerarzte, 1872. — Nucherer : Deuts. Arch. f. kl. Med. (Ankylostomasis in Bresil). — Immermann : *Ueber progres. perni. Anemia,* (Deut. Arch. f. kl. med., 1874, Bd. XIII). — Peper : *Progres. pern. Anemia,* (Amer. Jour. of the méd. sciences, 1875. Bd. LXX). — Grassi et Potona : *Ankylos. duoden* (Milano, 1878). (présence d'œufs d'ankyl., dans les selles). — Quincke : Volkm. Sammlung, nº 100, Deut. Arch. f. kl. med., 1877, Bd. XX ; 1880, Bd. XXV. — H. Eichhorst : *Die progr. pernic. Anemie.* — Herm. Muller. *Die prog. pernic. Anemie* (Zurich, 1877). — Lepine : Revue de méd. 1877. — I. Cohnheim : *Erkrankung d. Knochenmark bei pernic. Anemie* (Virch. Arch., 1876. Bd. LXVIII). — Bugnion : *L'ankylost. duod. et l'anémie du St-Gothard* (Rev. méd. de la Suisse rom., 1881) — Laache : *Die Anemie.* (Christiania, 1883). — Frankenhæuser : *Ueber die etiologie d. perni. Anemie* (Centralbl. f. die med. Wiss., 1883). — Silbermann : Centralb. f. d. med. Wissensch., 1883 ; *Pathogenese d. essen. Anämie* (Berl. kl. Woch., 1886). — L. Petrone : *Sulla natura infectiva dell'anemia perniciosa d. Biermer* (Lo Sperimentale, 1884). — A. Lutz : *Ueber Ankylostoma duoden. und Ankylostomasis.* Leipzig, 1885. (Samml.-Volkm. Nº 225-256). — S.-P. Botkine : *Leçons cliniques,* 1885, f. I. — Runeberg : *Ueber pernic. Anemie und Bothriocephale.* (Berl. Kl. Woch. 1886, nº 40). — G. Reyter : Deut. arch. f. kl. Med., 1886, Bd. XXXIX). — Zichtheim : Verhand. d. Congr. in Wiessbaden. 1887. — S. Capeman : The Lancet, 1887. — Holst : St-Petersb., med. Woch., 1886, nºs 41-42. — Mitz Kouner : Ejened. Klin. Gaz. (russe), 1886. — Schapiro : *Guérison de l'anémie pernicieuse par expulsion d'un bothriocéphale* (Wratch, 1887). — Zavoljskaïa : *De l'anémie pernicieuse* (Revue générale). Pract. med., (russe), 1887. — W. Hunter : *Is pern. anem. a special disease* (Practionner 1888, nº 242). — Planchard : *De l'anémie dite pernicieuse progressive* (Th. Paris, 1888). — J. Müller : *Z. Aetiol. d. pern. Anäm.* (Charité Annal., 1889. Bd., XIV). — Hayem : *Le sang,* 1889. — Verujsky : Wratch., 1889. — Hanot et Legry : *Cont. à l'étude de l'aném. pernic.* (Arch. gén. d. méd., 1889). — Arslan : *L'anémie des mineurs chez les enfants* (Rev. des mal. de l'enfance, 1892). — W. Minich : *Zur Kenntn. der im Verlaufe der pern. Anaem. beobachten Spinalerkrankungen* (Berlin, 1893). — F. Hoffmann : *Lehrbuch der Constitution Krankh* (Stuttgart, 1893). — Viltchouk : D. med. Woch, 1893. — Birula : Wratch., 1893. — O. Schaumann : *Zur Kenntniss der Sogenant Botrioc. Anaemie* (Berlin, 1894) (Bibliographie jusqu'à 1894 et 72 cas personnels). — Bohland : *Ueb. Eiweisszersetzung bei der Ankylostomasis* (Munch. Méd. Woch., 1894). — S. Askanazy : *Die Bothriocéph. anaemie u. die prognost. Bedeut. d. Megaloblast. im anämischen Blut.* (Zeits. f. kl. Med., 1895, Bd. XXVII). — Vlaïev : *Altération du sang dans les maladies du foie.* (Wratch, 1895). — Plicot : *Contribution à l'étude de la pathogénie et du diagnostic de* *l'anémie pernicieuse progressive des femmes enceintes.* (Th. de Paris, 1895). — LOYD : The Journ. of nerv. und. ment. Disease, 1896. Avril. (Altérat. de la moelle dans l'anémie pernic.) HAYEM : *Sur un cas d'anémie symptomatique.* (Méd. moderne, 1897). — LENOBLE : *Contribution à l'étude des lésions médullaires dans l'anémie pernicieuse protopathique et des anémies symptomatiques de l'adulte* (Rev. de méd., 1897). — SCHAUMANN et TALLQUIST : Deut. Med. Woch., 1898 (19 mai). — W. ZINN and M. JACOBY : *Ankylost. duoden,* (Leipzig, 1895). — HAYEM : *Sur la forme anémique du cancer de l'estomac* (Prés. méd., 1898). — H. GOLDMANN : *Uber Ankylostom.* (Wien, kl. Woch, 1898, n° 19 ; analyse d'un grand nombre de cas de parasites observés dans des veines). — C. ENGEL : *Pernic. An. als. Rückschlag in die embryon. Blutentwick.* (Virch. Arch., 1898, Bd. CLIII). — V. OBRAZTSOV et V. VISSOKOVITCH : Baln. Gaz. Botk., 1898 (Anémie pernicieuse dans la tuberculose). — LENOBLE : *Contribution à l'étude clinique du sang. Caractères séméiologiques du caillot et du sérum* (Th. Paris, 1898). — GILBERT : *Le sang.* (Traité de méd. de Bouchard et Brissaud, 1899). — PARMENTIER : *Le sang.* (Traité de médec. de Brouardel et Gilbert, 1899).

Régénération du sang. — La bibliographie concerne surtout les animaux à sang chaud et les mammifères. KÖLLIKER : *Funktion d. Milz* (Würzb. Verh. 1899. Bd. VII). — E. RINDFLEISCH : *Stud. üb. d. Histol. d. Blutes,* (Leipzig, 1863. et Arch. f. Mikr. Anat. 1880). — DUBUISSON-CRISTOT : *Sur la moelle des os longs* (Th. Paris, 1865). — G. BIZZOZERO : *Sol. medol. d. osso,* (1869. Napoli ; Arch. ital. d. Biologie, Vol. I et IV ; Virch. Arch. Bd. XCV ; Arch. p. l. scienze med. IV ; Arch. f. mikro. Anat. Bd. XVII. — E. NEUMANN : Arch. f. Heilk. 1869, Bd. X, XV ; Arch. f. Mikrosk. Anat. Bd. XII). — ERB : *Zur Entwick. d. roth. Blutkör.* (Virch. Arch. Bd. XXXIV). — M. FREYER : *Die Betheil. d. Milz b. d. Entwick. d. roth. Blutkör.* Diss. Königsb. 1872. — LESSER : Ber. d. Leipz. Geselsch. 1874. — RANVIER : *Recherches sur les éléments du sang.* (Arch. de physiol. 1875, et Traité technique d'histologie, 1875). — MALASSEZ : *Origine et formation des globules rouges dans la moelle des os* (Soc. de biol., 1881). — V. OBRASTZOV : *Morphol. de la formation du sang dans la moelle osseuse des mammifères.* (Th. St-Petersbourg, 1890). — K. VINOGRADOV : Centralblatt. f. d. med. Wissensch. 1882. — MALASSEZ : *Sur l'origine et la formation des globules rouges du sang dans la moelle des os* (Arch. de physiol., 1882). — VASILIU : *Sur la moelle osseuse comme organe de formation des globules rouges du sang* (Th. de Bucarest, 1883). — M. AFANASIEV : Deutsch. Arch. f. Kl. Med. 1884, Bd. XXXV ; Wratch, 1884. — W. FLEMMING, DREWS, MÖBIUS, PAULSEN, SCHEDEL : *Regénération u. Zellvermehrung d. Leucocyt. etc...* Bonn, 1885, (Arch. f. Microsc. Anat. Bd. XXIV). — BAYER : *Regener. d. Lymphdr.* (Prager Zeitschr. f. Heilk. 1885, VI). — ARNOLD : Virch. Arch. Bd. XCVII. — M. LÖWIT : *Ueber die Bildung roth. u. weis. Blutkörp.* 1883. *Ueber Neubild. u. Zerfall. weiss. Blutkörp.* 1885 ; *Die Umwandlung d. Erythroblast. in roth. Blutkörp.* 1887, (Sitzungsber. d. Wien. Akad. Bd. LXXXVII, XCII, XCV). — GIBSON : *The blood forming organs, etc.* (Journ. of. anat. and. phys. 1886, vol XX). — TIZZONI ET GRIFFINI : Arch. ital. de Biol. vol. I, III, IV, VI. — FOA : Ibid. Vol. I, IV, IX. — FOA ET SALVIOLI : Arch. p. l. science med. Vol IV. — G. STRASSBURG : *Beiträge z. Blutbild. in der Embryon.* — LEBER : Dis. Bonn 1887. — CORNIL : *Sur la multiplication des cellules de la moelle des os par division indirecte dans l'inflammation* (Arch. de physiol., 1887). — A. SCHWARTZ : *Wechselleziehungen zwischen Haemoglob. u. Protoplasma.* Diss. Dorpat, 1888. — H. DELUIS : *Regeneration ueber die Blutplätchen* (Ibid.). — LÖWIT : *Ueber Neubildung und Beschaffenheit der weissen Blutkörperchen* (Zieglers Beiträge, 1891, Bd X). — A. SCHMICHOVSKY : *Ueber d. erste Auftreten d. Hämoglobines bei Hünerembryonen,* Diss. Dorp, 1882. — LUZET : *Etude sur les anémies de la première enfance* (Paris, 1891). — VAN DER STRICHT : *Nouvelles recherches sur la genèse des globules blancs et rouges du sang.* (Arch. de Biol., 1892, t XII, recueil complet de la bibliographie jusqu'à 1890). — MARTIN SCHMIDT : *Ueber Blutzellenbildung in Leber u. Milz unter normal. u. pathol. Verhaltnissen* (Zieglers Beiträge, 1892, Bd. XI). — A. POPOV : *Anat. path. du sang et des organes hémopoiétiques sous l'influence des subst. qui provoquent l'hémoglobinhémie* (Th. Moscou, 1892). — H. FREIBERG : *Exp. Unters. über die Regeneration der Blutkörperchen und Knochenmark.* Diss. Dorpat, 1892 (Bibliographie étendue). — P. EMELIANOFF : *Rôle de la rate dans la composition morphologique du sang et son influence sur le sang et la moelle osseuse* (Th. St-Pétersbourg, 1893). — A. KOGAN : *Modificat. de la moelle jaune sous l'influence des saignées répétées* (Th. de St-Pétersbourg, 1893). — ANTONENKO : *Altér. de la morph. du sang et de la moelle osseuse après les saignées.* (Arch. russes des sciences biolog. t. II. — DOBROVOLSKY, *Lymphknötchen in d. Schleimhaut d.*

Speiseröhre d. Magens, Kehlkopff, Luftröhre und Scheide (Ziegl. Beiträge, 1894, Bd. XVI). — A. Rokitzky : *Altération morphol. du sang après ablation, chez les chiens, du pancréas d'Aselli* (Th. de St-Pétersbourg, 1894). — S. Proskourniakov : *Rôle de la rate dans les oscillations des leucocytes dans le sang* (Th. de St-Pétersbourg, 1895). — Y. [Laudenbach : *Fonction hématopoiétique de la rate* (Th. de Kiev, 1894; Diss. Bonn, 1888). — Ribbert : *Regener. d. Lymphdrusen* (Ziegler's Beiträge, 1889, Bd. VI). — Mondino : *Sullo genesi e sullo sviluppo degli elem. del sangue nei vertebr* (Palermo, 1888). — Cuenot : *Sur le développement des glob. rouges du sang.* (Comptes rendus 1888, vol. 106). — A. Ouspensky : *Influence de la ligature du canal thoracique sur la composition du sang* (Th. de St-Pétersbourg, 1888. — Denys : *Sur la structure de la moelle des os et la genèse du sang chez les oiseaux.* (La Cellule, vol. IV, 1889). — E.-H. Ziegler : *Die Entstehung d. Blutes d. Wirbelthiere* (Bericht d. natur f. Ges. Zu Freiburg 1889). — H. Müller : *Zur Frage d. Blutbildung.* (Sitzungsber d. Wien. Akad. 1889, Bd. XCVIII). — A. Kruger : *Rapports entre la rate et l'hémoglobine du sang.* (Comptes rend. du III. Congrès des méd. russes 1889); Zeitsch. f. Biol. Bd. XXVI, 1889. — Kribbach : *Ueber Regenerat. d. Milz.* Diss. Bonn 1889. — S. Kosturine : *Sur quelques phénomènes observés dans l'organisme des chiens sans rate.* (Compte rend. du III. Congrès des médecins russes, 1889). — L. Kourlov : *Des modifications du sang chez les animaux sans rate.* (Wratch, 1889-1892). — Hayem : *Du sang* (Paris, 1889). On trouvera dans ce livre d'Hayem de nombreuses indications bibliographiques. — N. Ouskov : *Le sang comme tissu* (St-Pétersbourg, 1890). — Mikulicz : *Ueber Hämoglobingehalt. mit Rucksicht auf. d. Wiederersatz von Blutverlust* (19 Congres d. deutsch. Chir. 1890). — E. Neumann : *Ueber die Entwickel. roth. Blutkör. in neugebild. Knochensmark* (Virch. Arch. Bd. CXIX). — Luzet : *Etude sur la régénération du sang après saignée chez les oiseaux.* (Arch. d. Phys. et Pathol., 1891, n° III). — Foa : *Neue Untersuch. uber die Bildung d. Elemente d. Blutes.* (Intern. Festschrift Virch. 1891, Bd. I). Grigorescu : *Influence de la stase sanguine sur l'hématopoièse* (Soc. de biol., 1893). — Lapicque : *Quantité de fer contenu dans la foie et dans la rate d'un fœtus humain normal, à terme* (Soc. de biol., 1895). — Lapicque : *Sur le dosage du fer dans les recherches physiolog.* (Paris, 1895). — Bizzozero : *Fall von totaler Milzregeneration* (Virch. Arch. 1895, Bd. CXLI). — R. Bier : *Neubildung des Blutes nach. gross. Blutverlusten bei Kaninchen,* Diss. 1895, Würzburg. — Timofeïewsky : Centralb. f. allgem. Pathol. 1895. — Sakarov : Arch. f. mikros. Anat. 1895. Bd. XLV. *Morphologie de la formation de l'hémoglobine.* (Arch. de Podwyssotsky, 1896). — B. Ghorghievsky : *Leucocytose chez les animaux splenectomisés,* (Th. St-Pétersbourg, 1895). — R. Schmolz : *Die pathol. des Blutes,* Leipzig, 1896. — Arnold : *Hämoglobinhaltige Knochenmarckzellen* (Virch. Arch. 1896, Bd. CXLIV). — Neumann : *Blutbild. bei Fröschen* (Ib. Bd. CXLIII). — Fr. Sacker : *Ueber. Entstehung roth. u. weis. Blutkörp.* (Anat. Hefte, XIX). *Ueber die Abstammung roth. u. Weis. Blutkörperch. von primär. Wanderzellen.* (Centralb. f. allg. Path. 1896). — Israel. u. A. Pappenheim : *Ueber die Entkernung d. Säugethiererytroblasten.* (Virch. Arch. 1896, Bd. CXLIII). — Giglio-Tos : Anot. Anz. 1896. — J. Roetzki : *Fonction hémopoiétique de la rate.* (Th. de St-Pétersbourg, 1896). — Roger et Josué : *Recherches expérimentales sur les modifications de la moelle osseuse dans les suppurations* (Soc. de biol., 1896). — Josué (Th. de Paris, 1898). — J. Gaulm : *Resorption von Eisen. u. Synthese d. Hämoglob.* (Zeitsch. f. Biol. 1867, XXXV), — A. Pappenheim : *Abstam. u. Entstehung d. roth. Blastzellen,* (Virch. Arch. 1898, Bd. CLVII Heit I, très vaste bibliographie). — H. Hirschfeld : *Histogenese d. granulirt. Knochenmarkzellen.* (Virch. Arch. 1898, Bd. CLIII). — P. Carnot : *Les régénérations d'organes* (Paris, Ballière, 1899). — Sabrazès : *Hématologie clinique* (Congrès français de Médec.) (Lille, 1899). — Roger et Josué : *La moelle osseuse à l'état normal et dans les infections* (Masson, 1899). — Moutard-Martin et Lefas : *Tuberculose primitive et massive de la rate* (Soc. méd. des hôpit., 1899). — Dominici : *Notes et mémoires sur les hématies nucléées, les réactions de la moelle osseuse, la structure et les réactions du système hématopoïétique, les leucémies* (Soc. anat., 1896 et société de biolog, 1897, 1898, 1899, 1900 et 1901). — Jolly : *Sur la réparation du sang dans un cas d'anémie post-hémorrhagique* (Arch. de méd. expér., 1901). — Dominici : In manuel de Cornil et Ranvier 1903.

LIVRE IV

PATHOLOGIE DE LA LYMPHE ET DE LA CIRCULATION LYMPHATIQUE

Arrivé aux capillaires, le sang artériel ne reste pas tout entier dans la canalisation. Tandis que la majeure partie du liquide passe, avec les éléments figurés, dans les veines, l'autre partie transsude à travers les parois vasculaires dans les fentes interstitielles, où elle se transforme en plasma des tissus, et enfin en lymphe.

Le plasma nutritif, c'est-à-dire le liquide transsudé à travers les capillaires, ne doit pas être confondu avec la lymphe proprement dite, c'est-à-dire avec le liquide déjà contenu dans la canalisation lymphatique. Bien que des analyses directes fassent défaut pour établir une différence, il est évident *a priori* que la lymphe renferme des produits de désassimilation cellulaire que le plasma des tissus ne possède pas encore au sortir des capillaires. La lymphe va porter ces produits de désassimilation dans les ganglions lymphatiques qui deviennent, en quelque sorte, des organes de filtration élective. Après cette épuration plus ou moins parfaite, la lymphe gagne le système veineux par la voie du canal thoracique.

Le pouvoir des ganglions lymphatiques de neutraliser les produits nocifs, n'est nulle part plus évident que chez les invertébrés, les annélides et les insectes, dont les glandes lympathiques, très nombreuses, sont intimement rattachées à des ganglions épurateurs spéciaux (A. Kovalevsky). Il est même difficile de dire quelle est, pour la vie de l'animal, la plus importante des fonctions des ganglions lymphatiques, celle de l'hémopoièse (formation des leucocytes), ou celle de la neutralisation des produits toxiques engendrés par les métamorphoses nutritives et contenus dans la lymphe. Certaines de ces substances semblent exciter, stimuler la multiplication des cellules ganglionnaires. Si, comme semblent le démontrer les expériences de Tchigaiev, l'ablation simultanée d'un grand nombre de ganglions lymphatiques peut entraîner la mort, le mécanisme de cette terminaison fatale n'est pas encore bien établi. Peut-être réside-t-il dans l'auto-intoxication de l'organisme, dépouillé de ses moyens d'épuration spontanée. A ce point de vue, la physiologie des ganglions lymphatiques est à peine ébauchée.

Les fentes intercellulaires et intertissulaires, les cavités closes de l'organisme contiennent, en quantité plus ou moins grande, un liquide provenant de la transsudation du sang. Ce liquide, intermédiaire obligé entre les cellules et le sang artériel, apporte les substances organiques et inorganiques nécessaires à la nutrition des éléments et se charge des déchets et des produits des échanges de ces mêmes cellules. Fentes intercellulaires et vaisseaux lymphatiques représentent le complément de la circulation veineuse, le conduit de drainage des produits des échanges et des usures. Cette fonction est une des principales du système lymphatique, bien qu'il soit difficile de déterminer avec précision la part qui revient, dans l'absorption, aux vaisseaux lymphatiques, et celle qui est dévolue aux veines. Les recherches de Chrzonczweski, Botkine, Hamburger, etc., permettent de supposer que l'absorption des substances colloïdes (dans la cavité péritonéale et probablement aussi dans d'autres régions) est l'œuvre exclusive des réseaux lympathiques, tandis que celle des corps cristalloïdes ressortit surtout à l'action des vaisseaux sanguins et dans une faible mesure à celle des lymphatiques. Les recherches de Orlov, Leathes et Starling, Hamburger, G. Munk, Cohnstein et surtout d'Asher et Barbera, dont les conclusions sont souvent contradictoires, n'ont pas abouti à déterminer exactement les substances dont l'absorption est dévolue de préférence soit aux vaisseaux lymphatiques, soit aux vaisseaux sanguins. Elles montrent toutefois qu'au phénomène de l'absorption les vaisseaux lymphatiques et sanguins prennent part; quand il s'agit de solutions salines isotoniques avec le plasma, ce sont les vaisseaux sanguins qui assument le premier rôle.

Si les ganglions interposés sur le trajet des lymphatiques peuvent filtrer la lymphe et neutraliser les produits toxiques des échanges, il faut s'attendre à ce que les poisons introduits dans l'organisme soient absorbés plus volontiers par les lymphatiques que par les vaisseaux à sang rouge. Cette question de médecine expérimentale mérite une étude particulière et fournirait sans doute une moisson de faits intéressants.

D'où vient la lymphe et quel est son mode de formation ?

Ce problème semblait résolu, depuis longtemps déjà, par la théorie de Ludwig (1860-1870). Des recherches récentes l'ont remis en discussion. Ludwig enseignait que la lymphe est un produit de filtration du sang et que la force qui met en jeu à la fois cette filtration et la circulation lymphatique est la pression sanguine intravasculaire. Les connaissances nouvelles sur la puissance de la tension osmotique (voir le chapitre sur l'osmose), ont fait surgir une autre théorie, opposée à la doctrine mécanique de Ludwig. S'appuyant sur une série de recherches expérimentales, Heidenhain aboutit à cette formule que la lymphe n'est pas un produit de filtration du plasma sanguin, mais un véritable liquide de sécrétion élaboré par les cellules vivantes des parois capillaires. Quand on injecte, dit-il, dans le sang, des substances cristalloïdes (sucre, sel, etc.), il s'opère un drainage de liquide aux dépens des éléments des tissus et au profit du sang et de la lymphe. Le sucre et le sel semblent sortir des vaisseaux, suivant les lois de la filtration et de la diffusion, pour se répandre dans les interstices des tissus ; ils attirent l'eau de ces derniers en vertu de leur équivalent osmotique. A un moment donné, la lymphe est plus riche en sucre ou en sel que le plasma sanguin et cependant le sucre et le sel continuent à passer du plasma sanguin vers la lymphe. Donc, conclut Heidenhain, on ne peut pas invoquer, pour expliquer ce phénomène, l'action de la diffusion, puisque cette action cesse quand les deux liquides ont la même teneur en sel ou en sucre, il faut alors imaginer l'intervention directe d'un acte de la paroi vasculaire qui transporte le sucre, du sang qui en est pauvre, vers la lymphe qui en est riche, c'est-à-dire admettre l'existence d'un véritable acte de sécrétion. Hamburger s'est rangé à l'opinion de Heidenhain à la suite des deux constatations suivantes : 1°, la lymphe, recueillie dans des conditions physiologiques diverses, présente chaque fois une composition spéciale, indépendante de la composition du plasma sanguin, et 2°, la tension osmotique de la lymphe dans la veine lymphathique cervicale est plus grande que celle du sérum dans la jugulaire.

Contre cette théorie, qui attribue une fonction secrétoire à l'endothélium des capillaires, se sont élevées des objections dont les principales reposent sur les expériences de Cohnstein et sur celles de Leathes. Cohnstein a établi que, pour juger des propriétés comparatives de la lymphe et du sang, il ne faut pas examiner un échantillon de l'un et de l'autre pris au même moment, parce que, dans ces conditions, la lymphe recueillie ne provient pas immédiatement du sang soumis à l'analyse ; elle a été élaborée plus tôt. Pour faire une comparaison utile, il faut construire des courbes *en fonction du temps* de la teneur en sel ou en sucre du sang et de la lymphe et mettre en face l'un de l'autre les maxima des deux courbes. On peut se convaincre, de la sorte, que le maximum du chiffre de sel ou de sucre n'atteint jamais, dans la lymphe, la hauteur que l'on constate dans les analyses du sang. De ses expériences, Cohnstein conclut que la lymphe n'est pas un produit de sécrétion de l'endothélium des capillaires, mais un transsudat du sérum sanguin, transsudat qui prend son origine, d'une part, dans un processus de filtration qui va du plasma vers les espaces intertissulaires, et, d'autre part, dans un processus de diffusion, auquel prennent part les substances cristalloïdes du contenu des capillaires se rendant dans les espaces environnants et l'eau passant de la lymphe dans le sérum plus riche en matières albuminoïdes. L'opinion de Leathes est non moins formelle. On ne peut, dit-il, assigner aux parois vasculaires un autre rôle que celui d'une membrane passive dans les échanges de liquides. Ce savant allègue que le point de congélation de la lymphe est un peu inférieur à celui du sérum, mais que la différence est minime, et que l'écart sensible signalé par Hamburger entre les points cryoscopiques de ces deux liquides (écart qui lui avait fait rejeter l'hypothèse de la filtration) résulte d'une erreur, attribuable à la provenance de la lymphe examinée. En effet, le liquide analysé par Hamburger avait été recueilli dans les lymphatiques cervicaux et non dans le canal thoracique ; il avait été pris sur des chevaux qui travaillaient (mâchaient) et qui par conséquent disloquaient activement les molécules organiques en molécules plus simples, d'où l'augmentation du nombre de ces molécules et par conséquent de la pression osmotique.

D'après l'opinion généralement admise aujourd'hui, la formation de la lymphe dépend de la pression du liquide sur la paroi (filtration), du degré de perméabilité de cette paroi même et, enfin, du travail des organes. A n'invoquer que les conditions mécaniques, on pourrait imaginer que toute élévation de la pression sanguine doit provoquer une augmentation de la quantité de liquide filtré et qu'inversement, une diminution de la quantité de cette lymphe devrait être la conséquence obligée d'un abaissement de la pression. Il n'en est rien. Faisons pénétrer dans le sang une substance quelconque, capable d'affaiblir la paroi des capillaires et de la rendre plus perméable ; malgré l'abaissement de la pression artérielle, la quantité de lymphe sécrétée sera augmentée au point de donner l'image d'une véritable lymphorrhée. Telle est l'action de la peptone, d'une série d'autres substances (pilocarpine, salicylate de soude, infusion de sangsues, d'écrevisses, d'huîtres, etc.). Parmi les causes productrices du phénomène, l'action, sur le ciment inter-endothélial et sur la coagulabilité du sang lui-même, de la substance qui sert à l'expérience, joue un très grand rôle. Les recherches de Siavtzillo démontrent que les vaso-dilatateurs, mis en jeu, exercent une action prépondérante dans l'accélération de la circulation lymphatique sous l'influence des lymphagogues. D'après Tchirvinsky, la violence du flux lympathique, qui suit l'introduction de peptone dans le sang, est commandée par la chute de la pression artérielle et par l'accroissement de la perméabilité des parois vasculaires. L'intoxication par la strychnine, l'état d'asphyxie, etc., entravent la sécrétion lymphatique, tandis que les substances vaso-dilatatrices, telles que la peptone, le chloral, exagèrent cette sécrétion. C'est l'explication de ce phénomène : dans un organisme malade, tout rapport peut cesser entre la pression sanguine et la sécrétion de la lymphe, tandis que ce rapport est constant dans un organisme sain, jouissant d'une innervation normale et de parois vasculaires intactes. Les travaux de Leathes et Starling sur l'origine des épanchements pleuraux ont établi que l'augmentation de la pression intra-capillaire était incapable à elle seule de provoquer la formation d'un exsudat ; celui-ci ne se montre qu'à la suite d'une lésion des parois capillaires, c'est-à-dire quand leur perméabilité est accrue.

Une expérience ancienne de Cohnheim, reprise par Asher et Barbera, donne la preuve que dans la production de la lymphe, indépendamment des conditions circulatoires, un autre élément entre en jeu, l'activité propre du tissu. Avec Cohnheim, paralysons par l'atropine les filets secréteurs de la glande sous-maxillaire, l'excitation de la corde du tympan pourra bien provoquer une congestion active de la glande, mais l'œdème ne surviendra pas et la production de la lymphe ne sera pas augmentée.

La circulation dans les vaisseaux lymphatiques est sous la dépendance de causes multiples : la *vis a tergo*, c'est-à-dire la pression du sang dans les artérioles et les capillaires, la contraction des fibres musculaires, le tonus physiologique des cellules vivantes et probablement aussi les pulsations des gros et petits troncs artériels qui traversent les tissus. Aussi, dans un membre paralysé, la sécrétion de la lymphe est-elle moindre et ce liquide chemine-t-il avec plus de lenteur que dans un membre sain. Dans les gros troncs, la circulation est influencée par l'aspiration thoracique, surtout au moment de l'inspiration, tandis que les valvules s'opposent à un retour en arrière et jouent, dans la circulation de la lymphe, le même rôle que dans la circulation veineuse.

On réserve d'ordinaire le nom de transsudat à un liquide, venu du sang ou de la lymphe, qui s'est épanché dans les tissus, en dehors de tout état inflammatoire de la zone considérée. Par contre, si la région est enflammée, le liquide épanché prend le nom d'exsudat. Une ligne de démarcation précise fait défaut entre ces deux états pathologiques, si l'on compare un échantillon de certains transsudats de faible densité (humeur aqueuse, liquide péricardique normal, liquide céphalo-rachidien) avec le type le plus fluide des exsudats compacts. Les degrés intermédiaires sont représentés par le liquide de l'œdème inflammatoire. Si l'œdème sous-cutané ou l'humeur aqueuse sont clairs et transparents, le liquide de la phlyctène du vésicatoire est non moins transparent, bien que son origine inflammatoire soit indiscutable. La différence entre le transsudat non inflammatoire et l'exsudat est basée sur la densité du liquide, sur sa teneur en matières albuminoïdes, sur le nombre, l'aspect des éléments cellulaires qu'il renferme. Sans être absolument dépourvu de cellules, le transsudat n'en renferme qu'un petit nombre et leur présence est un phénomène accessoire, tandis que l'exsudat contient toujours une quantité assez grande de leucocytes. Ce même degré d'abondance des éléments cellulaires exsudés donne la mesure de l'intensité de l'inflammation. Les cellules contenues dans le transsudat sont généralement représentées par l'endothélium détaché, et, parfois, par des leucocytes isolés, tandis que les cellules de l'exsudat sont fournies principalement par les leucocytes. L'analyse de l'un et de l'autre produit, abstraction faite des éléments cellulaires qu'ils tiennent en suspension, ne fournit que des différences quantitatives, notamment sur la teneur variable en albuminoïdes. La présence de cholestérine, de lécithine, etc., qu'on a considérée comme une caractéristique des épanchements, est rare dans les transsudats récents, c'est-à-dire avant la désagrégation et la décomposition des éléments cellulaires.

Dans les exsudats séreux n'ayant pas tendance à suppurer, les lymphocytes prédominent. L'abondance des neutrophiles, dans le liquide épanché, permet de supposer la présence d'un néoplasme ou la tendance à la suppuration. L'existence de lymphocytes seuls implique l'absence de pus. Ces données peuvent avoir une valeur diagnostique pour les exsudats pleuraux ou péritonéaux. D'après Winiarsky, dans les exsudats séreux de la plèvre, la quantité de leucocytes est, au minimum, de 270, et, au maximum, de 9.260 par millimètre cube. Dans les transudats, ce chiffre ne dépasse pas 60 à 300 par millimètre cube. Pour plus de détails, nous renvoyons à ce qui sera dit plus loin, au sujet du *cyto-diagnostic* de Widal et Ravaut dans le chapitre de l'inflammation séreuse.

La richesse en matières albuminoïdes est généralement moindre dans les liquides transsudés, et même dans les liquides exsudés, que dans le plasma sanguin. Dans les transsudats, elle peut aller de 0,05 p. 100 à 2 et 3 p. 100. Plus faible dans l'humeur aqueuse, le liquide céphalo-rachidien, l'œdème de l'anasarque, la quantité de matières albuminoïdes est plus considérable dans les épanchements de l'hydrocèle vaginale, de la péricardite, de l'ascite, de l'hydrothorax.

La densité des liquides de transsudation oscille entre 1 002-1 005 et 1 012 à 1 016. Plus cette densité s'approche du chiffre de 1 014 et 1 016 ou le dépasse, plus la teneur en albumine s'élève au-dessus de 3 p. 100 et plus l'épanchement décèle son origine inflammatoire et prend les caractères d'un exsudat (Méhu). La faiblesse de la densité (1 008 à 1 012) ne suffit pas pour faire rejeter la nature inflammatoire du liquide épanché, car les exsudats inflammatoires développés sur un terrain cachectisé sont pauvres en albumine et parfois d'une très faible densité. L'état anatomique de la paroi des cavités où se collectent les exsudats, l'absence d'obstacles à la résorption de leur partie liquide, influent beaucoup sur leur consistance. Si la résorption est entravée par la compression des troncs veineux ou lymphathiques ou par l'inflammation antérieure des parois de la cavité, inflammation qui a rétréci ou oblitéré les stomates endothéliaux, la concentration du liquide épanché subit un retard notable.

Les troubles de formation et de circulation de la lymphe se traduisent surtout par des variations quantitatives et, à de très rares exceptions près, se bornent à la rétention de ce liquide. Circonscrite parfois à certaines régions de la peau, à certains départements organiques, à des cavités séreuses, cette accumulation peut aussi se généraliser à tous les espaces lymphatiques du corps, provoquer la dilatation des fentes intertissulaires, le gonflement des tissus, l'*œdème* (οἴδημα, gonflement, de οἰδέω, *tumefacio*, je gonfle), ou, ce qui est la même chose, l'hydropisie (ὕδωρ, eau; ὑδρωπιστής, maladie aqueuse). L'œdème ou l'hydropisie généralisée des parties superficielles du corps est désigné sous le nom d'anasarque (ἀνά, au-dessus, σάρξ, chair, hydropisie de la chair superficielle), par opposition aux épanchements enfouis dans les parties profondes et les cavités. L'accumulation pathologique de liquide lymphatique dans la cavité abdominale porte le nom d'ascite (ἀσκός, cavité, outre); dans le thorax, elle est désignée sous le nom d'hydrothorax. On dit de même hydrocéphalie, hydrocèle, hydropéricarde, hydronéphrose, etc..

Causes de l'œdème. — Deux principales causes interviennent : 1°, l'augmentation des obstacles apportés au cours de la lymphe et du sang veineux; 2°, la production excessive ou la rétention de liquide lymphatique. A la première cause se rattachent les hydropisies mécaniques ou par stase; à la seconde appartiennent les hydropisies marastiques et les œdèmes neuropathiques.

Les *œdèmes passifs mécaniques* ou *par stase* peuvent rester localisés, limités à une région quelconque du corps, ou bien se généraliser.

Ici, l'obstacle à l'écoulement du sang veineux joue un rôle beaucoup plus important que l'entrave apportée à la circulation de la lymphe elle-même. La clinique et l'expérimentation (ligature de gros troncs lymphatiques) ont établi que la compression et l'imperméabilité d'un grand nombre de vaisseaux lymphatiques étaient impuissantes à provoquer la formation d'un œdème. Cette constatation, un peu inattendue, s'explique par l'extrême richesse des anastomoses lymphatiques et par la souple adaptation des vaisseaux : les gros troncs lymphatiques étant oblitérés, le courant se dirige vers les ramuscules et se crée même, au besoin, de nouvelles voies. La ligature du canal thoracique lui-même n'est pas nécessairement suivie d'œdème, et parfois une circulation lymphatique collatérale s'établit parfaitement. Si elle fait défaut, une ascite chyleuse en résulte, par rupture du réceptacle du chyle (citerne de Pecquet) ou bien un hydrothorax par déchirure du canal thoracique.

L'absence d'hydropisie, en cas d'imperméabilité des gros troncs lymphatiques des membres, tient, semble-t-il, à la résorption de la lymphe par les veines. Admise par la majorité des pathologistes, cette hypothèse ne repose pas, il faut le reconnaître, sur une base bien solide et sa justification n'est même pas nécessaire pour expliquer l'absence d'œdème. En effet, grâce à la profusion des anastomoses qui relient les vaisseaux lymphatiques, il est impossible d'oblitérer complètement tous les troncs lymphatiques sans laisser persister de fins ramuscules qui peuvent servir de voie à la lymphe. L'oblitération serait-elle parachevée, l'absence d'œdème pourrait encore s'expliquer par l'exagération de la pression intra-lymphatique et le ralentissement ou l'arrêt de la transsudation du plasma. La plus grande partie du sang apporté par les artères s'écoulerait uniquement par les veines. Aussi longtemps que la nutrition des parois des capillaires sera respectée et que l'écoulement du liquide par les veines sera libre, l'œdème pourra faire défaut.

Dans la pathogénie des hydropisies des cavités séreuses, la lésion de l'endothélium pariétal joue un rôle plus important que l'obstacle même apporté au libre écoulement de la lymphe dans les canaux préexistants. L'obstruction d'un grand nombre de stomates par des caillots fibrineux et, d'une manière générale, l'oblitération des origines des voies lymphatiques, constituent l'obstacle primordial à la résorption de la lymphe qui s'épanche continuellement dans ces cavités. Cette pathogénie, invoquée pour la première fois par Broussais, en 1826, a été confirmée par les recherches ultérieures de Recklinghausen, de Weyner, de Pavlovsky, de Botkine, etc. Le facteur mécanique de l'arrêt de la lymphe se trouve ainsi transporté des vaisseaux à l'origine même des fentes lymphatiques, c'est-à-dire dans les stomates inter-endothéliaux.

La corrélation entre l'œdème et la stase veineuse a été pour la première fois signalée par Lower, à la fin du XVIIe siècle, et ensuite confirmée par Bouillaud, Andral, et beaucoup d'autres auteurs. Les travaux de

Ranvier, Cohnheim, Vulpian, Rott, Schiff, Satnitchevsky, Cohnstein, etc., en ont montré le mécanisme exact. Pour produire l'œdème chez un animal parfaitement sain, il ne suffit pas, comme on l'avait affirmé autrefois, que la circulation s'arrête dans un seul gros tronc veineux ; il faut que l'oblitération porte, non seulement sur le tronc principal, mais encore sur la plupart des troncs secondaires. Par contre, quand l'animal a été préalablement affaibli par une maladie, ou si l'on a sectionné les nerfs de la région, l'œdème apparaît facilement. Ranvier a vu l'œdème manquer chez des chiens, malgré la ligature de la veine fémorale, et celle de la veine cave ; il fallut y ajouter la section de l'un des sciatiques pour que l'infiltration séreuse se produisit dans le membre correspondant. Vulpian a expliqué le résultat de la section du nerf par l'afflux sanguin et l'exagération de transsudation que produit la paralysie des vaso-moteurs. L'expérimentation se trouve sur ce point en accord avec la clinique. On sait depuis longtemps que la thrombose de la veine iliaque, le rétrécissement de la lumière des rameaux portes intra-hépatiques, etc., peuvent exister longtemps, sans donner lieu à l'œdème des régions correspondantes chez des sujets sains, et que, par contre, elles s'accompagnent d'œdème chez les cachectiques, les épuisés, chez tous ceux dont les territoires, soumis à une mauvaise irrigation, ont une résistance amoindrie. L'ascite des cirrhotiques s'explique autant par la lésion de la séreuse péritonéale que par l'obstruction des ramifications portales intra-hépatiques (Dieulafoy). Après l'oblitération d'un gros tronc veineux, l'apparition de l'œdème ou son absence dépendent de conditions secondes, au nombre desquelles sont : l'état de la circulation collatérale, la force de la pression sanguine intra-vasculaire, la puissance de l'aspiration thoracique et aussi, comme nous allons le voir, l'état de l'organisme et son degré d'intoxication plus ou moins apparent par des produits excrémentitiels dont l'élimination par le rein n'est pas toujours parfaite.

En effet, les travaux récents ont beaucoup modifié les idées régnantes naguère, au sujet de l'importance des troubles purement mécaniques dans la pathogénie des œdèmes consécutifs à une thrombose. Les modifications circulatoires entraînant une stase veineuse jouent le rôle de conditions prédisposantes et non de cause essentielle. L'un de nous (Chantemesse) a montré que chez les malades atteints de fièvre typhoïde et qui éliminent insuffisamment le chlorure de sodium, l'apparition d'une phlegmatia alba dolens consécutive à une thrombose du membre inférieur est, avant tout, sous la dépendance d'une intoxication du membre par le sel marin et qu'il suffit de supprimer entièrement le chlorure de sodium dans l'alimentation de ces malades pour voir s'atténuer rapidement et disparaître l'œdème du membre inférieur.

Sous cette réserve du rôle de l'intoxication chlorurique, on peut dire que l'œdème localisé dépend de la thrombose de grosses veines, de leur compression par des tumeurs, par l'utérus gravide, etc.. La situation topographique des veines par rapport au cœur joue un rôle important pour favoriser ou entraver le développement de l'œdème. Aussi cette lésion se montre-t-elle fréquente aux parties inférieures du corps, en cas d'obstacle à la circulation dans le domaine des veines cave inférieure, iliaque, crurale, etc.. La prolifération du tissu conjonctif dans le foie (cirrhose), le long des ramifications portales, l'endophlébite de celles-ci et des veines sus-hépatiques augmentent l'obstacle à la circulation dans les viscères abdominaux et provoquent l'ascite. L'obstacle sur le trajet du plexus pampiniforme ou de la veine spermatique fait apparaître l'hydrocèle, etc.. Quand la circulation collatérale a le temps de s'établir progressivement, l'œdème résultant de la gêne circulatoire disparaît peu à peu. L'observation clinique de la cirrhose du foie fournit maint exemple de cette évolution ; l'ascite disparaît à mesure que s'affirme la suppléance par les veines collatérales dont la tête de méduse est le signe apparent.

Œdèmes cachectiques ou toxiques. — A cette catégorie se rattachent les accumulations de lymphe provoquées par diverses maladies cachectisantes, où l'intoxication joue un rôle très important, comme les anémies chroniques, le mal de Bright, les suppurations prolongées, la cachexie palustre, les hémorrhagies répétées, etc.. Les toxines bactériennes agissant d'une façon délétère sur les principaux émunctoires (foie et reins), sur les parois des vaisseaux de la peau et des autres parties de l'organisme, interviennent souvent dans le développement des œdèmes dits marastiques.

La profusion des épanchements séreux résulte moins de l'état de dilution du sang, de l'hydrémie, que de l'augmentation de la perméabilité des parois vasculaires, de l'altération du système circulatoire et de l'intoxication par le chlorure de sodium. L'hydrémie aiguë artificielle (provoquée par l'injection intravasculaire de la solution physiologique de chlorure de sodium) provoque bien un léger œdème des organes abdominaux, mais non un œdème diffus des membres et du tissu cellulaire sous-cutané. Ce n'est que par des injections intravasculaires de chlorure de sodium, fréquemment renouvelées et pour ainsi dire subintrantes, par une véritable intoxication chlorurique en un mot, qu'on peut produire une anasarque analogue à celle qu'on observe chez l'homme dans les états cachectiques. La modification par le sel du plasma sanguin, à la condition de persister pendant quelque temps, est apparemment suffisante pour altérer la vitalité de l'endothélium et de la membrane propre des capillaires, et pour transformer celle-ci en une sorte de paroi plus perméable. Hallion et Carrion ont apporté récemment la preuve expérimentale que l'œdème était sous la dépendance d'une intoxication par le sel marin et non point la conséquence des propriétés osmotiques du plasma sanguin. Après l'injection intra-veineuse de solutions de chlorure de sodium hypertoniques, un appel d'eau dans le sang devrait se faire, aux dépens des tissus, en vertu des lois de la tension osmotique ; or, c'est le contraire qui se produit : le plasma sanguin filtre dans les tissus pour constituer l'œdème, parce que les parois des capillaires, altérées par la solution forte de chlorure de sodium, sont devenues plus perméables, ont dit Hallion et Carrion, et surtout, comme on le sait aujourd'hui, parce que les éléments des tissus imprégnés de sel ont attiré l'eau du plasma.

La localisation des œdèmes dépend de l'état de perméabilité des parois vasculaires et aussi de la résistance plus ou moins grande du parenchyme, de l'élasticité du tissu. Les diverses régions du corps et les divers segments de la peau n'ont pas au même degré le pouvoir de se laisser distendre ; les parties les plus lâches se remplissent facilement de liquide transsudé et présentent plus vite que d'autres des phénomènes d'infiltration. On sait que, dans le mal de Bright, les replis sus et sous-palpébraux ont une tendance à se laisser infiltrer avant tout autre tissu. Il n'est pas douteux aussi que des prédispositions individuelles interviennent et font qu'un même état du sang provoque, chez celui-ci, l'œdème de la face et, chez cet autre, l'œdème des mains, etc.

Les modifications de l'élasticité des tissus présentent donc une grande importance dans la localisation des œdèmes. Les causes d'appauvrissement du plasma sanguin en albumine, les modifications diverses qu'il a subies affaiblissent la vitalité cellulaire des parenchymes, diminuent du même coup l'élasticité du tissu vivant et préparent les conséquences que nous avons signalées et qui ne sont pas toutes, comme on le voit, sous la dépendance des troubles purement mécaniques.

Le développement d'une phlyctène au niveau d'une brûlure montre bien le rôle de l'élasticité des tissus dans la production de l'œdème. Une phlyctène n'est autre chose qu'un œdème de nature à la fois dégénérative et mécanique, développé sous l'influence d'un trouble nutritif (allant quelquefois jusqu'à la gangrène) des parois des vaisseaux et aussi sous l'influence de l'affaiblissement ou de la disparition complète de l'élasticité des tissus. C'est cette dernière condition qui explique la rapidité d'apparition de la petite collection séreuse.

Dans les œdèmes cachectiques, les causes de transsudation sont multiples : altérations qualitatives du plasma, affaiblissement de l'élasticité interstitielle, accroissement de la perméabilité des parois vasculaires, perturbations vasomotrices, etc.. Dans un grand nombre d'états cachectiques, sous l'influence de multiples conditions, la vitalité des canaux sanguins est si profondément atteinte que des troubles circulatoires parfois insignifiants (stase) provoquent des œdèmes plus ou moins étendus. L'ascite, l'hydrothorax ont comme origine la plus apparente un obstacle dans la circulation veineuse, mais à y regarder de près, cette condition est toujours favorisée par la présence de substances anormales et souvent de germes en culture dans le parenchyme pulmonaire (congestion, bronchite), et dans la cavité intestinale. Là encore, les éléments multiples de l'étiologie ne se résument pas en une simple influence mécanique.

Dans l'hydropisie brightique, le rôle des altérations toxiques du sang et des parois vasculaires se manifeste avec tant d'évidence, qu'il réduit à néant l'hypothèse qui attribue l'anasarque à l'hydrémie seule. Dans les glomérulo-néphrites infectieuses, les œdèmes palpébraux et malléolaires se montrent parfois, avant même que l'albumine ait fait son apparition dans l'urine (Sénator). L'intensité de l'œdème et le degré de la déperdition d'albumine n'affectent aucun rapport rigoureux. Le même poison qui a altéré le sang, a enflammé le glomérule, irrité les vaisseaux de la peau et des autres régions de l'organisme.

Reichel a constaté que si l'on injectait une solution salée en un point de la peau d'un brightique, la résorption du liquide se faisait plus lentement que si l'on avait opéré sur un cardiaque. Chauffard, chez un malade atteint d'ictère infectieux, dont l'urine était rare et très pauvre en chlorures, a reconnu qu'à la suite d'injections salines répétées, le poids du sujet augmentait chaque fois du poids du liquide introduit. Après ces injections apparaissait un véritable œdème expérimental, localisé à la face et dû sans doute à la rétention des chlorures dans l'organisme. En s'appuyant sur ces observations, Achard a émis l'hypothèse qu'à côté de facteurs multiples, tels que perméabilité des parois capillaires, activité circulatoire, pression sanguine, conditions cardiaques et nerveuses, on pouvait faire, dans la pathogénie de l'œdème brightique, une place à l'accumulation dans les tissus des différentes substances dissoutes.

Widal a, le premier avec Lemierre, apporté dès 1902 (traité de pathologie générale de Bouchard) la démonstration que le chlorure de sodium ingéré pouvait, à lui seul et pour son propre compte, provoquer l'apparition de l'œdème brightique. Faire naître l'œdème uniquement par l'ingestion d'une dose connue de chlorure de sodium était le seul procédé capable de produire la preuve irréfutable de l'action hydropigène de ce sel pour certains brightiques. Widal et Lemierre en faisant ingérer chaque jour dix grammes de sel à des sujets atteints de néphrite épithéliale ont pu à volonté provoquer des œdèmes. L'apparition du phénomène dépend de l'état de la perméabilité rénale au moment où est instituée l'épreuve de la chloruration alimentaire. C'est donc, chez le brightique, la rétention rénale des chlorures qui règle l'apparition de l'œdème et celle-ci est toujours précédée d'une période de pré-œdème, c'est-à-dire d'une période d'hydratation de l'organisme, inappréciable à l'œil de l'observateur. La pesée du malade permet de prévoir, presque à jour fixe, l'apparition de l'œdème proprement dit, qui survient presque constamment, pour le même sujet et pour la même période, aux environs du même poids. La rétention chlorurique est surtout marquée dans les néphrites épithéliales. Strauss a confirmé les faits avancés par Widal et Lemierre, il a montré que les œdèmes s'affaissaient surtout quand on produisait la polyurie et la polychlorurie et qu'il fallait recourir aux diurétiques. Le sel est donc l'aliment dangereux pour certains brightiques, car, outre l'œdème, il peut provoquer l'albuminurie (Widal et Javal). Le lait additionné de sel marin peut devenir le plus dangereux des aliments pour certains brightiques qui supporteront fort bien des viandes, des hydrates de carbone, comme le pain non salé, le sucre ou la pomme de terre, des graisses, comme le beurre. Un tel régime alimentaire constitue *la cure de déchloruration.*

L'œdème inflammatoire aigu et chronique représente le type le plus caractérisé de l'œdème local mixte. La tuméfaction inflammatoire est provoquée par plusieurs causes : l'excessive perméabilité des parois vasculaires, l'affaiblissement de l'élasticité des tissus, la stase veineuse, les troubles d'innervation vasculaire, etc.. Les ramuscules sanguins étant, dans ces cas, beaucoup plus altérés que dans les œdèmes hydrémiques ou passifs, l'exsudat se distingue par sa consistance plus ferme et sa richesse exubérante en éléments figurés. La majeure partie des hydarthroses et des hygromas a pour point de départ un processus inflammatoire chronique. L'inflammation des parois vasculaires des bourses séreuses amène l'oblitération de la plupart des origines des voies lymphatiques, de sorte que le liquide s'épanche, s'accumule et ne peut se résorber. Telle est encore la pathogénie des ascites consécutives à une péritonite antérieure, etc..

Œdèmes neuropathiques. — A ce groupe appartiennent les œdèmes, localisés ou diffus, qui se rattachent à une lésion centrale ou périphérique du système nerveux, et n'ont aucun rapport avec les états de cachexie ou de gêne de la circulation veineuse. Tels sont les œdèmes des hémiplégiques et des paralytiques, les œdèmes de la face dans les névralgies ou les paralysies du trijumeau, les œdèmes des diverses zones cutanées succédant aux traumatismes des troncs nerveux, aux polynévrites (béribéri, paralysie ascendante avec névrites périphériques des aliénés, de Chantemesse et Ramond), les œdèmes cutanés circonscrits érythromélalgiques, l'œdème aigu circonscrit de Riehl, etc.. Au même groupe appartiennent les œdèmes hystériques qui se développent très rapidement par voie réflexe, à la suite de l'irritation des nerfs sensitifs (hydropisie spasmodique), les bulles d'urticaire, qui apparaissent chez des personnes prédisposées, à la suite de l'ingestion de certains aliments (moules, poissons, etc.).

Dans la pathogénie de l'œdème paralytique intervient la stase, notamment l'insuffisance du déplacement de la masse sanguine veineuse par paralysie musculaire L'œdème circonscrit, dans quelques cas d'urticaire toxique, est, dans une certaine mesure, attribuable à l'altération nutritive et à l'intoxication des parois vasculaires.

Les expériences de Jankowski ont montré que l'œdème inflammatoire devient beaucoup plus considérable, quand on pratique la section des troncs nerveux d'où partent les vasomoteurs de la région malade. Ces expériences, renouvelées par divers auteurs, ne font d'ailleurs que confirmer les résultats anciens de Ranvier qui avait constaté qu'en cas d'oblitération veineuse, la section du sympathique faisait rapidement apparaître l'œdème.

Les œdèmes des hystériques, les œdèmes fugaces et certaines urticaires réflexes, consécutives à l'irritation des nerfs cutanés ou gastriques, sont d'origine purement angionévrotique. Il en est de même de l'état connu sous les noms de dermographisme, d'autographisme, état morbide dans lequel la pression du doigt, de l'ongle ou du crayon, laisse sur les téguments une trace visible sous forme d'un bourrelet plus ou moins fugace (Dujardin-Beaumetz, Mairet, etc.). D'après Raichline, l'autographisme est assez fréquent chez les tabétiques, et Schultze, Remak, Roth, etc., l'ont souvent noté dans la syringomyélie. Il faut encore ranger dans le groupe des angionévroses les œdèmes plus ou moins généralisés qui se montrent après un refroidissement ou sans cause bien connue, en dehors de toute albuminurie. Ils surviennent parfois, d'après Tchirkov, chez des sujets entachés de syphilis et seraient justiciables du traitement spécifique. La pathogénie des œdèmes angionévrotiques n'est pas encore suffisamment élucidée. Unna les rattache à un spasme des veines; cependant la région œdématiée semble le siège, moins d'une stase veineuse que d'une hyperhémie artérielle aboutissant à une transsudation intense du plasma.

Certains œdèmes névropathiques résultent d'une hyperhémie active de nature vasomotrice, par excitation des vasodilatateurs. Tels sont les œdèmes cutanés de l'érythromélalgie, les œdèmes aigus intermittents, les œdèmes hystériques et tous les œdèmes fugaces qui surgissent au niveau des piqûres d'insectes (moustiques, puces, punaises, etc.). Peut-être faut-il voir ici un trouble fonctionnel à la fois des vasoconstricteurs et des vasodilatateurs. Les expériences de Siavtzillo permettent d'attribuer les œdèmes névropathiques à l'excitation des vasodilatateurs seuls, car elles démontrent que l'hyperhémie provoquée par l'excitation de ces derniers nerfs amène une sécrétion lymphatique plus abondante que ne le fait l'hyperhémie par paralysie des vasoconstricteurs. Si l'on est loin de connaître le substratum anatomique de toutes ces formes angionévropathiques, on peut affirmer que les phénomènes d'auto-intoxication gastro-intestinale jouent un rôle considérable dans leur étiologie.

Le fait récemment constaté par A. Daghel de l'existence des terminaisons nerveuses dans les parois des vaisseaux lymphathiques, explique, jusqu'à un certain point, la pathogénie des œdèmes locaux.

De ces diverses variétés d'hydropisies il faut distinguer les accumulations du produit de sécrétion des glandes, par obstruction de leurs conduits extérieurs. La masse ainsi constituée revêt d'ordinaire l'aspect cylindrique ou sacciforme (kystes par rétention) et son volume est indépendant des troubles circulatoires. Tel est le cas de l'hydronéphrose, de l'hydrosalpinx, de l'hydrométrie, etc.. Le mécanisme de quelques-unes de ces accumulations pseudo-hydropiques est encore peu étudié. Les recherches expérimentales de M. Voskressensky, P. Srdovsky, etc., ont déjà permis d'élucider quelques points obscurs de cette pathogénie. Seule, l'oblitération de l'extrémité abdominale de la trompe provoque l'hydrosalpinx, tandis que l'obstruction de l'orifice utérin est incapable de produire ce résultat. Dans le premier cas, l'accumulation de liquide dans la trompe n'est pas toujours un résultat obligatoire ; de temps à autre, le liquide peut se frayer une voie vers l'utérus et cheminer grâce à la contraction et au relâchement alternatifs des fibres musculaires, L'hydrosalpingite n'est constante que si l'oblitération porte sur les deux extrémités du conduit, aboutissant ainsi à la création d'un véritable sac, analogue à celui que produirait l'isolement, entre deux ligatures, d'une anse intestinale.

Les altérations anatomiques que l'on observe dans les hydropisies, consistent : 1°, dans l'altération de la texture des tissus résultant de l'écartement des fibres et des cellules par la lymphe accumulée dans les fentes intertissulaires; 2°, dans les dégénérescences de diverse nature que provoquent l'hyperhémie veineuse et l'imbibition cellulaire; 3°, enfin, parfois, dans la prolifération du tissu conjonctif. Suivant que l'œdème est ou n'est pas inflammatoire, les interstices des tissus renferment un nombre plus ou moins grand de leucocytes à l'état de désagrégation graisseuse et de karyolyse. Quand l'œdème se prolonge, un grand nombre des éléments du parenchyme se désagrègent pour se joindre au liquide de l'infiltration. Augmentées de volume, les parties œdématiées perdent leur aspect normal, refoulent les organes et les tissus voisins, compriment les cavités et les conduits, parfois jusqu'à les oblitérer. Il en résulte une série de phénomènes morbides secondaires, de caractère parfois menaçant.

En rapport avec ces altérations macroscopiques évidentes, les symptômes de l'hydropisie sont très spéciaux. Augmentées de volume, de consistance pâteuse, dépouillées des plis qui parcouraient leur surface, les parties œdématiées sont tendues et, sur la peau, l'impression du doigt laisse une dépression profonde (godet) qui disparaît lentement.

Dans la plupart des œdèmes névropathiques fugaces, l'effacement de la dépression est beaucoup plus rapide que dans les œdèmes par cachexie ou par stase veineuse. Contrairement à ce qui s'observe dans l'œdème hydropique vrai, la pression exercée sur la peau ne laisse dans le myxœdème aucune trace. Les fonctions des parties œdématiées sont naturellement affaiblies, modifiées ou totalement supprimées.

Les conséquences et la terminaison de l'hydropisie dépendent de la persistance plus ou moins grande de la cause provocatrice. Les œdèmes locaux d'origine mécanique disparaissent dès qu'on a supprimé les obstacles (tumeurs, etc.) au libre cours du sang dans les veines. Les œdèmes cachectiques et les hydropisies par stase veineuse (cardiopathies, cirrhoses) peuvent aussi rétrocéder. lorsque la nutrition s'améliore, que la force du cœur s'accroît, que l'albuminurie s'arrête, que la la circulation veineuse collatérale s'établit (disparition de l'ascite dans le cours de la cirrhose du foie). Lorsque l'hydropisie se généralise et que la cause ne peut être enrayée, la mort survient par le fait de complications diverses, au nombre desquelles entrent l'œdème de la glotte, des poumons ou du cerveau, l'hydrothorax, l'hydropéricarde, etc..

Les œdèmes névropathiques disparaissent quand sont rétablies les conditions d'excitabilité normale du système vaso-moteur. Parmi les œdèmes angio-névrotiques, il en est parfois de très tenaces, certaines formes d'urticaire chronique par exemple.

Composition des liquides hydropiques.— En règle générale, tous les liquides hydropiques, transsudats ou exsudats, ont une densité inférieure à celle du sang; ils contiennent moins d'albumine que le plasma sanguin, et cette teneur albumineuse n'est pas fixe; par contre, leur richesse en matières salines oscille entre des limites étroites et ne diffère que très peu de celle du sang. Pour légitimer cette affirmation, il nous suffira de présenter le tableau suivant, qui a été dressé par Picot à l'aide de chiffres d'analyse publiés par Méhu, Gorup-Bezanez, etc..

HUMEURS	EAU	PRINCIPES de la 1re classe (sels minéraux)	PRINCIPES de la 2e classe (dits extractifs)	ALBUMINE	FIBRINE
Plasma sanguin . . .	879 à 891	7 à 8,50	6 à 7	74 à 75	3 à 4
Lymphe.	910 à 965	5,73 à 10,50	3 à 8	19 à 45,50	0,08 à 6,56
Sérosité de l'œdème. . . .	976 à 993	2 à 15	2 à 3	5 à 7	»
Sérosité péritonéale. . . .	955 à 985	6,60 à 11,20	5,27 à 17,50	13 à 39	0,00 à 0,32
Sérosité péricardique . . .	955 à 962	6,69 à 7,34	8,21 à 12,69	21 à 24	»
Sérosité pleurale	923 à 940	7 à 10	5 à 22	35 à 60	0,60
Sérosité de l'hydrocèle . .	860 à 934	7 à 11	1 à 13	48 à 60	»
Sérosité de l'hydrocéphalie.	986 à 989	9,47 à 6,85	3,74 à 2,60	0,54	»

Les liquides épanchés renferment parfois certaines substances que l'on ne trouve pas ou que l'on ne trouve qu'en faible proportion dans le sang. Sans parler des germes microbiens que l'on peut trouver dans les épanchements, la mucine, la graisse, la cholestérine, les peptones, la lécithine, la tyrosine, etc., n'appartiennent pas au liquide transsudé lui-même; elles résultent de la décomposition du liquide ou proviennent des éléments cellulaires de la paroi limitante.

Frais le liquide d'œdème est alcalin. Les principales matières albuminoïdes qu'il contient sont la sérine, la globuline, le fibrinogène; la fibrine toute formée est rare dans les transsudats récents. Nous avons cité plus haut les résultats des analyses chimiques pratiquées en France (Méhu, Robin et Verdeil). Voici d'autres éléments d'appréciation empruntés à des auteurs étrangers. Si l'on admet qu'en moyenne, le plasma sanguin contient 7,45 p. 100 de matières albuminoïdes, pour les transsudats et exsudats pathologiques, cette moyenne subit les variations suivantes :

Dans l'anasarque	5,8-6 p. 100 (Reuss, Hoffmann)
Phlyctène de vésicatoire	5 p. 100 (Hoppe)
Hydrocèle	4,94-5. 3 p. 100 (Reuss, Hoffmann)
Péritonite.	4 p. 100 (Reuss)
Exsudat séreux de la plèvre	2,25 p. 100 (Reuss)
— du péricarde	1,83 p. 100 (Reuss)
— du péritoine	1,10 à 0,70 p. 100 et même 0,25 p. 100 (Concetti)
Transsudats cachectiques et hyperémiques au cours des cardiopathies, maladies des reins, etc.	0,8 à 0.1 p. 100 (Hoffmann, Sénator, Reuss, etc.).

La teneur albumineuse la plus faible, au-dessous de 0,10 p. 100, s'observe dans les œdèmes provoqués par des lésions rénales graves, surtout dans la dégénérescence amyloïde des reins (Hoffmann). On sait d'ailleurs qu'Andral et Gavarret avaient signalé que dans la néphrite albumineuse, l'albumine du sérum tombait au chiffre de 60 environ.

Parmi les matières albuminoïdes, la sérine prédomine, la quantité de globuline est insignifiante, de 0,50 à 0,80 p. 100. On a signalé cependant un cas de péritonite cancéreuse, où l'exsudat inflammatoire contenait 2 p. 100 de globuline, sur un total de 5,1 p. 100 de matières albuminoïdes (Fichtner).

Parmi les autres substances, on peut encore citer une série d'éléments solubles, qui se trouvent aussi dans le plasma sanguin : sucre, sels (chlorures, phosphates, carbonate et sulfate de soude), graisses et matières extractives (urée, pigments et acides biliaires, hémoglobine, etc.). Dans certains cas, on a signalé la présence de l'urobiline (Jaksch) et une fois le liquide ascitique, au cours d'une cirrhose hépatique, renfermait de l'allantoïne (Moscatelli).

La couleur des liquides d'hydropisie est très variable : ordinairement incolores et transparents, ils peuvent quelquefois présenter une teinte jaunâtre ou rougeâtre, provenant de pigments hématiques. La couleur jaune de la plupart des transsudats est due vraisemblablement à la présence presque constante de l'urobiline. Leur aspect trouble provient de l'abondance des leucocytes ou de la graisse en émulsion dans le liquide. En cas d'oblitération de gros troncs lymphatiques, les épanchements deviennent lactescents (ascite ou pleurésie chyleuses, graisseuses, etc.). La méthode imaginée par Widal et Ravaut sous le nom de cyto-diagnostic a beaucoup éclairé la recherche de la cause des liquides épanchés. — Nous renvoyons le lecteur à ce qui sera dit plus loin sur ce sujet, au chapitre de l'inflammation séreuse.

Phénomènes osmotiques

La connaissance des phénomènes de l'osmose a été entièrement renouvelée dans ces dernières années : l'utilisation des membranes hémiperméables, l'application des nouvelles théories de la chimie physique ont singulièrement contribué à nous donner sur ces phénomènes des notions plus précises.

I. On désigne sous le nom d'osmose, l'ensemble des faits, vus d'abord par l'abbé Nollet (1748) et bien étudiés surtout depuis Dutrochet (1835) que l'on observe, lorsqu'on interpose une membrane perméable (vessie, peau, parchemin animal ou végétal) entre deux solutions ou deux liquides miscibles, dont l'un au moins peut mouiller cette membrane. — D'une façon générale, on voit les deux liquides se porter l'un vers l'autre à travers la membrane : il y a donc entre eux deux courants simultanés et inverses. Mais la force de ces deux courants de sens contraire est inégale : l'un d'entre eux (courant endosmotique) est toujours plus puissant que l'autre; il tend donc à produire une dénivellation plus ou moins considérable entre les deux liquides. Au contraire, l'autre (courant exosmotique) tend à ramener, lentement, le niveau des deux liquides à un même plan. On peut donc observer deux phases dans les phénomènes osmotiques : une phase initiale, pendant laquelle prédomine le courant endosmotique, marquée par une dénivellation d'abord rapide, puis de plus en plus lente jusqu'au moment où l'équilibre est atteint; et une phase secondaire pendant laquelle la prédominance du courant exosmotique ramène le système au point de départ.

La force osmotique, que met en jeu l'emploi d'une membrane perméable, peut être mesurée, soit par la dénivellation totale, soit par la vitesse du courant endosmotique, pendant un temps déterminé, compté à partir du début de l'action (vitesse initiale d'osmose). Cette force osmotique dépend, directement, de deux conditions : 1° la différence de concentration des liquides; 2° leur température. Mais elle est indirectement soumise à beaucoup d'autres conditions accessoires, telles que : la nature de la membrane, le sens dans lequel elle est placée, la composition des liquides, etc. Pour expliquer les phénomènes souvent contradictoires que l'on observe, ainsi que l'existence des deux courants endo et exosmotique, on a admis que l'emploi des membranes perméables mettait en jeu, non pas une, mais deux forces physiques considérées autrefois comme distinctes, et que nous savons aujourd'hui n'être que les deux faces d'une même propriété moléculaire : l'osmose proprement dite, et la diffusion (Graham). La première ne s'exerce qu'entre deux liquides semblables, ou entre deux solutions ayant le même dissolvant; à elle est dû le courant qui va du liquide le moins concentré vers le plus concentré, courant qui amène l'identité de concentration. La seconde s'exerce entre les corps hétérogènes : son action n'est possible que grâce à la perméabilité de la membrane. C'est cette force que manifestent les liquides différents, ou les corps dissous différents en présence, lorsque, cherchant à se répandre dans le plus grand volume possible, ils tendent à se mêler l'un à l'autre. C'est elle qui amène l'identité de composition. Son action s'exerce, en grande partie, en sens inverse de la première (courant exosmotique), puisque, poussant les molécules dissoutes du corps le plus concentré vers le moins concentré, elle supprime la différence de concentration, et, partant, les phénomènes osmotiques auxquels cette différence donne lieu. Que l'on possède un moyen de supprimer cette force diffusive, et l'on pourra étudier les phénomènes osmotiques purs, dégagés de tous les autres. Ce moyen, on l'a trouvé dans l'emploi des membranes hémi-perméables.

II. Depuis longtemps (1865), Traube avait dit qu'une masse globulaire de gélatine colorée, et portée dans du tanin, couvrait sa surface d'une pellicule plus ou moins épaisse de tannate de gélatine. Le globule étant porté dans l'eau pure, l'eau pénétrait à travers la pellicule pour aller ramollir et dissoudre la gélatine qu'elle renfermait, sans que la moindre particule de gélatine passe, en sens inverse, dans l'eau. Dans ces conditions la sphérule formée par la pellicule de tannate augmente de volume dans des proportions considérables. Cette pellicule perméable à l'eau, imperméable à la gélatine, est une membrane hémiperméable. Depuis Traube, beaucoup de physiologistes et de chimistes ont pu constituer des membranes analogues. Mais c'est à Pfeffer (1877) que revient l'honneur d'avoir, le premier, bien étudié les phénomènes qui se présentent ainsi à l'observateur. Pfeffer se servit dans ses expériences d'une membrane formée par un précipité de ferrocyanure de cuivre. Il prit un vase de pile, en terre poreuse, bien lavé et bien séché, le remplit d'une solution de sulfate de cuivre, puis le plaça dans une solution de ferrocyanure de potassium. Les deux solutions, pénétrant en sens inverse dans les pores du vase, vinrent en contact, et il se produisit un précipité gélatineux de ferrocyanure de cuivre qui tapissa le vase et en obtura les pores. Si l'on remplit un tel vase d'une solution d'un sel dans l'eau, et qu'on le place dans l'eau distillée, l'eau extérieure pourra bien pénétrer dans le vase; l'eau intérieure pourra bien en sortir, mais non les molécules salines. Dès lors, il ne saurait se produire qu'un courant endosmotique : et, en effet, on voit l'eau pure passer de dehors en dedans, et le niveau du liquide monter à l'intérieur du vase. Si l'on avait préalablement fermé le vase hermétiquement, à l'aide d'un bouchon traversé par le tube d'un manomètre, le liquide intérieur contenu dans cet espace clos, auquel vient continuellement s'adjoindre de l'eau extérieure, acquerra une certaine pression. Celle-ci augmentera, tant que l'eau pénétrera dans le vase, puis restera stationnaire quand le système entier aura atteint l'équilibre. C'est cette pression, mesurée au moyen du manomètre, qui indique la force de l'osmose, et qu'on a nommée pression ou tension osmotique.

Qu'est-ce que cette pression osmotique? quelles sont ses causes, quelles sont ses lois, quelle est sa place dans la chimie physique? c'est ce que nous ont fait connaître les belles conceptions théoriques que nous devons surtout à Van t'Hoff.

III. Elles se résument toutes en une comparaison très simple : Van t'Hoff (1885) compare une solution à un gaz ; on peut, en effet considérer un gaz comme formé de molécules dissoutes dans l'éther. Or, les molécules des gaz tendent à se répandre dans le plus grand volume possible ; de la même façon les molécules d'un corps dissous cherchent à se distribuer dans le plus grand volume possible du dissolvant. Si l'on arrête le mouvement d'expansion des molécules gazeuses, elles exercent sur la paroi qui les contient une pression, la « pression gazeuse » ; aussi les molécules dissoutes exercent sur les molécules du dissolvant une pression, qui n'est autre que la « pression osmotique ». Dans le cas des membranes hémiperméables, les molécules ne se peuvent répandre dans le plus grand volume possible de dissolvant, qu'à la condition d'attirer ce dernier à elles (1).

(1) La même difficulté d'explication se présente ici que lorsqu'il s'agit d'établir la théorie kinétique des gaz. On peut en effet considérer les pressions manifestées comme provenant de

On voit de suite combien la comparaison de Van t'Hoff est féconde. Elle a été poussée dans ses détails et on a pu établir pour les solutions, comme pour les gaz, une « loi de Mariotte » : « pour une même masse de molécules dissoutes, la pression osmotique est proportionnelle à la concentration, ou inversement proportionnelle au volume » ; et une « loi de Gay-Lussac » : « pour une même masse de molécules dissoutes, la pression osmotique croît proportionnellement au binôme de dilatation, où est proportionnelle à la température absolue ». D'autre part, Van t'Hoff a démontré que la pression osmotique ne dépend nullement de la nature du dissolvant, et, sauf une réserve que nous allons examiner dans un instant, nullement non plus de la nature du corps dissous, ni de sa structure, ni de sa grosseur moléculaire. Comme la tension gazeuse, elle dépend exclusivement du *nombre* des molécules dissoutes; et si l'on fait des solutions contenant, dans le même volume, le même nombre de molécules dissoutes (en molécules-grammes) c'est-à-dire proportionnelles aux poids moléculaires, ces solutions auront la même tension osmotique, elles seront « isotoniques ». Elles vérifient ainsi la loi établie, pour les gaz, par Avogrado : « La pression osmotique est la même quand le nombre des molécules-grammes dissoutes est le même dans un même espace, quelle que soit la matière ». Par exemple, de même que 2 grammes d'hydrogène, ou 35 gr. 5 de chlore, ou, en d'autres termes, une molécule-gramme d'un corps quelconque (poids moléculaire exprimé en grammes) exerce à l'état gazeux, à la même température et sous le même volume, une pression de 22 atmosphères 35, cette même molécule-gramme (2 gr. H, 35 gr. 5 Cl) dissoute dans un même volume de dissolvant, à la même température, exercera une pression osmotique de 22 atmosphères 35. Enfin, pour la pression osmotique, comme pour la pression gazeuse, on a pu établir que, dans un mélange, chaque corps dissous exerce

---

chocs ou d'attractions — du dissous ou du dissolvant. En refusant d'attribuer le transport de l'eau à une attraction exercée par les molécules salines, et, en ne faisant intervenir que le dissolvant, on peut encore dire avec Etard : l'eau extérieure au vase de Pfeffer est à la pression atmosphérique; l'intérieur du vase a été rempli, à la même pression, non pas d'eau, mais d'une solution dans laquelle le dissolvant et les molécules dissoutes ont, chacun, une fraction de la tension totale, comme cela a lieu pour les mélanges gazeux. L'eau intérieure n'a donc pas la même tension que l'eau extérieure, mais une tension moindre, et cette dernière entre dans le vase pour rétablir la tension de l'eau, intus et extra. — Cette conception peut être exposée en d'autres termes. Si l'on adopte les idées récentes de Van t'Hoff, qui admet, non pas seulement que les molécules des corps dissous agissent comme si elles étaient à l'état gazeux, mais bien qu'elles sont réellement à l'état gazeux, on peut dire, avec Nernst, que la tension de vapeur de l'eau unie à la membrane est très voisine de la tension de l'eau pure, — que, dans le vase, la tension de vapeur du corps dissous diminue la tension de vapeur de l'eau dissolvant, et que, la force élastique étant moindre de ce côté, le transport a lieu. Mais quelle que soit l'opinion qu'on professe à ce sujet, les faits qu'implique la théorie de Van t'Hoff, et les conséquences qu'elle en tire, restent exactement les mêmes.

la même pression que s'il était seul dans le volume total du dissolvant.

Ainsi donc, à température et à concentration constantes, la tension osmotique ne dépend que du nombre des molécules du corps dissous. Remarquons, incidemment, que sa mesure peut devenir la base d'une méthode de détermination des poids moléculaires. Les chiffres qu'elle fournit ont été trouvés parfaitement concordants avec ceux que l'on avait obtenus par les autres méthodes physico-chimiques.

Nous avons dit plus haut qu'à la loi, suivant laquelle la pression osmotique est indépendante des corps dissous, il y a une exception apparente. C'est l'exception des sels. On trouve en effet expérimentalement, pour les sels, une pression osmotique plus forte que celle qu'on pourrait déduire par le calcul de leurs poids moléculaires. Arrhénius a résolu cette difficulté par sa théorie électrolytique des solutions. On sait qu'on a constaté depuis longtemps que certaines vapeurs ne se conforment pas exactement à la loi de Mariotte; pour expliquer ces anomalies, on a admis qu'à une certaine température, les sels sont dissociés en deux radicaux, l'un électropositif, l'autre électronégatif. De même, dit Arrhénius, les sels dilués sont dissociés en leurs radicaux, ou « ions » ; la tension osmotique de ces sels est alors fonction du nombre, non point de leurs molécules, mais de leurs ions.

Grâce à cette remarque d'Arrhénius, la théorie de Vant'Hoff s'applique à tous les corps dissous et on peut la résumer et l'exprimer dans cette loi générale : La pression osmotique d'une dissolution a la même valeur que la pression qu'exercerait la substance dissoute, si, à la température de l'expérience, elle était gazeuse, et occupait un volume égal à celui de la dissolution.

Nous pouvons mesurer maintenant combien les travaux récents, dont nous venons passer en revue les résultats, ont éclairé la conception de l'osmose, si obscure avant eux. Considérée désormais comme une propriété moléculaire, éclairée par les théories générales de la matière, l'osmose peut permettre de pénétrer dans l'intimité même des phénomènes. Et si l'on se souvient du rôle que joue l'eau dans les organismes animaux et végétaux, et de quelle importance y sont les humeurs, véritables solutions, on conçoit quel intérêt peuvent présenter ces connaissances pour la Biologie.

IV. Cette pression osmotique dont nous venons de dégager la notion comment la mesurer pratiquement? On possède pour celà plusieurs moyens, directs ou indirects.

Nous connaissions déjà le plus important des procédés directs, l'emploi du vase de Pfeffer. Mais Pfeffer n'a entrepris ses recherches sur les membranes hémiperméables artificielles, qu'après avoir connu les résultats obtenus à l'aide des membranes hémiperméables naturelles, dont on s'est servi avant lui pour mesurer la tension osmotique, et dont nous devons dire quelques mots.

C'est de Vries qui les a découvertes. On sait que la cellule végétale se compose d'un corps protoplasmique et d'une membrane [1]. Si, pendant qu'on les observe au microscope, on fait arriver jusqu'à la membrane de certaines cellules, par exemple celles de *Tradescantia discolor*, des solutions salines de concentration croissante, tant que la concentration de ce milieu nouveau reste au-dessous d'une certaine limite, les cellules conservent leur turgescence. Mais, à partir d'un certain degré de concentration, quand la solution vient en contact avec la paroi cellulaire, le protoplasma quitte brusquement cette paroi, et se rétracte dans un coin en une petite masse; la cellule est dite alors « plasmolysée ». C'est que la paroi cellulaire végétale (tonoplaste) est une membrane hémiperméable naturelle. Aussi longtemps que les solutions essayées étaient moins concentrées que les liquides contenus à l'intérieur de la cellule, hypotoniques par rapport au protoplasma, le courant de l'eau allait de l'extérieur vers l'intérieur; lorsqu'on a employé une solution plus concentrée que le protoplasma, hypertonique par conséquent, le courant s'est porté de l'intérieur vers l'extérieur, les cellules ont été plasmolysées, la fleur s'est fanée. Le début de cette action plasmolytique peut servir à indiquer le moment de l'isotonie, et à déterminer les solutions de divers corps, isotoniques entre elles.

---

(1) Il est important, à cause du rôle des membranes chez les êtres vivants, de se rendre compte de la façon dont elles se comportent au cours des phénomènes osmotiques. Quelques auteurs les considèrent comme de simples tamis, laissant passer les petites molécules, retenant les molécules plus grosses. — Cette propriété de laisser passer un corps et d'arrêter les autres paraît résulter plutôt de la faculté de dissoudre ce corps, de l'absorber et de le dégager, de la même façon que le palladium, qui est perméable à l'hydrogène, absorbe ce gaz. — Si l'on prend (Nernst) une membrane de vessie, humide, gonflée d'eau, que, d'un côté de cette membrane, on mette de l'éther, et de l'autre de l'éther contenant du benzène en solution, l'éther, soluble dans l'eau qui mouille la membrane, va vers le benzène; le benzène, insoluble dans l'eau, ne peut, lui, traverser la membrane. — De même, une membrane de caoutchouc (Raoult) n'est pas traversée par l'alcool éthylique ou méthylique, tandis qu'elle l'est par l'éther, le sulfure de carbone, le chloroforme, le benzène, qui ont, eux, la propriété de mouiller et de dissoudre le caoutchouc.

Il semble que l'on doive adopter, sur les membranes, les vues auxquelles Nœgeli est arrivé par des considérations histologiques. Il les regarde comme formées de « micelles » c'est-à-dire de molécules solides pressées en agrégats, retenant en elles de l'eau de constitution, et laissant entre elles d'assez larges pores. A travers ces pores peuvent s'exercer des actions de capillarité. Telle serait la constitution des membranes perméables. Mais pour les membranes organiques hémiperméables, il faudrait admettre qu'elles sont formées de micelles agglomérées, ne laissant plus entre elles de pores; les distances qui les séparent seraient telles que les attractions moléculaires pourraient s'exercer sur l'eau qu'elles fixeraient entre elles, qui ne pourrait plus les quitter; et l'on devrait considérer la membrane ainsi formée comme une sorte de composé, d'hydrate, de troisième liquide interposé entre les deux autres, et dans lequel ceux-ci pourraient se diffuser.

Une troisième méthode directe d'évaluation de la tension osmotique, par détermination de l'isotonie, est due à Hamburger. Cet auteur a remarqué que si l'on place les globules rouges du sang dans des solutions de concentrations différentes, ils se rétractent dans les solutions hypertoniques; ils se gonflent et, de plus, laissent passer une partie de leur matière colorante, dans les solutions hypotoniques ; c'est l'hématolyse. Le début de l'hématolyse permet de déterminer la solution isotonique aux globules, et les solutions isotoniques entre elles.

Les moyens les plus précis de mesure de la pression osmotique sont fournis par les méthodes indirectes. Ce sont, la conductibilité électrique, la tonométrie, la cryoscopie.

On sait que la conductibilité électrique des solutions dépend du nombre des molécules dissoutes, exactement comme la tension osmotique. Elle peut donc être prise comme mesure de celle-ci. Elle est encore peu employée en biologie.

Les autres méthodes résultent des beaux travaux de Raoult.

On sait depuis Blagden, que, lorsqu'une substance est dissoute dans l'eau, le point de congélation de l'eau est abaissé, et son point d'ébullition élevé, proportionnellement à la quantité de substance dissoute. Raoult a étendu et précisé ces notions, et il a renouvelé ces deux ordres d'étude : l'étude des tensions de vapeur (tonométrie), dont les résultats n'ont pas encore été souvent utilisés par les physiologistes; l'étude des points de congélation (cryoscopie) qui, au contraire, est devenue courante parmi eux.

Raoult a montré : 1° que si l'on fait des solutions de corps différents telles qu'elles renferment, dans le même volume, la même quantité de molécules-grammes de ces corps, ces solutions ont le même point de congélation. Les sels font à cette loi une exception apparente ; mais on démontre : 2° que l'abaissement du point de congélation d'un sel dissous est égal à la somme de l'abaissement de ses ions; 3° que, lorsque plusieurs corps sont en solution dans un liquide, l'abaissement du point de congélation de ce liquide est la somme des abaissements que chacun de ces corps produirait isolément, à la température de congélation du mélange, s'il existait seul dans la même quantité de dissolvant.

Ainsi, comme la conductibilité électrique, l'abaissement du point de congélation est fonction, et n'est fonction que du nombre des molécules dissoutes. Il dépend donc de la même variable que la tension osmotique et peut être pris comme sa mesure. Il en est d'ailleurs la mesure la plus facile et la plus précise.

En résumé, les méthodes directes, plasmolyse, hématolyse, vase de Pfeffer, les méthodes indirectes, conductibilité, tonométrie, cryoscopie, nous donnent les moyens de mesurer la tension osmotique et ses variations. Ils nous permettent de nous rendre compte de son rôle dans les organismes vivants.

V. La première notion qui s'est dégagée de l'étude physiologique de la tension osmotique des humeurs, est celle de sa constance, de sa fixité, du moins chez les vertébrés supérieurs.

On avait cru d'abord (Winter) que toutes les humeurs de l'organisme sont équimoléculaires. Mais le fait est controuvé. Il est aujourd'hui établi, que, chez un même individu, et d'une façon plus générale, dans une même espèce, la tension osmotique des humeurs oscille très peu, à l'état normal, autour d'une hauteur fixe. C'est ainsi que le sérum normal a, en moyenne, un point de congélation égal à — 0°,55 chez l'homme, — 0°,55 chez le cheval, — 0°,60 chez le chien, — 0°,61 chez le mouton, etc. Le sang veineux a une tension osmotique plus grande que celle du sang artériel, la lymphe, une tension supérieure à celle du sang (— 0°,63, chien, — 0°,64, cheval, etc.).

On a cherché à savoir par quel processus s'établit cette constance moléculaire du milieu intérieur. Winter invoque la dissociation (ionisation) et la reconstitution du chlorure de sodium, qui forme, à lui seul, les deux tiers des molécules circulantes. Fano et Botazzi pensent que la régulation se fait par dissociation et reconstitution des matières protéiques. Lorsque la tension osmotique est abaissée, il se produirait une polymérisation de ces matières, avec mise en liberté des sels qui leur sont combinés ; lorsqu'elle est exagérée, interviendrait le processus contraire. Mais ce sont là des vues toutes théoriques. Koranyi a fait remarquer que les principales fonctions physiologiques dont dépend la tension osmotique sont, d'une part, la fonction urinaire, dont, en définitive, l'action se traduit surtout par une élimination de molécules solides, et, d'autre part, la respiration et la transpiration, grâce auxquelles s'éliminent surtout des molécules liquides. Le balancement de ces fonctions inverses établit la constance de la tension osmotique. Il s'y ajoute quelques actions secondaires, comme celles des globules rouges dont nous parlerons plus loin, fixant ou rejetant des sels. Les fonctions indiquées par Koranyi ne s'exercent pas indépendamment les unes des autres. Elles sont coordonnées par un pouvoir régulateur. Dans le laboratoire de l'un de nous, A. Mayer a rendu expérimentalement évidente l'existence, dans l'organisme, d'un mécanisme vasculaire de régulation de la tension osmotique du milieu intérieur, et a basé sur elle une théorie générale de la soif. Si l'on provoque, en un point quelconque de l'organisme, une augmentation de la tension osmotique des humeurs, on constate immédiatement en ce point, une vaso-dilatation très sensible. En même temps, la pression artérielle générale s'élève considérablement ; le volume du rein augmente, ainsi que le volume de l'intestin. Si l'accroissement de la tension osmotique s'étend à une plus grande partie des humeurs, on observe bientôt une vasodilatation de la langue et du pharynx. Ces actions tendent toutes à régler la tension osmotique. Par exemple, si le sang dans les capillaires d'une région quelconque (muscle en contraction, estomac au moment de la digestion, glande en activité), devient brusquement hypertonique, la série des moyens employés par l'organisme pour rétablir la tension normale paraît être la suivante : 1° vaso-dilatation locale, élévation de la pression artérielle, par conséquent augmentation de la vitesse du sang, chasse sanguine, lavage des capillaires par du sang de tension moindre ; 2° mise en activité du rein et de l'intestin, correspondant à une excrétion de molécules salines, à une absorption de molécules liquides ; 3° enfin, lorsque ses propres ressources sont insuffisantes, l'organisme recourt aux éléments extérieurs à lui : la vasodilatation de la langue est le dernier moyen de défense de l'organisme ; c'est le substratum physiologique de la soif, sensation consciente du besoin d'eau qu'il éprouve à ce moment. André Mayer a montré expérimentalement et cliniquement que le sang des animaux et des malades atteints de soif ardente présente toujours une augmentation anormale de tension osmotique.

Tout ce mécanisme régulateur vasculaire est dû à des réflexes, dont le point de départ est l'endothélium, et dont Mayer a expérimentalement montré que le centre — centre régulateur vasculaire de la tension osmotique — est situé dans le bulbe.

Ce n'est pas seulement le milieu intérieur qui présente cette remarquable constance de la tension osmotique, ce sont aussi les cellules elles-mêmes. Hamburger a pu le démontrer pour les cellules les plus accessibles à l'expérimentation, les globules rouges. Les érythrocytes font des échanges constants d'eau et de sels avec le plasma. Chlorures, phosphates, et aussi matières albuminoïdes entrent et sortent continuellement des globules, et l'on a longuement étudié la série des substances qui peuvent les pénétrer sans les altérer, et la série de celles pour qui ils restent impénétrables. Citons, parmi les premières, l'urée, l'uréthane, les aldéhydes, les cétones et les éthers, etc. (Eyckman) ; parmi les secondes, les sels à un ion métallique, les sels d'ammonium, les acides amidés, les sucres, etc. Mais quels que soient les échanges qui se produisent, la tension osmotique des globules reste la même. Il résulte des recherches subséquentes d'Hamburger que les globules blancs et les spermatozoïdes jouissent de la même « homœotonie ».

Toutefois cette régulation ne semble pas due uniquement à l'osmose. Par un emploi ingénieux des mesures de conductibilité électrique, Calégareanu et Henri ont pu montrer que dans un milieu iso ou hypertonique les globules rouges perdent et laissent pénétrer en eux une certaine quantité de sels.

La concentration moléculaire des tissus et des organes a été directement mesurée par Sabbattini et Galeotti. Elle est d'une remarquable constance dans certains organes, comme le cerveau; elle varie au contraire considérablement dans le foie et le rein, sous l'influence de diverses conditions physiologiques.

Entre le milieu intérieur et les cellules ont lieu des échanges incessants. La tension osmotique joue un grand rôle dans ces échanges, et, partant, dans le métabolisme cellulaire. Koranyi a fait remarquer que les liquides intercellulaires ont une tension osmotique plus grande que celle de la lymphe, et que cette dernière a elle-même une tension plus grande que celle du sang. Ces différences sont de la plus haute importance pour la production des courants nécessaires à la nutrition; elles imposent en effet un mouvement continu des liquides du milieu intérieur du sérum vers la lymphe, et de la lymphe vers les cellules. Celles-ci doivent, pour le bon accomplissement de leurs fonctions, se trouver toujours dans un certain rapport moléculaire, déterminé, avec les liquides qui les baignent Cependant, dans certains cas, il semble que les cellules aient le pouvoir d'agir directement contre les forces osmotiques. Achard et Lœper ont observé que, lorsque la tension osmotique du milieu intérieur s'élève, les cellules peuvent fixer et retenir une certaine quantité de sels, surtout des chlorures. Elles interviennent ainsi dans la régulation de la concentration moléculaire générale, dont une valeur déterminée est seule compatible avec le jeu normal des organes. Albanese a montré que la solution la plus favorable pour entretenir, par circulation artificielle, les battements du cœur de la grenouille, est une solution isotonique au sérum normal de l'animal.

Telles sont les notions générales acquises sur la tension osmotique des humeurs et des tissus. On a encore rattaché à cette force certaines fonctions spéciales, dans lesquelles l'osmose paraît jouer un rôle. C'est ainsi que, pour expliquer la formation de la lymphe, à l'encontre d'Heidenhain qui invoque une action physiologique, vitale, de sécrétion par les cellules endothéliales vasculaires, Cohnstein, Starling et Leathes, ont cherché à prouver que les différences de tension osmotique suffisent à faire comprendre la sortie du plasma sanguin. L'absorption intestinale serait due, suivant Heidenhain, à cette même action vitale des cellules, puisqu'un animal peut absorber des solutions isotoniques à son sérum, et ce sérum lui-même, si on en verse une partie dans une anse intestinale. Mais Hamburger, Starling et Leathes, Cohnstein, ont vu que cette action se produisait, alors même que les cellules intestinales étaient détruites, et ils n'invoquent pour l'expliquer que des phénomènes osmotiques. L'étude des pressions osmotiques a donc pu éclairer singulièrement la question des sécrétions. Bornons-nous à citer les recherches de Winter sur la sécrétion gastrique. Cet auteur a montré que le suc gastrique, à jeun, est hypotonique, mais ne descend jamais au-dessous de — 0°36, correspondant, à 39°, à la concentration d'une solution de chlorure de sodium à 0,61 p. 100, c'est-à-dire à la limite inférieure de résistance des globules rouges, en deçà de laquelle se produit l'hématolyse. Si l'on introduit dans l'estomac des substances alimentaires, la tension osmotique s'élève brusquement ; mais il se fait une abondante sécrétion d'eau, et le liquide gastrique, est peu à peu, ramené à l'isotonie. Les limites théoriques de la digestion gastrique sont donc les concentrations correspondant, d'une part, à — 0°36, d'autre part, à — 0°55. Suivant que les aliments sont ramenés plus ou moins vite entre ces limites, la digestion se fait plus ou moins bien. Et Winter pense que cette rapidité peut servir de base à une classification des digestions normales et pathologiques.

Telles sont, rapidement résumées, nos connaissances actuelles sur les phénomènes osmotiques physiologiques. Il nous reste à passer en revue celles que nous possédons sur les phénomènes osmotiques pathologiques.

VI. Signalons d'abord les variations de la tension osmotique du milieu intérieur au cours de certaines affections hyperthermiques. L'un de nous (Chantemesse) a étudié, au point de vue cryoscopique, le sérum de malades atteints de formes graves de fièvre typhoïde. Il a constaté que le point de congélation du sérum de ces malades s'était abaissé à — 0°48, — 0°50. A la lecture de ce premier résultat, on pourrait croire que le nombre des molécules organiques est moins grand dans le sérum des typhiques que dans celui de l'homme normal. Il n'en est rien. Si, en effet, on dose dans ces sérums la quantité de chlorure de sodium, on voit qu'elle est beaucoup plus faible chez le typhique que chez l'individu sain. C'est que l'abaissement du point de congélation est produit chez le typhique, en majeure partie, par le nombre des molécules de matière albuminoïde, tandis que, chez l'homme bien portant, ce chiffre de — 0°56 est donné par la dose relativement considérable des molécules de chlorure de sodium en dissolution dans le sérum.

Signalons, quoique nous n'ayons pas à en parler ici, les variations de la tension au cours des maladies du cœur et des reins, qui ont fait l'objet de travaux importants de Koranyi, de Dreser, de Claude et Balthazard. A l'aide de la cryoscopie, Bouchard a étudié, en déterminant le poids de la molécule élaborée moyenne, l'activité plus ou moins grande de la destruction de l'albumine et surtout de la perfection de cette destruction, c'est-à-dire l'état qualitatif de la nutrition. A la notion de la grosseur de la molécule élaborée moyenne, Claude et Balthazard ont ajouté la connaissance du nombre des molécules élaboré en vingt-quatre heures ; à l'étude de la qualité, ils ont joint celle de la quantité.

Il ne nous reste qu'à nous occuper du rôle que certains auteurs attribuent à la tension osmotique dans la formation des œdèmes et la résorption des épanchements.

Pour expliquer l'œdème, deux théories ont été proposées : Heidenhain, Fano et Botazzi, Hamburger, admettant que la lymphe n'est produite que grâce à l'intervention vitale des cellules de l'endothélium, pensent que c'est à une lésion de ces cellules qu'il faut attribuer la genèse de l'œdème. Au contraire, Cohnstein et Théaulon n'invoquent que l'action des forces physiques. Pour eux, l'épanchement du liquide est dû à la différence des concentrations moléculaires, et cette différence elle-même se rattache à l'augmentation de la pression sanguine. L'accroissement de pression amène en effet la stase de la lymphe, et par suite, élève sa concentration et sa tension osmotique, laquelle détermine alors un afflux de l'eau du sérum. Les mêmes auteurs ajoutent qu'à cette pression il faut attribuer la genèse de l'œdème, dans les cas où le sérum est hypotonique (hypoalbuminose). Lœb va plus loin encore ; il n'admet pas l'intermédiaire de la pression sanguine, ayant pour effet la stase lymphatique. Il pense que l'œdème se produit quand la lymphe devient, d'elle-même, par le seul jeu du métabolisme, fortement hypertonique.

Les travaux de Hamburger sur la résorption des épanchements ont montré le rôle important de la tension osmotique dans ce processus. Cet auteur a fait voir qu'une solution hyper ou hypotonique, injectée dans une cavité séreuse, devient rapidement isotonique ; cette isotonie est obtenue par des échanges d'eau avec le plasma sanguin (et non avec la lymphe). Quand l'épanchement est devenu isotonique il peut se résorber. Les seules forces qui président à cette disparition seraient, d'après Hamburger : la pression hydrostatique (pression des parois, pression de l'intestin refoulé par le diaphragme dans l'ascite, du poumon en expiration dans la pleurésie) ; l'entraînement des substances dissoutes dans le liquide immobile, par le courant sanguin exerçant une sorte d'aspiration à travers les parois des capillaires, entraînement dont l'auteur a prouvé expérimentalement l'existence ; l' « imbibition moléculaire » des séreuses par les liquides épanchés, imbibition qui rappelle les phénomènes que nous avons signalés à propos des membranes organiques ; et enfin la pression osmotique.

INDEX BIBLIOGRAPHIQUE

BOUILLAUD : *De l'oblitération des veines.* (Arch. gén. de méd. 1823). — BROUSSAIS : *Histoire des phlegmasies chroniques* (1826). — ANDRAL : *Anat. path.* (1828). — ANDRAL ET GAVARRET : Annales de Chimie LXV. — C. SCHMIDT : *Charakter d. épidem cholera*, 1850. — LUDVIG UND TOMSA : *Beiträge sur Lymphbildung.* (Sitzungsberich d. Wien. Acad., Bd. XXXXVI). — RANVIER : *Recherches exp. sur la production de l'œdème.* (Compt. rend. Vol LXIX). — LESSER : Arb. aus. d. phys. Inst. Leipzig, 1872. — PASCHOUTINE : Arbeit. aus. d. phys. Inst. Leipzig, 1872. — EMMIGNHANS : (Ib. 1873). — S. SICHIRIEF : *Unterschiede d. Blut. und Lymphgase* (Ib. 1875). — VULPIAN : *Leçons sur les vaso-moteurs*, 1875. — QUINCKE : D. Arch. f. Klin. Med. Bd. XV, 1875. — SIAVTZILLO : *Des causes du développement de l'œdème et de l'hydropisie* (Moscou, 1837). — OSTROUMOFF : *Versuche ub. Hemmungsnerven der Hautgefässe.* (Arch. Pfluger, 1875). — MEHU : Arch. gén. de méd. 1875. — LASSAR : Virch. Arch. 1877. Bd. XLIX. — A. REUSS : D. Arch. f. Klin. med. 1879, Bd. XXIV et Virch. Arch. 1881. — COHNHEIM et LICHTHEIM : Virch. Arch. Bd. XLIX, 1877. — HOFFMANN : Arch. f. exp. Path. Bd. XVI, 1882. — QUINCKE : *Ub. acute Hautödem.* (Monatshefte f. pract. Dermat. 1882). — JANKOVSKY. Virch. Arch. 1883, Bd LXXXIII. — WEGNER : Langenbeck. Arch. Bd. XX. — LANDERER : *Ueb. die Gewebspannung.* (Leipzig, 1884). — SOTNIATCHWSY : Virch. Arch. Bd. LXXVII. — RUNEBERG : D. Arch. f. kl. med. Bd. XXXIV, XXXV; 1883-1884. — ROGOVITCH : Pflug. Arch.. 1885. Bd. XXXVI. — STÜBRIG : *Ueb. Acut. Oedem.* (Zeit. f. Kl. Med. 1885. Bd. IX). — PECKELHARING et MESONIDES : Birch. Hirsch. Jahresb. 1886. — DOMDOIRFI : Arch. slaves de Biol. 1887. Vol. II. — SENATOR. — Virch. Arch. 1888, Bd. III. — FRANCOTTE. *De l'œdème hydrémique*, Bruxelles, 1888. — MYA et VOGLEZZIO : Rivista clin., 1888, n° 4. — F. HOFFMANN : Deutsch. Arch. f. Klin. med. 1889, Bd. XLIV. — COURTOIS-SUFFIT : *Note sur l'œdème aigu circonscrit de la peau.* (Ann. de Dermatolog. et de syph. 1889). — A. PAVLOVSKY : Rousscaïa Meditzina, 1889. n° 5-9. — NOTKINE : *Contrib. à l'étude du développement de l'ascite*, (Th. de Kieff, 1890). — UNNA : Monatsheft f. pract. Dermat. 1890. Bd. X. — M. JOSEPH. *Ueb. anat. antoedem.* (Bul. Woch. 1890). — BOUVERET : *OEdème brightique suraigu du poumon.* (Rev. de Med. 1890). — R. HEIDENHAIN : *Vers. und. Fragen von d. Lymphbildung.* (Pflug. Arch. Bd. XLIX, 1891). — M. LÖWIT : *Studien zur Physiologie und Pathologie d. Blutes und der Lymphe.* (Iena 1892). — V. LOUNINE : *Zur diagnostic d. path. Trans. und. Exsudate* (Th. de Dorpat, 1892. — M. LÖWIT : *Ueb. Entstehung d. Lungens. œdems.* (Beitr. Ziegl. 1893, Bd. XIV). — H. HAMBURGER : *Hydrops von microbi. Ursprung* (Ibid). — V.-N. POPOW : *Contribution à l'étude de la sécrétion de la lymphe* (Moscou, 1893). — TCHLENOV : *Contribution à l'étude de la sécrétion lymphatique* (Moscou, 1893). — M. VOSKRESENSKY : *Contribution à l'étude de la pathogenèse des kystes par rétention de la trompe de Fallope, dans l'atrésie de cet organe* (Th. de St-Pétersbourg, 1893). — ASHER : *Zur Resorption durch die Blutgefässe.* (Zeit. f. Biol. 1894, Bd. XII). — N. HAMBURGER : *Lymphbildung bei Muskelarbeit* (Zeit. f. Biol. 1894, Bd. XII). — HEYSLER : *OEdèmes analbuminuriques*, (Wratch. 1894). COHNSTEIN (Arch. d. physiol., 1895, Bd IX, p. 350). — W. COHNSTEIN. *Resorption aus d. Peritonealhöhle* (Centralb. f. Physiol. 1896). — S. TCHIRVINSKY : *Action de la peptone sur la sécrétion de la lymphe* (Moscou, 1894); *Influence de certaines substances pharmacologiques sur l'excrétion de la lymphe* (Moscou, 1893.) — V.-N. ORLOW : *Versuche ub. Resorption in d. Bauchöhle*, (Pflug, Arch. 1894, Bd. LII). — H. HAMBURGER : *Regelung osmotisch Spannkraft von Flussigk. im. Bauch. und Peritonealhöhle* (Arch. f. Phys. 1895). — J. MUNK. Ibid. — V. TCHIRKOFF : *OEdème vasomoteur sans albuminurie.* (Rev. de Med. 1895). — A. KOVALEVSKY : *Etudes des glandes lymphat. de quelques myriapodes.* (Arch. de zool., 1895, vol. III). A. TCHEREVKOFF. *Versuche ub. d. Einfluss von Blut. auf d. Lymphstrom im Ductus thorac.* (Arch. Pflug. 1895. Bd. LXII). — N. TCHIGAW : *Rôle des ganglions lymphatiques dans l'organisme des chiens* (Th. de St-Pétersbourg, 1898). — H. SENATOR : *Nephritischen Hydrops.* (Berlin Klin. Woch. 1895). — S. FEDOROVSKY : *Des œdèmes névropathiques.* (Wratch, 1895). — P. SADOVSKY : *Du rôle de l'épithelium dans la genèse des kystes par rétention de la trompe de Fallope* (Th. de St-Pétersbourg, 1896). — LEATHES AND STARLING : *Absorption from the pleural cavit.* (Journal of Physiol. 1895). — SPIRO : *Die Einwirkung von Pilocarpin. Atropin und Pepton auf Blut und Lymphe.* (Arch. f. exp. Path.

u. Pharm. 1896, Bd. XXXVIII). — Théaulon : *Les conditions pathologiques de l'œdème et sa physiologie pathologique* (Th. de Lyon, 1896). — Leathes and Starling : The Journ. of Path. and. Bacter. 1896. vol. 5, n° 11). — Alelekow : *Contrib. à la pathogénie de l'œdème bleu*. 1896. — I. Chor : *Du prurigo diabétique*, 1896. — W. Cohnstein : *Ueb. Theorie d. Lymphbildung*. (Arch. Pflug. 1896, Bd, LXIII). — Gaucher : *De l'urticaire*. (Bul. méd. 1896). — Pacheles und Reichel : *Untergehalt pathol. Ergüsse*. (Wien. med. Woch. 1896). — Runeberg : *Diagnost. Bedeut. d. Eiweisgehalt in path. Transsud. und Exsud*. (Berl. Kl. Woch. 1897). — L. Choiweniow : *De la structure et de la formation des kystes chyleux dans l'intestin chez l'homme* (Th. de St-Pétersbourg, 1897). — Debove : *De l'œdème segmentaire*. (La méd. moderne 1897). — Raichline : Société de Biologie, 1897, 13 nov. — H. Hamburger : *Zur Lymphbildung* (Arch. f. Phys. 1897). — Concetti : *Etude chimique et bacter. sur le liquide hydrocéph*. (Congrès de Moscou, 1897). — Dieulafoy : *OEdème brightique du poumon*. (Bullet. Méd. 1897). — N. Paulesco : *Sur la structure de la rate* (Th. de Paris). — F. Rotmann : *Zuckergehalt patholog. Flüssigk*. (Munch. med. Woch. 1898, n° 6). — Z. Ascer und A. Barbera : *Unter. ueber Eigenschaften und Entstehüng d. Lymphe*. (Ztschr f. Biolog. 1898, Bd. XXXVI). — Hamburger : *Zur lehre d. Lymphbildung*. (Arch. f. Anat. und physiol. 1898). — Parmentier et Winter : *Le sang*. (Traité de médecine et de thérapeutiq. t. VI, 1899). — J. Siavtzillo : *De la genèse des œdèmes névropatiques* (Th. de Moscou, 1898). (On y trouve un index bibliographique très complet sur les œdèmes neuropathiques). — A. Chauffard : *Maladies des reins*, (Traité de méd. et de thérapeutique 1898). — Pasteau : *Etat du système lymphatique dans les maladies de la vessie et de la prostate* (Paris, 1898). — Tremolières : *Des coagulants du sang* (Th. Paris, 1898). — Bousquet : *Recherches cryoscopiques sur le sérum sanguin, la plasmolyse et l'isotonie chez les êtres vivants* (Th. Paris, 1899). On trouvera dans ce travail un index bibliographique étendu des travaux qui concernent la question de la pression osmotique et de l'isotonie et en particulier de ceux de M. Winter. — Bouchard : *Molécule urinaire élaborée moyenne* (Journal de physiolog. et de pathol. générale, mai 1899). — Magnus : *Ueber Entstehung de Hautödeme b. exp. hydræmischen Plethora* (Arch. f. exp. path. u. Pharmak., 1899). — Predtechensky : *Chyluria nostras et ses causes* (Arch. de Podwyssotsky, 1899). — Hallion et Carrion. *Contribution expérimentale à la pathogénie de l'œdème* (Bulletin de la Soc. de biologie, 1899, 25 février, p. 156). — Reichel. *Zur Frage der OEdsm's bei Nephritis* (Centralbl. fur innere Medicin., 1898, oct., n° 41). — A. Chauffard : *Recherches de physiologie pathologique. Sur un cas d'ictère infectieux* (Sem. méd., 1900, 11 août, p. 213). — Ch. Achard : *Le mécanisme régulateur de la composition du sang* (Presse médicale, 1901, 11 sept., p. 133). — Ouskoff : *Sur la structure des cavités séreuses*. (Moscou, 1900). — Kitmanoff : *Sur les nerfs des vaisseaux lymphatiques*. (Tomsk, 1901). — Widal et Lesné : *Perméabilité rénale et cryoscopie du sérum sanguin dans les néphrites parenchymateuses expérimentales* (Congrès de 1900. Voir Presse médicale, 11 août 1900, p. 107, et Traité de pathologie générale). — Claude et Balthazard : *La cryoscopie des urines*, 1901. — Balthazard : *Les applications médicales de la cryoscopie* (Gaz. des hôpitaux, mai 1901). — Widal et Lesné : *Applications cliniques de la cryoscopie* (Traité de pathologie générale de Bouchard, t. VI, p. 686, nov. 1902). — Boddaert : *Etud. expér. s. l'œdème lymphatique* (Leyden's intern. Beiträge, 1902). — Umber : *Zum Studium Eiweisskorpen in Exsudaten* (Zeit. f Kl. medic., 1903). — Hullmuth Ubrici : *Gehalt Trans. u. Exsud. an Harnstoff* (Centralb. f. innere medicin, 1903. — Strauss : *Therapie der Gegenwart*. 1903. — Widal et Lemierre : *Pathogénie de certains œdèmes brightiques. Action du chlorure de sodium ingéré* (Bulletin de la Société médic. des hôpitaux, 12 juin 1903. p. 678). — Dufour : *A propos de la médication chlorurée* (Bulletin de la Société méd. des hôpit., 12 juin 1903, p. 699). — Widal et Javal : *La cure de déchloruration. Son action sur l'œdème, sur l'hydratation et sur l'albuminurie à certaines périodes de la néphrite épithéliale* (Bull. de la Soc. méd. des hôpit., 26 juin 1903, p. 733). — Widal : *La rétention rénale des chlorures et la pathogénie de l'œdème brightique. La cure de déchloruration* (Bulletin de la Soc. médic. des hôpitaux, 30 juillet 1903). — Chantemesse : *La phlegmatia alba dolens des typhiques et le régime hypochlorurique* (Bullet. acad. de médec., juillet 1903).

LIVRE V

INFLAMMATION. PHLOGOSE

Il n'est pas de manifestation morbide plus fréquente que l'inflammation ; les observations qu'elle a provoquées, les idées théoriques qu'elle a fait naître, constituent le domaine le plus anciennement défriché de la pathologie. Avant la période anatomo-pathologique, depuis Celse, on reconnaissait l'inflammation à la présence de quatre caractères facilement apparents, la rougeur, la tuméfaction, la douleur et la chaleur. A ces quatre signes cardinaux, Galien ajouta un nouveau symptôme révélateur : « *functio læsa* », le trouble de la fonction.

Sous le coup des découvertes histologiques de la période récente, l'étude de l'inflammation, la détermination de sa véritable nature ont fait l'objet de recherches multipliées. Les théories émises à ce sujet ont été nombreuses ; plusieurs sont encore enseignées. Cependant on ne peut méconnaître que la doctrine issue des admirables travaux de Metchnikoff sur la pathologie comparée, tende de plus en plus à rallier les suffrages des pathologistes.

Un coup d'œil sur l'évolution historique de cette grosse question permettra d'apprécier la marche des idées et le concours des hypothèses successivement étagées sur des constatations anatomiques nouvelles ou plus précises.

Tout d'abord l'apparence extérieure la plus saisissante de ce trouble morbide, *la rougeur*, attira l'attention des médecins et servit à édifier la première théorie en date, celle qui identifie presque l'hyperémie avec l'inflammation. Des Ecoles attribuèrent l'hyperémie, les unes à une paralysie des vasomoteurs, les autres à une contraction spasmodique des artères lésées, accompagnée d'un afflux du sang des parties voisines.

Mais bientôt on constata qu'une congestion soit aiguë, soit chronique, n'avait pas pour aboutissant nécessaire une exsudation, c'est-à-dire la production d'une « tumeur » et on imagina (Virchow) qu'il devait y avoir dans la région enflammée une suractivité nutritive et reproductrice de cellules, suractivité aboutissant à former un exsudat, aux dépens des éléments du tissu lésé. L'hyperémie ne fut plus qu'un phénomène secondaire et subordonné.

Lorsque Cohnheim eut démontré que les globules blancs sortaient des vaisseaux à travers les parois par le phénomène de la diapadèse, il donna de l'inflammation la définition suivante : l'inflammation est la plus répandue des maladies; elle est caractérisée par une altération des vaisseaux (théorie déjà invoquée par Samuel) dont les parois devenues poreuses se laissent facilement traverser par les globules blancs et aussi par les liquides et les globules rouges. Les parties exsudées se réunissent au lieu de moindre résistance et produisent la tumeur inflammatoire.

Ainsi donc, entre la théorie de Virchow (suractivité nutritive des éléments des tissus) et celle de Cohnheim (diapadèse extra-vasculaire) existait une ligne de démarcation profonde. En 1878, Cornil démontra que dans la tunique interne des vaisseaux des méninges, le tubercule, inflammation chronique, se formait aux dépens des cellules endothéliales. Il devenait dès lors difficile de formuler une définition de l'inflammation qui donnât satisfaction aux observations réelles et positives de tous les anatomo-pathologistes.

Dans l'impossibilité de rattacher les lésions les unes aux autres par un lien commun, les principaux auteurs des traités d'anatomie pathologique, de pathologie générale et d'histologie pathologique (Ziegler, Recklinghausen, Cornil et Ranvier) se contentèrent de donner, en guise de définition de l'inflammation, une description en raccourci des modifications que cette lésion faisait apparaître.

La préoccupation principale des pathologistes se concentra sur le rôle respectif du système vasculaire et des éléments locaux des tissus. Bientôt la découverte de la karyokinèse vint apporter la solution de quelques-uns des problèmes intéressant la genèse des cellules et leur issue à travers les parois des vaisseaux. Au Congrès de Berlin (1890), Grawitz soutint qu'une grande partie des globules de pus se formait aux dépens des éléments du tissu conjonctif. Ressuscitant l'ancienne théorie de Charles Robin, Grawitz ne semblait même pas éloigné d'admettre l'hypothèse de la formation de noyaux au sein d'un blastème germinatif fourni par les cellules conjonctives. Weigert au contraire resta fidèle à la théorie de Cohnheim invoquant comme phénomène primordial et essentiel l'immigration des leucocytes à travers les parois vasculaires. Les défenseurs des idées de Cohnheim regardaient les néo-productions cellulaires d'origine karyokinétique constatées dans les lésions inflammatoires comme le résultat d'actes secondaires, d'actes réparateurs destinés à obvier aux dommages créés par la lésion primaire. Dès lors, les phénomènes constatés dans toute lésion inflammatoire furent considérés à deux points de vue : on y chercha (Roser) d'une part, les altérations produites par la maladie première, l'inflammation ; et, d'autre part, les actes de réparation destinés à guérir cette inflammation. On alla plus loin, on dit (Sachs, Buchner, Neumann) que toutes les lésions constatées dans l'inflammation, aussi bien les phénomènes primaires (immigrations de leucocytes, modifications des parois vasculaires) que les phénomènes secondaires (actes de réparation) *représentaient une réaction salutaire contre une cause nuisible quelconque.*

On conçoit sans peine qu'avec les méthodes de recherche ordinaires des pathologistes, la démonstration du bien fondé de cette théorie était d'une difficulté extrême. En effet, chez l'homme et chez les animaux supérieurs, l'inflammation se présente avec des caractères de complexité qui rendent le problème insoluble. Pour le résoudre, il faut éliminer les facteurs de complication, supprimer l'influence du système nerveux, celle des vaisseaux, et chercher, dans la pathologie comparée des êtres inférieurs, la clef de cette énigme. C'est ce qu'a fait Metchnikoff. Il a pris un petit crustacé, la daphnie, dont le corps transparent, de petit volume se laisse traverser entièrement par le regard à travers l'objectif microscopique. Ce petit animal a, lui aussi, des maladies infectieuses. Examinons-le lorsqu'il est attaqué par une cause d'inflammation, par exemple la pénétration d'un certain parasite. Nous voyons qu'autour du microbe envahisseur viennent se rassembler des cellules mobiles, des globules blancs qui l'entourent, le rongent et parfois le digèrent. Si le parasite résiste à l'attaque des cellules de l'organisme, il pullule et la daphnie meurt.

Voilà une observation facile à répéter et d'une simplicité parfaite. Elle se traduit ainsi : la réaction de l'organisme d'un crustacé contre une cause d'inflammation est une invasion au point irrité de cellules mobiles capables d'absorber et de digérer. Ces cellules sont des phagocytes.

Renouvelons la même expérience sur un petit invertébré muni d'un système vasculaire incomplètement clos ; nous pourrons déjà reconnaître quel rôle va jouer dans l'inflammation la présence des vaisseaux. Eh bien, nous verrons, comme précédemment, une accumulation de globules blancs, une ébauche de tuméfaction inflammatoire sans que le système vasculaire y participe en quoi que ce soit. Faisons l'expérience sur des invertébrés pourvus d'un système vasculaire entièrement clos, nous observerons le même phénomène ; seulement ici la réaction sera plus rapide et plus intense parce que la canalisation vasculaire facilite singulièrement l'arrivée des globules blancs. Opérons maintenant sur des animaux supérieurs et sur l'homme; soumettons-les à une cause d'inflammation, nous assisterons au même spectacle, à l'intervention d'un phénomène primordial et essentiel: la réaction des phagocytes, c'est-à-dire de ces cellules parmi lesquelles il faut compter certains globules blancs, les cellules amiboïdes du tissu conjonctif, les endothéliums des vaisseaux et des cavités séreuses. Et alors nous sommes amenés à cette conclusion : l'inflammation n'est pas une maladie comme l'ont dit les pathologistes; c'est le contraire: c'est une réaction bienfaisante contre une cause de maladie.

Il suffit d'émettre une pareille proposition pour marquer la différence qui sépare la conception moderne de l'inflammation, de celle que Cohnheim avait envisagée quand il indiquait, comme résumant les caractères essentiels de ce processus, l'altération des vaisseaux facilitant la diapédèse! Pour l'auteur allemand, l'élément qu'il fallait combattre pour arrêter les conséquences de l'inflammation était la diapédèse. Aussi, peu de temps après, quand Binz eut découvert que la quinine était un poison du protoplasma des globules blancs et les immobilisait, Helmholtz tira la conséquence logique de toutes ces constatations : le remède par excellence de l'inflammation était la quinine qui, par l'obstacle qu'elle apportait aux mouvements des globules blancs, devait mettre obstacle à leur passage à travers les parois des vaisseaux. On sait quelle fortune thérapeutique fut réservée pendant longtemps à cette déduction d'Helmholtz.

Des faits acquis surtout par les belles découvertes de Metchnikoff, il résulte que *chez les êtres inférieurs, la forme la plus simple de la réaction défensive du tissu vivant est une action digestive ou phagocytaire du protoplasma des cellules mésodermiques, à l'égard d'un agent nocif ou irritatif venu du dehors.* Cette réaction défensive ne se complique pas de rougeur, de chaleur locale, etc., chez les êtres monocellulaires, les invertébrés ou les animaux à sang froid; mais, en revanche, elle provoque chez les vertébrés et surtout chez les animaux à sang chaud l'apparition de phénomènes pathologiques compliqués, *à l'ensemble desquels nous donnons le nom d'inflammation.* Ici en effet les cellules mobiles du mésoderme se trouvent principalement dans le sang (leucocytes). Aussi l'inflammation qui se développe s'accompagne-t-elle d'afflux de sang, de diapédèse des leucocytes, de transsudation du plasma sanguin et d'une série d'altérations qui frappent le tissu et en particulier les éléments mésodermiques.

Quant à la cause intime qui provoque, en un point donné, la diapedèse des leucocytes et l'agglomération des cellules connectives néoformées, il faut la rechercher dans l'attraction produite sur ces éléments par l'agent nocif, dans l'action chimiotactique positive qu'exerce cet agent à l'égard des cellules mobiles du mésoderme,

Dans certaines formes d'inflammation, *dans les inflammations séreuses aiguës*, il semble que les substances provocatrices de cette réaction exercent à peine une action attractive sur les leucocytes du sang. Seul le plasma transsude hors des vaisseaux, entraînant avec lui un petit nombre de globules rouges et blancs. Aussi bon nombre de ces processus dits d'inflammation séreuse, ressortissent-ils au domaine des œdèmes aigus consécutifs aux altérations des parois vasculaires et à l'affaiblissement de l'élasticité des tissus, plus encore qu'à celui de l'inflammation proprement dite. On peut citer, par exemple, les phlyctènes qui font suite aux brûlures, certaines inflammations des cavités séreuses (épanchements pleuraux, articulaires, etc.). Metchnikoff fait, il est vrai, rentrer ces derniers processus dans la catégorie des lésions inflammatoires et il considère leur genèse comme le résultat d'une contraction des cellules phagocytaires (endothéliales) qui, amenant l'élargissement des fentes intercellulaires, facilite l'émigration du plasma et des hématies. Il faut remarquer toutefois que ce phénomène, extravasation plasmatique et hématique, se rencontre dans des régions exemptes d'inflammation proprement dite et frappées d'une simple stase veineuse.

L'inflammation peut se définir : *la réaction locale, défensive, souvent salutaire, des tissus contre un agent nocif extérieur.* Elle se traduit d'ordinaire *par une hyperémie locale, par une exsudation plus ou moins abondante de plasma sanguin et surtout par la migration des leucocytes hors des vaisseaux, enfin par la prolifération des cellules conjonctives fixes, lesquelles exercent aussi une action phagocytaire.*

L'inflammation étant une réaction du tissu vivant contre une cause d'irritation, il n'y a pas d'inflammation sans lutte, par conséquent *toute région enflammée est un champ de bataille.* Et comme la victoire la plus complète, aussi bien que la défaite, ne se terminent pas sans laisser de victimes, il y a dans toute lésion inflammatoire des phénomènes de dégénérescence et de nécrose. Envisagée dans son ensemble l'inflammation se présente donc comme un processus complexe dans lequel entrent, avec des degrés d'intensité variables suivant les cas, la réaction des cellules du mésoderme, les troubles vasculaires, les actes de dégénérescence et de régénération. L'agent d'irritation agit-il d'une manière légère, tout peut se limiter apparemment à l'hyperémie, à l'œdème aigu, etc.; intervient-il avec une grande énergie, c'est la mortification complète qui peut en résulter.

Technique de l'étude du processus inflammatoire. — Deux méthodes s'offrent à l'observateur : 1° la fixation, pendant la vie, des tissus enflammés à l'aide de liquides durcissants (alcool absolu, liquide de Flemming, acide picrique, sublimé, etc.) suivie d'une coloration par des solutions tinctoriales appropriées ; 2° l'examen méthodique et prolongé sous le miscroscope du mésentère ou d'une autre région enflammée d'une grenouille curarisée. Cohnheim a recommandé le procédé suivant : à une grenouille curarisée mâle on pratique une petite incision de la paroi latérale gauche de l'abdomen (la femelle ne peut être utilisée en raison de la présence de l'ovaire très volumineux). Renversée sur le dos, la grenouille est fixée sur une grande lame porte-objet où elle peut être placée tout entière. Sur cette lame a été collé préalablement un petit rond de liège fin. L'intestin est attiré avec le mésentère hors de la plaie ; il est étalé d'abord sur l'abdomen de l'animal et ensuite tendu sur le rond de liège et fixé avec des épingles de façon que la lame mésentérique soit située au milieu du rond. Une telle préparation n'exige pas plus d'une demi-minute. L'examen porte sur cette lame mésentérique ainsi étalée, humectée de temps à autre avec du sérum iodé ou avec la solution physiologique de NaCl, et recouverte ou non d'un couvre-objet. La mise à nu du mésentère suffit pour provoquer une inflammation qui s'installe peu à peu durant quelques heures. L'air avec les parcelles de poussière qu'il charrie, constitue dans ce cas l'agent d'irritation. On peut accélérer le développement du processus inflammatoire et le faire plus énergique en cautérisant le mésentère avec des solutions faibles d'ammoniaque ou d'autres liquides irritants.

Les premières recherches expérimentales relatives aux phénomènes inflammatoires observés sur l'animal vivant appartiennent à Cohnheim. Il est facile de suivre à l'œil nu, sur l'oreille d'un lapin, le développement d'une inflammation qu'on a provoquée par friction de l'organe avec de l'huile de croton, avec de la teinture de cantharide ou encore avec une substance quelconque très irritante.

L'inflammation du mésentère vivant s'observe avec facilité chez un mammifère qu'on a immobilisé par le chloral et la morphine.

L'étude plus instructive du phénomène essentiel de l'inflammation, c'est-à-dire de la réaction du tissu vivant contre l'agent d'irritation, nécessite l'emploi de méthodes indiquées par Metchnikoff.

Nous n'entrerons pas dans le détail des observations faites par l'auteur et qu'il a réunies dans ses belles « leçons sur la pathologie comparée de l'inflammation ».

Après avoir étudié sur une série d'animaux, allant des organismes les plus simples aux plus complexes, les phénomènes élémentaires de la réaction inflammatoire, Metchnikoff est arrivé à la conclusion suivante : la source primitive de l'inflammation est la réaction digestive ou phagocytaire du protoplasma contre un agent irritatif ou nocif. Envisagé dans sa nature élémentaire, l'inflammation apparaît simplement comme un cas particulier de la digestion intracellulaire. Chez les protozoaires l'organisme tout entier possède la faculté digestive ; à partir de la classe des spongiaires, cette aptitude est concentrée exclusivement *dans le mésoderme*. Chez les invertébrés la réaction inflammatoire s'exerce à l'aide de l'agglomération des cellules conjonctives mobiles vers le point irrité. Les animaux supérieurs qui possèdent un système vasculaire et des globules sanguins accomplissent la réaction phagocytaire, surtout grâce aux leucocytes ; le fait est apparent quand l'agent d'irritation se trouve en dehors des vaisseaux. Dans le cas contraire (par exemple la fièvre récurrente, la malaria, etc.), la source d'inflammation se trouvant dans le sang même, ne provoque ni diapédèse des leucocytes, ni transsudation du plasma.

Contre la doctrine biologique de l'inflammation édifiée par Metchnikoff, les partisans des anciennes Ecoles anatomo-pathologiques ont fait valoir les arguments suivants : 1° il est impossible de désigner sous le nom d'inflammation les formes de réaction du tissu où il n'y a ni hypérémie, ni exsudation, ni diapédèse ; donc l'inflammation n'a lieu que chez les vertébrés et chez les animaux à sang chaud ; 2° l'hypothèse qui consiste à considérer l'inflammation comme une adaptation défensive de l'organisme contre un agent nocif envahisseur, n'est point rationnelle, puisque nombreux sont les cas où la phagocytose est impuissante et où l'inflammation commencée n'arrive pas à sauver le malade.

Aujourd'hui la théorie de Metchnikoff est reconnue par la plupart des pathologistes comme la seule qui réponde aux enseignements de la pathologie comparée. En effet, elle a établi solidement que *toutes* les formes de l'inflammation chez les êtres placés à un degré quelconque de l'échelle animale, ont toujours une cause unique : la réaction défensive du mésoderme contre l'infection et d'une manière plus générale, contre tout agent nocif.

Suivant la nature et la complexité de l'espèce animale, la réaction est plus ou moins compliquée, voilà tout. Simple chez tous les êtres simples, elle revêt plusieurs aspects chez les individus plus élevés en organisation. Chez eux, elle se traduit par l'augmentation de la mobilité des cellules mésodermiques et l'accroissement de leur pouvoir phagocytaire, par la dilatation des vaisseaux, par la diapédèse des leucocytes vers la région où siège l'agent nocif, par la prolifération de l'endothélium, et enfin par la formation, autour des microbes et des substances étrangères, de véritables agglomérations de cellules jeunes, sécrétant un ferment digestif. Les pathologistes qui, pour battre en brèche la conception de Metchnikoff, déclarent ne reconnaître les véritables caractères de l'inflammation que chez les animaux à sang chaud, oublient de nous dire s'il faut aussi faire table rase des expériences de Cohnheim, lesquelles ont porté sur un animal à sang froid, la grenouille !

Quant au second argument qui dénie à l'inflammation un rôle défensif sous prétexte que, dans beaucoup de cas, le processus inflammatoire n'est pas salutaire et se termine par la mort de l'organisme, il suffit, pour en faire justice, de montrer que l'englobement des microbes dans les cellules du mésoderme n'implique pas que ces microbes soient, *par cela seul*, toujours réduits à l'impuissance et digérés. Tel est le cas par exemple, pour les lésions de la lèpre ou de la tuberculose ; l'englobement des bacilles lépreux ou tuberculeux a été cependant une réaction utile, un acte de défense, mais un acte de défense insuffisant. Les troupes de couverture d'une frontière peuvent être impuissantes à arrêter un envahisseur, et cependant, qui songe à leur dénier un rôle de défense ? Bien qu'impuissant à assurer la victoire, leur effort peut retarder longtemps l'issue finale d'une guerre. Tel est le fait d'observation que présentent les maladies infectieuses chroniques (actinomycose, lèpre, tuberculose, rhinosclérome, etc.) dans lesquelles la réaction inflammatoire arrête précisément et retarde l'évolution d'une infection aiguë.

Phénomènes vasculaires de l'inflammation

La dilatation des vaisseaux (artérioles, ensuite capillaires et, en dernier lieu, veinules) est la première réaction inflammatoire qui se manifeste vers le système vasculaire ; elle constitue aussi le premier phénomène morphologiquement appréciable. Elle s'exerce principalement sur les petites veines et les capillaires dont le diamètre finit par atteindre deux fois les dimensions normales. La constatation en est facile à faire à l'œil nu. Hippocrate l'avait caractérisée d'un mot : *ubi stimulus, ibi fluxus*. Cette dilatation est aussi l'origine du symptôme signalé par Celse, *rubor*. La mensuration directe des vaisseaux dilatés a été faite par Peckelharing et Dusselhorst.

L'élargissement vasculaire est fréquemment précédé d'un spasme momentané des petits vaisseaux pendant lequel on peut constater une légère accélération de la circulation. A cette rapidité accrue du mouvement sanguin fait suite un phénomène, qui est, celui-là, prolongé et constant dans l'inflammation : le ralentissement du courant circulatoire. A mesure que ce ralentissement s'installe, on assiste à l'arrêt des leucocytes qui prennent le long des parois vasculaires une station marginale et s'accumulent en ces régions. Bientôt apparaît la diapédèse, c'est-à-dire l'issue des globules blancs, de quelques globules rouges et d'une certaine quantité de plasma, à travers les parois des veinules et surtout des capillaires. Au bout d'un temps variable, de quelques minutes à quelques heures suivant l'intensité du processus, la quantité de leucocytes émigrés est assez grande pour entourer de toutes parts les veinules et les capillaires. Cheminant le long des fentes interstitielles, ces globules blancs infiltrent peu à peu le tissu sur une étendue plus ou moins grande. Mêlés à la sérosité exsudée, ils provoquent l'apparition du second symptôme de la phlogose, la *tuméfaction*.

Quant au mode d'apparition, les phénomènes se présentent dans l'ordre suivant :

a. Dilatation des vaisseaux (hypérémie inflammatoire).

b. Accélération de courte durée du courant sanguin.

c. Ralentissement de ce même courant.

d. Stagnation marginale des leucocytes.

e. Migration des leucocytes et exsudation du liquide.

Le laps de temps pendant lequel ces actes se déroulent est variable et sa durée dépend de l'intensité et du degré de puissance de l'agent nocif sur le tissu. L'irritation est-elle faible et le développement du processus inflammatoire lent, quelques heures peuvent s'écouler (de une à huit, dix, douze heures et même davantage) entre l'intervention de la cause et la réalisation des actes essentiels de l'inflammation, c'est-à-dire l'exsudation du plasma et la sortie des éléments figurés du sang. Quand agit sur le mésentère d'une grenouille vivante un agent irritatif de faible puissance, par exemple l'air chargé de ses microbes, l'inflammation est lente à se développer et l'apparition des phénomènes caractéristiques est progressive et régulière; elle exige quelques heures pour atteindre son épanouissement. Les tissus subissent-ils, au contraire, une forte irritation, l'inflammation peut surgir en quelques minutes. Le ralentissement de la circulation, la diapédèse des leucocytes et la tuméfaction apparaissent avec une grande rapidité. En général, il faut, pour mettre en train le processus inflammatoire, une irritation d'une certaine puissance. Lorsque cette dernière est de courte durée, tout peut se réduire à l'hypérémie pure et simple et à l'accélération de la circulation. Les autres réactions d'ordinaire concomitantes font défaut; les vaisseaux reprennent bientôt leur calibre habituel, la circulation redevient normale. D'autre part, quand l'action de l'agent nocif sur le tissu atteint une extrême intensité, l'inflammation ne peut se développer au point lésé, précisément parce que la mortification frappe la région atteinte et la supprime pour ainsi dire. Le processus inflammatoire ne se développe alors qu'autour du foyer de gangrène, sur la limite du tissu sain, où il constitue *la zone de démarcation inflammatoire*.

La dilatation des vaisseaux dans les régions enflammées est plus forte que la distension vasculaire provoquée par la section des cordons nerveux; on peut s'en rendre compte en provoquant l'apparition d'un foyer d'inflammation dans une région déjà énervée par la section des troncs nerveux ou par celle de la moelle épinière ou encore par la destruction de régions superficielles du cerveau. La dilatation vasculaire d'origine inflammatoire n'est donc pas, d'une manière étroite, un phénomène d'origine réflexe.

On ne saurait cependant nier complètement le rôle de l'innervation locale et générale sur l'évolution du processus inflammatoire. Une lésion des vasomoteurs, en provoquant une anémie ou une hyperémie locale change, par ce fait même, le caractère de l'inflammation. Il est démontré par de nombreuses expériences (Denders, Sinitzine, Danilevsky, Virchow, Cohnheim, Samuel, Cornil et Babès, Bouchard, Roger, Charrin, Bunzel, Gamaleia, etc.) qu'on peut affaiblir ou exagérer le processus inflammatoire en irritant ou en provoquant la paralysie des vasomoteurs. L'inflammation anémique et hypérémique des anciens auteurs n'est autre chose que l'inflammation évoluant dans une région anémiée ou pléthorique. Quant à l'anémie et à la pléthore locales, elles sont commandées principalement par l'état de la vasomotricité.

Dans le cours de l'hypérémie artérielle vasomotrice, la dilatation principale porte sur les artérioles. Dans l'hypérémie inflammatoire, au contraire, les artères se dilatent relativement peu; ce sont les veinules et les capillaires qui subissent la distension. L'hyperémie inflammatoire peut être localisée exclusivement à la région qui subit l'action de l'agent irritatif, telle est, par exemple, la rougeur provoquée par le sinapisme, par l'huile de croton ou par une brûlure, etc.. L'hyperémie artérielle consécutive à la paralysie des vasomoteurs est, au contraire, toujours plus ou moins diffuse, suivant l'étendue du domaine de la branche nerveuse intéressée, telle est l'hyperémie qui envahit l'oreille d'un lapin, après la section du sympathique cervical.

Une autre distinction se tire de la durée même des deux variétés d'hyperémies, celle qui est d'origine vasomotrice pouvant ne persister que quelques minutes.

Ces propriétés de l'hyperémie inflammatoire démontrent que la cause de la dilatation vasculaire ne réside pas simplement dans les troubles vasomoteurs, mais qu'elle tire sa source de conditions particulières : d'une part, l'affaiblissement et le trouble nutritif des parois vasculaires, d'autre part, la diminution de l'élasticité du tissu qui sous-tend les capillaires.

La perversion nutritive des parois des capillaires et des petites veines, sur laquelle insistait Samuel, exige, pour se manifester anatomiquement, un haut degré d'intensité de la lésion; elle se traduit alors par le gonflement et la dégénérescence hyaline de la tunique interne. Le plus souvent, ce trouble nutritif n'est pas appréciable et se réduit à des altérations moléculaires invisibles au microscope.

Déjà, en 1846, Küss avait signalé la faible résistance et la diminution de l'élasticité du tissu enflammé, condition qui favorisait, disait-il, l'hyperémie locale. En 1885, Landerer, et plus récemment, Voronine ont attiré de nouveau l'attention des pathologistes sur ce point.

Par la mensuration directe de l'élasticité des tissus enflammés, Landerer a constaté que cette dernière était plus faible que celle des tissus normaux. La pression dans les capillaires à l'état normal atteignant quinze à vingt millimètres de mercure, se trouve très élevée eu égard à la ténuité de la paroi ; celle-ci ne résiste que grâce au lacis de tissu conjonctif et de cellules parenchymateuses qui l'entoure de toutes parts et qui représente, pour les capillaires, une sorte de revêtement élastique jouant le rôle de la tunique moyenne des grands vaisseaux.

Toute influence nocive qui trouble la nutrition des éléments des tissus, diminue leur élasticité propre et affaiblit la résistance qu'ils opposent à la pression sanguine intracapillaire. La dilatation des fins vaisseaux sous l'effort du sang est donc la conséquence de cette diminution de l'élasticité des tissus péri-vasculaires. Voronine, par ses expériences sur quelques ascidies et d'autres invertébrés, a démontré que l'hyperémie inflammatoire, c'est-à-dire la réaction inflammatoire des vaisseaux contre l'irritation, n'est possible que dans les régions où le tissu péri-capillaire est élastique.

A cette dilatation vasculaire se rattache le symptôme caractéristique de la rougeur inflammatoire. Celle-ci revêt au début une teinte claire ; plus tard, par le fait du ralentissement du courant sanguin, elle apparaît plus foncée, avec le reflet bleuâtre du sang veineux.

L'accélération du courant sanguin dans la région enflammée persiste, tant que le sang conserve la couleur rouge clair. Pendant cette période les artérioles sont dilatées et pulsatiles. La quantité de sang écoulée dans l'unité de temps, à travers une région enflammée, estplus grande que celle qui traverse la partie correspondante saine. C'est la période de l'hyperémie artérielle dont la durée est brève, d'ordinaire. Plus tard, lorsque le ralentissement du courant est circonscrit à la région enflammée, l'accélération de ce même courant dans les zones limitrophes peut persister encore pendant longtemps. Cet accroissement de vitesse est le résultat de l'hyperémie collatérale et représente une sorte de compensation, faisant équilibre au ralentissement constaté dans le foyer de l'inflammation.

Ce ralentissement apparaît plus ou moins vite et son intensité varie avec la puissance d'action de l'agent nocif.

Dans les capillaires et dans les petites veines le mouvement du sang est moins rapide que dans les artères adjacentes. Une stase produite à la suite de l'agglomération des leucocytes et de l'agglutination des plaquettes de sang dans certains segments vasculaires, peut se dissiper sous l'influence d'un afflux plus impétueux du liquide sanguin. On observe souvent en pareil cas, au niveau des veines dilatées, des mouvements oscillatoires ou mouvements de balancier de la masse du sang, semblables à ceux qui se manifestent pendant la stase veineuse. Ils découlent naturellement des nouvelles conditions hydrauliques établies dans les vaisseaux de la région enflammée.

A force impulsive égale, le poids à mobiliser, c'est-à-dire la masse liquide, est plus grand dans la région où les veines sont dilatées. La diminution de l'élasticité du parenchyme supprime une force qui maintenait la paroi des capillaires et favorisait le cheminement du liquide sanguin. Le sang lui-même accumulé dans les vaisseaux distendus perd peu à peu ses parties constituantes liquides, se condense et chemine par conséquent avec plus de lenteur. Le ralentissement de la circulation se trouve de la sorte intimement lié à la transsudation du plasma et des éléments figurés.

L'exsudation des parties liquides du sang, qui ne fait jamais défaut pendant l'inflammation, se présente avec un caractère d'intensité variable.

Son existence se traduit par la tuméfaction de la partie enflammée, la présence d'une quantité plus abondante de transsudats au niveau des surfaces libres ou encore la formation d'épanchements dans les cavités séreuses. Suivant le siège de l'inflammation l'exsudat s'infiltre dans les fentes interstitielles libres; il provoque l'œdème inflammatoire du tissu cellulaire et, sur le revêtement cutané, le gonflement de l'épiderme et l'apparition de phlyctènes. Il s'accumule dans les cavités séreuses, parfois en grande abondance, il augmente les sécrétions des muqueuses et celles qui découlent des solutions de continuité ; il fait naître enfin le catarrhe, la sécrétion séro-purulente, etc..

D'un membre enflammé la lymphe s'écoule avec une rapidité cinq à six fois plus grande qu'à l'état normal. Le liquide qui transsude à travers les vaisseaux pendant l'inflammation se distingue par sa richesse en substances solides solubles. L'exsudat inflammatoire peut contenir de 5 à 6 p. 100 de matières albuminoïdes, tandis que le liquide œdémateux simple n'en renferme que 1 à 3 p. 100.

L'exsudat chargé de matière fibrinogène se coagule dans les fentes intercellulaires (exsudat fibrineux). Les mailles de la fibrine emprisonnent une quantité plus ou moins grande de cellules émigrées du sang ; parfois les leucocytes sont assez nombreux dans l'exsudat pour le transformer en une masse épaisse, peu mobile, puriforme.

Lorsque l'agent d'inflammation poursuit son œuvre pendant longtemps, les fentes des tissus ne se remplissent pas seulement de leucocytes, mais encore de cellules conjonctives en voie de multiplication active. L'exsudat inflammatoire liquide peut alors faire défaut et le siège de l'inflammation ne montre que des néoformations plus ou moins fermes, grenues, tranchant au milieu des tissus voisins, très hyperémiées, ou bien parfois exsangues. C'est l'inflammation productive ou granuleuse (*granula* = grain).

La sortie des éléments figurés hors des veines dilatées et des capillaires commence très vite après le ralentissement de la circulation. Réduite à un faible degré, la migration des leucocytes peut être considérée comme un fait physiologique, susceptible d'être observé dans les conditions normales, par exemple en plusieurs régions de la muqueuse des voies digestives. La diapédèse, en ces points, est vraisemblablement sous la dépendance de l'irritation provoquée par les aliments ou par les bactéries. Dans l'inflammation, la migration leucocytaire se manifeste avec un degré d'intensité tout à fait remarquable. Quelques minutes ou quelques heures après le début de l'action nocive, les veinules et les capillaires sont déjà entourés d'un manchon de globules blancs qui ont franchi leurs parois.

Le processus de la migration s'exerce de la façon suivante : lorsque le courant sanguin est ralenti dans les veines dilatées, les leucocytes se séparent en quelque sorte de la masse du sang, s'arrêtent près de la paroi des vaisseaux où ils s'accumulent en grande quantité ; ils cheminent ensuite le long de ces parois (stagnation marginale). Dans les capillaires cette distribution des leucocytes en une couche marginale ou pariétale n'est pas réalisable en raison de la petitesse du calibre de ces vaisseaux; aussi les leucocytes s'y entassent, sans aucun ordre. Dans quelques capillaires et dans les petites veines où les leucocytes sont arrêtés, la circulation du sang y est suspendue et la lumière du tube se trouve remplie exclusivement de globules blancs. Si l'agent provocateur de l'inflammation continue à exercer son action sur le tissu, les leucocytes appliqués contre la paroi des vaisseaux émettent des prolongements protoplasmatiques. Chaque globule présente alors deux parties : une, extravasculaire, petite et l'autre intravasculaire plus grosse, réunies entre elles par un mince pont protoplasmique. Peu à peu, le corps tout entier du leucocyte émigre au dehors ; les rapports volumétriques entre les parties intra et extravasculaire changent progressivement jusqu'à ce que le globule se trouve complètement hors du vaisseau. Le processus de la migration est alors terminé ; mais les globules émigrés ne restent pas sur place. Ils continuent à cheminer dans les fentes interstitielles grâce à leurs mouvement amiboïdes ; ils s'adaptent aux dimensions des fissures qu'ils traversent, émettent de nouveaux prolongements, ou bien sont entraînés par le courant de l'exsudat inflammatoire. Ils traversent ainsi tout le tissu, l'infiltrent dans toutes les directions, apparaissent sur les muqueuses ou séreuses voisines ou s'accumulent, dans les interstices, entre les divers éléments qu'ils écartent, qu'ils enserrent et qu'ils étouffent.

Si l'on a soin d'injecter dans le système vasculaire, avant de provoquer expérimentalement l'inflammation, une émulsion de cinabre ou d'une autre poudre tinctoriale, on voit les leucocytes à la périphérie des vaisseaux de la région enflammée apparaître distinctement, grâce à la coloration que leur confèrent les parcelles de la matière colorante qu'ils ont absorbées.

Hors des vaisseaux, les leucocytes continuent à vivre au milieu du tissu périvasculaire. Cependant, quand leur nombre est trop grand (comme il arrive dans les inflammations intenses, surtout dans les inflammations purulentes d'origine bactérienne) par le fait même de leur excessive accumulation, ils périssent rapidement. L'examen des préparations colorées montre, en pareil cas, la plupart des noyaux cellulaires désagrégés en petits amas isolés.

Quelques hématies sortent aussi à travers les parois des vaisseaux, quand l'altération de ces derniers est très intense; et même les globules rouges peuvent émigrer parfois en nombre assez considérable. L'exsudat inflammatoire revêt alors une teinte rouge ; il est dit hémorrhagique.

Dans les régions et les tissus dépourvus de vaisseaux, l'inflammation se manifeste à l'aide des mêmes procédés que dans les zones vasculaires. Chez les invertébrés on étudie cette lésion sur le cartilage, la cornée et l'épithélium stratifié de revêtement; chez les animaux inférieurs, on peut utiliser pour cette analyse une région quelconque du corps. Si l'on fait une plaie à la périphérie de la cornée, on voit des leucocytes sortir des vaisseaux marginaux qui entourent l'organe, cheminer le long des canalicules vers le siège de la région atteinte. Dans le cartilage l'infiltration leucocytaire fait défaut, puisque ce tissu ne présente pas de fissures où pourraient s'engager les globules blancs; mais dès que l'agent pathogène a provoqué en divers points la fonte du tissu cartilagineux et créé des fentes susceptibles de recevoir les leucocytes — émigrés des vaisseaux voisins, — l'infiltration du cartilage enflammé s'accomplit. Quand la lésion frappe l'épiderme cutané pourvu de fentes intercellulaires larges, les cellules sont d'abord écartées par l'exsudation liquide et les leucocytes issus des vaisseaux capillaires s'engagent facilement dans les interstices. L'altération des cellules du parenchyme et l'infiltration exsudative rendent troubles, ternes et opaques les tissus non vasculaires frappés d'inflammation (cornée).

Au nombre des causes qui interviennent pour assurer la pénétration de l'exsudat dans les régions enflammées, à côté de la diminution de l'élasticité des tissus périvasculaires et du ralentissement de la circulation sanguine, il faut citer la rétraction des cellules endothéliales qui tapissent les vaisseaux, leur écartement les unes des autres et l'augmentation de la perméabilité du ciment qui les unit. La constatation de ce fait est facile, si on traite la membrane vasculaire par des imprégnations d'argent.

La diapédèse a été, depuis Cohnheim, l'objet de nombreuses recherches. Il est impossible d'attribuer ce processus exclusivement à la dilatation des vaisseaux et au ralentissement du courant sanguin. En effet, dans l'hyperémie veineuse les deux phénomènes précédents existent et cependant on n'observe jamais une émigration de leucocytes analogue à celle qui caractérise l'inflammation.

La stagnation des globules blancs dans les veines dilatées est non moins impuissante à fournir une explication du mécanisme de la diapédèse, puisque cette stagnation accompagne tout ralentissement circulatoire et que, dans ce cas, l'émigration leucocytique fait défaut.

Il n'y a pas d'orifices préexistants entre les cellules endothéliales de la paroi vasculaire (Ranvier) ; les leucocytes ne peuvent donc pousser leurs prolongements et glisser à travers la paroi, qu'en passant à travers les cellules endothéliales. En réalité la traversée ne peut s'effectuer que là où le ciment intercellulaire est le plus abondamment répandu (Arnolf, Thoma, Engelmann, Kolossoff, Voronine, etc.) ou encore dans les points où les cellules endothéliales, anastomosées entre elles, se sont largement écartées.

Lorsque les vaisseaux d'un tissu enflammé se dilatent, il est probable que les espaces intercellulaires subissent eux aussi un élargissement, car dans l'inflammation, le diamètre des cellules endothéliales diminue par l'effet de leur gonflement et de leur contraction. L'accroissement des dimensions des fentes inter-endothéliales ne peut toutefois fournir l'explication de la migration leucocytaire et toute proportionnalité fait défaut entre les dimensions de ces fentes et l'intensité de la diapédèse ; en revanche ces dimensions influent d'une manière évidente sur la sortie du plasma et des globules rouges.

Il est des cas d'inflammation, où la paroi du capillaire est très perméable et les fentes très dilatées, où il y a hyperémie, exsudation et même hémorrhagie, et cependant la migration des leucocytes est à peine marquée ou manque totalement. Ces variétés d'inflammation se montrent dans les régions où pénètrent certains microbes, tels le vibrio Metchnikovii, le bacille du choléra des poules, etc.. En 1887, le botaniste Pfeffer a signalé une sensibilité particulière des organismes élémentaires à l'égard de certaines substances chimiques. Ceux-ci manifestent cette sensibilité par une tendance à se mouvoir plus vite et à se diriger vers l'agent irritant. Envisagée à ce point de vue, la migration des leucocytes, au cours de l'inflammation, s'explique par l'action chimiotactique qu'exercent sur eux les substances qui pénètrent de l'extérieur dans les tissus ou qui y prennent naissance au dépens des éléments dégénérés de ces mêmes tissus. Les recherches de Lebert, Massart et Bordet, Gabritchevsky, Bucher, Limbeck, Mme Kovalesky, Yonovsky, P. Borissoff, Sicherer, Löwit, Schick Gocké, Labbé, etc., expliquent par la chimiotaxie la migration des leucocytes au cours de l'inflammation. De tous les éléments empruntés au monde extérieur, ce sont les substances chimiques qui exercent l'action la plus vive sur les leucocytes. Les critiques dirigées contre la théorie de la chimiotaxie leucocytaire ont été impuissantes à ébranler cette doctrine qui a déjà acquis droit de cité dans la science.

La migration est due: 1° à la sensibilité des globules blancs à l'égard de certains agents chimiques vers lesquels ils tendent à se diriger; 2° à l'exaltation de la mobilité amiboïde de ces mêmes cellules.

La chimiotaxie est une propriété distincte de la mobilité amiboïde; la première est l'indice de la sensibilité spéciale à l'égard de certains agents chimiques, la seconde n'est que la manifestation de la contractilité du plasma vivant. De cette contractilité les leucocytes n'usent que pour satisfaire leur sensibilité chimiotaxique; ils se déplacent dans la direction de la substance préférée.

Le nombre des leucocytes, présents dans les vaisseaux de la région enflammée, qui émigrent et viennent infiltrer les fentes des tissus circonvoisins, est très considérable. C'est pourquoi Cohnheim avait supposé que l'inflammation s'accompagnait d'une exagération de la fonction hémopoiétique des ganglions lymphatiques et que la quantité de leucocytes versée dans le torrent circulatoire était plus élevée qu'à l'état normal. Des recherches plus récentes (Podwyssotsky, Ribbert, Trofimoff, Perez, Bezançon et Labbé, Chantemesse, Balthazard, etc.) ont en effet démontré que dans les ganglions lymphatiques les plus voisins du foyer de l'inflammation, la multiplication des éléments lymphoïdes est extrêmement active. C'est là une des raisons plausibles de la tuméfaction de ces ganglions.

Plus intense est l'inflammation, surtout quand elle est d'origine microbienne, plus tuméfiés se montrent les ganglions lymphatiques du voisinage et plus activement se manifestent les phénomènes de multiplication intra-ganglionnaire (mitose des cellules du follicule et de l'endothélium des capillaires) (fig. 69). La lymphe qui s'écoule du foyer de l'inflammation irrite les cellules des ganglions, entraîne en partie les éléments qui y nagent librement et suscite la multiplication cellulaire. Les recherches de Mirolaouboff ont démontré que la densité de la lymphe, issue du foyer enflammé, s'élève rapidement et atteint son maximum au bout de vingt-quatre heures. Aussi lorsqu'existe dans l'organisme un foyer d'inflammation, la conséquence immédiate est un état passager d'hyperleucocytose sanguine. Dans les vaisseaux de la région enflammée, surtout dans les veines et les capillaires, le nombre des globules blancs est plus grand que dans les vaisseaux des régions normales. Il ne saurait en être autrement, puisque les canaux du foyer sont dilatés, le courant sanguin ralenti, et que les leucocytes, venus en quantité surabondante, y sont arrêtés. Telle est l'explication de la présence des

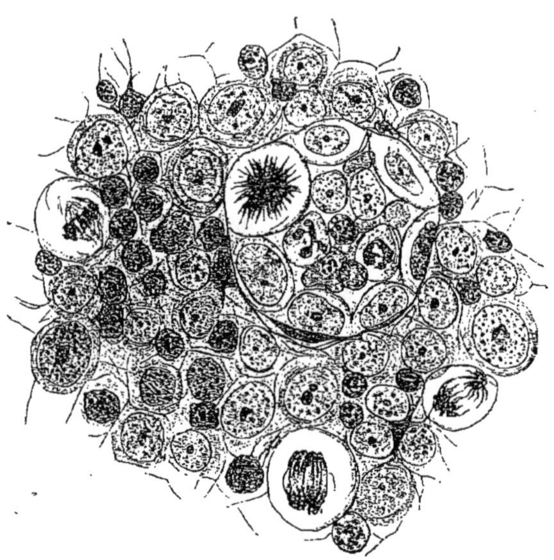

Fig. 69. — Coupe d'un ganglion lymphatique pris au voisinage d'une plaie cutanée (lapin). On voit des figures de karyokinèse non seulement dans les cellules du ganglion mais encore dans l'endothélium des vaisseaux capillaires. Hypertrophie considérable et hyperplasie des noyaux. — Grossissement 1 000. Fixation dans le liquide de Flemming et coloration par la safranine.

amas leucocytaires qui dans certaines formes d'inflammation remplissent les vaisseaux et les tissus et s'accumulent sous forme d'un exsudat purulent, origine d'énormes abcès.

Les cas où les agents inflammatoires exercent leur action dans le sang même, fournissent la démonstration que la cause principale de la migration des leucocytes ne réside pas dans l'altération des parois vasculaires, mais bien dans l'action chimiotactique positive des substances accumulées dans le tissu, en dehors des vaisseaux.

Dans la fièvre récurrente, la malaria, le typhus, il ne se produit pas de foyers inflammatoires isolés. Injectons une matière irritante qui provoque l'inflammation, non pas dans le tissu, mais dans le sang même, alors, se produit bien de l'hyperémie, de la multiplication de l'endothélium, etc., mais la migration des leucocytes est à peine marquée ; et cette migration acquerra un haut degré d'intensité dès que ces mêmes substances seront insérées dans les tissus. De nombreuses expériences ne laissent aucun doute sur ce point.

Schkliarevsky a démontré que la station marginale des leucocytes est un phénomène purement physique résultant de leur densité inférieure à celles des hématies. Cet auteur a constaté que le stationnement péri-pariétal des particules contenues dans un liquide cheminant dans des conduits, peut s'observer même si l'on opère avec des substances dépourvues de toute viscosité, telles les poudres de carmin, d'ardoise, etc.. Les particules les plus denses suivent l'axe du courant tandis que les plus légères se placent à la périphérie. En faisant passer dans un mince tube de verre du pus mélangé de lait, on voit que la couche périphérique se compose presque exclusivement des globules de graisse légers, tandis que les leucocytes occupent la couche axiale, comme dans la circulation sanguine les hématies.

C'est Dutrochet (1824) qui a, le premier, signalé, dans l'inflammation, la sortie des leucocytes hors des vaisseaux. En 1846, l'Anglais Waller a décrit les résultats de ses observations sur la diapédèse dans l'inflammation de la langue chez la grenouille. Ces faits passèrent inaperçus et les observations précédentes publiées dans des recueils peu répandus furent complètement oubliées jusqu'au jour où Cohnheim découvrit et fit connaître le même fait (1867). Waller considérait le processus de la diapédèse de la façon suivante : dans la paroi du vaisseau se crée un orifice par lequel passe le leucocyte, orifice qui se ferme aussitôt après la sortie de ce dernier.

Les travaux classiques de Cohnheim ont sans doute été influencés par les observations publiées en 1865 par Stricker et Proussok sur le passage des hématies à travers les parois vasculaires intactes ; on trouve même dans un article publié par Czerny en 1867 cette phrase : « Puisqu'il est démontré que les hématies peuvent traverser les parois intactes des vaisseaux, pourquoi ne pas admettre que les leucocytes peuvent également sortir des vaisseaux et constituer les globules du pus du tissu enflammé. »

D'après Cohnheim, l'issue du leucocyte ne se fait pas par simple passage du globule, qui serait en quelque sorte exprimé à travers la paroi, mais bien grâce aux mouvements amiboïdes volontaires de ce même globule. C'est à ce passage qu'il a donné le nom de migration. Cependant Hering objecta bientôt que ce phénomène devait être considéré comme un acte purement passif; il le compara à la filtration d'une substance colloïde à travers les pores de la paroi vasculaire, et l'attribua à l'exagération de la pression collatérale dans les vaisseaux de la région enflammée. Sous l'influence de ces critiques. Cohnheim fut lui-même tenté plus tard de rejeter le rôle prépondérant des mouvements amiboïdes et substitua au mot « migration » celui d' « extravasation » qui n'impliquait pas l'idée d'un mouvement spontané volontaire. Les observations plus récentes d'Arnold, Thomas et surtout de Lavdovsky ont démontré d'une manière décisive que le passage des leucocytes est un phénomène essentiellement spontané, dû aux mouvements amiboïdes du protoplasma des globules blancs.

La théorie du rôle de l'altération de la paroi vasculaire sur la migration des leucocytes appartient à Samuel et a été ensuite défendue par Cohnheim, Ziegler, et plus récemment par Voronine et aussi, partiellement, par Kiener. Cependant les partisans de cette théorie sont peu nombreux, car il est démontré que la migration fait défaut, malgré l'existence d'altérations de la paroi vasculaire, lorsque la motilité amiboïde des leucocytes est déprimée.

Par contre la sortie des hématies et du plasma dépend presque exclusivement de la lésion des parois vasculaires et de la perméabilité plus ou moins grande du ciment inter-endothélial.

Une nouvelle théorie fut émise, quand Engelmann, Pfeffer, Stahl eurent observé que les varechs monocellulaires mobiles, les diatomées, les bactéries et d'autres organismes végétaux inférieurs possédaient une sensibilité particulière vis-à-vis de certaines substances chimiques; que ces substances pouvaient exercer à leur égard une chimiotaxie positive, c'est-à-dire les attirer, tandis que d'autres substances, pourvues d'une chimiotaxie négative, repoussaient ces organismes unicellulaires. Cette découverte permit d'apporter des modifications importantes à la théorie de la migration des leucocytes au cours de l'inflammation.

La doctrine nouvelle peut se résumer ainsi : l'agent de l'inflammation (produits bactériens, produits des cellules mortes, matières nucléiques, etc.), exerce une chimiotaxie positive, c'est-à-dire attire les leucocytes des vaisseaux. D'après les recherches de Pfeffer, et surtout de Lebert, Massart et Bordet, Metchnikoff, Gabritchevsky, Buchner, Richet, Horbaczewsky, P. Borinoff, Kluge, Limbeck, Hertwig, Olga Kowalewsky, Verworn, Sicherer, etc., les substances suivantes possèdent une chimiotaxie positive : les toxines de la plupart des bactéries, la papaïne, la peptone, les nucléoalbumines, l'oxygène, l'essence de térébenthine et d'autres huiles volatiles, l'antifébrine, l'antipyrine, les sels d'iode, de mercure, de zinc, le chlorure de sodium et en général tous les antiseptiques. Sont doués au contraire d'une chimiotaxie négative ; l'alcool à 10 p. 100, la quinine à 0,5 p. 100, la solution aqueuse de chloroforme, la paraldéhyde, la glycérine, les solutions à 10 p. 100 de soude et de potasse, la bile, l'acide lactique, l'opium et tous les anesthésiques.

Seule la chimiotaxie est capable d'expliquer la raison de ce fait que certaines bactéries provoquent toujours une inflammation purulente et d'autres constamment une inflammation séreuse (bacille du choléra, etc.); que certaines substances font apparaître l'inflammation hémorrhagique, c'est-à-dire la sortie abondante des hématies, avec absence presque complète de leucocytes, etc.. L'étude de la doctrine biologique de l'inflammation, envisagée à la lumière de ces découvertes, permet de comprendre beaucoup de faits dont les théories antérieures sur l'inflammation n'avaient pu rendre compte.

La chimiotaxie des leucocytes et en général des éléments monocellulaires mobiles, ne constitue pas une propriété immuable, une qualité constante ; elle présente de grandes oscillations, qui dépendent de la concentration de la solution employée et de la température à laquelle cette solution agit. La même substance peut, en faible solution, exercer un acte de chimiotaxie positive et se montrer sans effet ou même laisser paraître une chimiotaxie négative, c'est-à-dire repousser les leucocytes, lorsqu'on la fait agir en solution plus concentrée. La température de 38° à 39° est la plus favorable à l'action chimiotactique positive d'une solution donnée, sur les leucocytes d'un animal à sang chaud.

Le pouvoir chimiotactique des cultures virulentes et non virulentes d'une seule et même bactérie envers les leucocytes, montre combien est variable la sensibilité des globules blancs vis-à-vis des solutions de même nature somme toute, mais de concentrations diverses. Une culture peu virulente, injectée sous la peau, attire très énergiquement les leucocytes qui englobent toutes les bactéries ; la même culture très virulente n'exerce plus aucune action chimiotactique attractive ; les bactéries ne sont plus, dans ces cas, englobées, ou ne le sont qu'en très petit nombre par les globules blancs. Il suffit de diluer la même culture pour que les leucocytes soient attirés de nouveau vers les bactéries et redeviennent capables de les absorber.

Verigo a nié l'existence de la chimiotaxie *négative* chez les animaux supérieurs. Se basant sur ses expériences d'inoculation du charbon et du choléra des poules aux lapins, il affirme qu'il n'y a que des degrés divers de chimiotaxie *positive* ; l'apparence négative n'étant représentée que par un très faible degré de sensibilité des leucocytes pour une substance donnée, tandis que la chimiotaxie positive répond à l'exaltation ou plutôt à un perfectionnement de cette sensibilité. Si la théorie de Verigo est défendable dans la question de la chimiotaxie des leucocytes à l'égard de certaines bactéries et de leurs produits, on ne peut cepedant méconnaître la réalité de la chimotiaxie négative quand on étudie l'action d'autres produits (anesthésiques, toxines bactériennes concentrées, solutions fortes de sublimé, acides, etc.). Ces derniers agents exercent une véritable répulsion sur les globules blancs et paralysent leurs mouvements amiboïdes.

Pœhl, Horbaczewski, etc., ont remarqué que la plupart des antiseptiques introduits dans le sang amènent une hyperleucocytose ; d'autre part, Olga Kovalevski a signalé que ces mêmes substances placées sous la peau dans des tubes capillaires, c'est-à-dire agissant à dose minime, provoquent une chimiotaxie positive plus ou moins énergique. Ces faits permettent de supposer que dans les maladies infectieuses l'utilité des médicaments antiseptiques (produits du phénol, acide salicylique, antifébrine, antipyrine, préparations iodées, etc.), réside, pour une part, dans les propriétés chimiotactiques positives de ces substances et dans l'hyperleucocytose qu'elles provoquent.

L'invasion des leucocytes dans un tissu enflammé peut, en dehors de la chimiotaxie, se rattacher à d'autres causes indépendantes de toute propriété vitale. Le mélange d'une émulsion d'huile, de poudre de lycopode, etc., avec une solution de chlorure de sodium, de soude, d'alcool, etc., laisse voir tantôt l'attraction, tantôt la répulsion des particules solides. On peut admettre la possibilité de l'existence de faits analogues, de nature purement physique, s'exerçant entre les capillaires et leurs globules sanguins d'une part, et d'autre part les fentes interstitielles où peuvent se trouver parfois des solutions de diverses substances faisant défaut à l'état normal. L'hypothèse précédente s'appuie sur les expériences de Okintchitz, de Voronine, de Poehl. Cependant si les faits qu'elle invoque jouent un certain rôle dans la sortie des hématies et peut-être dans le cheminement des leucocytes parvenus dans les fentes interstitielles, ils ne peuvent évidemment donner l'explication d'une émigration leucocytaire massive comme on l'observe dans beaucoup de cas de diapédèse.

Enfin les expériences d'anesthésie des leucocytes démontrent que la dépression de la mobilité amiboïde de ces éléments suffit, à elle seule, pour arrêter toute migration. C'est pourquoi la diapédèse doit son origine aux mouvements amiboïdes dirigés par la sensibilité chimiotactique.

Phénomènes parenchymateux dans l'inflammation

L'agent provocateur de l'inflammation agit directement sur le parenchyme et, par l'intermédiaire de celui-ci, sur les vaisseaux qui y sont contenus, ou bien il porte primitivement son action sur les vaisseaux par le sang qui y circule, et ne frappe qu'ultérieurement le parenchyme. Dans la très grande majorité des cas, l'agent nocif atteint d'abord le parenchyme et ensuite les vaisseaux ; l'inflammation provoquée par une embolie n'a lieu qu'à l'occasion de la genèse de foyers inflammatoires métastatiques au cours des maladies infectieuses.

Les altérations du parenchyme au cours de l'inflammation peuvent être divisées en deux groupes : 1° altérations dégénératives et 2° modifications réparatrices. Les premières précèdent les secondes, car le facteur de l'inflammation qui a agi sur le tissu commence par l'altérer plus ou moins. Les phénomènes de régénération surviennent plus tard et traduisent la faculté curatrice des parties vivantes.

Suivant le degré d'activité de l'agent pathogène, les altérations dégénératives du tissu varient, depuis les plus légères jusqu'aux plus graves. Dans un foyer inflammatoire on peut observer tous les phénomènes de dégénérescence ; on les rencontre particulièrement développés au niveau du siège primitif du facteur morbide. Son action a-t-elle été intense, on constate dans ce point la mort des éléments cellulaires, soit par coagulation du protoplasma et des sucs du tissu (nécrose de coagulation), soit par destruction du lien intime qui unit les cellules, soit enfin par empoisonnement direct du protoplasma cellulaire provoqué par diverses substances toxiques. Au niveau des points nécrosés du parenchyme la stase dans les vaisseaux est complète. Plus tard la région mortifiée peut, en présence de bactéries pyogènes ou septiques, se dissoudre sous l'influence des ferments sécrétés par elles ; le produit de désagrégation des éléments vient se joindre aux globules de pus. D'une manière précise il n'y a pas d'inflammation proprement dite dans ces points ; celle-ci ne se développe que dans des régions intermédiaires qui séparent les foyers nécrosés du tissu normal ; car la réalisation inflammatoire n'est possible que là où la circulation persiste. Si l'agent nocif a agi sur le tissu avec intensité et provoqué au siège de son application directe un foyer de gangrène plus ou moins vaste, la région irritée sise à la limite de ce foyer est très étendue ; elle constitue *la zone inflammatoire de démarcation.*

Parmi les altérations dégénératives qui prennent naissance dans le tissu enflammé, la tuméfaction trouble du protoplasma cellulaire et sa dégénérescence granulo-graisseuse se montrent en premier lieu. Les faisceaux conjonctifs subissent souvent la transformation hyaline et les fibres musculaires la dégénérescence cireuse.

L'épithélium glandulaire, surtout celui de la couche malpighienne, montre une tendance toute particulière à la dégénérescence vésiculeuse ou aqueuse, tandis que celui des muqueuses subit plus volontiers la dégénérescence dite muqueuse. Dans les inflammations à marche chronique les caillots fibrineux présentent souvent (en l'absence de bactéries pyogènes) l'apparence hyaline. Ils se confondent avec les fibres conjonctives ayant déjà subi la même altération et provoquent d'ordinaire la formation de véritables cordons et cavités hyalines à la surface des séreuses.

De tous les éléments cellulaires, ce sont les cellules du tissu conjonctif et l'endothélium des vaisseaux qui font preuve de la résistance la plus grande aux altérations dégénératives. Cette particularité explique le rôle essentiel dévolu à ces éléments dans la réparation des lésions engendrées par les inflammations graves.

Les modifications réparatrices qui se développent dans le foyer de l'inflammation, se rapportent en somme aux phénomènes de guérison et consistent dans le remplacement des éléments mortifiés par des parties nouvelles, sous le coup d'un processus de régénération et de néoformation inflammatoires. Dans ces édifications on remarque surtout la réaction défensive du mésoderme (après toutefois l'action initiale des leucocytes) contre l'agent qui a pénétré dans le tissu. Ces actes réparateurs commencent déjà quelques heures après le début de l'inflammation, et se manifestent dans les parties enflammées voisines du foyer nécrosé. Ils n'atteignent leur complet développement que quelques jours plus tard et constituent en général les stades anatomiques avancés de l'inflammation. Les cellules du tissu conjonctif et surtout l'endothélium vasculaire prennent une part active aux phénomènes de la néoformation. Ces éléments se reproduisent soit par division directe, soit — le plus souvent — par division indirecte. Sur des préparations de tissu récemment enflammé, on peut, avec une technique convenable, observer tous les stades de la mitose. Les cellules conjonctives multipliées forment une nouvelle génération de cellules dites embryonnaires, riches en sucs, à gros noyaux, qui peu à peu s'allongent (fibroblastes) et dans leur métamorphose ultérieure, s'étirent en fibres et contribuent à la formation de la cicatrice (fig. 70). Lorsque les cellules mésodermiques embryonnaires sont très serrées, elles s'aplatissent par pression réciproque et deviennent polygonales, semblables à l'épithélium cubique. L'ancienne désignation de ces éléments par le vocable : « épithélioïde » indique simplement leur analogie grossière avec l'épithélium.

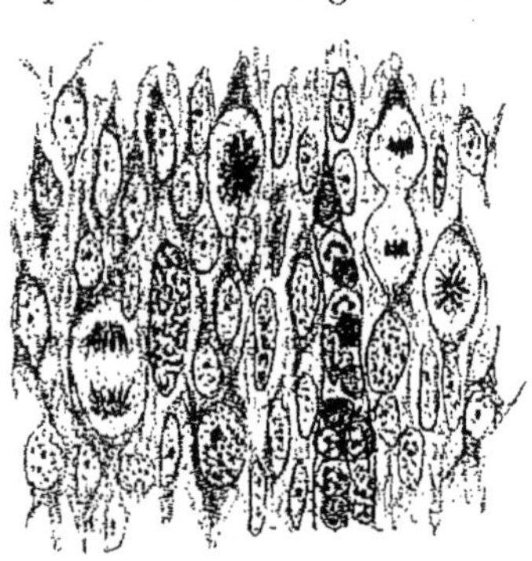

Fig. 70. — Cicatrice vieille de cinq jours survenue à la suite d'une blessure chez le chat. La coupe montre des cellules en karyokinèse, des fibroblastes rangés en série, un capillaire oblitéré. Les leucocytes ont disparu du tissu. — Grossissement 700. Fixation dans le liquide de Fleming.

Si l'agent de l'inflammation séjourne dans le tissu ou s'y reproduit incessamment (bactéries, sporozoaires, levures, moisissures, toxines microbiennes), les cellules endothéliales et connectives néoformées s'amassent autour des masses microbiennes.

Les leucocytes qui infiltrent le tissu se confondent avec les nouvelles générations de cellules conjonctives et endothéliales, complètement séparées de leur terrain maternel et devenues mobiles. On se trouve en présence d'une grande quantité d'éléments de toute sorte qui, au début de l'inflammation, remplissent les tissus atteints et qui pénètrent dans les fentes, entre les cellules nécrosées et dégénérées. En certains points, l'amas des jeunes cellules néoformées, dérivées du mésoderme, mélangées aux leucocytes, forme des foyers visibles à l'œil nu, se présentant sous l'aspect de petites nodosités ; aussi désigne-t-on ces dernières sous le nom de granulations, de tubercules ou de granulomes. Parfois les capillaires néoformés servent de centres autour desquels se groupent toutes ces cellules. Grâce à cette disposition les granulations apparues sur les surfaces où les capillaires se sont librement développés, revêtent l'aspect de papilles charnues serrées les unes contre les autres. Les granulomes pauvres en vaisseaux ou même totalement dépourvus d'irrigation et par conséquent mal nourris, ont une tendance marquée à la destruction. Leur richesse en bactéries et en toxines microbiennes n'est pas sans contribuer à la nécrobiose de tous les éléments néoformés et à la désagrégation caséeuse de ce qui constitue le granulome. Ceux de la syphilis, de la tuberculose, de la morve ont une tendance particulière à subir ce mode d'évolution.

L'accumulation des cellules granuleuses varie suivant l'étendue de la perte de substance et aussi selon le degré de l'inflammation. Quand la solution de continuité est très vaste, la substance détruite est momentanément remplacée par du tissu granuleux qui constitue l'expression macroscopique visible des phénomènes curatifs exercés dans le mésoderme, au cours de l'inflammation. Il ne s'agit pas là d'un revêtement définitif et permanent, mais en quelque sorte d'un tissu embryonnaire temporaire, aux dépens duquel se formera, si les conditions restent favorables, un tissu conjonctif adulte, la cicatrice.

Les cellules endothéliales des petites veines et des capillaires sanguins, des fentes et vaisseaux lymphatiques manifestent une activité productrice d'une extrême intensité. Sous le coup de leur prolifération, elles se détachent de leur point d'insertion, se transforment en cellules migratrices, en fibroblastes, et, dissimulées sous cette forme, il devient malaisé de les distinguer des autres cellules jeunes. Par places elles se rangent en séries et dessinent ainsi les voies de formation des capillaires et vaisseaux nouveaux. Cornil a remarquablement décrit ce processus dans l'organisation des thrombus.

L'inflammation ne s'accompagne pas toujours d'altérations mortelles des divers éléments des tissus. Les phénomènes dégénératifs peuvent être limités aux stades tout à fait initiaux de la dégénérescence cellulaire, comme par exemple la tuméfaction trouble. Dans ce cas, les actes de réparation qui s'accomplissent dans la période avancée de l'inflammation sont naturellement minimes. Ils se bornent à l'hypertrophie passagère de quelques noyaux des cellules endothéliales et connectives, ou même paraissent faire défaut. La région enflammée est infiltrée d'une très faible quantité de leucocytes et il ne peut plus être question de tissu granuleux. D'autre part, au cas même d'une vaste perte de substance, le tissu granuleux peut faire défaut ou bien se former en très faible quantité ou encore s'accompagner d'une suppuration abondante. C'est ce que l'on observe lorsque l'inflammation est provoquée par des bactéries pyogènes, surtout quand ces dernières prolifèrent abondamment dans le foyer phlogosique au milieu des éléments nécrosés. La plus grande partie des cellules du tissu enflammé s'émiettent et se liquéfient sous l'influence des ferments protéolytiques sécrétés par les microbes ; les parties désagrégées se mélangent aux leucocytes et à l'exsudat ; il en résulte la formation abondante de pus qui infiltre en totalité ou en partie le foyer.

Les éléments du mésoderme ne sont pas les seuls qui prennent une part active au processus de l'inflammation ; toutes les autres parties constituantes des tissus, épithéliums, glandes, muscles, nerfs, y participent et leur intervention se manifeste principalement dans les cellules épithéliales et glandulaires par la présence d'un très grand nombre de mitoses. Toutefois les cellules des tissus spécifiquement différenciés ne prennent aucune part à la formation du granulome pour cette simple raison qu'elles ne peuvent pas se détacher du tissu maternel.

C'est Virchow qui, en 1837, créa la doctrine de la participation active des éléments des tissus à l'inflammation. Dans sa Pathologie cellulaire il appliqua cette théorie à toutes les néoformations inflammatoires. D'après lui, l'agent incitateur de l'inflammation provoque les éléments cellulaires à augmenter de volume et à se multiplier (par voie directe, croyait-il) ; les néoformations inflammatoires ou autres se forment aux dépens de vieilles cellules du tissu conjonctif. Aussi le tissu granuleux est-il composé exclusivement de cellules connectives jeunes. Le pus qui remplit les fentes du tissu enflammé provient, d'après cette doctrine, des éléments détachés du tissu.

Comme les expériences de Virchow sur l'inflammation avaient surtout pour terrain de prédilection la cornée de la grenouille, les partisans de sa doctrine soutenaient que les cellules étoilées de cette membrane se transformaient en globules de pus. Récemment, Klemenciewicz et quelques autres auteurs se sont prononcés dans le même sens, sans fournir cependant les preuves nécessaires pour appuyer une telle opinion.

Toutes ces affirmations sur la multiplication des cellules conjonctives et leur transformation en globules de pus n'étaient pas basées sur l'observation directe; elles résultaient, d'une part, de la nécessité de trouver une explication logique de la formation de quantités énormes de nouvelles cellules dans le foyer inflammatoire et elles étaient, d'autre part, basées sur une fausse appréciation de l'apparence morphologique présentée par les noyaux étranglés et en forme de biscuit des globules de pus. La constatation par Remak de la division directe fut appliquée sans contrôle et sans critique suffisante au domaine des faits pathologiques. Entraînés par cette découverte, les savants ne prenaient pas garde que l'exsudat inflammatoire contenait une très grande quantité de leucocytes, lesquels étaient semblables à ceux que charriait le sang et qu'on trouvait dans les vaisseaux de la région enflammée.

Lorsque, en 1866, Cohnheim découvrit de nouveau, après Dutrochet et après Waller, la sortie des leucocytes hors des vaisseaux de la région enflammée, et démontra que les globules de pus qui se forment au cours de l'inflammation ne sont autre chose que les leucocytes extravasés, il se passionna et entraîna ses adeptes en faveur d'une théorie toute opposée. L'école de Cohnheim arriva à nier toute participation active des éléments des tissus à la néoproduction inflammatoire et attribua celle-ci à l'activité formatrice exclusive des leucocytes sortis des vaisseaux. Pour quelques-uns des élèves de Cohnheim, ces leucocytes étaient capables par transformation de créer tous les autres éléments des parenchymes, cellules épithéliales, glandulaires, nerveuses, etc.. L'engouement inspiré par cette théorie devint tel que beaucoup de travaux parus de 1870 à 1880 et même un peu plus tard, étaient accompagnés de tables exposant toutes les formes de passage entre les leucocytes et les autres cellules (hépatiques, connectives, etc.).

Les recherches expérimentales de Ziegler (1875-1876) ont donné une impulsion puissante à la doctrine de la transformation des leucocytes en cellules conjonctives et épithéliales. Ce savant imagina de créer des chambres transparentes accessibles à l'examen microscopique direct et formées de deux lamelles de verre superposées et séparées l'une de l'autre par un faible espace grâce à l'interposition entre leurs angles d'une substance insoluble dans les sucs de l'organisme. Ces chambres étaient introduites dans les différents tissus des animaux vivants, sous la peau, dans la cavité abdominale, etc. L'espace capillaire compris entre les deux lamelles se remplissait au bout de quelques jours de cellules jeunes venues des tissus, lesquelles se transformaient peu à peu en cellules conjonctives fusiformes et en cellules vasoformatives. Ziegler décrivit une série de formes intermédiaires entre les leucocytes et ces jeunes cellules qu'il désignait sous le nom de fibroblastes, c'est-à-dire formatrices du tissu conjonctif. Certains auteurs (Senftleben, Tillmanus, Pavlowsky) défendirent la théorie de Ziegler; d'autres au contraire (Yevetzky, Weiss, Bottcher, Baumgarten) objectèrent que ce n'étaient pas les cellules migratrices, mais bien l'endothélium vasculaire qui participait à la néoformation des vaisseaux.

La question de la transformation des leucocytes émigrés en cellules épithéliales, glandulaires, musculaires, etc., peut aujourd'hui être considérée comme définitivement résolue dans le sens négatif. Une série de nouvelles recherches pratiquées à l'aide de procédés précis, ont démontré que toutes les cellules des parenchymes se multiplient elles-mêmes lors de l'inflammation et qu'il n'y a aucune transition entre les leucocytes et les éléments spécifiques des tissus.

Même en ce qui concerne les cellules conjonctives, la plupart des auteurs récents (Grasser, Stahl, Bard, Marchand, Benecke, Nikiforoff, Bardenheuer, Bünger, Hammerl, Fexhner, Alferoff, Weber, etc.) sont unanimes à admettre que les jeunes cellules formatrices du tissu connectif proviennent de la prolifération des anciens éléments conjonctifs, et que les cellules épithélioïdes, c'est-à-dire les grosses cellules polygonales du tissu granuleux qui rappellent l'aspect des cellules épithéliales, se forment également aux dépens de la jeune génération des cellules conjonctives.

Au Xe Congrès international de médecine de Berlin (1890), Ziegler renonça complètement à son ancienne manière de voir et il fut affirmé par d'éminents anatomopathologistes (Marchand, Gravitz, Zahn, etc.) que les leucocytes sortis des vaisseaux ne pouvaient servir au processus direct d'édification, même lorsqu'ils conservaient leur vitalité. Seuls les dérivés des cellules conjonctives ou bien les dérivés de l'endothélium vasculaire forment les cellules connectives nouvelles. Ces cellules formatrices se présentent dans le tissu normal non enflammé sous l'aspect d'éléments très petits, à noyaux très allongés et très aplatis, et elles sont appliquées contre les fibres.

Récemment, Gravitz et plusieurs de ses élèves ont chaudement défendu la théorie émise autrefois par Charles Robin, par Stricker, à savoir qu'une partie des cellules néoformées se développait aux dépens des fibres connectives, lesquelles sous l'influence d'un afflux exagéré de plasma se gonflent, s'épaississent et donnent naissance à de petits noyaux, en dehors desquels se dépose le nouveau plasma.

Cette création d'éléments, noyaux et cellules, est comparée par Gravitz à la cristallisation dans une solution mère. S'il est vrai que la formation de nouvelles cellules par hypertrophie de cellules somnolentes (Schlummernde Zellen) dans le tissu connectif, soit un fait incontestable et facile à vérifier sur une série de formes de transition, on ne peut admettre avec Gravitz la possibilité de la genèse de nouvelles cellules, non aux dépens de noyaux, mais aux dépens d'anciennes fibres connectives. La formule « *omnis nucleus e nucleo* » qui n'est en quelque sorte que le corollaire de l'axiome « *omnis cellula e cellula* » ne peut être considérée comme ébranlée jusqu'ici. Quelle que soit la puissance des ressources d'énergie qu'on veuille accorder à la substance intercellulaire, continuation du protoplasma cellulaire, par le fait seul qu'elle est privée de noyau, elle ne peut être regardée comme le point de départ de nouvelles cellules.

Le problème du rôle des leucocytes dans l'inflammation doit être ramené à la question de savoir d'où provient la totalité des cellules migratrices constatées dans le foyer. Ont-elles pour point de départ exclusif les leucocytes émigrés ? Il n'est pas douteux que la plupart d'entre elles se rattachent à une telle origine.

Cependant on ne saurait nier que les jeunes cellules connectives et surtout les cellules endothéliales issues de la prolifération des anciennes cellules puissent être momentanément douées de mouvements, à l'instar des cellules pigmentaires des amphibies et des reptiles, c'est-à-dire qu'elles puissent vivre pendant un certain temps sans être rattachées à la cellule mère. La formation de la grande cellule granuleuse ou épithélioïde, de la cellule connective proliférante est démontrée sans aucun doute par l'examen d'une série de formes intermédiaires, tandis que la transformation d'un leucocyte ordinaire, tel qu'il existe dans le sang, en une cellule épithélioïde du tissu granuleux est d'une démonstration malaisée. La multiplication des éléments conjonctifs et la formation d'une nouvelle génération de cellules à leurs dépens constitue un phénomène banal dans tout tissu granuleux, dans tout foyer inflammatoire; tandis que la transformation des leucocytes en cellules épithélioïdes et en fibroblastes a échappé jusqu'ici à toute démonstration objective, au moins chez les animaux à sang chaud.

Il n'est permis de parler de cette transformation des leucocytes que pour un groupe spécial, notamment pour les lymphocytes et peut-être aussi pour les grosses cellules mononucléaires qui proviennent de l'endothélium des lacunes lymphatiques de la rate et des ganglions. Les lymphocytes subissent des modifications particulières,

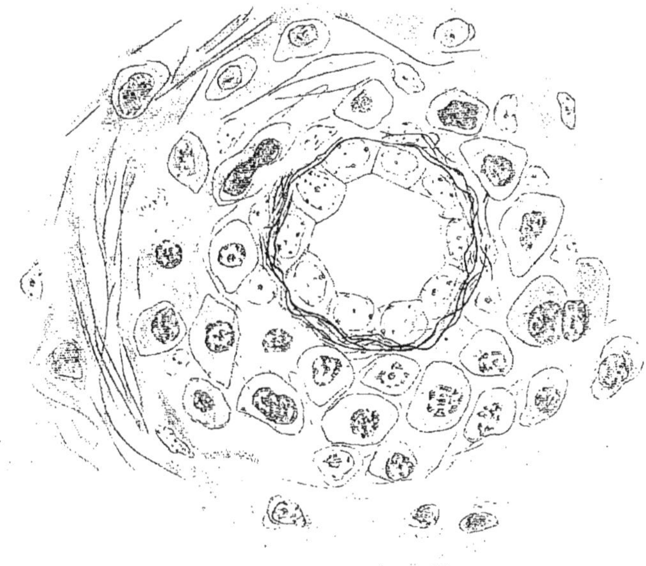

Fig. 71. — Périphlébite cutanée. Dans l'espace péri-vasculaire veineux on distingue une grande quantité de Plasmazelle. Le noyau de quelques-unes de ces cellules présente des indices de division directe. — Grossissement 750.

ils augmentent de volume, quant à leur protoplasma et quant à leurs noyaux, et peuvent, au cours de l'inflammation, surtout quand celle-ci se rattache à l'infection, se transformer en de grosses cellules polygonales spéciales, à protoplasma condensé (fixant le bleu de méthylène) et à gros noyaux vésiculeux. Dans ces derniers, on voit plusieurs nucléoles disposés à la périphérie. On leur a donné le nom de cellules plasmatiques (Plasmazellen). La longue discussion sur la nature de ces cellules qui entourent les veinules sous forme de petits amas cellulaires distendant les espaces périvasculaires, (fig. 71) commence à prendre fin et la plupart des auteurs (Marchalvo, Jadassohn, Schottländer, Kodara, Krompecher) les considèrent comme des dérivés des lymphocytes.

Le rôle actif des leucocytes lobés et polynucléaires pendant l'inflammation se borne 1° à la fonction phagocytaire à l'égard de l'agent de l'inflammation et 2° à la formation d'une barrière entre le foyer de la mortification et le tissu circonvoisin normal. L'accumulation des leucocytes dans cette région est souvent une adaptation salutaire, en ce sens qu'elle empêche, à la manière d'une digue, la pénétration dans l'économie des agents de l'inflammation et des produits qu'ils élaborent. Les recherches expérimentales au sujet de la résorption qui s'exerce par le tissu granuleux ne laissent aucun doute sur ce point (Hack, Klein, Galine, N. Dmitrieff, N. Affanassieff, etc.). La découverte des oxydases que les leucocytes sont susceptibles de sécréter, est venue donner l'explication d'un puissant moyen de défense de l'organisme à l'égard des microbes et de leurs toxines. Les expériences de N. Afanassieff démontrent, en effet, que les bactéries introduites dans le tissu granuleux peuvent être détruites par la seule action des sucs des tissus, sans participation de la phagocytose intracellulaire. Il est évident que la puissance destructive de ces sucs est due aux produits sécrétés par les leucocytes.

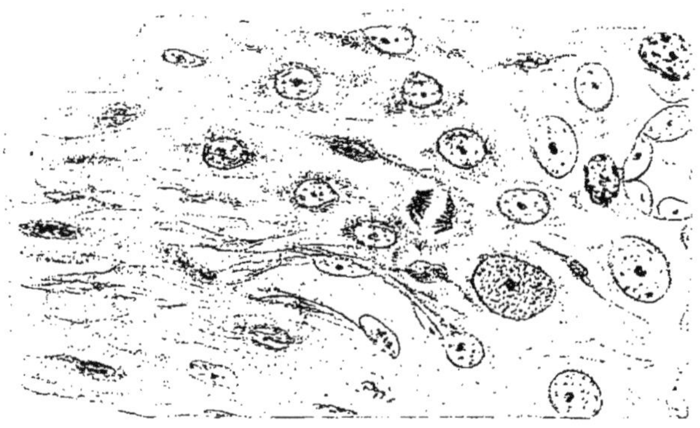

Fig. 72. — Coupe d'une papule syphilitique récente. On ne distingue aucune infiltration leucocytaire ; tout le processus inflammatoire se passe dans le tissu conjonctif fixe. A droite de la figure les noyaux des cellules conjonctives sont en voie d'hypertrophie ou de prolifération de type karyokinétique. A gauche de la figure les cellules du tissu conjonctif n'ont subi aucune réaction inflammatoire. Grossissement 700.

Les partisans de la transformation des leucocytes en fibroblastes font valoir que d'ordinaire, pendant les premiers jours de l'inflammation, les leucocytes polynucléaires prédominent dans le tissu malade ; que plus tard les grands leucocytes mononucléaires deviennent plus nombreux et qu'ils finissent par ressembler étroitement aux générateurs des cellules conjonctives. Ils invoquent la transformation des leucocytes polynucléaires en éléments mononucléaires. Cette explication n'est guère admissible, et, l'opinion générale des auteurs, qui ont fouillé récemment ce sujet, considère les leucocytes polynucléaires comme des cellules parvenues à la maturité, plus rapprochées par conséquent du stade de métamorphose régressive que de la période juvénile vouée aux actes de progression et d'édification.

La prédominance des grandes cellules mononucléaires qui infiltrent le tissu pendant le stade avancé du processus inflammatoire et la disparition des leucocytes polynucléaires trouvent leur explication dans la désagrégation complète des leucocytes mûrs, lesquels vont servir d'aliments à la nouvelle génération des cellules endothéliales et conjonctives. Les grands éléments mononucléaires désignés sous le nom de leucocytes par la plupart des auteurs, et qui se montrent en abondance dans les tissus, infiltrant leurs fentes, ne sont autre chose que les cellules épithélioïdes et les fibro blastes nés de la prolifération de l'endothélium et de celle des cellules conjonctives locales (fig. 72). Telle est l'opinion de beaucoup de pathologistes (Ziegler, Cornil, Ribbert, Marchand, Nikiforoff, Borst, Scherington, Graser, Benecke, Dominici, etc.). Seules, certaines cellules de cette infiltration inflammatoire, les «plasmazelle » d'Unna peuvent tirer leur origine de la transformation du groupe des cellules mobiles du mésoderme auxquelles on accorde aussi le nom de lymphocytes.

Vocables de l'inflammation

Pour indiquer qu'une région ou un organe quelconque sont enflammés, on ajoute au mot grec ou latin qui les désigne la terminaison ite. Ainsi ont pris naissance les termes : hépatite, néphrite, métrite, cystite, lymphangite, artérite, phlébite, gastrite, encéphalite, pachyméningite, méningite, leptoméningite, entérite, colite, appendicite, ovarite, orchite, épididymite, pleurite, péritonite, péricardite, endocardite, salpingite, névrite, myosite, mastite, laryngite, bronchite, conjonctivite, synovite, arthrite, adénite, etc.

Quelques expressions anciennes ont survécu pour désigner l'inflammation de certains organes ; on dit : pneumonie pour indiquer l'inflammation des poumons : angine, pour celle du pharynx, du voile du palais, des piliers du pharynx et des amygdales ; phlegmon, pour l'inflammation diffuse du tissu cellulaire sous-cutané ; coryza, pour le catarrhe muco-purulent de la muqueuse nasale ; panaris, pour l'inflammation du derme sous-unguéal des dernières phalanges. L'inflammation des membranes séreuses et, d'une manière générale des enveloppes conjonctives est désignée par la particule « péri » placée devant le mot qui vise l'inflammation de cet organe : péri-hépatite, péri-métrite, péri-adénite. L'inflammation du tissu conjonctif qui avoisine l'organe se traduit par le préfixe « para » : para-métrite, etc. Aux inflammations multiples atteignant tout un système organique est réservée l'adjonction du préfixe « poly » ; on dit poly-myosite, poly-arthrite, poly-névrite.

Suivant la nature de l'inflammation, on ajoute aux termes sus-indiqués les qualificatifs : séreuse, fibrineuse, hémorrhagique, gangréneuse, ulcéreuse, etc., et suivant les causes, ceux de : traumatique, toxique, mycosique, tuberculeuse, lépreuse, etc.

Étiologie de l'inflammation

Les inflammations ne relèvent pas toutes de la même cause et les agents provocateurs sont nombreux. Beaucoup appartiennent aux microbes du règne végétal, aux bactéries. Toute substance qui, pénétrant le mésoderme, modifie la nutrition des parois vasculaires en les rendant plus perméables, diminue l'élasticité normale des tissus et enfin exerce à l'égard des leucocytes une chimiotaxie positive, peut devenir une cause d'inflammation. Encore est-il nécessaire qu'elle possède une puissance d'action suffisante, sans laquelle la provocation n'entraînerait pas l'ensemble des phénomènes inflammatoires et aboutirait seulement à créer l'hyperémie. Inversement, si l'action causale est trop énergique, ce n'est plus l'inflammation, mais la nécrose des tissus qui surgit. La propriété d'un agent phlogogène est donc toujours chose relative, d'autant mieux que le résultat de l'inflammation dépend du terrain sur lequel agissent les diverses causes nocives, du degré de réceptivité et de réaction de l'organisme dans son entier et dans ses diverses parties. L'individu, le moment, la région atteinte décideront si l'agent nocif provoquera, là l'hyperémie simple et l'œdème local, ici, l'inflammation, ailleurs, la gangrène.

Les agents d'irritation qui pénètrent le mésoderme à la faveur d'une solution de continuité de l'épithélium sont d'ordre mécanique, thermique, chimique et biologique.

Une remarque se dégage tout d'abord, c'est que les formes les plus graves de l'inflammation, avec diapédèse intense, se développent sous l'influence des agents biologiques, des bactéries et des substances chimiques élaborées par elles. Les degrés les plus faibles, quelquefois presque insignifiants de l'inflammation sont dus aux agents thermiques et surtout aux influences mécaniques, c'est-à-dire aux brûlures, aux engelures, aux traumatismes, aux blessures, etc., à la condition que ces lésions soient aseptiques et à l'abri des complications provoquées par la présence des microbes atmosphériques pathogènes.

La différence dans l'intensité de l'inflammation, quand celle-ci relève d'une origine microbienne ou d'une cause traumatique, est tellement marquée, que quelques auteurs (Roser, etc.), ont voulu réserver le nom d'inflammation aux processus morbides provoqués par des microbes et rapporter tous les autres, non infectieux, aux phénomènes de mortification, de réparation et de régénération. Une telle sélection n'est point permise. En effet, tout traumatisme, accompagné d'une destruction de tissu, entraîne à sa suite une exsudation de plasma, une diapédèse leucocytaire, si minime soit-elle, et il fait naître les symptômes classiques de l'inflammation, la chaleur, la tuméfaction, la rougeur et la douleur. Chez les vertébrés, l'inflammation est la résultante de certains symptômes cliniques et de modifications anatomiques particulières (diapédèse et exsudation). Tout processus qui met sous les yeux ces deux ordres de modifications est donc un phénomène inflammatoire, à quelque origine que se rattache son étiologie. C'est la proposition de Cohnheim qu'il faut faire sienne, en dépit de l'avis de Roser, le principe étiologique n'a rien à faire dans la définition de l'inflammation.

Dans les cas de fractures sous-cutanées complètement aseptiques, de vésication de la peau, à la suite d'injections modificatrices portées dans les cavités séreuses, en l'absence de tout élément microbien ou de toute sécrétion toxique, l'ensemble des phénomènes cliniques et anatomiques qui se déroule ne peut porter qu'un nom, celui d'inflammation. Toute plaie dont la cicatrisation se fait vite sans suppuration, c'est-à-dire par première intention, s'accompagne toujours de phénomènes inflammatoires, si faibles soient-ils. Dans les plaies souillées de germes et compliquées de pertes de substance et de suppuration, où la cicatrisation ne peut survenir que par seconde intention, les phénomènes inflammatoires sont plus accusés, voilà tout. La différence est quantitative et non qualitative entre les inflammations infectieuses et non infectieuses, septiques et aseptiques.

Les causes mécaniques de l'inflammation comprennent les blessures par toutes sortes d'instruments piquants et tranchants, les pressions exercées sur les tissus, les déchirures et, d'une manière générale, les solutions de continuité. Si les tissus dénudés restent à l'abri du contact des germes, l'inflammation est toujours peu caractérisée dans son évolution, ses symptômes et ses réactions anatomiques. Les solutions de continuité produites par les armes tranchantes, sans mortification cellulaire très étendue et sans infection microbienne, évoluent avec des phénomènes inflammatoires à peine appréciables.

Sur cette constatation se sont fondées les pratiques de la chirurgie, faisant des réunions audacieuses sur des tissus non infectés, ou bien créant volontairement des lésions aseptiques, pour raviver un processus d'évolution torpide, et inciter l'énergie phagocytaire du mésoderme. Peut-être dans ce fait résident quelques-unes des raisons de l'utilité de la laparotomie dans la péritonite tuberculeuse, des avantages d'injection modificatrice des composés d'iode dans les cavités articulaires frappées par la tuberculose, etc. L'intensité des phénomènes inflammatoires est en rapport direct avec l'étendue de la mortification des tissus dans la plaie et autour d'elle.

La désagrégation des cellules mortes exerce une action chimiotaxique positive sur les leucocytes et provoque activement leur migration. La présence de parcelles solides et de petits amas d'éléments nécrosés, dans le foyer de l'inflammation, irrite les fibroblastes et favorise leur transformation en cellules géantes, lesquelles enveloppent et, petit à petit, digèrent les éléments mortifiés du protoplasma. La réaction phagocytaire du mésoderme atteint un haut degré de développement par la formation des cellules géantes, car l'aptitude digestive de ces dernières est considérable (Voir t. I, le chap. relatif à la nécrose).

Quand la gangrène traumatique est très étendue, les phénomènes inflammatoires ne se développent que sur les limites de la démarcation entre les parties mortes et les régions saines, et ils s'accompagnent d'un processus de régénération, particulièrement dans le cas de lésions aseptiques. La présence de microbes, surtout de germes pyogènes dans les tissus lésés, frappés çà et là de gangrène, est la cause ordinaire des inflammations les plus graves, car les parties mortifiées présentent aux bactéries un milieu de culture éminemment favorable à leur prolifération.

Une élévation prolongée de la température au-dessus de 50° C. et un abaissement de cette dernière au-dessous de 0° C. amènent des troubles nutritifs des tissus, troubles pouvant s'accompagner d'inflammation. Ceci ne veut pas dire que les températures placées en dehors de ces limites restent impuissantes à provoquer des processus inflammatoires. Sur la peau tendre d'un enfant, l'eau chauffée à 45° ou 50° fait naître déjà l'inflammation ; chez les anémiques la température de 2° à 3° C. suffit pour amener l'inflammation cutanée par la réfrigération. Les faibles degrés des brûlures et des engelures sont accompagnés d'une simple hyperémie ; les degrés plus accusés aboutissent à la création d'un œdème aigu d'intensité variable, et même de gangrène. Une phlyctène par brûlure n'est autre chose qu'un œdème aigu par l'accumulation de l'exsudat dans un tissu dont la nutrition et la vitalité ont été altérées. Ici le rapport intime entre l'exsudation et l'altération du tissu, d'une part et, d'autre part, l'affaiblissement de l'élasticité interstitielle apparaît avec évidence. La lésion des éléments parenchymateux sous le coup d'une température élevée a libéré la pression sanguine de la résistance des tissus, entraîné la dilatation vasculaire, l'hyperémie et l'exsudation du plasma.

Une simple brûlure ou une engelure, au premier stade de leur évolution, ne présentent pas encore de processus inflammatoire. Il ne s'agit primitivement que d'une hyperémie, ou d'un œdème aigu, ou d'une nécrose. L'inflammation, c'est-à-dire la réaction défensive locale du tissu contre la substance qui l'irrite, s'ajoute à la brûlure ou à la froidure dans les cas seulement où la région lésée est souillée de germes, ou bien renferme des cellules mortes susceptibles par leur présence de susciter l'inflammation.

Provoquée par le refroidissement, l'inflammation se rattache à la même pathogénie. Sous l'influence des transitions très brusques du froid à la chaleur et vice-versa, sous l'action aussi des refroidissements prolongés des régions du corps et surtout de la peau, la nutrition des éléments cellulaires se trouble et sur le terrain des perturbations vaso-motrices se produit brusquement ou l'ischémie, ou l'hyperémie. Les bactéries qui se trouvent accidentellement au contact de ce terrain affaibli, commencent à proliférer énergiquement et deviennent la cause de l'inflammation. Les observations qui démontrent l'origine bactérienne de la plupart des phlogoses a frigore du pharynx, du nez, des bronches, des poumons, etc., deviennent de plus en plus nombreuses. Dans ces cas, tout se réduit à l'auto-infection par les microbes pathogènes qui habitent les muqueuses. Les oscillations thermiques ne sont que des causes prédisposantes (Bouchard, Landouzy, Cornil et Babès, Charrin, Weichselbaum, Lyon, Goldscheider, Richeman, etc.). De nombreuses expériences dues à Bouchard, Rovighi, Lipari, Charrin, Fischl, ont fourni la preuve évidente du rôle prédisposant du froid dans la genèse des maladies infectieuses et surtout des affections des voies respiratoires.

Les substances chimiques doivent agir dans un certain état de concentration et posséder des propriétés spéciales pour aboutir à provoquer une inflammation. Les rubéfiants (alcools et infusions irritantes, essence de térébenthine, sinapismes, etc.), ne produisent pas l'inflammation mais une simple hyperémie du tissu. Cependant cette hyperémie persistante peut finir par une inflammation. Des vésicants font déjà naître une réaction accompagnée de formation de phlyctènes où l'on trouve un exsudat chargé de quelques leucocytes. Les caustiques produisent la mortification du tissu et des eschares à leur point d'application. Sur les limites de la zone mortifiée et du tissu sain, l'inflammation apparaît ensuite.

L'influence des substances chimiques ne s'exerce pas avec la même intensité sur tous les tissus. Les surfaces tapissées d'un épiderme stratifié, habituées aux injures atmosphériques sont les plus résistantes, tandis que les cavités séreuses, péritonéale, pleurales, etc., normalement à l'abri de l'air, sont plus fragiles et plus propices aux inflammations. Des substances incapables de susciter une réaction inflammatoire dans certains tissus en font naître de très graves quand elles ont pénétré dans une cavité séreuse. L'injection dans le péritoine du lapin, de 1/2 à 1/10 gramme de trypsine, entraîne une péritonite grave (Pavlovsky). La cause de l'inflammation réside ici dans l'action chimiotactique particulière de la trypsine, et dans les désordres nutritifs des parois capillaires provoqués par ce ferment. L'importance du degré de concentration des substances chimiques apparaît avec non moins d'évidence, car l'injection de 1/20 gramme de trypsine est impuissante à susciter un processus inflammatoire.

Dans les réactions provoquées par des substances chimiques non bactériennes, dépourvues de chimiotaxie positive, la diapédèse des leucocytes est peu marquée ; au contraire l'exsudat séreux peuplé d'hématies, est très abondant. Il n'est pas douteux que les parois vasculaires et le parenchyme soient lésés ; mais il s'agit ici d'une hyperémie passive, d'un œdème aigu et d'une nécrose locale, bien plus que d'une véritable inflammation.

Les produits d'origine bactérienne et surtout les substances douées d'un pouvoir de chimiotaxie positive provoquent une diapédèse intense et donnent naissance aux inflammations suppurées.

L'apparition de réactions inflammatoires dans les divers organes, sous l'influence de substances toxiques en circulation dans le sang, se rattache à l'action déprimante ou destructive que ces substances exercent sur les parenchymes. Les altérations profondes des cellules, les produits même de leur désagrégation moléculaire troublent la nutrition des parois vasculaires, facilitent l'exsudation liquide, la sortie des globules rouges et l'émigration plus ou moins accusée de leucocytes. Telle est l'origine des phénomènes inflammatoires qui naissent dans les organes par suite de l'abus d'alcool, de l'intoxication par le phosphore, l'arsenic, la cantharide, le mercure, ou encore de l'absorption prolongée de l'iode, du brome, etc..

Lantz, dans ses recherches cliniques et expérimentales, a insisté sur l'origine des ulcérations buccales apparues au cours des stomatites mercurielles ; il les a rattachées à l'action déprimante du mercure sur la vitalité des tissus, à la pression des dents sur la muqueuse buccale, et, enfin, à la présence dans la bouche d'un grand nombre de microbes.

Les causes biologiques de l'inflammation se résument dans l'ensemble des actions exercées sur les tissus par des parasites animaux et végétaux et par leurs produits de sécrétion. Les facteurs d'origine animale *ne provoquent que des phénomènes inflammatoires de peu d'intensité;* trichines, échinocoques, filaires, acares, etc., insinués dans les tissus, les compriment, occasionnent la mort des cellules et provoquent la phlogose autour de la région malade. Toutefois cette réaction inflammatoire ne devient jamais purulente et n'acquiert qu'un faible développement, à moins que les bactéries n'envahissent la plaie. Les actes phagocytaires manifestés par les cellules mésodermiques et les leucocytes sont destinés à la digestion des parasites morts, à celle des fibres musculaires ou d'autres éléments mortifiés par l'action de ces parasites. Au nombre de ces organismes pathogènes prennent place quelques protozoaires (coccidies, amibes, sarcosporidies, etc.) qui, évoluant à l'intérieur des cellules épithéliales, dans les tissus musculaire et conjonctif, provoquent la formation de petits foyers inflammatoires.

Parmi les parasites appartenant au règne animal, les microsporidies et les myxosporidies manifestent le pouvoir irritatif le plus marqué. L. Pfeiffer a décrit chez les poissons et chez les brebis une inflammation des muscles et des nerfs due précisément à la présence de ces parasites (myosite grégarineuse, polynévrite myxosporidienne).

Les amibes, commensales occasionnelles de l'homme, méritent surtout l'attention. Implantée dans la muqueuse du rectum, une amibe joue un rôle dans la production d'une variété de dysentérie humaine qui se traduit par une inflammation séro-purulente, nécrosique et hémorrhagique. (Lösch, Kartulis, Kruse et Pasquale, Lafleur

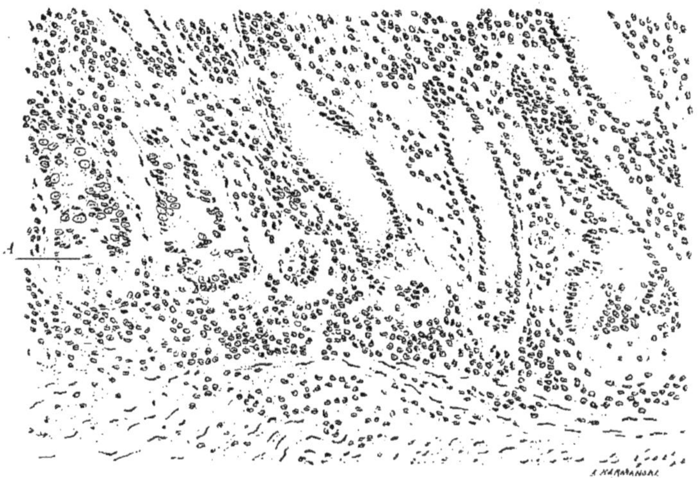

Fig. 73. — Coupe d'un intestin humain atteint de dysenterie amibienne. Dans les culs-de-sac glandulaires de la muqueuse du gros intestin (en A) et dans le derme de cette muqueuse on distingue de grosses amibes munies d'un noyau et de nombreuses vacuoles.

et Councilmann, Doehle, W. Sanowski, etc.) Charriées par les veines du rectum vers le foie, les amibes peuvent provoquer une hépatite suppurée observée surtout en Égypte et dans les pays tropicaux. La figure 73, dessinée sur une pièce d'intestin dysentérique recueilli sur un homme par l'un de nous (Chantemesse), en Égypte, ne laisse aucun doute sur l'existence de cette forme de dysentérie humaine.

Les parasites végétaux sont les agents les plus efficaces de l'inflammation. Toutes les formes de ce processus, qui sont graves par leur évolution clinique et par les désordres anatomiques qu'elles entraînent, relèvent précisément de la présence et de la prolifération de ces microbes dans les tissus. Les phénomènes qui se développent sous leur influence, se distinguent par l'intensité de la migration des leucocytes, par l'infiltration considérable des tissus par ces globules blancs et quelquefois par la présence d'un exsudat purulent. Les germes les plus résistants à la digestion phagocytaire provoquent une réaction durable du tissu conjonctif fixe, et, par suite, la prolifération des cellules endothéliales et conjonctives et la formation de ces foyers de tissu granuleux connus sous le nom de granulomes ou tumeurs infectieuses.

La cause des modifications imprimées aux parois vasculaires et aux parenchymes réside évidement dans l'action des bactéries et de leurs toxines ; c'est pourquoi quelques-unes de ces modifications permettent de préjuger l'intensité de la réaction défensive des éléments mésodermiques. L'extension progressive de la lésion doit être attribuée à la prolifération rapide des bactéries dans les tissus, affaiblis eux-mêmes dans leur vitalité par l'action des substances dites favorisantes, issues du foyer primitif. Le transport des bactéries par les voies lymphatiques et sanguines, loin du siège primitif de l'infection, multiplie le nombre des foyers inflammatoires (abcès pyémiques, granulomes tuberculeux miliaires, pustules de la variole, etc.), et les réactions locales se développent dans les régions où se sont fixées les bactéries émigrées.

Parmi les causes de l'inflammation on a invoqué jadis les troubles de l'innervation, la paralysie des nerfs sensitifs, les perturbations des nerfs trophiques et vasomoteurs. Sur cette hypothèse fut fondée la catégorie des inflammations dites neurotiques. Cependant les troubles nerveux, réduits à leur propre force, ne peuvent engendrer une véritable inflammation. La pneumonie consécutive à la section du nerf vague, l'inflammation de la cornée après lésion du ganglion de Gasser relèvent d'une origine extra-nerveuse. Traube a montré qu'elles résultaient de la suppression des moyens de défense des tissus contre l'action des influences nocives, quand la sensibilité a disparu. Snellen, Danilevsky, Samuel, Ochotine, etc., ont fait voir que dans les régions paralysées la circulation collatérale s'établissait plus lentement que dans les régions saines ; les inflammations, les catarrhes, etc., surgissent avec facilité dans les zones anémiées, en raison de la vulnérabilité plus grande de ces zones aux injures extérieures.

Les troubles de l'innervation entraînent donc l'affaiblissement de la résistance et l'accroissement de la prédisposition morbide. Dans les tissus dont la vitalité est ainsi modifiée, la réaction vasculaire est peu marquée et sous l'influence des agents nocifs, à la phlegmasie franche se substitue facilement la nécrose. L'ophtalmie, si prompte à s'éveiller sous l'action des poussières de l'air après la section du trijumeau peut être conjurée par la simple protection mécanique de l'œil.

L'ophtalmie dite sympathique, c'est-à-dire l'inflammation de l'œil sain qui éclate peu de temps après celle de l'œil malade, est provoquée par le cheminement, à travers la gaine du nerf optique et le chiasma, des bactéries venues de l'œil primitivement atteint, et nullement, comme on le pensait autrefois, par le fait d'une irritation sympathique. L'influence de la section du cordon cervical étudiée d'abord par Samuel et plus tard par de nombreux auteurs (Roger, Ochotine, Fraenckel, Malvoz et Dache, Bunzel) se traduit par l'afflux exagéré de sang et, d'une manière générale, par l'évolution plus bruyante et plus rapide du processus inflammatoire.

Classification des inflammations

On peut classer les diverses catégories d'inflammations, en tenant compte :

1° des propriétés des exsudats ; 2° des localisations ; 3° de la durée.

L'inflammation n'étant qu'une réaction, la classification la plus rationnelle est celle qui repose sur les constatations anatomiques.

1° Formes de l'inflammation envisagées d'après les propriétés de l'exsudat. — Étudiées à ce point de vue, les inflammations sont séreuses, fibrineuses, purulentes, hémorrhagiques, granuleuses.

Entre ces diverses catégories existent des formes de transition auxquelles on a donné le nom d'inflammations séro-fibrineuses, séro-purulentes, granulo-purulentes, séro-hémorrhagiques, etc. L'exsudat devient putride, indépendamment de sa cause primitive, lorsque certains germes l'envahissent à titre de complication.

Inflammation séreuse. — Quand l'exsudat ne renferme que peu ou point de globules blancs, il rappelle par son aspect le liquide de l'œdème. Le début d'un processus inflammatoire quelconque commence d'habitude par une exsudation d'apparence séreuse. Plus tard, l'exsudat peut perdre son caractère primitif et devenir fibrineux, purulent ou hémorrhagique, l'épanchement séreux du début ne représentant qu'un stade transitoire ; mais cette évolution n'est pas obligatoire. La similitude apparente de l'exsudat séreux et du liquide de l'œdème, issu d'une stase sanguine ou d'une hydropisie, ne suffit pas à légitimer une confusion entre eux ; car toujours l'exsudat inflammatoire séreux est plus riche en substances albuminoïdes et en globules blancs et renferme un certain nombre de cellules du parenchyme, aux divers stades de dégénérescence. A ces éléments s'ajoutent des flocons et des filaments de fibrine qui contribuent à donner à l'exsudat un aspect opalescent. Évacué, ce liquide se coagule souvent d'une manière spontanée.

Les éléments des tissus subissent, dans cette forme de l'inflammation, des altérations dégénératives peu marquées (tuméfaction trouble, dégénérescence granuleuse et muqueuse). Par suite, les actes régénératifs exercés par des cellules en voie de prolifération sont aussi de faible intensité et ne sont bien décelés qu'au contact immédiat de l'exsudat. Suivant le siège de la lésion et la structure anatomique du tissu, l'exsudat s'infiltre et fuse en diverses directions. Il peut pénétrer dans les interstices du tissu cellulaire sous-cutané et s'étendre au loin (œdème inflammatoire) ou bien s'accumuler entre la couche de Malpighi et le revêtement corné, soulevant ce dernier par la formation de phlyctènes; ailleurs il pénètre jusqu'aux surfaces libres des muqueuses (catarrhe séro-muqueux) ou se collecte dans des cavités séreuses (épanchements). En général, le liquide qui transsude hors des vaisseaux se dirige vers les régions qui offrent le moins de résistance; c'est pourquoi les tissus baignés par l'exsudat, loin du foyer inflammatoire, peuvent très bien échapper à l'inflammation. Dans la forme purulente, d'origine bactérienne, il n'est point rare de constater loin du foyer la présence d'un œdème inflammatoire séreux, dépourvu de microbes.

Dans les organes privés de canaux d'excrétion (cerveau), l'exsudat s'accumule dans les ventricules et dans les fentes périvasculaires; il les écarte, les distend et comprime le tissu voisin.

Dans les catarrhes séro-muqueux, l'exsudat contient une grande quantité de cellules épithéliales, ayant subi à divers degrés la dégénérescence muqueuse, ou même à peu près intactes, arrachées par le courant de transsudation extra-vasculaire. Le degré de viscosité varie avec la quantité de mucus. Le coryza au stade initial, les diverses formes de bronchite, les gastrites muqueuses, les entérites (diarrhées catarrhales) peuvent servir d'exemples d'inflammation séro-muqueuse. Sur les membranes tapissées d'un épithélium stratifié, l'exsudat ne peut s'écouler librement. Il s'accumule en certaines régions, soulève l'épithélium et provoque la formation de vésicules. Celles-ci se rompent quelques heures ou quelques jours plus tard, laissant à nu les parties profondes. Ainsi se produisent les exulcérations des cavités buccales, uréthrales, vésicales, utérines, etc.. Ces régions sous-épithéliales ainsi dénudées peuvent devenir le point de départ d'ulcérations, qui, sous l'influence des bactéries venues de l'extérieur aboutissent à des sécrétions purulentes. Le rhume, la blennorrhagie, la diarrhée simple présentent, à un moment donné de leur évolution, des exemples d'inflammation séro-muqueuse, pouvant aboutir à des exulcérations suppurées. Toutes les inflammations bulleuses de la peau consécutives aux brûlures, à l'action de diverses substances irritantes et de quelques bactéries, reconnaissent le même mode pathogénique. L'exsudat s'accumule entre les cellules épithéliales dégénérées, et celles-ci se tuméfient et tombent dans l'exsudat. Ainsi naissent les vésicules et les bulles de l'eczéma, de la lèpre, de la syphilis (pemphigus syphilitique), de l'érysipèle, de la variole, etc.. Le trouble nutritif (poussé jusqu'à la nécrose) qui frappe certaines zones épithéliales de la couche papillaire est ici la lésion primitive; l'accumulation de l'exsudat n'est que le phénomène secondaire. La sérosité des bulles prend bien vite un aspect séro-purulent, fibrino-purulent ou même purulent, dès que la migration leucocytaire s'exerce hors des capillaires des papilles.

Le pronostic des inflammations séreuses n'est pas d'ordinaire défavorable. L'exsudat disparaît, s'élimine ou se résorbe, et la restitution à l'état normal est parfaite. La compression possible d'organes essentiels à la vie (glotte, etc.) est seule dangereuse.

Toutefois quelques-unes de ces inflammations séreuses comportent un caractère de malignité, par exemple celles qui apparaissent dans le tissu cellulaire sous-cutané envahi par le streptocoque de l'érysipèle, celles qui se montrent dans la muqueuse de l'intestin au cours de l'infection vibrionienne cholérique, ou qui se développent dans la cavité pleurale par le fait des bacilles de la tuberculose.

Depuis les recherches de Widal et Ravaut sur la formule leucocytaire des épanchements séro-fibrineux et du liquide céphalo-rachidien, l'étude de l'inflammation séreuse comprend un chapitre nouveau. Ces auteurs ont, en effet, montré que les différentes espèces leucocytaires contenues dans les sérosités varient avec les causes qui ont occasionné l'irritation de la séreuse et sont les témoins de la lutte mouvementée soutenue par cette dernière; aussi cette étude n'a pas un intérêt limité à la pathologie générale; elle est applicable au lit du malade et peut donner au médecin des renseignements précis sur la nature du liquide qu'il étudie : il y a là les éléments d'un véritable *cyto-diagnostic.*

Avant la publication des recherches de Widal et Ravaut, seul l'épanchement des pleurésies cancéreuses avait été l'objet d'examens et, dans le but de rechercher la présence de cellules néoplasiques; puis Ehrlich, Quincke, Grawitz, Fraenkel, Riedel, Rosenbach, avaient constaté que les liquides pleuraux séro-fibrineux pouvaient contenir de nombreux lymphocytes, leucocytes polynucléaires, cellules endothéliales. Plus récemment, MM. Korczyreski, Wernicki et Winiarski prétendaient que toutes les pleurésies séro-fibrineuses vraies, n'aboutissant pas à la purulence ou ne ressortissant pas au cancer, étaient caractérisées par la présence de lymphocytes : conclusion inexacte et complètement inverse de celle qui a conduit Widal et Ravaut au cyto-diagnostic. La méthode de ces derniers auteurs est basée sur ce fait que la formule cellulaire varie suivant la nature de la cause qui a déterminé l'irritation de la séreuse et c'est là précisément que gît son originalité.

Avant d'exposer les résultats, il est nécessaire d'en bien connaître la technique et de la suivre rigoureusement, surtout en ce qui concerne le liquide céphalo-rachidien.

Technique. — Pour faire le cyto-diagnostic, il faut disposer de 3 à 5 centimètres cubes du liquide à étudier. S'il est fibrineux, il faut le défibriner, et cette opération peut se faire à deux moments différents : ou bien lorsque le liquide vient d'être retiré de la séreuse et que la coagulation de la fibrine ne s'est pas encore faite; ou bien quand le liquide, soustrait depuis plusieurs heures, a laissé former à son centre un coagulum fibrineux qui englobe les éléments cellulaires. Dans l'un et l'autre cas, il suffit de battre le liquide avec des perles de verre pour, dans le premier cas, amener la coagulation de la fibrine et dans le second, séparer la fibrine des éléments qu'elle tient renfermés dans ses mailles.

Que l'on ait défibriné le liquide aussitôt après sa prise (défibrination immédiate) ou que l'on ait dissocié tardivement le caillot (défibrination retardée), il faut séparer d'une part la fibrine que l'on enlève, et d'autre part, le liquide contenant en suspension les éléments cellulaires. Parfois, la défibrination modifie légèrement l'aspect cytologique, mais, comme nous le verrons, elle ne change pas le sens de la formule.

Le liquide est centrifugé de façon à concentrer tous les éléments cellulaires et à les séparer du liquide albumineux dans lequel ils baignent. Pour cette opération tous les centrifugeurs sont bons, mais, selon leur puissance, il faut prolonger plus ou moins longtemps la centrifugation : celle-ci terminée, on trouve au fond du tube un culot plus ou moins volumineux. L'on décante le liquide en renversant le tube et, après avoir mélangé le culot et l'avoir dilué dans le peu de liquide qui reste, on l'aspire dans une pipette et on l'étale sur lame en promenant circulairement le bout de la pipette. On laisse sécher les préparations puis on les fixe et on les colore comme s'il s'agissait de préparations de sang.

Si l'on étudie le liquide céphalo-rachidien, la technique est plus délicate, car, dans certains cas, le nombre des éléments qu'il contient est très restreint. Il n'est pas nécessaire de le défibriner. Le liquide retiré par ponction lombaire est recueilli directement dans des tubes effilés, puis porté dans un centrifugeur à main, très rapide, donnant 3 000 tours à la minute. On prolonge l'opération pendant 10 minutes. Si le liquide est très riche en éléments cellulaires, on aperçoit au fond du tube un culot plus ou moins abondant; si les éléments sont en nombre restreint, le culot est invisible à l'œil nu. Pour décanter, on renverse le tube et on laisse écouler tout le liquide; puis, le tube étant toujours maintenu renversé la pointe en l'air, on puise avec une pipette capillaire le culot. La quantité de liquide qui reste au fond du tube est généralement suffisante pour venir d'elle-même par capillarité dans la pipette, entraînant avec elle les éléments qu'elle baigne; on promène la pipette sur tout le fond du tube et l'on obtient ainsi tout le culot par capillarité.

Tous les éléments, contenus dans les 3 ou 4 centimètres cubes de liquide céphalo-rachidien provenant de la ponction, finissent de la sorte par être collectés dans une goutte ou deux qui sont ensuite réparties sur trois lames, fixées et colorées comme pour l'examen du sang.

A. — *Etude cytologique des liquides séreux.*

Pleurésies. — Les pleurésies séro-fibrineuses n'ont pas toutes la même formule cytologique: selon leur nature cette formule varie considérablement et il est ainsi facile de séparer les pleurésies tuberculeuses de celles qui ne le sont pas.

a. Pleurésies tuberculeuses. — Elles se présentent en clinique sous deux aspects : tantôt il s'agit de pleurésies primitives apparaissant brusquement chez des sujets indemnes de toute trace apparente de tuberculose, et évoluant le plus souvent vers la guérison : ces épanchements, ainsi que l'a montré Landouzy sont de nature tuberculeuse, aussi les a-t-il qualifiés de pleuro-tuberculoses primitives ; tantôt il s'agit de pleurésies insidieuses, traînantes, survenant chez les tuberculeux avérés : ce sont les pleurésies secondaires des phtisiques.

Chacune de ces variétés a une formule cytologique particulière.

La pleuro-tuberculose primitive est caractérisée pendant toute son évolution par la présence presque exclusive de lymphocytes, mêlés à quelques cellules mononucléées et auxquels s'associent des globules rouges en nombre plus ou moins considérable. Si l'on examine le liquide pleurétique dans les premiers jours de sa formation, on découvre quelques polynucléaires et parfois des cellules mononucléées pour lesquelles il est impossible de dire s'il s'agit de grands mononucléaires ou de cellules endothéliales isolées.

Le liquide des pleurésies séro-fibrineuses développées chez les tuberculeux avérés, ainsi que le liquide des hydropneumothorax tuberculeux est caractérisé par la présence d'éléments altérés, figurés par de grosses masses amorphes qui ne sont que des débris de lymphocytes et de polynucléaires modifiés ; beaucoup de ces derniers ne se reconnaissent que par la présence de granulations neutrophiles décelables par le triacide d'Ehrlich. Telle est la formule de ces pleurésies secondaires des phtisiques à évolution torpide ; parfois, quand la pleurésie évolue vers la guérison, on constate une formule analogue à celle de la pleuro-tuberculose primitive.

En résumé, lymphocytose ou mononucléose d'une part, et d'autre part présence d'éléments altérés peu nombreux dans une pleurésie à évolution torpide, survenue chez un tuberculeux, voilà les deux formules qui, d'une façon générale caractérisent les pleurésies tuberculeuses. Ce sont celles que l'on constate à la période d'état de la pleurésie. Dans les deux ou trois premiers jours des pleuro-tuberculoses primitives on peut trouver une formule un peu différente, mais, à partir du sixième jour, la mononucléose est caractéristique et persiste pendant toute la durée de l'épanchement.

2° Pleurésies non tuberculeuses. — Les pleurésies en apparence aseptiques des brightiques et des cardiaques sont caractérisées par la présence de cellules qui n'existent pas dans les pleurésies tuberculeuses : ce sont les éléments endothéliaux. Ces derniers forment des placards résultant du groupement de 8 ou 10 cellules desquamées en lambeaux de la plèvre, se présentant sous l'aspect d'une masse à contours polycycliques. Si elles ne forment pas de placards, ces cellules sont soudées deux par deux, offrant une sorte d'étranglement au niveau de leur point d'union. Lorsque l'épanchement est récent, ces placards sont extrêmement abondants et séparés les uns des autres par des lymphocytes en petit nombre. Au fur et à mesure que l'épanchement vieillit, le nombre de ces placards diminue, car ils s'altèrent un peu dans le liquide pleural ; mais pendant toute la durée de la pleurésie on les retrouve dans l'épanchement et ils suffisent, même en très petit nombre, à faire rejeter le diagnostic de tuberculose.

Lorsque les épanchements survenus chez des brightiques ou des cardiaques se compliquent de congestion pulmonaire ou d'infarctus, on voit apparaître, à côté des placards endothéliaux, des polynucléaires en nombre d'autant plus grand que la congestion est plus intense. Aussi ne faut-il pas s'étonner de trouver des pleurésies séro-fibrineuses, consécutives à des pneumonies ou des broncho-pneumonies, caractérisées par la présence de polynucléaires en très grand nombre ; quand on assiste au début de ces pleurésies, on découvre quelques cellules endothéliales encore soudées mais qui ne tardent pas à s'isoler puis à disparaître, noyées sous l'affluence abondante des polynucléaires.

Dans les pleurésies pneumococciques ou dans les pleurésies rhumatismales on peut voir ces cellules endothéliales isolées exercer leur rôle de macrophages et apparaître littéralement bourrées de polynucléaires altérés.

Dans les pleurésies consécutives à des tumeurs malignes du poumon on trouve le plus souvent des placards endothéliaux, mêlés à quelques lymphocytes et polynucléaires; exceptionnellement, dans un cas, Widal et Ravaut ont constaté la présence de cellules néoplasiques typiques.

Enfin ces auteurs ont constaté quatre cas d'éosinophilie pleurale, survenus chacun dans des conditions différentes, et sur la nature desquels on ne peut encore se prononcer. Cette éosinophilie pleurale était isolée et indépendante de toute éosinophilie sanguine.

Toutes ces recherches ont été faites sur des liquides préalablement défibrinés. Si l'on pratique la centrifugation immédiatement avant la défibrination l'on retrouve les mêmes éléments et par suite la formule cytologique a la même valeur. Cependant dans quelques cas l'on constate une diminution du nombre des polynucléaires dans les liquides qui ont été défibrinés. En tous cas, la défibrination peut plus ou moins changer l'aspect de la formule, elle n'en modifie pas la signification.

Telles sont les conclusions que l'on peut tirer de l'étude des épanchements de la plèvre. Il est intéressant de noter que la formule cytologique est en rapport direct avec la lésion pleurale et que, par sa recherche, on pratique une véritable épreuve d'anatomie pathologique sur le vivant. Si les pleurésies tuberculeuses, et en particulier la pleuro-tuberculose primitive en évolution, ne contiennent pas de cellules endothéliales soudées en placards, c'est que les plèvres sont recouvertes d'une membrane épaisse de plusieurs millimètres qui empêche la desquamation de ces éléments. Au contraire, dans les pleurésies des cardiaques et des brightiques, accompagnées de lésions pleurales très minimes on trouve toujours les cellules endothéliales. Dans les pleurésies septiques consécutives à des congestions aiguës du poumon et dans lesquelles on constate très souvent des microbes, la présence des polynucléaires en très grand nombre s'explique facilement.

2° *Ascites.* — L'examen cytologique du liquide ascitique n'a pas donné les résultats que l'on en pouvait espérer après l'étude du liquide pleural. La contiguïté de l'intestin vient perturber la formule leucocytaire du liquide épanché dans le péritoine et enlève toute valeur à cet examen.

Il ne semble pas qu'il existe de rapport précis entre la nature d'un ascite et sa formule cytologique. A peine peut-on distinguer dans certains cas le liquide épanché dans le péritoine et le liquide contenu dans une cavité, un kyste de l'ovaire par exemple. Dans un cas de ce genre, Tuffier et Milian ont découvert dans le liquide d'un kyste de l'ovaire la présence de cellules cylindriques dont l'un des pôles présentait une touffe de cils vibratiles.

3° *Liquides articulaires.* — Au cours des arthrites aiguës rhumatismales ou blennorrhagiques on constate dans le liquide épanché la présence de polynucléaires en très grand nombre; dans les hydarthroses consécutives à une fracture de jambe, dans les arthropathies tabétiques on note la présence de lymphocytes peu nombreux mêlés çà et là à quelques gros éléments mononucléés; dans les tuberculoses articulaires enfin, on retire presque toujours par ponction un liquide louche qui se montre par suite très riche en polynucléaires. Le cas d'arthrites tuberculeuses peuplées uniquement de lymphocytes sont extrêmement rares et leur formule peut changer rapidement. En raison de ces données, on comprend facilement quelle réserve doivent inspirer les résultats que fournit le cyto-diagnostic.

4° *Hydrocèles et vaginalites.* — Dans les vaginalites dépendant d'une tuberculose du testicule, on ne rencontre que des lymphocytes, à la condition toutefois qu'il n'existe pas d'abcès du testicule ou de l'épidydime ouvert dans la vaginale. Dans les vaginalites compagnes des orchites infectieuses aiguës, on ne trouve que des polynucléaires. Enfin, dans les hydrocèles ordinaires dites essentielles, on constate des placards endothéliaux d'autant plus abondants que l'épanchement est plus récent. Cette constatation est un argument contre l'origine infectieuse de cette variété d'hydrocèle et plaide en faveur d'une étiologie purement mécanique.

B. — *Étude cytologique du liquide céphalo-rachidien.*

Appliquant au liquide céphalo-rachidien les procédés d'étude qu'ils avaient mis en œuvre pour les liquides séreux, Widal et Ravaut en collaboration avec Sicard et Monod, ont pu constater qu'à l'état pathologique le liquide céphalo-rachidien subit des modifications dont la recherche peut être d'une très grande utilité.

A l'état normal, ce liquide retiré par ponction lombaire sur le vivant ne contient pas d'éléments cellulaires; lorsque les méninges sont frappées d'inflammation, on voit apparaître des éléments figurés dont le nombre et la variété sont en rapport avec l'intensité et la nature de l'inflammation. Dans certaines affections chroniques, intéressant à la fois les centres nerveux et les méninges, le nombre des éléments cellulaires épanchés dans le liquide est assez restreint; il faut donc utiliser une technique des plus rigoureuses et dont nous avons donné plus haut les principales indications.

Étudions le liquide céphalo-rachidien dans les affections aiguës des méninges et les maladies nerveuses.

1° *Affections aiguës des méninges.* — Dans la méningite tuberculeuse, le cyto-diagnostic révèle dans tous les cas la présence d'éléments cellulaires, même dans les liquides en apparence les plus clairs. D'ordinaire, ces éléments ne sont représentés que par des lymphocytes et quelquefois par des lymphocytes mêlés à des polynucléaires et à des cellules uninucléées; même dans ce dernier cas les lymphocytes sont toujours en nombre plus considérable que dans les méningites cérébro-spinales non tuberculeuses.

Il est facile de s'en assurer par des numérations. La présence de polynucléaires au cours de la méningite tuberculeuse n'a de rapports ni avec le stade de la maladie, ni avec l'âge du malade, ni avec le type de la méningite, ni enfin avec la présence de germes d'infection secondaire; trop de discordance s'est fait jour dans les nombreux cas observés pour que l'on puisse établir une règle fixe. Si, dans quelques cas de méningite tuberculeuse, on a rencontré des polynucléaires en nombre toujours inférieur à celui des lymphocytes, on peut dire cependant que la prédominance des lymphocytes est la règle dans la méningite tuberculeuse.

Dans les autres méningites aiguës à pneumocoques, streptocoques ou dans les méningites dites cérébro-spinales épidémiques on constate à la période d'état dans le liquide céphalo-rachidien la présence de polynucléaires en plus ou moins grand nombre, assez parfois pour donner au liquide un aspect louche. Cette polynucléose persiste jusqu'à la mort. En cas de guérison, avec les germes microbiens disparaissent les polynucléaires ; ceux-ci diminuent de nombre et sont remplacés petit à petit par des lymphocytes ; ces derniers peuvent encore persister pendant longtemps, mais finissent à leur tour par faire défaut. Il faut être prévenu des modifications survenant pendant la convalescence de ces méningites aiguës pour éviter de grossières erreurs d'interprétation.

Dans le même ordre d'idées, Ravaut et Aubourg ont pu faire sur le liquide céphalo-rachidien des malades ayant subi la rachi-cocaïnisation des constatations analogues et véritablement expérimentales. Souvent ces malades présentent de la céphalée, de l'élévation de la température, etc., en un mot tous les signes cliniques d'une méningite. Si l'on examine le liquide on constate une polynucléose parfois si intense que le liquide retiré est franchement purulent; cette réaction persiste quelques jours; elle est remplacée par une lymphocytose discrète qui disparaît peu à peu en une quinzaine de jours.

2° *Maladies nerveuses.* — Au cours de certaines affections chroniques du système nerveux, on constate dans le liquide céphalo-rachidien la présence anormale d'éléments cellulaires en quantité plus ou moins grande, mais toujours assez faible.

Dans la paralysie générale existent d'une façon constante des lymphocytes en assez grand nombre : la présence de ces éléments semble être assez précoce ainsi qu'en témoignent certaines observations.

Dans le tabes, dans les méningo-myélites syphilitiques, dans certaines méningites chroniques alcooliques le liquide cérébro-spinal contient des lymphocytes assez nombreux; ils sont l'indice d'une réaction méningée.

Même au cours des méningites chroniques localisées, les lymphocytes envahissent le liquide céphalo-rachidien : certains auteurs ont constaté ce symptôme dans la sclérose en plaques, pendant l'évolution d'un foyer de ramollissement cortical, dans la pachyméningite cervicale hypertrophique, et même chez des malades tombés dans le coma.

Au contraire chez les individus atteints d'hystérie, d'épilepsie, de neurasthénie, de chorée ou d'affections nerveuses périphériques (polynévrites, sciatiques, etc.) le liquide rachidien demeure à l'état normal; d'autres affections peuvent évoluer aussi sans déterminer d'irritation pie-mérienne, tels le mal de Pott, les tumeurs cérébrales, etc.; ici le liquide est vierge d'éléments. Enfin au cours des maladies mentales, le cyto-diagnostic a permis à Joffroy, Seglas, Nageotte, etc., de constater l'absence d'éléments dans la plupart des cas qu'ils ont étudiés ; la découverte des lymphocytes n'a été faite la plupart du temps que chez des paralytiques généraux.

Enfin au cours de la syphilis qui affectionne particulièrement les centres nerveux, on peut rencontrer, aux différentes périodes, des modifications du liquide rachidien. Au début, dans les cas où sévit la céphalée intense, on constate souvent la présence de lymphocytes et de polynucléaires ; au cours de l'hémiplégie syphilitique, chez les malades présentant le signe d'Argyll-Robertson, la lymphocytose accentuée ne fait presque jamais défaut. Plus tard, on retrouve cette même lymphocytose chez les malades qui présentent ces accidents nerveux rattachés maintenant à la syphilis et dont les méningo-myélites, le tabes et la paralysie générale constituent les plus beaux types.

Tels sont les principaux résultats que fournit l'examen cytologique du liquide céphalo-rachidien. Ce procédé de recherche permet de déceler une participation méningée même minime ; cependant il faut se rappeler que le lymphocyte n'est un élément spécifique ni de la méningo-encéphalite, ni du tabes, ni de la tuberculose méningée. Il n'est que le témoin de réactions qui n'appellent pas l'intervention d'agents de défense aussi puissants que les polynucléaires.

Au point de vue de la composition chimique, les liquides d'épanchements sont toujours moins riches en substances solides que le sang; le poids spécifique du plasma sanguin est de 1 026 à 1 029, tandis que celui des exsudats est de 1 018 à 1 020.

Leur composition se rapproche donc de celle des transsudats non inflammatoires. On y trouve la globuline et la sérine, mais non la peptone, du glucose, des cristaux de cholestérine, et parfois de l'acétone.

Les *inflammations fibrineuses* dites *croupales* par les auteurs allemands, se distinguent des inflammations séreuses par la présence d'une plus grande masse de substance fibrinogène et de globules blancs vecteurs principaux du fibrin-ferment ou plasmase. Le dépôt de fibrine se fait de préférence sur les surfaces libres des membranes séreuses et muqueuses. Il peut aussi prendre naissance dans les insterstices du tissu conjonctif, surtout dans les régions où l'œdème inflammatoire se complique d'infiltration leucocytaire. On le rencontre dans les cellules mêmes, surtout lorsque ces dernières subissent la dégénérescence vacuolaire, et aussi dans les éléments épithéliaux des régions enflammées de la peau. Le pneumocoque de Talamon, les diplobactéries de Friedlander et les bacilles diphtériques de Klebs-Lœffler sont les principaux, mais non les seuls germes évocateurs des inflammations fibrineuses. Dans les premiers stades de cette variété anatomique, la fibrine se dépose sur les membranes enflammées sous la forme d'exsudats fins, gris, jaunâtres et rougeâtres, composés d'un feutrage de filaments très ténus, ou de flocons et de caillots hyalins. Les filaments sont ordinairement entremêlés avec les flocons homogènes.

Les leucocytes plus ou moins nombreux et les cellules détachées du tissu sous-jacent, aux divers stades de dégénérescence et de désagrégation, infiltrent les mailles fibrineuses. D'abord mous, ces dépôts se condensent progressivement, au fur et à mesure du progrès de la lésion, et constituent les fausses membranes blanc grisâtres ou jaunâtres, faciles à détacher (voiles ou membranes croupales). Elles reposent sur une surface de tissu dépourvue d'épithélium ou d'endothélium, ou bien munie encore de son revêtement cellulaire. Parfois les couches stratifiées de fibrine subissent la dégénérescence hyaline, d'où l'aspect de stratifications homogènes confondues avec les faisceaux conjonctifs frappés de la même dégénérescence.

La confusion des couches de fibrine stratifiées et hyalinisées avec les fibres conjonctives en dégénérescence hyaline, est fréquente. Récemment Schleifarth, Grawitz et surtout Neumann ont de nouveau soutenu la réalité de la dégénérescence fibrinoïde du tissu conjonctif; Marchand, Abranoff, Ziegler, etc., ont mis en doute une telle affirmation et rattaché toutes les stratifications constatées sur les membranes séreuses à la présence de caillots fibrineux.

Indépendamment des dépôts successifs de fibrine qui contractent des adhérences plus ou moins intimes avec le tissu sous-jacent, on trouve encore la fibrine dans des cavités séreuses sous la forme de flocons qui nagent librement et vont se rassembler dans les parties les plus déclives. Dans les canaux de petit diamètre, la fibrine se moule sur les parois et dessine leur forme; aussi, dans les bronches, revêt-elle l'aspect de formations arborescentes (bronchite fibrineuse). Dans les petites cavités, dans les alvéoles pulmonaires, l'exsudat fibrineux récemment apparu au cours

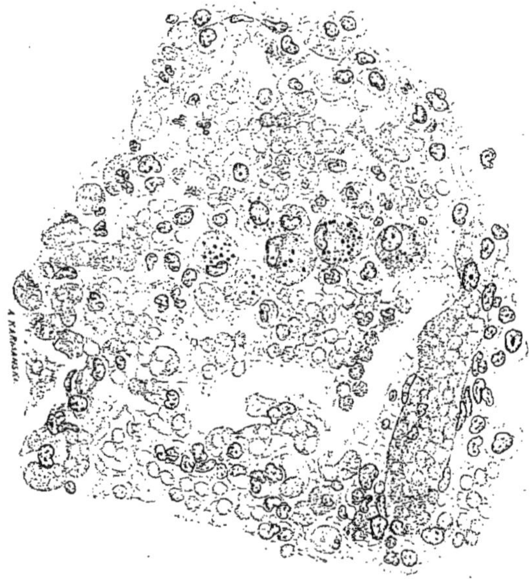

Fig. 74. — Coupe d'un alvéole pulmonaire dans un cas de pneumonie fibrineuse. On distingue la congestion intense des capillaires et dans la cavité de l'alvéole on voit des filaments de fibrine, des globules rouges, des globules blancs et quelques cellules à poussière.

de la pneumonie, se compose d'une trame ténue et lâche, formée de filaments de fibrine entre lesquels se trouvent posées des cellules épithéliales desquamées et des globules rouges. L'exsudat oblitère les alvéoles pulmonaires; il donne au tissu la couleur uniforme gris rougeâtre. Cette condensation qui rappelle la friabilité du foie, Laennec l'a caractérisée par ce mot « hépatisation pulmonaire. »

Hauser a étudié en détail la formation de la fibrine dans les alvéoles atteints de pneumonie. Cette production est précédée de la nécrose de l'épithélium alvéolaire et de l'émigration des plaquettes du sang. Sur les séreuses, le premier phénomène constaté est la nécrose de l'endothélium. Cornil, Appell, Graser, Abramoff, Ziegler, etc., sont arrivés à des constatations analogues en étudiant la formation des couches fibrineuses dans les cavités séreuses pleurale, péritonéale, etc.

L'avenir d'un exsudat fibrineux est variable, selon qu'il s'accumule dans des cavités closes ou qu'il prend naissance dans des tubes ou des cavités ouvertes. L'élimination dans ce dernier cas est facile et se produit sous la forme de caillots, de membranes et de flocons. D'ordinaire, la fibrine subit la dégénérescence graisseuse, se désagrège en fines granulations et devenant de plus en plus liquide, finit par se dissoudre entièrement. Il se produit une sorte de peptonisation de la substance sous l'action de ferments analogues à la trypsine et élaborés par les bactéries. Il est difficile de s'expliquer, sans cette hypothèse, la disparition, que l'on constate si souvent, d'énormes amas d'exsudats pneumoniques. Dans le cours de l'inflammation fibrineuse lente, des membranes séreuses, les flocons de fibrine nageant librement subissent peu à peu la dégénérescence graisseuse ou bien se dissolvent dans la partie liquide de l'exsudat. En dépit de cette fusion, la fibrine peut continuer à se déposer et finir par constituer des membranes denses dont l'épaisseur atteint et dépasse un demi à un centimètre, sèches, solides et quelquefois d'aspect stratifié, quand elles ont pris naissance par couches successives. Une membrane séreuse ainsi recouverte est évidemment dépouillée de ses propriétés anatomiques et physiologiques. Elle présente une teinte blanc jaunâtre ; elle est rugueuse, inégale, quelquefois villeuse (exsudats péricardiques). Lorsque ces membranes restent adhérentes au tissu sous-jacent, des ébauches d'organisation ne tardent pas d'y apparaître, d'après le type habituel de l'organisation de la fibrine (voir le chapitre concernant la thrombose); elles se laissent pénétrer par des cellules jeunes, conjonctives et endothéliales et par des capillaires néoformés (Cornil, etc.). Il est impossible de détacher une telle membrane sans rompre des fibrilles connectives et des capillaires. C'est précisément par ce mode d'organisation de la fibrine dans les alvéoles au cours de la pneumonie que se produit l'induration du poumon, suivie de sa rétraction cicatricielle. Les capillaires néoformés pénètrent les deux feuillets du sac séreux, lorsque ces feuillets restent en contact quelque temps. Les fausses membranes adhèrent l'une à l'autre; des tractus et des ponts vasculaires connectifs se forment, qui peuvent s'épaissir beaucoup et constituer des néo-membranes.

Peu à peu, le dépôt initial de fibrine se résorbe et disparaît, laissant une membrane séreuse épaissie, recouverte d'un tissu conjonctif cicatriciel, de couleur blanchâtre ou blanc mat, et qui adhère aux organes sous-jacents. Dans le cours de l'inflammation fibrineuse, des néo-membranes semblables se produisent entre le cœur et le péricarde, entre les divers organes abdominaux, l'utérus et les parties adjacentes du petit bassin, entre les anses de l'intestin, entre la plèvre pulmonaire et la plèvre costale, etc.. Les inflammations fibrineuses accompagnées d'adhérence de parois séreuses situées l'une en face de l'autre sont appelées adhésives. Les néo-membranes qui plus tard se tapisseront d'endothélium sont formées de longs faisceaux conjonctifs parcourus par de fines ramifications vasculaires.

Parfois une portion de la fibrine n'a pas eu le temps de disparaître, de se liquéfier ou de s'organiser, tandis que la masse liquide de l'exsudat a été résorbée ; alors les caillots se dessèchent et deviennent caséeux. On observe des foyers ou de petits nodules jaunâtres qui peuvent simuler des tubercules en voie de dégénérescence.

La désignation allemande « inflammation croupale », synonyme d'inflammation fibrineuse, provient du mot croup, par lequel on caractérisait depuis fort longtemps une affection bien déterminée du pharynx et du larynx, où se formaient sur les muqueuses des dépôts fibrineux blanchâtres au dépens de l'exsudat inflammatoire coagulé. On sait que le mot « croup » fut introduit dans la science (1685) par F. Home, médecin écossais, pour désigner par cette expression « cri » ou « appel rauque » le caractère essentiel d'une variété de laryngite.

On a donné en Allemagne le nom de membrane croupale à tout dépôt gris blanchâtre, formé d'exsudat coagulé, et étalé sur n'importe quelle surface. Lorsqu'on enlève une membrane de ce genre, le tissu sous-jacent apparaît hyperémié, tuméfié, mais sans exulcérations. Au microscope, cette pseudo-membrane est formée d'une trame serrée de filaments fibrineux, dans les mailles de laquelle sont enfouis des leucocytes aux divers stades de désagrégation, et, par place, des cellules épithéliales en voie de nécrose et des bactéries. Sur la coupe d'une fausse membrane dite croupale, adhérente encore au tissu sous-jacent de la muqueuse, on constate que les filaments fibrineux ne pénètrent pas directement dans le tissu ; qu'entre les couches de dépôt et le tissu connectif se trouve encore çà et là l'épithélium et que l'adhérence entre la pseudo-membrane et la muqueuse se fait par simple accolement. On s'explique dès lors le détachement facile de ce dépôt fibrineux et l'absence de toute excoriation ou ulcération sur la surface qui le supportait.

Parfois la pseudo-membrane adhère intimement au tissu en formant avec ce dernier un tout indissoluble. Les filaments de fibrine pénètrent dans les fentes connectives de la muqueuse ; l'épithélium de revêtement est frappé de mort, transformé en petits amas homogènes, brillants et dépourvus des noyaux (nécrose de coagulation) ; et la continuité du tissu sous-épithélial est détruite. C'est la pseudo-membrane dite diphtérique dans la terminologie allemande. Il faut remarquer que les Allemands ont pris le mot inventé par Bretonneau (διφθερα, peau) dans un sens purement anatomique, tandis que l'illustre médecin français avait employé ce terme « diphtérite » pour désigner non une lésion, mais une maladie dont il voulait marquer le caractère spécifique.

Les coupes de telles membranes montrent dans leurs mailles fibrineuses une grande quantité de cellules mortes et de bactéries ; elles peuvent ne contenir que peu de fibrine, mais les cellules mortifiées, épithéliales et autres, chargées des colonies bactériennes y prédominent. Pendant leur formation, la fibrine se dépose sur la surface de la muqueuse, et aussi dans son épaisseur, dans les fentes interstitielles distendues par l'exsudat. Le tissu frappé d'une telle lésion présente un aspect qui rappelle celui de la fibrine coagulée, car fibres connectives, vaisseaux et éléments cellulaires ayant perdu toute vitalité se trouvent aux divers stades de dégénérescence et de mortification et forment avec la fibrine et les colonies bactériennes une masse compacte.

En résumé la différence anatomique entre l'exsudat fibrineux simple et l'exsudat dit diphtérique est la suivante : dans le premier cas, des voiles fibrineux sont épandus sur la muqueuse, sans mortification de ses éléments, tout au plus existe-t-il une dégénérescence et une nécrose limitées à l'épithélium. Dans le second cas, la fibrine s'est déposée moins sur la surface de la muqueuse que dans son épaisseur ; elle s'y trouve entremêlée aux cellules épithéliales et conjonctives mortes et à la masse des leucocytes désagrégés. Sur les limites de la membrane fibrineuse et du tissu sous-jacent enflammé et infiltré de filaments également fibrineux, se trouve une couche de tissu infarci de leucocytes. Cette dernière zone sépare la partie de la muqueuse morte de celle qui est encore vivante.

Sur le terrain étiologique, la différence entre l'inflammation purement fibrineuse, dite croupale et l'inflammation dite diphtérique consiste en ce que la première est causée par divers agents mécaniques, chimiques et thermiques, en général non spécifiques, tandis que l'inflammation diphtérique est provoquée par un microbe spécifique, le bacille de Klebs-Löffler. Ce dernier microbe, associé souvent au streptocoque, et au staphylocoque pyogène, exerce une action toxique profonde sur le tissu. Morax et Elmassian, élèves de Roux, ont récemment (1898) suivi pas à pas les modifications des muqueuses sous l'influence des toxines diphtéritiques. Dès qu'un enduit fibrineux simple, ou une érosion quelconque d'une muqueuse sont contaminés par le germe spécifique, on voit se dérouler les étapes de l'inflammation diphtérique.

Les différences au point de vue clinique sont non moins tranchées ; l'inflammation fibrineuse dite croupale, simple, évolue d'une manière bénigne, comme un processus local, sans phénomènes généraux graves, tandis que l'exsudat fibrineux provoqué par la diphtérie témoigne hautement de sa toxicité.

L'importance pathologique des inflammations fibrineuses dépend du siège des lésions et aussi des adhérences des feuillets séreux qu'elles peuvent provoquer. Susceptibles de recevoir des accumulations fibrineuses, les conduits étroits menacent parfois d'ère oblitérés (croup trachéo-laryngé). Dans la pneumonie fibrineuse, la fonction respiratoire des alvéoles encombrés est momentanément suspendue. L'organisation de cet exsudat — phénomène rare heureusement, — entraîne l'induration du poumon. D'ordinaire, la fibrine épanchée se ramollit peu à peu, se détache de la paroi, est rejetée au dehors pendant une secousse de toux ou bien est liquéfiée et peptonisée. Sous forme d'albumine soluble, elle passe dans la circulation générale, et l'indice de son élimination se traduit par de la peptonurie. L'adhérence des feuillets séreux des cavités pleurale, péritonéale et péricardique entraîne la diminution de la mobilité des organes, d'où résultent parfois des troubles d'une extrême gravité (symphyse cardiaque, etc.).

L'*inflammation purulente* se distingue des formes précédentes par la présence dans l'exsudat d'une si grande quantité de leucocytes que celui-ci prend l'aspect d'un liquide blanc jaunâtre, trouble, plus ou moins épais et crémeux. Ce liquide est désigné sous le nom de pus et les éléments cellulaires qui s'y trouvent, sous le nom de globules pyoïdes. Dans la grande majorité des cas, ces derniers sont constitués par des leucocytes dont le noyau n'a plus conservé la forme ronde ni ovalaire, mais s'est désagrégé en petits fragments dépourvus de tout lien et librement disposés dans le corps de la cellule (karyolyse ou chromatolyse du noyau). Les leucocytes à noyau polymorphe dits polynucléaires constituent la partie morphologique essentielle du pus, dans lequel se rencontrent aussi, mais en petit nombre, des éléments mortifiés parvenus à divers stades de désagrégation et qui appartiennent, ceux-là, au tissu frappé d'inflammation purulente. Seule, la suppuration accompagnée de nécrose du tissu, ou celle qui survient dans les ganglions lymphatiques (bubons, surtout pesteux), présentent un pus chargé d'une grande quantité de lymphocytes et de cellules provenant du tissu même de l'organe enflammé. Le ramollissement du noyau des leucocytes avec formation d'amas isolés, relève de plusieurs causes, au nombre desquelles il faut compter l'action de l'acide carbonique, celle de l'anoxhémie dans une région où sont entassés les leucocytes et surtout les effets des poisons élaborés par les bactéries pyogènes, lesquels entraînent, d'après les recherches de Van der Velde et Denys, la paralysie et la destruction leucocytaires. On a nommé leucocidine, cette toxine des microbes pyogènes.

L'exsudat purulent n'aboutit pas à la coagulation, ce qui tient probablement à l'action liquéfiante qu'exercent sur la substance fibrinogène les bactéries ou leurs diastases présentes dans le pus. Quand l'inflammation purulente frappe les séreuses, des flocons de fibrine nagent souvent dans le liquide (inflammation fibrino-purulente); lorsqu'elle atteint les muqueuses, l'exsudat est séro-purulent ou mucopurulent (catarrhe purulent, coryza et bronchite purulente, etc.).

L'imbibition du tissu par un exsudat de cette nature porte le nom d'infiltration purulente, et lorsque la diffusion s'est faite sur de grands espaces, on la désigne sous le nom d'inflammation phlegmoneuse ou de phlegmon (φλεγμονή, inflammation, tumeur inflammatoire). S'accompagne-t-elle de destruction et de fonte des éléments avec création d'une cavité remplie de pus, elle prend le nom d'abcès Ce dernier peut s'ouvrir au dehors s'il n'est pas trop éloigné des surfaces libres ou s'il se fraye un passage vers ces surfaces. Le pus continuant à se former, le canal d'évacuation se tapisse d'une surface granuleuse, sécrétante, qui met en communication la cavité néo-formée avec le revêtement cutané ou muqueux (fistule ou trajet fistuleux).

Un abcès peut rester longtemps sans s'ouvrir, quand il siège dans des parties profondes ou dans des organes à parenchyme résistant ; il est alors séparé des éléments circonvoisins par une capsule conjonctive. Dans les inflammations du tissu cellulaire lâche, le pus de l'abcès primitif (idiopathique) fuse vers des régions plus ou moins éloignées, reliées au premier foyer par un système de fentes et de cavités conjonctives, gaines aponévrotiques et tendineuses (abcès par congestion). Parfois des abcès apparaissent en des régions très éloignées du siège primitif de l'inflammation purulente, et n'affectent aucun rapport de conti-

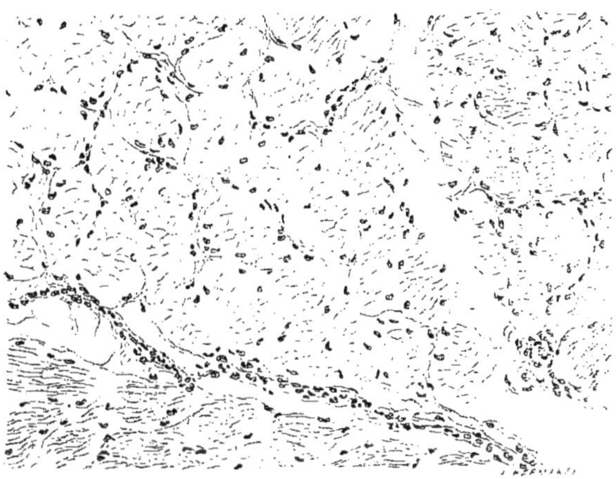

Fig. 75. — Cette figure et les quatre suivantes montrent les lésions survenues successivement dans les muscles de la cuisse d'une série de lapins auxquels on a injecté le même jour une dose égale d'une culture de staphylocoques dorés tués par la chaleur. La figure 71 montre la lésion au bout de vingt-quatre heures. On distingue une infiltration déjà abondante de leucocytes polynucléaires dans les voies lymphatiques. Les faisceaux musculaires n'ont pas encore subi de dégénérescence apparente et se colorent comme à l'ordinaire.

guïté avec ce dernier. Ils ne tirent pas leur origine de la migration du pus parti du foyer primitif, mais de l'apport de bactéries pyogènes charriées par les vaisseaux sanguins et lymphatiques, en des parties très éloignées de l'organisme (abcès métastatiques).

On dit qu'il y a abcès chaud lorsque le processus évolue d'une manière aiguë et s'accompagne d'hyperémie et d'élévation thermique notable, au niveau même du foyer de la suppuration. L'abcès se forme-t-il avec lenteur, sans hyperémie marquée, en produisant une désagrégation purulente des parties nécrosées, il prend le nom d'abcès froid.

L'inflammation purulente est une des formes les plus bruyantes de la réaction inflammatoire. Elle exige pour se produire l'action d'agents plus énergiques que ceux qui commandent l'inflammation séreuse ou fibrineuse. Elle peut toutefois se développer sous l'influence d'une intervention quelconque, mécanique, chimique ou thermique, à la condition que le foyer créé recèle une des espèces de bactéries pyogènes, ou encore, à la condition plus générale que le tissu lésé contienne des substances douées d'une chimiotaxie positive. En dehors des bactéries, certaines matières chimiques, d'origine non bactérienne (la térébenthine, le nitrate d'argent, etc.), introduites dans le tissu cellulaire sous-cutané sont capables de provoquer une réaction inflammatoire purulente.

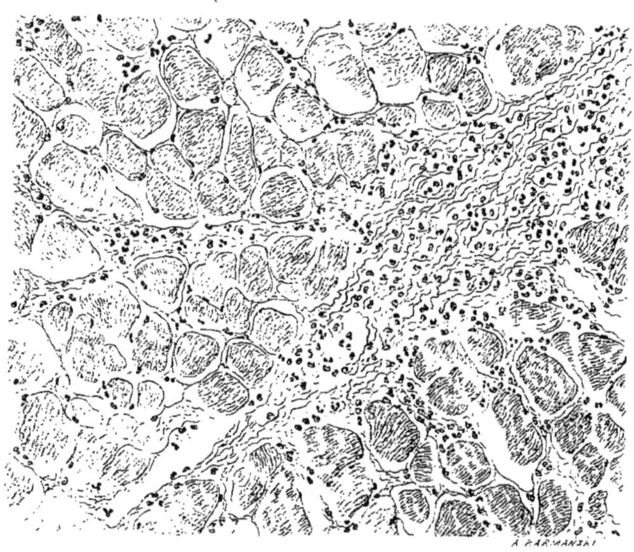

Fig. 76. — La figure 76 montre la lésion réalisée 48 heures après l'injection. On voit l'infiltration leucocytaire se collecter pour former l'ébauche d'un abcès. Les faisceaux musculaires ont déjà subi une modification dégénérative et sous l'influence des matières colorantes ils ne prennent plus la même teinte qu'à l'état normal.

Les bactéries pyogènes les plus actives sont les suivantes : staphylocoques pyogènes (aureus et albus), streptocoques pyogènes, gonocoques, micrococques tétragènes, bacille pyocyanique, coli-bacille, pneumocoque, bacille d'Eberth, etc.. La statistique de Steinhaus signale les staphylocoques dans 66 1/2 p. 100 des suppurations et le streptocoque dans 20,4 p. 100 des cas; Karlinsky et d'autres auteurs ont confirmé ces résultats.

Ehrmann a récemment décrit de nouvelles espèces de bactéries pyogènes (microcoque opalescent fétide et microcoque pyogène liquéfiant) ; Lioubinsky a fait connaître des bactéries anaérobies capables aussi de provoquer la suppuration. Savtchenko a isolé une variété de bacilles anaérobies, qui, chez l'homme et le lapin, produisent une suppuration progressive, dont l'évolution clinique et l'aspect extérieur (grains zoogléiques) rappellent les lésions de l'actinomycose. Kuttner a observé une espèce du groupe coli-bacillaire, ayant provoqué la suppuration de la paroi abdominale. Chiari a fait des constatations analogues. Il n'est pas jusqu'à certains cladothrix qui ne puissent être considérés comme des microbes pyogènes.

L'inflammation provoquée par des streptocoques affecte un caractère de malignité tout spécial. La suppuration a plus de tendance à s'étendre que dans l'inflammation staphylococcique. Ces divers germes pullulent avec activité dans toute région privée de vie.

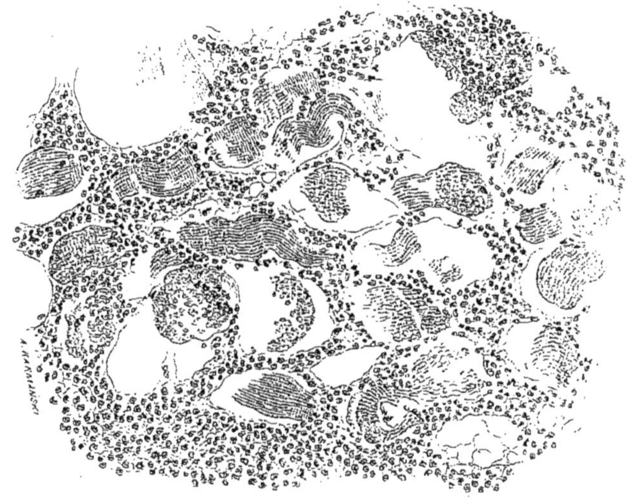

Fig. 77. — La figure 77 montre la lésion réalisée cinq jours après l'injection. L'infiltration leucocytique très abondante a dissocié les faisceaux musculaires. La plupart de ces derniers ont perdu leur striation normale et présentent divers types de dégénérescence (état moiré, état cireux, etc.)

D'ordinaire le foyer renferme non pas une seule, mais plusieurs espèces de germes de la suppuration. Comme l'ont établi les recherches de Kronacher et surtout de A. Ebermann, la suppuration est plus facile et plus étendue lorsque des espèces microbiennes multiples agissent à la fois. La plupart des processus purulents appartiennent en effet aux infections mixtes. Quelques-unes des bactéries pyogènes, avons-nous dit, agissent à l'abri de l'air. La connaissance de ces dernières est récente et devient de jour en jour plus complète à mesure que se perfectionnent les procédés techniques.

Les microbes font sentir leurs effets sur les tissus et les vaisseaux par des procédés physiques et chimiques. L'action physique seule est impuissante à provoquer la suppuration ; elle ne peut qu'oblitérer des vaisseaux et des fentes lymphatiques ou comprimer des parois vasculaires et des cellules du parenchyme. Cette action est d'ordinaire impuissante à provoquer la perforation spontanée des parois vasculaires. La plupart des phénomènes inflammatoires d'origine microbienne se ramènent à l'action chimique des produits solubles élaborés par les germes. Ces toxines accroissent la perméabilité du ciment interendothélial, ce qui facilite la migration des leucocytes et elles attirent activement ces derniers. L'examen histologique pratiqué par un grand nombre d'auteurs (Hohmfeld, Ribbert, Wissokowitch, Cornil et Babès,

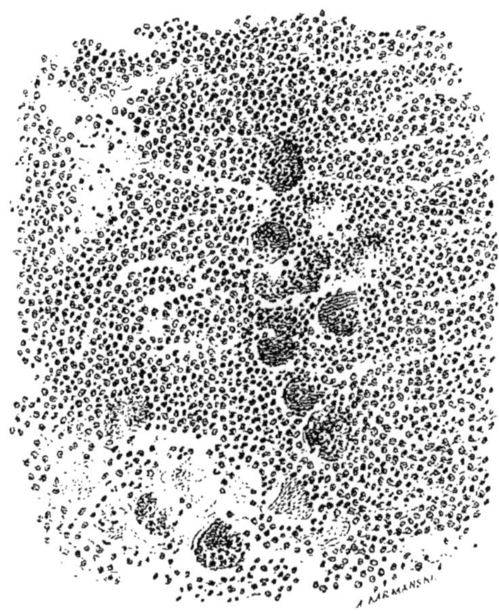

Fig. 78. — La figure 78 montre la lésion réalisée sept jours après l'injection. L'infiltration leucocytique est ici massive et représentée surtout par des globules mononucléaires. Les faisceaux musculaires dégénérés sont en voie de résorption.

Kronacher, Kraazfeld, V. Janovsky, Hausler, Jacoby, Gravitz, Bourjinsky, Kriloff, Pfeiffer, J. Cattani, Levine, Kruse, Chantemesse, Kiener et Duclert, Poliakoff, S. Solovieff, Molodovsky, Roger, Voronine, etc.) sur les tissus injectés de cultures pures des bactéries pyogènes, démontre que le premier effet constatable est la dégénérescence et la nécrose des tissus, ensuite l'infiltration par les leucocytes de la région limitrophe du point nécrosé et, plus tard, du foyer lui-même et enfin fonte de la région atteinte, qui se remplit peu à peu de cellules pyoïdes et se transforme en abcès. Les germes pyogènes qui pénètrent les tissus vivants apparaissent tout d'abord dans les fentes lymphatiques et gagnent plus tard les divers éléments des tissus. L'action des toxines microbiennes ne reste pas strictement circonscrite ; elle s'étend à tout le système lymphatique et sanguin. Les observations récentes de Roger et Josué, Besançon et Labbé, et surtout de Dominici, etc., ont fait saisir dans la moelle osseuse, le lieu de production et de multiplication active des cellules lymphatiques et des myélocytes, la moelle jaune se transformant en moelle rouge et retournant à l'état d'activité.

Le problème reste encore non résolu de savoir si la suppuration peut être provoquée par la seule et unique action d'agents purement chimiques. La solution dans son sens absolu en est rendue difficile parce

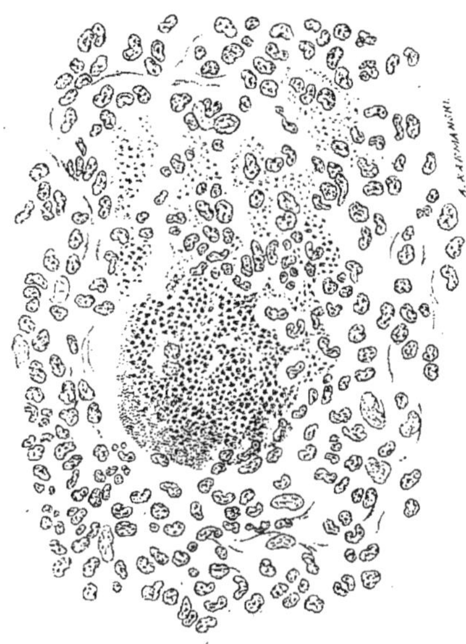

Fig. 79. — La figure 79 montre à un plus fort grossissement un des points de la figure 78. Le faisceau musculaire dégénéré n'est presque plus reconnaissable. Il subit une résorption active de la part des phagocytes.

qu'on ne peut séparer complètement les microbes, en voie de prolifération dans un tissu, des produits chimiques qu'ils élaborent. Dans les régions où pénètrent des extraits stérilisés de cellules bactériennes ou des substances chimiques isolées de ces extraits, on voit se former de petites accumulations de pus. Le même phénomène s'observe quand on introduit dans les tissus des tubes remplis de ces substances. Buchner a démontré que ce sont précisément les matières protéiques, constitutives des corps bactériens qui possèdent le pouvoir pyogène; elles renferment des nucléo-albumines, lesquelles, lors de la destruction des organismes microbiens, manifestent une action chimiotaxique positive plus ou moins énergique et provoquent ainsi la suppuration. Au dire de certains auteurs, le nombre des espèces bactériennes capables de provoquer la suppuration ne serait pas inférieur à 40. Il ne faut pas oublier cependant que les germes étroitement spécifiques de la suppuration se limitent aux espèces des staphylocoques pyogènes, des streptocoques, du bacille pyocyanique, du coli-bacille et de quelques autres. Le pouvoir pyogène de certaines bactéries frappe par son caractère d'inconstance.

La suppuration provoquée par les agents chimiques seuls ne s'étend pas au tissu circonvoisin et ne prend jamais le caractère progressif de la purulence d'origine microbienne. Pour obtenir des foyers de suppuration uniquement par l'action de produits solubles élaborés par les bactéries, il faut avoir recours à des solutions très concentrées. Une faible quantité de bactéries pyogènes reste souvent impuissante à faire naître la suppuration dans un organisme sain et vigoureux; tandis que la même dose suscite la purulence d'un tissu en voie d'altération, imprégné par conséquent de cellules plus ou moins nécrosées.

Les expériences de Lachi (injections de cultures pures de staphylocoque doré dans la trachée) montrent bien la nécessité d'une certaine dose de culture bactérienne, dose relativement forte par rapport à la surface du tissu, pour déterminer la suppuration, c'est-à-dire pour fabriquer en solution suffisamment concentrée la substance chimique nécessaire. Tandis qu'un nombre donné de ces mêmes bactéries introduit dans les reins, les muscles, la cornée, etc., donne naissance à des foyers purulents, avec nécrose du tissu autour des bactéries, dans les poumons cette même quantité de germes ne provoque ni foyer purulent, ni mortification. C'est que la masse injectée se répartit ici sur la vaste surface pulmonaire et que les bactéries isolées qui ont envahi les alvéoles pulmonaires sont bientôt englobées par des leucocytes. De petits noyaux inflammatoires surgissent, mais non des foyers purulents.

Parmi les bactéries spécifiques de certaines maladies et capables en même temps de provoquer la suppuration, les plus intéressantes à noter sont : le bacille d'Éberth, le coli-bacille, le pneumocoque, le gonocoque, le bacille de Yersin et le bacille de Pfeiffer. Les méningites, les ostéomyélites, les pleurésies, les otites, les arthrites, les cystites et les salpingites purulentes qui s'observent à la suite de la fièvre typhoïde, de la pneunomie franche, de la blennorrhagie, de l'influenza, peuvent se développer sous l'influence de germes spécifiques (Hauser, Franck, Cornil, Chantemesse et Widal, Frommel, Kruse, Pansini, Pein, Colri, Roux, Gilbert, Orloff, Lannelongue, Hintze, Finger, Weichselbaum, Wertheim, Mende, Ackermann, etc., etc.). Ces faits ont été constatés par de nombreuses recherches bactériologiques chez des malades et confirmés par des expériences d'inoculation de ces divers microbes à des animaux. Le staphylocoque pyogène et le bacille d'Eberth peuvent rester longtemps, parfois même des années, dans la profondeur des tissus (périostites consécutives à la fièvre typhoïde, Chantemesse et Widal), et probablement aussi dans les ganglions lymphatiques, sans provoquer de foyer de suppuration manifeste. Une lésion occasionnelle, un affaiblissement de la nutrition locale provoqué par une cause quelconque, telle qu'un traumatisme, etc., fournissent l'occasion propice à la prolifération des bactéries et à l'éclosion de suppurations jusque-là virtuelles.

La purulence peut-elle naître sous le coup de certains caustiques? Les recherches de Straus, de Gravitz, de Bary, Kreibohm, W. Janowsky, Rinné, Steinhaus, Kapper, Leber, Massart, Bordet, Gabritchevsky, Kronacher, Ivanoff, Solovieff, Molodovsky, Bauer, Poliakoff, etc., ont ramené les médecins à l'ancienne opinion soutenue par Ortmann, Councilman et Ouskoff. Ces auteurs admettaient en effet que les substances chimiques, bactériennes ou non bactériennes, peuvent provoquer dans les tissus de certains animaux, surtout du lapin, une suppuration circonscrite, à la condition expresse qu'elles agissent dans un certain état de concentration. L'accumulation du pus provoquée par l'action de telles substances est toujours circonscrite et dépourvue du caractère envahissant, marque distinctive de toute suppuration bactérienne. Si ces dernières n'affectent toujours ni le même degré de malignité, ni la même puissance d'extension, la raison en doit être cherchée dans la toxicité variable des microbes pyogènes et dans la vulnérabilité, c'est-à-dire la réceptivité des tissus, sièges de l'inflammation.

Parmi les diverses catégories d'inflammations purulentes, les catarrhes purulents, ou les inflammations suppurées des muqueuses représentent une variété relativement bénigne, peut-être parce que le pus peut librement s'écouler au dehors. La plupart des catarrhes séreux et séro-fibrineux (rhume, bronchite) s'accompagnent, à un certain stade de leur développement, d'une migration exagérée des leucocytes hors des vaisseaux sous-jacents et finissent par revêtir un caractère franchement purulent. La suppuration devient ici l'expression de la réaction de l'organisme à l'égard des microbes en état de prolifération intense.

Quand les germes ont atteint la profondeur des tissus, la purulence peut se propager par les fentes lymphatiques et présenter des menaces de généralisation. Les suppurations cutanées de la variole, où le pus s'accumule entre la couche de Malpighi et le revêtement cornée, ne laissent pas de s'accompagner de phénomènes graves.

Les inflammations purulentes qui frappent les cavités séreuses (péritoine, plèvre, péricarde, espace sous-arachnoïdien) constituent des accidents graves en raison du pouvoir de résorption que possèdent ces cavités. Les germes pyogènes pénètrent alors facilement dans le réseau de la grande circulation et vont semer çà et là des abcès métastatiques multiples (pyohémie), ou donner lieu à des toxi-infections (septico-pyohémie). Les toxines empoisonnent les principaux centres vitaux et peuvent amener rapidement la mort, quelquefois même tout au début de l'inflammation suppurée des grandes cavités séreuses, surtout du péritoine. La plupart des cas d'infection générale du sang et du système lymphatique sont dus à la dissémination des staphylocoques et des streptocoques, hors de leur foyer primitif (staphylococcie, streptococcie).

Quand la suppuration se prolonge, les poisons microbiens entraînent par leur action propre l'apparition de la dégénérescence amyloïde, et cela indépendamment de l'épuisement organique, résultat de la perte quotidienne d'une quantité notable d'albumine éliminée avec le pus.

Au nombre des complications locales fréquentes de l'inflammation purulente, il faut compter la formation d'ulcères, c'est-à-dire de pertes de substance couvertes de granulations et de pus. Toute plaie infectée par des bactéries pyogènes peut aboutir à une ulcération rebelle. Souvent un abcès, ouvert au dehors, donne lieu à l'apparition d'une surface ulcérée ; sous le pus qui la recouvre, un tissu granuleux alimente la suppuration jusqu'au moment où tous les germes qui se trouvaient à la surface de l'ulcère ont fini par être détruits. Si, par le fait de la multiplication des microbes, les phénomènes de la suppuration sont très prononcés, l'ulcère s'étend en surface et en profondeur jusqu'à l'aponévrose sous-jacente (ulcère phagédénique). Suivant les caractères des bords de l'ulcération on décrit les ulcères indurés ou calleux, serpigineux, hypertrophiques, etc., etc.

Composition du pus. — Le pus est un liquide trouble, d'un blanc grisâtre ou jaunâtre, de consistance épaisse. Sa coloration peut aller de la teinte grise à la coloration brun rougeâtre qui résulte de la présence de globules rouges ou de pigments provenant du sang ou élaborés directement par l'activité de certaines bactéries. Les bacilles pyocyanique, fluorescent, prodigiosus, etc.) font apparaître une teinte verdâtre, vert bleuâtre ou rouge. La réaction du pus est alcaline.

L'examen microscopique y décèle la présence d'un grand nombre de globules blancs, aux divers stades de dégénérescence graisseuse et de désagrégation chromatolytique des noyaux cellulaires. Le leucocyte à noyau polymorphe ou leucocyte polynucléaire constitue le type principal des globules du pus. Certains leucocytes conservent pendant quelque temps, dans le pus en voie de formation, leur noyau ovale et non divisé. Examinés sur la platine chauffante ils présentent encore quelques mouvements amiboïdes; on reconnaît de plus dans leur protoplasma la présence d'une quantité assez notable de glycogène mise en évidence par la réaction iodo-iodurée, rouge brunâtre. Les granulations et les gouttelettes graisseuses se rencontrent dans l'intérieur des globules et aussi dans le liquide où elles nagent librement. Suivant son lieu de formation primitive, le pus contient un petit nombre d'éléments du tissu où il a pris naissance : cellules épithéliales, endothéliales, glandulaires, etc., à divers stades de désagrégation et de dégénérescence graisseuse.

Dans la grande majorité des cas, on décèle dans le pus, à l'aide des procédés usuels de coloration des bactéries (méthode de Gram, de préférence) et surtout par des ensemencements sur les milieux de culture appropriés, un nombre plus ou moins considérable de germes vivants. Si la suppuration est de longue date et que le pus ait séjourné trop longtemps dans des abcès clos, le nombre primitif des microbes peut être notablement diminué. Il devient parfois malaisé de constater, çà et là, la présence de rares bactéries, lesquelles, ayant dégénéré et perdu leur puissance de reproduction, laissent stériles les milieux nutritifs dans lesquels on les ensemence. Cette destruction des bactéries s'exerce dans l'intimité du protoplasma des phagocytes et aussi dans le liquide même, sous l'influence des produits toxiques élaborés par les microbes. L'examen du pus fournit précisément les exemples les plus typiques de phagocytose. La longue discussion soulevée par la solution du problème : laquelle de la phagocytose ou de l'action bactéricide des sucs cellulaires, joue le rôle principal dans la destruction des bactéries à la surface des tissus granuleux, a perdu son intérêt. Les recherches de Hankin, Denys, Leclef, van der Velde, N. Afanassief, Buchner, Metchnikoff, etc., ayant démontré que les leucocytes sécrètent dans les tissus une substance bactéricide, personne ne nie plus que le pouvoir dont ceux-ci témoignent soit dû entièrement, ou pour la plus large part, à l'activité de ces cellules blanches. Qu'importe que la dissolution ou digestion bactérienne se fasse dans la cellule même ou en dehors d'elle, puisque le phagocyte reste toujours la source essentielle des ferments digestifs, c'est-à-dire destructeurs.

Les bactéries pyogènes de l'atmosphère ajoutent parfois leur action à celle d'un processus microbien spécifique qui n'a par lui-même que des propriétés suppuratives nulles ou très faibles (tuberculose, lèpre, charbon, etc.).

La composition chimique du pus est complexe. Au nombre des substances albuminoïdes qu'il contient entrent la globuline et surtout les peptones. Ces dernières proviennent des leucocytes dissous sous l'influence de ferments analogues à la pepsine et élaborés par les bactéries dans le foyer de suppuration. Le pus frais renferme toujours du glycogène et des traces de glycose; on y rencontre aussi des quantités notables de nucléine (résidu des globules divers du pus), de la graisse et de l'acétone. Parmi les sels inorganiques, les phosphates et le sel marin prédominent.

Quand l'abcès n'arrive pas à s'évacuer au dehors, le pus peut se résorber complètement, par désagrégation, dissolution et disparition des globules pyoïdes, ou bien s'épaissir et finir par constituer une masse caséeuse blanchâtre, composée de fines granulations graisseuses et albumineuses. Cette émulsion, en dernier lieu, s'infiltre de sels calcaires et s'entoure d'une capsule conjonctive analogue à celle que l'on voit se former autour des corps étrangers.

Le nombre des bactéries pyogènes contenues dans l'atmosphère et la rapidité de leur prolifération, dès qu'elles pénètrent dans des tissus désorganisés, expliquent la fréquence des suppurations dans les plaies et les surfaces dénudées contenant des éléments en voie de mortification. Aussi les injections hypodermiques de préparations mercurielles qui déterminent la nécrose des tissus s'accompagnent-elles de suppuration plus fréquemment que les injections sous-cutanées de morphine, inoffensives pour les éléments cellulaires. La même observation rend compte de la fréquence des suppurations chez les diabétiques. Bujwid en a donné une preuve expérimentale en montrant que le staphylocoque doré se développe énergiquement dans les régions soumises préalablement à une injection sucrée. L'observation clinique fourmille de constatations signalant le développement de l'inflammation purulente et de la prolifération microbienne sur les régions dont la vitalité normale a été atteinte. Pasteur, le premier, avait reconnu la présence de microcoques dans le pus des furoncles. Des recherches méthodiques plus détaillées du pus des abcès chauds et de l'inflammation phlegmoneuse du tissu cellulaire de l'homme furent entreprises par Ogston (1880) et par Watson-Cheyne (1882) ; les noms de staphylocoque pyogène et de streptocoque pyogène furent proposés par Ogston.

L'inflammation granuleuse est l'expression d'une réaction énergique des éléments fixes du mésoderme, principalement des cellules conjonctives et de l'endothélium des capillaires lymphatiques et sanguins, contre la présence de substances importées du dehors et résistantes aux causes de dissolution. Parfois, l'inflammation granuleuse se développe indépendamment de toute infiltration leucocytaire, de sorte que la multiplication des éléments fixes du tissu conjonctif et l'accumulation de cellules néo-formées, riches en suc (cellules épithélioïdes et plasmatiques) (voir fig. 67 et 68), sont les seules manifestations de la réaction inflammatoire. Le rhinosclérome, la lèpre, la syphilis fournissent des exemples de cette réaction inflammatoire exercée uniquement à l'aide des éléments fixes du mésoderme.

Les faits signalés plus haut ont établi que dans l'inflammation suppurée la réaction active du tissu vivant contre l'agent nocif envahisseur se manifestait par la migration intense des leucocytes et par la mise en jeu de leurs propriétés phagocytaires intra et extra-cellulaires. Dans l'inflammation granuleuse, la réaction active du mésoderme et la réaction phagocytaire ont pour théâtre l'endothélium des fentes lymphatiques, celui des capillaires sanguins et, d'une manière générale, les cellules de la charpente conjonctive. Tous ces éléments s'hypertrophient, se multiplient, produisent d'innombrables générations de jeunes cellules gorgées de sucs qui infiltrent les fentes intertissulaires et forment des agglomérations plus ou moins volumineuses auxquelles convient le nom de néoformations granuleuses ou de granulomes. Dans la constitution de ces petites tumeurs, les leucocytes ne jouent qu'un rôle secondaire. Le pouvoir phagocytaire des jeunes grandes cellules, dont l'aspect morphologique rappelle celui de l'épithélium, est considérable. Il leur permet d'englober avec avidité les bactéries. Par opposition aux leucocytes phagocytaires, désignés par Metchnikoff sous le nom de microphages, les phagocytes endothéliaux et conjonctifs, plus volumineux, justifient leur nom de macrophages. Si les bactéries englobées ne périssent pas toujours à l'intérieur de telles cellules et continuent à s'y multiplier, elles deviennent des foyers de nouvelles colonies microbiennes et l'inflammation poursuit son extension progressive aux régions voisines. Ainsi naissent les inflammations chroniques, dont l'origine remonte, dans la plupart des cas, à une infection.

Lorsque les agents de l'inflammation consistent en des particules remarquables par leur consistance et leur résistance à la dissolution, certains éléments du voisinage (généralement l'endothélium des fentes et des capillaires) s'hypertrophient, jusqu'à atteindre le volume des cellules géantes à noyaux multiples. Le pouvoir phagocytaire de ces énormes amas protoplasmiques est remarquable de puissance (voir le chap. sur la nécrose).

L'inflammation granuleuse s'exerce avec activité dans les maladies infectieuses chroniques, notamment le rhinosclérome, la syphilis, la lèpre, la tuberculose, l'actinomycose. Quant une tumeur granuleuse est envahie par des bactéries pyogènes, l'inflammation du type granuleux primitif se complique de suppuration et le tissu néoformé peut subir le ramollissement puriforme. Ce fait s'observe assez souvent dans les granulations tuberculeuses. Les crachats nummulaires des phtisiques sont le produit de la suppuration et du ramollissement puriforme du tubercule, provoqués par l'influence des bactéries atmosphériques.

La néoformation inflammatoire granuleuse se distingue par son instabilité. C'est un tissu temporaire, tantôt parce que les cellules épithélioïdes qui le composent vieillissent et se transforment en fibres, tantôt parce que ses éléments, privés de matériaux nutritifs par défaut de capillaires néoformés, sont empoisonnés par les toxines des microbes qui l'infarcissent, et subissent peu à peu la nécrobiose. Dans le premier cas, le granulome devient une cicatrice, et dans le second, un foyer caséeux. Les petits granulomes subissent presque toujours l'évolution cicatricielle, tandis que les plus volumineux aboutissent, d'ordinaire, à la transformation caséeuse. Les papules, les scléro-gommes syphilitiques, les nodules tuberculeux et lépreux, etc., représentent des échantillons divers des stades de l'inflammation granuleuse.

L'inflammation hémorrhagique n'est pas, à proprement parler, une forme particulière du processus inflammatoire. Elle est caractérisée par la présence dans l'exsudat séreux, fibrineux ou purulent, d'un nombre considérable d'hématies grâce auxquelles l'exsudat prend une teinte sanguinolente plus ou moins marquée. Cette lésion doit son existence à la présence de stases veineuses dans une région enflammée, au ralentissement extrême du courant sanguin, et, apparemment, à des altérations profondes de la paroi vasculaire, devenue perméable aux globules rouges. Dans les inflammations hémorrhagiques, il y a extravasation intense de ces derniers éléments tandis que les leucocytes ne peuvent sortir qu'en très faible quantité. De la constatation de ce fait découlent quelques déductions : 1° les facteurs qui provoquent la suppuration (bactéries et leurs substances solubles) agissent moins par l'augmentation de la perméabilité des fentes inter-endothéliales que par l'excitation des mouvements amiboïdes des leucocytes et leur attraction vers le tissu lésé; 2° dans la forme hémorrhagique de l'inflammation, c'est l'altération de la paroi vasculaire et l'accroissement de la perméabilité des fentes inter-endothéliales qui prédominent. Par suite, l'addition de globules rouges à tout processus inflammatoire indique toujours une altération profonde des parois des vaisseaux, et constitue un fâcheux présage pronostique de l'inflammation.

Il est évident que la diapédèse des globules rouges sans rupture des parois vasculaires, — extravasation qui témoigne de lésions des vaisseaux, profondes sinon faciles à voir, — doit être distinguée des épanchements hémorrhagiques consécutifs à la déchirure des capillaires ou des petits canaux sanguins. Ce dernier phénomène n'est pas, en effet, très rare, au cas d'une néoformation vasculaire active dans un foyer d'inflammation, surtout d'inflammation bactérienne, où les parasites rongent en quelque sorte les parois vasculaires, oblitèrent des ramuscules sanguins isolés et provoquent la mortification de leurs parois.

La cause de l'inflammation hémorrhagique doit être cherchée dans l'action de substances qui altèrent la nutrition des tubes sanguins et y provoquent diverses formes de dégénérescence (graisseuse, hyaline, etc.) ou bien dans la prédisposition morbide générale des parois vasculaires, dans une sorte de perméabilité excessive pour les hématies (scorbut, etc.).

Quand une inflammation séreuse, fibrineuse ou purulente survient dans une région quelconque d'un organisme prédisposé, elle prend très souvent le caractère hémorrhagique; les vaisseaux, déjà anormalement perméables, subissent encore des altérations inflammatoires et voient, par ce fait, leur friabilité accrue. Dans les inflammations expérimentales des cavités séreuses (péritoine, par exemple), l'injection, dans la séreuse, de trypsine, d'huile de croton, de toxines bactériennes, provoque un exsudat hémorrhagique.

Dans les maladies microbiennes, les propriétés hémorrhagiques de l'exsudat inflammatoire sont particulièrement marquées au cours de l'influenza, de l'œdème malin, de la gangrène gazeuse, de la peste, de la variole, etc., et d'une manière générale, dans les maladies infectieuses dites hémorrhagiques.

Si l'on se refuse à considérer comme une forme spéciale d'inflammation celle qui s'accompagne d'un exsudat hémorrhagique, il n'est guère possible, ni en clinique, ni en anatomie pathologique, d'accorder le titre d'espèce nosologique à l'inflammation qui s'accompagne d'un *exsudat putride*. Quand des bactéries septiques ont accès dans un foyer inflammatoire ou nécrotique quelconque et qu'elles y provoquent la putréfaction, l'exsudat prend une teinte gris sale ou brunâtre et se transforme en un liquide d'odeur pénétrante *sui generis*, designé sous le nom d'ichor. Celui-ci renferme toujours un grand nombre de globules de pus et d'éléments des tissus à l'état de désagrégation, des cristaux de cholestérine et des graisses; il est plus liquide que le pus. Il contient plusieurs espèces de bactéries, surtout des bâtonnets et l'analyse peut en extraire les multiples produits de la putréfaction des albuminoïdes (voir le chapitre de la putréfaction), dont quelques-uns témoignent d'une extrême toxicité. Ces produits de la vie microbienne peuvent être résorbés par le sang et provoquer une intoxication putride générale ou septicémie. Le pus ichoreux était autrefois désigné sous le nom de pus malin ou de pus de mauvaise nature, par opposition au pus ordinaire, non fétide, appelé pus louable, pus de bonne nature.

La différence, dans le degré de malignité du pus, se manifeste par le pouvoir variable d'extension et de propagation de la suppuration (métastases). L'évolution des phénomènes généraux observés chez les malades qui portent un foyer purulent en un point quelconque de l'économie, est fonction de plusieurs facteurs. Entrent en ligne de compte : les qualités diverses de virulence et de toxicité des espèces bactériennes en jeu et aussi l'âge et la vigueur de la génération microbienne à laquelle on a affaire. Les germes qui peuplent les vieux abcès ne possèdent, d'ordinaire, qu'une virulence atténuée.

Durée des inflammations

Suivant la durée du processus, l'inflammation est dite aiguë, subaiguë ou chronique. Cette classification repose sur des données cliniques et aussi anatomo-pathologiques. En effet, les phénomènes vasculaires, l'hyperémie, le ralentissement du courant sanguin, l'exsudation et la migration leucocytaire ne se manifestent d'une manière typique que dans les inflammations aiguës, celles dont la durée oscille entre quelques jours et deux ou trois semaines, qui se terminent par la guérison complète ou incomplète et qui, seules, présentent les caractères classiques : chaleur, rougeur, tumeur et douleur. Par suite, le tableau inflammatoire type est celui de l'inflammation aiguë.

Dans leurs formes chroniques les inflammations se prolongent longtemps, parfois des années, et leur marche est entrecoupée de périodes subaiguës. Ici, les troubles vasculaires sont atténués, les élévations thermiques faibles, les phénomènes subjectifs de douleur et de chaleur, presque nuls. L'évolution, tantôt aiguë, tantôt chronique, d'une inflammation, dépend de la cause provocatrice même et aussi du terrain sur lequel elle s'exerce, c'est-à-dire de l'état général acquis ou héréditaire des tissus.

La marche aiguë s'observe soit à la suite d'une offense unique (traumatisme, brûlure, cautérisation), soit encore lorsque les parasites microbiens sont éliminés du foyer ou détruits sur place (inflammations provoquées par la présence des staphylocoques, des streptocoques, des microbes de la fièvre typhoïde, du charbon, de l'érysipèle, de la pneumonie, de la diphtérie, de la blennorrhagie, de l'influenza, du rhumatisme articulaire aigu, etc.). Elle aboutit à la guérison, à moins que la mort ne survienne sous le coup d'une intoxication des ganglions cardiaques ou des centres nerveux supérieurs (peste, typhus, diphtérie, érysipèle), ou par l'effet d'un accident local (perforation instestinale de la fièvre typhoïde, asphyxie mécanique de la diphtérie ou de la pneumonie, etc., etc.).

L'inflammation peut affecter la forme chronique d'emblée dans une foule de circonstances. Elle fait suite, dans ces cas, à l'introduction dans l'organisme de particules solides difficiles à éliminer, ou insolubles dans les humeurs, à des causes d'irritation faibles mais prolongées (anthracose, alcoolisme, tabagisme, hygiène alimentaire défectueuse, etc.), à certaines infections (tuberculose, morve, actinomycose, syphilis, lèpre, rhinosclérome, etc.) rebelles à l'action phagocytaire des cellules de l'organisme, etc.. Les phénomènes inflammatoires aigus qui s'apaisent et se renouvellent souvent peuvent encore conduire à la chronicité.

L'influence du *terrain* sur l'évolution de l'inflammation est non moins puissante que celle de la *cause*. Quand les propriétés phagocytaires et bactéricides d'un organisme sont énergiques, que les vaisseaux ne sont frappés d'aucune tare anatomique ou physiologique, l'inflammation a, d'ordinaire, une marche aiguë et se termine par résolution. Dans le cas contraire (faiblesse de la vitalité organique, atonie fonctionnelle, troubles héréditaires ou acquis de la circulation), l'inflammation n'a pas de tendance à une guérison rapide. Les vaisseaux restent longtemps dilatés, tous les phénomènes inflammatoires évoluent dès le principe, sans bruit, persistent longtemps et le processus s'installe, chronique. L'inflammation à évolution bruyante et aiguë traduit toujours une réaction défensive énergique du mésoderme. La prédominance des phénomènes vasculaires (hyperémie, exsudation et migration) caractérise l'inflammation aiguë, tandis que les réactions des éléments des tissus (phénomènes dégénératifs et actes de réparation) sont le partage de l'inflammation chronique. Le type de cette réaction s'observe dans les inflammations granuleuses provoquées par les microbes de la tuberculose, de la lèpre, du rhinosclérome, de la syphilis, de l'aspergillose, etc.. Les néoformations se développent toujours aux dépens du mésoderme, c'est-à-dire des cellules du tissu conjonctif adulte et de l'endothélium. Leur prolifération intensive donne naissance à d'innombrables générations de jeunes cellules (épithélioïdes, fibroblastes, cellules plasmatiques) qui se mélangent aux leucocytes et aident à l'édification d'un néoplasme granulo-infectieux mou. Plus tard, tous ces éléments vieillissent et se transforment en tissu cicatriciel.

Les toxines isolées des bactéries sont capables de provoquer des phénomènes inflammatoires chroniques, soit par l'irritation directe des cellules conjonctives, soit par l'atrophie ou la dégénérescence primitive des éléments parenchymateux suivie de la multiplication des cellules du mésoderme. La lésion anatomique ne présente pas ici, au complet, le tableau de l'inflammation, car les phénomènes d'exsudation et de migration extra-vasculaires font défaut.

Lorsque les néoformations, au cours d'un processus inflammatoire chronique, acquièrent un certain développement, elles donnent naissance à la forme des inflammations dites productives. A cette catégorie appartiennent les épaississements noueux des parois vasculaires (artérite nodulaire syphilitique), les excroissances osseuses (ostéophytes des périostites chroniques), les cicatrices exubérantes consécutives aux ulcérations (chéloïdes), les proliférations conjonctives des parenchymes chroniquement enflammés (cirrhoses, etc).

FORMES DES INFLAMMATIONS D'APRÈS LEURS LOCALISATIONS ORGANIQUES

Réaction mésodermique, l'inflammation ne peut exister que là où se trouvent les éléments du mésoderme, tissu fixe ou cellules mobiles. A l'exception du revêtement corné et de l'épithélium des muqueuses, tous les tissus comportent dans leur constitution une charpente interstitielle de descendance mésodermique. C'est pourquoi la division des inflammations d'après leur siège exclusif dans le parenchyme ou dans le tissu interstitiel, c'est-à-dire la distinction de deux grands groupes d'inflammation parenchymateuse et interstitielle n'est guère justifiée. Toute inflammation est interstitielle, car, sans la participation des vaisseaux et du sang (chez les vertébrés) et plus généralement, sans la participation des différentes variétés du tissu conjonctif, la notion même de l'inflammation disparaît.

Le liquide exsudé des vaisseaux, les leucocytes émigrés, les cellules conjonctives fixes en réaction et en multiplication, tous ces éléments se réunissent dans les espaces périvasculaires et dans les fentes intertissulaires. Une inflammation exclusivement parenchymateuse, qui respecterait le tissu interstitiel, ne pourrait exister que dans les tissus dépourvus de vaisseaux et de stroma conjonctif, c'est-à-dire dans les épithéliums muqueux et cutanés, et dans la cornée. A ces tissus seuls pourrait s'appliquer la dénomination d'inflammation parenchymateuse au sens propre du mot ; seuls en effet ils présentent un exsudat qui infiltre les cellules isolées et pénètre les fentes intercellulaires, dans lesquelles s'engagent les leucocytes sortis des vaisseaux voisins.

Par extension, on serait tenté d'appeler inflammation parenchymateuse les catarrhes desquamatifs des muqueuses, et les lésions cutanées suivies de desquamation et d'éruptions superficielles (certaines variétés d'eczéma, d'érythème, d'acné, d'impetigo, de pemphigus, etc.). Et cependant, là encore, est-il possible de réserver la dénomination étroite d'inflammations parenchymateuses à ces formes où réellement, le tissu conjonctif sous-jacent participe à l'inflammation, où l'exsudation et la migration leucocytaire sont évidentes et tirent leur origine des vaisseaux, éléments du mésoderme ?

La lésion que beaucoup d'auteurs désignent encore aujourd'hui depuis Virchow sous le nom d'inflammation parenchymateuse du foie, du rein, ou d'autres organes, n'est pas, à proprement parler une inflammation vraie du parenchyme, car ce nom ne doit pas servir d'étiquette aux divers stades de la métamorphose régressive des éléments parenchymateux, métamorphose provoquée par les stases veineuses de l'organe, par la présence des substances nocives en circulation dans le sang, ou par des phénomènes inflammatoires localisés à la trame conjonctive. Ici, en effet, ce n'est qu'une lésion *d'ordre régressif*, bien connue sous le nom de dégénérescence parenchymateuse du protoplasme (tuméfaction trouble, dégénérescence granuleuse, dégénérescence graisseuse, etc.) qui occupe et domine le premier plan. Et c'est aux phénomènes de régénération que doivent être attribués l'hypertrophie des noyaux isolés avec augmentation de leur chromatine, et parfois les divers stades de leur division indirecte (mitoses).

Le terme « inflammation parenchymateuse » contraire à la réalité des constatations, doit être à notre avis abandonné. L'affirmation encore récente (1897) de Virchow que le processus inflammatoire est principalement concentré dans les troubles de nutrition de la cellule, n'est pas justifiée par les faits. Les actes principaux de l'inflammation se résument essentiellement dans la réaction des éléments du mésoderme vis-à-vis d'une excitation déterminée. Les parenchymes organiques participent d'abord passivement au processus et ne réagissent que progressivement, par la multiplication cellulaire, pour remplacer les éléments mortifiés. Mais alors il ne s'agit plus d'inflammation mais d'un véritable phénomène de régénération. L'inflammation dite parenchymateuse ne représente qu'une série de troubles de nutrition cellulaire, auxquels peut ou non s'ajouter un véritable processus d'inflammation.

L'inflammation s'ajoute-t-elle aux altérations parenchymateuses, comme il arrive en cas de lésions caractérisées par la présence de microbes ou de cellules mortifiées, alors le parenchyme dégénère et les fentes intertissulaires s'infiltrent d'exsudat leucocytaire sorti des vaisseaux. Quant aux cellules du tissu interstitiel, elles réagissent par la prolifération et la mise au jour d'une quantité plus ou moins considérable de tissu granuleux.

Lorsque l'inflammation persiste longtemps, sous l'influence d'une cause permanente qui irrite les cellules fixes du mésoderme et provoque des altérations dégénératives des éléments du parenchyme, elle passe à l'état chronique. La charpente conjonctive prolifère, l'organe se remplit de cellules conjonctives néoformées qui se transforment en fibres, vieillissent, et, dans les points initiaux de l'inflammation, se forme un tissu conjonctif cicatriciel. L'organe devient plus ferme, plus résistant; c'est la cirrhose qui prend naissance, hypertrophique à son stade primitif, et atrophique ultérieurement. Le tissu conjonctif cicatriciel comprime les cellules isolées du parenchyme et prend leur place, d'où résultent la diminution du volume de tout l'organe, son ratatinement, la raréfaction des éléments spécifiques et l'affaiblissement des fonctions allant parfois jusqu'à l'anéantissement. Les cirrhoses du foie, des reins, et des ovaires sont les formes typiques de ce processus.

En un mot, l'atrophie cirrhotique n'est pas une inflammation, mais elle en est la conséquence; elle résulte des modifications dégénératives de l'organe et de la prolifération du tissu conjonctif cicatriciel entre les éléments parenchymateux. A ce point de vue, certains processus cirrhotiques peuvent être rangés parmi les phénomènes de néoformation régénératrice du tissu conjonctif, se substituant aux éléments du parenchyme dégénérés et affaiblis dans leur vitalité. Les cirrhoses expérimentales du foie provoquées par l'absorption du phosphore, de l'arsenic, de l'alcool, ou par la ligature de conduits excréteurs de la bile, etc., fournissent un exemple de ce mode pathogénique.

Symptômes de l'inflammation

Il n'est pas d'état morbide plus facilement reconnaissable que l'inflammation, surtout quand elle porte sur les téguments externes; aussi, la symptomatologie qui lui est propre a-t-elle été connue dès l'antiquité : « *Notæ inflammationis sunt quatuor — rubor et tumor, cum calore et dolore.* » Cette courte phrase de Celse résume le tableau de l'inflammation des téguments externes avec tant de clarté et de précision, qu'après deux mille ans écoulés, on n'y peut ajouter qu'un trait, qui d'ailleurs a été marqué par Galien : le trouble fonctionnel. Ce sont encore là pour la science moderne les symptômes cardinaux de l'inflammation aiguë, apparente à l'extérieur.

La rougeur inflammatoire (*rubor*) est, comme on sait, sous la dépendance de la dilatation des vaisseaux et constitue un symptôme essentiel de toute inflammation aiguë ; quand le processus est chronique elle n'est souvent qu'à peine ébauchée. A lui seul ce symptôme ne peut servir de base au diagnostic, car la même rougeur s'observe dans l'hyperémie artérielle et surtout veineuse. Il est à peine besoin d'ajouter que pour les organes profonds, inaccessibles à la vue, sa valeur est supprimée.

La tuméfaction inflammatoire (*tumor*) est due à la dilatation des vaisseaux et surtout à l'ampliation des fentes interstitielles et des canaux lymphatiques. La cause principale est la résorption insuffisante de l'exsudat accumulé en abondance. Quand ce dernier peut s'écouler librement, comme par exemple sur la surface des membranes séreuses ou muqueuses, ou sur la peau, après des incisions multiples, la tuméfaction est faible, même dans les formes les plus aiguës. Par contre, dans les cavités closes et dans les régions où l'écoulement lymphatique est entravé par la stase veineuse, la tuméfaction atteint un volume considérable, même dans les formes légères. Klemensiewicz a établi par expérience, que dans les énormes tuméfactions du tissu enflammé provoquées par stase de l'exsudat, la pression interstitielle entravait la circulation du sang dans les vaisseaux et pouvait même la rendre impossible. Dans les tissus résistants, tels que les os, la tuméfaction est minime ou même nulle.

Comme la rougeur, la tuméfaction, réduite à elle seule, est un symptôme insuffisant pour le diagnostic ; une hydropisie locale ou générale, une stase veineuse limitée ou très étendue, sans trace des phénomènes inflammatoires, peuvent la faire apparaître.

La douleur siégeant dans la région enflammée, est peut-être le signe diagnostique le plus précis, surtout en ce qui concerne les inflammations purulentes aiguës. Elle a sa source dans la pression exercée par l'exsudat sur les ramifications et les terminaisons nerveuses sensitives, et aussi dans les phénomènes d'irritation et de dégénérescence des fibres nerveuses, sous le coup des troubles circulatoires et nutritifs qui accompagnent l'inflammation. A la douleur spontanée s'ajoute la présence d'un symptôme de même origine, l'hyperesthésie.

L'un et l'autre de ces deux phénomènes sont d'autant plus saillants que la région atteinte est plus riche en nerfs sensitifs, que les tissus sont plus résistants (périoste, pulpe dentaire) et que la tuméfaction est plus considérable. Un poumon enflammé n'est pas douloureux parce qu'il ne reçoit pas de nerfs sensitifs ; en cas de complication pleurétique, une douleur intense apparaît. Les inflammations les plus douloureuses sont les pulpites aiguës, les pleurésies, les péritonites, les périostites, les névrites et les périnévrites, etc.. Dans les tissus fortement tendus et qui ne peuvent librement se dilater, la douleur est pulsatile et synchrone au pouls ; à chaque pulsation cardiaque la pression sur les ramifications nerveuses et, partant, la douleur s'accroissent. Dans les organes pauvrement innervés, la douleur est obtuse. Elle se propage souvent le long des ramifications nerveuses sur une grande étendue (irradiations douloureuses). L'odontalgie se fait sentir parfois dans les ramifications du trijumeau de toute la mâchoire supérieure. Dans la péricardite la douleur est perçue jusqu'à l'épaule gauche ; dans l'orchite elle s'étend jusqu'à la surface interne de la cuisse, etc..

La cause principale de la douleur réside moins dans la pression de l'exsudat sur les nerfs sensitifs, que dans les troubles de nutrition des fibres nerveuses ; en effet, dans l'œdème non inflammatoire ou dans l'hyperémie veineuse simple la douleur n'atteint pas le même degré d'acuité que dans l'inflammation. Les phlegmasies traumatiques et autres qui s'accompagnent de tuméfaction deviennent infiniment plus douloureuses dès qu'elles se compliquent de suppuration.

Dans les formes lentes, chroniques, où les ramifications nerveuses finissent par dégénérer, la douleur peut faire défaut, et parfois même les parties correspondant au nerf altéré perdent toute sensibilité (lèpre anesthésique).

La chaleur inflammatoire (*calor*) est la conséquence de l'afflux exagéré du sang. Cependant, l'affirmation de Cohnheim et des pathologistes qui l'ont suivi, que la chaleur de la région enflammée n'a point d'autre origine et qu'il n'existe pas de surproduction de calorique dans le foyer même de l'inflammation, est une erreur. Dans les inflammations aseptiques, la chaleur tire sa source d'une circulation plus active du sang et la température des téguments externes enflammés ne dépasse pas celle des organes profonds ; mais dans les inflammations purulentes aiguës, les germes en prolifération ne laissent pas que de prendre part, par leur processus vital même, à la production de calorique ; des mensurations thermo-électriques des foyers d'inflammation des téguments externes ont donné assez souvent un chiffre plus élevé que celles des organes normaux profondément situés.

La chaleur inflammatoire locale n'est très franchement accusée que dans les inflammations aiguës qui frappent les régions superficielles. Plus basse est la température d'une partie du corps, à l'état normal, plus vive est la chaleur inflammatoire qui s'y fait sentir grâce à l'afflux abondant du sang. La température de la région atteinte se rapproche alors de celle des organes profonds. Les doigts, les oreilles et, en général, la peau enflammés apparaissent d'autant plus brûlants, qu'en ces points la température peut dépasser de six à huit degrés le chiffre thermométrique observé du côté normal.

En dehors de l'élévation thermique locale, les inflammations microbiennes aiguës provoquent aussi l'augmentation de la température générale du corps. La cause de la fièvre réside dans le trouble de la régulation calorique déterminé par l'action, sur les centres thermiques, des toxines élaborées par les microbes au niveau du foyer inflammatoire (voir le chapitre de la fièvre).

Les troubles fonctionnels (*functio læsa*) relèvent de facteurs multiples : l'altération du tissu enflammé, l'ampliation de ses fentes par l'exsudat, le ralentissement de la circulation, l'insuffisance de l'oxydation et de l'épuration des déchets des métamorphoses nutritives, la pression de l'exsudat sur les nerfs et les muscles, enfin les troubles de nutrition de ces tissus. Les organes transparents (cornée) deviennent opaques, les alvéoles pulmonaires se remplissent d'exsudat coagulé, les muscles enflammés perdent la faculté de se contracter, la muqueuse exagère sa sécrétion, les glandes la diminuent ou la livrent d'une façon irrégulière. Dans la polynévrite la fonction des fibres nerveuses est compromise; les douleurs, les paralysies, les atrophies, etc., en sont la conséquence. Les leptoméningites, les pachyméningites, les myélites, les encéphalites se traduisent par des troubles moteurs et sensitifs très variés. Des perturbations de cet ordre sont particulièrement accusées dans les inflammations aiguës; toutefois les inflammations chroniques d'organes importants s'accompagnent également de troubles fonctionnels qui constituent des signes révélateurs d'une grande importance. Ainsi les néphrites chroniques se traduisent souvent par l'albuminurie, les hépatites chroniques par l'ictère, par l'ascite, etc..

Il résulte de cette analyse, qu'aucun des quatre symptômes cardinaux n'est pathognomonique et ne peut suffire au diagnostic de l'inflammation. Le cinquième symptôme a plus d'importance, bien qu'à lui seul il ne permette pas encore d'affirmer l'existence d'un processus inflammatoire, car les troubles fonctionnels de l'inflammation peuvent se rencontrer dans une série d'affections non inflammatoires. Cependant la réunion de ces signes ou de quelques-uns d'entre eux permet d'ordinaire de soupçonner ou de reconnaître l'existence d'une phlegmasie, même lorsqu'elle a frappé des parties inaccessibles à la vue.

Le diagnostic des inflammations chroniques est malaisé, car quelques-uns des phénomènes mentionnés plus haut, tels que la douleur et la chaleur, font complètement défaut. De plus, certaines inflammations chroniques non infectieuses (interstitielles) se confondent tellement avec les processus de prolifération substitutive du tissu conjonctif survenus au cours des stases veineuses (éléphantiasis, etc.), ou sous l'influence d'altérations dégénératives lentes des éléments parenchymateux (cirrhoses toxiques), que dans quelques cas la différenciation est impossible. D'une manière générale, le groupe des inflammations interstitielles chroniques consécutives aux altérations atrophiques des éléments parenchymateux ne peut être rangé, ni au point de vue clinique, ni au point de vue anatomo-pathologique, parmi les inflammations vraies. Il se rattache, par un lien de famille, aux actes de prolifération d'*ordre régénératif*.

Terminaisons de l'inflammation

L'inflammation peut se terminer par *résolution complète* sans laisser après guérison aucune modification, ni dans la structure, ni dans la fonction de la région atteinte, ou par *résolution incomplète* et passage à l'état chronique, enfin *par la mort* de l'organisme.

Le retour complet à l'état normal (*restitutio ad integrum*) fait suite aux formes légères, quand le processus inflammatoire siège principalement dans l'appareil vasculaire et ne provoque pas d'altérations dégénératives profondes du parenchyme. Il faut cependant, pour ce résultat, que les modifications des parois vasculaires ne soient pas trop prononcées, que la dilatation du calibre des vaisseaux ne soit pas excessive, ni la circulation suspendue. La restitution se fait sous l'influence du sang frais qui circule dans la région enflammée. Elle est, avant tout, la conséquence de cette propriété de la matière vivante, la tendance au rétablissement de l'état normal. Plus énergique est cette propriété vitale de l'individu, plus faibles sont les anomalies qu'il a subies de par son hérédité (phylogenèse) ou de par son évolution personnelle (ontogenèse), plus actives et plus régulières sont chez lui les circulations sanguines et lymphatiques, plus parfaite enfin s'est maintenue l'innervation de la région enflammée et plus complet et plus rapide se déroulera le retour vers l'intégrité première. La lumière des vaisseaux, celle des artérioles d'abord, récupère son calibre normal; l'exsudation et la migration s'arrêtent, le liquide épanché se résorbe, les globules blancs périssent et fournissent des matériaux nutritifs aux cellules du tissu conjonctif en voie de prolifération. Les faibles degrés de dégénérescence des éléments parenchymateux (tuméfaction trouble, dégénérescence graisseuse), disparaissent. A la place des cellules mortes, éparses çà et là, de nouvelles se forment, par voie de karyokinèse, aux frais des éléments restés intacts. Il est facile de comprendre que les cellules dont la fonction offre le moins de complexité, c'est-à-dire les cellules conjonctives, l'épithélium des muqueuses et de la peau se régénèrent avec le plus d'aisance. L'élimination des cellules mortes et désagrégées s'effectue, dans une certaine mesure, par l'activité phagocytaire des leucocytes, des cellules géantes et des jeunes éléments conjonctifs.

Dans les inflammations qui s'accompagnent d'altérations dégénératives étendues, la restitution du tissu se fait par la substitution, aux éléments nécrosés, de nouvelles cellules semblables; elle se fait aussi par le développement d'un néo-tissu conjonctif. Ce mode de guérison ne peut être considéré comme parfait, car si le tissu retrouve à peu près son aspect normal, il reste néanmoins sous le coup d'altérations anatomiques et physiologiques.

La mortification n'est un des modes de terminaison de l'inflammation que lorsque l'évolution normale de celle-ci est interrompue plus ou moins inopinément; il est évident que la nécrose d'un foyer met fin aux actes inflammatoires qui se passaient dans ce foyer. Un tel accident se montre dans les conditions qui président à la mortification des tissus (voir le chapitre sur la nécrose). On conçoit que les troubles de la circulation et de la nutrition qui frappent tout foyer inflammatoire contribuent singulièrement à renforcer l'action des facteurs de cette nécrose. Aussi, ce mode de terminaison est-il une complication assez fréquente dans les inflammations provoquées par les bactéries. L'état de la circulation d'un organisme où se développe l'inflammation, possède une influence évidente sur la terminaison de cette lésion. Dans la vieillesse avancée, chez les personnes dont l'activité cardiaque est faible, qui souffrent de stases veineuses généralisées, chez les alcooliques, chez les athéromateux, chez les cachectiques, la mortification de régions étendues frappées d'inflammation s'observe fréquemment. Sur de tels terrains, la circulation et la nutrition se font si mal qu'une inflammation accidentelle amène rapidement l'arrêt de la circulation sanguine dans tout un système vasculaire. La réaction du mésoderme est trop faible pour détruire les parasites envahisseurs et l'imperfection des conditions mécaniques de la circulation entrave encore son action. La défaillance des tissus assure la prolifération des bactéries et décuple leur puissance nécrosante.

INDEX BIBLIOGRAPHIQUE

On ne trouvera ici que la bibliographie récente concernant l'inflammation et celle des travaux les plus classiques de la littérature ancienne. D'une manière générale celle-ci se trouve dans le traité d'Oulé et Wagner. Un index détaillé est donné par Recklinghausen dans son livre *Allgemeine Pathologie des Kreislaufs und Ernæhrung*, Stuttgard, par Lancereaux dans son *Traité d'anat. pathologique*, vol. 1, Paris, 1875, et par Lebert dans sa monographie *Die Entstehung der Entzündung*, 1891.

Hunter : *Observation son the inflamm.*, Lond. 1792 ; *A treatise ou the blood*, 1797. — Kaltenbrunner : *Experimenta circa statum sang. et vasorum in inflammatione*, 1826. — Dutrochet : *Rech. anatom. et physiolog. sur la structure interne des animaux et des végétaux*, Paris, 1825. — Küss : *De la vascularité et de l'inflammation*, Strasbourg, 1846. — Waller : Philosoph. magas. 1846, vol. XXIX. — Henle, *Handb. d. ration. Patholog. Braunoch.*, 1847. — R. Wirchow : Archiv. Bd. I, IV, XXIII, XXIV. *Cellularpathologie und Handb. d. spec. Patholog.*, Bd. I, 1854. — Snellen and Donders : Arch. f. holland. Beitræge, I, 1857. — G. Minck : *Inflammation des membranes séreuses*, thèse de Moscou, 1866. — H. Damman : *Ueber die Bedeutung d. Leucocyten in der Pathologie*, Diss. Bonn., 1868. — Chkliarewsky : Pflügers Archiv., Bd. I, 1868. — J. Cohnheim : *De pyogenesi in tunicis sersis*, Diss. Berlin, 1861 ; *Neue Untersuchung über d. Entzündung*, Berlin, 1873 ; Berlin, Klinische Wochenschr., 1867, page 288 ; Virch., Arch., Bd. XL, XLI ; *Leçons de pathol. génér. traduction*: t. I. — Stricker, Sitzungsber. der Wien. Akad. 1865, Bd. LII ; Studien 1869. — Proussak : Ibidem, Bd. LVI. — Traube : Gesam Abhandl, Bd. I. — Hering : Berichte d. Wien. Akad., 1868. — Heller : *Untersuch. über die feineren Vorgænge bei der Entzündung*, Erlangen, 1869. — Rindfleisch : Virch. Arch., Bd. XXI. — J. Arnold : Virch. Arch., Bd. XLVI, LVIII, LXII, LXVI. — Recklinghausen : *Ueber Eiter und Bindegewebskörperchen* (Virch. Arch., Bd. XXVIII). — A. Rinck : *Conditions nécessaires pour le développement des stases et des tumeurs* (Medikinsky Westnik, 1869, n°s 50-52). — E. Klebs, *Beitr. z. path. Anat. d. Schusswunden*, 1870. — A. Botcher : Virch. Arch. Bd. LVIII, 1872. — Zahn : *Zur Lehre v. d. Entzünd. und Eiterung*, Diss. Berlin, 1871. — Kremiansky : Weiner med. Wochenschr, 1869 ; *Rôle du globule blanc* (Journal russe de méd. milit. 1868). — Nagiloff :

Virch. Arch., Bd. L. — FRITSCH : *Exper. Studien Erlang.*, 1874. — CORNIL : *Sur l'histoire anatom. de la cirrhose hépat.* (Arch. de phys., 1874). — HAYEM (Ibidem). — THOMA : *Die Ueberwander weiss. Blutkörperchen aus d. Blut. in das Lymphägefass*, Heidelberg, 1873 ; *Ueber Entzündung* (Berl. Klin. Wochenschr, 1886) ; Virch. Arch., Bd. LXXIV. — EBERTH : Untersuch. aus. d. pathol. Instit. in Zurich. 2-3, 1874. — WINIWARTER : Sitzungsberich. d. Wien. Akad., Bd. LVIII — GOUTOR : *De l'inflammation du cartilage*, thèse de Kharhov, 1872. — BINZ : Virch. Arch. Bd. LIX, LXXIII, LXXXIX ; Arch. f. mikros. Anat. Bd. III ; Arch. f. expérim. Path. VII, XIII. — J. APPRET : Virch. Arch. Bd. LXXI. — BOUBNOFF : Virch. Arch. Bd. XLIV. — Th. BILLROTH : *Ueb. Verbreitungswege d. entz. Proc.* Leipzig, 1870. — SAMUEL : *Der Entzündung process*, Leipzig, 1873 (Virch. Arch. Bd. XLIII).

Pathol. génér. — F. KÖNIG : *Bedeut. d. Sporaltraume d. Bindegeweb. für die Ausbreit d. entz. Proces.* Leipzig, 1873. — E. ZIEGLER : *Experim. Unters. über die Herkunft d. Tuberkulelemente*, Würzburg 1875 ; *Untersuchung über pathol. Bindegewebs und Gefæssneubildung*, Würzburg, 1876 ; Allgemeine path. Anat., 1892. — SENFTLEBEN : Virch. Arch., Bd. LXXII, LXXVII. — HANOT : *Sur une forme de cirrhose hypertroph. du foie* (Arch. de physiologie 1876), — ZMIGRODSKY : *Altérations histologiques dans l'inflammation traumatique de l'écorce cérébrale*, thèse de Saint-Pétersbourg, 1877. — HACK : *Resorption granulir. Flache* (Deut. Zeit. f. chir. 1880, Bd. XII). — UNGER : *Verand. d. traum. Hirnentzünd.* (Wien. Akad. 1880. Bd. LXXXI). — R. KROUGLEVSKY : *Histoire de l'étude de l'inflammation*, St-Pétersbourg 1881. — K. DALINEVSKY : Wratch, 1882, n° 47. — LASSAR : Virch. Arch., Bd. LXIX. — REUS : Deutsch. Arch. f. klin. Med. Bd. XXIV. — TIELMANS, Virch. Arch. Bd. LXXVIII. — SEVETSKY : Centralbl. f. d. med. Wissensch, 1875 ; und Untersuch. aus d. pathol. Institut zu Zürich. Bd. III. — C. WEIGERT : *Ueber Croup und Diphteritis* (Virch. Arch. Bd. LXXII, 1878) ; *Entzündung in* Eulenburg Real-Encyclopædie. — BELLOOUSSOFF : Arch. f. exper. Path. 1889, Bd. XVI. — CHARCOT : *Leçons sur les maladies du foie*, Paris, 1882. — KLEMENSIEWITZ : *Fundamentalversuche über Transsudation*, Graz, 1883. — TOUTON : *Unters über d. Blasen in der Epidermis*, Tüb. 1882. — OSTRY : Zeitschr. f. Heilkunde Bd. IV 1883. — E. METCHNIKOFF : *Matériaux pour l'étude de la pathol. comparée de l'inflammation* (Comptes rendus de la Société Méd. d'Odessa, 1883-1889). — KLEIN : *Propriétés biologiques des tissus granuleux et typiques* (Medikunskoïe Obozrenie russe, 1884). — KRAFFT : Beitræge de Ziegler, Bd. I. — V. PODWYSSOTZKY : (Ibidem) ; *la régénération du tissu hépatique*, Kiew, 1886. — GIOWANNINI : Arch. per le Scienze med., Torino 1886. — SCHELTEMA : Deutsche med. Wochenschr., 1885, n° 27. — M. LARDOVSKY : Virch. Arch. Bd. XCVII. — PECKELHARING : Virch. Arch. Bd. CIV. — A. BELTZOFF : *Sur l'étiologie de la pyémie*, St-Pétersbourg, 1885. — SOUBBOTINE : *Phénomènes inflammatoires et leur explication* Mejdounarodnaïa Klinika, 1882, n° 12 (russe). — E. CRASER : *Unters. über die fein. Vorg. bei der Verwaschung peritonealer Blætter*, Erlang, 1886 ; *Wanderzelle und Wundheilung* (Arch. f. klin, chirur. Bd. XXXVII, 1888). — LANDERER : *Die Gewebsspannung*, Leipzig, 1884 ; *Zur Lehre von der Entzündung* (Volkmann Sammlung, 1885). — AUFRECHT : *Die diffuse Nephritis und die Entzündung* in Allgemeinen, Berlin, 1879 ; *Ueber Entzündung* ; Magdeburg, 1881 ; *Pathol. Mittheilungen*, 1883. — E. COEN : Ziegler Beitræge. Bd. II. — P. ORTMANN : *Experim. unt üb. centr. Keratitis*, Diss. Königsberg, 1884. — G. TRAKHTENBERG : *Changements du rapport numérique des globules blancs et rouges dans l'inflammation des os*, thèse de St-Pétersbourg, 1883. — ROSER : *Entzündung und Heilung.* Leipzig, 1886. — MORITZ, F. : *Beitræge zur Lehre von den Exsudaten und Transsudaten*, Diss Leipzig, 1886. — KHOLMOGOROFF : *De l'hépatite interstitielle chronique*, thèse de Moscou, 1886. — OERTEL : *Die Pathogenese d. épid. Diphterie*, Leipzig, 1887, — W. PFEFFER : *Ueber chemotaktische Bewegungen von Bacterien* (Unters. aus Tübing, 1887). — MAXIMOFF : Wien. med. Jahrb. 1887, Bd. I, VIII. — HANOT et SCHACHMANN : *Anatomie pathol. de la cirrhose hyperthroph.* (Arch. de phys., 1887). — ACKERMANN : *Ueber hypertr. und. atrop. Lebercirrhose* (Virch. Arch., Bd. LXXX). — DISSELHORST : *Studien über Emigration.* Halle, 1887. — TOUPET : *Des modifications cellulaires dans l'inflammat. simple du péritoine*, thèse, Paris 1887. — PFEIFERT : *Histologie d. acut. Entzünd.* Diss. Bonn. 1887. — E. STRAHL : *Wesen und Bedeut. d. Durchwachsung d. Sequestern mit Granulationen*, Diss. 1888 Greifswald. — GALINE : *De la résorption et des voies de résorption des surfaces granuleuses*, thèse de Kiew, 1888. — CHANTEMESSE et WIDAL : *Microbe de la dysenterie.* (Acad. de méd. 1888). — A. PAVLOVSKY : *Etiologie, pathogénie et forme de la péritonite aiguë.* (Méd. russe, 1889) ; *Histoire du développement et des modes de propagation de la tuberculose des articulations* (Wratch, 1889, n°s 29-30).

— V. Podwyssotsky : *Necrophagismus und Biophagismus* (Fortschr. d. Med, 1898. n° 1); *Le rôle des coccidies dans la pathologie du foie humain* (Vratcht, 1889, n° 25). — J. Metchnikoff : Virch. Arch. Bd. CXIII, CXV, etc. — F. Leyden : *Die Entzünd. der peripherisch Nerven*, Berlin, 1888. — A. Schtchastny : Annales de l'Institut Pasteur, 1888 t. III. — D. Sokoloff : *De l'origine des pleurésies exsudatives*, thèse de St-Pétersbourg, 1888. — C. Weigert : *Die Virchow'sche Entzündungstheorie und die Titerungslehre* (Fortschr. d. Med. 1888, n° 12). — P. Makovetsky : *Des inflammations suppurées des trompes de Fallope*, thèse de St-Pétersbourg, 1888. — W. Fischer : *Feinere Veränd. bei Bronchitis und Bronchiektasie*. Diss. Kiel, 1889. — Reinke : *Ueber Proliferation und Weiterentwickel. d. Leukocyten* (Beiträge Ziegler's. Bd. V, 1889). — M. Friedmann : *Progress. Veränder d. Gangliezellen bei Entzünd.* (Arch. f. Psychiatrie. Bd. XIX, 1887); *Path. Anat. d. acut. Encephalitis* (Ibidem, 1887). — Th. Leber : *Ueber die Entstehung d. Entzündung* (Fortschr. d. Med., 1888, n° 12). — F. Neumann : *Ueber den Entzündungsbegriff* (Ibidem). — F. Minnich : *Ueber den Croup und seine Stellung zur Diphteritis*, Wien, 1888. — V. Laboutz : *Modifications du courant lymphatique et de la transsudation du sang dans le foyer enflammé*, thèse de St-Pétersbourg, 1889. — F. Marchand : Ziegler's Beitræge. Bd. IV, 1889. — Zimmermann : *Zur Lehre des entzündlichen Oedem's* (Münch. med. Wochenschr, 1889, n° 9). — Salkoswsky : *Ueber d. eiweisslsœende Ferm. d. Fæulnissbact. und seine Wirkung aus Fibrin* (Zeitschr. f. Biologie, 1888, Bd. XXX). — Samuel : *Entzündungshof* (Virch. Arch. Bd. CXXI, 1890) : *Ueb. anæmische, hyperæmische und neurotische Entzünd.* (Ibidem). — Massard et Bordet : *Recherches sur l'irritabilité des leucocytes* (La méd. moderne, 1890, n° 8). — Gabritchevsky : *Sur les propriétés chimiotaxiques des leucocytes* (Ann. Pasteur, 1890, n° 6). — R. Tripier : *Recherches sur la constitution des tubercules miliaires* (Congrès de Berlin. 1890). — J. Savtchenko : *Ostéites et ostéomyélites dans la lèpre* (Beitræge Ziegler's. Bd. IX. 1890). — Roger : *Influence des paralysies vasomotrices sur l'évolution de l'érysipèle expérimental* (C. R. de la Société de Biol., 1890). — Okhotine : *Influence de la paralysie vasomotr. sur l'évolut. de l'inflam. prod. par le streptoc. de l'érysipèle* (Arch. de Méd. exp. 1892. Bd. IV). — Th. Leber : *Die Entstehung d. Entzündung und die Wirkung der entzündungerregenden Schædlichkeiten*, Leipzig, 1891 (monographie détaillée). — Du Mesnil : *Ueber sog. gonor. Harnblasenentzünd.* (Virch. Arch. 1891. Bd. CXXVI). — Bouchard : *Examen des doctrines de l'inflammation* (Sem. méd., avril 1891) ; Acad. des sciences, octobre 1891. — J. Courmont : *Les substances solubles prédisposantes* (Rev. de méd., 1891). — Massart et Bordet : *Le chimiotaxisme des leucocytes et l'inflammation microbienne* (Ann. Pasteur, 1891). — Unna : *Ueber Plasmazellen* (Mon. f. prak. Dermat. 1891); ibidem Berl. kl. Wochenschr. 1892 et 1893. — A. Dmitrieff : *Rapport entre l'étendue et la température du foyer inflammatoire et la température générale du corps*, thèse de Saint-Pétersbourg, 1891. — R. Kluge : *Chemiotakt. Wirk. d. Tuberculin. auf Bakterien* (Cent. f. Bakter. Bd. X, 1891). — Hertwig, O. : *Physiolog. Grundlag d. Tuberkulinwirkung*, Jena, 1891. — S. Poliack : *De la migration normale et inflammatoire des leucocytes à travers l'épithélium des amygdales*, thèse de Saint-Pétersbourg, 1891. — N. Dmitrieff : *De la résorption par le tissu granuleux*, thèse de Saint-Pétersbourg, 1891. — Samuel : *Selbtheilung d. Entzündung ihre Grenzen* (Virch. Arch. Bd. CLXXVI, 1891) ; *Immunitæt, nach überstandener Crotonölentzündung* (*Ibib.* Bd. CXXVII) ; *Zur Antiphlogose* (*Ibidem*). — H. Rosin et Hirschel : *Bacil. typhi abdominalis in Abscessen* (Deut. méd. Woch., 1892). — Tavel : *Aetologie der Strumitis*, Basel, 1892. — Pastor : *L'histogenèse du tubercule*, thèse de Saint-Pétersbourg, 1892. — Grawitz : *Ueber die schlummernden Zellen des Bindesgewebes* (Virch. Arch. Bd. CXXVII, 1892). — Wesener : *Gegenw. Kenntnisse über Dysenterie in anatom. und ætiologisch Hinsicht* (Centr. f. allg. Path. 1892, Bd. III ; revue bibliographique). — Schleiffarth : *Entzünd d. serösen Organbedeckungen und d. Gehirnhæute* (Virch. Arch. Bd, CXXIX, 1892). — Bordet : *Nature et causes de l'inflammation dans les maladies infectieuses aiguës*, 1892. — E. Okintchitz : *Du chimiotropisme*. Tirage à part, Varsovie, 1892. — M. Fletscher : *Ueb. die sogen. Periarteritis nodosa* (Beitr. Ziegler. Bd. XI, 1892). — Fr. Kovacz : *Beobacht. und Versuche über die sogennante Amöbendysenterie* (Zeit. f. Heilkunde, 1892, Bd. XIII). — Kartulis : Centr. f. Bacter., 1891, 1892 (Amöbendysenterie). — R. Pœlchen : *Etiologie d. strictuirenden Mastdarmgeschwüre* (Virch. Arch. Bd. CXXVII, 1892). — Nickel : *Ueber sogenant. Mastdarmgeschwüre* (*Ibidem*). — J. Metchnikoff : *Leçons sur la pathologie comparée de l'inflammation*. Paris, 1892, édition russe, St-Pétersbourg, 1892 (Ann. de l'institut Pasteur, 1893). — Mlle Everard, Demoor et Massart : *Modifications des leucocytes dans l'infection et dans l'immunisation*

(Ann. Past. 1893). — Sanarelli : *Défense de l'organisme après la vaccination* (Ann. Pasteur, 1893). — Jadassohn : *Unna'sche Plasmazellen* (Berl. kl. Wochen. 1893). — Hauser, G. : *Ueber Entstehung d. fibrin. Infiltration bei d. croup Pneumonie* (Beitræge Ziegler. Bd. XIV, 1883). — Kahlden : *Ursache d. Lungeninduration nach croup Pneumonie* (*Ibidem*). — Varneck : *Traitement de la péritonite tuberculeuse par la laparotomie*, thèse de Moscou, 1893. — Bernabeo : *Autodéfense de l'organisme contre les germes infectieux dans ses rapports avec la suppuration* (Ann. de chirurgie, 1893). — Aldinger : *Histologie d. induriren fibrin. Pneumonie* (Münch. med. Woch., 1893). — Prinz-Ludwig : Deut. Arch. f. kl. Méd. Bd. L, 1893 (Bakteriologie d. pleurit Exsudat). — Yamagiwa : *Entzündlische Gefæssneubildung speciell von Pseudomembranen* (Virch. Arch. Bd. CXXXII, 1893). — Schrakamp : *Wo steht d. erste Glied d. Entzündung* (*Ibidem*, 1893, Bd. CXXXI). — Hansemann : *Das Krebsstroma und die Grawitz'sche Teorie d. Schlummerzellen* (Ibid. Bd. CXXXIII ; critique et réfutation de la théorie de Grawitz). — V. Kahlden : *Entzündungen und Atrophie d. Vorder hörner d. Rückenmarkes* (Beiträge Ziegler's, 1893, Bd. XIII). — F. Ziegler : *Historisches und Kritische über die Lehre von den Entzündung* (Beit. Zieg. 1893, Bd. XII). — K. Hintze : *Lebensdauer und eitererregende Wirkung d. Typhusbacillus in menschlichen Körper* (Centr. f. Bacter, 1893, Bd. XIV). — Letulle : *Etudes anatomo-pathologiques sur l'inflammation*, Paris, 1893. — C. Kahlden : *Ueb. Periarteritis* (Beiträge Ziegler., Bd., 1894). — Verigo, B. : Ann. Pasteur, 1892, 1894. — P. Borissoff : *Chemotac. Wirk. verschied. Substanzen* (Beitr. Ziegler, 1894, Bd. XVI). — Borrel : *Tuberculose expér. pulmonaire* (Ann. Pasteur 1893) ; *Tubercul. expér. des reins*, 1894 (Ibidem). — K. Miroliouboff : *Modifications de la lymphe qui vient du foyer inflammatoire*. thèse de St-Pétersbourg, 1894. — Burmeister : *Histogenese d. acut. Nierenentzünd.* (Virch. Arch., Bd. CXXXVII, 1894). — Marschalko : *Sogen. Plasmazellen* (Arch. f. Dermat, 1895). — Hodara : *Cellules plasmatiques* (An. Dermat., 1895, t. VI). — Löwit : *Besich. d. Blutgefæssendothel. zur Emigration und Diapedese* (Beitr. Ziegler. Bd. XVI, 1894), — V. Voronine : *Réaction inflammatoire des vaisseaux* (Travaux de la Société phys.-chim., 1894, n° 2 ; Comp. rend. Acad. des Sciences, Paris, 1895) ; *Chimiotaxie des leucocytes* (centr. f. Bacteriol, 1894. Bd. 16). — Van de Welde et Denys : *La cellule T X* (de la leucocidine). — K. Vinogradoff : *Lymphangite proliférante* (Wratch, 1894). — A. Fraenkel : *Mitheil über indurative Lungenentzündund* (Deutsch. med. Woch 1895). — A. Liantz : *Origine de la stomatite mercurielle*, thèse de Moscou, 1895. — Goloueoff : *Ueber biliare Lebercirrhose* (Zeitschr. f. klin. méd. 1894). — Kischensky : *Influence de la laparotomie sur la tuberculose péritonéale*, thèse de Moscou, 1894. — E. Sidler : *Unters. an Kaninchenohren*, Zürich 1895. — Gasser, J. : *Sur les causes de la dysenterie* (Arch. d. méd. exp., 1895). — J. Courmont, Doyon et Payot : *Des lésions intestinales dans l'intoxication diphtérique aiguë* (Arch. de physiol., 1895). — Barbacci : *Feine histol. Alteration d. Milz und Leber bei Diphterie infection* (cent. f. allg. Path., 1896). — Aumont : *Pathogénie des Phlébites*, Bordeaux, 1896. — A. Bobkoff : *De l'induration du poumon après la pneumonie*, thèse de Moscou, 1896. — J. Loris-Mélikoff : *De l'inflammation productive des tendons*, thèse de St-Pétersbourg, 1896. — V. Beloretzky : *Altérations de l'épithelium vibratile des bronches dans la pneumonie*, thèse de St-Pétersbourg, 1896. — G. Bloch : *Ueber Chemotaxis* (Centrabl. f. allgem. Path., 1896.) — E. Neumann : *Zur Kenntn. d. fibrin. Exsudation bei Entzündungen* (Virch. Arch., 1896, Bd. CXLV). — Janossky : Arch. exp. Path., 1895. Bd. XXXV. — E. Ziegler : *Entzündung* (Eulenburg Real-Encyclop, 1895). — Fechner : *Sort des cellules migratrices dans l'inflammation*, thèse de St-Pétersbourg, 1895. — Bordet : *Leucocytes et sérum chez les vaccinés* (Ann. Pasteur 1896). — Sicherer : *Chemotaxie d. Warmblutleucocyt.* (Münch. méd. Woch., 1896). — Olga-Kovalevskaia : *Relations entre la chimiotaxie de la leucocytose et l'action antiphlogistique* (An. de Micrographie 1896). — Hammerl : Beitræge Ziegler, 1896, Bd. XIX. — M. Gourvitch : Arch. de Podwyssotsky, 1896 (Catarrhe intestinal dû au Balantidium coli. — A. Trjetsesky : *Rôle des protozoaires dans le catarrhe intestinal et spécialement rôle du Megastoma entericum* (Arch. de Podwyssotsky, 1896 ; toute la bibliographie). — Bunger : (Ibidem). — Veynar : *Exp. Unt. über Leucocytose und Chemotaxie* (Allg. Wien. med. Zeitung, 1896). — Göcke : *Exp. Entzünd. d. Hornhaut bei Froschen und Tauben* (Beitr. Ziegler, 1896. Bd. XX). — Bunzel : *Einfluss Vasomot. und sens. Nerv. auf Entzünd. d. Kaninchenohren* (Arch. f. exp. Path. und Pharm., 1896. Bd, XXXVII). — E. Ziegler : *Ueber Zweckmæssigkeit pathol. Erscheinungen* (Munch. Med. Woch., 1896). — B. Verigo : *Immunité du lapin pour le charbon.* (Journal de méd. milit. russe, 1886). — Schik : *Erste Stud. d. exp. Tuberculose* (Beitr. Ziegler, 1896, Bd. XX). — B. Voronine : *Recherche sur l'inflam-*

mation, Moscou, 1897. — E. Neumann : *Fibrinoide degeneration d. Bindegen bei Entzündung* (Virch. Arch., Bd. XIV, 1896). — N. Trophimoff : *Altérations des ganglions lymphatiques dans l'inflammation*, thèse de St-Pétersbourg, 1896. — R. Virchow : *Die Rolle d. Gefasse und d. Parenchym in der Entzünd.* (Virch. Arch. Bd. CXLIX, 1897). — Lange : *Einwander d. Zellen in todte Hornhaut* (Centrabl. f. allg. Path. 1897). — Spina : *Verhalten d. Gewebe und d. Blutgefæsse bei d. Entzünd.*, 1897 (Congrès international de Moscou). — V. Nikouline : *De la péritonite tuberculeuse*. Moscou, 1897. — Hamburger : *Heils. Einfl. d. venosen Stanung und Entzünd. im Kampfe d. Org. gegen Mekrob* (Deut. med. Wiss., 1897). — J. Metchnikoff : *Etat actuel de nos connaissances sur l'inflammation* (Arch. de Podwyssotsky, 1897). — Grawitz : *Ueb. Entzünd. d. Hornhaut* (Virch. Arch., 1896, Bd. CXLIV). — Budde : Virch. Arch., 1897. Bd. CXLVII (Défense de la théorie de Grawitz sur l'origine non leucocytaire des globules pyoïdes ; défense pas brillante). — Querton : *Le rôle des cellules migratrices du sang et de la lymphe dans l'organisation des tissus*, Bruxelles, 1897. — H. Heinecke : *Zur Kenntn. d. hyperthrop. Lebercirrhose*. Diss. Erlangen, 1897. — A. Steiner : *Ueber formativ. Einfluss d. Epithels auf d. Bindegewebe*. Berlin Diss., 1897. — Ribbert : *Patholog. Wachsthum d. Gewebe*. Bonn., 1897. — M. Burst : *Verhalten d. Endothelien bei acut. und chron. Entzündung*. Würzburg. 1897. — E. Fischl : *Einfluss d. Abkühlung auf die Disposition zur Infection* (Zeits. f. Heilkunde, 1897, Bd. XVIII). — Janowski : Zeit. f. kl. med., 1897, Bd. XXXII (Catarrhe intestinal produit par le Balantid. coli). — V. Cornil : *Modifications des cellules endothéliales dans l'inflammation* (Arch. de méd. expér., 1897). — Cornil et René Marie : *Sur la pleurésie et la pneumonie traumatiques*. (Ibidem). — Ranvier : Compt-rend. de l'Acad. des Sc., 1897 (De l'inflammation et des leucocytes). — J. Rabinovitch : *Altérations de la moelle osseuse dans la néphrite chronique*, thèse de St-Pétersbourg, 1897. — P. Jourieff : *Altérations dans la structure du tubercule sous l'influence du cinnaminate de soude*, thèse de St-Pétersbourg, 1897. — S. Alferoff : *Du développement du tissu conjonctif dans l'inflammation*, thèse de St-Pétersbourg. 1898. — E. Ziegler : *Ueb. fibrinöse Entzündung d. serösen Haute* (Beitr. Ziegler. Bd. XXI, 1897). — Gabrielle Majewska : *Contrib. à l'étude de la névrite ascendante*, Paris, 1897. — B. Verigo et L. Segounoff : *Contrib. à l'étude de l'immunité* (Arch. de Podwyssotsky, 1898, t. VI). — R. Klemensiewicz : *Neue Untersuch. üb. der Thætigkeit d. Eiterzellen*. Graz, 1898. — C. Pfoehl : *Chemotaxis der Leucocyten in vitro* (l'auteur considère la chimiotaxie des leucocytes in vitro comme non démontrée). (Centr. f. Bacteriol, 1898, Bd. XXIV). — S. Abramoff : *Path. Verænd. d. serös. Hæute bei exp. fibrin. Entzündung* (Ibidem Bd. XXIII). — Morax et Elmassian : *Action de la toxine diphtérique sur les muqueuses* (Ann. Past., 1898). — K. Dehio : *Processus ulcératifs produits par le Balantidium coli dans le gros intestin de l'homme* (Arch. de Podwyssotsky, 1898, t. VI). — Woïte : Deut. Arch. f. kl. méd., 1898, Bd. LX (même sujet). — N. Ouchinsky : *Revue des travaux récents sur l'inflammation*. (Revue de méd., 1898). — V. Poliacoff : *Eigenthumlichkeiten d. Entzündungsreaction in d. Bauchhöhle* (Cent. f. Bacter., 1898, Bd. XXIV). — S. Loukianoff : *Contrib. à l'étude des cellules migratrices* (Arch. des s. biol., 1898). — Leredde et Thomas : *Sclérodermie généralisée* (Arch. de méd. expér., 1898). — G. Mindkevitch : *Cicatrisation de la plaie abdominale après la laparotomie*, thèse de St-Pétersbourg, 1898. — V. Prigara : *Elephantiasis de la vulve*, thèse de St-Pétersbouag, 1898). — Cobbelt und Melsome : *Einfluss d. Entzündung auf die locale Wiederstandsfæhigkeit der Gewebe gegenüber d. Infection* (Centr. f. allg. Path., 1898). — V.-M. Vinogradoff : *Lésions de foie, de l'estomac et des intestins dans la syphilis héréditaire*, thèse de St-Pétersbourg, 1898. — A. Maximoff, *Exp. Unters über eutzündliche Neubildung V. Nindegewebe* (Beiträge Ziegler 1902). — J. Mouracheff, *Les modifications des capacités mécaniques de la peau pendant l'inflammation*, Moscou 1902 (en russe).

Bibliographie de l'inflammation purulente : — Ogston : Archiv. für klinische Chirurgie, Bd. CCXXV, 1890; (Journal of anat. and physiol. 1882. T. XVI, 1883, T. XVII). — Watscheyne : *Antiseptic surgery*, 1882, London. — Oupskoff : Virchow's Archiv. Bd. LXXXVI, 1881. — Councilmann : Ibidem, Bd. CXII, 1883. — Orthmann : Ibidem, 1882, Bd. XC. — Rosenbach : *Mikroorg. bei Wundinfectionskrankheiten des Menschen*, 1884, Wiesbad. — Passes : Fortschrifte d. Medicine, 1885 n° 2 et 3. — Garré, Ibidem, 1885, n° 6. — Knapp : Archiv. f. Augenheilkunde von Knapp, 1885. — Strauss : Bullet. de la Société biologique, 1883, p. 661. — Bockhardt : Monatshefte f. prakt. Dermat., 1887, n° 10. — Petroff : *Matériaux pour l'anat. pathol. des inflammations aiguës des articula-*

tions, thèse de St-Pétersbourg, 1885. — Ruys : Deutsche med. Wochenschr., 1885, n° 18. — Zuckermann : Centralbl. f. Bacteriol, 1887, I. — Klemperf : Zeitsch. f. klin. Medicin, 1886, Bd. X. — Lubleret : *Biologische Spaltpilzunters. dei Staphiloc. pyog. aur.* Würzburg, 1886. — Cornil : Arch. de phys. normale et path., 1884, vol. XIII. — Ribbert : Fortsch. d. Medicin. 1886, n° 1. — Biondi : Le riforma medica, 1886, n° 34-36. — Krantzfeld : *Contrib. à l'étiologie des suppurations aiguës*, thèse de St-Pétersbourg, 1886. — Scheuerlen : Arch. f. klin. chirurgie, 1885, Bd. XXXII, 1888, Bd. XXXVI. — Fleck : *Die acüte. Entzündung d. Lunge.*, 1886. Bonn. — Escherich : *Aetiologie multipl. Abscessen im Sänglingsalter* (Mün. med. Woch., 1886). — Sachs : *Ueber der Untergang d. Staph. aur. in dem durch ihn hervorgerufenen Entzündungsprocess der Lunge*, 1887. Diss. Bonn. — Norrenberg : *Ueber d. Verlauf d. durch Staphyl. aur. in den Lympdrüsen hervorgeruf. Entzündung.* Diss., 1888. Bonn. — Bujwid : Centralb. f. Bacteriolog, 1888. — Lederhose : *Ueber d. blauen Eiter* (D. Zeit f. Chirurgie 1880, Bd. XX). — Grawitz, und de Bary : Virchow's Arch., Bd. CLXXXVIII, 1888. — V. Kriloff : *Des causes des suppurations aiguës*, thèse de St-Pétersbourg, 1888. — A. Pavlovsky : La méd. russe, 1889. n° 5-9. — Vissocovitch : Wratch, 1887, n° 36-37. — Fehleisen : Arch. f. klin. Chirurgie, 1888, Bd. XXVI. — Rosenbach et Kreibohm : Ibidem, Bd. XXXVII, 1888. — Nathan : Ibidem. — Bumm : *Ueb. die Einwirkungpyog. Mikroorg. auf das Bindegewebe* (Phys. med. ges. Würzb., 1888). — E. Hohnfeldt : *Ueber die Histogenese der durch Staphyloc. Invasion hervorgerufenen Bindegewebsabscesse.* Diss. Iena, 1888. — R. Kirch. *Ueber d. Untergang des staphylococcus pyogenes aureus bei der durch ihn hervorgerufenen Entzündung der Haut.* Diss. Bonn., 1889. — L. Aschoff : *Ueber der Einwirkung des Staphylococcus p. aur. auf. entzündetes Gewebe.* Diss. Bonn., 1889. — Christmas : Ann. Pasteur, 1889, n° 9. — Rinne : *Ueb. d. Eiterungsprocess und seine Metastase*, Berlin, 1889. — Bucklers : *Ueber d. Verlauf der durch Staphylococus pyog. aur. ind. Milz hervorger. Entzündung*, Diss. 1889, Bonn. — P. Smirnoff : *De la présence de microbes pathogènes dans le synoviale articulaire au cours de quelques maladies infectieuses*, thèse de St-Péterbourg, 1889. — V. Janovsky : *Ueber die Ursach. d. acut. Eiterung* (Beitr. Zeigler, Bd. VI, 1889, *ibidem*, Bd. XIV, 1893). — J. Steinhaus : *Die Aetiologie d. Acut. Eiterüngen*, Leipzig, 1889 (toute la bibliographie concernant l'inflammation purulente). — A. Charrin : *La maladie pyocyanique*, Paris, 1889 (Monographie). — J. Karlinski : *Statist. Beitrag zur Kenntniss d. Eiterungserreger bei Menschen und Thieren* (central. f. Bacter, 1890, Bd. VII n° 4). — P. Bourjinsky : Wratch, 1889. — L. Orloff : *De la propriété pyogène des bacilles d'Eberth* (Wratch, 1890.) (Bibliographie détaillée des processus inflammatoires compliquant la fièvre typhoïde). — A. Levine, *Pathol. des inflamm. bactér. aiguës.* (Ibidem). — Buckner : *Chemische Reiz barkeit d. Leucocyten und. Bezieh. zur Entzünd. und Eiterung* (Berl. kl. Wochenschr., 1890, n° 47). — Kartulis : *Ueb. tropische Leberabscesse und ihr Verhaltniss zur Dysenterie* (Virch. Arch. Bd. 118, 1890). — Kronacher : *Aetiologie und Wesen d. akut einig. Entzündungen*, Iena, 1861. — Walter, Krull und Pansini : *Ueber Diploc. pneum, und. verwandte Streptococ.* (Zeit f. hygiene, 1891, Bd. XI). — K. Ivanoff : *Altérations du tissu conjonctif sous-cutané déterminées par les produits solubles du staphylocoque jaune*, thèse de St-Pétersbourg, 1891. — Pein : *Action pyogénique du bacille typhique*, Paris, 1891. — Lehmann : *Aetiologie der Eiterungen im Verlauf des Abdominaltyphus* (centr. f. Bacter, 1892, Bd. XI). — Lesage et Macaigne : Arch. de med. expér., 1892, *action pyogénique du bacil. coli com.* — Schtchegoleff : *Étiologie des suppurations aiguës*, thèse de St-Pétersbourg, 1892. — Lingelsheim : *Pathogene Eigenschaft verschied. streptococ.* (Zeis. f. Hyg., 1891-1892, Bd. X, XXI). — A. Ebermann : *Matériaux pour la bactériologie des suppurations*, thèse de St-Pétersbourg, 1893. — Kiener et Duclert : *Sur le mode de formation et de guérison des abcès* (Arch. de méd. cap. 1893, T. V). — R. Klemenciewicz : *Ueb. Entzündung und Eiterung*, Iéna. 1893. — Kruse und Pasquale : Zeitschr. f. Hygiene, 1894, Bd. XV (Amöbendysenterie und Leberabscess). — Lioubinsky : *Ueb. anaerob. Mikrob. d. Eiterung* (centralb. f. Bacteriol,, 1894). — J. Ackermann : *Lésions ostéomyélitiques provoquées par le bac. coli com.* (Arch. de Méd. expér. 1895). — V. Marckevitch : *Altérations morphologiques des globules blancs dans les vaisseaux*, thèse de St-Pétersbourg, 1895. — K. Kondratovitch : *Bactériologie clinique des pleurésies purulentes*, thèse de St-Pétersbourg, 1895. — S. Poliakoff : *Suppurations provoquées par des substances chimiques* (Centralb. f. Bact.. Bd. XVIII). — V. Voronine : *Zur Frage d. Bindegewebeverflüssig. bei einigen Entzünd*, (Centr. f. allg. Path., 1896) — Letulle : *Pus et suppuration*, Paris, 1896. — S. Solovieff : *Action des toxines et des cultures pures du staphylocoque et du streptocoque pyogène sur l'œil*, thèse de St-Pétersbourg, 1897. — A. Molodovsky : *Étude comparée de l'action des cultures pures et des toxines du staphylocoque sur le globe oculaire pendant les opérations*. St-Pétersbourg, 1897. — V. Schingelidze : *De l'hépatite suppurée* (Wratch, 1897). — A. Andreieff : *Formation de l'hypopyon au cours des kératites purulentes*. Thèse de St-Pétersbourg, 1897. — N.-N. Affanasieff : *Infections des animaux par les microbes pathogènes par l'intermédiaire du tissu granuleux*, thèse de Moscou 1897. — Ibidem : Beiträge Ziegler's. — P. Marwedel : *Morph. Entzünd. d. Knochenmarkzellen bei einigen Entzündung* (Beiträge Ziegler's, 1897, Bd. XXII). — Schattenfrot : *Bactericide Leucocytenstoffe*, Münch. med. Woch., 1897; *Bacterienfeindliche Eigenschaften d. Leucocyten* München, 1897. — O. Bail : *Leucocide Substanzen in d. Producten von staphyl. pyog. aur.* (Arch. f. Hygiene, Bd. XXX). — D. Gromakossky : *Etiologie de la conjonctivite catarrhale aiguë épidémique*, thèse de St-Pétersbourg. — E. Weber : *Rôle des leucocytes dans la cicatrisation des plaies* (Ann. de chir. Russe 1898). — A. Tcharnezky : *De l'élimination des bactéries par les processus inflammatoires*, thèse de St-Pétersbourg, 1898. — Van d. Velde : *Beziehung zwischen d. bact. Eigenschaften d. Serums und d. Leucocyten* (Centralbl. f. Bacter. 1898, Bd. XXIII). — G. Jolly : *Sur la valeur morphol. et la signification des différents types de globules blancs* (Arch. de méd. exp. 1898). — T. Besançon et M. Labbé : *Le mode de réaction et le rôle des ganglions lymphatiques dans les infections expérimentales* (Ibidem). — J. Klitine : *Anatomie pathologique de l'infection streptococique aiguë généralisée dans la période postpuerpérale et de l'action du sérum sur cette infection*, thèse de St-Pétersbourg, 1898. — W. Goubert : *Évolution clinique du processus de vaccination et ses principales anomalies chez l'homme*, St-Pétersbourg, 1898. — E. Voliansky : *Contrib. à l'étude des abcès du foie*, thèse de St-Pétersbourg, 1898. — P. Demiantzevitch : *De l'hypoleucocytose*, thèse de St-Pétersbourg, 1898. — V. Poliakoff : *Particularités de la réaction inflamm. dans la cavité abdominale* (travaux de la clinique du professeur P.-M. Popoff, Moscou, 1898). — G. Garrière : *Rôle pathol. du microc. tetragène* (La Presse méd. 1898, nº 889). — A. Vermorel : *Sur l'inflamm.* Paris, Thèse, 1898. — Chantemesse et Rey : *Formule hémo-leucocytaire de l'érysipèle* (Soc. de biol. et Presse méd. 1899).

Cyto-diagnostic. — 1º Liquides séro-fibrineux. — Widal et Ravaut : *Application clinique de l'étude histologique des épanchements séro-fibrineux de la plèvre, cyto-diagnostic* (Soc. de Biologie, 30 juin 1900). — Widal et Ravaut. — *Cyto-diagnostic des épanchements séro-fibrineux de la plèvre et de quelques autres épanchements séreux pathologiques.* (Congrès de médecine Paris 1900. Section de pathologie interne). — P. Ravaut : *Le diagnostic de la nature des épanchements séro-fibrineux de la plèvre-cyto-diagnostic*, thèse de Paris 1901. — Widal et Ravaut : *Recherches histologiques sur le liquide des hydrocèles.* (Soc. de Biologie, 22 décembre 1900). — Widal et Ravaut : *Digestion intra-cellulaire de spermatozoïdes dans un cas d'hydrocèle.* (Soc. anat., 6 juin 1902). — Widal et Ravaut : *Pleurésies expérimentales.* (Soc. de Biologie, 22 décembre 1900). — Ehrlich : *Recherches sur l'étiologie des exsudats pleurétiques.* Charité annales, 1882 p. 199. — Quincke : *Des éléments figurés qu'on observe dans les liquides transsudés* (Deutsch. arch. klin. med., 1882, p. 580). — Anché et Carrière : *Note histologique sur les épanchements hémorrhagiques de la plèvre* (Congrès de Nancy, 1896, p. 537). — Korizyriski et Wermicki : *Importance des lymphocytes dans les épanchements séreux de la plèvre et du péritoine.* (Przeglad lekarski 1871, nºˢ 17 et 18). — Winiarski : *De l'importance des lymphocytes dans les épanchements et les œdèmes*, 1896, Kronita Lekarska. — Barjon et Lade : *Formule cytologique spéciale des pleurésies par infarctus chez les cardiaques* (Soc. de Biol., 22 juin 1901). — Dieulafoy : *Comment savoir si une pleurésie séro-fibrineuse franchement aiguë est ou n'est pas tuberculeuse* (Clinique médicale de l'Hôtel-Dieu, 1901). — Dopter et Taaton : *Note sur l'examen cytologique des épanchements de diverses séreuses* (Soc. méd. des Hôp., 12 juillet 1901). — J. Courmont et P. Alloing : *Sur la cytologie des épanchements pleuraux* (Soc. méd. des Hôp. de Lyon, 7 mars 1902). — Wolff : *Die Morphologie der Pleurexsudate* (Berliner Klinische Wochenschrihft, 1902, p. 115). — Barjon et Lade : *Sur l'interprétation de la formule cytologique des épanchements dans les séreuses d'après plus de 100 examens* (Soc. méd. des Hôp. de Lyon, 7 mars 1902). — Widal et Ravaut : *Recherches sur l'agglutination du bacille de Koch et le cyto-diagnostic dans 24 cas d'épanchements séro-fibrineux de la plèvre* (Congrès de la tuberculose Londres, août 1901). — P. Courmont : *Résultats comparés du cyto-diagnostic et du séro-diagnostic tuberculeux des épanchements des séreuses* (Soc. méd. des Hôp. de Lyon 14 mars 1902). — Weill et Desclos : *Cytologie et séro-diagnostic tuberculeux* (Soc. méd.

des Hôp. de Lyon, 14 mars 1902). — Widal, Ravaut et Dopter : *Sur l'évolution et le rôle phagocytaire des cellules endothéliales dans les épanchements séreux* (Soc. de Biol., 19 juillet 1902).

2° Liquide céphalo-rachidien. — Widal, Sicard et Ravaut : *Cyto-diagnostic des méningites* (Soc. de Biol., 13 oct. 1900). — Widal, Sicard et Ravaut : *Cytologie du liquide céphalo-rachidien au cours de quelques processus méningés chroniques* (Soc. méd. des Hôp., 11 janv. 1901). — R. Monod : *Les éléments figurés du liquide céphalo-rachidien au cours de la paralysie générale* (Soc. méd. des Hôp., 18 janvier 1901). — Sicard et Monod : *Examen de liquide céphalo-rachidien dans les méningo-myélites* (Soc. méd. des Hôp. 18 janvier 1901). — Brissaud et Sicard : *Cytologie du liquide céphalo-rachidien au cours du zona thoracique* (Soc. de méd. des Hôp., 15 mars 1901). — Labbé et Castaigne : *Examen du liquide céphalo-rachidien dans deux cas de méningites cérébro-spinales, terminées par la guérison* (Soc. Méd. des Hôp., 29 mars 1901). — Sicard et Brécy : *Méningite cérébro-spinale ambulatoire curable. Cytologie du liquide céphalo-rachidien* (Soc. méd. des Hôp., 19 avril 1901). — Babinski et Nageotte : *Contribution à l'étude du cyto-diagnostic du liquide céphalo-rachidien* (Soc. méd. des Hôp., 24 mai 1901). — Seglas et Nageotte : *Cyto-diagnostic du liquide céphalo-rachidien dans les maladies mentales* (Soc. méd. des Hôp., 24 mai 1901). — Dupré et Dercam : *Cyto-diagnostic céphalo-rachidien dans les maladies mentales* (Soc. méd. des Hôp., 7 juin 1901). — Souques et Quisérne : *Cytologie du liquide céphalo-rachidien dans un cas de méningite tuberculeuse à forme hémiplégique* (Soc. méd des Hôp., 21 juin 1901). — Laignel-Lavastine : *Contribution à l'étude du cyto-diagnostic du liquide céphalo-rachidien dans les affections nerveuses* (Soc. méd. des Hôp., 21 juin 1901). — Ravaut et Aubourg : *Le liquide céphalo-rachidien après la rachicocaïnisation* (Soc. de Biol., 13 juin 1901). — Faisans : *Cyto-diagnostic dans la méningite tuberculeuse* (Soc. méd. des Hôp., 28 juin 1901). — Apert et Griffon : *Méningite cérébro-spinale: — Forme ambulatoire. — Guérison. — Etude cytologique* (Soc. méd. des Hôp. 5 juillet 1901). — Dopter : *Sur un cas de zôna thoracique à disposition métamérique; cytologie. — Bactériologie* (Soc. méd. des Hôp., 19 juillet 1901). — Widal et Lesourd : *Zone métamérique du membre inférieur. — Cyto-diagnostic du liquide céphalo-rachidien* (Soc. méd. des Hôp., 26 juillet 1901). — Dufour : *Cytologie de la méningite chronique alcoolique* (Soc. méd. des Hôp., 11 octobre 1901). — Nageotte et Jamet : *Cyto-diagnostic du liquide céphalo-rachidien dans 45 cas d'affections nerveuses et mentales* (Soc. méd. des Hôp., 17 janvier 1902). — Milian et Crouzon : *La céphalée syphilitique éclairée par la ponction lombaire* (Soc. méd. des Hôp., 14 février 1902). — Widal : *Cytologie du liquide céphalo-rachidien des syphilitiques* (Soc. méd. des Hôp., 14 février 1902).

LIVRE VI

PERVERSIONS CALORIFIQUES. FIÈVRE

CHAPITRE PREMIER

CALORIFICATION. HYPOTHERMIE. HYPERTHERMIE

La réaction de l'économie contre un agent d'irritation quelconque (microbe, toxine, etc.), resté en dehors de la circulation générale, donne naissance au processus purement local de l'inflammation. Si la cause irritative franchit les barrières défensives du mésoderme, envahit la circulation et frappe le système nerveux, la réaction revêt alors un caractère général; et si le désordre se traduit par une augmentation de chaleur corporelle, la modification organique qui prend naissance porte le nom de *fièvre*. Cette dernière ne constitue donc pas une maladie spécifiquement définie; elle ne représente qu'un complexus morbide, banal, compagnon de beaucoup de maladies infectieuses, dites pour cette raison maladies fébriles.

L'hyperthermie constitue le symptôme le plus saillant de toute maladie fébrile ; d'elle découlent en partie les autres manifestations pathologiques. La possibilité de soumettre l'économie à un surchauffage indépendant de toute fièvre, impose, comme préface naturelle à l'étude du processus fébrile, l'analyse des modifications survenues dans l'organisme sous l'influence d'un exaltation ou d'un amoindrissement de la température normale. Ce court exposé nous permettra, chemin faisant, d'indiquer les modes de régulation de la température du corps.

A. — Calorification

Vivre, c'est produire de la chaleur. Si cette proposition, en ce qui concerne les êtres les plus infimes du règne animal et végétal, attend encore une démonstration scientifique, la faute en est aux difficultés des constatations expérimentales. Chez les individus d'organisation élevée, chez les vertébrés et surtout chez les animaux à sang chaud dont l'organisme est muni d'un système de régulation thermique la réalité du fait contenu dans cette affirmation se présente avec l'évidence d'un axiome.

L'historique des notions que nous possédons actuellement sur la chaleur animale se résume dans un nom : Lavoisier. « Avant lui on ne soupçonnait rien : il a tout expliqué. » (Ch. Richet.) Il suffit de mentionner les hypothèses d'Aristote, d'Hippocrate, de Galien, qui plaçaient dans le foie ou le cœur l'origine de la chaleur, pour arriver aux affirmations des savants du milieu du siècle dernier qui professaient que la chaleur animale est produite par le frottement des globules du sang dans les vaisseaux capillaires. En 1777, on entre de plain-pied dans l'ère moderne avec l'admirable mémoire de Lavoisier sur la combustion. « L'air pur, en passant par le poumon, éprouve une décomposition analogue à celle qui a lieu dans la combustion du charbon ; or dans la combustion du charbon il y a dégagement de matière de feu, donc il doit y avoir également dégagement de matière de feu dans le poumon, dans l'intervalle de l'inspiration et de l'expiration ; et c'est cette matière de feu sans doute qui, se distribuant avec le sang dans toute l'économie animale, y entretient une chaleur constante de 32 degrés et demi environ au thermomètre de M. Réaumur. Il n'y a d'animaux chauds dans la nature que ceux qui respirent habituellement et cette chaleur est d'autant plus grande que la respiration est plus fréquente, c'est-à-dire qu'il y a une relation constante entre la chaleur de l'animal et la quantité d'air entrée ou au moins convertie en air fixe dans ses poumons. » (Lavoisier)

Dans son mémoire de 1789, Lavoisier n'affirme pas que la combustion ait lieu dans le poumon. « Aucune expérience ne prononce d'une manière décisive que le gaz acide carbonique qui se dégage pendant l'expiration se soit formé immédiatement dans le poumon ou dans le cours de la circulation. »

Les successeurs de Lavoisier ont établi de nombreux faits de détail que voici en résumé : la fièvre est toujours accompagnée d'élévation thermique (Gavarret et H. Roger, 1842) ; la consommation d'oxygène et la production d'acide carbonique rendent compte de la production totale de la chaleur par l'organisme (Dulong et Desprez) ; de même aussi la consommation des aliments (Boussingault) ; l'étude thermochimique des substances alimentaires, étant donné le principe découvert par Berthelot, permet de connaître par l'analyse de l'alimentation la calorimétrie totale ; la consommation d'oxygène se produit dans les capillaires (Magnus, M. Edwards) ; le sang veineux est plus chaud que le sang artériel (Cl. Bernard) ; le système nerveux est l'appareil régulateur de la chaleur animale (Helmholtz, Ludwig, Cl. Bernard).

Les organes qui se composent d'un grand nombre d'unités cellulaires et qui sont le siège de processus actifs de synthèse, de désassimilation et d'oxydation sont également les sources les plus puissantes de la chaleur.

L'énergie potentielle ou les forces latentes des substances nutritives se transforment, pendant leur consommation et leur oxydation, en énergie kinétique, c'est-à-dire en force vivante, en chaleur et en mouvement.

L'origine de la chaleur animale est le dégagement dans l'organisme de l'énergie latente que possèdent les substances nutritives. Le résultat final de leur combustion, qui permet de juger de l'intensité des mutations nutritives, est représenté par une série de matières extractives, et principalement par l'urée, l'eau et l'acide carbonique. Favre, Liebermann, Stohmann, Frankland, V. Danilewsky, Rubner, Bouchard, etc., ont calculé, à l'aide de mensurations calorimétriques, combien de chaleur peut donner la combustion des différentes substances qui entrent dans la composition des aliments et des tissus. Ainsi dans la combustion complète jusqu'à formation d'acide carbonique et d'eau :

1 gramme des divers hydrates de carbone	donne de	3,600 à 4,476	calories
1 — albumines	—	4,876 à 4,778	—
1 — graisses	—	9,365 à 9,686	—
1 gramme d'alcool		8,958	—
1 — de carbone.		8,080	—
1 — d'urée.		2,465 à 2,537	—
1 — d'hydrogène		34,462	—

Il faut remarquer de suite qu'en vertu des lois thermochimiques, le dégagement calorique obtenu par la combustion des matières albuminoïdes dans l'organisme, c'est-à-dire la chaleur développée par la combustion physiologique de ces substances, est inférieure à celle qui se dégagerait de leur combustion artificielle, poussée jusqu'à leur transformation en acide carbonique et en eau. C'est que la combustion de ces éléments dans l'organisme donne naissance à des produits dont l'oxydation n'a pas été portée jusqu'aux dernières limites (eau et acide carbonique); la partie principale du résidu est représentée par une matière encore combustible, l'urée. Pour l'évaluation exacte de la chaleur dégagée par la combustion organique des albumines, il faut soustraire de la quantité de chaleur que produirait leur combustion complète, celle qui est encore en puissance dans l'urée ou plutôt dans l'azote total des urines et des selles. D'après les recherches de Rubner (1894), un gramme de matière albuminoïde, dépourvue de graisse, d'un chien soumis au jeûne, ne donne que 3,842 calories.

Étant donnés la perte exacte de l'organisme en vingt-quatre heures, la quantité d'aliments prise et le total des produits ultimes d'oxydation éliminés par l'individu, on peut mesurer la dose de calorique élaborée par l'organisme pendant une journée. Par suite, étant connus le pouvoir calorique des divers aliments, le poids du malade et le nombre de calories dont il a besoin, on peut calculer le régime alimentaire rationnel de l'homme.

Deux méthodes permettent de mesurer la quantité de chaleur animale produite ; l'une est directe, c'est le méthode calorimétrique ; l'autre est indirecte, elle est basée sur le calcul du produit de la combustion des aliments, défalcation faite de la chaleur contenue dans les substances éliminées. La première est plus précise. Grâce aux perfectionnements apportés aux calculs du bilan calorique, et dont nous sommes redevables surtout à Rubner, la différence entre la quantité de chaleur mesurée par le calorimètre et celle que fournit l'emploi de la méthode indirecte, n'est pas aussi considérable qu'on se l'imaginait autrefois. Stoudensky (1897), a montré, par ses recherches comparatives avec les deux méthodes, que, chez l'animal bien portant, les chiffres fournis par l'un et l'autre procédé ne sont guère éloignés, et que par suite, la méthode indirecte, d'exécution beaucoup plus facile que l'autre, est légitimement applicable. Malheureusement, chez les animaux atteints de fièvre, cette dernière ne peut être utilisée, parce qu'ici la calorimétrie fait constater des émissions de chaleur bien inférieures à celles que la méthode de détermination par le calcul de la désassimilation des substances laisserait supposer.

Une calorie-gramme ou petite calorie est la quantité de chaleur nécessaire pour élever un centimètre cube d'eau de 0° à 1° C. La grande calorie est mille fois plus forte.

A la fin du siècle dernier, Lavoisier et Laplace ont fait les premières mensurations calorimétriques à l'aide d'un calorimètre à glace. L'appareil qu'ils avaient imaginé se composait de trois enceintes concentriques formées de feuilles minces de cuivre. La plus intérieure recevait l'animal ou l'objet source de chaleur; l'espace entre la première et la seconde enveloppe était rempli de glace fondante dont l'eau de fusion se recueillait à l'aide d'une tubulure traversant la troisième enceinte, dans un vase placé au-dessous. Enfin l'espace entre la seconde et la troisième enceinte était lui-même rempli de glace fondante, afin qu'aucune quantité de chaleur autre que celle de l'animal ou du corps en expérience ne put arriver jusqu'à la glace contenue dans l'enceinte précédente. La quantité d'eau recueillie par la tubulure qui prenait naissance dans la seconde enceinte, répondait à la quantité de chaleur degagée par l'objet source de chaleur, ou par l'animal et lui servait de mesure.

Presque en même temps que Lavoisier, Crawford construisit un calorimètre à eau. Des recherches furent entreprises plus tard avec des calorimètres à eau par Dulong et Despretz, par Senator, Wood, Liebermeister, Helmholtz, Pachoutine, etc. Liebermeister (1859) fit les premières mensurations calorimétriques sur l'homme.

Klebs et Zapolesky (1872) ont utilisé les calorimètres à air, instruments perfectionnés plus tard par d'Arsonval, Ch. Richet (1880), Rosenthal (1889), Rubner (1891), etc., qui peuvent servir à des recherches sur l'homme.

Les premières mensurations précises de calorimétrie directe ont été pratiquées sur l'homme *bien portant* par Likhatcheff à l'aide d'un grand calorimètre (1893).

Les nombreuses mensurations de calorimétrie indirecte, c'est-à-dire de mensuration de la chaleur par le calcul des calories résultats des échanges nutritifs, ont fourni à divers auteurs les résultats suivants :

En une heure un kilogramme de poids d'être vivant engendre :

Chez l'homme.	1500 calories gramme	
Chez le chien	2500	—
Chez le lapin et chez le cobaye	6000	—

Admettant que la moyenne du poids du corps humain soit de 60 à 70 kilogrammes la quantité de chaleur développée par lui en vingt-quatre heures équivaut à 2 160 000 (1 500 × 24 × 60), ou 2 520 000 (1 500 × 24 × 70) petites calories. Ces chiffres coïncident à peu près avec les données obtenues par Likhatcheff à l'aide des mensurations calorimétriques pratiquées sur l'homme. Cinq expériences entreprises par cet auteur ont fourni comme moyenne de dégagement calorique chez un homme pesant 60 kilogrammes, le chiffre de 2 207 000 en vingt-quatre heures, ce qui représente 1 532 calories par heure et par kilogramme.

Les réactions chimiques incessantes dont l'organisme est le théâtre forment la source principale de la chaleur animale. Les muscles et les glandes volumineuses, le foie en particulier, représentent les foyers principaux de cette élaboration, bien que la chaleur prenne naissance aux dépens de tous les tissus, partout où siègent des cellules vivantes. De nombreuses expériences ont démontré que la température des produits de sécrétion glandulaire était supérieure à la température du sang affluent, que le sang veineux sorti du foie et des muscles en contraction était plus chaud que le sang artériel, que la chaleur du muscle contracté était plus forte que celle du muscle au repos, etc. (Béclard, Becquerel et Brechet, Ludwig, Spiess, Heidenhain, Cl. Bernard, Fick, Wunderlich, Ch. Richet, Mosso, etc.)

La quantité de chaleur dégagée par les diverses régions du corps est variable avec chacune d'elles, parce que l'exercice des processus chimiques dont elles sont le siège se manifeste à des degrés inégaux. Les animaux dont la motilité est lente ou rapide donnent l'impression la plus nette des rapports qui unissent la formation de la chaleur à l'intensité des mouvements musculaires. Chez des insectes agiles (sauterelles, criquets, etc.), E. Blanchard a constaté l'absorption d'une grande quantité d'oxygène et la production d'une chaleur vive. L'air qui a pénétré ces orthoptères s'échauffe rapidement, se dilate, devient plus léger et leur permet de se maintenir en l'air malgré la pesanteur relative de leur corps.

La transmission de la chaleur dans tout l'organisme est l'œuvre de la circulation sanguine. Mais cette dernière n'a pas la même activité dans toutes les parties du corps. Les diverses régions reçoivent des apports de calorique inégaux, indépendamment des variations de la chaleur élaborée sur place. A conditions égales, ce sont les plus richement irriguées qui sont les plus chaudes. Là est le secret de la chaleur plus grande dont jouissent les organes en activité, où se trouvent associés et l'hyperémie fonctionnelle et les processus chimiques intenses.

L'émission de la chaleur est non moins variable dans les diverses régions du corps et cette irrégularité retentit naturellement sur leur température propre. Moins grande est la déperdition, plus haute se maintient la température ; et comme la surface est l'agent d'émission de la chaleur, les zones superficielles sont toujours plus froides que les parties profondes. Dans ces particularités régionales de température, trois facteurs entrent en jeu : les variations de la production de calorique, celles de l'apport par le sang, celles de l'émission par la superficie. Les différences constatées entre les diverses régions de l'organisme oscillent entre un degré et dix degrés et parfois davantage.

Le corps humain peut se diviser en trois zones : externe, moyenne et interne, dans lesquelles la température est comprise entre 23° et 39° 5 C.

Ainsi :

La température de la peau du pavillon de l'oreille est de . .	23°
	DAVY
— de la peau du pavillon de l'oreille est de . .	27,8-28,2
— de la plante du pied.	30-32
— du dos de la main.	31,5-32,5
— de la paume de la main	33,4-34
— du dos, du thorax, de l'abdomen	34,2-34,6
	KUNKEL
— de l'aisselle	36,2-37,4
— de la cavité buccale	37,2-37,6
— du vagin et du rectum	36,6-37,9
	CH. RICHET
La température du sang de la veine fémorale est de	37,5
— du cœur gauche et de l'aorte.	38,5
— de la veine hépatique	39,5

L'aisselle et le rectum sont les régions choisies d'ordinaire pour la mensuration de la température. L'écart entre les résultats qu'elles fournissent est d'ordinaire de 0°,4 à 0°,5.

Dans les pays froids, la différence de la température des zones cutanées superficielles et des parties profondes est plus accentuée que dans les pays chauds, où elle s'atténue au point de disparaître ; par exemple la température de l'aisselle dans les climats torrides peut n'être pas plus élevée que celle de la paume de la main (Moty).

Les variations de la température normale dues au climat, à la race et au sexe des sujets sont peu considérables ; au contraire, l'âge, l'individualité, l'intensité des mutations nutritives (tempéraments anémiques ou vigoureux, sanguins ou lymphatiques, etc.), exercent une influence très manifeste. Chez le même individu, les oscillations thermiques acquièrent parfois une étendue considérable; l'état de repos ou d'activité musculaire constituent le principal facteur de ces variations. Des nombreuses recherches entreprises à ce sujet (Helmholtz, Dutrochet, Brechet, Forel, Schtchelkoff, Wunderlich, Heidenhain, Bergmann, Jurgensen, Ch. Richet, Gley et Rondeau, Danilewsky, Likhatcheff, etc.), il résulte que le travail musculaire exagéré ne peut élever la température de un à trois degrés que pendant un temps très court. Lorsque ces contractions musculaires se répètent souvent ou durent longtemps (tétanos microbien ou strychnique, cocaïnisation des animaux non curarisés (Ch. Richet et Langlois), l'élévation de la température peut durer

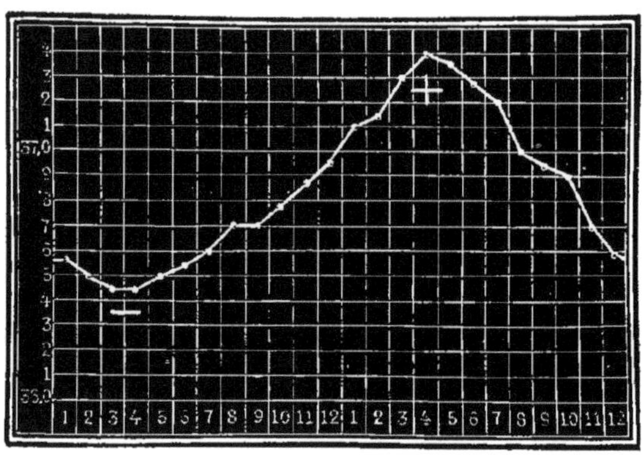

Fig. 80. — Courbe indiquant la température axillaire d'un homme bien portant, prise toutes les heures, pendant vingt-quatre heures (d'après Ch. Richet).

quelques heures et même quelques jours; elle entre alors dans le cadre des phénomènes pathologiques.

Les oscillations quotidiennes de la température évoluent dans un cycle régulier qui présente un abaissement nocturne et une élévation diurne. A trois ou quatre heures du matin la température tombe au chiffre le plus bas; depuis ce moment elle s'élève progressivement et atteint son maximum à cinq et six heures du soir, puis baisse de nouveau (fig. 80). Le minimum de la température est de 36°6 et le maximum de 37°, 5 C. (aisselle).

Le chiffre thermique le plus élevé est atteint à cinq ou six heures du soir et correspond précisément à la dose la plus forte d'oxygène absorbée dans la journée (Frédéricq) et à l'émission la plus intense de calories par l'organisme (Langlois). Les mensurations précises de Likhatcheff, indiquent que les périodes de sommeil et de veille jouent le rôle le plus actif dans la production de la chaleur animale, rôle supérieur même à celui de l'alimentation. Pendant le sommeil, l'élaboration et le dégagement de chaleur subissent une diminution marquée. La raison de ces oscillations quotidiennes réside dans l'adaptation héréditaire des appareils nerveux qui régissent la production et le dégagement du calorique; le sommeil, l'état de veille, la fatigue, l'excitation de tout le système neuro-musculaire de l'homme, entrent au nombre des causes d'importance secondaire. Le changement des heures de repas est impuissant à transformer complètement la courbe thermométrique.

Les faits avancés par Ch. Richet sur l'interversion de la courbe thermométrique quotidienne d'un animal sous l'influence de changement des habitudes, c'est-à-dire de la veille nocturne et du sommeil diurne, n'ont pas été entièrement confirmés par les recherches ultérieures. Les repas et la digestion ne semblent pas influencer beaucoup la production et le dégagement de la chaleur organique. Les élévations vespérales et les baisses matutinales (Chossat, Luciani, Rosenthal, Hermann) ne disparaissent pas chez l'animal soumis au jeûne. La température du corps est plus élevée pendant la journée que pendant le sommeil nocturne, même chez les personnes gardant le repos absolu. La cause essentielle de l'élévation vespérale réside donc dans l'excitation générale du système neuro-musculaire qui débute de bonne heure et grâce à laquelle vers quatre, cinq, six heures du soir la production calorique et l'élévation thermique du corps atteignent leur plus grande énergie. L'abaissement de la courbe, qui se dessine dès six-sept heures du soir, est attribuable à la fatigue commençante du système nerveux vers la fin de la journée.

Les expériences de Rosenthal ont précisé les rapports qui existent entre les chiffres de la température et les heures des repas. Lorsque l'animal ne prend ses aliments qu'une fois par vingt-quatre heures, la plus grande élévation thermique se constate sept heures après le repas, et les deux minimum de température se présentent une heure et vingt-trois heures après ce même repas. Le jeûne absolu provoque chez l'animal un abaissement progressif de la température ; celle-ci remonte de nouveau, même après quelques jours de jeûne, dès que les aliments sont rendus au patient. Ces données expérimentales concordent avec les observations faites par Senator sur l'homme soumis au jeûne (Cecci) et avec celles de Pettenkoffer et Voit au sujet des échanges gazeux pendant le jour et pendant la nuit. L'homme au repos, soumis au jeûne, dégage 403 grammes d'acide carbonique pendant la journée ; dans le même temps, l'homme endormi n'en exhale que 314 grammes.

Les oscillations quotidiennes de la température des animaux à sang chaud n'empêchent pas le maintien d'une certaine fixité thermique, indépendante jusqu'à un certain point de la température extérieure. Les pertes de calorique qui se font sans cesse à la périphérie du corps sont réparées grâce à la production incessante de chaleur ; cette production devient-elle excessive, alors les pertes de calorique s'accroissent elles-mêmes et tendent à rétablir l'équilibre. L'organisme sain possède, dans une certaine mesure, la faculté de régulariser sa propre température. Sorte de thermo-régulateur vivant, sans adaptations mécaniques extérieures, il s'arrête à quatre ou cinq heures du matin sur 36°,2 (dans l'aisselle) ou 36°,6 (dans le rectum). L'organisme des autres animaux à sang chaud et des oiseaux possède aussi une thermo-régulation dont la limite atteint un niveau plus élevé.

La température des animaux est, comme celle de l'homme, sujette à des oscillations. Les écarts que l'on constate en portant le thermomètre sur un grand nombre d'animaux de la même espèce sont assez considérables ; c'est dire qu'une moyenne ne mérite créance que si elle porte sur un grand nombre d'observations. Ch. Richet a recueilli à ce point de vue et colligé beaucoup de chiffres ; nous lui empruntons les suivants : la température moyenne des animaux serait, pour les chiens 39,2, le lapin 39,5, le cobaye 39,2, le mouton 39,6, le bœuf 39,5, le cheval et l'âne 37,9, le singe 38,3. D'autres auteurs ont donné comme température moyenne des oiseaux 41° à 42° C., chez les poules, canards, alouettes, moineaux, hirondelles, elle pourrait atteindre 43° C.

Les animaux à sang chaud (homéothermes) possèdent la faculté de maintenir une certaine fixité de leur température ; les animaux à sang froid (poikilothermes) sont dépourvus de ce pouvoir et leur température n'est supérieure que de quelques dixièmes de degré à la température ambiante ; elle lui serait même le plus souvent égale. Ils n'ont pas de température propre, dans le sens précis du mot et ne possèdent que celle du milieu ambiant. Ils se comportent, à ce point de vue, sensiblement comme les corps inanimés. Le système d'adaptation régulatrice, qui permet aux animaux à sang chaud de maintenir leur température à peu près indépendante de celle du milieu extérieur fait ici défaut.

Les animaux à sang chaud nouveau-nés se rapprochent des animaux à sang froid par leur impuissance à maintenir constante leur propre température. Un lapin nouveau-né dont la température rectale est de 39° C. enlevé du terrier et placé dans une chambre où le thermomètre marque 14° C. se refroidit au point que sa température est descendue au bout d'une heure à 17° ou 18°. La cause principale d'une réfrigération si rapide des nouveau-nés réside dans le développement incomplet des appareils nerveux de régulation thermique (Raudnitz).

Il est de notion vulgaire que l'enfant se refroidit facilement après sa naissance. Lorsqu'il vient au monde, sa température, d'après les observations de H. Roger, confirmées par Barensprung et par Andral, dépasse de un à un demi-degré celle de la mère. L'incapacité des nouveau-nés de maintenir constante leur température résulte évidemment de l'insuffisance de développement de leur système nerveux central et périphérique ; les observations anatomiques de Falck, Soltman, Flechsig, Tarkanoff, Bekhtereff, D. Sokoloff, etc., donnent l'explication de ce phénomène.

D'après les nombreuses mensurations de Chelmonski, on constate souvent chez les vieillards des irrégularités du cycle de la température quotidienne, en ce sens que le chiffre thermique matinal est plus élevé que celui du soir. Cette inversion est d'autant plus prononcée que le sujet est plus âgé. La cause de ce phénomène réside peut-être dans la sclérose des vaisseaux cutanés si fréquente chez les vieillards, lésion qui apporte un obstacle à la contraction de ces vaisseaux sous l'influence des basses températures du milieu ambiant. Vers le soir, le corps du vieillard subit un refroidissement parce qu'à ce moment la température extérieure s'abaisse. Chez les animaux soumis au jeûne la production de chaleur diminue progressivement pendant les premiers jours ; à partir du cinquième jour la quantité de chaleur dégagée par le chien soumis au jeûne est constante pour un kilog de poids vif et continue à l'être jusqu'à la perte de 31 p. 100 de son poids primitif (Stoudensky).

Régulation thermique. — La quantité de chaleur à laquelle donnent naissance les processus chimiques et mécaniques est telle (deux et demi à trois millions de calories-grammes par vingt-quatre heures) que la vie deviendrait impossible, si l'organisme ne possédait, agissant à la façon d'une soupape de sûreté, un appareil de dégagement de chaleur dans le milieu ambiant. Sans cette sauvegarde, la température du corps humain s'élèverait dans un espace de temps qui ne dépasserait pas beaucoup vingt-quatre heures à cent degrés centigrades, c'est-à-dire au point d'ébullition de l'eau. La conservation de la température au chiffre normal n'est assurée que par la mise en jeu d'une série d'appareils soustraits à la volonté, mais régis par le système nerveux central. Ainsi est établi l'équilibre entre l'élimination et la production de chaleur intra-organique. La faculté de l'organisme de proportionner les pertes à la recette, c'est-à-dire à l'élaboration calorique et inversement, comprend la réglementation et de la production de chaleur et de son dégagement.

Régulariser la production en se basant sur l'intensité de la dépense, c'est tenir compte des différences de l'alimentation, de l'activité variable des échanges organiques, du travail musculaire effectué, de la perte plus ou moins forte de la chaleur dans le milieu ambiant. Ainsi, dans les périodes froides, l'organisme a besoin d'une alimentation plus copieuse ; les Esquimaux et les Lapons n'absorbent pas moins de dix livres de graisse par jour. Le besoin d'aliments diminue dès que la température s'élève. Les idées d'abstinence et de jeûne, dans le sens propre du mot, auraient-elles pu prendre naissance ailleurs que dans des cerveaux d'habitants des pays chauds ? Dans les régions tropicales, l'absorption de l'oxygène et l'élimination de l'acide carbonique sont moindres que dans les pays froids ; et, toutes choses égales d'ailleurs, les mutations nutritives sont plus intenses en hiver qu'en été. Le besoin d'exercice musculaire se manifeste plus énergiquement en hiver et dans les climats tempérés et froids qu'en été et dans les zones tropicales. La paresse des habitants des pays chauds est la conséquence naturelle des conditions climatériques. La chaleur ambiante limite involontairement la production de calorique ; le froid, au contraire, provoque les contractions réflexes des muscles, active la formation de chaleur, et régularise ainsi la stabilité de la température.

Cependant, pour assurer le maintien d'un chiffre thermique fixe, c'est moins la production de la chaleur qui importe que la régulation de son dégagement. Cette dernière est fonction de l'activité circulatoire et de la réplétion sanguine de la peau, de l'intensité de la respiration pulmonaire, de la rapidité des contractions cardiaques, de l'état de la température ambiante, c'est-à-dire de facteurs qui offrent dans leur fonctionnement de multiples variations.

Le rôle du revêtement cutané tire son importance du jeu des vaso-moteurs, lesquels président aux modifications du calibre des vaisseaux de la peau et aux phénomènes de transpiration et d'évaporation dont sa surface est le théâtre. La dilatation des vaisseaux dermiques amène en abondance le sang des parties profondes, et celui-ci apporte et dégage activement sa chaleur, dès que la production de calorique est exagérée par un travail musculaire ou que les conditions ordinaires d'émission par rayonnement sont restreintes par le fait d'un accroissement de la température ambiante. La tuméfaction de l'épiderme qui survient alors rend ce revêtement plus conductif à l'égard de la chaleur.

Les mensurations calorimétriques de Pospichi ont bien montré que le dégagement calorique cutané est d'autant plus considérable que la circulation sanguine superficielle est plus active, et inversement. Cet auteur a établi avec précision qu'un arrêt circulatoire de courte durée dans une région quelconque diminue l'émission de chaleur de 70 p. 100, et que l'irritation mécanique de la peau (frottement, etc.) peut élever son chiffre de 20 p. 100. Au contraire, la peau se rétracte et devient plus sèche, le calibre des vaisseaux cutanés diminue, le sang des régions dermiques afflue vers les organes profonds et, par conséquent, le dégagement de chaleur diminue, lorsque les processus d'oxydation s'affaiblissent (station assise prolongée, repos musculaire, etc.) ou encore dès que se fait sentir le froid extérieur. Quand la température ambiante est élevée, on voit l'animal s'allonger instinctivement, augmenter ainsi l'étendue de sa surface cutanée; le froid sévit-il, l'animal se contracte, s'enroule sur lui-même et s'efforce de restreindre sa superficie cutanée.

A la perte de chaleur par conductibilité et rayonnement s'ajoute celle qui résulte de l'évaporation de la sueur. On sait que ce liquide est sécrété en abondance par les glandes sudoripares, sous l'influence et de l'afflux du sang vers la peau et de l'excitation des centres sudoripares, mis en éveil par l'excès de chaleur du liquide sanguin. Le fonctionnement musculaire actif, dès que la température ambiante est élevée, amène une transpiration abondante et l'évaporation aqueuse de la surface cutanée soustrait de la chaleur à l'organisme.

Le rôle qui est dévolu à la surface pulmonaire et au mécanisme de la respiration n'est pas moindre. Quand la température extérieure est élevée et que la chaleur est produite en excès dans l'organisme, la respiration s'accélère, l'évaporation de l'eau à la surface des alvéoles s'accroît; le dégagement de chaleur par cette voie est considérable. Il suffit de fermer la gueule d'un chien qui vient de fournir rapidement une longue course pour le faire périr de chaleur, car l'exhalation pulmonaire d'un chien qui respire deux cents fois par minute peut aller jusqu'à la perte de trois litres d'eau par heure. On conçoit quelle puissance de refroidissement l'animal met en jeu dans son évaporation pulmonaire. Au contraire, sous l'influence du froid et du repos, la perte de calorique par le poumon diminue, tandis que les processus organiques d'oxydation et de production de chaleur s'exaltent.

On sait depuis longtemps que les mutations nutritives chez les animaux de différentes tailles sont à peu près inversement proportionnelles à l'étendue de la superficie de leur corps, c'est-à-dire que les échanges organiques s'exercent avec une énergie d'autant plus grande que l'animal est plus petit. Par kilogramme de poids vif, l'élaboration de la matière est cinq fois plus active chez le cobaye et quinze fois plus chez la souris que chez l'homme. Quel exemple pourrait montrer avec plus d'évidence la puissance de la faculté régulatrice de chaleur dans les êtres vivants de divers volumes ?

Une loi physique nous enseigne que l'augmentation ou la diminution de la masse d'un corps sphérique est proportionnelle au cube des rayons, tandis que l'augmentation ou la diminution de la superficie du même corps n'est proportionnelle qu'au carré de ces mêmes rayons. Il s'ensuit que la superficie du corps d'un animal, ou si l'on veut la perte de chaleur par la peau, est d'autant plus grande, par rapport à sa masse, que l'animal est moins gros.

Les petits animaux sont donc placés dans la nécessité de faire beaucoup de chaleur, c'est-à-dire d'avoir des échanges nutritifs très actifs. On a calculé, toutes choses égales d'ailleurs, qu'un kilogramme de poids vif de moineau consommait autant d'oxygène que quarante kilogrammes de bœuf.

Le fonctionnement du cœur subit aussi l'influence du chaud et du froid. La température est-elle élevée, le cœur accélère ses battements; il les ralentit quand elle s'abaisse. Dans le premier cas, le sang animé d'un mouvement plus rapide revient plus souvent dans les vaisseaux dilatés de la peau, apporte et dégage ainsi plus de chaleur; dans le second, la quantité de sang qui afflue vers la peau est moindre et, par suite, le dégagement de la chaleur s'affaiblit d'autant.

D'après les mensurations calorimétriques de Langlois, le rayonnement de la peau humaine atteint son maximum lorsque la température extérieure est de 18° C. La taille a une influence marquée sur le rayonnement calorique. Un enfant pesant 7 kilos perd par unité de poids de son corps une quantité de chaleur deux fois et demie supérieure à celle que dégage un homme de poids moyen.

Les observations nombreuses faites en ces dernières années permettent d'attribuer, dans la régulation thermique de l'organisme, le rôle principal aux actes qui président au dégagement de la chaleur, tandis que la doctrine ancienne accordait aux phénomènes de production de la chaleur la part prépondérante.

Certains auteurs même (Speck) ne reculent pas devant l'affirmation insoutenable que le rôle de régulation est tout entier commandé par l'émission du calorique.

En tout cas, la stabilité du chiffre thermique est régie par le système nerveux central. Ce fait a été établi par l'expérimentation (sections de la moelle épinière) et par l'observation des lésions expérimentales ou accidentelles des diverses régions du cerveau. C'est Brodie qui, en 1811, a émis le premier une affirmation sur ce point. La section de la moelle dans sa partie supérieure détruit la régulation de la chaleur, de telle sorte que la température du corps obéit désormais à l'influence du milieu ambiant (Naunyn, Quincke, Kostiourine, Ott, Guyon, Langlois, R. Dubois, etc.). Les animaux à sang chaud ainsi mutilés se comportent comme les animaux à sang froid, et l'on peut, par l'abaissement ou l'élévation de la température ambiante, abaisser ou élever celle de leur corps.

Des observations ont montré que la lésion ou l'excitation de régions diverses de la moelle épinière et du cerveau amènent une élévation considérable de la température. (Brodie, Cl. Bernard, Charcot, Naunyn et Quincke, Shiff, Tcheschikhine, Wood, Bechtereff, Maslavsky, Ch. Richet, etc.) L'expérience de Naunyn et Quincke citée par Ch. Richet est tout à fait démonstrative : à un chien dont la température est de 40°, on écrase la moelle cervicale ; sa température monte en cinq heures à 41°,7 ; le lendemain elle est de 42°,3.

Les variations thermiques consécutives à des lésions médullaires s'expliquent, malgré leur apparence contradictoire, si l'on admet que suivant la nature de la lésion surgit une excitation ou une dépression thermogénétique ; par la destruction de la moelle, la température s'abaisse ; par sa stimulation, apparaît l'hyperthermie.

L'observation clinique avait indiqué depuis longtemps que certaines lésions brusques du cerveau s'accompagnaient d'élévation de température. Charcot enseignait que l'hémorrhagie cérébrale apoplectique (frappant le plus souvent les corps opto-striés) provoquait une élévation de température dont l'ascension continue avait un caractère pronostique grave ; tandis que l'apoplexie due au ramollissement cérébral n'entraînait pas une modification marquée du cycle thermique ordinaire. Ch. Richet, le premier, a porté la question sur le terrain expérimental et, très peu de temps après lui, Ott, Aronsohn et Sachs ont publié des travaux confirmatifs du sien. Si l'on enfonce dans la partie antérieure du cerveau d'un lapin bien portant et bien nourri, une aiguille mince ou un stylet, l'animal ne présente ni paralysies, ni contractures ; il se comporte en apparence comme avant l'opération, mais sa température monte rapidement. On a cru pendant un temps qu'il existait dans le cerveau un centre calorique bien déterminé ; des expériences multipliées ont montré que l'excitation d'une vaste région cortico-cérébrale s'étendant aux parties antérieures et moyennes du corps strié, au calamus, au noyau caudé, à l'écorce de la partie supérieure de la scissure de Sylvius, au troisième ventricule, à la couche optique, et même à certaines régions de la moelle, pouvaient entraîner une élévation de température avec exagération dans la production de chaleur et dans l'élimination de l'acide carbonique. Dans les conditions normales, cette vaste région perçoit par voie réflexe les impressions venues des conducteurs centripètes de la peau (encore peu connus) et affecte des rapports avec les centres sudoripares, respiratoires, moteurs et cardiaques. L'excitation d'un point quelconque de cette région régulatrice de la chaleur, ou des conducteurs centrifuges qui en partent, provoque l'hyperthermie.

Les travaux récents de Mosso, d'Ott, etc., montrent toute l'obscurité qui règne encore sur la question des centres caloriques. Tandis que la plupart des auteurs qui ont expérimenté sur le lapin admettent l'existence d'une région thermo-régulatrice spéciale dans le système nerveux central, Mosso qui a fait porter ses recherches sur les chiens aboutit à la conclusion contraire.

D'après lui l'excitation de certaines zones cérébrales n'amène de l'hyperthermie que chez des animaux très sensibles tels que le lapin. Chez le chien, on ne pourrait découvrir dans le cerveau le siège de centres thermogènes capables d'influencer en plus ou en moins la température. L'année même où Mosso publiait son travail, S. Ott affirmait l'existence de six centres thermogènes situés deux dans le cortex et quatre à la base du cerveau. Bacullo a indiqué leur siège avec plus de précision encore. D'après lui la lésion de la partie postérieure ou moyenne du calamus amènerait une élévation générale de la température, plus prononcée toutefois du côté de la lésion et dans les membres antérieurs. L'altération des tubercules quadrijumeaux provoquerait aussi un accroissement thermique prédominant du côté de la lésion et vers les membres supérieurs.

Cette observation, relative à l'absence d'entre-croisement des fibres nerveuses présidant à la régulation de la chaleur (chez les lapins) est confirmée par les expériences personnelles de Whitte.

Le mode d'action du système nerveux central sur la température n'est pas encore parfaitement déterminé. Les uns ne reconnaissent dans cette action qu'une modification de l'émission calorique par le jeu des vaso-moteurs cutanés et de la respiration pulmonaire; les autres font intervenir une action directe du système nerveux sur la production de la chaleur, une influence réglant l'intensité des processus chimiques interstitiels et intracellulaires.

Ch. Richet a soumis à l'examen calorimétrique direct des lapins normaux et des lapins piqués, il a vu dans 43 expériences que si la quantité de chaleur rayonnée par le lapin normal égale 100, celle fournie par le lapin piqué atteint le chiffre de 124. Il y a donc augmentation d'un quart dans les échanges chimiques, mais Richet fait remarquer que cette hyperproduction de chaleur, pour réelle qu'elle soit, ne peut donner une explication acceptable de l'hyperthermie constatée chez les animaux opérés. En effet, il est bien des cas (dans le travail musculaire énergique par exemple,) où les combustions croissent en plus grande proportion, sans que cependant la température soit modifiée. Il admet donc qu'il y a chez des animaux en expérience quelque chose de plus qu'une multiplication d'actions chimiques, à savoir un trouble dans la régulation thermique. Sans doute, l'anatomie nous a fait connaître des fibres nerveuses centrifuges, qui, se rendant du système nerveux central à la peau, au poumon, au cœur, peuvent influencer les conditions d'émission de la chaleur; mais l'explication de l'hyperproduction de calorique est moins facile à donner, car l'existence de nerfs calorifiques spéciaux agissant sur les muscles et sur les glandes est inconnue. Il semble, autant qu'on en puisse juger par les expériences récentes de J. P. Pavloff qu'au nerf vague appartient le rôle régulateur principal de l'intensité des processus d'oxydation, au moins dans la sphère des organes abdominaux.

Il reste acquis que dans le phénomène de la stabilité thermique les conditions qui réglementent l'émission de la chaleur l'emportent sur celles qui régissent sa production.

L'auto-régulation de la température ne s'exerce que dans certaines limites. Quand elles sont franchies, le mécanisme de cet acte automatique ne peut suffire à garantir la stabilité de la température; le refroidissement ou le surchauffage en sont la conséquence. Aussi l'homme doit-il recourir aux moyens artificiels pour maintenir sa température, tels que le travail musculaire volontairement exagéré, le port de vêtements, l'abri des habitations, etc.. Nu et au repos, l'homme ne peut conserver son chiffre thermique normal que lorsque la température ambiante ne s'est pas abaissée au-dessous d'une limite qui oscille entre 25° à 37°. Si elle lui devient inférieure (par exemple 20° C) l'homme immobilisé et dévêtu est incapable de fabriquer assez de chaleur pour compenser la perte qu'il éprouve et il meurt par refroidissement.

Dans un milieu qui marque au thermomètre 45° à 50° et même 60°, l'homme peut conserver sa température à peu près normale pendant quelques heures, grâce à la réfrigération que lui procurent une transpiration abondante et une respiration accélérée. Le chiffre de la température ambiante à laquelle l'homme cesse de résister est d'autant plus élevé que l'air dans lequel il vit est plus sec. Dans une atmosphère privée d'humidité, l'homme peut supporter pendant quelques minutes une température de 120° à 130° C. et pendant quelques heures une température de 45° à 48° C. Sa propre température ne dépasse pas alors de plus d'un demi à un degré le chiffre normal.

Un milieu humide surchauffé, un bain, par exemple, à 42°-43° C. ne peut être supporté plus de huit à dix minutes, car la température interne s'élève de 3 à 4° et les phénomènes graves de surchauffage apparaissent.

La possibilité pour l'homme de tolérer pendant quelques minutes une température sèche de 75° à 80° et même de 100° à 120° C. peut s'expliquer de la façon suivante : à la suite de l'évaporation du liquide des tissus, il se forme sur place une couche très mince d'air refroidi dont la température est très inférieure à celle de l'air ambiant.

Le séjour de l'organisme est-il plus ou moins prolongé dans un milieu refroidi ou surchauffé, la régulation thermique se trouble et la température du corps descend ou monte de quelques degrés au-dessous ou au-dessus de la normale. D'une façon générale l'homme supporte mieux l'abaissement de la température ambiante que son élévation. On peut vivre dans un milieu dont la température est de 40° à 60° plus basse que celle du corps humain ; on meurt quand l'élévation thermique dépasse de 7° à 12° le chiffre normal.

B. — Hypothermie

A la suite d'un refroidissement artificiel (bain froid prolongé, long séjour dans la neige, insuffisance de vêtements, etc.) la température rectale de l'homme peut tomber à 35°-30°, et même à 28° C. sans que la mort s'ensuive. La température de 25°-24° peut être considérée comme la limite inférieure de la vie humaine.

Quand l'abaissement thermique atteint 22° ou 20° C. la mort est imminente. Quelques mammifères sont capables de supporter une température plus basse. Qu'on saisisse un lapin par les oreilles et qu'on expose son corps au jet d'un gros robinet d'eau froide, en quelques instants la température de l'animal peut descendre à 20°, 18° et cependant la survie est possible. Les animaux dits hibernants tolèrent, à un degré remarquable, le refroidissement du corps. Dans le sommeil hibernal la température du sang des marmottes ne dépasse pas, et même souvent n'atteint pas deux degrés. Les animaux à sang froid peuvent être réfrigérés à 0° pendant quelques minutes sans périr. On peut geler le corps d'une grenouille jusqu'à ce qu'il devienne cassant comme verre. A mesure que le dégel se produit l'animal revient à la vie, bien que désormais ses jours et ses heures soient comptés. On ne peut accepter cependant sans une critique rigoureuse les observations ou plutôt les fables qui ont vu le jour à propos de la résistance des amphibies au refroidissement.

L'hypothermie se rattache à deux facteurs étiologiques : la production moindre et surtout la déperdition plus forte de calorique. La production est amoindrie par le jeûne, par le ralentissement de la circulation, par des intoxications (alcool, opium, urémie, etc.), par l'inertie musculaire, par la défaillance de l'excitabilité du système nerveux central. La mort si fréquente des ivrognes, saisis par le froid, prend sa source, moins dans la diminution de la production du calorique que dans l'accroissement des pertes par la peau. L'alcool en effet provoque la dépression des centres vasomoteurs et la dilatation de tous les vaisseaux cutanés. L'ivrogne privé de connaissance ne peut faire appel à ses ressources défensives (mouvements musculaires volontaires, etc.) pour lutter contre le froid.

A côté du refroidissement extérieur, bien des processus pathologiques prennent place pour causer l'hypothermie (grandes hémorrhagies, cyanose, lésions diverses du système nerveux central, fracture de la colonne vertébrale, apoplexie séreuse du cerveau, mélancolie, idiotie, cachexies diverses, collapsus consécutif à diverses maladies infectieuses, etc.). On a publié quelques observations très rares de malades dont la température axillaire était tombée à 28°,8 C. et même 24°,6 C. (Quincke, Frantzel, Colley) et qui ont guéri.

Le refroidissement considérable provoqué chez les animaux par la section de la partie inférieure de la moelle cervicale (Cl. Bernard) a été observé chez l'homme dans les mêmes conditions. Ce refroidissement prend sa source, moins dans un ralentissement de production de chaleur que dans l'accroissement de la perte de calorique sous l'influence de la dilatation des vaisseaux cutanés. La section de la partie supérieure de la moelle cervicale du lapin provoque en une heure une diminution de température de huit à dix degrés (Langlois).

L'étude des modifications que subit l'organisme sous l'influence de l'hypothermie est facile chez les animaux qui subissent l'engourdissement hivernal. Plusieurs races d'insectes, les amphibies, un grand nombre de mammifères, les rongeurs en particulier sont hivernants. La circulation sanguine, la respiration, la digestion, les fonctions des organes des sens, la sensibilité générale, etc., restent pendant ce stade affaiblies et réduites au minimum.

Le poids d'un animal plongé dans un état d'engourdissement diminue très peu, malgré le jeûne; la perte est d'autant moindre que le sommeil est plus profond. Parfois même le poids du corps augmente. Un phénomène si paradoxal a frappé d'étonnement les savants et fait naître beaucoup d'hypothèses. Skoritchenko l'avait attribué à la rétention de l'eau puisée dans le milieu ambiant, constituant un gain qui dépassait les minimes dépenses; d'autres avaient invoqué la rétention de parties constituantes de l'atmosphère. Ce n'étaient jusque-là que des hypothèses sans justification, Bouchard a résolu le problème. Ce savant a découvert (Soc. biol. oct., 1898) que l'homme, placé sur une balance sensible, soumis au jeûne, gardant le repos absolu, n'éliminant ni urine ni fèces, peut augmenter de poids de 40 grammes en une heure. Comme la quantité de vapeur d'eau et d'acide carbonique que l'homme perd pendant ce temps ne diminue pas, il ne reste qu'une explication de ce phénomène réel, autant qu'inattendu. L'augmentation du poids du corps est due à la fixation dans l'organisme d'une partie de l'oxygène de l'air atmosphérique, celle précisément qui n'est pas employée pour la formation de l'acide carbonique expiré. Bouchard admet avec raison que l'oxygène ainsi retenu n'est pas fixé par l'hémoglobine, puisque s'il en était ainsi, deux grammes d'oxygène suffiraient pour faire passer toute l'hémoglobine du sang, de l'état de l'hémoglobine réduite, à celui d'oxyhémoglobine. Il suppose que la fixation d'oxygène, qui en une heure donne une augmentation du poids de 40 grammes ne sert pas à l'oxydation des albumines, des graisses ou des hydrates de carbone, mais qu'elle est utilisée pour transformer une partie des graisses en glucose. Berthelot estime que l'oxygène fixé sert, avec plus de probabilité, à l'oxydation des matières albuminoïdes. Sur ce point la discussion reste ouverte, mais le fait de l'augmentation du poids du corps aux dépens de l'oxygène atmosphérique est indubitable. Il n'est pas nécessaire d'insister sur l'intérêt biologique d'une telle constatation.

Les modifications qui se produisent dans la circulation d'un animal à sang chaud, soumis à la réfrigération progressive sont intéressantes. Pendant les premières minutes la pression sanguine s'élève par le fait de la contraction des vaisseaux périphériques ; en même temps le pouls devient plus rare, par suite de l'excitation du pneumogastrique, et la respiration plus fréquente et plus profonde. La période suivante est d'assez longue durée ; tout d'abord l'affaiblissement du nerf frénateur du cœur fait le pouls plus fréquent; puis, sous l'influence de l'action paralysante directe du froid sur les ganglions cardiaques, les battements du cœur se ralentissent, proportionnellement à la chute de la pression sanguine et à l'abaissement thermique (Ansiaux). Le ralentissement des contractions cardiaques peut aller jusqu'à la diminution du nombre de battements de 90 (marmotte) ou de 200 en été (chauve-souris) à huit ou dix. La coagubilité du sang est affaiblie, la différence entre la couleur du liquide dans les artères et dans les veines s'efface presque entièrement et le sang artériel prend l'aspect du sang veineux. Les recherches de Newel-Martin et de celles de Nawrocki ont montré que le cœur du chat, enlevé du thorax, continue encore ses contractions lorsqu'on y fait passer un courant sanguin refroidi jusqu'à 15° et même 8° ou 6°.

Les observations de Laptchinsky intéressent la pathologie humaine. Cet auteur a constaté que les animaux soumis à une réfrigération considérable, à deux doigts de la mort se remettent très vite lorsqu'on les transporte dans une chambre chauffée à 40°. La respiration artificielle active le retour à la vie.

La respiration chez l'animal refroidi est très faible, le besoin d'oxygène abaissé au minimum. Au lieu de quatre-vingt centimètres cubes d'oxygène par heure, qui lui sont nécessaires à l'état de veille, le hérisson se contente pendant l'hibernation de deux centimètres cubes. Il va sans dire que l'élimination d'acide carbonique s'abaisse également à un chiffre inférieur à celui de la quantité d'oxygène absorbé ; la différence est d'autant plus marquée que le sommeil hibernal est plus profond.

Si l'on mesure les pertes de l'organisme par la quantité d'acide carbonique éliminé, on constate qu'elles sont dix à quinze fois moindres que dans le jeûne (Skoritzchenko). L'absorption d'oxygène chez les animaux artificiellement refroidis et chez l'homme est très diminuée ; elle s'approche, par son faible degré, des constatations faites chez les animaux hibernants.

Les observations pratiquées chez ces derniers permettent de fixer les limites où peut descendre, dans le refroidissement, la dépression des processus vitaux.

Chez l'homme ces limites sont moins étendues que chez les autres animaux ; cependant, avec une certaine adaptation et une longue habitude, elles peuvent être considérablement étendues sans que la mort survienne. Des observations dignes de créance, faites sur des Fakirs, ont montré l'incroyable abaissement que pouvait atteindre l'activité respiratoire et cardiaque, grâce à un entraînement méthodique.

Une chute très accusée de la température du corps laisse, si sa durée se prolonge, des traces profondes dans les viscères. D'après les observations de Lassar (sur des lapins et des chiens) la réfrigération provoque la dégénérescence graisseuse du rein, du foie, du myocarde, etc.. Si l'abaissement thermique persiste longtemps, une prolifération connective, c'est-à-dire la cirrhose, se manifeste et fait suite à l'atrophie des parenchymes.

Les phénomènes consécutifs au refroidissement se déroulent avec une allure très différente, suivant que la réfrigération est de courte ou de longue durée. Dans le refroidissement prolongé, l'excitabilité de tous les tissus, les mutations nutritives sont réduites au minimum. C'est le contraire que l'on observe, quand celui-ci est de courte durée et qu'il n'a pas altéré la faculté régulatrice de la calorification. Les expériences déjà anciennes de Delaroche et Letellier, celles plus récentes de Pflüger, de Rhörig et Zuntz, de J. Rosenthal, de Bouchard, d'Albert Robin et Binet, ont montré que la réfrigération de courte durée s'accompagnait d'une activité plus grande dans la production de chaleur et dans les échanges gazeux. Chez les animaux de petite taille, ce fait est particulièrement remarquable. Le froid agit ici par l'excitation des nerfs cutanés et provoque par voie réflexe une hyperproduction de calorique (contraction des muscles, etc.) et l'exagération des métamorphoses nutritives. En se basant sur ces constatations, on a utilisé le froid en thérapeutique dans un grand nombre d'états morbides qui s'accompagnent de dépression partielle ou générale de l'organisme et de ses fonctions. A propos de la fièvre, nous étudierons plus loin l'influence de la balnéothérapie froide.

L'action des grands froids a pu être étudiée grâce aux appareils de Cailletet et de Raoul Pictet. Ce dernier auteur a introduit un chien dans un puits frigorifique dont la température marquait — 92° ; l'animal a résisté une heure quarante minutes en conservant sa chaleur propre à + 37° ; puis tout à coup la pression sanguine est devenue plus faible, la respiration s'est ralentie et la température est tombée à 23°. A ce moment l'animal avait perdu connaissance, l'extrémité de ses pattes était déjà gelée et il ne put être rappelé à la vie. Cette incroyable résistance durant plus d'une heure à un froid de — 92° montre quel puissant moyen de thérapeutique par les agents physiques nous possédons dans les froids intenses et quelle influence nous pouvons, par eux, exercer sur les processus chimiques de l'organisme.

La mort par le froid s'annonce d'ordinaire par l'affaiblissement de l'activité du cœur, l'abaissement de l'excitabilité de tous les organes, surtout du système nerveux. Elle est précédée de contractions violentes. La respiration artificielle pratiquée pendant l'agonie d'un animal refroidi peut empêcher la mort (Khorvat). Les recherches d'Ansiaux, sur le refroidissement des chiens, ont montré que la mort survenait par paralysie du cœur dès que la température rectale descendait à 22-24° ; la pression sanguine disparaît, la respiration continue encore quelques minutes. Jusqu'à la fin, la teneur gazeuse du sang ne subit aucune modification importante. L'autopsie de cadavres de sujets morts de froid fait constater des hémorrhagies punctiformes multiples de la muqueuse gastrique (Vichnewsky).

Les phénomènes généraux de dépression provoqués par le refroidissement ont leur source dans l'action directe du froid sur les tissus, et aussi, pour une part, dans les phénomènes d'auto-intoxication. Les expériences de François-Franck et de Carrière (1897) ont montré que l'infusion des tissus d'un animal, mort par refroidissement, est beaucoup plus toxique que l'infusion des tissus d'animaux ayant succombé à une mort naturelle.

La mort par le froid est fréquente pendant les guerres chez les soldats attachés aux services d'avant-postes, chez les sentinelles, etc. Plusieurs facteurs entrent en jeu dans son mécanisme : tout d'abord une déperdition considérable de calorique sous l'influence du froid extérieur et de l'évaporation causée par le vent ; ensuite la production de chaleur moindre par le fait d'une nourriture insuffisante et de l'épuisement général ; enfin une dernière cause joue un rôle d'une grande importance, l'arrêt des mouvements musculaires, le repos que recherchent les patients avec un appétit presque invincible et pendant lequel s'abaisse encore la production de chaleur.

Tous ces éléments interviennent dans les froidures qui frappent une masse d'individus. On les a observés dans l'armée de Charles XII, pendant sa campagne de Russie où en quelques jours près de 2.000 hommes succombèrent au froid ; dans l'armée française en 1812, pendant la retraite de Russie ; sur les soldats russes à Schipka pendant la guerre turco-russe de 1877, etc. Desgenettes a décrit chez les soldats de la Grande Armée le coup de froid qui brusquement les saisissait pendant la marche et les terrassait. L'œil devenait tout à coup hagard et immobile, les muscles se contracturaient, d'abord les sterno-mastoïdiens, ensuite les muscles du tronc, de l'abdomen, et les hommes tombaient à terre en proie à des convulsions cloniques ou toniques.

Les accidents provoqués par le froid intense sont si connus que les explorateurs des régions polaires ne choisissent pour matelots que des hommes très vigoureux, d'un embonpoint respectable et d'un appétit puissant.

C. — Hyperthermie, surchauffage.

L'élévation de la température de l'organisme peut être obtenue par deux moyens : l'hyperproduction de calorique ou l'amoindrissement de la déperdition, grâce à un chauffage direct dans un milieu dont la température dépasse celle du corps.

Un séjour de courte durée (dix minutes) dans un milieu sec chauffé à 60° amène chez l'homme une élévation de la température rectale d'un demi à un degré, en même temps que le pouls s'accélère jusqu'à 120-140 battements par minute.

Dans l'air chaud et humide ou dans un bain de vapeur, une chaleur bien plus faible suffit pour élever la température du corps et cette ascension toujours rapide s'accompagne de phénomènes très graves. Lorsque l'air chaud est saturé de vapeur d'eau ou encore lorsqu'un individu est plongé dans un bain à 37°, 38°, la température du corps s'élève encore vite (de un degré par heure), le pouls arrive à battre 160 par minute; on compte 40 respirations et plus ; l'abattement du sujet s'accompagne d'une sensation de gêne intra-thoracique, etc. Une immersion durable de l'homme dans un tel milieu devient menaçante pour la vie.

L'expérimentation sur l'homme se soumettant à un séjour prolongé dans un milieu surchauffé crée un danger qui se manifeste si rapidement, par des troubles psychiques, respiratoires et cardiaques, que l'étude ne peut en être poussée bien loin ; aussi les recherches ont-elles porté surtout sur les animaux, d'autant mieux que les observations cliniques faites sur le processus pathologique appelé *insolation* concordent parfaitement avec les données fournies par l'expérimentation.

Chez les animaux, l'hyperthermie a été étudiée en détail par de nombreux auteurs, au premier rang desquels se place, par la date et l'importance des découvertes, Cl. Bernard. Plus tard sont venus les travaux de Vallin, P. Bert, Ivachkevitch, Paschoutine, Nazaroff, Naumann, Litten, Rosenthal, Yde, Werhowski, Ch. Richet, Vincent et Rallière, Laveran, Regnard, etc. Dès 1871, Cl. Bernard énonçait comme conclusion, de ses expériences, les lois suivantes dont l'avenir a confirmé la justesse :

1° Les animaux ne peuvent survivre longtemps, quand ils sont plongés dans un milieu dont la température est plus élevée que celle de leur corps ;

2° La chaleur humide tue plus rapidement que la chaleur sèche ;

3° Les petits animaux périssent plus vite pendant le surchauffage que les animaux de grande taille ;

4° La mort d'un animal survient dès que la température de son corps dépasse de quatre à cinq ou six degrés le chiffre normal; les mammifères succombent lorsque leur température s'élève à 44°-45°, les oiseaux lorsqu'elle atteint 48°-50°. Les animaux à sang froid font exception. Les grenouilles peuvent supporter les oscillations thermiques les plus larges, notamment de 0 à 37°, et seule une température de 37 à 40° les tue. Les poissons succombent à l'hyperthermie lorsque l'eau dans laquelle ils nagent acquiert la température de 28° à 32° (Jolyet et Regnard).

Pour élever artificiellement la température du corps, point n'est besoin, comme le faisait Cl. Bernard, de rendre la température du milieu extérieur supérieure à celle de l'organisme. Le séjour d'un animal pendant quelques heures dans un milieu dont la température n'est que de quelques degrés inférieure à sa température normale, suffit pour amener la rétention de calorique et le surchauffage. Les lapins périssent au bout d'une heure et demie à deux heures si la température extérieure est de 34°-35°. Les chiens, dont la température normale est de 39°, sont plus résistants et ne périssent par hyperthermie qu'après un séjour d'une durée de trois à quatre heures dans une caisse chauffée à 37 ou 38°. Ce résultat expérimental, la mort par hyperthermie dans un milieu dont la température est inférieure à celle du corps, est d'apparence un peu paradoxale. Il s'explique toutefois parce qu'une différence de deux ou trois degrés entre la température normale du corps et celle de l'extérieur est insuffisante pour que la chaleur dégagée par le jeu des processus vitaux ait le temps de quitter l'organisme en quantité nécessaire pour assurer le maintien d'une température supportable. L'animal perd moins de calorique qu'il n'en produit, les appareils de régulation ne suffisent plus à leur tâche, et la chaleur s'emmagasine dans le corps, si l'expérience se prolonge.

L'animal (chien, lapin, cobaye, chat) placé dans un milieu dont la température est égale à la sienne ou en diffère de un à deux degrés en plus ou en moins, lutte d'abord contre l'hyperthermie. Les vaisseaux de la peau se dilatent, l'animal élimine de l'eau en abondance, et pendant les vingt ou trente premières minutes de l'expérience la température de son corps ne s'élève pas; on ne constate pas d'agitation, le pouls et la respiration gardent leur fréquence normale. C'est la période d'indifférence ; sa durée dépend de la taille de l'animal et surtout de la température du milieu extérieur; elle est d'autant plus courte que celle-ci est plus élevée et que le volume de l'animal est plus petit. Si la température de l'appareil est par exemple de 37°, la période d'indifférence est pour le chien d'une heure (Vincent).

Dès que l'animal cesse de lutter, c'est-à-dire que sa résistance contre le chauffage faiblit, la température de son corps s'élève progressivement jusqu'à la mort. Chez le chien la température monte de 38°, 5 à 39°, à 40°, à 41°, à 42°. L'animal est surexcité, crie, pleure, geint, hurle, exécute en un mot une série d'actes irréfléchis qui n'ont d'autre résultat que d'augmenter encore l'hyperthermie ; enfin apparaissent les convulsions. Les mouvements respiratoires s'accélèrent jusqu'à atteindre le chiffre colossal de 250 à 280 par minute et même davantage, car Ch. Richet a constaté chez un chien exposé au soleil, 300 respirations par minute. Ce savant donne à cette fréquence respiratoire le nom de polypnée hyperthermique. La courbe de cette dyspnée est extrêmement irrégulière, avec prédominance tantôt du type inspiratoire, tantôt du type expiratoire; elle s'accompagne de dicrotisme et polycrotisme. Voici quelques-unes de ces courbes empruntées à Vincent et qui donneront, mieux qu'une longue description, l'idée de ces mouvements respiratoires (fig. 81).

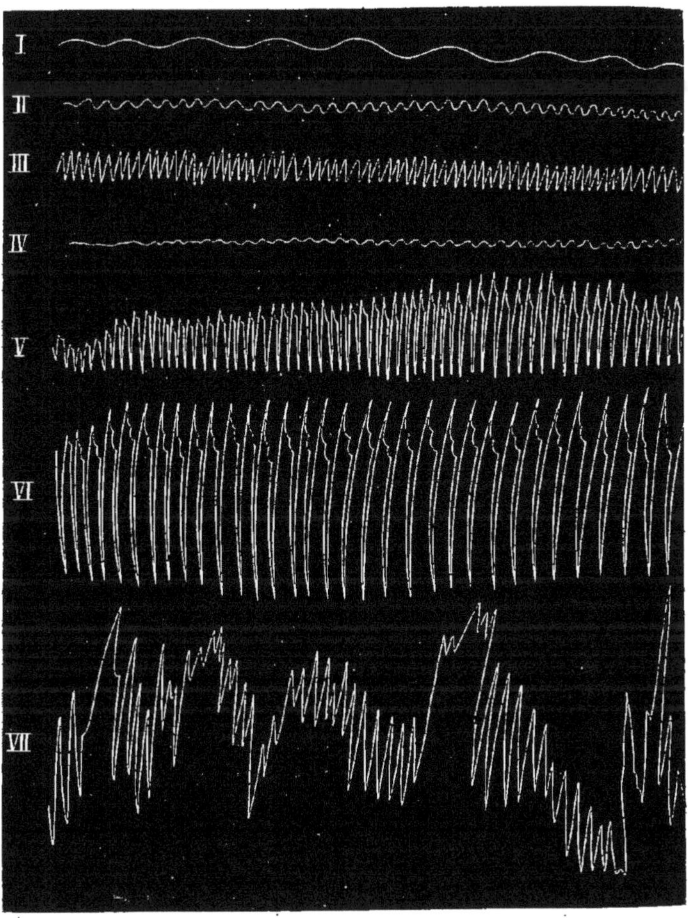

Fig. 81. — Courbes pneumographiques d'un chien placé dans une caisse chauffée à 38°. — I. Respiration normale. Température du chien 38°. Respiration 24 ; — II à VII. Fréquence de la respiration provoquée par l'hyperthermie ; — III. Une heure et demie après le début de l'expérience. Température 41°,3. Respiration 280 ; — IV. Syncope respiratoire ; — V. Type expiratoire (à gauche) qui devient (à droite) du dicrotisme respiratoire ; — VI. Polycrotisme expiratoire ; — VII. Polypnée très intense. (D'après Vincent.)

L'absorption d'oxygène augmente peu à peu ; à la température de 43°-44° (du corps) elle s'élève à un chiffre double de celui de l'état normal.

Le pouls s'accélère jusqu'à 130, 140 ; la salivation s'accroît, les muqueuses se congestionnent, la sensibilité générale et les réflexes s'exagèrent. D'une manière générale, toute cette période se caractérise par une hyperexcitabilité des fonctions respiratoires, sécrétoires, cardiaques et cérébro-spinales. Bientôt s'annonce la troisième et dernière période, celle de l'épuisement de la respiration et du coma qui se termine par la mort. Au fur et à mesure que la température monte jusqu'à 43°-44° et quelquefois même jusqu'à 45°, la respiration devient, de plus en plus, lente et faible; elle tombe au chiffre de vingt-quatre, quelques minutes avant la mort. L'absorption d'oxygène qui s'était accrue diminue sensiblement quinze à vingt minutes avant la mort. Le cœur continue ses battements 140, 150 fois par minute; une demi-heure avant la mort, ces derniers peuvent atteindre le chiffre de 250 par minute et même le dépasser; ils se suppriment brusquement au moment de la mort; le pouls est alors dicrote. L'accélération des contractions cardiaques de la grenouille soumise à l'action d'une température élevée, peut atteindre le chiffre de 120 par minute; ce phénomène s'observe quand on élève la température du corps de la grenouille jusqu'à 32° C. (Flatoff).

L'accélération des battements cardiaques se montre encore plus rapide quand on fait passer dans le cœur préalablement extirpé du corps un courant de sang porté à une température plus élevée que la normale (Newell-Martin, Langendorf, Nawrocki). L'accélération de l'activité du cœur isolé du corps et soumis à une circulation artificielle de sang chauffé à 45°, 46° C., atteignait, dans les expériences de Nawrocki, le chiffre de 312 battements par minute.

La pression sanguine ne commence à diminuer que quelques instants avant la mort. L'animal devient de plus en plus affaissé, apathique; il est secoué par intervalles de convulsions toniques générales, ou de mouvements convulsifs isolés des extrémités. Le coma finit par éteindre ces excitations motrices, l'anesthésie et l'analgésie s'installent, les réflexes, le cornéen excepté, disparaissent, les pupilles se dilatent, les muqueuses rougissent et se dessèchent, la respiration s'arrête avant le cœur. Pendant le coma précurseur de la mort, on observe très souvent des convulsions violentes. Quand l'animal a succombé, la température se maintient sans modifications et s'élève même parfois encore. La rigidité cadavérique survient brusquement dès que la vie a cessé, bien que d'ordinaire elle ne s'installe qu'une demi-heure après la mort. Elle frappe d'abord le ventricule gauche et les muscles thoraciques.

L'analyse des courbes de la température, du pouls et de la respiration, prises sur un animal soumis à l'hyperthermie, montre que dans le premier et le deuxième stade, c'est-à-dire au début de l'hyperthermie, l'élévation de la température, l'accélération de la respiration et la vitesse du pouls marchent de pair. Dans la troisième période, la courbe des mouvements respiratoires n'est plus calquée sur celle de la température et, pendant que le chiffre thermique du corps continue à croître parallèlement à l'accélération des battements du cœur, le centre respiratoire s'épuise, la respiration se ralentit progressivement jusqu'à l'arrêt complet, le cœur continuant à battre.

Si l'on interrompt l'expérience et qu'on retire l'animal de l'appareil

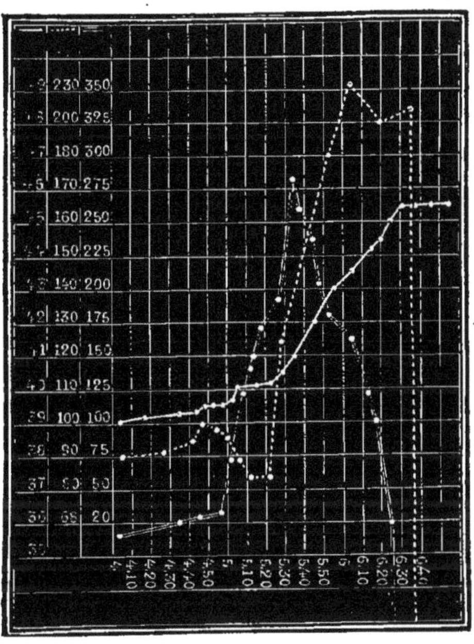

Fig. 82. — Courbes de la température (ligne simple), de la respiration (ligne double), du pouls (ligne brisée) d'un chien placé dans une caisse chauffée à 39° et bien ventilée. La mort est survenue deux heures et demie après le début de l'expérience. La température de l'animal marquait à ce moment 45°,5.

d'échauffement, on peut éviter la mort, à la condition que la température du chien n'ait pas dépassé 43 à 44°. Dans les expériences de Rallière qui provoquait l'hyperthermie par l'électrisation de l'animal avec un courant d'induction, le chien pouvait supporter la température du corps de 45° pendant cinq à huit minutes, celle de 44° pendant dix-sept minutes, celle de 43° pendant trente-cinq à soixante-dix minutes, celle de 42° pendant deux heures et demie et au delà. L'expérience interrompue, les animaux survivants se rétablissent très vite ; la température du corps reste pendant quelque temps au-dessous de la normale et l'hypothermie persiste pendant les premières vingt-quatre heures. La seule altération anatomique visible à l'œil nu consiste en de petites hémorrhagies intestinales. Si l'expérience dure longtemps (pendant plusieurs jours à la température de 36°, 37°, 38°), l'animal maigrit et les organes sont frappés d'une dégénérescence graisseuse de leur parenchyme. Le danger de l'hyperthermie réside et dans son intensité et dans sa durée. L'hyperthermie, qui n'est pas nécessairement mortelle (42°, 43°), peut entraîner la mort, si elle est suffisamment prolongée; comme aussi des températures considérées comme absolument mortelles (44°, 45° et même 46°), permettent la survie pourvu qu'elles soient d'une courte durée et que le refroidissement, après l'expérience, intervienne rapidement.

Un fait intéressant a été signalé par Ch. Richet, Rallière, Langlois, etc. L'emploi du chloral pendant l'hyperthermie précipite l'issue fatale et aggrave le danger de températures (41°, 42°, 43°), qui, sans l'influence de ce soporifique, seraient supportées par les animaux. Sous l'influence du chloral, administré pendant l'hyperthermie, survient d'abord un soulagement apparent, mais bientôt apparaissent les phénomènes d'excitation (convulsions) et la mort arrive dans le coma, précédée de phénomènes hypothermiques.

Le chloral et beaucoup d'autres poisons (cocaïne, strychnine, atropine, etc.) provoquent une intoxication, chez les animaux surchauffés, à des doses bien inférieures à celles qui sont tolérées sans inconvénient par des animaux sains. Il y a dans cette constatation une notion dont la thérapeutique des maladies fébriles peut tirer d'utiles enseignements, car le coefficient de faiblesse fourni par l'hyperthermie est encore multiplié chez les patients par la dépression nerveuse résultant de l'intoxication microbienne.

La mort par l'hyperthermie était attribuée, par Cl. Bernard, à l'arrêt du cœur, arrêt provoqué par la coagulation de la myosine du muscle cardiaque. Litten, opérant sur les cobayes, invoque, dans la mort par hyperthermie, l'action de la dégénérescence graisseuse du cœur, du foie, du diaphragme et des autres organes. Cl. Bernard avait fondé sa théorie pathogénique de la mort par hyperthermie sur les expériences de Kuhne qui pouvait extraire des muscles la myosine coagulable à 36°, 40°, 45° suivant les animaux (chez les grenouilles, à 36°). Ces données expérimentales ne constituent pas cependant une preuve décisive; la myosine, en effet, dans l'organisme vivant, se présente dans des conditions différentes de celles qu'on observe *in vitro*. Les recherches de Halliburton ont montré que la partie principale de l'albumine des muscles, le paramyosinogène se coagule seulement à 47°-50°. La constatation de Cl. Bernard, trouvant, à l'autopsie des animaux, le muscle cardiaque complètement rigide et comme coagulé, provenait des conditions expérimentales dans lesquelles il s'était placé. Les animaux étaient maintenus dans une caisse dont la température s'élevait à 80°. Dans les expériences faites avec une température du milieu extérieur égale à la température normale du corps ou la dépassant de un à deux degrés, l'autopsie ne révèle pas de rigidité du muscle cardiaque (Mathieu, Vallin, Vincent, Morrigia). Les observations de E. Coyon, d'Aristoff, de Morrigia, de Geibel et de beaucoup d'autres ont montré que si l'on porte le cœur d'une grenouille à 41° et même au-dessus, l'hyperthermie n'arrête pas les contractions, ne détermine pas la coagulation de la myosine. Après le refroidissement, ce cœur réagit à l'excitation électrique (Laveran, Ide, etc.). Le cœur du chien, chauffé jusqu'à 45° et même jusqu'à 49°, arrêté par suite de l'hyperthermie, commence à se contracter de nouveau quand on y fait passer un courant de sang frais ou qu'on le refroidit un peu (Laveran, Ide, etc.). Pour que les muscles de la grenouille deviennent rigides, il faut élever la température jusqu'à 40°-45° (Morrigia). Le cœur de la grenouille ne peut pas supporter une température extérieure dépassant 50°. Dans l'air humide à 36°-38°, la grenouille périt au bout d'un quart d'heure. Le cœur de chien, chauffé à 49°-50°, ne peut être ramené à la vie (Ide), probablement, dans ce cas, par le fait de la coagulation de la myosine.

La mort par hyperthermie qui survient après l'élévation de la température du corps de l'animal homéotherme à 42°-43°, n'est donc attribuable ni à l'arrêt du cœur ni à la coagulation de sa myosine, mais peut-être à la suppression de la respiration, laquelle se montre d'ordinaire un quart à une demi-minute avant l'arrêt du cœur. Les expériences de Vincent sont favorables à cette hypothèse. D'autre part, le chauffage de l'animal donne naissance, par son propre fait, à diverses substances toxiques qui se forment dans l'organisme sous l'action d'une haute température. Les phénomènes nerveux rappellent de très près le tableau clinique des symptômes de l'urémie. Vincent a prouvé expérimentalement la présence réelle de substances toxiques dans différents organes (bulbe, cerveau, sang, foie, etc.) d'animaux tués par l'hyperthermie. Les infusions de ces organes injectées aux animaux ont provoqué des troubles nerveux (convulsions, coma, etc.) comparables à ceux que l'on observe dans l'hyperthermie et dans l'urémie, tandis que les mêmes préparations faites avec les organes d'animaux normaux n'ont révélé rien d'analogue.

Jolyet et Blarez ont retiré des muscles de chiens tués par hyperthermie des substances toxiques, analogues aux ptomaïnes. La confirmation de cette découverte appuierait la théorie de Vincent sur le rôle essentiel de l'auto-intoxication dans la mort par hyperthermie. Il résulte des recherches de ce savant que dans l'hyperthermie provoquée par une élévation thermique ambiante relativement peu élevée (38°-39°) le centre respiratoire et d'une manière plus générale les centres bulbo-protubérantiels se paralysent les premiers. La question de savoir dans quelle mesure la rétention des produits des échanges et l'action de la température élevée du sang sur le protoplasma des cellules nerveuses déterminent cette paralysie, reste encore sans réponse. Vincent prétend qu'il n'a constaté aucune altération anatomo-pathologique du système nerveux central, à l'exception des phénomènes d'hyperémie dans le bulbe et les méninges et quelquefois de leur inflammation, qu'il n'a même pas reconnu l'existence de lésions dégénératives dans les tissus des animaux morts par hyperthermie. Il faut remarquer que ces affirmations ne constituent pas des preuves décisives, parce que la technique histologique employée par l'auteur ne permet pas de déceler les fines altérations des tissus. Les recherches récentes de Goldscheider, de Marinesco, etc., ont signalé la chromatolyse des granulations de Nissl dans les cellules nerveuses des animaux surchauffés.

Nutrition dans l'hyperthermie. — On pouvait supposer depuis longtemps, par les modifications que produisent les bains dans l'organisme humain, que l'hyperthermie s'accompagnait d'une exagération de l'activité des échanges et surtout des échanges gazeux. Les recherches entreprises à l'aide des méthodes précises de mensuration et d'analyse, ont confirmé le bien fondé de ces hypothèses.

En ce qui concerne les métamorphoses des substances azotées, Bartels, en 1864, avait déjà noté l'augmentation notable de l'urée éliminée, sous l'influence des bains chauds; le même résultat a été obtenu par Naunyn dans ses expériences sur le chien : un bain, qui faisait monter la température du corps à 42°, élevait le taux d'urée excrétée de 6 gr. 90, 7 gr. 30 à 9 gr. 76. Ces expériences prêtent sans doute le flanc à la critique; les analyses ne portent que sur l'urée seule et ne tiennent aucun compte de la quantité d'aliments ingérés. Cependant, même en variant le dispositif expérimental et en le rendant plus précis, Schleich, Frey, Heilligenthal, Krieshaber, Burckardt, Kostiurine, etc., ont abouti à des résultats analogues, c'est-à-dire à la constatation d'une augmentation de la quantité d'urée éliminée, d'une accélération dans la métamorphose azotée sous l'influence du surchauffage.

Les résultats contraires, obtenus vers 1860 par Kaupp et Senator ont reçu une confirmation des faits nouveaux apportés par Koch et plus récemment par Simonowski. Ce dernier auteur a étudié les échanges d'azote dans le surchauffage artificiel et il a basé ses conclusions sur des chiffres envisageant l'azote total. Il conclut à une diminution du taux de l'azote éliminé. Il est à remarquer toutefois que ses expériences de surchauffage (séjour dans un bain chaud) n'ont eu qu'une faible durée (une à deux heures). Les recherches de contrôle ont établi que, si la quantité d'azote éliminée n'augmentait pas le jour même du chauffage, son accroissement était constant le second, le troisième, le quatrième et même le cinquième jour suivants, et qu'en même temps le poids du corps de l'animal en expérience s'abaissait. La raison de ce fait doit être la suivante : les matériaux de l'albumine dédoublée sous l'influence de la chaleur, exigent un certain temps pour passer à l'état soluble et s'éliminer par les urines.

Notons aussi que dans l'hyperthermie cérébrale (par lésion de certaines zones cérébrales) Sachs, Aronsohn, Girard ont constaté une exagération de la métamorphose azotée. Dès lors on aboutit à cette conclusion que sous l'influence de l'hyperthermie les transformations des substances albuminoïdes s'exagèrent.

L'étude des échanges gazeux nous amène au même résultat. Les recherches de Quinquaud touchant l'influence des bains tièdes sur l'échange des gaz montrent que l'absorption d'oxygène et l'élimination de l'acide carbonique sont en rapport avec les degrés d'hyperthermie organique. Tant que la température centrale ne dépasse pas 42-43° (chez le lapin et le chien) l'absorption de l'oxygène et l'élimination de l'acide carbonique sont plus grandes qu'à l'état normal; à une température supérieure à 43°, l'échange des gaz commence à baisser. Les expériences d'Ackermann, de Gottstein, de Gad et Mertchinsky étudiant la respiration d'animaux dans les carotides desquels circule du sang surchauffé, démontrent que l'hyperthermie de l'encéphale provoque l'accélération de la respiration et, d'une manière générale, l'apparition de mouvements dyspnéiques d'origine bulbaire.

Anatomie pathologique. — La plupart des auteurs qui ont fait des recherches sur ce sujet (Ivaschkevitch, Baumler, Nazaroff, Litten, Liebermeister, Kostiurine, Wickkam Legg, Werkhovsky, etc.) ont signalé la dégénérescence granulo-graisseuse du parenchyme des glandes et des muscles et ont attribué cette lésion à l'action propre de l'élévation de la température. Nul n'a pu obtenir par la simple hyperthermie la dégénérescence cireuse des muscles, si fréquente dans les fièvres infectieuses.

Morrigia a soumis les nerfs d'une grenouille vivante à l'action d'une température atteignant 50°, température mortelle pour l'animal, sans pouvoir provoquer dans ces nerfs une altération visible au microscope. Cette constatation montre, entre autres choses, que les muscles meurent avant les nerfs. Il faudrait, cependant, que la question des modifications morphologiques des tissus sous l'influence de la chaleur soit soumise à l'enquête de la technique histologique actuelle, avant d'ajouter foi aux résultats négatifs. Dans l'appréciation des modifications causées par l'hyperthermie sur les tissus vivants, il importe de tenir compte de l'espèce animale mise en expérience, et la circonspection s'impose dans l'application à l'homme des résultats obtenus dans la série zoologique. Maurel (1890) s'est occupé de la résistance des leucocytes de l'homme et des animaux à l'action d'une haute température. Il a vu que les globules blancs du sang humain périssent instantanément lorsque la température dépasse 46°-46°5 ; la limite est de 50°-51° pour les leucocytes du chien ; pour ceux du lapin 48°-49° ; pour le pigeon et la poule 50°-51° ; pour le lézard 42°-43° et la grenouille 40°. La différence s'accuse suivant les hauteurs diverses de la température des animaux mis en expérience. Au-dessous du chiffre thermique mortel, les leucocytes présentent des mouvements amiboïdes très actifs, et leur activité se manifeste dès qu'on approche d'un chiffre voisin de celui de la température centrale de l'animal en question.

D'après les observations de Rovighi, le surchauffage d'un lapin, prolongé pendant deux à trois heures et aboutissant à créer une hyperthermie de 42° à 42°,6, provoque une hyperleucocytose très prononcée.

Les recherches plus récentes de Verkhovsky indiquent une augmentation du nombre des polynucléaires et une diminution de celui des globules rouges et du taux de l'hémoglobine. La rate, le foie et d'autres organes présentent alors une surcharge pigmentaire, résidu de la destruction globulaire (hémosidérine).

Le coup de chaleur, l'insolation se rattachent directement à l'hyperthermie. Pour que cet accident éclate, point n'est besoin que la victime, homme ou animal, soit exposée directement à l'action des rayons solaires. Dans les pays tropicaux, les individus, surtout les nouveaux arrivants, subissent des coups de chaleur dans des baraquements, sur des navires, dans des mines, où la température, même nocturne, est très élevée. La sécheresse de l'air est un préservatif par le fait même de la réfrigération que cause l'évaporation sudorale.

L'étude expérimentale de l'action des rayons solaires (Walter, Vallin, Ch. Richet, Rosenthal, Vincent, Laveran, Regnard, etc.) a montré que les accidents survenus chez les animaux soumis à l'expérience relevaient pour la plupart de l'hyperthermie. La température s'élève à 41°, 42°, 43° et plus et les phénomènes se déroulent dans le même ordre que chez les animaux maintenus dans une caisse remplie d'air surchauffé. Chez l'homme et chez l'animal qui succombent sous le coup d'une insolation, on constate une induration ligneuse du myocarde. On sait aujourd'hui que cette modification anatomique résulte d'une rigidité cadavérique brusque et non point d'une coagulation de la myosine survenue pendant la vie.

Les accidents imputables au coup de chaleur n'offrent pas tous le même tableau symptomatique. Héricourt a décrit quelques-unes des formes principales de l'insolation qu'il a observées dans l'armée. Le coup de soleil (simple érythème cutané accompagné de démangeaisons insignifiantes) doit être séparé du véritable coup de chaleur ou insolation que nous étudions ici. Dans les régiments en marche, ou en station, exposés à la chaleur et à la fatigue, l'insolation frappe les patients sous deux formes principales : dans l'une, le visage est turgescent, violacé ; dans l'autre, il est d'une pâleur livide, d'où la désignation pittoresque (les bleus et les blancs) imposée à ces malades.

La première forme s'observe dans les pays tempérés après une marche pénible, par une température relativement peu élevée (25° environ) mais pendant un temps orageux. Le visage des soldats atteints se congestionne, se couvre de sueurs. Une douleur constrictive de l'œsophage accompagnée d'une soif vive, des vertiges, de la céphalalgie, des éblouissements surviennent. Les patients n'accusent pas d'envie d'uriner. L'examen montre que leur connaissance est abolie à des degrés divers ; la respiration est lente, les pupilles dilatées, la peau visqueuse, le pouls petit et irrégulier. Parfois on constate un peu d'écume à la bouche. En l'absence de tout secours, la mort peut survenir dans le coma.

La seconde forme symptomatique du coup de chaleur (insolation blanche) se montre quand la température est très élevée (30° à 36°), que l'espace est ensoleillé et l'atmosphère lumineuse. Les hommes qui, tout à l'heure, avaient le visage vultueux et baigné de sueur, pâlissent. La peau s'assèche, les patients éprouvent une vive anxiété précordiale, et des envies fréquentes d'uriner. Un repos à l'ombre peut dissiper ces accidents. Mais si l'action du soleil persiste, la face prend une teinte livide, la peau devient brûlante, les pupilles se contractent et tout à coup, la tête en avant, l'homme s'abat sur la route. Des vomissements se produisent ou des convulsions qui ont un pronostic grave. La cause est évidemment l'hyperthermie, car, dans les minutes qui précèdent l'accident, la température des patients s'élève à 42° et même 44°. On voit des phénomènes semblables faire leur apparition sous la tente et dans les chaufferies des bateaux à vapeur.

Parfois la radiation solaire directe peut provoquer des psychoses avec troubles de l'intelligence plus ou moins prononcés, une tendance au suicide, qu'on connaît dans certains pays sous le nom d'hallucinations du désert. Laveran relate dans son Traité des maladies et épidémies des armées, que dans la brigade du maréchal Bugeaud, pendant son expédition de 1838 dans l'Oranais, deux cents malades, frappés d'insolation, avaient fourni onze cas de suicides. Les troubles nerveux et psychiques de cette origine dépendent moins de l'excès de la température corporelle que de l'hyperémie méningée, de l'œdème du cerveau et des lésions atrophiques des cellules nerveuses et des fibres de l'écorce. Dans un cas, Cramer a constaté une lésion très rapprochée de celle qui caractérise la paralysie générale et la démence secondaire.

L'insolation n'a pas toujours une issue fatale et rapide ; parfois elle n'aboutit qu'à créer un affaiblissement progressif des facultés intellectuelles et la démence ; la mort est alors tardive et survient au bout de quelques semaines ou de quelques mois. Au point de vue de son mécanisme, la mort par insolation relève de la paralysie des centres respiratoires.

Les indigènes des pays tropicaux supportent mieux la chaleur et sont plus rarement frappés d'insolation que les Européens ; il y a à cela une explication puisée dans les mensurations calorimétriques comparées de Glogner. Ses recherches, portant sur vingt Malais et vingt Européens, lui ont montré que la peau des premiers rayonne plus de calorique que celle des seconds ; un centimètre carré de la peau d'un Malais donne, en trente minutes, 10,5 unités de chaleur, tandis que un centimètre carré de la peau d'un Européen n'en dégage que 8,7 dans le même temps. Cette différence tient à l'adaptation ancestrale des propriétés physiologiques de la peau à une température élevée ; elle tient surtout à la différence de structure du derme et à la présence du pigment.

En dehors du chauffage artificiel, l'hyperthermie pathologique, non fébrile, prend naissance dans les cas suivants :

a) A la suite d'un travail musculaire exagéré, lorsque, la production de chaleur étant excessive, la thermo-régulation automatique a subi une altération, et que la perte cutanée est insuffisante. Des faits de cette nature s'observent dans le tétanos, l'épilepsie, l'empoisonnement par la strychine, la cocaïne, etc.. Les températures les plus élevées se montrent dans le tétanos où elles peuvent atteindre 43°, 44°,5. L'injection à un animal (cobaye) de toxine tétanique ne provoque l'hyperthermie qu'à la suite des contractions musculaires violentes. Après l'injection la surproduction de chaleur demande une dizaine d'heures pour se manifester (d'Arsonval et Charrin).

b) A la suite de diverses lésions (piqûre des centres caloriques) de la moelle et du cerveau (hyperthermies nerveuses). Elle est très appréciable quand on irrite chez le lapin certains points du corps strié (Ch. Richet, Aronsohn, Gottlieb, Sachs, etc.)

c) Dans tous les cas de soustraction abondante de liquide par la voie sanguine ou par le canal intestinal. Signalé depuis longtemps, ce fait a été confirmé par les expériences de Mosso, sur les chiens soumis à une saignée qui les prive de la moitié ou des deux cinquièmes de leur sang. La température s'élève très rapidement ; quelques heures suffisent pour amener une hyperthermie persistant plusieurs jours. Cette élévation thermique, désignée depuis longtemps sous le nom de fièvre de saignée (*Aderlassfieber* des Allemands), ne représente qu'une hyperthermie pure et non pas une vraie fièvre.

A ce même groupe d'hyperthermies se rattachent encore les élévations de température qui surviennent chez les hommes et les animaux soumis au régime sec et chez ceux qui ne peuvent étancher leur soif après avoir absorbé des aliments salés.

Ivanchine a constaté, chez le chien, que la température s'élevait de un degré et plus une heure après un repas précédé d'un jeûne de vingt-quatre heures, et composé d'un kilogramme de salaison. Comme celle qui résulte d'une saignée ou d'une diarrhée abondante, cette hyperthermie est due à l'épaississement du sang et à la diminution des exhalaisons pulmonaires et cutanées, sources de refroidissement organique. La cause essentielle est donc un abaissement du taux de l'émission calorique.

La question de l'hyperthermie provoquée par l'absorption de cocaïne est encore incomplètement résolue. Comme cet alcaloïde fait apparaître des convulsions musculaires, on est tenté de l'attribuer, ainsi qu'on le fait pour l'empoisonnement strychnique, à l'hyperproduction de chaleur. Tel est l'avis de Ch. Richet, basé sur des expériences directes. Mosso, qui a le premier attiré l'attention sur ce phénomène, affirme au contraire que l'hyperthermie cocaïnique s'observe même en cas d'immobilité de l'animal. Si cette opinion était confirmée, on aurait dans la cocaïne une substance hyperthermisante par action directe sur le système nerveux, agissant à la façon d'une piqûre des centres thermiques.

Pour l'étude expérimentale de l'hyperthermie, on a recours à divers procédés : *a*) on place l'animal dans un bain chaud ou dans une caisse dont l'air est chauffé, à température constante ; *b*) on expose au soleil un animal attaché ; *c*) on entoure l'animal d'enveloppes mauvaises conductrices de la chaleur (ouate, couvertures de laine) ; *d*) on l'électrise pendant plusieurs heures (courant induit), la contraction musculaire aboutissant à produire une quantité énorme de chaleur ; *e*) on introduit sous la peau des substances qui produisent des convulsions toniques ou cloniques. Dans l'espèce humaine, l'hyperthermie peut être étudiée chez des patients soumis à l'action du bain russe, des bains de boue et en général des bains chauds.

La réfrigération est obtenue par : *a*) l'immersion dans un bain froid ou dans la neige ; *b*) l'action sur la peau de l'acide carbonique liquide ; *c*) la section du tiers inférieur de la moelle cervicale ; *d*) la paralysie de tous les muscles striés (après curarisation et respiration artificielle) ; *e*) enfin l'absorption des substances hypothermisantes (quinine, antifébrine, antipyrine, salicyclate de soude, etc.), qui ont pour effet d'augmenter la déperdition de chaleur en provoquant la vasodilatation.

INDEX BIBLIOGRAPHIQUE

LAVOISIER : *Œuvres complètes.*, 1789, Paris. — SEGUIN et LAVOISIER : *Mémoire sur la transpiration des animaux* (Mémoire de l'Acad. des Sciences, 1790). — BRODIE : Bibliot. Britan., 1813, vol. 52 (première indication sur l'existence d'un centre thermogène). — W. EDWARDS : *De l'influence des agents physiques sur la vie*, Paris, 1824. — DULONG et DEPRETZ : An. de Chim. et de Phys., 1842. — LA CORBIÈRE : *Traité du froid*, Paris, 1839. — FAVRE et A. SILBERMANN : Annal. de Chim. et de Phys., vol. 39, 1852. — DUMERIL, DEMARQUAY et LECOINTE : *Des modifications de la température animale sous l'influence des médicaments*. Paris, 1855. — KERNIG : *Exp. Beitr. Kent. d. Wærmeregul. beim Menschen* Dorp., Diss., 1846. — LIEBERMEISTER : *Die Regulirung d. Wärmebil. bei den Thieren* (Deutsche Klinik n° 1 O, 1859) : — *Phys. Unters. üb. die quant. Verænderung der Wærmeproduction*, 1860-1867. — TCHECHIKHINE : Arch. f. Anat. und Phys., 1866. — FRANKLAND : Philosoph. Magaz., 1866. — GAVARRET : *De la chaleur produite par les êtres vivants*. Paris, 1855. — BROWN-SEQUARD : *Note sur les basses températures de quelques palmipèdes longipennes* (Journal de la Physiolog., Paris, 1858). — LA SAWE : *Le thermomètre au lit du malade*, 1866. — GAVARRET : *Sur les phénomènes physiques de la vie*, Paris, 1869. — NAUNYN und QUINCKE : Arch. du Bois-Reymond, 1869 (centre thermique). — SENATOR, Ibid. 1872-1874. — KLEBS und SAPALSKY : Würzb. Verh. 1872, III. — ROSENTHAL : *Wærmeregulir. bei warmbl. Thier*, 1872. — F. RIEGEL : *Zur Wærmeregulation* (Virch. Arch., 1874). — ROSENTHAL : *Einfluss des Grosshirns auf die Kœrperwærme*, Diss., Berlin, 1877. — JURGENSEN : *Die Kœrperwärme d. gesund. Menschen*, Leipzig, 1873. — CL. BERNARD : *Leçons. sur la chaleur animale*. Paris, 1876. — BECQUEREL et BRESCHET : *Expér. sur les temp. phys. et morale.* (Ann. des Sciences nat., 1875). — VULPIAN : *Leçons sur l'ap. vasomot.*, 1875. — LORAIN : *De la températ. du corps humain*, Paris, 1877. — SOLTMANN : Jahrb. f. kinder Heilkunde, 1887. Bd. IX. — ACKERMANN : *Die Wærme-regulation* (Deut. Arch. f. Klin. Med., 1866. — SAMUEL : *Ueb die Entsteh. d. Eigenw.*, Leipzig, 1876. — FICK : Pflüg. Arch., 1877, Bd. XVI (production de chaleur dans la contraction des muscles). — STOHMANN :

Journal f. prak. Chemie. Bd. XIX, 1879. — Dujardin-Beaumetz et Audigé : *Recherches sur la puissance toxique des alcools*, Paris, 1879. — Bekhtereff : *Examen clinique de la température dans les maladies mentales*, thèse de Saint-Pétersbourg, 1881. — Frédérick : *Températ. des animaux à sang froid* (Arch. de Biologie, 1873.) — François Frank : *Sueur, physiologie* (Dict. 1884). — Ch. Richet : *La température des mammifères et des oiseaux* (Rev. scientif., 1884). — Ch. Richet : *De l'influence des lésions du cerveau sur la température* (C. R., 1884). — Ch. Richet : *De l'influence de la température sur la respiration et la dyspnée thermique* (C. R., 1884). — Ch. Richet : *Influence du système nerveux sur la calorification* (C. R., 1885). — Botcharoff : *La métamorphose dans l'intoxication septique*, thèse de St-Pétersbourg, 1884. — Kostiourine : *Influence des lésions de la partie inférieure de la moelle sur la métamorphose dans l'organisme animal*, thèse de St-Pétersbourg, 1884. — Sadovigne : *La calorification dans l'urémie*, thèse de St-Pétersbourg, 1886. — Rumpf : *Wärmeregulation in d. Narkose und im Schlaf.* (Pflüg., 1884 Bd. XXXIII). — Mossé et Ducamp : *La température normale des vieillards* (Rev. S. M. 1886). — V. Pachoutine : *Mensuration des échanges gazeux chez les animaux.* Wratch, 1886. — V. Danilewsky : *Ueber die Wärmeprod. und Arbeitsleistung d. Menschen* (Pflüg. Arch. Bd.XXX), aussi Ibidem. Bd. XXXVI, 1885 : aussi *Erg. thermodyn. Unters. d. Muskeln* Wiesbaden, 1889. — Langlois : Journal de l'Anat. et Phys., 1887, n° 4 (Calorimétrie chez l'homme. — Joukovsky : *Production de chaleur et échange gazeux dans l'empoisonnement par les sels biliaires*, thèse de St-Pétersbourg, 1888. — Girard : Arch. de Phys., 1886, n° 10. 1888, n° 3 (détermination de la région de régulation de la chaleur. — Raudnitz : *Die Wærmeregul. b. d. Neugeborenen* (Zeit. f. Biol., 1887). — Kunkel : *Die Temperat. d. menschl. Haut.* (Ibid., 1888. Bd. XXV.) — O. Pospischil : *Calorimetr. Untersuch. bein Menschen* (Klin. Stud. von Winternitz, 1888, Heft III). — D'Arsonval : *Nouvelles recherches de calorimétrie animale*, 1888. — Hede Soto : *Die Wærmebildung beim Vogelembryo.* Diss, 1888. Iena (L'auteur a démontré la production autonome de chaleur par l'embryon en voie de croissance dans l'œuf). — Zuntz : *Ueb. die Wærme-regulation beim Menschen* (Arch. du Bois-Reymond, 1889). — Ch. Richet : *La chaleur animale*, 1889. Paris (dans cette monographie, tous les travaux antérieurs de l'auteur sont mentionnés). — J. Rosenthal : *Die Wärmeproduction der Thiere* (Centr. f. Biologie, 1889). — G. Tereg : *Die Lehre von der thierisch Wærme*, 1890, Berlin (monographie). — A. Lœroy : *Einfluss d. Abkühlung auf d. Gaswechsel* (Pflüg. Arch., 1889. Bd. XLI). — Rosenthal : *Physiol. calorimetr. Untersuchung* (Münch. med. Wochenschr., 1889. Bd. LIII). — W. Whrite : Lancet., 1889. — E. Maurel : *Recherches expérimentales sur les causes de l'exagération vespérale de la température normale* (Paris, Doin, 1889). — W. Pasteur : Ibidem. — J. Ott : *The thermo-polypnœic. centre and thermotaxis* (Jour. of. nerv. dis., 1889, XIV). — J. Luciani : *Das Hungern. Studien und Experimente am Menschen*, Leipzig, 1890. — Signalas (C.) : *Recherches expérimentales de calorimétrie animale* (Paris, Doin, 1890). — J. Rosenthal : *Versuche über Wærmeproduction bei Säugethieren* (Berl. kl. Wochen, 1891, n° 22). — Rubner : *Calorimetr. Methodik.* Marburg 1891. — Baculo : *Centri thermici* (Neurol. Central., 1891). — Berthelot : *Chaleur dégagée par l'action de l'oxygène sur le sang* (Ann. de chimie et de physiq., 1891). — Berthelot et André : *Chaleur de combustion des principes composés azotés contenus dans les êtres vivants et son rôle dans la production de la chaleur* (An. de chimie et de physiq., 1891). — Binet : *Sur une substance thermogène de l'urine* (C. R., 1891). — Bonnier : *Recherches sur la chaleur végétale* (An. des scienc. nat., 1893). — R. Dubois : *Influence du système nerveux central sur le mécanisme de la calorification chez les mammifères hibernants* (1893). — Ch. Richet : Travaux du laboratoire, 1893. — Cadiot et Roger : *Action du sang veineux sur la température animale*, 1894. — Ch. Richet : *Températures maxima observées chez l'homme*, 1894, S. B. — Roger : *Action des extraits de muscles, du sang artériel et de l'urine sur la température* (S. B., 1894). — C. Speck : *Physiol. d. mensch. Athmens.* Leipzig, 1892 (Capitel 14, *Ueber Wærmeregul. und Fieber*). — Rubner : Zeit. f. Biol., 1894. Bd. XII. — A. Likhatcheff : *Production de chaleur chez l'homme bien portant à l'état de repos relatif*, thèse de St-Péterbourg, 1894. — A. Chelmonsky : *Die Temperat. bei den Greisen* (Deut. Arch. f. kl. Med. Bd. LX, 1897). — I. Soetbeer : *Kœrperwærme der poikilotherm. Wirbelthiere.* Diss., Leipzig, 1897. — A. Stoudensky : *Comparaison de la quantité de chaleur évaluée d'après les échanges, avec la quantité de chaleur évaluée par la colorimétrie chez les animaux (chiens)*, thèse de St-Pétersbourg, 1897. — *Courbe de la production de calorique chez un chien en inanition* (Arch. de Podwyssotsky, 1897. t. IV). — Laulanie : *Mesure de la chaleur animale* (Arch. de Physiol., 1898). — A. Likhatcheff et A. Stoudinsky : *Fixation de la chaleur dans la rigidité cadavérique* (Arch. de Podwyssotsky, 1898). — G. HORMANN : Zeit. f. Biol., 1898. Bd. XXXVI (oscillations de la température journalière). — P. AVROROFF : *Épargne de l'énergie pendant l'inanition complète*, thèse, St.-Petersbourg. H. L. 1900.

Réfrigération (Hypothermie). — CHOSSAT : *Rech. exp. sur l'inanition* (Mém. d. l'acad. d. des Scienc., vol. VIII, 1843). — MAGENDIE : *Refroidissement des animaux* (Union méd. 1850). — WUNDERLICH : *Der Collaps. in fieberhaft. Krank.* (Arch. d. Heilk. 1861). — POUCHET : *Exp. sur la congel. des animaux* (Acad. des Scien., 1865). — A. WALTER : Centralb. f. med. Wissench. 1864-1865 ; Virch. Arch. Ad. 75. — CL. BERNARD : *La chaleur animale. — Les liquides de l'organisme.* — Rev. des cours scientifiques, 1891. Leçons de physiologie expérimentale, 1854. — GAVARRET : *Congélation* (Dict. Dech., 1876). — A. KHORVAT : *Refrigération des muscles striés de la grenouille*, th. d. Kieff, 1876 : Pflüg. Arch. Bd. XII. — GLASER : *Ueber abn. niedr. Kœrpertemper.* Diss. Bern., 1878. — CARL TEODOR : (Herzog). Zeitsch, f. Biolog., 1878. — PFLUGER : Arch. f. ges. Phys., 1876. — LASSAR : Virch. Arch., 1880. — CONTY et GUIMORAES : *Influence du froid prolongé* (S. Biol., 1893). — QUINQUAUD : *De l'influence du froid et de la chaleur.* (Jour. d'Anat. et d. Phys., 1887, nº 4). — QUINQUAUD : *De l'action du froid sur l'organisme animal vivant* (C. R., 1887). — DELSAUX : *Respiration des chauves-souris pendant leur sommeil hivernal* (Arch. de Biol. Vol. VII, 1887. La quantité de CO^2 éliminé par les poumons, s'abaisse et l'animal hibernant s'approche à ce point de vue des animaux à sang froid). — F. COLLY : *Abnorm. med. Körpertemperat.* Diss. Greiswald., 1888. — A. LŒWY : *Einfl. d. Abkuhl. auf. d. Gasweschel* (Pflüg. Arch. 1889. Bd. XLVI). — C. LORENTZEN : *Eine Temperatursteigerung bis 44°,9 und Ausgang in Genesung* (Centralb. f. kl. med., 1889). — CH. FÉRÉ : *Note sur quelques effets du froid chez l'homme* (Soc. Biol., 1889). — MOSSO : *Action du froid et du chaud sur les vaisseaux sanguins* (Arch. ital. de Biol., 1884. Bd. XII). — N. ZUNTZ : *Ueber die Warmeregularisation beim Menschen* (Arch. du Bois-Reymond, 1889). — KRIEGE : Virch. Arch., Bd. CXVI, 1889). — ANSIAUX : *La mort par le refroidissement*, 1889 (Bul. de l'Acad. de Belgique). — LANGLOIS : Sem. Med., 1891, nº 53. — ANSIAUX : *De l'influence de la température externe sur la production de chaleur sur les animaux à sang froid* (Arch. d. Biol. Van Beneden, 1891, t. XI). — SKORITCHENKO : *Dépression de la vie* (le vieux et le neuf sur l'hibernation), thèse de St-Pétersbourg, 1891. — N. OUSCHINSKY, Ziegler's Beiträge. Bd. XII, 1893 (*Action locale du froid*). — LACASSAGNE : *La mort par le froid* (Presse Med., 1896). — REGNARD : *Action des très basses températures sur les animaux aquatiques* (S. Biol. 1895). — R. DUBOIS : *Etudes sur la thermogenèse et le sommeil chez les mammifères ; Physiol. composée de la marmotte* (Ann. de l'Univ. de Lyon, 1896). — HODARA : Monatsheft f. prakt. Dermat., 1896. Bd. XXII (Act. locale du froid). — FR. FRANCK et CARRIERE : Acad. de Méd, 27 juil. 1897 (Autointoxication dans le refroidissement). S. ANITIN : *Der Tonus der Blutgefœsse bei Einwirkung d. Wœrme und Kœlte* (Ztsch. f. Biol., 1897. Bd. XXXV ; Recherche plessysmographique sur un membre supérieur touchant l'influence de l'augmentation brusque et graduelle de la température et du refroidissement de l'autre membre). — H. HOCHHAUS : *Gewebsverænd. nach lokal. Kœlteinwirk* (Virch. Arch. Bd. CLIV, 1898). — E. FUERST : *Verænd. d. Epith. durch. leichte Wœrme med. Kœlteinwirk* (Beitr. Ziegl. Bd. XXIV, 1898 ; format. des cellules géantes aux dépens des cellules épithéliales).

Surchauffage, hyperthermie. — DELAROCHE : *Expér. sur les effets qu'une forte chaleur produit sur l'écon. anim.*, th. de Paris, 1806. — CL. BERNARD : *Leçons sur la chaleur animale*, 1856. — E. CYON : Ber. d. Sæchs. Ges. d. Wiss., 1866. — ACKERMANN : Deuts. Arch. f. kl. Med., 1866. — OBERNIER : *Der Hitzschlag*, 1867. — A. WALTER : Med. Centralb., 1867. — F. IVASCHKEVITCH : *Altération du parench. des organes sous l'influence d'une haute température*, thèse de St-Pétersbourg, 1870. — LITTEN : Virch. Arch. Bd. LXX. — SCHREIBER : Pflüg. Arch., 1874. — V. PACHOUTINE : Verh. d. Ak. Wiss. Leipz. Bd. XV, 1873. — VALLIN : Arch. gén. d. Méd., 1870 ; Union Méd., 1880. — WICKAM LEGG : Trans. of the path. Soc. London, 1873. — DU CASTEL : *Des températures élevées dans les maladies*, thèse agrégation. Paris, 1875. — SAKOBOSCH : *Hitzschlag*, Berlin, 1879. — BURCKARDT : D. Med. W., 1871 (Echange des mat. dans le surchauffage). — MERSCHINSKY : *Wärme-Dyspn*, Diss. Würzburg, 1891. — NAZAROFF : *Influence sur l'organisme des oscillations artificielles de température de son corps*, thèse St-Pétersbourg, 1887. — S. KOSTIOURINE : *Influence d'une haute température sur les échanges de l'organisme animal* (Wratch, 1883).

Les bains russes et leur action sur l'organisme humain (Méjdoun. Klin) russe, 1883. — J. Ott : *Ueber d. Einfl. d. Nervensyst. auf. d. Kœrper temperatur* (Jour. of. Nerv. Dieseas, XI, 1884). — Aronsohn et Sachs : *Die Beziehungen d. Gehirnes z. Körperwärme und zum Fieber* (Pflüg. Arch. Bd. XXXVII, 1885). — Ostapenko : *Influence d'une température élevée sur le nombre d'hématies* (Wratch, 1882). — Kourinsky : *Influence des hautes températures sur les échanges de l'organisme animal* (Wratch, 1883). — I. Ivanschine : *Soif non fébrile comme cause d'élévation de la température de l'organisme animal*, thèse St-Pétersbourg, 1883. — Simanovsky : *Unters. üb. Stoffswech. unter Einfl. künstlich. erhœh. d. Körpertemper* (Jahresb. ub. Th. Chimie, 1885). — Girard : *Influence du cerveau sur la chaleur animale* (Arch. d. Phys., 1888, n° 3). — Vincent : *Recherches expérimentales sur l'hyperthermie*. Bordeaux, 1887-1888. — Garine : *Influence des bains d'air chaud sur l'échange d'azot. chez les néphrit.*, thèse 1887, St-Pétersbourg. — Ralliére : *L'hyperthermie...* Paris. 1888. — Glogner : Virch. Arch. Bd CXVI, 1889. — A. Charrin : *Sur les élévations therm. d'origine cellul.* Arch. d. Physiol., 1889, n° 4. — Morrigia : Moleschott's Untersuch. Bd. XIV, 1889-1891. — Vincent : *L'hyperthermie*, Paris, 1884. — Bartens : *Empl. strahlend Wærme auf. d. Entst. d. Geisterkrank* (All. Zeit. f. Psych. Bd. XXXIV). — Gotlieb : Arch. f. ed. Path. u. Pharm., 1890. Bd. XXVI (Technique de la piqûre thermogène). — Gronsdeff : *Echange de sels sous l'influence des bains* (Wratch, 1890, n° 9). — A. Cramer : *Faserschwund und Insolation* (Centr. f. Allg. Pat. 1890. Bd. I). — P. Richter : *Exper. Unters. uber Antipyres. und künstliche Hyperthermie* (Virch Arch. Bd. CXXIII, 1891). — E. Maurel : *Recherches expérimentales sur les leucocytes*, Paris, 1890-1891, for. I-III. — G. Witkowsky : *Zusammensetzung der Blutgaze d. Kaninchen bei der Temperaturerhöhung durch. d. Wærmestih.* Diss., Leipzig, 1891. — R. Oddi : (Arch. p. la Scienz. med. XIV, 1091). — Rosentaal : *Kalor. Unter. an Säugethier* (Cent. f. Biol., 1892, n° 4-6). — R. Platoff : *Ueber d. Einflus d. Temp. auf. d. Thætigk. d. Froch. Herz.* (Arch. f. exp. Path., 1892, Bd. 30). — M. Ide : *Wie erklært d. Stillst.. d. überwärmten Herzens* (Arch. f. Anat. Phys. Sup. Band. 1892). — Laveran et Regnard : *Recherches expérimentales sur la pathogénie du coup de chaleur* (Acad. de méd. 1894). — E. Tchlenoff : *De l'hypoleucocytose du sang* (Wratch, 1889, n° 9-10). — Werchowski : Ziegl. Beitr., 1895. Bd. XVIII (Modification des organes sous l'influence d'une température élevée). — Fr. Ott : Diss. München, 1895. — Newell-Martin : Physiol. Paper. Baltimore, 1895. *Temper. Limits of the Vitalite of the Mammal Heart.* — Langendorf : *Untersuch. am. überlebend. Säugethierherzen* (Arch. Pflüger's, 1895. Bd, LXI). — Boyer et Guinard : *Des brûlures. Etudes et recherches expérimentales* (Travail du laboratoire d'Arloing, 1895). — Nawrocki : *Einflus d. Temperatur auf d. Thätigk. d. Säugethierherz.* Diss. Rostvice, 1896. — V. Korolenko : *Altération du plexus solaire dans les brûlures*, thèse St-Péterbourg, 1897. — Thole : *Hyperthermie nach. Operacionen* (Mittheil Greuz-Gebiet, d. Med. et Chirurgie, 1898, Bd. III). — S. Tvorkovski : *Influence du surchauffage sur le sang.* St-Pétersbourg, 1900. — S. Predtechenski : *La métamorphose sous l'influence du surchauffage.* St-Pétersbourg, 1901. — A. Milles : *Der Hitzschlag auf Menschen*, Berlin, 1902. — E. Aronsohn : *Ort d. Wärmebildung in dem durch Gehirnschl. erzeugten Fieber.* (Virch. Arch., 1902, Bd. CLXIX). — Burton-Jannin et Champion : Lancet, 1903, mars (mensurations méthodiques de la température pendant le mouvement et le travail musculaire).

CHAPITRE II

FIÈVRE

Une hyperthermie rattachée à une origine toxique et accompagnée de troubles fonctionnels, constitue la fièvre. Cette définition implique donc la pluralité des causes du phénomène fébrile, et dans ces causes le rôle tout-puissant des maladies infectieuses. L'élévation de la température du corps au-dessus de la normale, symptôme principal de la fièvre, lui a valu dans l'antiquité les noms de Πυρεξις et de *febris* (*fervere*, avoir chaud). La définition de Galien qui n'a voulu viser que la symptomatologie est encore défendable (*febris et calor præter naturam*).

Dans la seconde moitié du XIXe siècle, les recherches physiologiques ont pénétré le secret des échanges dans le cours de la fièvre. Les notions ainsi acquises, jointes aux connaissances thermométriques et calorimétriques, ont permis d'aboutir à une définition précise. On sait aujourd'hui que l'hyperthermie fébrile est due à une rupture de l'équilibre entre la production et l'émission de la chaleur. Cette rupture est provoquée par une perturbation de la région nerveuse thermo-régulatrice, qui accroît la production de calorique et entrave sa déperdition. A l'état normal le niveau de la température est fixé à 37° ; cette fixité est maintenue à un chiffre plus élevé dans l'état fébrile (Liebermeister).

L'élévation thermique peut être le résultat, soit d'une hyperproduction de calorique, soit d'une diminution dans la quantité de chaleur perdue régulièrement. Deux théories ont été édifiées sur ces hypothèses contraires; l'une n'invoquant que le premier facteur et l'autre ne voulant considérer que le second. Les recherches multipliées ont mis fin à la dispute scientifique et montré que, dans toute fièvre d'une certaine durée, l'hyperthermie est engendrée par une double cause: la production exagérée de calorique, et surtout l'insuffisance de son émission. L'un ou l'autre de ces deux facteurs prédomine suivant les divers moments d'un même processus fébrile et aussi suivant les diverses variétés de pyrexies. Dans les fièvres de courte durée et, d'une façon générale, au début de toute fièvre, l'élévation thermique est due à l'arrêt de la perte du calorique, alors que sa production ne s'élève pas sensiblement au-dessus de la normale. Au contraire, dans les fièvres prolongées et dans celles où le travail musculaire est exagéré (tétanos), l'hyperthermogenèse apparaît. On en a la preuve dans l'augmentation de l'activité des échanges gazeux et dans l'accroissement du taux de l'azote éliminé. Ces faits ont été établis tout d'abord par Liebermeister et confirmés par les recherches de Pflüger, Colosanti, Leyden et Fränkel.

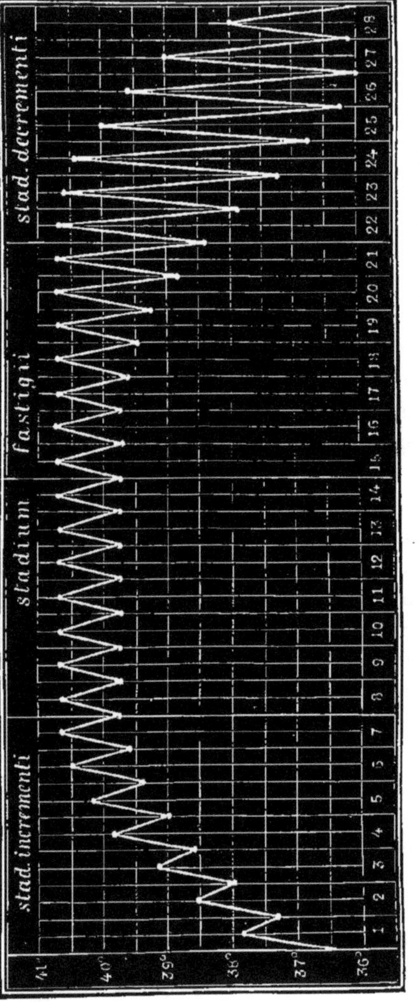

Fig. 83. — Schéma de la courbe de température d'un typhique, d'après Wunderlich.

Le symptôme le plus saillant de la fièvre est l'altération fonctionnelle de la calorification et de l'autorégulation thermique. Cette altération joue un rôle si important, qu'elle suffit d'ordinaire à faire porter le diagnostic de fièvre. Par un usage traditionnel, on identifie souvent, les idées de fièvre et d'hyperthermie, alors que l'augmentation de température ne représente en réalité qu'un des symptômes de l'intoxication générale qui constitue le processus fébrile. Les autres perturbations fonctionnelles que l'on observe dans la fièvre, sont, par ordre d'importance : *les modifications de la circulation, de la respiration, celles du système nerveux* et enfin *les troubles des fonctions digestives, sécrétoires et cutanées.* La fièvre agit donc sur tous les systèmes de l'organisme et leur imprime des modifications plus ou moins marquées ; le résultat est un trouble de la nutrition générale, l'amaigrissement, etc.

PERTURBATIONS THERMOGÉNÉTIQUES

Une élévation persistante de la température axillaire jusqu'à 38°, indépendante, bien entendu, de toute action des vêtements, de surmenage musculaire ou nerveux, constitue déjà un signe de fièvre.

On distingue plusieurs degrés de fièvre suivant la hauteur à laquelle s'est élevée la température. Tandis que l'on regarde comme normal le chiffre de 36°-37°,4 dans l'aisselle, on considère comme subfébrile la température s'élevant dans cette région à 37°,5-38°.

On regarde comme une fièvre légère celle de 38°,0-38°5 ; comme une fièvre modérée celle de 38°,5-39° ; comme une fièvre très vive celle de 39°-40°,6 ; comme une fièvre très grave et hyperpyrétique celle qui dépasse 41°. Le chiffre thermique de 42°,5-43° est exceptionnel et ne s'observe que pendant un court laps de temps, dans certaines maladies infectieuses (*fièvre recurrente, malaria, tétanos traumatique*). Les ascensions thermiques de 44° ou 45° ne se voient que dans le tétanos, elles sont le résultat du travail excessif de tous les groupes musculaires et se terminent par la mort. La règle énoncée par Cl. Bernard que les *animaux à sang chaud ne supportent pas un surchauffage qui élève la température de leur corps de 4 à 5° au-dessus de la normale*, se vérifie dans la pathologie humaine.

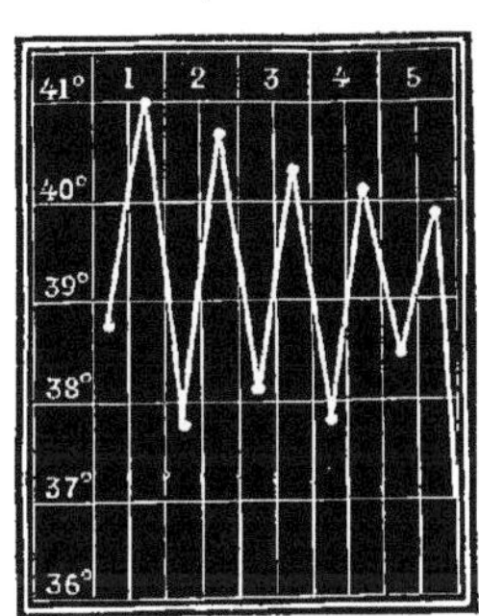

Fig. 84. — Stade de rémission dans la fièvre typhoïde. Les oscillations thermiques entre le matin et le soir atteignent et dépassent deux degrés.

A l'état fébrile comme à l'état normal, la température est sujette à des oscillations matutinales et vespérales ; la moyenne de la température fébrile est alors comprise entre les exaspérations du soir et les rémissions du matin. Parfois la température subit des inversions ; les rémissions sont vespérales et les exacerbations matutinales. Cette anomalie s'observe avec une fréquence relative dans le stade des oscillations décroissantes au cours de la *fièvre typhoïde*. Les pyrexies caractérisées par la régularité de leur courbe thermique, portent le nom de *fièvres typiques*, par opposition aux fièvres *atypiques*, dans lesquelles les oscillations sont dépourvues de toute régularité susceptible d'une prévision, et présentent des écarts désordonnés, plus ou moins inattendus.

On distingue trois espèces de fièvres régulières ou typiques : A. fièvre *éphémère*, B. *fièvre continue*, persistant un certain nombre de jours et C. fièvre *intermittente*.

A. La fièvre éphémère ou de courte durée se maintient de quelques heures à un ou deux jours; elle est généralement provoquée par des sensations douloureuses violentes, des inflammations peu graves, des

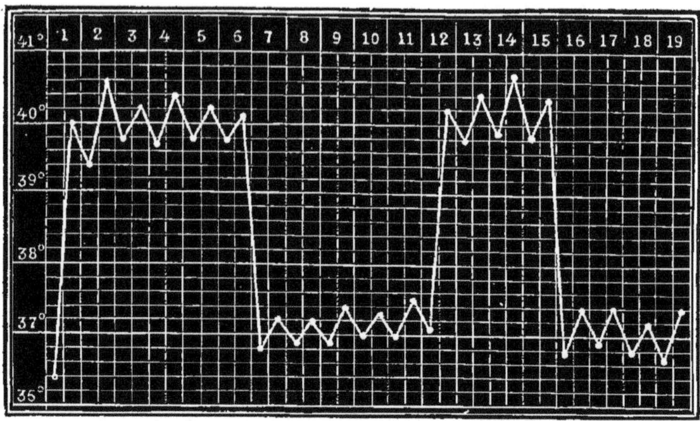

Fig. 85. — Courbe de température dans le typhus à rechute.

catarrhes séro-muqueux; elle s'observe principalement chez les personnes excitables, chez les enfants à l'époque de la dentition, etc..

Elle se rattache parfois à l'excitation réflexe de la zone corticale thermo-régulatrice, sous le coup d'une irritation des nerfs sensitifs et le plus

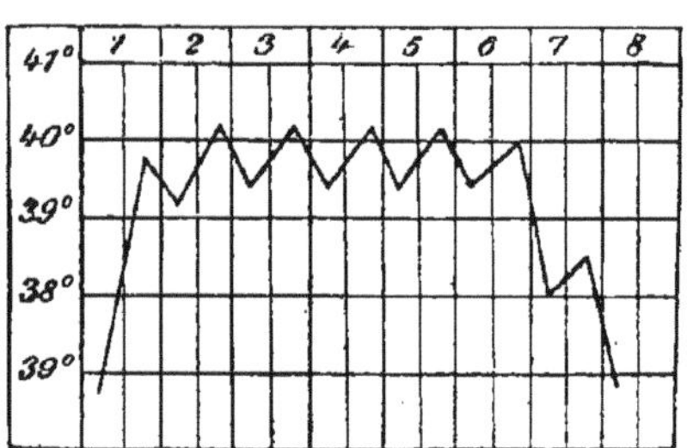

Fig. 86. — Courbe de pneumonie franche.

souvent à une auto-intoxication par résorption de diverses excrétions et sécrétions.

B. La fièvre continue dure plusieurs semaines et même plusieurs mois, avec de légères rémissions matinales et vespérales de un à deux degrés (fig. 83). Elle apparaît dans les processus inflammatoires graves (péritonite, pleurésie) et dans un grand nombre de maladies infectieuses (*fièvre typhoïde, typhus exanthématique, pneumonie, tuberculose, scarlatine, etc.*) L'élévation de la température peut alors atteindre 40° ou

41°, mais elle ne se maintient à cette hauteur que pendant quelques jours, dix, quinze, vingt jours. Les formes plus prolongées de fièvre continue évoluent d'ordinaire avec une température qui ne dépasse la normale que de un demi, un degré ou un degré et demi.

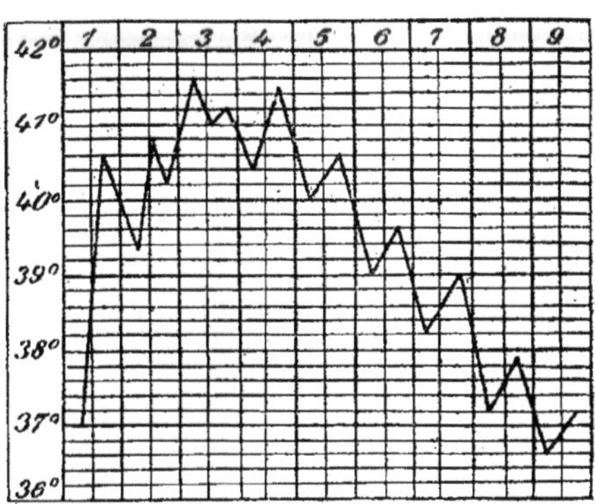

Fig. 87. — Courbe de scarlatine.

C. Le type intermittent de fièvre est caractérisé par des périodes apyrétiques d'une durée de un à plusieurs jours, séparées les unes des autres par des ascensions de courte durée ou accès fébriles désignés sous le nom de *paroxysmes* (παροξυνω, j'aggrave), qui se répètent à des

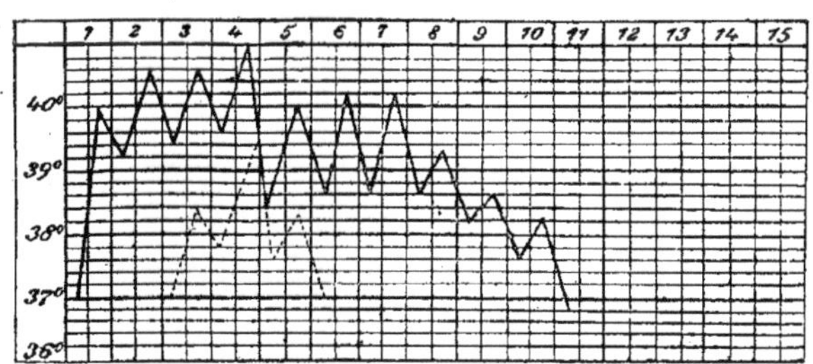

Fig. 88. — Courbe de variole.

intervalles à peu près réguliers. Cette variété d'hyperthermie s'observe surtout dans la *malaria*, dite encore fièvre intermittente et dans le *typhus récurrent ou fièvre récurrente* (fig. 85).

Dans la première de ces maladies l'accès fébrile peut se montrer tous les jours (type quotidien — fig. 89), tous les deux jours (fièvre tierce — fig. 90) tous les trois jours avec deux jours d'apyrexie (fièvre quarte — fig. 91). Dans la fièvre récurrente la période apyrétique s'étend sur quatre, cinq ou six jours, et peut même se manifester à ce moment par de l'hypothermie; la maladie se compose d'accès multiples, durant chacun de 4 à 6 jours.

Étude de la courbe thermique. — Lorsqu'on étudie l'évolution d'une

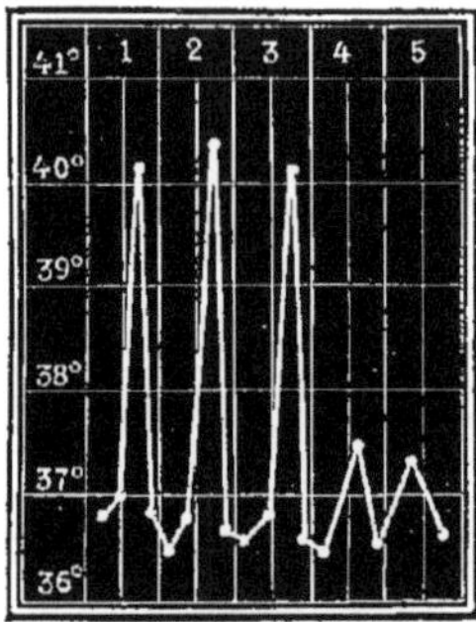

Fig. 89. — Courbe de fièvre paludéenne quotidienne.

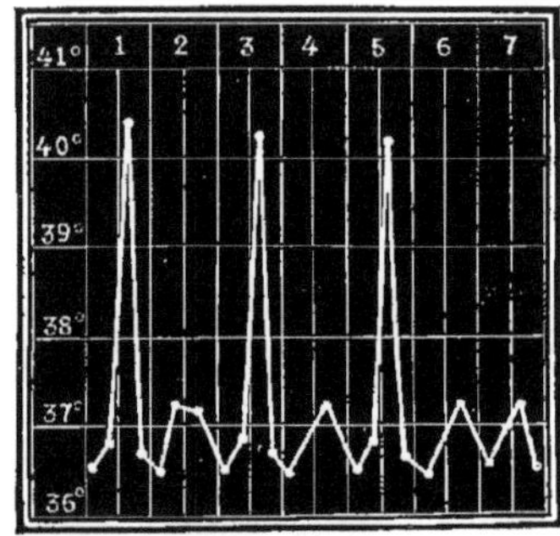

Fig. 90. — Courbe de fièvre paludéenne à type tierce.

courbe thermique quelconque, on y distingue facilement trois périodes, de durée variable suivant les maladies : période d'ascension, période d'état, période de défervescence, qui affectent jusqu'à un certain point des relations avec les étapes des processus anatomiques caractérisant chacune des espèces morbides.

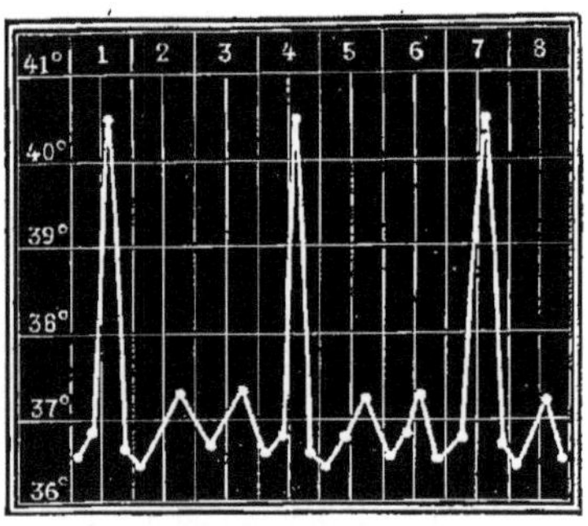

Fig. 91. — Courbe de fièvre paludéenne à type quarte.

La période initiale ou ascendante (pyrogénétique de Wunderlich) comprend la partie de la courbe où la température s'élève et poursuit son ascension. Elle s'étend du début de la fièvre jusqu'au moment où la température a atteint son niveau le plus élevé (acmé). Elle dure de une à deux heures jusqu'à plusieurs jours. L'ascension brusque et par conséquent de courte durée de la température est particulière aux accès isolés de la *malaria et du typhus récurrent*, *au typhus exanthématique*, *à la pneumonie*, *à la variole*, *à la scarlatine*, *à la peste*, *à la pyohémie*, *à la grippe*, *à l'érysipèle* (fig. 85, 86, 87, 88).

Une période d'ascension de longue durée, lente par conséquent, se prolongeant de 2 à 7 jours s'observe dans les *inflammations catarrhales du poumon*, dans les *inflammations des séreuses* (*péricardite*, *pleurésie*, *péritonite*) dans le *rhumatisme articulaire aigu* et surtout dans la *fièvre typhoïde*. La courbe de la fièvre typhoïde présente rarement la régularité que lui a assigné Wunderlich (fig. 83).

Les observations de Thomas, Griesinger, Liebermeister, Lorain, Jaccoud, Chantemesse, Borodouline, S. P. Botkine, Tchernaieff, Kildiouchevsky ont fourni des notions très exactes sur le cycle thermique.

Sur la marche de la température, Wunderlich avait émis quelques propositions qui s'appliquent à bon nombre de formes communes et

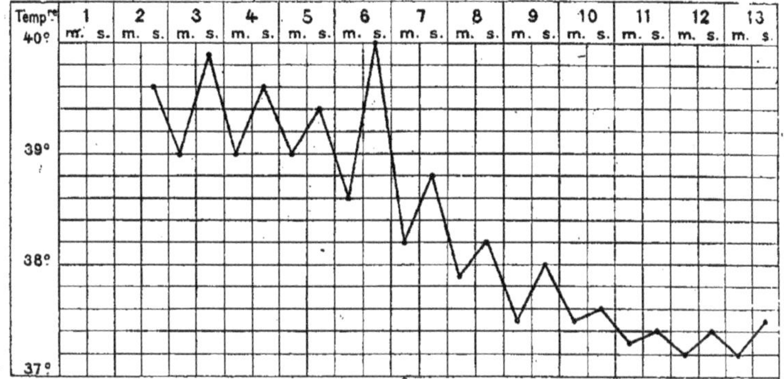

Fig. 92. — Courbe thermique d'une fièvre typhoïde abortive (Chantemesse).

auxquelles on a voulu accorder force de loi : *toute fièvre qui, dès le second jour, atteint 40°, n'est pas la fièvre typhoïde ; toute fièvre qui, le soir du quatrième jour, ne s'élève pas à 40°, n'est pas la fièvre typhoïde ; le maximum de température dans la fièvre typhoïde se montre d'abord le soir, quel que soit le jour de son apparition ; le septième jour de la fièvre typhoïde apparaît une rémission de la température qui ne s'abaisse jamais jusqu'à la normale ; la défervescence se fait par lysis.*

Il n'est aucune de ces propositions de Wunderlich qui ne puisse être inexacte. On observe des dothiénentéries sans fièvre ; des fièvres typhoïdes abortives qui, dès le second jour, provoquent une élévation thermique de 40° ; on note une température plus élevée le matin que le soir ; une rémission fébrile qui apparaît du cinquième au dixième jour et peut abaisser la température au chiffre normal (Jaccoud) ; enfin la défervescence est quelquefois brusque.

Plus courte est la période initiale, plus rapide est l'ascension de la température vers le chiffre de 39,5-40° et plus marqué aussi se montre le phénomène du *frisson*. Sensation subjective de froid cutané, le frisson s'accompagne souvent de secousses musculaires générales et même de claquement de dents. Il est occasionné par l'anémie de la peau, consécutive au spasme des artérioles dermiques, anémie à laquelle ne sont pas habituées les terminaisons nerveuses périphériques et qui, par l'abaissement intra-dermique de la température donne l'illusion d'une sensation de froid général.

Le mécanisme du frisson fébrile est analogue à celui du frisson dû au refroidissement. Dans la *fièvre* le spasme des vaisseaux cutanés est provoqué par l'excitation du centre vaso-moteur sous l'influence des substances pyrétogènes qui circulent dans le sang. Consécutif à l'action du froid extérieur le frisson est aussi un phénomène reflexe ; seulement ici l'excitation du centre vaso-moteur est partie des filets nerveux sensitifs de la peau exposés à l'injure du froid extérieur. Dans les deux cas, l'aboutissant ultime du frisson est l'exagération de la production de chaleur sous l'influence de la mise en mouvement d'une foule de groupes musculaires, dermiques et sous-dermiques. Plus le sang contient de matières pyrétogènes, plus violente et rapide est l'excitation subie par les vaso-moteurs cutanés, et plus saisissant apparaît le tableau du frisson.

Les maladies qui se caractérisent par une courte période d'ascension thermique débutent d'ordinaire par un frisson violent, tandis que, *celles dont la période initiale fébrile est longue ne se traduisent pas* d'habitude *par un frisson initial intense*. Cette règle constitue un des moyens importants de diagnostic de certaines maladies fébriles.

Nous avons vu que l'hyperthermie des maladies infectieuses était provoquée par le passage dans le sang de toxines qui actionnent la région nerveuse centrale thermo-régulatrice. C'est pour cela que *les maladies dans lesquelles l'élévation thermique est rapide, reconnaissent d'ordinaire pour cause, soit la présence de parasites vivants dans le sang même et mettant en liberté à un moment donné une forte dose de toxines*, soit encore *l'existence de parasites situés en dehors du torrent sanguin, mais capables d'éliminer d'un seul coup une grande quantité de poison*. Celui-ci passe rapidement dans le sang, à l'instar d'une solution toxique injectée sous la peau, et porte son action sur le système nerveux central. Les *maladies qui s'accompagnent d'une ascension thermique progressive et surtout irrégulière* tirent leur origine de l'existence de bactéries vivant dans les tissus en dehors du sang et n'y déversant leurs toxines que d'une manière graduelle. Ces conclusions découlent de beaucoup d'observations cliniques et expérimentales. Les maladies dont la fièvre présente une période d'ascension très courte (fièvre palustre, fièvre récurrente, typhus exanthématique) sont dues à des parasites du sang.

On a pu constater dans la malaria que chaque ascension thermique correspondait au maximum de multiplication intra-sanguine du parasite. Les maladies à ascension thermique lente (*diphtérie*, *fièvre typhoïde*, *tuberculose*, etc.) sont provoquées par des microbes qui se multiplient d'ordinaire en dehors du sang. Cependant la pénétration en une seule fois dans le torrent circulatoire des produits élaborés par ces parasites, peut provoquer des accès isolés, avec élévation rapide de la température.

Le frisson doit être considéré comme une des réactions de l'organisme contre les toxines pyrétogènes, et souvent comme une réaction salutaire. Les animaux curarisés sont incapables de réagir par le frisson, aussi bien contre les toxines que contre le froid extérieur (Steffanucci). L'élévation thermique consécutive au frisson a donc deux origines : la diminution de la perte de chaleur, par suite du spasme des vaisseaux cutanés, et l'exagération de la production de calorique sous l'influence des contractions musculaires.

La sensation de frisson se rattache à la contraction des vaisseaux de la peau et à l'anémie de celle-ci, comme cela a lieu sous l'influence du froid ; mais elle a *encore un autre point de départ : l'élévation de la température centrale*, accentuant encore davantage la différence entre la température de l'intérieur du corps et celle de la périphérie. Ce fait, aujourd'hui indiscutable, a déjà été noté dans l'antiquité. Après que Boerhaave eut le premier conseillé de prendre la température des malades et reconnu là un moyen de diagnostiquer les maladies, son élève de Haen démontra en 1760 que pendant la période de frisson la température rectale pouvait atteindre 40°. Depuis les recherches de Gavarret (1839), de Zimmerman, de Wunderlich, etc., on peut considérer comme définitivement démontré ce fait que *l'élévation thermique précède toujours le frisson*. On s'est demandé pendant longtemps si cette élévation de la température centrale était due à *l'hyperproduction de chaleur* ou à la *rétention du calorique* consécutive aux spasmes des vaisseaux cutanés. Traube pensa d'abord (1855) que cette hyperthermie centrale était due, du moins en partie, à une hyperproduction ; plus tard (1863) il changea d'avis et se fit le défenseur ardent de la seconde hypothèse, celle qui incrimine, pour expliquer l'augmentation de la température, exclusivement le spasme des artères et la rétention de la chaleur.

Cependant, les recherches plus récentes de Leyden, Liebermeister, Salkowski, Senator, Finkler, Steffanuci, Ludwig, Richter, Ughetti, etc., ont établi que déjà pendant le stade de frisson les mutations organiques et la production de chaleur étaient exagérées. Alors vit le jour la théorie éclectique qui attribuait l'élévation thermique non seulement à la rétention, mais encore à la surproduction de chaleur. Une double cause produisait l'écart qui se manifestait dans cette période entre les températures centrale et périphérique. Cet écart si brusque rendait compte de la sensation de froid éprouvée par le malade lors de l'accroissement rapide de la température, sensation plus aiguë que celle qui se manifeste sous l'influence d'une cause unique, fût-elle représentée par le froid extérieur le plus vif. Plus le frisson est violent, plus la température du corps monte haut et vite, en raison même de l'activité des contractions musculaires cutanées qui fabriquent de la chaleur.

S'il est vrai que dans le stade initial de la fièvre la production de calorique subisse une légère augmentation, le fait essentiel qui caractérise cette période réside dans la diminution de la quantité de chaleur émise normalement. Certains auteurs, Rosenthal entre autres, affirment encore avec Traube que dans cette période tout le secret de l'élévation thermique se résume dans le phénomène de la rétention du calorique. Les recherches expérimentales de Krehl et Matthes sont contraires à cette opinion.

Krehl et Matthes ont cherché la solution du problème à l'aide du calorimètre de Rubner. Ils ont opéré sur des animaux à jeun, période pendant laquelle la production de chaleur est régulière aussi bien chez les fébricitants que chez les non-fébricitants, ou bien, ce qui revient au même, sur des animaux soumis à la stricte ration d'entretien.

L'expérience a toujours duré plusieurs heures, de cinq à dix et même vingt heures. Ils ont constaté que, par heure, la déperdition de chaleur par conduction, par rayonnement et par évaporation aqueuse, se faisait avec beaucoup de régularité chez le cobaye et encore mieux chez le lapin. Leurs expériences, entreprises à l'aide de diverses substances pyrétogènes, leur ont permis de connaître la déperdition de chaleur et d'évaluer la production, en tenant compte de l'alimentation, du poids moyen de l'animal, de sa température initiale et finale, et de la chaleur spécifique de son corps. Envisagés au point de vue des diverses périodes de la fièvre, les résultats ont été les suivants : dans la phase d'ascension thermique ces auteurs ont toujours constaté une production exagérée de chaleur, supérieure d'environ 1 p. 100 au chiffre normal. Seulement, l'élévation thermique mesurée par le thermomètre n'est nullement l'indice précis de la quantité de chaleur formée par les décompositions organiques. Dans les chiffres relevés, la cause de la fièvre et l'influence du sujet jouent un rôle important. Par exemple, dans une même maladie on peut constater, tantôt une élévation thermométrique médiocre, tandis que la production de chaleur est très exagérée, et tantôt une forte hyperthermie alors que l'organisme fébricitant forme à peine plus de chaleur que l'organisme sain. *En tout cas dans cette période ascendante de la courbe thermique la déperdition de calorique par rayonnement, par conduction et par évaporation aqueuse, est toujours diminuée.*

Dans la *période d'état* de la fièvre, Krehl et Matthes ont également constaté la production exagérée de chaleur, supérieure d'un cinquième en moyenne à la production normale et *en même temps* une augmentation dans la déperdition de calorique. Grâce à ce dernier phénomène, l'hyperthermie ne dépasse pas certaines limites. Chez les animaux soumis à l'expérience cette déperdition en excès du calorique n'est pas sous la dépendance d'une perte excessive de vapeur d'eau ; elle résulte plutôt d'un accroissement de la conduction ou de la radiation.

Ainsi donc, tandis qu'à l'état normal la chaleur produite par un exercice musculaire intense s'élimine en grande partie par la voie pulmonaire, il n'en est plus de même dans la fièvre. Il serait fort intéressant de contrôler chez l'homme ces faits expérimentaux et de connaître la quantité de chaleur émise par la voie pulmonaire chez l'individu fébricitant.

Dans la *période de défervescence*, la chaleur produite tombe au-dessous de la normale, et la déperdition n'est ordinairement pas forte, excepté dans quelques cas où l'émission de calorique reste exagérée. L'explication de ce dernier fait, constaté expérimentalement, reste obscure, car il ne semble pas dépendre de la nature des substances pyrétogènes injectées à l'animal.

La seconde période est celle où la température fébrile se maintient au maximum qu'elle a atteint (fastigium, période d'état), avec de légères oscillations quotidiennes ou des rémissions plus marquées (fièvre rémittente). Elle peut durer de quelques heures à quelques jours ou quelques semaines. La durée la plus courte s'observe dans la malaria, où la température atteint au moment de l'accès 40-41°, mais ne s'y maintient que pendant une ou deux heures, pour tomber ensuite (fig. 89, 90 et 91). Cette période stationnaire présente une longue durée (8 à 15 jours) dans le typhus exanthématique, la fièvre typhoïde, la pneumonie, et en général les maladies qui offrent une courbe thermique assez régulière. Pendant cette période, l'exagération de la thermogenèse atteint son maximum; le malade est en pleine fièvre, la peau est rouge et chaude, et la différence entre les températures centrale et périphérique s'efface presque complètement. Dans le stade stationnaire une sorte d'équilibre entre la perte et la production de chaleur s'installe ; la déperdition de calorique est exagérée, comme aussi la production; c'est pourquoi l'hyperthermie persiste.

La période fébrile stationnaire est la plus dangereuse pour la vie du malade, surtout lorsqu'elle est de longue durée. La mort au cours des pyrexies survient le plus souvent pendant cette période, où des organes importants pour la vie subissent des altérations dégénératives diverses.

La troisième période, de décroissance ou de défervescence (st. decrementi) a comme les deux premières, une durée variable, de quelques heures à plusieurs jours et plusieurs semaines. Généralement la fièvre tombe vite dans les maladies où la période d'ascension a été très rapide, c'est-à-dire dans la pneumonie, l'érysipèle, la fièvre récurrente, la fièvre intermittente, etc.. Cette chute brusque de la température, de deux à cinq degrés au-dessous du niveau où elle était au moment du stade stationnaire, chute qui se fait en une, deux, douze, vingt-quatre, trente-six heures, porte le nom de crise (κρίνω, je sépare, j'arrête). La chute lente et progressive se faisant en 7 ou 8 jours et plus, s'appelle, lysis (λυω, je résous). Elle appartient presque exclusivement aux maladies dans lesquelles le stade d'ascension est prolongé. Les oscillations vespéro-matinales sont faibles comme dans la température normale, ou bien atteignent un, deux, trois degrés. Alors se trouve constitué le type rémittent de la fièvre.

La lysis la plus prolongée (7-8 jours et plus) et la plus typique s'observe dans la fièvre typhoïde (fig. 83) ; on la rencontre encore dans la scarlatine, la grippe, la variole, l'érysipèle et d'autres affections. Parfois, surtout dans les formes prolongées de la fièvre typhoïde, au cours de la troisième période, la défervescence en lysis ayant déjà commencé, on voit tout à coup, d'une façon imprévue, la température chaque soir s'élever brusquement; c'est la perturbation critique ou stade amphibole de Wunderlich. Ce phénomène traduit l'aggravation momentanée de la maladie et il modifie le pronostic en restreignant les chances de guérison.

Pendant la troisième période, la production de chaleur subit une diminution relative, tandis que la déperdition se restreint ou parfois augmente. La thermo-régulation est donc encore notablement troublée. La phase de la chute thermique se déroule suivant un cycle analogue, quoique inverse, à celui de l'ascension. Au stade initial l'altération de la régulation amène le frisson; à la période terminale elle provoque la sueur. Celle-ci survient fréquemment lorsque la température tombe avec brusquerie, après une période d'ascension courte (fièvre intermittente, fièvre récurrente, pneumonie, etc.) Le malade est littéralement baigné de sueur.

L'existence de ces trois stades dans la courbe thermométrique d'une fièvre ne fait défaut dans aucune pyrexie. Certaines affections offrent des stades courts, d'une durée de quelques heures (fièvre intermittente), d'autres présentent des périodes ascendante et décroissante très écourtées (typhus exanthématique, pneumonie, fièvre récurrente). La fièvre typhoïde laisse se dérouler lentement les trois stades.

Chez les typhiques, les oscillations de la température ont été étudiées avec beaucoup de soin, non seulement aux divers stades, mais aux diverses heures de la journée. On reconnaît facilement dans ces courbes l'existence d'oscillations brusques et souvent inattendues qui se présentent à certaines heures de la journée. Quelques-unes de ces oscillations marquées par une chute brusque ont été signalées par Wunderlich qui a voulu fixer leur date d'apparition d'une façon trop précise.

La courbe ci-jointe (fig. 93) où la température rectale a été prise avec le plus grand soin toutes les trois heures à partir du second jour de la maladie, montre quelques-unes des particularités thermiques de la fièvre typhoïde. Il s'agit d'un cas de maladie grave survenue chez une petite fille de six ans, très vigoureuse et d'une santé ordinaire excellente. La malade a été traitée par les bains froids sans aucune médication. Elle a été nourrie avec du lait et du bouillon. On remarque sur cette courbe les abaissements thermiques très profonds marqués par une ligne verticale reliant le point supérieur (température avant le bain) au point inférieur (température après le bain) que produisait chez cette petite fille l'application systématique de la méthode de Brand et, malgré ces abaissements, le retour rapide de la chaleur. On voit que la rémission matinale momentanée et trompeuse décrite par Wunderlich ne s'est pas faite le septième jour, mais le treizième. Entre les chiffres thermiques tri-horaires de la même journée, on distingue tantôt une régularité, presque une uniformité, et tantôt des sauts de température inattendus, par exemple le septième jour de la maladie, où le thermomètre mar-

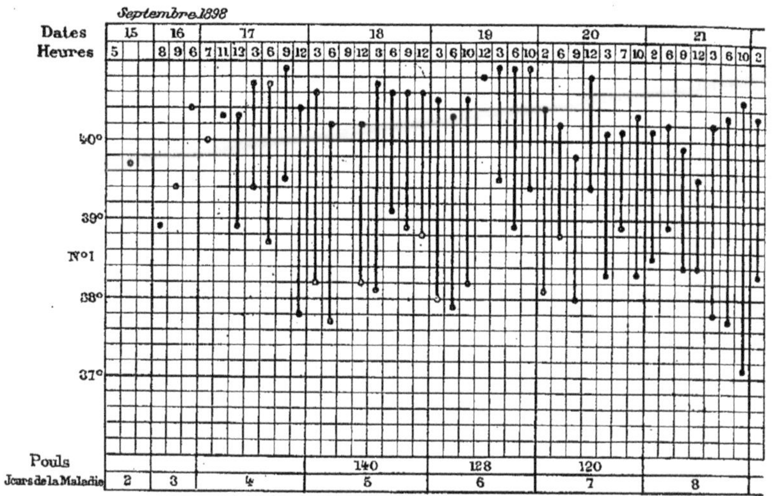

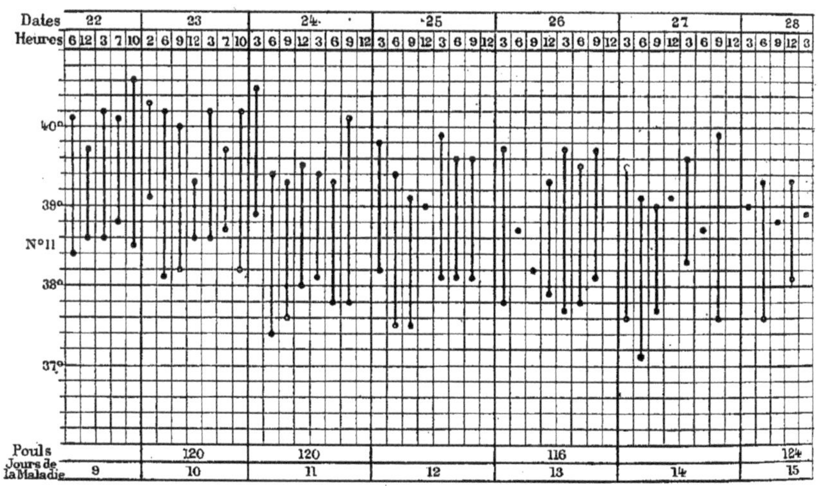

Fig. 93.

quait à neuf heures 39°8, à trois heures 40°, tandis qu'à midi la température avait atteint 40°8, c'est-à-dire le chiffre le plus élevé de la journée. Comme dans la règle commune, les maxima thermiques se sont montrés ici entre six heures du soir et quatre heures du matin et les minima de six heures du matin à midi. A la veille de la convalescence, la petite malade a souffert d'une attaque d'entérite dysentériforme, due probablement à l'absortion de lait impur. Ce trouble digestif a maintenu une température vespérale un peu élevée chez la convalescente. On eût pu craindre l'imminence d'une rechute si la réaction diazoïque n'avait été totalement absente.

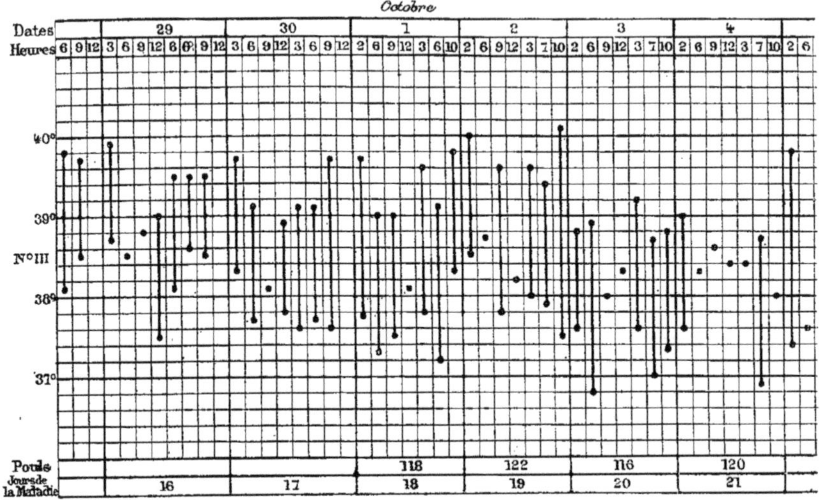

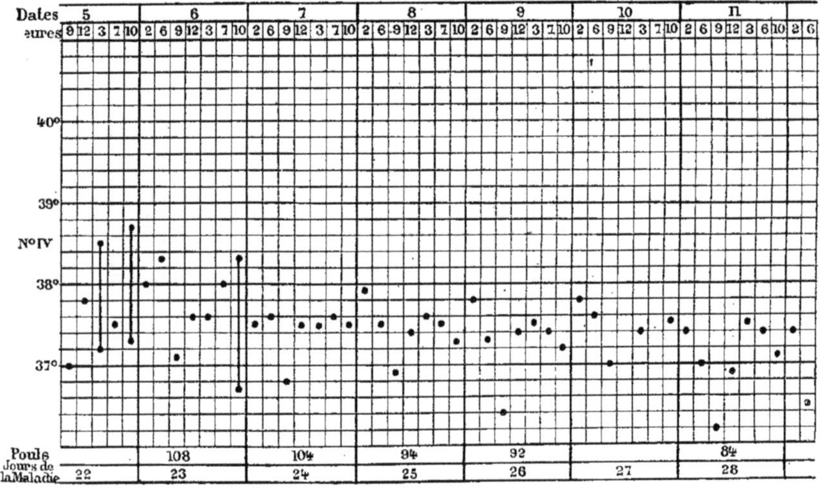

Fig. 93 (suite de la courbe).

Lorsqu'une pyrexie grave aboutit à la guérison, la période de décroissance de l'hyperthermie se termine par le retour à la température ordinaire, et souvent par une hypothermie momentanée, abaissant le chiffre de un demi à un degré et plus, au-dessous de la normale. Ce fait résulte de l'affaiblissement des processus de calorification provoqué par l'épuisement organique et l'excessive dépense des réserves thermogénétiques. Bien que l'auto-régulation calorique soit rétablie, les appareils thermo-régulateurs n'ont pas encore récupéré leur énergie fonction-

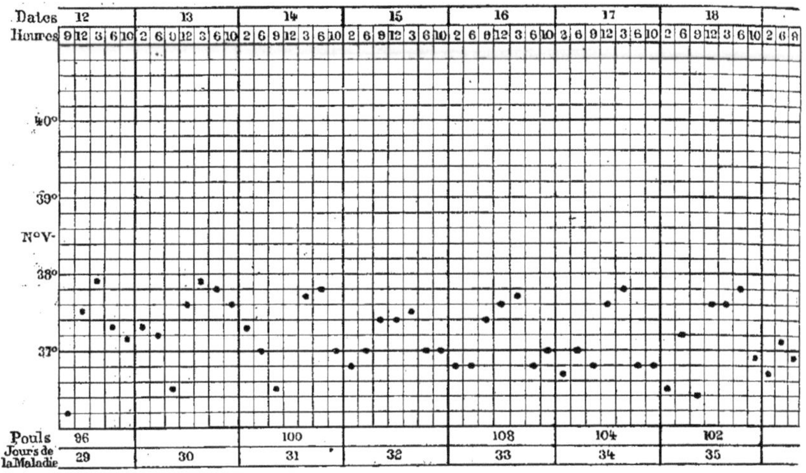

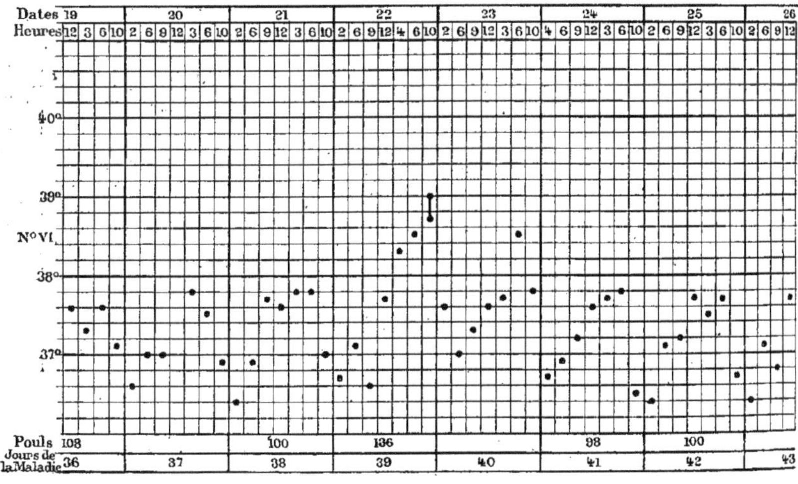

Fig. 93. — Suite de la courbe.

nelle. Aussi, pendant la convalescence, suffit-il d'une excitation nerveuse minime, d'une tension musculaire, etc., pour que la température soit de nouveau modifiée et s'élève, peut-être par rétention de calorique, de un demi à un degré.

Quand la terminaison est fatale, la température agonique peut être très haute ou très basse. Dans le premier cas on note des températures de 41°, 42°, 42°,6 (typhus exanthématique, tétanos, scarlatine, pyémie,

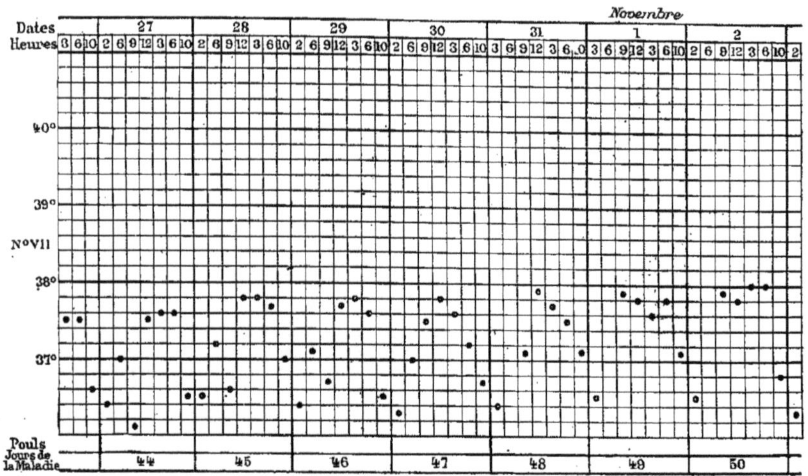

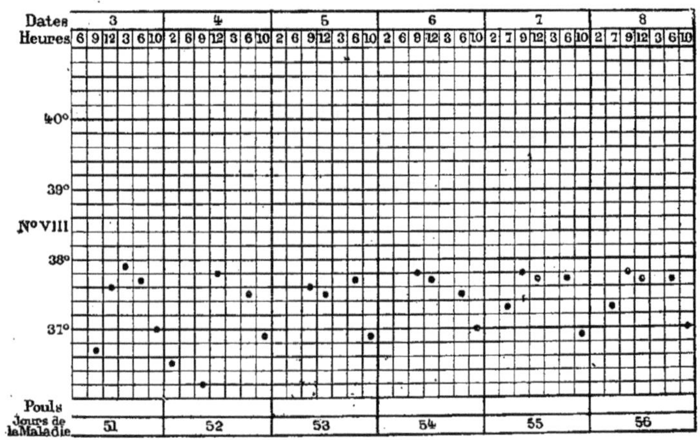

Fig. 93. — Suite de la courbe.

pneumonie, rhumatisme aigu, érysipèle, etc.); la mort survient d'ordinaire pendant l'acmé de l'ascension thermique. Dans le second cas, la température tombe à 35°, à 33°, à 30° et même au-dessous, et cette hypothermie est en rapport avec la dépression générale et l'épuisement du cœur, avec le ralentissement et l'arrêt de la circulation dans de nombreux vaisseaux, en particulier dans ceux de la peau (collapsus des pyrexies, choléra, certaines formes d'urémie, etc.)

Troubles circulatoires de la fièvre. — Le surchauffage simple, non infectieux, provoquant déjà des troubles dans l'activité du cœur et du pouls, on devait s'attendre *a priori* à constater les mêmes modifications dans tout processus fébrile, puisque la fièvre comprend dans ses éléments l'hyperthermie. Aussi les troubles circulatoires comptent-ils parmi les symptômes les plus constants de la fièvre. Toutes ces modifications gravitent autour de l'altération des fonctions du cœur, des centres vasomoteurs et d'une manière générale des modifications du système du grand sympathique.

Une température élevée excite les ganglions cardiaques. La règle comporte peu d'exceptions suivant laquelle l'élévation de la température accélère les contractions cardiaques et multiplie le nombre des pulsations radiales. Chaque ascension de un degré entraîne une augmentation du nombre des pulsations de huit à dix (Liebermeister).

A une température normale moyenne de 37 le pouls bat 70 à 80 fois;

Une température de	38°	correspond à	80-90	pulsations
—	39°	—	90-100	—
—	40°	—	100-110	—
—	41°	—	112-120	—
—	42°	—	120-130	—

Mais ces chiffres ne représentent qu'une moyenne approximative correspondant à un nombre de mensurations très disparates. Dans les maladies fébriles, l'action de l'hyperthermie n'intervient pas seule pour influencer le pouls; les toxines jouent un rôle autrement important sur l'innervation cardiaque. Certaines maladies infectieuses s'accompagnent d'une diminution de la fréquence du pouls, tandis que d'autres accroissent cette fréquence. Dans la fièvre typhoïde il n'est pas rare d'observer une température de 40° avec un pouls ne battant que 90-100 par minute tandis que l'on note, quelquefois, quand l'intoxication est profonde et déjà ancienne, une fréquence de 130-140 pulsations avec la même température. Dans la pneumonie le pouls est plus fréquent que ne le comporte la règle énoncée ci-dessus.

Les causes des écarts qui modifient les rapports de la température et du pouls, tels qu'ils se présentent dans l'hyperthermie simple, sont multiples. Au premier rang d'entre elles figurent l'excitabilité, variable suivant le malade, du bulbe et du noyau du pneumogastrique, l'inégale sensibilité aux toxines des appareils nerveux intracardiaques, et enfin la différence dans l'état de la tonicité artérielle et de la pression vasculaire. L'exemple le plus typique est fourni par le ralentissement du pouls dans certaines méningites fébriles.

Indépendamment de son accélération dans la fièvre, on note d'autres modifications des qualités du pouls. Quand la période d'ascension thermique est très courte, que le malade frissonne, le pouls est petit; dès que la température a atteint la période stationnaire, il est au contraire plein, ample et dur; enfin quand la courbe descend, il conserve son amplitude, mais il perd sa dureté. Lorsque l'ascension thermique se fait avec lenteur, comme dans la fièvre typhoïde, le dicrotisme de l'ondée sanguine est très prononcé (fig. 94) en même temps que la tension des parois artérielles diminue beaucoup; ce dicrotisme est perceptible au doigt qui presse légèrement l'artère. L'exagération du dicrotisme normal est

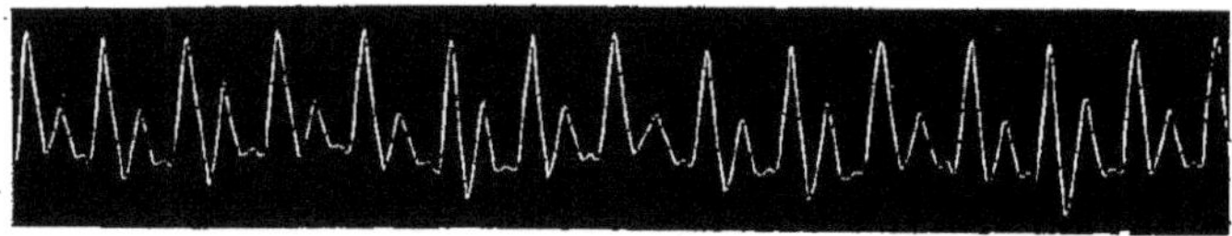

Fig. 94. — Dicrotisme du pouls dans la fièvre typhoïde.

la conséquence directe de l'accentuation du choc cardiaque et de la diminution de la tension des parois artérielles, pouvant même aller jusqu'à l'état parétique (Marey, Liebermeister, Landois, Riegel, Frey, Ziemssen, etc.). Plus l'intoxication de l'organisme et en particulier celle des ganglions cardiaques est prononcée, plus grandes sont les modifications des impulsions cardiaques et des pulsations radiales. De nombreuses mensurations sphygmographiques (Marey, Lorain, Maximovitch, etc.), ont fait connaître avec précision les variations du pouls dans diverses pyrexies infectieuses. Lorsque les bruits cardiaques sont fréquents et faibles, à la suite d'une hyperthermie prolongée de 40° et plus, la seconde ondée normale du pouls (dicrotisme) peut complètement disparaître, car les contractions cardiaques qui se répètent rapidement provoquent le choc de nouvelles ondées pulsatiles dans l'intervalle qui sépare l'ondée principale de l'ondée dicrotique normale, de sorte que cette dernière n'a pas le temps de se produire. L'ondée secondaire se transforme en principale et le pouls devient monocrote.

La pression sanguine ne présente pas dans la fièvre de modifications constantes, soumise qu'elle est à des écarts très considérables. Elle dépend en effet du degré d'intoxication du myocarde par le poison microbien, de l'état des parois artérielles et du nerf sympathique. A son sujet, des opinions diverses ont été émises. Pour les uns, la pression sanguine s'élèverait rapidement avec la température, dépasserait la normale pendant l'acmé de la fièvre, diminuerait graduellement pendant la défervescence et brusquement pendant le stade de sueurs (Eckerth, Zadek, Arnheim, Basch, Okouneff, Pasternatzky).

D'autres auteurs (Kuhe, Wigandt, Wetzel) n'ont pas constaté ces élévations de pression. Reichmann soutient que la pression est toujours abaissée dans la fièvre. Il est certain que lorsqu'une pyrexie violente dure longtemps, que l'hyperthermie s'accompagne de signes manifestes d'intoxication de l'organisme, que le muscle cardiaque s'affaiblit graduellement (fièvre typhoïde), la pression sanguine tombe pendant la fièvre. Chez les sujets forts et pléthoriques, la pression reste longtemps assez élevée et le pouls plein et ample; c'est un phénomène inverse que l'on note chez les épuisés, les cachectiques, les anémiques. La question de la nature des modifications de la pression sanguine au cours de la fièvre ne peut être résolue dans un sens ou dans un autre d'une manière absolue, car on peut observer une pression élevée et une pression faible, suivant les circonstances et suivant les périodes de la maladie. L'état de la pression sanguine dépend ici de certaines conditions, parmi lesquelles la durée de l'hyperthermie, l'énergie du muscle cardiaque, le degré et le caractère de l'intoxication jouent un rôle important. Les contradictions reposent sur un défaut d'uniformité dans les faits d'observation.

Les observations d'Okouneff sur la pression sanguine dans la fièvre intermittente montrent qu'elle tombe pendant le frisson, puis s'élève rapidement et atteint le chiffre le plus haut qu'on puisse observer dans l'hyperthermie. Pendant la période stationnaire cette pression est encore supérieure à la normale, quoiqu'inférieure à son chiffre de la période précédente; puis elle diminue graduellement pour atteindre le niveau normal ou même s'abaisser au-dessous. Pendant les sueurs la pression est basse.

Dans le cours de la fièvre typhoïde la pression sanguine est toujours diminuée. De 18, elle tombe à 14, 12, et même 7 ou 8 centimètres de mercure. Dans les formes graves et toxiques, on remarque la faiblesse du pouls, sa rapidité et parfois son intermittence et son irrégularité.

L'étude du pouls dans la fièvre typhoïde fournit un des meilleurs éléments de pronostic, parce qu'il donne des renseignements précis sur l'état du muscle cardiaque et surtout de son innervation.

Le pouls est donc la clef du pronostic, le thermomètre des forces, suivant l'expression imagée d'Hufeland. Malheureusement ce signe ne fournit d'indications qu'à une période avancée de la maladie. Il est bien rare qu'on observe un pouls très rapide avant la fin du second septenaire; il est remarquable de constater la discordance qui existe, aux premières phases de la maladie, entre le pouls et la température. Roger, Lorain, Murchison ont insisté sur cette constatation et leurs conclusions ont été communément admises. Pendant la convalescence, au contraire, le pouls reste quelquefois fréquent, tandis que la température est revenue à la normale, et le moindre mouvement, la plus légère impression morale suffisent à provoquer une accélération temporaire des battements cardiaques (Graves, Guéneau de Mussy).

Il n'existe aucun rapport rigoureux entre l'accélération du pouls et l'élévation de température. Murchison a observé des fièvres typhoïdes dans lesquelles la rapidité du pouls s'était abaissée au-dessous de 40 pulsations, pour ne se relever qu'au moment de la convalescence.

L'examen du pouls doit se faire aux mêmes heures, car il existe des oscillations diurnes; l'accélération peut varier d'un moment à l'autre, sous l'influence d'une fatigue, d'une émotion, d'un bain froid et le soir, au moment de la poussée fébrile, le nombre des pulsations peut dépasser beaucoup celui du matin. Chez les malades traités par la méthode de Brand, le bain froid ralentit le pouls et la répétition de l'onde sanguine est d'autant plus fréquente qu'on s'éloigne davantage du dernier bain froid. Le médecin doit tenir compte de cette donnée pour établir la valeur pronostique du chiffre des pulsations.

Les altérations des bruits du cœur, provoquées par la fièvre, se traduisent parfois, dans l'hyperthermie forte et prolongée, par un souffle systolique faible perçu à la pointe, par l'obscurcissement de la tonalité des bruits du cœur, et surtout par l'affaiblissement du premier temps. Il est très probable que ce souffle est dû à la diminution d'énergie des muscles qui président à la fermeture de l'orifice mitral.

Dans les premiers jours de la fièvre typhoïde, les battements du cœur sont forts, bien frappés, réguliers; la pointe du cœur se fait sentir à son foyer ordinaire de palpation. Au second septénaire, les contractions cardiaques sont encore énergiques; cependant le premier bruit du cœur est un peu plus sourd qu'à l'état normal et on perçoit quelquefois un léger souffle systolique. Le choc précordial est moins énergique, le pouls plus mou, plus franchement dicrote. C'est pendant le troisième septénaire que les troubles cardiaques deviennent plus profonds; ils sont d'autant plus accentués que la maladie est plus toxique, et le malade plus prostré. Dans ce stade, on constate avec le plus de netteté l'affaiblissement du choc systolique perceptible à la main et à la vue, l'assourdissement et parfois la disparition du premier bruit.

Lorsque l'affaiblissement cardiaque est profond, l'impulsion de la pointe du cœur n'est plus perceptible à la palpation. On ne sent rien, sinon une ondulation faible. L'auscultation ne laisse entendre à ce moment qu'un premier bruit du cœur sourd et affaibli, quelquefois à peine reconnaissable, tandis que le second bruit est encore éclatant. Dans les cas d'une extrême gravité le bruit diastolique disparaît aussi. L'accélération des battements cardiaques est toujours un indice de proche gravité et cet indice s'affirme avec plus de netteté lorsque les deux silences du cœur deviennent égaux l'un à l'autre et que le cœur bat à la façon d'une pendule (type fœtal, type embryocardique de Huchard). La régularité du rythme est quelquefois dissociée par des intermittences.

La distribution du sang subit des modifications dans les pyrexies, surtout pendant le frisson, lorsque la température monte très rapidement. Les spasmes de vaisseaux cutanés provoquent une accumulation de liquide hématique dans les organes internes et une anémie de la peau.

Les troubles *respiratoires* sont très analogues aux troubles cardiaques ; la fréquence des mouvements s'accroît à mesure que la température s'élève. Au lieu de 16-18 respirations par minute — chiffre normal — on en compte chez le fébricitant 40, 50, 60 et plus. On ne saurait cependant mesurer par la fréquence des mouvements respiratoires l'intensité de la fièvre ; dans certaines maladies du cœur et des poumons, la rapidité des expansions thoraciques est extrême malgré l'élévation modérée de la température. L'inégale excitabilité nerveuse des malades se traduit dans la fréquence des mouvements respiratoires. Grande chez les sujets faibles et excitables, la fréquence de la respiration est chez les malades robustes et placides relativement peu marquée.

Les modifications portent sur le rythme et aussi sur l'ampleur générale des mouvements du thorax. La quantité d'air inspiré et expiré s'accroît et le taux de CO^2 éliminé s'élève (Liebermeister, Leyden, Senator, A. Robin, etc.).

La cause de cette accélération est tout d'abord dans l'hyperthermie même, comme l'ont appris les expériences de surchauffage des animaux (voir fig. 81). En 1871, Fick, Goldstein, ont provoqué l'accélération de la respiration en maintenant au-dessus de la normale la température des carotides des animaux ; le sang surchauffé, arrivant au cerveau, excitait le centre respiratoire.

Quand la fièvre se prolonge longtemps, l'énergie de l'inspiration et l'expiration s'affaiblit peu à peu et la capacité thoracique diminue.

Les *troubles des fonctions digestives* sont constants. Leur caractère essentiel réside dans la diminution et l'affaiblissement de toutes les sécrétions des glandes digestives (Beaumont, Mesler, Manasseine, Stolnikoff, Zassietzky, Leube, Uffelmann, v. Velden). Le pouvoir de la muqueuse gastrique est aussi affaibli (Stricker, Ufer), sans qu'on puisse cependant établir un rapport constant entre le degré de la fièvre et la défaillance de cette fonction stomacale (Ufer).

L'assimilation des substances alimentaires est sans doute inférieure à celle de l'état normal, sans être cependant annihilée comme le croyaient les anciens auteurs qui, sur la foi de cette conviction, condamnaient les fébricitants au jeûne. Les recherches de Zassietzky, d'Hösslin, de Tchernoff, de Hadji, de Walter, de Kourkoutoff, etc., ont établi que l'assimilation des substances azotées et des graisses était amoindrie. A ces perturbations, se joignent chez les fébricitants, celles qui découlent d'une diminution de l'appétit, de la constipation par sécheresse des matières fécales et atonie intestinale et enfin de la présence d'enduits sur la langue. Les fuliginosités buccales sont le résultat du dessèchement des couches superficielles de l'épithélium, et de l'existence des catarrhes desquamatifs du tube digestif, compagnons de la fièvre.

Les *modifications urinaires* ne font jamais défaut. La composition des urines est troublée sans qu'on puisse établir un rapport constant entre les modifications constatées et l'intensité de la pyrexie ou le degré de la température.

La quantité d'urine émise est légèrement augmentée au début de l'accès fébrile, surtout quand celui-ci commence par un frisson; cette quantité est aussi plus copieuse qu'à l'état normal au moment de la défervescence. L'accroissement est dû à l'accumulation de sang dans les organes internes et à l'augmentation de la pression dans les vaisseaux rénaux. En revanche, pendant la période d'état des pyrexies, les urines deviennent rares; elles n'excèdent pas ou même n'atteignent pas le chiffre de 600 à 800 centimètres cubes, au lieu de 1 500 à 2 000. La densité s'accroît malgré la quantité considérable d'eau absorbée par le malade, laquelle aurait suffi, chez un individu non fébricitant, à faire baisser beaucoup cette densité.

La présence en excès de l'urobiline donne au liquide une teinte plus foncée qu'à l'état normal; et si l'hyperthermie se prolonge, les urines peuvent acquérir la coloration de la bière brune. La quantité des sels de potasse, d'acide urique et des matières extractives est toujours exagérée (dépôts des urines); il n'en est pas de même de l'urée, dont l'augmentation, surtout au début de la fièvre, est loin de constituer la règle.

Dans un grand nombre de pyrexies, et en particulier dans la fièvre typhoïde, on constate l'inversion du rapport entre le taux d'urée d'une part et celui de l'acide urique et des matières dites extractives d'autre part, c'est-à-dire une diminution du premier et une augmentation du second groupe de ces substances. Parmi les produits azotés, résultats d'une oxydation incomplète, se montrent la créatinine, la lécithine, la tyrosine qui apparaissent en grande quantité. L'augmentation du taux d'urobiline et des sels de potasse dépassant cinq à six fois la normale, prend sa source dans la destruction active des hématies, car l'hyperthermie seule suffit déjà à amener la mort de ces dernières.

La teneur en sels de soude et en chlore est notablement diminuée pendant la période d'ascension fébrile et pendant l'acmé; elle augmente au moment des sueurs et de la défervescence.

La quantité d'urée contenue dans les urines fébriles mérite une attention particulière. Il existe, en effet, des contradictions entre les résultats des recherches poursuivies dans ces derniers temps et les faits jadis considérés comme démontrés. Il faut sur ce point tenir compte dans une large mesure des conditions qui font varier le taux de l'urée dans les urines normales. Les plus importantes de ces conditions résident dans l'état de la nutrition du malade et dans son régime alimentaire. Soumis à un régime moyen, un adulte bien portant élimine 30 à 35 grammes d'urée par jour; dans le jeûne, ce chiffre peut, selon le degré d'inanition, tomber à 20, 10 et même 5 grammes. Il peut au contraire s'élever jusqu'à 60 grammes avec une alimentation très riche en substances azotées. Il n'est donc pas permis de faire abstraction, dans l'appréciation de la teneur en urée des urines d'un fébricitant, du régime auquel il est soumis. Les larges oscillations de la quantité d'urée suivant le genre d'alimentation prise par les sujets sains rendent compte, du moins en partie, des différences qu'accusent les résultats obtenus par les divers auteurs dans leurs analyses visant la teneur en urée de l'urine fébrile.

Les expériences sur le surchauffage artificiel de l'homme et des animaux avaient montré que l'urée augmente lorsque la température du corps s'élève (Schleich, Naunyn, Kostiurine). On avait aussi constaté une augmentation de l'élimination de l'urée, non seulement pendant la période fébrile, mais même tout à fait au début, et pendant le frisson initial (Traube, Sidney-Ringer, Hubert, Moos, Liebermeister, Naunyn, etc.), parfois même avant le frisson. Aussi avait-on établi un rapport direct entre le degré de la fièvre et le taux de l'urée des urines, et quelques-uns n'ont pas craint de figurer ces rapports dans une table (Huppert, Bratler). En 1875, Liebermeister dit nettement, dans son classique *Traité de la fièvre* que l'élimination de l'urée est, dans la fièvre, plus grande que dans les maladies non fébriles.

Cependant des faits étaient signalés depuis longtemps, montrant que l'augmentation du taux d'urée ne pouvait être considérée comme un résultat obligé de toutes les périodes de la fièvre et que durant les premiers stades de celle-ci (fièvre typhoïde, septicémie), l'élimination uréique était diminuée (Charcot, Robin, Hertz, V. Manasseïne, Uffelmann, Unruch). S. Wassilieff a apporté de nouvelles preuves à l'appui de cette opinion. Après d'autres savants, il a constaté la diminution de l'urée pendant les stades précoces de la fièvre typhoïde et de l'hépatisation pneumococcique, tandis que les produits incomplètement oxydés de la métamorphose albuminoïde (acide urique et matières extractives) étaient augmentés.

Les observations de Hadji sur l'évaluation quantitative des échanges azotés dans les maladies typhoïdes concordent avec ces données; cet auteur a vu que dans la période d'ascension thermique la quantité absolue d'urée était diminuée, celle de l'acide urique accrue, et que seulement dans la seconde période, le chiffre de l'urée s'élevait. Des résultats analogues ont été obtenus par Abramovitch dans l'étude de l'urine des pneumoniques.

Cependant si l'on mesure la quantité totale d'azote (urée, urates, acide urique et matières extractives) éliminée par l'organisme fébricitant, (recherche qui n'a été faite avec précision que pour quelques pyrexies), on constate, abstraction faite des lésions graves du rein, que dans les pyrexies et surtout dans la fièvre continue, la dose excrétée dépasse toujours celle de l'état normal. Le taux de l'urée ne subit une augmentation certaine que pendant la période d'état. La faiblesse du chiffre de l'urée, en cas de fièvre intense, permet de supposer une élimination excessive des produits azotés incomplètement oxydés, c'est-à-dire de l'acide urique et des matières extractives.

Parmi les troubles de la fonction rénale, survenant au cours de la fièvre, l'albuminurie occupe une place importante; toutefois il n'existe pas de rapport constant entre la présence de ce symptôme et l'hyperthermie fébrile, car l'albuminurie est due moins à l'augmentation de la température qu'à la participation directe du tissu rénal dans un processus morbide. La même remarque s'impose au sujet des phénomènes urémiques, si fréquents au cours des pyrexies graves.

Les modifications de l'urine au cours de la fièvre typhoïde ont fait l'objet de recherches nombreuses; on peut en résumer ainsi les résultats : dans la période d'état de la maladie les urines sont diminuées de quantité et leur coloration est devenue rouge brunâtre, analogue à celle du bouillon de bœuf. La densité est notablement accrue; elle peut atteindre et même dépasser 1035. L'urine est très acide au début et pendant la période d'état; plus tard, au déclin de la maladie, l'urine est plus abondante, moins dense, moins acide; elle peut être neutre et parfois alcaline. Elle devient rapidement alcaline dans le verre qui la contient; aussi faut-il être prévenu de cette modification quand on recherche dans l'urine de typhiques la diazo-réaction, qu'on ne peut mettre en lumière dans l'urine alcaline.

Le chiffre de l'urée avait été considéré comme augmenté dans la première semaine par Parker, Murchison, Vogel, Griesinger, etc. La diminution de l'urée se voit surtout dans les formes adynamiques graves. L'acide urique est éliminé en excès pendant la période fébrile, excepté dans les cas où la nutrition est très compromise. Dans la période terminale et surtout pendant la convalescence, l'acide urique peut tomber au-dessous de la normale. Les éléments inorganiques de l'urine, les chlorures en particulier, diminuent beaucoup pendant la période d'état pour revenir au taux normal pendant la convalescence et même le dépasser un peu. Le défaut d'excrétion du chlorure de sodium pendant la période fébrile est parfois aussi complet que dans la pneumonie. Les phosphates, sulfates et carbonates subissent, pendant la période d'état seulement, une diminution marquée; ils regagnent leur taux normal et même le dépassent pendant la convalescence. La leucine et la tyrosine ne se montrent que dans les cas moyens et graves; on ne les trouve pas d'ordinaire dans l'urine des malades atteints légèrement.

L'urine renferme encore, outre son pigment, des substances mal connues qui appartiennent les unes au groupe des alcaloïdes, les autres à celui des toxines microbiennes; elles tirent leur origine non seulement des germes spécifiques et non spécifiques qui ont envahi le corps des malades, mais encore des produits de métamorphose et de destruction cellulaires qui sont la conséquence de l'infection. Quand on étudie la toxicité de l'urine des typhiques par la méthode de l'inoculation intra-veineuse chez le lapin comme l'ont fait Roque et Weil, on constate que pendant le cours de la maladie et dans les quatre à cinq semaines qui suivent la convalescence le coefficient urotoxique de l'urine est notablement augmenté. Il est vrai qu'on ignore dans quels éléments de l'urine réside cette toxicité et sur quelles humeurs et cellules organiques du lapin ils agissent.

Lorsque la maladie arrive à la période de déclin, la quantité d'urine augmente, sa coloration devient plus claire. Bientôt, soit à la veille de la convalescence, soit au début de celle-ci ou pendant son cours, apparaît une véritable crise polyurique caractérisée par l'excrétion de 2 litres 1/2, de 3 litres d'urine et parfois davantage. Cette polyurie, constitue une véritable décharge urinaire malgré l'abaissement notable de la densité de l'urine, qui a perdu sa coloration foncée et sa réaction acide pour devenir limpide et pâle, très faiblement acide et parfois même alcaline.

Un symptôme fréquent, constant même à la période d'état de la fièvre typhoïde, d'après Gubler et A. Robin, est l'albuminurie. Celle-ci se traduit tantôt par des signes cliniques inappréciables et passerait inaperçue, n'était l'examen méthodique de l'urine et tantôt elle s'accompagne d'accidents d'une haute importance dus à l'insuffisance rénale. L'albuminurie fait son apparition à une époque variable suivant l'intensité de l'empoisonnement typhique et aussi suivant le degré de résistance du parenchyme rénal; elle se montre d'habitude dans le cours du second et surtout du troisième septénaire, plus rarement pendant la première semaine. Le procédé de choix pour la recherche de ce symptôme est le procédé du verre conique aux trois quarts rempli d'urine fraîche et sur la paroi interne duquel on verse lentement une quantité d'acide nitrique égale à la 6e ou 8e partie du liquide total. Au bout de quelques instants, si la quantité d'albumine est abondante, un peu plus tard si elle est faible, on distingue dans le liquide des zones opaques qui se sont formées : à la partie supérieure, un disque mince formé d'urates ; immédiatement au-dessous une zone claire d'une épaisseur de 2 à 3 millimètres et au-dessous de cette zone claire, un disque plus ou moins épais, blanc opaque, moins grenu que le disque supérieur d'urates, formé par la coagulation de l'albumine. — La quantité d'albumine émise est le résultat de facteurs multiples au nombre desquels se trouvent la gravité de la maladie et le degré individuel de résistance du rein. Le pronostic est sans doute aggravé par une albuminurie forte, mais tant que les symptômes d'urémie ne se sont pas dessinés d'une manière grave, le retour à la santé est possible. Parfois même des accidents urémiques manifestes se dissipent. L'albuminurie cesse en général au moment de la défervescence, à moins d'une complication intercurrente. Sa disparition n'indique pas que le rein ait retrouvé son intégrité complète et sa résistance antérieure; un trouble de la santé de violence moyenne peut faire reparaître l'albuminurie; on voit alors se dérouler les signes d'une néphrite chronique qui évolue suivant le cycle habituel de cette inflammation. A. Robin a donné pour le pronostic de la fièvre typhoïde les caractères suivants tirés de l'examen de l'urine : les cas dont l'évolution se fera d'une manière favorable présentent une urine abondante couleur bouillon de bœuf, une excrétion élevée des matériaux solides, d'urée, d'acide urique, une densité forte, des sédiments peu abondants, une faible quantité d'albumine et pas d'indican, c'est-à-dire que la perméabilité du filtre rénal est complète, que son parenchyme est peu modifié par la toxicité des produits qui circulent dans l'organisme et que la pression sanguine se maintient. Les cas dont l'évolution sera grave ou mortelle se caractérisent précisément par la présence de phénomènes inverses : urine rare à reflets rouges ou verdâtres, densité inférieure à la normale, chiffre des matériaux solides et surtout de l'urée abaissés, albuminurie abondante, indicanurie; la perméabilité du filtre est compromise par l'action de poisons divers (toxine typhique, produits de la fermentation intestinale, etc.); l'activité de la nutrition est profondément entravée; la pression sanguine est très abaissée.

La diazo-réaction d'Ehrlich constitue un des caractères intéressants que présentent les urines des fébricitants typhiques. Il est certain que dans les formes graves, surtout au début de la maladie, quand les accidents sont d'origine purement typhique la diazo-réaction est très intense. Cette réaction peut être utilisée à un autre point de vue, par son absence même; par exemple, dans le cours de la maladie ou à son déclin il peut se faire des recrudescences fébriles dues à une complication étrangère au virus typhique; dans ce cas la diazo-réaction est d'ordinaire absente; elle peut même se supprimer brusquement au moment où surgissent les accidents fébriles; cette disparition fixe le diagnostic et dans une certaine mesure le pronostic. Enfin la diazo-réaction peut servir à reconnaître si une élévation thermique est le prélude d'une rechute; elle fournit à ce point de vue un signe sensible qui permet souvent de prévoir cet accident.

Les *troubles du système nerveux* qui surviennent dans les maladies fébriles varient selon les propriétés physiologiques des centres et des conducteurs actionnés par l'hyperthermie et l'intoxication. Ils se manifestent de préférence par des désordres sensitifs.

Les modifications nerveuses apparaissent, à un degré plus ou moins marqué, dans toute pyrexie; elles se traduisent par la faiblesse générale, la lourdeur de tête, l'obnubilation des sens, la paresse intellectuelle, ou encore par l'exagération de l'excitabilité des organes des sens, l'insomnie, l'agitation, parfois le délire et les hallucinations. Dans les pyrexies graves, les troubles sensitifs sont intenses et tenaces; ils s'accompagnent de perturbations motrices, de contractions spasmodiques de divers groupes musculaires et d'une hyperexcitabilité de tout le système nerveux, capable d'aboutir à la manie. Parfois ces phénomènes hyperkinésiques font place à une dépression sensitivo-motrice générale, à un état comateux, à des paralysies vésico-rectales (incontinence d'urine et des fèces) qui découlent de la suppression de toute réaction contre les excitations extérieures (stupeur typhoïde).

Les idiosyncrasies individuelles jouent un grand rôle dans le développement et dans l'intensité de tous ces symptômes nerveux. Chez tel individu, un degré donné de maladie et de fièvre ne provoque que des phénomènes d'excitation insignifiants; chez tel autre la même maladie et la même température font apparaître des accidents nerveux menaçants. D'une façon générale, les femmes, les enfants, les nerveux réagissent contre l'hyperthermie par des phénomènes d'excitation, tandis que les anémiques, les épuisés répondent à la fièvre par des manifestations dépressives du sensorium général et de l'activité cardiaque. Les anciens auteurs donnaient le nom de fièvres sthéniques (σθενος, force) à celles qui s'accompagnent de phénomènes d'excitation nerveuse et de suractivité cardiaque, tandis que la fièvre avec dépression neuro-cardiaque était dénommée asthénique ou adynamique.

Suivant que prédominent les phénomènes d'excitation ou de dépression du système nerveux, les réflexes rotuliens et la force dynamométrique sont exagérés ou affaiblis. Le plus souvent ils se montrent plus faibles qu'à l'état normal.

L'intensité des troubles nerveux est en rapport dans une certaine mesure avec le degré thermique, comme en témoigne l'étude expérimentale du surchauffage des animaux; toutefois les phénomènes neuropathiques ne peuvent être mis exclusivement sur le compte de l'hyperthermie. L'hypothèse imaginée dans ce sens par Liebermeister ne peut plus être soutenue. Il est aujourd'hui de notion commune que certaines maladies évoluant avec une fièvre très vive (40°, 40,°5, 41°) ne s'accompagnent pas de troubles nerveux bien marqués (typhus récurrent, fièvre intermittente) tandis que d'autres pyrexies où la fièvre est peu intense (38°,5, 39°, 40°) ont pour cortège des troubles extrêmement graves du système nerveux, des céphalées, du délire, de l'excitation et du coma (fièvre typhoïde, typhus exanthématique, érysipèle, septicopyohémie, etc.).

On admet aujourd'hui que les troubles nerveux au cours de la fièvre dépendent moins de l'hyperthermie que de l'action toxique des diverses substances accumulées en quantité plus ou moins grande dans le sang, au cours des maladies fébriles. Les fonctions du système nerveux reçoivent encore le contre-coup de l'ampliation des vaisseaux méningés et cérébraux, des altérations anatomo-patholgiques de ces vaisseaux et de celles de la substance cérébrale qui prennent naissance au cours de certaines fièvres. La nature des toxines, les variations dans l'ampliation des vaisseaux et dans la gravité des lésions anatomiques du système nerveux rendent compte des modalités si nombreuses du tableau clinique.

Les modifications des cellules nerveuses provoquées par la seule hyperthermie se traduisent par la chromatolyse des granulations de Nissl; elles disparaissent vite (expériences de Goldscheider), lorsque l'animal est replacé dans les conditions thermiques normales.

Les troubles nerveux se manifestent avec une intensité particulière dans le typhus exanthématique et dans la dothiénentérie, d'où la dénomination de fièvres nerveuses sous laquelle on avait rangé autrefois ces deux maladies. La fièvre typhoïde s'accompagne en effet parfois de véritables psychoses tranquilles ou bruyantes. Les perturbations des centres nerveux ne sont pas rares au cours de l'influenza.

Les troubles du système vaso-moteur dépendent, dans une large mesure, de la température et sont en rapport direct avec la rapidité de son ascension. Le frisson qui, dans un grand nombre de pyrexies, ouvre la scène morbide, n'est que la conséquence du spasme des vaisseaux périphériques. Traube voyait dans ce spasme la manifestation principale de la fièvre et expliquait l'ascension de la température par ce phénomène initial seul. Maragliano, Lasona et d'autres ont pu démontrer précisément, à l'aide de mensurations sphygmographiques, l'existence d'un rapport constant et direct entre le spasme des vaisseaux et l'élévation thermique. Pendant l'ascension rapide de la température (période du frisson) la vaso-motricité est profondément troublée. Au resserrement des artères cutanées succède une période de distension désordonnée, et inversement; le réflexe vasculaire se manifeste avec beaucoup plus d'intensité chez le fébricitant que chez l'homme sain. Pendant la période d'hyperthermie fébrile le tonus des vaisseaux cutanés est abaissé; il en est probablement de même de l'élasticité des parois vasculaires (Naunyn, Mader).

Dans la fièvre l'élasticité et la tonicité des tissus en général se trouvent affaiblies. Là réside la cause des eschares fessières si fréquentes, des stases qui envahissent divers organes et de la défaillance réactionnelle de tous les systèmes organiques.

Aux symptômes que nous venons de passer en revue, il faut en ajouter un autre, très important : la diminution du poids du corps. Ce signe qui indique en général l'épuisement et qui souligne la prédominance des actes de la désassimilation sur ceux de l'assimilation est un compagnon fidèle de la fièvre; la perte du poids est d'ordinaire en rapport avec l'élévation de la température; la corrélation entre ces deux phénomènes n'est nulle part plus manifeste que dans la fièvre typhoïde et la tuberculose.

Les causes de cet amaigrissement sont multiples ; c'est d'abord l'hyperthermie qui compte dans une de ses origines l'exagération des combustions et ensuite la diminution de la quantité d'aliments absorbés et assimilés par le malade. Bientôt se dessine la prédominance des phénomènes de destruction sur ceux de construction et par suite une diminution plus ou moins rapide du poids du corps. L'observation de ce phénomène a acquis aujourd'hui une grande valeur, dans le diagnostic des processus fébriles insidieux.

Une ascension thermique de deux ou trois dixièmes de degré peut passer inaperçue, surtout quand elle ne s'accompagne d'aucun trouble bien manifeste de la circulation. Seule, parfois, la pesée systématique des individus en incubation de maladie accuse une chute progressive du poids et révèle l'existence d'une fièvre ou d'une infection qui va se dévoiler. Les oscillations du poids du corps comportent parfois une importance diagnostique aussi grande que les renseignements fournis par la courbe thermométrique.

Parmi les divers symptômes de la fièvre, seuls l'ascension de la température, le trouble de la fonction thermo-régulatrice et les modifications dans la circulation sanguine doivent être considérés comme vraiment caractéristiques; c'est à eux que les autres signes empruntent leur valeur diagnostique. Phénonème important, l'hyperthermie n'est pas à elle seule la clef de voûte d'une pyrexie. La cause réelle de tous les symptômes réside dans l'action d'agents toxiques venus du dehors et aussi dans celles des poisons cellulaires formés secondairement par les tissus.

Anatomie pathologique

Les lésions n'ont ici rien de spécial et relèvent d'une manière générale des troubles regressifs de la nutrition. Elles ne rappellent que jusqu'à un certain degré celles de l'hyperthermie simple. Dans la plupart des cas elles sont dues à l'intoxication par les poisons microbiens qui sont les agents provocateurs les plus communs de la fièvre. Elles se manifestent par le gonflement trouble, les dégénérescences hyaline, cireuse, parenchymateuse, granulo-graisseuse et amyloïde. On les voit apparaître surtout dans les organes qui éliminent et neutralisent les toxines, c'est-à-dire dans le foie, les reins et les ganglions lymphatiques, ensuite dans le pancréas, les capsules surrénales, les glandes salivaires, le système nerveux central, le sang et les muscles. La plupart de ces altérations sont signalées dans la description de la fièvre typhoïde et du typhus, c'est-à-dire dans les maladies infectieuses où les phénomènes d'intoxication sont particulièrement intenses. Une partie d'entre elles relève, en dehors de l'intoxication, de l'action directe des bactéries accumulées dans certains organes. L'étude expérimentale du surchauffage n'a jamais permis de réaliser ni la dégénérescence cireuse des muscles, ni les altérations des parois des vaisseaux cérébraux ou des cellules nerveuses, telles qu'on les constate dans la fièvre typhoïde. Même remarque au sujet des altérations dégénératives, si fréquentes, des organes parenchymateux, des fibres nerveuses et des ganglions du cœur au cours de la diphtérie ; et cependant l'hyperthermie est de courte durée dans cette affection; il est même des cas de diphtérie maligne sans élévation très notable de la température.

Seule, la chromatolyse des corpuscules de Nissl se rencontre dans l'hyperthermie simple, dans l'inanition (Golscheider et Flatau, Marinesco, Tarassevitch) et aussi dans diverses hyperthermies fébriles (Nissl, Mouravieff, Marinesco, Babès, Magukovsky, Brasch, Klimoff, Chantemesse, etc.).

Les altérations anatomiques dont nous parlons sont donc bien moins la conséquence de l'élévation de la température que des empoisonnements microbiens. Le choléra, l'urémie, maladies non fébriles, ne s'accompagnent-ils pas de lésions régressives considérables portant sur les reins, sur les ganglions cardiaques, sur le cerveau, etc. ?

Lorsque la fièvre est continue, les dégénérescences parenchymateuse et graisseuse des éléments cellulaires constituent la lésion la plus apparente, même lorsque l'hyperthermie n'a pas atteint un degré très élevé. Parmi les divers muscles, ceux de l'abdomen et du thorax et le muscle cardiaque sont particulièrement frappés. Il y a, dans ces localisations, en dehors de l'action de la température élevée, le résultat d'une fatigue excessive, provoquée par l'accélération de la respiration et des contractions cardiaques. Une hyperthermie de 40-41° qui ne dure que quelques heures n'entraîne comme conséquence aucune dégénérescence des muscles ou des glandes.

En ce qui concerne les *altérations du sang*, les données recueillies sont, malgré le nombre de recherches (Bœckmann, Manasseïne, Maissouriantz, A. Lœwy, etc.), très contradictoires. On a signalé tantôt une augmentation et tantôt une diminution du nombre des hématies; cependant on s'accorde généralement à admettre une destruction très active des globules rouges, ce que traduit avec évidence la présence d'urobiline dans les urines. Indépendamment de la diminution du nombre des globules rouges, on note aussi la modification de la forme des hématies (microcytes). Au sujet des globules blancs le désaccord est plus grand, parce que le degré et la nature de l'infection interviennent ici avec une puissance particulière (voir plus haut le chapitre de la leucocytose). Le rôle important de l'inanition ne doit pas être perdu de vue.

Nutrition. — Les mutations nutritives subissent des perturbations puisque l'intensité des échanges dépend précisément des processus de combustion. L'hyperthermie intervient, les fonctions cardiaques et respiratoires se font plus actives, celles de la peau s'altèrent et la distribution sanguine est modifiée dans les divers organes. Aucun processus morbide plus que celui de la fièvre, n'entraîne de changements dans les mutations nutritives et l'équilibre organique. Ces modifications ont fait l'objet d'études cliniques et expérimentales.

Le sens des perversions quantitatives a été déterminé depuis longtemps par l'aspect du malade, et par l'appréciation de son état général. L'amaigrissement proportionnel à la durée et la hauteur de la fièvre, les propriétés physiques des urines (concentrations, dépôts) avaient laissé soupçonner dans les maladies fébriles l'accroissement des processus de combustion et de destruction. Appuyée pour la première fois sur des chiffres précis, cette hypothèse fut soutenue par Liebermeister et son élève Behse; leurs conclusions sont aujourd'hui admises par tous et confirmées par les recherches de nombreux auteurs sur les échanges des gaz et des substances minérales dans les diverses pyrexies.

Les mutations nutritives portant sur les matières albuminoïdes ont été étudiées avec grand soin. Autrefois la croyance en la destruction exagérée des matières azotées était basée sur l'accroissement du taux d'urée qu'indiquaient les analyses quantitatives, et en partie aussi sur l'augmentation de l'acide urique et de la créatinine. De nombreuses analyses ont été faites de l'urine de divers fébricitants et surtout des typhiques (des trois typhus), de l'urine d'animaux soumis à une septicémie expérimentale. Ces travaux, commencés en 1850, furent poursuivis jusqu'en 1870-1880 (Wachsmuth, Traube et Jochman, Brattler, Moos, Tchechekhine, Huppert, Unruh, Schultzen, Silouyanoff, Liebermeister, Senator, Demange, A. Robin) ; le but qu'ils ont visé a été d'établir un rapport entre le degré de l'élévation thermique et la quantité d'urée éliminée. Mais les chiffres obtenus n'ont pris toute leur valeur qu'après avoir reçu la confirmation des recherches pratiquées sous le couvert des règles édictées par Voit, pour juger la métamorphose des matières albuminoïdes. Des études plus récentes ont pris pour point de comparaison un organisme ramené à l'état d'équilibre d'azote, et elles ont tenu compte, non seulement de l'urée, mais de l'azote total des urines et des excréments.

La comparaison de la quantité d'azote alimentaire absorbée par un fébricitant avec celle de l'azote éliminée par les urines et les fèces laisse reconnaître que l'excès de perte est dû à la destruction de la substance albuminoïde des tissus.

Bien que le nombre des observations réellement très précises soit encore faible, leurs conclusions sont unanimes (Huppert, M. Tichomiroff, Abramovitch, Hadji, Tchistovitch, Loewy, Likhatcheff et Avroroff, Stowdensky, etc.). L'augmentation de l'azote des urines et l'exagération de la métamorphose des matières albuminoïdes dans la fièvre, au moment de son acmé, ont été constatées par tous. Dans la période de début, (fièvre typhoïde) où la fièvre s'élève graduellement (Charcot, A. Robin, Unruh, S. Vassilieff, etc.) et surtout pendant la période apyrétique de la fièvre récurrente (Leydenet, Stressmann, Th. Posternatzky, D. Kalinine) il n'existe pas d'augmentation, mais au contraire une diminution de l'azote éliminé. L'accroissement du taux de l'azote urinaire, qui débute pendant la période d'état, peut parfois persister et survivre à la crise. Ce fait est le résultat de l'accumulation dans les tissus au cours de la fièvre de nombreux produits de désagrégation albuminoïde, produits instables et qui ne passent que graduellement à l'état soluble, pour arriver dans le sang, lorsque précisément la température est déjà revenue à la normale.

L'augmentation des échanges azotés n'a pas lieu dans toutes les périodes de la fièvre ; elle fait défaut au stade d'ascension thermique ; elle atteint son maximum pendant la période d'état et quelque temps (24-36 heures) après. Dans la convalescence, la mutation des matières albuminoïdes est parfois diminuée, la quantité d'azote éliminé est alors inférieure au chiffre de l'azote des aliments, et parfois augmentée ; on observe ce dernier fait quand la maladie se termine par une crise (pneumonie, typhus exanthématique et récurrent). En pareil cas la destruction des tissus se poursuit encore.

Les observations de Koch, Simanowsky et Lilienfeld sont en contradiction avec la doctrine aujourd'hui régnante qui fait de l'hyperthermie la cause de l'augmentation des métamorphoses azotées chez les fiévreux. Les deux premiers de ces auteurs ont fait des expériences à l'aide du surchauffage artificiel sur eux-mêmes et sur des lapins et des chiens; ils sont arrivés à cette conclusion que l'hyperthermie ne s'accompagne pas d'élimination plus grande d'urée. Lilienfeld a trouvé (il opérait sur des lapins atteints de septicémie expérimentale) que l'exagération de la métamorphose azotée survenait aussi bien lorsque la température s'élevait beaucoup au-dessus de la normale que lorsqu'à l'aide de bains froids on réfrénait cette hyperthermie. Sans nier que la destruction active des albuminoïdes au cours d'une pyrexie soit liée pour une part à l'infection, on ne peut souscrire aux conclusions des auteurs qui affirment que les hautes températures ne provoquent pas un accroissement des échanges azotés. Une telle opinion est contredite par les résultats de beaucoup de travaux. La cause des divergences réside peut-être dans la différence de technique opératoire et dans la courte durée des expériences, car l'action des facteurs qui modifient le chiffre de l'urée et de l'azote éliminés ne se fait pas sentir immédiatement, au cours de l'expérience; elle ne se traduit qu'au bout d'un certain temps.

Les modifications qualitatives de la métamorphose des matières azotées deviennent évidentes lorsque l'on compare la quantité d'urée à la dose des matières extractives contenues dans l'urine des typhiques. A mesure que la température monte, le taux d'urine baisse et celui des matières extractives s'élève; inversement, lorsque la température baisse, l'urée augmente et les matières extractives diminuent de quantité. Cette observation signalée depuis longtemps par Robin, Hirtz, etc., a été confirmée par les recherches récentes de S. Wassilieff, Hadji, etc.

L'échange des gaz dans la fièvre subit des modifications qui ne dépendent pas étroitement de l'hyperthermie. Les recherches de Liebermeister, Senator, Colosanti, Lilienfeld, Silouyanoff, Sternberg, A. Robin, A. Kalinine, et surtout les nouvelles mensurations de Likhatcheff et Avroroff, etc., ont montré que l'organisme d'un fébricitant éliminait plus de CO^2 et absorbait plus d'O qu'un organisme sain; mais cet accroissement n'a pas lieu dans le stade d'ascension thermique où la quantité d'O absorbé et de CO^2 éliminé est peut-être même inférieure à la normale. Les expériences faites par A. Kalinine pendant la période latente de la fièvre, avant que la température ait commencé son ascension, ont montré que l'absorption d'oxygène et l'élimination d'acide carbonique se tenaient dans ce state prémonitoire au-dessous du chiffre normal. Au contraire, pendant la période d'état, le nombre et l'amplitude des mouvements s'accroissent; cette affirmation toutefois ne contient pas une formule absolument générale, s'appliquant à tous les stades de la fièvre, aux diverses pyrexies, aux multiples états de nutrition de l'organisme fébricitant. Sans parler des maladies où sont frappés les organes respiratoires (tuberculose pulmonaire grave, pleurésie) et où par conséquent l'exagération des échanges gazeux se trouve mécaniquement entravée, il y a nombre d'autres pyrexies où fait défaut l'accroissement de l'absorption de l'oxygène et de l'élimination de l'acide carbonique. Chez les fébricitants épuisés, immobiles, l'échange des gaz ne subit aucune accélération.

Les analyses de F. Kraus portant sur les échanges gazeux des fébricitants indiquent que les modifications des métamorphoses des matières azotées sont sans influence sur l'échange des gaz et sur la valeur du coefficient respiratoire (CO^2 : O). L'augmentation des échanges gazeux tient au régime du malade, à la richesse de l'organisme en matières facilement oxydables et surtout aux contractions cloniques et toniques partielles des divers groupes musculaires, contractions si fréquentes chez les fébricitants. Chez un sujet affaibli, inanitié ou profondément intoxiqué, la fièvre peut évoluer et ne laisser constater que des échanges gazeux affaiblis. Les observations de A. Loewy, Speck, etc., ont établi que la dose d'oxygène absorbée n'était pas modifiée par le fait du refroidissement, pourvu que l'organisme reste à l'état de repos ; la surproduction de calorique et l'exagération de l'échange gazeux ne débutent qu'au moment où les muscles commencent à se contracter, lorsque apparaissent et le frisson et le tremblement.

Lœwy affirme que l'absorption de l'oxygène par les fébricitants n'est point commandée directement par la vivacité de la fièvre et que l'augmentation des échanges gazeux a pour unique cause les contractions réflexes (à point de départ cutané) des muscles lisses et striés, qui accompagnent les phénomènes fébriles chez les sujets robustes et non épuisés. Les expériences de Zuntz nous fournissent une preuve de l'absence de corrélation étroite entre l'exagération de l'échange des gaz et l'élévation thermique fébrile. Cet auteur a constaté un accroissement de l'absorption d'oxygène et de l'élimination de CO^2 chez les animaux fébricitants même lorsque, à l'aide de bains froids, on parvenait à abaisser la température jusqu'à la normale. Si au contraire on curarise (en maintenant la respiration artificielle) un animal immergé dans l'eau froide, de façon à empêcher l'action des nerfs sur les muscles, l'augmentation de l'échange gazeux n'a pas lieu.

Les recherches de A. Robin sur les échanges gazeux des typhiques ont de nouveau mis en lumière les rapports qui unissent l'intensité des échanges gazeux, le degré de l'infection et la gravité du processus fébrile. Plus sévère est la forme de la maladie, plus faibles sont les échanges gazeux. L'exagération des processus d'oxydation, l'absorption plus considérable d'oxygène et l'élimination plus forte de CO^2 servent d'indice pronostique favorable dans la lutte de l'organisme contre l'infection ou plutôt contre l'intoxication par les substances pyrétogènes en circulation dans l'économie. Il faut donc bien mettre en lumière que l'absorption par un fiévreux de drogues hypothermisantes qui dépriment les processus d'oxydation et ralentissent les échanges, est plus nuisible qu'utile dans la lutte contre la cause essentielle qui provoque la réaction thermique de l'organisme.

La mutation des substances minérales subit aussi des changements. La destruction active des albuminoïdes organisés et l'élimination excessive d'azote agit sur la métamorphose saline, ce qui ne saurait surprendre quand on réfléchit au rapport intime qui existe dans l'organisme entre la substance albuminoïde et la matière minérale. Les parties solides des tissus (muscles, fibres, cellules) renferment plus de sels de potasse et d'acides sulfurique et phosphorique que n'en contiennent les humeurs. Dans la fièvre la destruction des tissus doit donc marcher de pair avec la mise en liberté de sels de potasse et de l'acide sulfurique. Cette hypothèse avait déjà un point d'appui dans les résultats obtenus par Traube, Redtenbacher, Salkowski, Haller, Zvegler, Rothmann, Benecke, Fürbringer, dans ceux plus récents de Grousdeff, Fadheyeff, etc., qui ont étudié l'influence des bains sur les échanges minéraux. Les recherches de Gramatchikoff ont démontré que l'élimination des sels de soude, et surtout de potasse, des acides sulfurique et phosphorique était très élevée chez les fébricitants. Le maximum des échanges des sels de potasse coïncide avec l'acmé de la fièvre, et la diminution s'opère à mesure que la température descend; pour les sels de soude au contraire, déjà à la période d'état de la fièvre. l'élimination s'amoindrit tout en restant supérieure au chiffre normal.

En ce qui concerne les sels de chaux et de magnésie, l'élimination est supérieure dans la fièvre au taux normal, mais cette exagération est peu intense et se fait de telle sorte que l'organisme garde assez énergiquement sa réserve de calcium et de magnésium. L'élimination de la magnésie un peu supérieure à celle de la chaux s'explique par ce fait que les muscles, qui subissent un changement profond dans l'organisme fébricitant, sont plus riches en magnésie qu'en chaux.

Les renseignements fournis par l'anatomie pathologique, la clinique et l'urologie concordent pour localiser de préférence dans les éléments parenchymateux, muscles et glandes, les phénomènes destructifs provoqués par la fièvre. Les évaluations numériques de Manasseïne sur la composition chimique des muscles et des glandes, chez l'animal sain et chez l'animal en proie à une fièvre expérimentale, sont venues leur apporter une éclatante confirmation.

La quantité totale des extraits aqueux et alcooliques desséchés du foie et des muscles est beaucoup moins considérable dans la fièvre qu'à l'état normal; sur 100 parties de matière brute, on a trouvé dans le foie d'un animal fébricitant, 1,63 d'extrait sec au lieu de 3,32, qui correspond au chiffre fourni par l'animal bien portant; l'extrait desséché des muscles au lieu du taux normal de 2,51 ne s'élevait qu'à 2,2 chez un fiévreux. La perte des muscles en sel est surtout considérable : elle atteignait jusqu'à 50 p. 100 de son total chez l'animal fébricitant. Le fait constaté par Sabrowski, l'altération de la composition du sang chez les sujets qui ont la fièvre, et notamment la diminution des sels de potasse, confirme ces résultats.

En résumé, les mutations nutritives au cours de la fièvre sont caractérisées par l'augmentation des échanges portant sur les matières albuminoïdes, les gaz et les sels. Toutefois, en ce qui concerne les substances azotées, l'augmentation dont nous parlons n'existe qu'au point de vue quantitatif, car la qualité des produits éliminés, eu égard à leur degré d'oxydation, est inférieure à celle de l'état normal. Si l'on ajoute à cette déperdition excessive l'insuffisance de l'alimentation du malade, d'où résulte un état d'inanition plus ou moins profond, on comprendra sans peine l'amaigrissement et la perte de poids du corps des fébricitants. La destruction de la substance organisée, consécutive à l'hyperthermie et à l'intoxication, nous apparaît comme la cause essentielle de l'augmentation des échanges des gaz et des sels.

ÉTIOLOGIE DE LA FIÈVRE

L'inflammation est une réaction locale d'une partie isolée du corps; la fièvre est une réaction générale du système nerveux et de l'organisme tout entier à l'égard d'un poison qui circule dans le sang. Elle ne peut donc survenir que lorsque l'agent nocif provocateur pénètre dans la grande circulation et, par son intermédiaire, actionne le système nerveux, les centres de la vaso-motricité et de l'auto-régulation thermique. La voie de pénétration de l'agent nocif dans la circulation prend naissance, tantôt dans un foyer inflammatoire infectieux circonscrit (fièvre inflammatoire), tantôt dans une lésion ou une solution de continuité des tissus, avec destruction d'un certain nombre de cellules (fièvre traumatique aseptique). Quels que soient les agents provocateurs spécifiques de chaque affection fébrile, ils ont entre eux ceci de commun, qu'ils agissent sur le système nerveux central par l'intermédiaire des toxines qu'ils sécrètent. En fin de compte, l'origine de la fièvre est toujours toxique. Cette règle comporte une exception, l'hyperthermie passagère, connue depuis quelque temps sous le nom de fièvre nerveuse, et qui résulte, soit d'une excitation réflexe du système nerveux central, surtout de la région thermo-régulatrice (excitation partant des nerfs sensitifs de quelque partie du corps), soit d'une excitation directe ou d'une lésion de cette même région. En effet, chez certaines personnes nerveuses, un simple effroi, une émotion, un traumatisme insignifiant, quelquefois même la piqûre d'une épingle, peuvent provoquer une sorte d'accès fébrile, qui se traduit par un frisson, par l'élévation de la température et par une transpiration (fièvre hystérique). Parfois, ces accès se renouvellent plusieurs jours de suite. Des crises semblables, en apparence fébriles, peuvent se produire chez des personnes dépourvues de tout stigmate hystérique, à la suite d'excitations très douloureuses et quelquefois même sous l'influence de douleurs minimes, enfin dans le surmenage (fièvre de surmenage). Les contusions et les lésions de certaines régions de la moelle et surtout du cerveau s'accompagnent parfois d'une légère élévation de température (voir le chapitre de l'hyperthermie). On a signalé des cas où la température rectale atteignait pendant les accès de fièvre hystérique jusqu'à 43° (Cas de Lorenstein, Steffan, etc.).

Ces élévations thermiques désignées ordinairement sous le nom de fièvre nerveuse doivent cependant être rangées parmi les hyperthermies simples et non parmi les fièvres, en raison de leur durée extrêmement courte ou de leur coïncidence avec des contractions musculaires exagérées, ou enfin parce qu'elles ne s'accompagnent pas de troubles dans les métamorphoses nutritives, lesquels constituent les caractères essentiels du vrai processus fébrile.

On a récemment émis contre la théorie toxique de la fièvre que nous soutenons ici une objection tirée de l'observation de Doodica et Radica. L'opération de Doyen a montré qu'une circulation commune à voies anastomotiques assez larges unissait ces deux petites filles, et cependant, l'une très gravement envahie par la tuberculose avait 39° de température, et l'autre n'avait que 37°. Il faut remarquer cependant que ce n'est pas le poison sanguin lui-même, mais la réaction des centres nerveux actionnés par ce poison qui fait la fièvre, et que la sensibilité nerveuse joue un rôle de premier ordre. Pour une même quantité de poison fébrigène circulant dans leur sang, il est probable qu'une des petites malades dont le système nerveux souffrait par la présence d'une péritonite tuberculeuse avancée, a témoigné d'une sensibilité nerveuse plus exquise que celle de sa compagne, et que la réaction de son système nerveux a abouti, soit à une fabrication, soit plutôt à une rétention de calorique anormale, plus grande que chez sa sœur et constatable au thermomètre.

Le fait dont nous parlons n'est donc pas une objection valable contre la théorie toxique de la fièvre.

Les substances, qui, par leur pénétration dans le système circulatoire, peuvent provoquer les perturbations de la régulation thermique et les autres symptômes de la fièvre sont nombreuses. On les appelle substances pyrétogènes ou fébrigènes.

Autrefois on réservait le nom de septiques aux fièvres provoquées par des produits bactériens, putrides, etc., et on appelait aseptiques, les fièvres que faisaient naître la pénétration dans le sang de diverses substances non bactériennes, telles que l'eau distillée, le sang d'un sujet étranger, les matières nucléiniques, les albumoses, les solutions d'hémoglobine, de pepsine, de trypsine, de diastases diverses, invertine, émulsine etc., et, enfin, les produits des tissus mortifiés et non septiques de l'organisme lui-même.

Aujourd'hui, grâce à de nombreuses recherches (Billroth, Bergmann, Schmiedeberg, Kohler, Angerer, Roussy, Bouchard, Buchner, Charrin, Ruffer, Murri, Gangolphe et Courmont, Binet, Hildebrandt, Roger, Cadiot, Nebelthan, Mosso, Krehl, Wertheim, Lœwy, A. Rubner, Lefèvre, Dmitrieski, Sverjevski, J. Arkhangelsky, Hirz, Schnitzler et Ewald, Ughetti, Pillon, Delezenne, etc.), on peut reconnaître les liens d'une filiation commune entre les substances pyrétogènes de natures différentes. Produits de l'activité vitale des cellules animales ou végétales, ou de la décomposition aseptique des éléments de l'organisme animal, elles se rattachent toutes à une origine cellulaire. Les substances dites pyrétogènes et septiques prennent naissance dans l'activité vitale des organisme inférieurs, d'origine végétale. Les protozoaires élaborent aussi des substances pyrétogènes; tels, par exemple, les hématozoaires du paludisme, les sarcosporidies et certainement aussi quelques coccidies. La plupart des fièvres reconnaissent une origine microbienne. Parfois une intervention médicale opportune élimine de l'organisme ou y détruit les microbes pathogènes et leurs toxines, et affaiblit notablement les manifestations de la fièvre. Les fièvres amicrobiennes sont au contraire relativement rares ; elles présentent peu de danger, ne durent jamais très longtemps et n'atteignent pas un haut degré d'intensité.

Les substances qui les déterminent envahissent le sang d'un seul coup, ou peu à peu, par exemple quand elles proviennent d'un foyer quelconque de mortification.

L'élévation thermique qui fait suite à l'introduction dans la circulation de grandes quantités d'eau distillée, à la transfusion du sang, à l'injection intraveineuse d'une solution d'hémoglobine, à la pénétration de ferments solubles, etc., reconnaît des mécanismes multiples. Tantôt les substances en question détruisent une partie des éléments figurés du liquide sanguin et mettent en circulation les substances pyrétogènes contenues dans le protoplasma cellulaire; tantôt elles possèdent par elles-mêmes un pouvoir d'altération directe de la zone thermorégulatrice.

L'affirmation de Kohler, attribuant la fièvre provoquée par l'injection et la transfusion du sang à l'influence du fibrin-ferment, n'a pas été confirmée par les recherches plus récentes de Roux, Hildebrandt et Hammerschlag. Il n'existe pas de rapport constant entre la présence dans le sang de la plasmase libre et l'apparition de la fièvre.

Les expériences de Romme, Hüppe, Hildebrandt, Kiowka, Gangolphe, Courmont, etc., ont introduit dans la science cette notion que les éléments cellulaires de l'organisme, vivants ou nécrobiosés, contiennent dans leur protoplasma des substances diastasiques très actives, et que celles-ci, semblables aux ferments d'origine animale ou végétale déjà connus, possèdent la propriété d'élever la température. Cependant les recherches qui remontent à 1877 des auteurs anglais J. Ott et Collmar, celles de Fermi et Pernozzi, Tchepourkovsky, etc., ont démontré que ce sont moins les ferments purs pris en eux-mêmes, que les peptones, les albumoses, et en général les substances albuminoïdes concomitantes qui possèdent la propriété hyperthermisante. Dans les conditions normales de la vie cellulaire, les albumoses et les dérivés nucléiniques, intimement soudés au protoplasma, ne circulent pas en quantité suffisante dans le sang pour exercer une action sur la zone thermo-régulatrice. Introduites à l'état de solution dans la circulation générale (injection de sang, ou d'une infusion de rate, destruction d'un grand nombre de globules blancs et d'autres éléments cellulaires) elles provoquent, après deux à trois heures, une élévation graduelle de la chaleur du corps et la température dépasse la normale de un degré à un degré et demi. Au bout de cinq à neuf heures, la défervescence est complète. L'infusion des tissus préalablement nécrosés ou la résorption rapide d'une simple extravasion sanguine témoignent d'une propriété pyrétogène très marquée (Arkhangelsky). On peut juger de l'énergie fébrigène de la substance contenue dans le testicule mortifié après le bistournage, par l'expérience suivante : un centimètre cube d'une solution glycéro-aqueuse, représentant la quatre millième partie de l'infusion de 180 grammes du testicule, injecté sous la peau d'un lapin provoque une élévation de un degré au bout de deux heures ; elle n'agit qu'au bout de deux heures et demie chez le mouton, de quatre heures chez le cobaye, et de six heures chez le chien (Gangolphe et Courmont). Les injections de pepsine, de trypsine, de diastase, d'émulsine, d'invertine, et d'une manière générale des autres ferments, — et en particulier de la levure de bière, sur laquelle on a, dans un but thérapeutiqne, beaucoup attiré l'attention (de Backer, Doyen) — doivent leur pouvoir pyrétogène aux peptones et aux albumoses qui accompagnent ces ferments, et quelquefois aux microbes développés dans les solutions de ces substances.

La démonstration de l'origine cellulaire des fièvres aseptiques permet d'envisager sous un jour nouveau nombre d'observations cliniques, restées pendant longtemps inexpliquées. Tels sont les cas de fièvre aseptique consécutive à des ecchymoses étendues, à des contusions, à des fractures, en dehors de toute solution de continuité des téguments externes et de toute intervention microbienne. On rattachait autrefois ces accès fébriles tantôt à l'intoxication du sang par le fibrin-ferment, tantôt à la fièvre nerveuse ; parfois toute explication faisait défaut. Il est bien évident que le degré d'hyperthermie dépend, dans une certaine mesure, de la faculté de résorption de la cavité dans laquelle s'est fait l'épanchement sanguin et du nombre plus ou moins considérable de leucocytes et autres éléments cellulaires en voie de désagrégation. Les pyrexies amicrobiennes les plus intenses se développent au cours des effusions sanguines dans les grandes cavités séreuses du péritoine et des articulations.

Que les produits de la macération des tisssus normaux ou de leur décomposition aseptique, injectés à un animal sain, soient capables d'élever la température, le fait n'est plus discuté aujourd'hui. Quant au nombre de ces substances, à leurs propriétés physiques et chimiques, à leur filiation intime, la question est encore à l'étude. D'après Gangolphe et Courmont, la substance thermogène du testicule nécrobiosé est insoluble dans l'alcool, soluble au contraire dans ce liquide d'après

Roux. Bouchard a isolé de l'urine normale une substance hypothermisante, tandis que Binet a retiré du même milieu un corps, analogue à un ferment, soluble dans la glycérine et précipitable par l'alcool qui, injecté au cobaye, provoque une hyperthermie de un à deux degrés.

On s'accorde en général à penser que les substances pyrétogènes sont solubles dans la glycérine et dans l'eau, insolubles dans l'alcool et assez semblables aux ferments.

Roger et Cadiot ont dit que l'injection dans les vaisseaux des animaux (lapins) de sang veineux, provenant d'un animal de même race, entraîne une élévation de la température de six dixièmes de degré, tandis que l'injection de la même quantité de sang artériel ne provoquerait au contraire qu'une légère hypothermie. Le sang défibriné, d'après les expériences des mêmes auteurs, élève toujours la température de un demi à un degré, quelle que soit son origine, veineuse ou artérielle. Il semble que, pendant la défibrination du sang, des leucocytes se détruisant, une petite quantité de nucléoalbumine, ainsi mise en liberté agisse à la façon d'une matière hyperthermisante.

Les substances pyrétogènes d'origine infectieuse ou microbienne (septique d'après la terminologie ancienne) sont mieux connues que celles du groupe précédent. Produits de la vie cellulaire végétale, elles tirent leur origine aussi bien des simples saprophytes que des microbes pathogènes. Le pouvoir d'élaborer une matière pyrétogène appartient aux microbes d'origine végétale (bactéries, champignons inférieurs) et d'origine animale (sporozoaires, germes du paludisme, coccidies du lapin, sarcosporidies des brebis, etc.) Le même rôle fébrigène est dévolu aux produits de sécrétion de certains grands parasites. Dans la trichinose, la fièvre est presque constante, l'hyperthermie peut atteindre et dépasser 40° et la courbe thermique rappelle celle de la fièvre typhoïde.

Les fièvres provoquées par la présence de bactéries, ou plutôt de leurs produits toxiques s'accompagnent des phénomènes les plus graves. Elles ont fait l'objet d'études nombreuses et quelques-unes des substances qui les produisent ont été isolées à l'état de pureté et soumises à un examen approfondi. Parmi ces toxines pyrétogènes, celles qui proviennent de la décomposition cadavérique et de la putréfaction, dites pour cela ptomaïnes, celles qui sont élaborées par les bactéries de la tuberculose, de la morve, du tétanos, par les germes pyogènes, etc. (tuberculine, malléine, toxines proprement dites, diphtéritique, tétanique, typhique, pesteuse, pyocyanique, etc.) ont été étudiées avec le plus de soin.

Des observations multiples faites sur les animaux et sur l'homme au sujet des phénomènes morbides qui surviennent dans l'organisme après l'injection hypodermique ou intravasculaire de quantités très faibles de quelques-unes de ces toxines (un centigr. et même un milligr.) permettent d'affirmer que la réaction fébrile apparue au cours des maladies infectieuses (frisson, hyperthermie, troubles des systèmes vasomoteurs, lésions du système nerveux, etc.) est due à la résorption par le sang des toxines engendrées dans les foyers de multiplication des bactéries pathogènes. La pénétration d'un seul coup d'une petite dose de toxine, provoque un accès fébrile isolé qui dure plusieurs heures et se compose de périodes plus ou moins longues dites d'ascension, d'état, et de défervescence, tandis que la température atteint 40° et davantage. Au contraire dans une maladie infectieuse en voie d'évolution (tuberculose, diphtérie, fièvre typhoïde, fièvre récurrente, etc.), les toxines résorbées dans les organes envahis par les bactéries pénètrent dans le sang graduellement, presque sans interruption pendant des jours, des semaines et même des mois; les phénomènes fébriles se manifestent alors sous forme de paroxysmes isolés ou de fièvre continue.

Les expériences où l'on a produit de la fièvre chez les animaux par l'injection de cultures filtrées de divers microbes (streptocoques, bacille pyocyanique, bacille de la fièvre typhoïde, pneumocoque de Friedlander, bacilles de la tuberculose, bactéries de la putréfaction, etc.) ne se comptent plus aujourd'hui. Quelques-unes des ptomaïnes septiques, comme par exemple la mydaline, sont éminemment pyrétogènes; d'autres comme la cadavérine, etc., ne le sont point. On ne peut donc considérer que tous les produits de l'activité vitale des microbes septiques et des germes pathogènes engendrent nécessairement de l'hyperthermie; une telle propriété n'est l'apanage que de quelques-uns d'entre eux. Il est des toxines qui troublent la régulation thermique dans un sens précisément contraire et font naître de l'hypothermie. Telles sont par exemple les toxines élaborées par les bacilles en virgule, qui ont des points de ressemblance entre elles : le bacille virgule de Koch, le vibrion de Finkler-Prior et le vibrio Metchnikovii. On pourrait comme l'a proposé Roussy, appeler ces substances frigorigènes ou algogènes (*frigus*, αλγος, froid). Le fait clinique bien connu de l'abaissement très marqué de la température chez les malades atteints de choléra trouve sa confirmation dans les recherches de Pfeiffer sur la toxine cholérique; déjà au bout d'une heure et demie à deux heures après l'injection intrapéritonéale, chez le cobaye, d'une culture stérilisée par la chaleur de vibrions cholériques, de bactéries de Finkler-Prior, du vibrion de Metchnikoff, survient une hypothermie, qui en quelques heures peut abaisser à 34° et même 32°, le chiffre de la température 38°,6 avant l'injection. Rodet et Courmont ont réussi à isoler d'une culture de staphylocoque pyogène plusieurs toxines dont une provoquait chez les animaux le refroidissement.

Il est cependant nécessaire de s'entendre sur la question de dose, quand on parle de l'influence hyperthermisante ou hypothermisante des toxines. Par exemple, injectée à un animal, une forte dose de toxine typhique soluble provoque un abaissement de température, une faible dose, une élévation (Chantemesse). La toxine cholérique soluble de Metchnikoff, Roux et Salimbeni, qui est du groupe des substances toxiques hypothermisantes, provoque, inoculée à faible dose chez le cheval, une fièvre très vive.

L'un de nous (Chantemesse) a étudié avec Courtade l'action de la toxine typhoïde soluble, extraite par filtration d'une culture vieille de six jours, sur le système neuro-musculaire de la grenouille, sur la respiration du chien, sur la pression sanguine et sur le nombre et la force des battements cardiaques.

Un ou deux centimètres cubes de toxine soluble, injectés sous la peau ou dans le péritoine de la grenouille, produisent des effets qui se montrent en quelques minutes si la toxine est très active, ou en vingt-cinq ou trente minutes, si elle est plus faible. C'est d'abord une paresse générale, qui gêne la marche et le saut. Les mouvements deviennent de plus en plus difficiles et l'animal ne répond à aucune excitation sensitive. Si l'on ouvre le thorax on voit le cœur battre très lentement, puis s'arrêter en diastole. La mort est la terminaison habituelle ; cependant, même après une période d'immobilité complète, la grenouille peut revenir à la vie.

Pendant la durée de la paralysie, les muscles répondent très bien aux excitations faradiques. Si, avant l'injection, on isole les nerfs lombaires et que par une ligature on serre les parties molles de manière à empêcher toute circulation dans les membres inférieurs, l'excitabilité musculaire persiste pendant l'état paralytique. Donc la toxine typhique n'agit pas à la manière du curare. Elle n'agit pas non plus sur les filets nerveux, car dans l'état paralytique, l'excitation du sciatique par le courant amène, comme à l'ordinaire, pour la même intensité, la contraction du gastrocnémien.

La cause de l'impotence musculaire réside dans l'altération des centres nerveux. On sait que la section de la tête d'une grenouille augmente l'irritabilité réflexe de la moelle. Si l'on pratique cette section sur la grenouille intoxiquée, on voit que l'irritabilité réflexe a disparu, et cependant, à ce moment même, l'excitation électrique de la moelle, par action des cordons blancs, détermine encore des contractions très fortes dans les membres. Les centres cérébraux ne sont paralysés qu'après que l'excitabilité réflexe médullaire n'existe plus.

La faiblesse et la diminution de fréquence des battements cardiaques peuvent être attribuées à la paralysie des ganglions du cœur. Alors même que cet organe est arrêté en diastole, on peut par des excitations, soit mécaniques, soit électriques, déterminer des contractions. Cette paralysie ganglionnaire est tardive et ne se montre qu'après que les centres médullaires et cérébraux sont atteints. La médecine expérimentale confirme donc la justesse des vues de Liebermeister sur la valeur pronostique de l'état du pouls dans la fièvre typhoïde.

L'injection de 6 à 7 centimètres cubes de toxine dans la veine du chien amène, au bout de dix à quinze minutes, des modifications profondes dans l'état de la circulation et de la respiration. Le cœur précipite ses battements ; le pouls devient rapide et n'est plus influencé par les mouvements respiratoires. La pression s'abaisse peu à peu jusqu'à 4 ou 5 centimètres de mercure. La respiration devient plus rapide, moins ample ; elle peut doubler et même tripler de fréquence.

Ces phénomènes ne sont pas dus à l'hyperthermie, car ils surviennent bien avant que température ne s'élève. Ils débutent pendant la première heure, et augmentent pendant la seconde heure. C'est à ce moment que la température commence à s'élever. Pendant cette ascension, on voit la pression devenir plus forte graduellement et monter de plusieurs centimètres de mercure, mais elle n'atteint pas la hauteur primitive. Pendant cette élévation thermique, le pouls reste toujours fréquent et petit, et la respiration n'augmente pas d'étendue et ne diminue pas de fréquence.

Les vomissements surviennent habituellement pendant la première heure; ils peuvent se répéter plusieurs fois pendant le cours de l'expérience. Ces vomissements paraissent très pénibles et sont précédés d'agitation de l'animal en expérience ; la respiration devient irrégulière et le cœur se ralentit. Le tracé de la pression présente alors de grandes oscillations.

On voit, en résumé, que les premiers effets de la toxine secrétée par le bacille d'Eberth se font sentir sur les centres nerveux, d'abord sur la moelle, ensuite sur le cerveau et en dernier lieu sur les centres bulbaires et cardiaques.

Soluble, cette toxine diffère du poison obtenu par Sanarelli, en ce sens qu'elle est fabriquée rapidement dans le milieu de culture et que rapidement aussi elle en disparaît, sous l'influence de l'oxygène atmosphérique. On l'obtient en semant un bacille typhique très virulent (pris dans un sac de collodion enfoui dans le péritoine d'un cobaye) et à forte dose, dans un bouillon fabriqué par la digestion d'une rate dans un milieu acide à l'aide de la pepsine d'un estomac de porc. Au bout de cinq ou six jours on extrait une toxine soluble, très active, dont la toxicité disparaît presque au bout de quinze à vingt jours sous l'influence de l'oxygène atmosphérique. En effet, le contact de l'air altère rapidement cette toxine, tandis que le chauffage à 52° pendant une heure ne semble pas diminuer beaucoup son activité; le chauffage à 100° pendant un instant la dépouille de la majeure partie de son pouvoir vénéneux. Il suffit d'acidifier avec l'acide tartrique une dose mortelle pour affaiblir sa puissance; celle-ci reparaît, si l'on redonne au milieu sa réaction alcaline primitive.

Roussy a isolé de la levure de bière une substance particulière analogue aux ferments, la pyrétogénine. Introduite dans l'estomac à très faible dose elle provoque chez les chiens un véritable accès de fièvre, allant jusqu'à 41°,7. Cette élévation de la température s'accompagne d'une accélération du pouls et de la respiration, de frissons, de faiblesse générale et de tous les autres phénomènes fébriles. C'est un produit de secrétion des cellules de levure, que l'on trouve dans les eaux de lavage d'où elle est précipitée par l'alcool. On peut l'obtenir dans le vide, sur l'acide sulfurique, sous forme d'une masse blanche, brillante, porcelanisée. A l'air elle s'hydrate rapidement, se liquéfie et prend un aspect brunâtre et une consistance sirupeuse. Sa réaction est neutre; vis-à-vis des acides elle se comporte comme une base et a tendance à donner avec eux, ainsi qu'avec le chlorure d'argent et le chlorure de platine un précipité cristallisé ; ce précipité est surtout abondant dans les combinaisons de pyrétogénine avec l'acide phosphomolybdique.

Nature et rôle biologique de la fièvre

Le processus fébrile n'est pas seulement constitué par l'hyperthermie. Les substances pyrétogènes élèvent la température, et provoquent aussi des altérations organiques, indépendantes de l'hyperthermie. La pathologie humaine offre des exemples de maladies fébriles sans élévation thermique, telles la fièvre typhoïde apyrétique, certaines formes de diphtérie, etc. Chez les vieillards, les personnes affaiblies, les cachectiques, nombre de maladies fébriles évoluent avec des élévations de température insignifiantes. Les cliniciens ont reconnu depuis longtemps que l'absence d'une réaction thermique intense, dans le cours d'une maladie infectieuse grave, comportait un pronostic sévère. L'hyperthermie fébrile n'est en somme qu'un acte réactionnel du système nerveux actionné par les substances fébrigènes qui circulent dans le sang. Cette réaction est, d'une manière générale, salutaire puisqu'elle permet l'élimination ou la destruction des toxines et qu'elle apporte un obstacle à la multiplication des microbes. Il y a toutefois dans la fièvre deux points de vue à considérer isolément : l'hyperthermie accompagnée d'un accroissement des métamorphoses nutritives, et les phénomènes d'intoxication générale indépendants de l'échauffement du corps. Les premiers révèlent une réaction active de l'organisme, les derniers ne traduisent que des manifestations de dépression et de passivité.

Chez les organismes unicellulaires et chez quelques plantes (cellules de la levure de bière, seigle germé), on observe sous le coup d'une infection bactérienne, ainsi qu'en témoignent les expériences de Herz, une sorte de fièvre caractérisée par l'hyperthermie avec production exagérée de chaleur.

Quelques pathologistes du XVIe et du XVIIe siècle avaient déjà considéré la fièvre comme un phénomène de défense de l'organisme. Stahl, le chef des vitalistes, regardait la fièvre comme l'indice d'un effort de la nature luttant pour éliminer ou annihiler la cause de la maladie. Sydenham au XVIIe siècle, P. Franck au début de ce siècle ont émis des opinions analogues. Toutefois leur argumentation ne reposait que sur des données cliniques, sur la constatation de la gravité de certaines maladies de nature fébrile, qui évoluaient sans fièvre. A ces observations on pouvait en opposer d'autres qui parlaient dans un sens diamétralement opposé, et en particulier, on faisait valoir l'extrême sévérité des affections typhoïdes qui atteignaient ou dépassaient 41°.

La fièvre est-elle une réaction salutaire ? Tel fut le problème agité dans la période de 1870 à 1880 et qui resta longtemps sans solution, parce que les éléments objectifs et réellement scientifiques permettant de séparer les effets de l'hyperthermie proprement dite de ceux de l'intoxication, faisaient défaut. Naunyn, Winternitz, Samuel s'étaient déjà élevés contre les idées de Liebermeister, de Wunderlich, et n'hésitaient pas à déclarer que l'hyperthermie était un phénomène utile, dans la lutte contre l'infection. Aujourd'hui beaucoup de médecins ne considèrent pas l'hyperthermie dans le cours des maladies infectieuses comme un mal qu'il faut combattre toujours et à tout prix, et à leurs yeux l'élévation de la température est l'indice d'une réaction puissante et salutaire contre la cause pathogénique de la maladie. Cette conception gagne chaque jour du terrain; elle s'appuie sur des observations cliniques, et aussi sur des données de la pathologie expérimentale et de la bactériologie. En 1876, Heydenreich, étudiant l'influence des diverses températures sur la spirille de la fièvre récurrente contenue dans le sang, a constaté qu'à partir de 40° l'élévation thermique exerçait une action nocive sur le parasite et a conclu que la fièvre constituait un phénomène salutaire dans l'évolution de la maladie. A cette opinion on pouvait objecter qu'une expérience faite sur des parasites *in vitro* ne permettait pas de préjuger la nature des actes qui se passaient dans l'économie vivante envahie par le microbe. Une critique semblable ne pouvait être élevée contre les recherches de Rovighi. Cet auteur a inoculé à des lapins le charbon et la septicémie des lapins. Divisant les animaux inoculés en deux lots, il a soumis le premier groupe à un surchauffage artificiel et le second à la réfrigération et il a abouti à ce résultat constant, que les animaux fébricitants normalement, et, plus encore ceux qui étaient soumis à un surchauffage artificiel, supportaient l'infection mieux que les animaux dont la température avait été abaissée artificiellement. Après infection par le pneumocoque de la salive, le sang des animaux à température très élevée renfermait moins de bactéries, possédait une action toxique moindre que le sang des animaux dont la température avait été abaissée.

Les recherches de Rovighi (1889) ne sont pas restées isolées. Antérieurement, Pasteur avait démontré que la poule refroidie prenait le charbon. En 1884, Alexander avait constaté que le sang des malades atteints de fièvre récurrente se peuplait d'une quantité de spirilles plus grande dès qu'on abaissait la température du malade par l'antipyrine.

Des travaux récents et nombreux sont venus soutenir l'utilité de l'hyperthermie dans l'évolution des maladies infectieuses (Bouchard, Walter, Savtchenko, Dokhmann, Filenne, Loewy et Richter, Hildebrandt,

Nebelthan, Cheinisse, etc.). Wagner a montré l'excitation ou la dépression de l'activité des phagocytes chez la poule à laquelle il avait inoculé le charbon, suivant qu'il laissait l'animal se défendre avec la fièvre ou qu'il le soumettait à la réfrigération, comme l'avait fait Pasteur.

Savtenchko qui a expérimenté sur les pigeons a obtenu des résultats analogues. Ayant constaté que les pigeons normaux sont réfractaires à la fièvre charbonneuse, l'auteur déterminait chez eux par la section de la moelle cervicale une hypothermie de trois degrés au-dessous de la normale et il obtenait chez ces animaux le tableau complet de l'infection, sans fièvre avec une température abaissée jusqu'à 37°-36°. L'hypothermie semble ici arrêter les moyens de défense (phagocytose, action destructive bactéricide du sérum sanguin) par lesquels les pigeons normaux manifestent leur immunité contre le charbon.

Les expériences de Walter méritent une mention spéciale. Les cliniciens avaient remarqué depuis longtemps que les cas de pneumonie dite franche où la température atteignait rapidement le chiffre maximum et s'y maintenait pendant longtemps avaient une évolution favorable. Walter inocula une série de lapins avec le pneumocoque de Talamon; les uns furent conservés comme témoins et les autres chauffés artificiellement dans un thermostat fixe à 42° pendant trente-deux heures. Les animaux chauffés artificiellement vécurent plus de trois jours et demi tandis que les animaux abandonnés à eux-mêmes succombèrent en dix-neuf heures. Ce résultat est d'autant plus frappant que le surchauffage excessif, porté à 42° a dû dans une certaine mesure exercer une influence nuisible sur les tissus de l'animal. Malgré cet inconvénient, il semble bien que l'hyperthermie ait affaibli les propriétés toxiques des pneumocoques et restreint leur multiplication. Walter a constaté que les bactéries encapsulées faisaient presque défaut, ou se montraient en petit nombre, dans le sang des animaux surchauffés, tandis qu'elles pullulaient dans celui des animaux infectés, conservés comme témoins.

Chez des animaux soumis à une fièvre amicrobienne par l'injection intravasculaire d'un ferment (pepsine, invertine, émulsine, diastase, etc.), Hildebrandt a constaté que l'intoxication était mieux tolérée quand le corps était chauffé artificiellement. Même constatation faite par Filehne chez les animaux infectés par le streptocoque.

Enfin, dans les expériences de Loewy et Richter, les lapins qui avaient reçu une inoculation de pneumocoque et qui avaient subi une hyperthermie par piqûre du cerveau, ont survécu à l'infection, tandis que les lapins non chauffés ont succombé malgré la dose plus faible qui leur avait été inoculée.

A ces faits expérimentaux on peut ajouter ceux de Cheinisse. L'auteur a vu que les lapins infectés par le staphylocoque pyogène succombaient à une septicémie aiguë quand on abaissait leur température par des badigeonnages de gaïacol, tandis que les animaux, laissés sans traitement contractaient une infection purulente avec abcès métastatiques qui mettait deux à trois semaines à les faire périr.

Les observations de Maurel sur l'influence des températures élevées à l'égard des leucocytes doivent être rapprochées des faits précédents. Maurel a constaté une activité amiboïde particulièrement énergique dans les globules blancs maintenus à 39°-42° chez l'homme, à 41°-42° chez le chien et à 41°-43° chez la poule et le pigeon. Il en résulte que dans beaucoup de maladies infectieuses, l'hyperthermie fébrile peut être considérée comme un phénomène salutaire qui exagère l'activité phagocytaire des cellules mésodermiques à l'égard des microbes et des toxines qui circulent dans le sang.

Dokhmann a vu que l'animal curarisé, soumis au surchauffage, se débarrasse plus rapidement qu'un témoin des effets du poison. Ce serait cependant méconnaître le rôle de l'hyperthermie que de limiter sa puissance à l'excitation des leucocytes ; en réalité elle influence l'organisme de beaucoup de manières. Elle provoque l'exagération des échanges, elle favorise l'oxydation et la décomposition des toxines microbiennes. Kast a fait une observation qui mérite l'attention et le contrôle. Il a vu que les cobayes chauffés à 40°-41° et inoculés ensuite avec une culture virulente de choléra pouvaient être sauvés par une injection de sérum, tandis que les cobayes témoins soumis à la même inoculation, mais non chauffés, succombaient malgré la sérothérapie. On sait bien aussi que les malades qui échappent à la période algide du choléra ne le font qu'à la suite d'une réaction fébrile très intense.

Il ressort de ces faits que l'hyperthermie dans les maladies fébriles, à la condition de ne pas dépasser certaines limites qui la rendent dangereuse par elle-même, ne constitue pas un phénomène contraire à la marche vers la guérison. On doit modérer l'hyperthermie dans les maladies infectieuses, lorsque l'excitabilité nerveuse particulière des malades fait apparaître des troubles moteurs, psychiques ou encore sensitivo-sensoriels trop intenses. On peut utiliser à cet effet de petites doses de substances hypothermisantes, mais la suppression de la fièvre par l'usage de médicaments n'aboutit qu'à des désastres thérapeutiques.

Le conseil de respecter jusqu'à un certain point la fièvre dans le cours des maladies toxi-infectieuses semble aujourd'hui encore un peu paradoxal. Il paraît aller à l'encontre de faits sanctionnés par la pratique médicale à savoir l'utilité de la balnéation froide dans un grand nombre de maladies infectieuses. Cependant, si l'on veut y regarder de près on verra que l'application des bains froids n'agit pas simplement par une soustraction de calorique, comme le croyait Liebermeister. Dans toutes les maladies infectieuses hyperthermiques le bain froid ne produit pas des résultats qui soient favorables d'une manière égale et uniforme. Remarquablement utile dans la fièvre typhoïde, il l'est déjà moins dans l'infection streptococcique. Si la réfrigération était le phénomène vraiment essentiel que provoque la balnéation froide dans le cours de la dothiénenthérie, les procédés qui aboutissent à faire tomber la température du malade à 38° ou 38°,5 devraient donner d'excellents résultats. On sait cependant que plusieurs méthodes qui n'avaient pour objectif que la soustraction du calorique, notamment la méthode de Dumontpallier qui entourait le malade d'un serpentin de caoutchouc dans lequel circulait de l'eau froide, ont abouti à des résultats beaucoup moins favorables que ceux du traitement de Brand. C'est que dans cette dernière méthode la répression de l'hyperthermie n'est pas le seul phénomène réalisé, et à côté d'elle d'autres indications thérapeutiques d'une utilité incontestable sont remplies. A y regarder de près, la méthode thérapeutique du bain froid semble siéger au carrefour où viennent se croiser, beaucoup des indications thérapeutiques qu'il faut remplir pour bien soigner un typhique. La toxine de la fièvre typhoïde est peut-être, comme l'un de nous l'a démontré, la plus sensible de toutes les toxines à l'oxygène; les bouillons de culture dans lesquels cette toxine est en solution s'appauvrissent très rapidement sous l'influence du contact de l'air.

Chez le typhique soumis au bain froid, les phénomènes se passent de la façon suivante : tout d'abord soustraction de calorique, or comme le malade lutte longtemps pour résister à la réfrigération, pour maintenir sa fièvre, pour relever son chiffre thermique dès qu'il est sorti du bain, il fabrique à ce moment plus de chaleur qu'il n'en ferait s'il devait seulement maintenir un taux de température déjà acquis. Le patient respire activement et amplement ; il absorbe beaucoup d'oxygène ; les combustions, l'activité des échanges s'accélèrent. Ce n'est pas seulement un organisme refroidi que l'on a devant soi au sortir du bain, mais un corps qui refait de la chaleur et qui, grâce au surcroît d'oxygène absorbé, combure et détruit la toxine en circulation dans ses humeurs. La fragilité de cette toxine à l'égard de l'oxygène fait du bain froid le vrai tonique du cœur pour le typhique. Ce n'est pas tout : par les mouvements de la respiration, par la toux, par l'ampliation de la poitrine que provoque l'immersion dans l'eau froide, les stases pulmonaires, les congestions hypostatiques sont évitées, tandis que la contraction des artérioles cutanées augmente la pression sanguine et accroît sur le filtre rénal la poussée d'où s'échappera l'urine avec les substances toxiques qu'elle charrie. Combien serait donc injustifiée la conception qui attribuerait l'utilité de la balnéation froide dans le traitement des maladies infectieuses à la répression pure et simple de l'hyperthermie !

INDEX BIBLIOGRAPHIQUE

STAHL et LOSUIS : *De autocratia naturæ*, 1696. — STAHL et HENRISCH ; *De febris pathologia in genere*. Diss., 1702. — FORGES : *Recherches pour servir à l'histoire critique et apologétique de la fièvre*, Montpellier, 1820. — WACHSMUTH : *De ureæ in morbis febrilibus acutis excretione*. Diss. Berlin, 1855. — TRAUBE und JOCHMANN : Deutsche Klinik, 1855. — MOOS : Zeitschrift f. rationel. Med. 1855, Bd. VII. — BRATTLER : *Urologie im kranken Zustande*, München, 1858. — TCHECHIKHINE : *Du rôle de l'urée dans le processus typhoïde*, thèse de Kiew, 1860. — HUPPERT : *Ueber d. Bezieh. der Harnstoffausscheidung zur Kœrpertemperatur im Fieber* (Arch. d. Heilkunde, 1866, Bd. 7). — ACKERMANN : Deutsch. Arch. f. Klin. Med. 1867, Bd. 2. — C. F. HOFFMANN : *Pathol. anat. Verænder. beim Abdominal typhus*, 1867. — HIRSCH : *Entwickelung der Fieberlehre*. — UNRUH : *Stickstoffausscheid. bei fieberhaften Krankheiten* (Virch. Arch., 1869). — C. WUNDERLICH : *Das Verhalten der Eigenwærme in Krankheiten*, Leipzig, 1870. — SENATOR : *Ueber d. fieberhaften Process*, Berlin, 1873. — LEYDEN : Deutsche. Arch. f. Kl. Med. Bd. V und VII. — L. POPOFF : *Verænder d. Gehirns beim Abdominaltyphus* (Virchow's Archiv, Bd. 63). — W. MANASSEÏNE : *Matériaux chimiques concernant la théorie de la fièvre* (Journal de méd. mil. russe, 1872 ; ibidem, Virch. Arch. Bd. 56. 1872). — VALLIN : *Forme apyrétique grave de la fièvre typhoïde* (Arch. gén. de méd. 1873). — NAUNYN und DUBCZANSKI : *Ueber fieberhafte durch pyrog. Substanz. bewirkte Temperatur Erœh* (Arch. f. exper. Pathol. und Pharmac. Bd. I. 1873). — SAMUEL : *Entstehung d. Eigenwærme und. d. Fieber*, Leipzig, 1875. — LASSAR : *Ueber d. Fieber d. Kaltblüter* (Pflügers Archiv. Bd. X., 1875). — L. HEIDENREICH : *Du parasite de la fièvre récurrente*, thèse de St-Pétersbourg, 1876. — LIEBERMEISTER : *Pathologie und Therapie des Fiebers*, Leipzig, 1875. — VAN D. VELDEN : Deutsch. med. Wochensch., 1877. — GENZMER und VOLKMANN : *Ueber septiches und aseptisches Fieber*, 1877. — FURBRINGER : Virch. Arch. 1878 (Echange de l'acide sulfurique). — ZUELZER : *Zur Statik d. Stoffwechsels*, 1878. — WERTHHEIM : Arch. f. Klin. Med., Bd. XV (échange gazeux). — L. POPOFF : Virch. Arch., Bd. 63. — ROHMANN : Virch. Arch., 1878. Bd. 73 (échanges minéraux dans la fièvre) : ibidem Zeitschr f. klin. Med., 1880 Bd. I). — CHIMENSKY : *Der Inanitions-und Fieberstoffwechsel der Hühner* (Zeitschr. f. phys. Chem. Bd. III). — STOLNIKOFF : *De l'action de la fièvre sur les muscles respiratoires et sur l'élasticité du tissu pulmonaire* (Journal milit. russe, 1877) ; *Contrib. à l'étude de la fonction du pancréas dans la fièvre*, thèse de St-Pétersbourg, 1880. — REGNARD : Progrès méd., 1879 (échange gazeux). — V. BORODOULINE : *Variations thermométriques au cours des différentes formes de la fièvre typhoïde et du typhus exanthématique* (Arch. de la Clin. de Botkine, 1880-81, T. VII). — HALLEVORDEN, Arch. f. exper. Path., 1880, Bd. 12 (De l'élimination de Az dans la fièvre). — N. ZASSETZKY : *Du suc gastrique chez les fébricitants* (Journal de méd. milit. russe 1879) ; *De l'influence de l'état fébrile et des médicaments hypothermisants sur l'échange des matières*, thèse de St-Pétersbourg 1883. — BLASCHKO : *Verænderungen im Gehirn bei fieberhaft. Krankheiten* (Virch. Arch. Bd. 83). — HŒSSLIN : *Exp. Beiträge zur Frage d. Ernährung fiebernd. Krank* (Virch. Arch. Bd. 89, 1882). — KRÆPELIN : *Einfluss acüter Krankheiten auf die Entstehung von Geisteskrankheiten* (Arch. f. Psychiatrie, 1881). — TOUMAS : *Influence de la température élevée et de la sudation sur l'élimination des médicaments* (Wratch, 1880). — FRÆNTZEL : *Afebril. typhus etc.* (Zeit. f. Klin. Med. 1881. Bd. I). — S. VASSILIEFF : Gaz. clin. de Botkine, 1881, aussi : *Contrib. à l'étude de la fièvre*, thèse de St-Pétersbourg, 1884. — V. TCHERNOFF : *De la résorption des graisses par les adultes et les enfants au cours des maladies fébriles et indépendamment de ces maladies*, thèse russe, 1883. — ARNHEIM : *Verhalten d. Wærmeverlustes und d. Blutdruckes bei fieberhaft. Krankheiten* (Zeitschr. f. Klin. Med. 1882, Bd. V). — A. EKKERTE : *Détermination de la pression sanguine chez les enfants* (Wratch, 1882). — COHNHEIM : *Leçons de path. générale*. T. II 1882. — ZUNTZ : *Ueber d. Stoffwechsel fiebernder Thiere* (Jahresb. über Thier., Cenue, 1882). — FINKLER : *Ueber Fieber* (Pflügers Arch. Bd. 29, 1882). — KUSTNER ; *Beziehung zwischen Faecalstase und Fieber* (Zeit. f. Klin. Méd. 1882,

Bd. V). — Lilienfeld : *Untersuch. üb. d. Gaswechsel fiebern. Thiere.* Diss. Bonn., 1883. — Koch : *Ausscheidung des Harnstoff u. der anorganisch. Salze unter d. Einfluss künstlich erhœhter Temperatur* (Zeitschr. f. Biol., 1883). — Harnau : *Beitr. z. Lehre v. d. Einfluss pyrog. Substanzen auf die Temperaturverhæltnisse d. thierisch. Organismus*, Diss. Kœnigsberg, 1883. — Naunyn : *Krit. und Exper. zur Lehre vom Fieber* (Arch. Schmiedeb. Bd. 1883). — A. Bœckmann : *Ueber d. quant. Verænderungen der Blutkœrperchen im Fieber* (Deutsch. Arch. f. Klin. Med., Bd. 29). — N. Simanovsky : *Ejenedeln gaz* (Klin. de Botkine, 1884 ; aussi Zeitschr. f. Biologie, Bd. 21). — M. Moràtchevsky : *De l'élimination de vapeurs d'eau et de Co^2 par la peau des malades fébricitants*, thèse de St-Pétersbourg 1884. — S. P. Botkine : *La fièvre typhoïde* (Gaz. de Botkine 1884). — Zuelzer : *Semeiologie der Harns*, 1884. — M. Tikhomirov : *De l'élimination de l'acide urique au cours des maladies fébriles*, thèse de St-Pétersbourg, 1885. — Speck : Arch. f. Klin. Med. 1885, Bd. 27. — W. Mendelsohn : *Ueber Function der Niere im Fieber* (Arch. Virch. 1885, Bd. 100). — Zweifel : *Résorptions-Vermœgen d. menschl. Magens zu diagnostisch. Zwecken und im Fieber* (Arch. f. Klin. Méd. Bd. 39). — P. Walter : *De l'influence de l'antipyrine sur les échanges d'azote chez les personnes saines et chez les fébricitants*, thèse de Saint-Pétersbourg, 1886. — Zavadovsky : *De l'action de l'antipyrine sur l'organisme animal*, thèse de St-Pétersbourg, 1887, aussi Centralb. f. med. Wissensch., 1888. — F. Pasternatzky : *Action des hypothermisants sur la temper. centrale et superficielle pendant la fièvre*, thèse de St-Pétersbourg 1888. — Lœvy : *Beitr. zur Kenntniss der bei Muskelthätigkeit gebildeten Athmenreire* (Pflügers Arch. 1888). — A. Boutkeæitch : *Les oscillations de la pression sanguine chez les phtisiques en rapport avec les différentes températures du corps et sous l'influence des bains tièdes*, thèse de St-Pétersbourg, 1888. — Bohland : Pflüg. Arch. 1888. Bd. 43 (élimin. de Az dans la fièvre). — W. Winternitz : *Zur Path. und Hydrotherapie d. Fiebers*, Wien 1888. — Abramovitch : *Matériaux pour l'étude des échanges d'azote dans la pneumonie*, thèse de St-Pétersbourg, 1888. — L. Hadji : *De l'échange qualit. et quantit. d'azote chez les typhiques*, thèse de St-Pétersbourg, 1888. — U. Arkharow : *De la fièvre et des substances hypothermisantes* (Journal de méd. milit. russe, 1884). — Makovetzky : *Influence du bain russe sur les échanges des graisses et de l'azote chez les personnes saines*, thèse de St-Pétersbourg, 1888. — J. Lazarus : *Typhus und Gehirnkrankheiten*, Diss. Berlin, 1888. — E. Maragliano : *Das Verhalten d. Blutgefæsse im Fieber und bei Antipyretica* (Zeitschr. f. Klin. Med. 1888, Bd. 14). — E. Ufer : *Die Resorptionsfæhigkeit d. menschlich. Magenschleim im norm. und pathol. Zustande und im Fieber*, Diss. Bonn. 1889. — Maragliano : *Die Gefæssreflexe bei Fieber* (Arch. f. Klin. Méd. 1889, Bd. 44, aussi Zeitsch. f. Klin. Med. 1890, Bd. 17). — Tuffier : *Fièvre urineuse et antisepsie urinaire* (Sem. Méd. 1890). — A. Dokhmann : *La fièvre comme une des manifestations des forces salutaires de l'organisme* (Clin. internat. 1889, n° 1). — Birkholz : *Einfluss der Temperatur und d. Ernæhr auf die Co^2 Ausscheidung im Thierkœrper*, Diss. Erlangen 1889. — Geigel : *Die Hauttemperatur im Fieber* (Würzburg. Verhandl. 1889, Bd. 22, E). — Reichmann : *Verhalten des arter. Blutdruckes im Fieber* (Deutsch med. Wochenschr, 1889). — S. Maïsouriantz : *Exp. Stud. über Verænder d. roth. Blutkœrperch. im Fieber*, Diss. Dorpat, 1889. — K. Wagner : *Du réflexe patellaire et de la force musculaire chez les fébricitants* (Wratch. 1889). — Kaemmerer : *Ueber febrile Albuminurie*, Diss. Würzburg, 1889. — Krauss : *Ueber den respiratorisch. Gasaustausch. im Fieber* (Zeitschr. f. Klin. Med., 1890, Bd. 18). — Charrin : *Elevations thermiques d'origine cellulaire* (Arch. de Physiol., 1889). — Henrijean : *Rech. sur la Pathogénie de la fièvre* (Revue de Méd., 1889). — Boursy : *Rech. sur la Pathogénie de la fièvre* (Arch. de phys. norm. et path., 1890 n° 2). — Mosso : *L'influence du système nerveux sur la température animale* (Arch. ital. de Biologie, vol. VII) ; *la doctrine de la fièvre ; étude sur l'action des antipyrétiques* (ibid. vol. XIII, 1890) ; aussi Arch. f. exp. Path. und Pharm. 1890, Bd. 26. — H. Hildebrandt : *Zur Kenntnisse d. Physiol. Wirkung d. hydrolytischen Fermente* (Virch. Arch. Bd. 121, 1890 et Bd. Bl, 1893). — A. Gramatikoff : *De l'action de la fièvre sur l'échange minéral chez l'homme*, thèse de St-Pétersbourg, 1890. — Sigalas : *Recherches expér. de calorimétrie animale*, Paris, 1890. — V. Okouneff : *Oscillations de la pression sanguine de la température et du pouls au cours de la fièvre intermittente*, thèse de St-Pétersbourg. 1890. — Grousdeff : *Action comparative de l'eau de boisson sur l'échange des matières chez les malades atteints de fièvres aiguës* (Wratch. 1890). — A. Chantemesse : *Leçons sur l'infection puerpérale* (Progrès médical 1890). — Grousdeff : *Influence du bain russe sur l'échange des sels* (Wratch. 1890). — Boulay : *De la fièvre hystérique* (Gaz. des hôp. 1890). — P. Walter : *De l'action de la fièvre artificielle sur les animaux infectés par* *les pneumocoques* (Wratch. 1890). — GOTTLIEB : *Wirkungsweise temperaturherabsetzend Arzneimittel* (Arch. f. exp. Path. und Pharm. 1890 Bd. 26). — ROVIGHI : *Einfl. d. Erkæltung d. Kœrpers auf einige fieberhafte Vorgænge* (Centralb. fallg. Path. 1890. Refer). — K. WAGNER : *Contrib. à l'étude du rôle de la température dans les maladies infectieuses* (Wratch. 1890 ; aussi Annales Pasteur 1890, vol. IV). — HAMMERSCHLAG : *Beziehung der Fieberfermente zur Entstehung des Fiebers* (Arch. f. exp. Path. und Pharm. 1890, Bd. 27). — A. FADEÏEFF : *Matériaux pour l'étude du bain russe*, thèse de St-Pétersbourg, 1890, — STEFFANUCCI : *Exper. Unters. über der Fieberfrost* (Centrbl. f. allg. Path. 1890, n° 13). — LŒWY : *Stoffwechselunters. im Fieber* (Virch. Arch., 1891, Bd. 126). — J. ROSENTHAL : *Die Wærme production im Fieber* (Berl. Klin. Wochensch., 1891, n° B2) ; Internationale Virch. Fetschrift. Berlin, 1891, Bd. I. — KOURKOUNOFF : *De l'influence de l'état fibrile et du traitement hypothermisant (bain) sur l'assimilation des graisses alimentaires chez les typhiques*, thèse de St-Pétersbourg, 1891. — STEPHAN : *Febris hysterica* (Centrbl. d. med. Wissensch., 1891. Refor). — WOOD and MARSCHALL : *The retention of urea elimination to fever* (ibid. Refer.). — BOULLARD : *Recherches sur l'albuminurie dans les fièvres*, thèse de Paris, 1891. — WENDLAND : *Fieberlos. Verlauf des Typh. abd.* Diss., 1891, Berlin. — HIRSCHFELD : Berl. Kl. Wochensch., 1891, n° 2 ; *Métamorphose azoteuse dans la fièvre*. — GANGOLPHE et COURMONT : *De la fièvre consécutive à l'oblitération vasculaire sans intervention microbienne* (Arch. de méd. expérim., 1891). — BINET : *Recherches sur une substance thermogène dans l'urine* (Revue méd. de la Suisse Rom., 1891, vol. XII). — SARBO : *Ueber hysterisches Fieber* (Arch. f. Psychiatrie, 1891, Bd. 23). — J. STERNBERG : *Die Kohlensæure-Ausscheidung des thierisch. Organismus bei Künstlicherzeugtem Fieber*. Diss. Berlin, 1891. — R. PFEIFFER : *Unters ueb. d. Choleragift* (Ztsch. f. Myg. 1892, Bd. XI). — SPECK : *Physiologie des menschl. Athmung*. Leipzig, 1892. — J. ARCHANGUELSKY : *Influence des extravasats sur l'élévation de la tempér.*, thèse de St-Pétersb., 1892. — REIFFER : *Infl. de quelques produits de sécrétion sur la calorification* (Rev. de méd., 1892, n° 3). — A. RODET et J. COURMONT : *Etude exper. des subst. tox. élaborées par le staphyl. pyog.* (idem 1891, n° 2). — Cl. FERMI und PERNOZZI : *Ueb. Enzyme* (Arch. f. Hyg. 1892, Bd. 14). — M. HERTZ : *Unters. ueb. Wærme und Fieber* Wien, 1893. — J. GLAX : *Ueber Wasserretention bei Fieber*, Iéna 1893. — PUMLICK : Zeit. f. phys. Chim. 1893, Bd. 17 (élimination de Az dans la fièvre). — J. J. GAYON : *Hyperthermie centrale consée. aux lésions de l'arbre cérébro-spinal*, Paris, 1893. — ROGER : *Influence des injections intraveineuses du sang artériel sur la température* (Soc. de biologie, 1993, 21 novembre). — C. NOORDEN : *Path. d. Stoffewechsels*, 1892, Berlin. — ROUQUÈS : *Substances thermogènes extraites des tissus d'animaux sains*. Paris, 1893. — BOUCHARD : *Les doctrines de la fièvre* (Sem. méd. 1893). — J. TCHERNIAÏEFF : *Contrib. à l'étude clinique de la fièvre typhoïde* (Gaz. clin. de Botkine, 1893). — ORTIZ : *De la fièvre typhoïde apyrétique*, thèse Paris, 1894. — HENRIJEAN : *Recherches sur la fièvre*, Paris, 1894. — BOUCHARD : *Rôle de la débilité nerveuse dans la production de la fièvre* (Sem. méd. 1894). — TEISSIER : *Des pyréxies apyrétiques* (Ibidem). — D'ARSONVAL et CHARRIN : *Variations de la thermogenèse sous l'influence des sécrétions cellulaires* (Arch. de Physiol., 1894). — N. ROGER : *Action des extraits de muscles, du sang artériel et de l'urine sur la temp.* (Ibidem). — CADIOT et ROGER : *Influence du sang sur la température animale* (Ibidem). — R. MAY : *Der Stoffwechsel im Fieber* (Zeit. f. Biologie 1894, Bd. 12). — RABE : *Die modernen Fiebertheorien*, 1894. — J. v. MAXIMOVITCH : *Einfluss d. infect. Fiebers auf Blutkreislauf und Puls* (Deut. Arch. f. Klin. Med. Bd. 54). — ANSONNEAU : *Etude exp. sur les causes princ. de la fièvre d'orig. inflam.* Toulouse, 1895. — Mlle BRUYANT : *Princip. causes d'élévation de température chez les accouchées*, Paris, thèse, 1895. — LOEWY und RICHTER : *Einfluss v. Fieber und Leucocytose auf d. Verlauf v. Infektions Krankheiten* (Deut. med. Wochensch, 1895, n° 15). Centr. f. Bact. XVII, n° 24/25. — LE MÊME : *Exp. Unt. uber d. Heilkraft d. Fiebers* (Virch. Arch., 1896, Bd. 145, Nef. I). — SCHNITZLER und EWALD : *Zur Kenntnis d. asept. Fiebers* (Arch. f. Kl. Chir., 1896, Bd. 53). — W. MORACZEWSKI : *Ueb. Chlor. u. Phosphor. gehalt. d. Blute bei Krankh. Zustaenden* (Virch. Arch., 1896, Bd. 146). — RICHTER : Wien. med. Woch., 1896 (exagération de l'élimination de l'acide urique). — RONVILLE et DELEZENNE : Presse méd. 1896, *Hyperthermie par injection du sang dans la cavité abdominale*. — BRANDENBURG : Berl. Kl. Woch. (*exagération de l'élimination de l'acide urique dans la désagrégation des noyaux cellulaires*). — RUMPF : *Klin. und. exper. Unters. üb. Bildung u. Ausscheidung v. Ammoniak* (Virch. Arch., 1896, Bd. 143). — HILLEBRECHT : *Exp. Beiträge zur Bedeutung d. Allour. Kœrper im Eiweissstoffwechsel*, Diss. Berlin, 1896. — A. LŒWY : *Verän derungen d. Blutes durch. Thermische Einflüsse* (Berl. Kl. Woch., 1896, n° 41). — KREHL :

Erzeugung v. Fieber bei Thieren (Arch. f. exp. Path. u. Pharmac., 1895). — N. Kinuka : *Physiol. Wirkung d. hydrol. Fermente* (Deut. med. Woch., 1896). — Cl. Fermi : *Ueb. vermutliche Toxicitæt der Enzyme* (Ibidem). — G. Ughetti : *La fièvre*, 1896. — A. Robin : *Du chimisme resp. à l'état normal et dans la fièvre typhoïde* (Bullet. gén. de thérap., 1896, octobre). — J. S. Kildiouchevsky : *Courbe thermométrique de la fièvre typhoïde*, thèse de St-Pétersbourg, 1896. — Pillon : *Les globules blancs sécréteurs de substances thermogènes* (Soc. de Biol., 1896, 28 mars). — N. Paech : *Einwirkung Fieber-Temperaturen auf Leucocytose und antitoxin Wirkung bei der Diphterie*, thèse, Breslau, 1897. — L. Pillon : *De la fièvre aseptique traumatique*. Paris, 1897. — Krehl und Matthes : *Wie ensteht die Temperatursteigerung d. fiebernden Organis.* (Arch. f. exp. Path. u. Pharmac. 1897, Bd. 38). — A. Kalinine : *De l'échange des matériaux dans la fièvre* (Arch. de Podwyssotsky, 1897, t. III). — M. Lœwit : *Die Lehre vom Fieber*, Iéna, 1897. — L. Cheinisse : *Rôle de la fièvre dans les maladies infectieuses d'après les travaux récents* (Gaz. des hôpitaux, 1897, n° 50). — Le Même : *Influence de l'hypothermie artificielle sur la marche des maladies infectieuses* (Arch. de Podwyssotsky, 1897). — A. Chantemesse : *La toxine typhique* (Soc. de biologie, 1897, et Congrès d'hygiène de Madrid, 1898). — Goldscheider : *Veränderungen d. Nervensystem bei fiebernd. Mensch.* (Deut. med. Woch., 1898). — F. Brasch : *Fieber verænder. auf. d. mensch. Ganglienzellen* (Berl. Kl. Woch., 1898, n° 44). — J. V. Tchepourkovsky : *De l'action toxique des ferments non organisés*, thèse de St-Pétersbourg, 1898. — A. Chantemesse : *Fièvre typhoïde*, in Traité de médecine de Bouchard-Brissaud, 2° édition, 1899. — A. Likhatcheff et Avroroff : *L'échange gazeux et calorique dans la fièvre*, St-Pétersbourg, 1902.

TABLE DES MATIÈRES

PROCESSUS GÉNÉRAUX

LIVRE PREMIER

TROUBLES HYPERTROPHIQUES DE LA NUTRITION CELLULAIRE

LIVRE II

PATHOLOGIE DE LA CIRCULATION SANGUINE

LIVRE III

PATHOLOGIE DU SANG

LIVRE IV

PATHOLOGIE DE LA LYMPHE ET DE LA CIRCULATION LYMPHATIQUE

LIVRE V

INFLAMMATION. PHLOGOSE

LIVRE VI

PERVERSIONS CALORIFIQUES. FIÈVRE

ÉVREUX, IMPRIMERIE DE CHARLES HÉRISSEY

ÉVREUX, IMPRIMERIE DE CHARLES HÉRISSEY

www.ingramcontent.com/pod-product-compliance
Ingram Content Group UK Ltd.
Pitfield, Milton Keynes, MK11 3LW, UK
UKHW022321190726
13856UKWH00001B/129

9 782012 978812